*Für Annemieke,
Sonnenschein meines Lebens*

den

FACHLEXIKON ORTHOPÄDIE

Heisel

Wirbelsäule

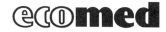

Hinweis
Die Wiedergabe von Gebrauchsnamen, Handelsnamen, Warenbezeichnungen usw. in diesem Werk berechtigt auch ohne besondere Kennzeichnung nicht zu der Annahme, daß solche Namen im Sinne der Warenzeichen- und Markenschutzgesetzgebung als frei zu betrachten wären und daher von jedermannn benutzt werden dürften. Medizin als Wissenschaft ist ständig in Fluß. Forschung und klinische Erfahrungen erweitern unsere Kenntnisse, insbesondere was Behandlung und medikamentöse Therapie anbelangt. Soweit in diesem Werk eine Dosierung oder eine Applikation erwähnt wird, darf der Leser zwar darauf vertrauen, daß Autor und Verlag größte Mühe darauf verwandt haben, daß diese Angabe genau dem Wissensstand bei Fertigstellung des Werkes entspricht. Dennoch ist jeder Benutzer aufgefordert, die Beipackzettel der verwendeten Präparate zu prüfen, um in eigener Verantwortung festzustellen, ob die dort gegebene Empfehlung für Dosierungen oder die Beachtung von Kontraindikationen gegenüber der Angabe in diesem Buch abweicht. Eine solche Prüfung ist besonders wichtig bei selten verwendeten Präparaten oder solchen, die neu auf den Markt gebracht worden sind.
Für etwaige inhaltliche Unrichtigkeit des Buches übernehmen Herausgeber und Verlag keinerlei Verantwortung oder Haftung.

ecomed Umweltinformation
Unsere Verlagsprodukte bestehen aus umweltfreundlichen und ressourcenschonenden Materialien.
Dieses Buch wurde auf chlor- und säurefreiem Papier gedruckt.
Wir sind bemüht, die Umweltfreundlichkeit unserer Werke im Sinne wenig belastender Herstellverfahren der Ausgangsmaterialien sowie Verwendung ressourcenschonender Rohstoffe und einer umweltverträglichen Entsorgung ständig zu verbessern. Dabei sind wir bestrebt, die Qualität beizubehalten bzw. zu verbessern.
Schreiben Sie uns, wenn Sie hierzu Anregungen oder Fragen haben.

Anschrift des Verfassers:

Prof. Dr. med. Dr. med. h.c. Jürgen Heisel
Chefarzt der Orthopädischen Abteilung der
Fachkliniken Hohenurach
Immanuel Kant-Straße 31
72574 Bad Urach

Die Deutsche Bibliothek – CIP-Einheitsaufnahme
Fachlexikon Orthopädie. – Landsberg/Lech : ecomed
Wirbelsäule / J. Heisel – 1999
ISBN 3-609-51450-7

Fachlexikon Orthopädie – Wirbelsäule
© 1999 ecomed verlagsgesellschaft mbH & Co. KG
86899 Landsberg/Lech, Rudolf-Diesel-Str. 3
Telefon 08191/125-0, Telefax 08191/125-292,
Internet http://www.ecomed.de
Alle Rechte, insbesondere das Recht der Vervielfältigung und Verbreitung sowie der Übersetzung, vorbehalten. Kein Teil des Werkes darf in irgendeiner Form (durch Photokopie, Mikrofilm oder ein anderes Verfahren) ohne schriftliche Genehmigung des Verlages reproduziert oder unter Verwendung elektronischer Systeme gespeichert, verarbeitet, vervielfältigt oder verbreitet werden.
Satz/Lithos: TypoGrafik S. Kampczyk, 86415 Mering
Zeichnungen: Annelie Nau, München
Druck: Himmer, 86167 Augsburg
Printed in Germany 510450/599105
ISBN: 3-609-51450-7

Vorwort

Erkrankungen des Rückens und der Wirbelsäule spielen heutzutage in der orthopädischen Praxis sowohl bezüglich ihrer Vielfalt als auch der Häufigkeit der Behandlungsfälle eine bedeutende Rolle. Neuere Statistiken der Krankenkassen belegen, daß z. B. nahezu 50 % aller ambulanten ärztlichen Behandlungsfälle wegen einer Wirbelsäulenproblematik erforderlich werden, darüberhinaus 20 % aller krankheitsbedingten Ausfallzeiten in bandscheibenbedingten Erkrankungen begründet sind. Aus katamnestischen Untersuchungen der Rentenversicherungen wird ersichtlich, daß 50 % aller vorzeitig gestellten Rentenanträge aufgrund degenerativer Veränderungen im Bereich der Wirbelsäule erfolgen.

Auf kaum einem Teilgebiet der Orthopädie haben in den letzten Jahren solche Neuerungen und Weiterentwicklungen in der Diagnostik und auch operativen Behandlungsstrategie Einzug gehalten wie im Bereich des Achsenorgans Wirbelsäule; beispielhaft seien hier die computer- und kernspintomographischen bildgebenden Verfahren sowie die mikroinvasiven Operationsmethoden genannt. Dies hat zu zahlreichen Wortneuschöpfungen, teilweise verwirrenden Abkürzungen, aber auch prägnanten Bezeichnungen Anlaß gegeben. Diese Vielzahl neuer, zunehmend der englischen Sprache entlehnter Begriffe sollten – neben dem „althergebrachten" klassischen Vokabular – dem Arzt, aber auch dem Physiotherapeuten, dem ärztlichen Hilfspersonal und dem Orthopädiemechaniker, die alle mit der Betreuung von Patienten mit Wirbelsäulenleiden betraut sind, geläufig sein.

Diesen Tatsachen versucht das **Wirbelsäulenlexikon** Rechnung zu tragen, indem es neben den anatomischen Grundbegriffen, der Vielzahl der speziellen Krankheitsbilder mit ihren pathognomonischen klinischen Symptomen, den Standards der radiologischen Diagnostik auch frühere, teilweise schon überholte, immer noch bewährte und vor allem aktuelle moderne konservative und operative Behandlungsmethoden im Sinne eines Nachschlagewerkes stichwortartig zusammenfaßt und möglichst umfassend erklärt. Zahlreiche schematisierte, aber auch klinische Abbildungen sowie eine Vielzahl an Tabellen sollen die erläuterten Begriffe veranschaulichen und die gegebene Information vertiefen; Querverweise erleichtern den Überblick. Der wissenschaftlich interessierte Benutzer dieses Lexikons findet am Anfang des Werkes ein Literaturverzeichnis mit der Angabe klassischer, aber auch aktueller Quellen.

Die Medizin ist in stetigem Fluß, alle zehn Jahre verdoppelt sich auf diesem naturwissenschaftlichen Gebiet das Wissen. Dies hat zur Folge, daß das hier vorgelegte Nachschlagewerk nur einen zeitlich begrenzten Aspekt bieten kann; inhaltliche Lücken sind unvermeidbar, eine stetige Aktualisierung ist erforderlich. Ich möchte hiermit den geneigten Leser auffordern, an dieser Weiterentwicklung mitzuarbeiten, indem er Ergänzungen und Korrekturen mitteilt. Das Zusammentragen der einzelnen Begriffe erforderte einen immensen Zeitaufwand. An dieser Stelle möchte ich meiner langjährigen Mitarbeiterin Frau Dr. med. Heike Wagner-Scheurer, meinen beiden Oberärzten Dr. med. Thomas Drabiniok und Dr. med. Hartmut Bork sowie meinem Freund Prof. Dr. med. Dr. med. h.c. Jörg Jerosch für ihre Unterstützung danken. Mein Schwager Nico Maldener hat mich in mehreren „Crash-Kursen" in der Bedienung eines Computers unterwiesen, was die Fertigstellung des Werkes wesentlich beschleunigte. Ohne die stete Ausgeglichenheit und Toleranz meiner Ehefrau Antje hätte ich nicht über das nötige „Sitzfleisch" bei der Abfassung dieses Lexikons verfügt. Dem ecomed verlag in Landsberg, insbesondere meinen Lektoren Frau Dr. med. Brigitte Klein und Herrn Dr. med. Norbert Schüller gebührt mein Dank für die immer harmonische Zusammenarbeit und das Bemühen für eine optimale Ausgestaltung dieses Buches.

Bad Urach, im Mai 1999

Prof. Dr. med. Dr. med. h.c. Jürgen Heisel

Abkürzungen

A., Aa.	Arteria, Arteriae	Kurzbez.	Kurzbezeichnung
Abb.	Abbildung	lat.	lateinisch
Abk.	Abkürzung	Lig., Ligg.	Ligamentum, Ligamenta
allgem.	allgemein	LWK	Lendenwirbelkörper
anatom.	anatomisch	LWS	Lendenwirbelsäule
ant.	anterior	M.	Morbus
arab.	arabisch	M., Mm.	Musculus, Musculi
a.p.	anterior-posterior	N., Nn.	Nervus, Nervi
BSG	Blut(körperchen)senkungsgeschwindigkeit	OP	Operation
		pl.	Plural (Mehrzahl)
bzgl.	bezüglich	post.	posterior
BWK	Brustwirbelkörper	Proc.	Processus
BWS	Brustwirbelsäule	R., Rr.	Ramus, Rami
bzw.	beziehungsweise	RES	Retikulo-endotheliales System
ca.	circa		
chem.	chemisch	s.	siehe
CT	Computertomographie	sog.	sogenannt(er, e, es)
d.h.	das heißt	sup.	superior
dt.	deutsch	Symb.	Symbol
engl.	englisch	Syn.	Synonym
et al.	et alii (lat.; und Mitarbeiter)	Tab.	Tabelle
evtl.	eventuell	Tbc	Tuberkulose
F.	Foramen	TEP	Totalendoprothese
franz.	französisch	u.a.	unter anderem
ggf.	gegebenenfalls	umgangssprachl.	umgangssprachlich
griech.	griechisch	u.U.	unter Umständen
HWK	Halswirbelkörper	vs.	versus
HWS	Halswirbelsäule	V., Vv.	Vena, Venae
i.a.	intraarteriell, auch im allgemeinen	v.a.	vor allem
i.c.	intrakutan	V. a.	Verdacht auf
i.m.	intramuskulär	VD	Verdacht
inf.	inferior	vgl.	vergleiche
ISG	Ileosakralgelenk	z.B.	zum Beispiel
ital.	italienisch	ZNS	Zentralnervensystem
i.v.	intravenös		
japan.	japanisch		

Literatur

Abel, R.; Gerner, H. J.; Mariß, G.: Wirbelsäule und Rückenmark. Blackwell Wissenschafts-Verlag Berlin - Wien, 1998.

Adams, M. A.; Dolan, P.; Hutton, W. C.: The stages of the disc degeneration as revealed by discograms. J.Bone Jt. Surg. 68-B (1986), 36.

Aebi, M.; Nazarilan, S.: Classification of injuries of the cervical spine. Orthopäde 16 (1987), 27.

Aeckerle, J.; Heisel, J.; SCHMITT, E.: Halo-Extension als präoperative Behandlung der Skoliose - Komplikationen und Ergebnisse. Orth. Prax. 23 (1987), 232.

Allan; B.l.; Ferguson, R. L.; Lehmann, T. R.; O'brien, R. P.: A mechanistic classification of closed, indirect fractures and dislocations of the lower cervical spine. Spine 7 (1982), 1.

Anderson, L. D.; D'Alonzo, R. T.: Fractures of the odontoid process of the axis. J. Bone Jt. Surg. 56-A (1974), 1663.

Andersson, G.; McNeill, T. W.: Lumbar Spine Syndromes. Springer Verlag Berlin, 1989.

Arlen, A.: Biometrische Röntgen-Funktionsdiagnostik der Halswirbelsäule. Fischer Verlag Heidelberg, 1979.

Aufdermaur, M.: Die Spondylosis cervicalis. Die Wirbelsäule in Forschung und Praxis Bd. 17. Hippokrates Verlag Stuttgart, 1960.

Bärtschi-Rochaix, W.: Migraine cervicale. Huber Verlag Bern, 1949.

Bahk, Y. W.: Combined Scintigraphic and Radiographic Diagnosis of Bone and Joint Diseases. Springer Verlag Berlin-Heidelberg-New York, 1994.

Bailey, D. K.: The normal cervical spine in infants and children. Radiology 59 (1952), 712.

Bailey, R. W.: Cervical spine. Lea & Febiger, Philadelphia, 1974.

Bailey, R. W.: The Cervical Spine. Lippincott, Philadelphia, 1983.

Barré, J.: Le syndrome sympathique cervical postérieur. Rev. neurol. 33 (1926), 248.

Bauer, R.: Erkrankungen der Wirbelsäule - Diagnose, Therapie. Thieme Verlag Stuttgart, 1975.

Bauer, R.: Die operative Behandlung der Skoliose. Huber Verlag Bern, 1979.

Bauer, R. (Hrsg.): Der vordere Zugang zur Wirbelsäule. Thieme Verlag Stuttgart-New York, 1983.

Bauer, R.; Kerschbaumer, F.; Poisel, S. (Hrsg.): Operative Zugangswege in Orthopädie und Traumatologie. Thieme Verlag Stuttgart-New York, 1986.

Bauer, R.; Kerschbaumer, F.; Poisel, S. (Hrsg.): Orthopädische Operationslehre Band 1 Wirbelsäule. Thieme Verlag Stuttgart-New York, 1991.

Belart, W.: Die Funktionsstörungen der Wirbelsäule. Huber Verlag Bern, 1964.

Bennett, P. H.; Bruch, T. A.: Population studies of the rheumatic diseases. Excerpta Medica Foundation, Amsterdam (1968), 305.

Bland, J.: Disorders of the Cervical Spine. Saunders, Philadelphia, 1987.

Boden, S.; Wiesel, S.: Lumbosacral segmental motion in normal individuals. Spine 15 (1990), 717.

Bradford, D. S.: Vertebral column resection. Orth. Trans. 11 (1987), 502.

Brado, M.; Hansmann, H. J.; Richter, G. M.; Kauffmann, G. W.: Interventionelle Therapie von primären und sekundären Tumoren der Wirbelsäule. Orthopäde 27 (1998), 269.

Brattström, H.; Granholm, L.: Chirurgie der Halswirbelsäule bei Patienten mit rheumatischer Arthritis. Orthopäde 2 (1973), 118.

Bretschneider, H.: Versuch der Begründung der Pathologie der äußeren Neuralgien. Jena, 1847.

Brocher, J.E.W.; Willert, H.-G.: Differentialdiagnose der Wirbelsäulenerkrankungen. 6. Aufl. Thieme Verlag Stuttgart, 1980.

Brügger, A.: Die Erkrankungen des Bewegungsapparats und seines Nervensystems. Fischer Verlag Stuttgart,1979.

Literatur

Buckup, K.: Klinische Tests an Knochen, Gelenken und Muskeln. Thieme Verlag Stuttgart-New York, 1995.

Buetti-Bäuml, C.: Funktionelle Röntgendiagnostik der Halswirbelsäule. Fortschritte auf dem Gebiet der Röntgenstrahlen, Ergänzungsband 70. Thieme Verlag Stuttgart 1954, 19.

Caillet, R.: Low Back Pain Syndrome. Davis, Philadelphia, 1978.

Caillet, R.: Neck and Arm Pain. Davis, Philadelphia, 1981.

Camius, M.;O'Leary, P. : The Lumbar Spine. Raven, New York, 1987.

Castro, W. H. M.; Schilgen, M.: Kreuzschmerzen, Ursachen, Behandlung, Vorbeugung. Springer Verlag Berlin-Heidelberg-New York, 1995.

Castro, W. H. M.; Jerosch, J.: Orthopädisch-traumatologische Wirbelsäulen- und Beckendiagnostik. Enke Verlag Stuttgart, 1996.

Catell. H. S.; Fitzer, D. L.: Pseudosubluxation and other normal variations in the cervical spine in children. J. Bone Jt. Surg. 47A (1965), 1295.

Cauthen, J. C.: Lumbar Spine Surgery. Williams & Wilkins, Baltimore, 1983.

Cheneau, J.: L'orthèse de Münster. Ann. Med. Phys. 24 (1981), 377.

Choy, D. S. J.; Case, R. B.; Fielding, W.; Hughes, J.; Liebler, W.: Percutaneous laser nucleolysis of lumbar discs. N. Engl. J. Med. 117 (1987), 771

Clawson, D. K.; Seddon, H. J.: The late consequence of sciatic nerve injury. J.Bone Jt. Surg. 42-B (1960), 213.

Cloward, R.B.: Lesions of the intervertebrals disks and their treatment by interbody fusion methods. Clin. Orthop. 27 (1963), 51.

Cobb, J. R.: Outline for the study of scoliosis. In: American Academy of the orthopedic surgeons; Instructional course letters. Ann. Arbor, Edwards Brothers, Inc. 5 (1948), 261.

Cotrel, Y.; Dubousset, J.: Nouvelle technique d´ostéosynthèse rachidienne segmentaire par voie postérieure. Rev. Chir. Orthop. 70 (1984), 489.

Cyriax, J.: Textbook of Orthopedic Medicine. Baillière Tindall & Cassel, London, 1969.

Debrunner, A. M.: Orthopädisches Diagnostikum. 4. Aufl. Thieme Verlag Stuttgart, 1982.

Debrunner, H. U.; Ramseiner, E. W.: Die Begutachtung von Rückenschäden. Huber Verlag Bern, 1990.

Delank, H.-W.: Neurologie. Enke Verlag Stuttgart, 1995.

Denis, F.: Updated classification of thoracolumbar fractures. Orth. Trans. 6 (1982), 12.

Denis, F.: The three column spine and its significance in the classification of acute thoracolumbar spine injuries. Spine 8 (1983), 817.

De Palma, A.; Rothman, R. H.: The Intervertebral Disc. Saunders, Philadelphia, 1970.

Dick, W.: Innere Fixation von Brust- und Lendenwirbelfrakturen. 2. Aufl. Huber Verlag Bern, 1987.

Dihlmann, W.: Gelenke-Wirbelverbindungen: klinische Radiologie einschließlich Computertomographie-Diagnose, Differentialdiagnose. Thieme Verlag Stuttgart-New York, 1987.

Dominkus, M.; Krepler, P.; Schwaneis, E.; Kotz, R.: Operative Therapie von Wirbelsäulenmetastasen. Orthopäde 27 (1998), 282.

Dubousset, J.; Cotrel, Y.: Die CD-Instrumenation in der Behandlung von Wirbelsäulendeformitäten. Orthopäde 18 (1989), 118.

Duden. Das Wörterbuch medizinischer Fachausdrücke. 4. Aufl. Thieme Verlag, Stuttgart-New York, 1985.

Dvorak, J.; Fröhlich, D.; Penning, L./Baumgartner, H.; Panjabi, M. M.: Functional radiographic diagnosis of the lumbar spine-flexion, -extension and lateral bending. Spine 16 (1991), 562.

Dwyer, A. F.; Experience of anterior correction of scoliosis. Clin.Orthop. 93 (1973), 191.

Literatur

Eder, M.; Tilscher, H.: Chirotherapie. 3. Aufl. Hippokrates Verlag Stuttgart, 1990.

Eder, M.; Tilscher, H.: Schmerzsyndrome der Wirbelsäule. 3. Aufl. Hippokrates Verlag Stuttgart, 1995.

Effendi, B.; Roy, D.; Cornish, B.; Dussault, R. G.; Laurin, C. A.: Fractures of the axis. A classification based on the analysis of 131 cases. J. Bone Jt. Surg. 63-B (1981), 319.

Eggers, C.; Stahlenbrecher, A.: Verletzungen der BWS und LWS. Unfallchirurg 101; 770 (1998).

Endler, F.; Fochera, K.; Weil, K. H.: Orthopädische Röntgendiagnostik: Biomechanik, spezielle Diagnostik, prä- und postoperative Beurteilung, therapeutische Hinweise. Thieme Verlag Stuttgart-New York, 1984.

Epstein, N. E.; Epstein, J. A.; Mauri, T.: Treatment of fractures of the vertebral limbus and spinal stenosis in five adolescents and five adults. Neurosurgery 24 (/1989), 595.

Erdmann, H.: Schleuderverletzung der Halswirbelsäule. Erkennung und Begutachtung. Die Wirbelsäule in Forschung und Praxis, Band 56. Hippokrates Verlag Stuttgart, 1973.

Exner, G.: Die Halswirbelsäule. Thieme Verlag Stuttgart, 1954.

Fassbender, H. G.: Pathologie rheumatischer Erkrankungen. Springer Verlag Berlin (1975).

Fehr, K.; Miehle, W.; Schattenkirchner, M.; Tillmann, K. (Hrsg.): Rheumatologie in Praxis und Klinik. Thieme Verlag Stuttgart-New York (1989).

Feneis, H.: Anatomisches Bildwörterbuch der internationalen Nomenklatur. Thieme Verlag Stuttgart. 3. Aufl. (1972).

Frankel, H. L.; Hancock, D. O.; Hyslop, G.; Melzak, J.; Michaelis, L. S.; Ungar, G. H.; Vernon, J. D. S.; Walsh, J. J.: The value of postural reduction in the initial management of closed injuries of the spine with paraplegia and tetraplegia. Part I. Paraplegia 7 (1979), 179.

Frisch, H.: Manuelle Medizin heute. Springer Verlag Berlin, 1985.

Frisch, H.: Programmierte Untersuchung des Bewegungsapparates. 4. Aufl. Springer Verlag Berlin-Heidelberg, 1991.

Frykholm, R.: Cervical nerve root compression resulting from disc degeneration and root-sleeve fibrosis. Acta chir. Scand. 160 (1951), 149.

Galante, J. O.: Tensile properties of the human lumbar anulus fibrosus. Acta Orthop. Scan. Suppl. 100 (1967).

Goetz, E.; Rauschelbach, H.-H.: Anhaltspunkte für die ärztliche Gutachtertätigkeit im Versorgungswesen. Hrsg. vom Bundesministerium für Arbeit und Sozialordnung. Köllen Verlag Bonn, 1973.

Gordon, S. J.; Yang, K. H.; Mayer, P. J.; Mace, A. H.; Kish, V. L.; Radin, E. L.: Mechanism of disc rupture. A preliminary report. Spine 16 (1991), 450.

Greenspan, A.: Skelettradiologie. Orthopädie, Traumatologie, Rheumatologie, Onkologie. 2. Aufl. VCH Verlagsgesellschaft Weinheim, 1993.

Gschwend, N.; Scherer, M.; Munzinger, U.: Entzündliche Veränderungen der Wirbelsäule bei chronischer Polyarthritis. Orthopäde 10 (1981), 155.

Günther, E.; Hymmen, R.; Izbicki, W.: Unfallbegutachtung. 8 Aufl. de Gruyter Verlag Berlin-New York, 1987.

Gutmann, G.; Biedermann, H.: Funktionelle Pathologie und Klinik der Wirbelsäule. Fischer Verlag Stuttgart, 1984.

Gutmann, G.: Die Halswirbelsäule. Fischer Verlag Stuttgart, 1985.

Hackenbroch, M. H.; Refior, H. J.; Jäger, M. (Hrsg.): Biomechanik der Wirbelsäule. Thieme Verlag Stuttgart, 1983.

Hafner, E.; Meuli, H. C.: Röntgenuntersuchung in der Orthopädie. Huber Verlag Bern, 1975.

Halm, H.; Liljenquist, U.; Niemeyer, T.; Winkelmann, W.; Zielke, K.: Halm-Zielke Instrumentation (Münsteraner Anteriores Doppelstab System) als Weiterentwicklung der Zielke-VDS. Z.Orthop. 135 (1997), 403.

Harrington, P. R.: Treatment of scoliosis. Correction and internal fixation by spine instrumentation. J. Bone Jt. Surg. 44-A (1962), 591.

Harms, J.: Klassifikation der BWS- und LWS-Frakturen. Fortschr. Med. 105 (1987), 545.

Hasenbring, M.: Chronifizierung bandscheibenbedingter Schmerzen. Schattauer Verlag Stuttgart, 1992.

Haughton, V.; Williams, A.: Computed Tomography of the Spine. Mosby, St. Louis, 1982.

Hauser, E. D. W.: Corrective cast for treatment of low back pain. J. Amer. Med. Ass. 128 (1945), 92.

Hehne, H. J.; Zielke, K.: Die kyphotische Deformität bei Spondylitis ankylosans. Klinik, Radiologie, Therapie. Die Wirbelsäule in Forschung und Praxis, Band 112. Hippokrates Verlag Stuttgart, 1990.

Heine, J.: Die Lumbalskoliose. Enke Verlag Stuttgart, 1980.

Heisel, J.: Spätschäden an der Wirbelsäule nach einseitiger Oberschenkelamputation. Inaug. Diss. Düsseldorf, 1977.

Heisel, J.; Schmitt, E.: Technik und Ergebnisse der Rippenbuckelresektion bei Thorakalskoliose. Z. Orthop. 124 (1986), 606.

Heisel, J.: Entzündliche Gelenkerkrankungen. Bücherei des Orthopäden Band 58. Enke Verlag Stuttgart, 1992.

Heisel, J.: Sinnvoller Einsatz lumbaler Orthesen in der Rehabilitation. Orth. Prax. 35 (1999), 89.

Hellinger, J.: Der transoropharyngeale Zugang zu C1 und C2. Beitr.Orthop. Traumatol. 28 (1981), 25.

Hettenkofer, H. J.: Rheumatologie. 2. Aufl. Thieme Verlag Stuttgart-New York (1989).

Hexal-Lexikon Orthopädie-Rheumatologie. Urban & Schwarzenberg Verlag München-Wien-Baltimore, 1992.

Hijikata, S.; Yamagishi, M.; Nakayama, T.; Oomori, K.: Percutaneous discectomy: A new treatment method for lumbar disc herniation. J. Toden Hospital 5 (1975), 5.

Hodgson, A. R.; Yau, A. C. M. C.: Anterior surgical approaches to the spinal column. In: A. Graham Apley: Recent Advances in Orthopedics. Churchill, London, 1969.

Höfling, S.; Kaiser, P.: Orthopädische Rückenschule. Springer Verlag Berlin, 1992.

Hohmann, D.; Uhlig, R.: Orthopädische Technik. 8. Aufl. Enke Verlag Stuttgart, 1990.

Holdsworth, F. W.: Fractures, dislocations and fracture-dislocations of the spine. J.Bone Jt. Surg. 45-B (1963), 6.

Hoppenfeld, S.: Klinische Untersuchung der Wirbelsäule und der Extremitäten. Fischer Verlag Stuttgart-New York, 1992.

Hülse, M.: Die zervikalen Gleichgewichtsstörungen. Springer Verlag Berlin, 1983.

Idelberger, K. H.: Lehrbuch der Orthopädie. 4. Aufl. Springer Verlag Berlin, 1984.

Jäger, M.; Wirth, C. J.: Praxis der Orthopädie. 1. Aufl. Thieme Verlag Stuttgart-New York, 1986.

Jayson, M. (ed.): The Lumbar Spine and Back Pain. Grune & Stratton, New York, 1976.

Jayson, M.: The Lumbar Spine and Backpain. Pitman, London, 1985.

Jenkner, F. L.: Das Cervicalsyndrom. Springer Verlag Wien, 1982.

Jerosch, J.; Castro, W. H. M.: Das Facettensyndrom. Ursachen, Diagnostik, Therapie, Prophylaxe. Bücherei des Orthopäden Band 62. Enke Verlag Stuttgart, 1994.

Jerosch, J.; Filler, T. J.; Peuker, E. T.: Perkutane bipolare Diskektomie (OBD) - Technische Grundlagen und Erprobung an einem In-vitro-Modell. Orth. Prax. 34 (1998), 373.

Jerosch, J.; Tappiser, R.; Assheuer, J.: Technik und erste Ergebnisse der MR-gesteuerten lumbalen Facettenblockade. Orth. Prax. 34 (1998), 379.

Jörg, J.; Menger, H.: Das Halswirbelsäulen- und Halsmarktrauma. Dt. Ärzteblatt 95 (1998), 1048.

Jung, A.: Résection de l'articulation uncovertébrale. Méd. Acad. Chir. 89 (1963), 361.

Jung, A.; Kehr, P.; Magerl, F.; Weber, B. G.: The Cervical Spine. Huber Verlag Bern, 1974.

Junghanns, H.: Wirbelsäule: Schmerz - Trauma - Begutachtung. Die Wirbelsäule in Forschung und Praxis Bd. 9. Hippokrates Verlag Stuttgart, 1959.

Junghanns, H.: Die Wirbelsäule in der Arbeitsmedizin, Teil I, II. Hippokrates Verlag Stuttgart, 1979.

Kaiser, H.: Chronische Polyarthritiden. 2. Aufl. Enke Verlag Stuttgart (1988).

Kambin, P.; Brager, M.: Percutaneous posterolateral discectomy. Anatomy and Mechanism. Clin. Orthop. 223 (1987), 145.

Kastert, J.: Spondylitis tuberculosa und ihre operative Behandlung. Hippokrates Verlag, Stuttgart, 1957.

Kehr, P.; Weidner, A.: Cervical spine. 2nd ed. Springer Verlag Berlin, 1987.

Kelley, W. N.; Harris, E. D.; Ruddy, S.; Sledge, C. B.: Textbook of Rheumatology. 2nd ed. Saunders Philadelphia (1985).

Kibler, M.: Segmenttherapie. Hippokrates Verlag Stuttgart, 1951.

King, H.; Moe, J.; Bradford, D.; Winter, R.: The selection of fusion levels in thoracic idiopathic scoliosis. J. Bone Jt. Surg. 65-A (1983), 1302.

Kirkaldy-Willis, W. H.: Managing Low Back Pain. Churchill Livingstone New York, 1983.

Kissling, R.: Die Kreuzdarmbeingelenke. Enke Verlag Stuttgart, 1993.

Klein-Vogelbach, S.: Funktionelle Bewegungslehre -Rehabilitation, Prävention. Springer Verlag Berlin-Heidelberg, 1976.

Kluger, P.; Gerner, H. J.: Das mechanische Prinzip des Fixateur interne zur dorsalen Stabilisierung der Brust- und Lendenwirbelsäule. Unfallchirurgie 12 (1986), 68.

Kluger, P.: Das Fixateurprinzip an der Rumpfwirbelsäule. In: Stuhler, T. (Hrsg.): Fixateur externe - Fixateur interne. Springer Verlag Berlin, 1989.

Kocher, R.; Gross, D.; Kaeser, H.: Nacken-Schulter-Arm-Syndrom. Fischer Verlag Stuttgart, 1980.

Köhler, A.; Zimmer, E. A.: Grenzen des Normalen und Anfänge des Pathologischen im Röntgenbild des Skeletts. 12. Aufl. Thieme Verlag Stuttgart-New York, 1982.

Krähe, T.; Zielke, K.: Stabilisation des lumbosakralen Abschnittes durch distrahierende posterolaterale Spondylodese über den geteilten Sakralstabaufbau. Z. Orthop. 124 (1986), 713.

Krämer, J.: Biomechanische Veränderungen im lumbalen Bewegungssegment. In: Junghanns, H. (Hrsg.): Die Wirbelsäule in Forschung und Praxis Bd. 53. Hippokrates Verlag Stuttgart 1973.

Krämer, J.; Heisel, J.; Ullrich, C. H.: Spätschäden am Bewegungsapparat bei Oberschenkelamputierten und deren Begutachtung. Z. Orthop. 117 (1979), 801.

Krämer, J.: Zur Terminologie und Epidemiologie der Zervikalsyndrome. Z.Orthop. 119 (1981), 593.

Krämer, J.: Mieder- und Korsettversorgung unter Berücksichtigung der lumbalen Entlastungshaltung. MOT 101 (1981), 22.

Krämer, J.: Zur Terminologie und Epidemiologie degenerativer Erkrankungen der BWS und LWS. Z. Orthop. 121 (1983), 337.

Krämer, J.: Flexionsorthesen an der Halswirbelsäule. MOT 109 (1989), 127.

Krämer, J.:Bandscheibenschäden. Vorbeugen durch Rückenschule. Heyne Verlag München, 1992.

Krämer, J.: Kreuzschmerzen aus orthopädischer Sicht. Dt. Ärztebl. 91 (1994), 227.

Krämer, J.: Bandscheibenbedingte Erkrankungen. 3. Aufl. Thieme Verlag Stuttgart, 1994.

Krämer, J.; Brandenburg, S.: Anerkennung von Wirbelsäulenschäden als Berufskrankheit. Dt. Ärztebl. 92 (1995), 1834.

Krämer, K.-l.; Stock, M.; Winter, M.: Klinikleitfaden Orthopädie. 1. Aufl. Jungjohann Verlagsgesellschaft Neckarsulm-Stuttgart, 1992.

Literatur

Krämer, K.-l.; Maichl, F. P.: Scores, Bewertungsschemata und Klassifikationen in Orthopädie und Traumatologie. Thieme Verlag Stuttgart-New York (1993).

Kretschmer, H.: Bandscheibenleiden. Diagnose und Therapie. Springer Verlag Berlin-Heidelberg-New York-London-Paris-Tokyo, 1989.

Kügelgen, B.; Hillemacher, A. (Hrsg.): Die lumbale Bandscheibenerkrankung in der ärztlichen Sprechstunde. Springer Verlag Berlin-Heidelberg-New York-Tokyo, 1985.

Kügelgen, B.; Hillemacher, A.: Problem Halswirbelsäule. Springer Verlag Berlin, 1989.

Kunert, W.: Wirbelsäule und Innere Medizin. Enke Verlag Stuttgart, 1975.

Lange, M.: Die Wirbelgelenke. Enke Verlag Stuttgart, 1936.

v. Lanz, T.; Wachsmuth, W.: Praktische Anatomie. 2. Band, 7. Teil Rücken. Springer Verlag Berlin-Heidelberg-New York, 1982.

Lasègue, C.: Considérations sur la sciatique. Arch. Gen. Méd. 24 (1864), 558.

Laser, T.: Lumbale Bandscheibenleiden. Diagnostik und konservative Behandlung. 3. Aufl. Zukschwerdt Verlag München-Bern-Wien-New York, 1994.

Laurent, L. E.; Enola, S.: Spondylolisthesis in children and adolescents. Acta Orthop. Scan. 31 (1961), 45.

Leatherman, K. D.: Resection of vertebral bodies. J. Bone Jt. Surg. 51-A (1969), 206.

Leatherman, K. D.: The Management of rigid spinal curves. Clin. Orthop. 93 (1973), 215.

Leatherman, K. D.; Dickson, R. A.: Congenital kyphosis in myelomeningocele. Spine 3 (1978), 222.

Leiber, B.; Olbrich, G.: Die klinischen Syndrome. 7. Aufl. Urban & Schwarzenberg Verlag München, 1990.

Lejeune, F.; Bunjes, W. E.: Wörterbuch für Ärzte. 2. Aufl. Thieme Verlag Stuttgart, 1968.

Lewit, K.: Manuelle Medizin. Urban & Schwarzenberg Verlag München-Wien-Baltimore, 1977.

Lindemann, K.; Kuhlendahl, H.: Die Erkrankungen der Wirbelsäule. Enke Verlag Stuttgart, 1953.

Lindseth, R. E.; Stelzer, L.: Vertebral excision for kyphosis in children with myelomeningocele. J. Bone Jt. Surg. 61A (1979), 699.

Lob, A.: Handbuch der Unfallbegutachtung. Enke Verlag Stuttgart, 1973.

Louis, R.: Chirurgie du rachis. Anatomie chirurgicale et voie d´abord. Springer Verlag Berlin, 1985.

Louis, R.: Fusion of lumbar and sacral spine. Clin. Orthop. 203 (1986), 17.

Luque, E. R.: The anatomic basis and development of segmental spinal instrumentation. Spine 7 (1982), 256.

Luque, E. R.: The correction of postural curves of the spine. Spine 7 (1982), 270.

Luque, E. R.: Segmental spinal instrumentation (SSI) bei neuromuskulären Skoliosen. Orthopäde 18 (1989), 28.

v. Luschka, H.: Die Halbgelenke des menschlichen Körpers. Reimer Verlag Berlin, 1858.

McCulloch, J.: Principles of Microsurgery for Lumbar Disc Disease. Raven-New York, 1989.

Magerl, F.: Klassifizierung von Wirbelsäulenverletzungen. H. Unfallheilk. 189. Springer Verlag Berlin-Heidelberg 1987, 597.

Magerl, F.; Engelhardt, P.: Brust- und Lendenwirbelsäule. In: Witt, A. N.; Rettig, H.; Schlegel, F. K. (Hrsg.): Orthopädie in Klinik und Praxis. 2. Aufl. Band V/2. Thieme Verlag Stuttgart-New York, 1994.

Magerl, F.; Aebi, M.; Gertzbein, S. D.; Harms, J.; Nazarian, S.: A comprehensive classification of thoracic and lumbar injuries. Europ. Spine J. 3 (1994), 184.

Marx, H. H.: Medizinische Begutachtung. 6. Aufl. Thieme Verlag Stuttgart, 1992.

Mash, C. L.; Moe, J. H.: A study of vertebral rotation. J.Bone Jt. Surg. 51-A (1969), 233.

Mason, C.; Cozen, L.; Adelstein, L.: Surgical correction of flexion deformity of the cervical spine. Calif. Med. 79 (1953), 244.

Mayer, M.; Brock, M.: Percutaneous Lumbar Discectomy. Springer Verlag Berlin, 1989.

McAfee, P. C.; Yuan, H. A.; Fredrickson, B. E.; Lubicky, J. P.: The value of computertomography in thoracolumbar fractures. An analysis of one hundred consecutive cases and a new classification. J. Bone Jt. Surg. 65-A (1983), 461.

McKenzie, J.: The Lumbar Spine. Spinal Publications, New Zealand, 1987.

Meyerding, H. W.: Spondylolisthesis. Surg. Gynecol. Obstet. 54 (1932), 371.

Mirbaha, M. M.: Anterior approach to the thoraco-lumbar junction of the spine by a retroperitoneal-extrapleural technic. Clin. Orthop. 91 (1973), 41.

Moe, J. H.; Winter, R.; Bradford, D.; Lonstein, J.: Scoliosis and other spinal deformities. Saunders Philadelphia, 1994.

Moorahrend, U. (Hrg.): Die Beschleunigungsverletzung der Halswirbelsäule. Gustav Fischer Verlag Stuttgart-Jena-New York, 1993.

Morris, J. M.; Lucas, D. B.; Bresler, B.: The role of the trunk in stability of the spine. J. Bone Jt. Surg. 43 A (1961),327.

Morscher, E.; Gerber, B.; Fasel, J.: Surgical treatment of spondylolisthesis by bone grafting and direct stabilization of spondylolysis by means of a hook-screw. Arch. Orthop. Trauma 103 (1984), 175.

Morscher, E.; Sutter, F.; Jenny, H.; Olerud, S.: Die vordere Verplattung der Halswirbelsäule mit dem Hohlschrauben-Plattensystem aus Titanium. Chirurg 57 (1986), 702.

Müller, W.; Schilling, F.: Differentialdiagnose rheumatischer Erkrankungen. 2. Aufl. Aesopus Verlag Basel (1982).

Mumenthaler, M.: Neurologie. 4. Aufl. Thieme Verlag Stuttgart, 1973.

Nachemson, A.; Morris, J. M.: In vivo measurements of the intradiscal pressure. J. Bone Jt. Surg. 46 A (1964), 1077.

Nash, C. L.; Moe, J. H.: A study of vertebral rotation. J. Bone Jt. Surg. 51-A (1969), 223.

Nentwig, C. G.; Krämer, J.; Ullrich, C.-H.: Die Rückenschule. 2. Aufl. Enke Verlag Stuttgart, 1993.

Netter, F. H.: Farbatlanten der Medizin. Band 7 Bewegungsapparat I. Thieme Verlag Stuttgart-New York, 1992.

Neugebauer, H.: Wachstum und Haltung. Österr. Ärztezeitung 27 (1972), 1029.

Nicol, R. O.; Scott, J. H. S.: Lytic spondylolysis. Repair by wiring. Spine 19 (1986), 1027.

Niethardt, F. U.; Pfeil, J.: Orthopädie. MLP Duale Reihe. Hippokrates Verlag Stuttgart, 1989.

Nurick, S.: The pathogenesis of the spinal cord disorder associated with cervical spondylosis. Brain 95 (1972), 87.

Onik, G.; Maroon, I.; Helnu, C.; Schweigel, J.; Mooney, V.; Kahanowitz, N.; Mortis, J.; McCulloch, J. A.; Reicher, M.: Automated percutaneous discectomy: Initial patient experience. Radiology 162 (1987), 129.

Pedriolle, R.: La scoliose. Maloine SA, Paris, 1979.

Pellicci, P. M.; Ranawat, C. S.; Tsairis, P.; Bryan, W. J.: A prospective study of the progression of rheumatoid arthritis of the cervical spine. J. Bone Jt. Surg. 63-A (1981), 342.

Penning, L.: Normal movements of the cervical spine. Amer. J. Roentgenol. 130 (1978), 317.

Perret, W.: Was der Arzt von der privaten Unfallversicherung wissen muß. Barth Verlag Müchen, 1973.

Peters, P. E.; Matthiaß, H. H.; Reiser, M.: Magnetresonanztomographie in der Orthopädie. Enke Verlag Stuttgart, 1990.

Petersen, D.; John, H.: Die Orthesen für den Rumpf. 2. Aufl. Thieme Verlag Stuttgart, 1984.

Pope, M.; Hansson, T.: Vibration of the spine and low back pain. Clin. Orthop. 279 (1992), 49.

Postacchini, F.: Lumbar Spinal Stenosis. Springer Verlag Berlin, 1989.

Literatur

Pschyrembel Klinisches Wörterbuch. 258.. Aufl. Walter de Gruyter Verlag Berlin-New York, 1997.

Ranawat, C. S.; O'Leary, P.; Pellicci, P.; Tsairis, P.; Marchisello, P.; Dorr, L.: Cervical spine fusion in rheumatoid arthritis. J. Bone Jt. Surg. 61-A (1979), 1003.

Rehn, J.: Die knöchernen Verletzungen der Wirbelsäule. Bedeutung des Erstbefundes für die spätere Begutachtung. In: JUNGHANNS, H. (Hrsg.): Die Wirbelsäule in Forschung und Praxis Bd. 40.Hippokrates Verlag Stuttgart (1968), 131.

Rehner, M.; Oestern, H. J.: Chirurgische Facharztweiterbildung. Operationsatlas zu den geforderten Verfahren. Band 3. Thieme Verlag Stuttgart-New York, 1997.

Reischauer, F.: Zur Technik der lokalen Novocainbehandlung bei Lumbago-Ischias. Dtsch. med. Wschr.78 (1953), 1373.

Reiser, M.; Semmler, W.: Magnetresonanztomographie. Springer Verlag Berlin-Heidelberg-New York, 1992.

Resnick, D.: Bone and Joint Imaging. Saunders Philadelphia, 1989.

Rettig, H.: Pathophysiologie angeborener Fehlbildungen der Lendenwirbelsäule und des Lendenwirbelsäulen-Kreuzbein-Überganges. Enke Verlag Stuttgart, 1959.

Robinson, R. A.; Riley, L. H.: Anterior interbody fusion of the cervical spine. J. Bone Jt. Surg. 44-A (1973), 1569.

Roche-Lexikon Medizin. Urban & Schwarzenberg Verlag München-Wien-Baltimore, 1984.

Rompe, G.; Erlenkämper, A.: Begutachtung der Haltungs- und Bewegungsorgane. 2. Aufl. Thieme Verlag Stuttgart, 1992.

Roy-Camille, R.; Saillant, G.; Berteaux, D.; Salgado, V.: Osteosynthesis of thoraco-lumbar spine fractures with metal plates screwed through the vertebral pedicles. Reconstr. Surg. Traumatol. 15 (1976), 2.

Sances Jr., A.; Thomas, D. J.; Ewing, C. L.; Larson, S. J.; Unterharnscheidt, F.: Mechanisms of Head and Spine Trauma. Aloray, Goshen, New York, 1986.

Schattenkirchner, M.: Die rheumatische Halswirbelsäule. Colloquia rheumatologica. Banaschewski Verlag München, 1986.

Scheuermann, H.: Kyphosis dorsalis juvenilis. Z. Orthop. Chir. 41 (1921), 305.

Schleberger, R.; Krämer, J. (Hrsg.): Chemonukleolyse. Intradiskale Injektionsbehandlung beim lumbalen Bandscheibenvorfall. Enke Verlag Stuttgart, 1986.

Schmidt, H.; Fischer, E.: Die okzipitale Dysplasie. Thieme Verlag Stuttgart, 1960.

Schmorl, G.; Junghanns, H.: Die gesunde und die kranke Wirbelsäule im Röntgenbild und Klinik. 5. Aufl. Thieme Verlag Stuttgart, 1968.

Schneiderman, G.; Flannigan, B.; Kingston, S.; Thomas, J.; Dillin, W. H.; Watkins, P.: Magnetic resonance imaging in the diagnosis of disc degeneration. Correlation with discography. Spine 12 (1987), 276.

Schoberth, H.: Sitzhaltung, Sitzschaden, Sitzmöbel. Springer Verlag Berlin, 1962.

Schöllner, D.: One stage reduction and fusion for spondylolisthesis. Int. Orthop. 14 (1990), 145.

Schönberger, A; Mehrtens, G.; Valentin, H.: Arbeitsunfall und Berufskrankheit. 5. Aufl. E. Schmidt Verlag Berlin, 1993.

Schott, B.: Pathologie artérielle du système vertébro-basilaire. Vol I. Masson, Paris, 1965.

Schubiger, O.: Die Computertomographie der Wirbelsäule. Hippokrates Verlag Stuttgart, 1984.

Schwarz, N.: Die „Posterior Cervical Line". Ein radiodiagnostischer Parameter der kindlichen HWS. Unfallchirurg 101 (1998), 557.

Shoen, R. P.; Moskowitz, R. W.; Goldberg, V. M.: Soft Tissue Rheumatic Pain 2nd ed. Lea & Febiger Philadelphia (1987).

Smith, L.: Chemonucleolysis. Clin. Orthop. 67 (1969), 72.

Sobotta, J.; Becher, H.: Atlas der Anatomie des Menschen. Teil 1 16. Aufl. Urban & Schwarzenberg Verlag München-Berlin-Wien, 1967.

Stagnara, P.; Faucon, B., Du Peloux, J.; Fauchet, R.: Indications de la gymnastique,des procèdes orthopédiques et de la chirurgie dans les scolioses idiopathiques. Gaz.m Méd. Fr. 3 (1965), 865.

Steinbrück, K.: Sportverletzungen der Wirbelsäule. In: Chapchal, G. (Hrsg.): Sportverletzungen und Sportschäden. Thieme Verlag Stuttgart, 1983.

Stoddard, A.: Lehrbuch der osteopathischen Technik an Wirbelsäule und Becken. Die Wirbelsäule in Forschung und Praxis Bd. 19. Hippokrates Verlag Stuttgart, 1961.

Suezawa, Y.: Zur Ätiologie der Spondylolisthesis. Hippokrates Verlag Stuttgart, 1981.

Takata, K.; Inoue, S. I.; Takahashi, K.; Ohtsuka, Y.: Fracture of the posterior margin of a lumbar vertebral body. J. Bone Jt. Surg. 70-A (1988), 589.

Taybi, H.: Radiologie der Syndrome. Thieme Verlag Stuttgart-New York, 1982.

Tilscher, H.; Eder, M.: Der Wirbelsäulenpatient. Rehabilitation - Ganzheitsmedizin. Springer Verlag Berlin-Heidelberg, 1989.

Tilscher, H.; Eder, M.: Reflextherapie. 2. Aufl. Hippokrates Verlag Stuttgart, 1989.

Tilscher, H.; Eder, M.: Infiltrationstherapie. 2. Aufl. Hippokrates Verlag Stuttgart, 1991.

Tilscher, H.; Eder, M.: Klinik der Wirbelsäule, Befunderhebung - Therapieplanung. Hippokrates Verlag Stuttgart 1993.

Tilscher, H.; Wessely, P.; Eder, M.; Porges, P.; Jenkner, F. L. (Hrsg.): Kopfschmerzen. Springer Verlag Berlin-Heidelberg-New York, 1988.

Töndury, G.: Angewandte und topographische Anatomie. 5. Aufl. Thieme Verlag Stuttgart-New York, 1981.

Töndury, G.: Entwicklungsgeschichte und Fehlbildungen der Wirbelsäule. 2. Aufl. Hippokrates Verlag Stuttgart, 1990.

v. Torklus, D.: Hamburger Flexionskorsett bei chronischem Lumbalsyndrom und Lumboischialgie. Orth. Prax. 18 (1982), 239.

v. Torklus, D.; Gehle, W.: Die obere Halswirbelsäule. 3. Aufl. Thieme Verlag Stuttgart, 1987.

Trostdorf, E.; Stender, H. S.: Wirbelsäule und Nervensystem. Thieme Verlag Stuttgart, 1970.

Urist, M. R.: Osteotomy of the cervical spine. Report about a case of ankylosing rheumatoid spondylitis. J. Bone Jt. Surg. 40-A (1958), 833.

Valleix, F. L. J.: Abhandlung über die Neuralgien. Vieweg Verlag Braunschweig, 1852.

Wagenhäuser, F. J.: Die Rheumamorbidität. Huber Verlag Bern, 1969.

Watts, H. G.; Hall, J. E.; Stanish, E.: The Boston-brace-system for the treatment of low thoracic lumbar scoliosis by the use of a girdle without superstructure. Clin. Orthop. 126 (1977), 87.

Weber, B. G.; Magerl, F.: Fixateur externe. Springer Verlag Berlin, 1985.

Weigand, H.: Die perkutane Nukleotomie. Radiologie 33 (1993), 581.

Weinstein, J.; Wiesel, S. (eds.): The Lumbar spine. Saunders, Philadelphia, 1990.

Weintraub, A.: Psychosomatische Schmerzsyndrome des Bewegungsapparates. Schwabe Verlag Basel, 1975.

Wellauer, J.: Die Myelographie mit positiven Kontrastmitteln. Thieme Verlag Stuttgart, 1961.

Wende, S.; Thelen, M.: Kernspintomographie in der Medizin. Springer Verlag Berlin, 1983.

White, A. A.; Panjabi, M. M.: Clinical Biomechanics of the Spine. Lippincott Philadelphia, 1978.

White, A. A.; Rothman, R.; Ray, C.: Lumbar Spine Surgery. Mosby St. Louis, 1987.

Wick, M.; Müller, E. J.; Ekkernkamp, A.; Muhr, G.: Das Os odontoideum. Ätiologie, Klinik, Therapie. Unfallchirurg 101 (1998), 100.

Wiesel, S.; Rothman, R.: Aging Lumbar Spine. Saunders Philadelphia, 1982.

Wiesel, S.; Rothman, R.: Spinal Terms. Saunders Philadelphia, 1982.

Williams, H.: The Lumbosacral Spine. McGraw-Hill New York, 1965.

Literatur

Williams, R.; McCulloch, J.; Young, P.: Microsurgery of the Lumbar Spine. Aspen Rockville/Maryland, 1990.

Wiltse, L. L.; Batemann, J. G.; Hutchinson, R. H.; Nelson, W. E.: Paraspinal sacrospinalis-splitting approach to the lumbar spine. J. Bone Jt. Surg. 50-A (1968), 919.

Wiltse, L. L.; Newman, P.; MacNab, J.: Classification of spondylolysis and spondylolisthesis. Clin. Orthop. 117 (1976), 23.

Wiltse, L. L.; Winter, R. B.: Terminology and measurements of spondylolisthesis. J. Bone Jt. Surg. 65-A (1983), 768.

Wiltse, L. L.; Rothman, L. G.: Spondylolisthesis: Classification, diagnosis and natural history. Seminars in Spine Surgery 1 (1989), 78.

Wirth, C. F.; Hagena, F.-W.: Der muskuläre Schiefhals. Huber Verlag Bern, 1983.

Witt, A. N.; Rettig, H.; Schlegel, K. F. (Hrsg.): Orthopädie in Praxis und Klinik Bände 1-7. 2. Aufl. Thieme Verlag Stuttgart-New York, 1982-1994.

Wörz, R.; Gross, D.: Kreuzschmerz. Fischer Verlag Stuttgart, 1978.

Wolf, H. G.: Headache. Oxford University Press London, 1963.

Wolff, H.D.: Neurophysiologische Aspekte der Manuellen Medizin. 2. Aufl. Springer Verlag Berlin-Heidelberg-New York, 1983.

Wolter, D.: Vorschlag für die Einteilung von Wirbelsäulenverletzungen. Unfallchirurg 88 (1985), 481.

Yashiro, K.; Homma, T.; Hokari, Y.; Katsumi, Y.; Okumura, H.; Hirano, A.: The Steffee Variable Screw Placement System using different methods of bone grafting. Spine 16 (1991), 1329.

Zenner, P.: Die Schleuderverletzung der Halswirbelsäule und ihre Begutachtung. Springer Verlag Berlin-Heidelberg-New York-London-Paris-Tokyo, 1987.

Zielke, K. (Hrsg.): Skoliose und Kyphose. Die Wirbelsäule in Forschung und Praxis Band 72. Hippokrates Verlag Stuttgart, 1978.

Zippel, H.; Pfeil, E.: Wirbelgleiten im Lendenbereich. Geklärte und ungeklärte Spondylolisthesisprobleme. Barth Verlag Leipzig, 1980.

Zoma, A.; Sturrock, R. D.; Fisher, W. D.; Freeman, P. A.; Hamblen, D. L.: Surgical stabilisation of the rheumatoid cervical spine. A review of indications and results. J. Bone Jt. Surg. 69-B (1987), 8.

Zukschwerdt, L.; Emminger, E.; Biedermann, F.; Zettel, H.: Wirbelgelenk und Bandscheibe. 2. Aufl. Hippokrates Verlag Stuttgart, 1960.

A

A.: Abkürzung für → Arterie.
a.: Abkürzung für anterior, arteria, axial, ante.
Aa.: Abkürzung für → Arteriae (*pl.*).
Abasia, Abasie: Völlige Unfähigkeit zu gehen. **A. atactica:** Gangstörung infolge mangelnder Bewegungskoordination. **A. paralytica:** vollständige Lähmung des Bewegungsapparates, z.B. im Gefolge einer → Querschnittslähmung.
ABC-Pflaster: Die Körperwärme rückführendes (und damit hyperämisierend wirkendes) Pflaster zur externen Anwendung im Falle schmerzhafter muskulärer Verspannungen; v.a. im lumbalen Bereich eingesetzt.
Abdominalatmung: Auf die Zwerchfellbewegung beschränktes Atmen, erkennbar an den Bauchwandbewegungen; physiologisch beim Säugling, krankhafte Störung bei Interkostalparalyse (z.B. bei der → Poliomyelitis).
Abdominalreflex: Syn.: Bauchdecken- bzw. Bauchhautreflex.
Physiologischer → Fremdreflex in Höhe Th6-Th12; reflektorisches Zusammenziehen der Bauchmuskulatur auf einen mechanischen Reiz hin; abgeschwächt oder fehlend bei mit Lähmungsbildern einhergehenden Erkrankungen (z.B. → Poliomyelitis, → Tabes dorsalis u.a.). engl.: abdominal reflex.
Abductor opponens-Atrophie: Atrophie der Mm. abductor pollicis brevis et opponens pollicis. *Ätiologie:* isoliertes → Wurzelkompressionssyndrom in Höhe C6/C7, Schädigung des N. medianus, Karpaltunnelsyndrom.
Abduktion, Abductio: Abkürzung: Abd.
Seitwärtsneigung, z.B. des Oberkörpers nach lateral in der Frontalebene bei fixiertem Becken (weg von der Körperlängsachse); Normalwert 40-45 Winkelgrade. engl.: abduction.
Abduktionsbelastungstest: Klinischer Test u.a. zur Überprüfung des Iliosakralgelenkes: Der Patient liegt auf der nicht betroffenen Seite, das Bein auf der Liege ist im Hüft- und Kniegelenk leicht abgewinkelt, das obere in Hüft- und Kniegelenk gestreckte Bein soll gegen den manuellen Widerstand des Untersuchers abgespreizt werden. Hierbei auftretende bzw. zunehmende Schmerzen im betroffenen ISG deuten auf eine Iliosakralirritation hin, evtl. aber auch auf ein Hüftgelenksleiden. Zusätzlich kann mit diesem Manöver die Suffizienz der Mm. glutaeus medius et minimus getestet werden.
abduzieren: Von der Körpermittellinie weg- bzw. nach außen bewegen. engl.: to abduct, to put into abduction.
Abel-Smith-Röntgenaufnahme: spezielle a.p.-Röntgenaufnahme der LWS zur besonderen Darstellung der hinteren Wirbelanteile: Der Patient liegt auf dem Rücken mit angebeugten Hüft- und Kniegelenken (→ Entlordosierung); der Strahlengang erfolgt von kranial in 45 Grad Neigung zum Röntgentisch.
Abnutzungskrankheit: Durch chronische Überlastung (Verschleiß) bedingte Gewebe- oder Organveränderungen mit nachfolgenden funktionellen Beeinträchtigungen und Störungen; z.B. degenerative → Bandscheibenerkrankung. engl.: degenerative disease.
Abrißbruch, Abrißfraktur: Absprengung eines Knochenstückes durch Überlastung der an ihm ansetzenden Band- und/oder Sehnenstrukturen. *Im Bereich der Wirbelsäule* können A. der Wirbelfortsätze als → Berufskrankheit (→ Berufskrankheitenverordnung 2107; → Schipperkrankheit) anerkannt werden. engl.: avulsion fracture.
Abschlußplatte: Hyalinknorpelige → Deck- bzw. → Grundplatte als obere bzw. untere Wirbelkörperbegrenzung; Reste der embryonalen Wirbelkörperanlage; Epiphysen für das Wirbelkörperwachstum.
Abstützspan: Meist autologer (Rippe, Tibia, Fibula), vom ventralen Zugang her eingebrachter kortikospongiöser Knochenspan zur Unterstützung einer beschleunigten ventralen Fusion (Spondylodese), z.B. im Falle der operativen Korrektur einer schweren → Kyphose. engl.: strut graft.
Abszeß: *lat.:* abscessus. Eiteransammlung in einer vom Körper nicht präformierten Höhle (im Gegensatz zum Empyem), sondern in einer durch krankhafte entzündliche Prozesse entstandenen, allseitig abgeschlossenen Gewebehöhle. Im fortgeschrittenen Stadium von einer Membran oder Kapsel aus entzündlichem Granulationsgewebe umgeben. engl.: abscess. **A., epiduraler:** → Epiduralabszeß. engl.: epidural abscess. **A. frigidus:**

→ **A., kalter. A., kalter:** kalter, nicht mit Fieber einhergehender A.; meist bei chronischen → tuberkulösen Entzündungen. **A., paravertebraler:** lokale, im Wirbelsäulenbereich liegende Eiteransammlung bei unspezifischen oder tuberkulösen → Spondylitiden mit Ausbreitungstendenz entlang dem M. psoas bis in die Leistenregion; verursacht nur selten wesentliche Beschwerden. engl.: paravertebral abscess. **A., subduraler:** unter der Dura des Gehirns oder Rückenmarkes liegende Eiteransammlung. engl.: subdural abscess.

Abt, A.F.: 1867-1955; US-amerikanischer Pädiater aus Chicago.

Abt-Letterer-Siwe Syndrom: Akute, foudroyant verlaufende Systemerkrankung im Säuglings- und Kleinkindesalter aus dem Formenkreis der → Histiozytosis X mit schweren internistischen Krankheitssymptomen und Hautveränderungen; *im Bereich des knöchernen Skeletts* (hier ist häufig auch die Wirbelsäule betroffen) lokalisierte oder disseminierte osteolytische Herde (eosinophile → Granulome). engl.: *(Abt-)Letterer-Siwe disease.*

Acematacin: Glykolsäureester des → Indometacins. → Antiphlogistikum.

Achard-Marfan-Syndrom: Syn.: → Marfan-Syndrom, Arachnodaktylie. engl.: Marfan's syndrome.

Achillessehnenreflex: Abkürzung: ASR. Plantarflexion des Fußes durch Verkürzung der Wadenmuskulatur nach Schlag auf die zuvor passiv vorgedehnte Achillessehne; (Muskeldehnungs-)Eigenreflex über die Rückenmarkssegmente L3-S1 (in erster Linie S1) und den N. tibialis. Gesteigert (Fußklonus) als Hinweis auf Pyramidenbahnzeichen, abgeschwächt bis aufgehoben bei Störung im Reflexbogen (z.B. bei Neuritis, Poliomyelitis, Wurzelkompression S1). engl.: ankle jerk, achilles tendon reflex.

Achillodynie: → Fersenschmerz. engl.: heelpain.

Achondrodysplasie: → Achondroplasie.

Achondroplasie: Syn.: → Chondrodystrophia fetalis Kaufmann, Parrot-Krankheit, Parrot-Syndrom, Parrot-Kaufmann-Syndrom. Dominant vererbter disproportionierter Zwergwuchs aufgrund einer biochemisch bisher nicht geklärten chondralen Knorpelbildungs- und Ossifikationsstörung. Nur die bindegewebig angelegten Schädelknochen sind von der Wachstumsstörung nicht betroffen. *Symptom im Bereich der Wirbelsäule:* Hyperlordose der LWS; übrige Skelettsymptome: übergroßer Hirnschädel, kleiner Gesichtsschädel mit Sattelnase, Zwergwuchs bei verkürzten Röhrenknochen (Körpergröße unter 130 cm). engl.: achondroplasia.

Achse, statische: Lotlinie im seitlichen Röntgenbild der Lendenwirbelsäule, gefällt vom Mittelpunkt des LWK 3 (s. *Abb.*); liegt bei guten Stabilitätsverhältnissen und gleichmäßiger Lastverteilung im vorderen Teil des → Os sacrum. engl.: static axis.

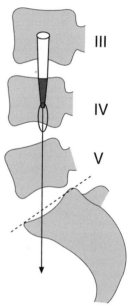

Statische Achse der Wirbelsäule (Fallung des Lotes vom Mittelpunkt L3 in der Seitansicht).

Achselhöhle: Bezeichnung für den kaudalen Anteil des spinalen Nervenwurzelabganges.

Achsenorgan: Knöcherne Wirbelsäule einschließlich ihrer Gelenkverbindungen, Bänder, Rückenmuskulatur und der dazugehörigen nervösen Strukturen.

Achsenskelett: Achsenorgan (Wirbelsäule mit anhängigen anatomischen Strukturen) einschließlich knöchernem Schädel. engl.: axial skeleton.

Achsenzylinder: Syn.: → Neurit einer Nervenzelle.

ACIR-Verletzungsskala: Abkürzung für Automobile Crash Injury Research (engl.). Unterteilung des Schweregrades von PKW-Verletzungen anhand klinischer, neurologischer und röntgenologischer Kriterien in „leicht", „mittel" und „schwer". → Krämer-Klassifikation.
Acne: → Akne.
Adam-Klassifikation: Diskographische Klassifikation der Stadien (*1–5; s. Tab. 26*) der → Bandscheibendegeneration. → Diskographie. engl.: Adams' classification.
Adam-Zeichen: Klinischer Test zur Differenzierung einer strukturellen von einer funktionellen Skoliose: der zu untersuchende Patient steht oder sitzt, der Untersucher steht hinter ihm und fordert den Betroffenen auf, sich langsam nach vorne zu beugen; bei struktureller fixierter Seitausbiegung der Wirbelsäule bleibt diese einschließlich Rippenbuckel und Lumbalwulst in unverändertem Ausmaß bestehen; reduziert oder korrigiert sich die Seitausbiegung, so besteht eine funktionelle Störung. engl.: Adam's sign.
Adduktion, Adductio: Abkürzung: Add. Heranführen z.B. des Oberkörpers bei fixiertem Becken aus der Lateralposition hin zur Körperlängsachse zur geraden Körperhaltung (Bewegung in der Frontalebene). engl.: adduction.
Adduktorenreflex: Adduktion des Armes bzw. des Beines nach Schlag gegen den medialen Epikondylus des Humerus bzw. des Femur (L3 und evtl. L4); am Bein evtl. auch gekreuzt (→ Balduzzi-Reflex; → Pyramidenbahnzeichen). engl.: adductor reflex.
adduzieren: Zur Körpermittellinie hin- bzw. nach innen bewegen. engl.: to adduct.
Adiadochokinese: *griech.*; Unfähigkeit, einander entgegengesetzte (antagonistische) Bewegungen in schneller Aufeinanderfolge durchzuführen; Vorkommen bei Störungen der Koordination und bei Lähmungen. engl.: adiadochokinesis.
Adie, W. J.: 1886-1935; englischer Neurologe.
Adie-Syndrom: Syn.: → Pseudotabes pupillotonica, Pseudo-Argyll-Robertson Syndrom. Ätiologisch ungeklärte konstitutionelle, symmetrische oder asymmetrische → A- bzw. - → Hyporeflexie der unteren, seltener der oberen Gliedmaßen mit vegetativen Störungen; zusätzlich gestörte Pupillenreaktion mit meist einseitiger Pupillotonie; Manifestation meist in der 2.-3. Lebensdekade; günstige Prognose. engl.: Adie's syndrome.

Adoleszentenkyphose: Syn.: Lehrlingsrundrücken.
Verstärkte → Kyphose der Brustwirbelsäule (überwiegend bei Jungen); Auftreten während des Wachstums als Ausdruck einer Reifungsstörung der Wirbelkörperdeck- und -grundplatten (→ Scheuermannsche Krankheit). engl.: juvenile kyphosis (dorsalis).
Adoleszentenskoliose: Syn.: idiopathische → Skoliose.
Wirbelsäulenfehlkrümmung in der → Frontalebene, die typischerweise zwischen der Pubertät und Skelettreife evident wird mit Progression während der Wachstumsschübe. engl.: idiopathic scoliosis.
Adson, A.W.: 1887-1951; US-amerikanischer Neurochirurg aus Rochester.
Adson-Syndrom: Syn.: → Halsrippensyndrom. engl.: cervical rib syndrome.
Adson-Test: Schwinden des Radialispulses im Zuge des Anhebens des schmerzhaften Armes und Drehens des Kopfes zur erkrankten Seite bei → Zervikobrachial-Syndrom (vor allem bei → Skalenus- und → Halsrippen-Syndrom). engl.: Adson's test.
AEP: Abkürzung für *a*kustisch → *e*voziertes *P*otential.
afferens, afferent: *lat.* für zuführend. → Afferenz. engl.: afferent.
Afferenz: Die dem Zentralnervensystem aus der Peripherie zuströmende nervale Leitung oder Erregung. engl.: afference.
Agenesia, Agenesie: Fehlen oder rudimentäre Entwicklung einer Organanlage. engl.: agenesia, agenesis. **A. sakrokokzygeale:** Syndrom der kaudalen Regression. **A. vertebralis cervicalis:** angeborenes Fehlen bzw. rudimentäre Ausbildung von Halswirbeln; klinisch abnorme Kürze des Halses.
Akanthisie: *griech.* für Unvermögen, ruhig zu sitzen; klinisch unruhiges Umherlaufen (sog. Trippelmotorik). *Vorkommen* v.a. bei Erkrankungen des extrapyramidal-motorischen Systems.
Akinese: *lat.* für Bewegungslosigkeit, Bewegungsstarre. Herabgesetzte oder aufgehobene Bewegung des Rumpfes, der Gesichtsmuskulatur und der Extremitäten. *Vorkommen* bei Störungen des extrapyramidal-motorischen Systems. engl.: akinesia.

akinetisch: *lat.* für bewegungslos, starr. engl.: akinetic.

Akne: Hauterkrankung mit meist entzündlicher Knötchenbildung der Haarfollikel und Talgdrüsen. engl.: acne. **A. fulminans:** plötzlich entzündlich exazerbierende Akne mit metastatischer Arthritis meist eines oder mehrerer großer Körpergelenke und auch → Spondylitis; evtl. begleitende Insertionstendinitis.

Akroagnosie: Unfähigkeit, die sensiblen Empfindungen wie „spitz" und „stumpf" zu differenzieren; z.B. bei Rückenmarks- und peripheren Nervenschäden. engl.: acroagnosis.

Akrognosie: Fähigkeit, die sensiblen Empfindungen wie „spitz" und „stumpf" zu differenzieren. engl.: acmesthesia.

Akromegalie: Selektive Größenzunahme der Körperakren nach Abschluß des Wachstumsalters infolge vermehrter Ausschüttung des somatotropen Hormons (STH) z.B. bei eosinophilem Hypophysenvorderlappenadenom. *Im Bereich der Wirbelsäule* kommt es zu einer Spondylopathie (knöcherne Hypertrophie ähnlich einer Spondylose) mit teilweise schweren Verformungen; typisch ist eine Zunahme des Wirbelkörperradius, weiterhin Einbuchtungen der LWK-Hinterkanten. engl.: acromegaly.

Akroparästhesie: Sensible Mißempfindungen mit Kribbeln, Pelzig- und Taubheitsgefühl an Händen und Füßen infolge einer peripheren Nervenschädigung, aber auch als vasomotorische Störung im Zuge eines → Zervikal- oder → Skalenussyndromes. engl.: acroparaesthesia.

A., idiopathische: Ursache der sensiblen akralen Mißempfindungen nicht geklärt; vor allem bei älteren Frauen auftretend. → Wartenberg-Syndrom. engl.: idiopathic acroparaesthesia.

Aktiv-Sitz: Bewußt eingenommene wirbelsäulenentlastende Sitzhaltung mit gestrecktem Rumpf.

Akupressur: Relativ einfache → Massagetechnik, die auch chirotherapeutische Handgriffe beinhaltet und bei der manuell Druck oder Reibung auf → Akupunkturpunkte und -meridiane ausgeübt wird. engl.: acupressure, shiatsu.

Akupunktur: Behandlungsform der altchinesischen Medizin im Sinne einer besonderen Form der Hautreiz- bzw. Segmenttherapie; spezielle, auf Leitbahnen (14 Meridiane mit ca. 700 Hauptakupunkturpunkten) festgelegte Punkte werden mit dünnen Nadeln angestochen und damit stimuliert (evtl. auch mit Strom: sog. Elektroakupunktur), was zu einer Hemmung der Weiterleitung nozizeptiver Aktivität durch Aktivierung auf- und absteigender Bahnen des Rückenmarks führt; weiterhin kommt es zu einer endogenen Endomorphinausschüttung. Anwendung z.B. zur Analgesie bei Schmerzzuständen v.a. funktioneller Genese. engl.: acupuncture.

Akute-Phase-Proteine: Komplexes Spektrum unterschiedlicher Plasmaproteine (*Tab. 1*), die in akuten Entzündungsphasen des Körpers erhöht sein können. Ihr Nachweis erfolgt meist durch Immundiffusion oder nephelometrisch; als reine Entzündungsparameter wertvoll, vor allem in der Diagnostik von Erkrankungen des rheumatischen Formenkreises, in der täglichen Routinediagnostik jedoch entbehrlich. engl.: acute phase proteins.

Tab. 1: Akute-Phase-Proteine

Protein	Normalwert
Alpha-1-Anti-Trypsin	200-400 mg%
Alpha-1-Anti-Chymotrypsin	300-600 mg%
saures Alpha-1-Glykoprotein	40-140 mg%
Alpha-2-Makroglobulin (Haptoglobin)	30-190 mg%
Alpha-2-Zoeruloplasmin	20-60 mg%
Fibrinogen	200-450 mg%
Beta-2-Mikroglobulin	bis 0,3 mg%
C-reaktives Protein	bis 0,5 mg%
Hämopexin	70-130 mg%
C1-Esteraseinhibitor	0,8-1,1 mg%

Akzelerationstrauma: → Beschleunigungsverletzung aufgrund einer übersteigerten Reklinationsbewegung; v.a. im Bereich der Halswirbelsäule (→ Peitschenschlagphänomen). Gegensatz zum → Dezelerationstrauma. engl.: acceleration trauma, acceleration injury.

Alagille, D.: Zeitgenössischer französischer Pädiater.

Alagille-Syndrom: Syn.: arteriohepatische Dysplasie.
Autosomal-dominant vererbtes klinisches Syndrom mit Gallenganghypoplasie, Pulmonalstenose, Gesichtsdysmorphie und knöchernen

Anomalien der Wirbelkörper. engl.: Alagille's syndrome.

Alajouanine, T.: geb. 1890; französischer Neurologe. → Foix-Alajouanine-Syndrom.

Albee, F.H.: 1876-1945; US-amerikanischer Chirurg aus New York.

Albee-Operation: Syn.: Henle-Albee-Operation.
Lokale operative Versteifung der Wirbelsäule durch Einfalzen eines autologen Knochenspanes (→ Anlegespan) in die zuvor gespaltenen Dornfortsätze. engl.: Albee's operation, Albee's procedure.

Albers-Schönberg, H.: 1865-1921; deutscher Chirurg und Röntgenologe aus Hamburg.

Albers-Schönberg-Krankheit: Syn.: → Osteopetrose, Marmorknochenkrankheit. engl.: osteopetrosis, marble bone disease, disseminated condensing osteopathy.

Albright, F.: 1900-1969; US-amerikanischer Internist aus Boston/Mass. → Lightwood-Albright-Syndrom.

ALD: Abkürzung für → Aldolase.

Aldolase: Abkürzung: ALD.
Enzym der Glykolyse; Vorkommen in der Leber und im Skelettmuskel. Erhöhte Serumwerte u.a. bei Hepatitis, Leberzirrhose, Muskelerkrankungen (Isoenzym A), Prostatakarzinom. → Muskelenzyme. engl.: aldolase.

Alexander-Eutonie: Konservative Behandlungsstrategie zur Schulung der Selbstwahrnehmung der Oberflächen- und Tiefensensibilität mit Entwicklung eines „Körperraumbewußtseins" zur (Wieder-)Erlangung der natürlichen Balance zwischen Spannung und Entspannung mit Vermeidung einseitiger Bewegungsmuster (Beeinflussung des Körpertonus, des vegetativen und motorischen Nervensystemes) durch Eigen- oder Gruppenübungen. *Indikationen:* → Para- bzw. → Tetraplegien, → Poliomyelitis, degenerative Wirbelsäulensyndrome u.a.

Algesie: *lat.* für Schmerz. engl.: algesia.

Algesiologie: Lehre von der Entstehung und Behandlung des Schmerzes. engl.: algesiologia.

ALIF: Abkürzung für anterior lumbal interbody fusion. → Fusionsoperation, → PLIF.

Alignment-Linie: röntgenolgische Hilfslinie im a.p.- oder seitlichen Röntgenbild der HWS, BWS oder LWS zur Erkennung von Fehlstellungen; angelegt meist an Vorder-, Hinter- oder Seitenkanten der Wirbelkörper.

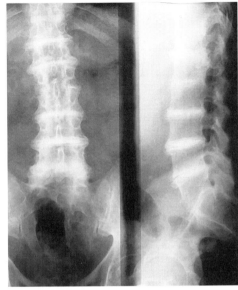

Typischer Röntgenbefund der LWS im Falle einer Alkaptonurie (sog. ochronotische bzw. alkaptonurische Spondylopathie) mit zusammengesinterten und verkalkten Zwischenwirbelscheiben sowie unregelmäßigen rundlichen Aufhellungen in den Wirbelkörpern mit zarter Randverdichtung (sog. Bauer-Kienböck-Herde):
a) a.p.-Strahlengang.
b) seitlicher Strahlengang.

Aliquorrhoe: *griech.* für Sistieren des physiologischen Liquorflusses mit nachfolgendem Unterdruck (z.B. nach einer → Lumbalpunktion, → Spinalanästhesie, iatrogener Duraverletzung u.ä.) mit oft unerträglichen therapierefraktären Kopfschmerzen (→ Liquorverlustsyndrom).

Alkaptonurie: Kongenitale erbliche Störung des Phenylalanin-Tyrosin-Stoffwechsels mit Ausscheidung von Alkapton im Urin (Fehlen der Vitamin-C-abhängigen Homogentisinoxidase). *Krankheitszeichen im Bereich der Wirbelsäule:* frühzeitige degenerative Veränderungen im Sinne einer → Osteochondrosis alcaptonurica, v.a. im Bereich der HWS und LWS; Resorption von Diskusfragmenten mit anschließender knöcherner Fusion der Wirbelkörper; → Ochronose mit Alkaptonablagerungen (braun-schwarzes Pigment) im bradytrophen Gewebe der Bandscheiben. Im *Röntgenbild* zeitweilig auftretende Längsbandverkalkungen im Bereich der LWS (Zuckerguß-wirbelsäule), evtl. zentrales → Vakuumphänomen im Zwischenwirbelabschnitt; zunehmende → Spondylopathie *(s. Abb.)* mit klinischen Schmerzen und funktioneller Einsteifung von Brust- und Lendenwirbelsäule. engl.: alkaptonuria.

Allachästhesie: Syn.: → Allästhesie. engl.: all(ach)esthesia.

Allästhesie: Unfähigkeit zur korrekten räumlichen Einordnung von Berührungs-, Schmerz- oder Temperaturreizen; z.B. bei der → Tabes dorsalis. → Allocheirie. engl.: all(ach)esthesia.

Allen-Handgriff: Klinischer Untersuchungstest zur Überprüfung auf Vorliegen eines → Thoracic-outlet-Syndromes. Der Untersucher steht hinter dem sitzenden Patienten; der zu untersuchende Arm wird in Neutralstellung vor dem Oberkörper in 90° Ellenbogenflexion gehalten; der Untersucher umschließt mit seiner Hand das Handgelenk des Patienten und tastet den Radialispuls, mit der anderen Hand wird der Oberkörper des Patienten im Bereich der oberen BWS fixiert; der zu untersuchende Arm des Patienten wird nun aus dieser Position nach dorsal retrovertiert und gleichzeitig im Schultergelenk innenrotiert, außerdem soll der Kopf zur Gegenseite rotieren. Eine Abschwächung oder gar ein Verschwinden des Radialispulses, Schmerzen im Schulter-/Armbereich, Auftreten von Parästhesien im Bereich der homolateralen oberen Extremität u.ä. sind Hinweise auf ein → kostoklavikuläres Engpaßsyndrom (Kompression der → A. subclavia zwischen der 1. Rippe und dem Schlüsselbein) oder ein → Skalenussyndrom (Kompression des Gefäß- und Nervenbündels zwischen vorderem und mittlerem Skalenusmuskel aufgrund einer Fibrose oder muskulären Hypertrophie). engl.: Allen's sign.

Allocheirie: Syn.: Allochirie. Sensible Empfindungsstörung, bei der Berührungs-, Schmerz- oder Temperaturreize am symmetrischen Punkt der kontralateralen Gliedmaße lokalisiert werden; Verkennung der Oberflächensensibilität; z.B. bei der → Tabes dorsalis, aber auch psychogen. engl.: allochiria.

Allochirie: → Allocheirie.

Alloplastik: Syn.: → Prothese im Sinne einer Endoprothese. engl.: prosthesis.

Alpha-Motoneurone: Ganglienzellen der motorischen Hirnnervenkerne und der → Vorderhornzellen des Rückenmarkes; bilden durch aussprossende Neuriten die motorischen Nervenfasern.

ALS: Abkürzung für amyototophische → Lateralsklerose.

Alterskyphose: Syn.: Altersrundrücken, kyphosis senilis. Zunehmender fixierter → Rundrücken (BWS); Auftreten vor allem bei Frauen etwa in der 7. Lebensdekade aufgrund seniler Bandscheibendegeneration, Knochenmineralisationsstörung (→ Altersosteoporose) sowie Schwundes der Haltemuskulatur (→ Witwenbuckel). engl.: senile kyphosis.

Altersosteoporose: Mineralisationsstörung des Knochenskeletts im höheren Lebensalter, wobei überwiegend die Wirbelkörper betroffen sind; es kommt zu einer subjektiv meist symptomarmen, langsam fortschreitenden Deformierung bei relativ intakten Bandscheibenstrukturen. → Alterskyphose. Senile → Osteoporose.

Altherr, F.: Zeitgenössischer Schweizer Arzt.

Altherr-Uehlinger-Syndrom: Syn.: rezidivierende → Polychondritis.

Amethopterin: Syn.: → Methotrexat.

p-Aminobenzoesäure: Abkürzung: PAB. Bestandteil des → Vitamin B-Komplexes (Folsäure); Ausgangssubstanz bei der Synthese von → Lokalanästhetika.

Aminophenazon: Pyrazolonderivat; Analgetikum. → Antirheumatikum.

Amorbogen: Charakteristische Form der Grundplatten der Wirbelkörper L3-L5 in einer a.p.-Röntgenaufnahme *(s. Abb.)*. Das typische Relief geht nach Impressions- oder Kompressionsfrakturen verloren. engl.: cupid's bow.

Amphiarthrose: Syn.: Semiarticulatio. Bänderstraffes Gelenk mit nur geringfügiger, nicht nach Achsen geordneter Beweglichkeit; z.B. → Iliosakralgelenk. engl.: amphiarthrosis.

Amyelie: Kongenitales Fehlen des Rückenmarkes. engl.: amyelia.

ANA: Abkürzung für antinukleäre → Faktoren.

Anästhesie, Anaesthesia: Therapeutische oder krankhafte Unempfindlichkeit gegenüber somato- und viszeral-sensiblen Reizen; z.B. als Störung der Berührungsempfindung bei radikulären Kompressionssyndromen. engl.: anesthesia.

A. dolorosa: Ausfall der Oberflächensensibilität,

kombiniert mit oft quälenden lokalen Schmerzen; vor allem bei frischen Verletzungen des Nervensystemes (z.B. im Gefolge einer Hinterstrangdurchtrennung). **A., taktile:** Verlust des Berührungsempfindens.

Anästhesiologie: Lehre von den physiologischen Grundlagen und praktischen Erfordernissen der Allgemein- bzw. der → Lokalanästhesie sowie der Schmerztherapie. engl.: anesthesiology.

Anästhetika: Medikamente zur allgemeinen oder → Lokalanästhesie. engl.: anesthetic.

Analgesia, Analgesie: Aufhebung der Schmerzempfindung, Schmerzlosigkeit. → Anästhesie. engl.: analgesia.

Analgetika: Medikamente zur reinen Schmerzbekämpfung, evtl. mit antipyretischem, aber keinem antiinflammatorischen Effekt; meist schneller Wirkungseintritt. Einsatz zur symptomatischen Behandlung lokaler, nicht oder nur wenig entzündlicher Schmerzzustände der Haltungs- und Bewegungsorgane; nicht zur Dauertherapie geeignet. Unterschieden werden peripher wirkende von zentral wirkenden Substanzen. engl.: analgesics, analgetics.

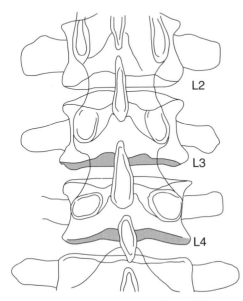

Amorbogen der Grundplatte von L3 und L4 im a.p.-Röntgenbild.

Analgie: → Analgesie.

Analreflex: Physiologischer → Fremdreflex der Segmente S3-S5; reflektorisches Zusammenziehen des Afterschließmuskels (m. sphincter ani externus) beim Bestreichen der Dammhaut oder beim Einführen des Fingers in den After. engl.: anal reflex.

Anderson/d'Alonzo-Klassifikation: Radiologische Einteilung der → Densfrakturen des → Axis (*Typen I–III; Tab. 25*). → Wirbelfraktur. engl.: Anderson/d'Alonzo's classification (of dens fractures).

Andersson-Läsion: Intervertebraler, v.a. im ventralen Bereich lokalisierter knöcherner Konturdefekt zweier benachbarter Wirbelkörper; Vorkommen typischerweise bei einer → Spondylitis ankylosans.

ANF: Abkürzung für antinukleäre → Faktoren.

Angioblastom: Von der Gefäßwand ausgehender Tumor; im Hirnbereich selten (2%), im Rückenmarkbereich sehr selten vorkommend; Manifestationsalter 35.-50. Lebensjahr. → Rückenmarktumor. engl.: angioblastoma.

Angiogramm: Röntgenbild mit Gefäßkontrastdarstellung. → Angiographie, → Arteriographie. engl.: angiogram.

Angiographie: Röntgenkontrastdarstellung eines Gefäßes. → Arteriographie. engl.: angiography.

Angiom(a): Durch Gefäßeinsprossung entstandener benigner Tumor. → Hämangiom. → Wirbelsäulentumor. → Rückenmarktumor. engl.: angioma.

Angulus: *lat.* für Winkel (meist von Knochenflächen zueinander). **A. sacrolumbalis:** Syn.: → Lumbosakralwinkel. Winkelstellung zwischen unterer Lendenwirbelsäule und dem → Os sacrum in der seitlichen Ebene eines Röntgenbildes.

ankylopoeticus: Versteifend; Syn.: → ankylosierend. → Spondylarthritis. engl.: ankylosing.

Ankylose, Ankylosis: Bindegewebige oder knöcherne Versteifung eines Gelenkes. engl.: ankylosis.

ankylosierend: Versteifend. → ankylosans; → Spondylarthritis. engl.: ankylosing.

ankylosans: → ankylosierend.

ankylotisch: Versteift (bei Gelenken).

Anlagestörung: Kongenitale Mißbildung. *Im Bereich der Wirbelsäule* beruht sie auf einer entwicklungsgeschichtlich fehlerhaften Anlage der

→ Sklerotome bzw. dem Ausbleiben ihrer Auswanderung in Richtung auf die Mittellinie. Im Falle einer einseitigen oder partiellen Störung kommt es zur Bildung eines → Keilwirbels, bei einer vollständigen Störung zu einem → Halbwirbel.

Anlegespan: Autologer oder homologer Knochenspan z.B. zur dorsalen Spondylodese. → Onlay-Span. engl.: onlay bone graft.

Anode: Syn.: positive → Elektrode, zu der die Elektronen bzw. Anionen hinwandern.
→ Elektrotherapie, → Iontophorese → Röntgenröhre. engl.: anode, positive pole.

Anpralltrauma (der Halswirbelsäule): Im Gegensatz zur → Beschleunigungsverletzung unter biomechanischen Gesichtspunkten eher Stauchungsverletzung der HWS, bei der die von dorsal (z.B. durch Heckaufprall eines PWK) auftretende kinetische Kraft durch ein Anpralltrauma des Kopfes an der Windschutzscheibe abgebremst wird.

Ansa: *lat.* für Schlinge, Schiene. *pl.* ansae. **A. cervicalis:** Fasern des 1. und 2. Spinalnerven, die sich im Bereich des Trigonum caroticum dem N. hypoglossus anschließen (sog. → Hypoglossusschlinge); verantwortlich für die Innervation der unteren Zungenbeinmuskeln. **A. lumbalis:** Nervenschlinge im Lendengeflecht. **Ae. sacrales:** *pl.*; Nervenschlingen der vorderen Sakralnerven. **A. sacrococcygica:** Schlinge des Steißbeingeflechtes, die den → Plexus coccygeus mit dem N. pudendus verbindet.

Ansatztendopathie: Syn.: → Enthesiopathie, Insertionstendopathie, Tendoperiostose, Tendopathie. Lokaler Reizzustand im tendinösen Ansatzbereich des Knochens, z.B. interspinale Wirbelkörperbereiche, Beckenkämme u.a.m. engl.: insertion tendopathy.

Anteflexion: Syn.: → Anteklination, Anteversion. engl.: anteflexion.

Anteflexionskopfschmerz: Syn.: Schulkopfschmerz.
Auftreten von Kopfschmerzen nach längerer Vorbeugehaltung des Kopfes (z.B. bei horizontal gestellter Schreibfläche in der Schule). *Ursachen:* konstitutionelle Stütz- und Bindegewebsschwäche, vorausgegangenes Trauma der oberen Halswirbelsäule, oronasale Infekte, morphologische Störungen des okzipito-zervikalen Überganges mit nachfolgender Atlasblockierung, Überdeh-

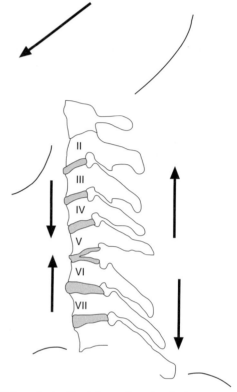

Schematische Darstellung eines Anteflexionstraumas der HWS mit ventraler Kompression und dorsaler Distraktion der mittleren und unteren zervikalen Bewegungssegmente.

nung des → Lig. transversum atlantis, Verspannungen der tiefen Muskulatur der Kopfgelenke sowie Störung des Liquordruckausgleiches. *Klinik:* dumpfe, meist frontal lokalisierte Kopfschmerzen insbesondere bei Anteklinationshaltung des Kopfes; evtl. begleitende Übelkeit, Konzentrationsschwäche; Hypermobilität C1/C2, okzipitale Druckschmerzhaftigkeit der muskulären und ligamentären Ansätze, Blockierung C0/C1. Im *Röntgenbild* vergrößerte → atlantodentale Distanz, v.a. in der Anteklinationsaufnahme. *Therapie:* → Reflextherapie, chirotherapeutische Manipulation C0/C1; ergonomische Gestaltung der Arbeitshaltung.

Anteflexionstrauma: Syn.: Flexionsbeschleunigungsverletzung.

Tab. 2: Nichtsteroidale Antirheumatika

Stoffgruppen	Chemische Substanzen	Präparate	Tageshöchstdosis	Halbwertzeit
Salizylate	Azetylsalizylsäure	Acesal, Aspirin, Aspro-500, Santasal-N, Spalt ASS, Togal ASS u.v.a., Romigal	5-6 g	0,2-3 Std.
	Diflusinal	Fluniget	1,5 g	7-15 Std.
Anthranilsäure-Derivate (Fenamate)	Mefenaminsäure	Parkemed, Ponalar	1,5 g	1-2 Std.
	Niflumisäure	Actol	750 mg	3-5 Std.
Acrylessigsäure-Derivate (Fenacverbindungen)	Acemetacin	Rantudil	180 mg	2-5 Std.
	Diclofenac	Benfofen, Diclac, Diclophlogont, Diclo-Puren, Duravolten, Effekton, Monoflam, Myogit, Dolgit-Dolo, Toryxil, Voltaren, u.v.a.	200 mg	1-4 Std.
	Indometazin	Allvoran, Amuno, Apthrex, Indomet, Indomisal, Indo-Phlogont, Inflam	200 mg	2-5 Std.
	Lonazolac	Argun-L, Arthro-akut, Irritren,	600 mg	6 Std.
	Proglumetacin	Protaxon	600 mg	2-5 Std.
Arylpropionsäure-Derivate (Profenverbindungen)	Flurbiprofen	Froben	300 mg	4 Std.
	Ibuprofen	Brufen, Dolgit, Ibuphlogont, Imbun, Mobilat, Novogent, Optalidon-200, Opturem, Tabalon, u.v.a.	1600 mg	1-2,5 Std.
	Parsal	Aktren, Anco forte, Dolo-puren, Dolormin, Ibuflam, Ibuhexal,		
	Ketoprofen	Alrheumun, Europan, Gabrilen, Orudis, Spondylon	300 mg	2 Std.
	Naproxen	Apranax, Dysmenalgit, Malexin, Proxen	750 mg	12-14 Std.
	Tiaprofensäure	Lindoteb, Surgam	600 mg	1-2 Std.
Oxikame	Piroxicam	Brexidol, Duraprox, Fasax, Felden, Piroflam	20(-40) mg	30-55 Std.
	Tenoxicam	Liman, Tilcotil	20 mg	60-72 Std.
Pyrazolon-Derivate	Azapropazon	Tolyprin,	1800 mg	12 Std.
	Mofebutazon	Diadin-M, Mofesal	900 mg	2 Std.
	Oxyphenbutazon	Phlogont	400 mg	60 Std.
	Phenylbutazon	Ambene-N*, Butazolidin, Demoplas, Exrheudon OPT	600 mg	70-75 Std.
Oxaprozin	Oxaceprol	AHP-200	1200 mg	4-8 Std.

* Kombinationspräparat mit neurotropen Vitaminsubstanzen

Ungebremste maximale Vorneigung des Kopfes mit Extension der dorsalen und Kompression der ventralen Anteile der HWS-Bewegungssegmente; mögliche Folgen: ventrale Wirbelkörperkompressionsfrakturen, dorsale Einrisse im → Anulus fibrosus, im → Lig. longitudinale posterius sowie im → Lig. interspinale, evtl. auch der Kapseln der kleinen Wirbelgelenke; häufig auch Faserrisse im Bereich der → Nackenmuskulatur mit umschriebenen Hämatomen; keine Verletzung der → A. vertebralis. Im Falle einer leichteren Schädigung entwickelt sich ein lokales → Zervikalsyndrom, dessen klinische Symptomatik mit der Resorption des Hämatomes und des Umgebungsödems allmählich wieder verschwindet. → Retroflexionstrauma, → Beschleunigungsverletzung. engl.: anteflexion trauma.

Anteklination: Syn.: Anteversion, Anteflexion. *Im Bereich der Wirbelsäule* Vorneigung des Oberkörpers (in der sagittalen Ebene) im Stehen mit durchgestreckten Kniegelenken (mit Bestimmung des minimalen → Finger-Boden-Abstandes sowie des → Ott- und des → Schoberschen Zeichens). Die Bewegung in dieser Ebene erfolgt ganz überwiegend durch die Lendenwirbelsäule aufgrund der hier nahezu sagittalen Ausrichtung der → Wirbelbogengelenke. Physiologischerweise im Bereich der Halswirbelsäule um etwa 35-45° (hier auch Bestimmung des minimalen Kinn-Jugulum-Abstandes in cm), im Bereich des Rumpfes (ohne Berücksichtigung der gleichzeitigen Hüftflexion) um etwa 45-50° möglich. engl.: anteclination, anteversion.

Anteversion: Syn.: → Anteklination, Anteflexion, Nach-vorne-Beugen. engl.: anteversion, anteclination.

Anterior bar: → Segmentationsstörung der Wirbelsäule in der frühen Embryonalzeit aufgrund einer unvollständigen Entwicklung eines oder mehrerer → Disci im vorderen Bereich; die Folge ist eine unvollständige vordere → Blockwirbelbildung.

Antibiotika: Oberbegriff über chemische Stoffgruppen mit bakteriostatischem oder bakteriozidem Effekt mit mehr oder weniger großen speziellen Wirkungsspektren und oft sehr unterschiedlichen Wirkungsmechanismen zum therapeutischen Einsatz im Falle einer durch Mikroorganismen (meist Bakterien) hervorgerufenen Entzündung. engl.: antibiotics.

Antibiotikaprophylaxe: Systemische, peri- und evtl. auch postoperative (one shot bis zu 3 Tage) Antibiotikagabe mit möglichst breitem Wirkungsspektrum im Falle länger andauernder, technisch aufwendiger operativer Eingriffe, vor allem bei Verwendung dauerhaft in situ bleibender allogener Implantate (z.B. diverse Instrumentationen in der → Skoliosechirurgie). Zum Einsatz kommen in erster Linie Cephalosporine der 2. Generation mit speziellem Wirkungsspektrum beim Staphylococcus aureus. engl.: antibiotic prophylaxis.

antidrom: Syn.: gegenläufig, v.a. im Sinne der Erregungsleitung in einem Nerven entgegen der natürlichen Leitungsrichtung. *Gegensatz* von → orthodrom. engl.: antidromic.

Antirheumatika, nichtsteroidale: Abkürzung: NSAR. Oberbegriff von Substanzen mit einheitlichem *Wirkungsmechanismus*: lokale Entzündungshemmung (antiexsudativ, antiproliferativ) durch Unterdrückung humoraler Entzündungsmediatoren (biochemisch-pharmakologischer Nichtsteroid-Charakter). *Einsatz* vor allem bei chronisch-entzündlichen Prozessen der Haltungs- und Bewegungsorgane, bei degenerativen und statisch bedingten Wirbelsäulensyndromen, aber auch bei akuten lokalen oder systemischen entzündlichen Reizzuständen (z.B. bei → Spondylitis ankylosans). An Stoffgruppen unterschieden werden Salizylate (Azetylsaliylsäure), Pyrazolonderivate, Anthranilsäurederivate, Essig- und Propionsäurederivate sowie Oxikame (*Tab. 2*). engl.: non steroidal anti-inflammatory drugs (NSAID).

Antiphlogistika: Entzündungshemmende Medikamente. → Antirheumatika, nichtsteroidale. engl.: antiphlogistics.

Anulus: *lat.* für kleiner Ring. engl.: anulus, ring. **A. fibrosus:** kollagen-faserknorpeliger Randteil einer → Bandscheibe um den → Nucleus pulposus herum; die Fasern verlaufen in flachen schraubenartigen Windungen von Wirbelkörper zu Wirbelkörper und strahlen dort in die leicht verkalkten Knorpelplatten ein, ihre sehnigen Strukturen enden als Sharpeysche Fasern im Knochen der → Randleisten (sog. Randleistenanulus).

Anvil-Test: Klinischer Test auf ein Hüftgelenks- bzw. Bandscheibenleiden. Der zu untersuchende Patient liegt auf dem Rücken, beide Beine sind gestreckt; der Untersucher hebt das gestreckte Bein leicht an und schlägt mit der Faust in axialer

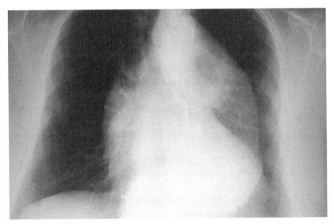

Großes thorakales Aortenaneurysma im a.p.-Röntgen-Thoraxübersichtsbild.

Richtung gegen die Ferse. Hierbei auftretende Schmerzen im Bereich der Hüfte (Leiste) deuten auf einen hier lokalisierten Reizzustand (Koxarthrose, Koxitis, Implantatlockerung bei Endoprothese u.a.) hin, Beschwerden im Lendenwirbelsäulenbereich auf einen degenerativen oder entzündlich bedingten Bandscheibenprozeß.

Anzapfsyndrom: Intermittierende Veteilungsveränderung des Blutes im Zuge eines kollateralen Strömungsausgleiches zu Lasten eines parallel geschalteten offenen Gefäßstromgebietes mit klinischen Symptomen einer Unterversorgung; *im Bereich der Wirbelsäule* v.a. im Ausbreitungsgebiet der → A. vertebralis beobachtet. engl.: steal syndrome.

Aortenaneurysma: Meist im Gefolge einer Arteriosklerose auftretende Aussackung der Gefäßwand der thorakalen oder abdominalen Hauptschlagader; kann im Röntgenbild der Brustwirbelsäule (*s. Abb.*) zu einer Druckusur mit Einbuchtungen bzw. Arrosionen der Vorder- und Seitenwand eines Wirbelkörpers führen. engl.: aortic aneurysm.

a.p.: Abkürzung für anterior-posterior (sagittaler Strahlengang bei einer Röntgenaufnahme).

AP: Abkürzung für alkalische → Phosphatase. engl.: alkaline phosphatase.

Apertura: *lat.* für Öffnung (eines Körperraumes). engl.: aperture. **A. pelvis minoris inferior:** Beckenausgang, begrenzt durch das → Os coccygis, den Arcus pubis sowie die → Ligg. sacrotuberalis. **A. pelvis minoris superior:** Beckeneingang, begrenzt durch die Linea terminalis. **A. thoracis superior** und **inferior:** obere und untere Brustkorböffnung; erstere wird gebildet vom oberen Brustbeinende (Manubrium sterni), den beiden ersten Rippen sowie dem 1. Brustwirbel (wird von den Pleurakuppeln überragt); letztere wird begrenzt vom Schwertfortsatz des Brustbeines (Processus xiphoideus), dem unteren Rippenbogen sowie dem 12. Brustwirbelkörper (Ansatzpunkte des Zwerchfelles).

APLD: Abkürzung für **a**utomatisierte **p**erkutane **l**umbale **D**iskektomie. Perkutane → Nukleotomie im lumbalen Bereich über einen posterolateralen Zugang und einen → Trokar, wobei die schrittweise Ausräumung der Bandscheibe im Gegensatz zur → NAPLD nicht manuell mit speziellen Stanzzangen, sondern unter Bildwandlerkontrolle mit Hilfe einer besonderen Absaugstanze (Durchmesser: 3,2 mm) mit kontinuierlicher Wasserspülung und guillotineartig arbeitendem Messer erfolgt. *Inaugurator:* → Onik.

Apophyse, Apophysis: Sekundäre Epiphyse; Wachstumszone des Knochens. Knochenvorsprung, meist als Sehnenansatz, z.B. am Darmbeinkamm, Dornfortsatz, Wirbelkörper (→ Randleiste), auch Gelenkfortsatz eines Wirbels; besitzt einen eigenen Knochenkern, der im allgemeinen später mit dem Hauptkern der Epiphyse verschmilzt, in Einzelfällen aber auch selbständig bleibt (sog. persistierende A. oder → Randleistenstörung). engl.: apophysis.

Apophyseodese

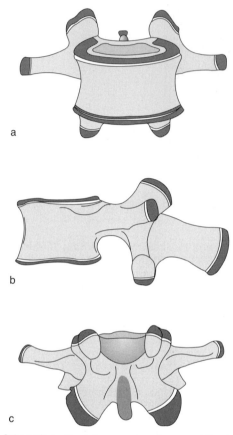

Schematische Darstellung von Apophysen und Randleisten im Bereich des Wirbelkörpers und seiner knöchernen Fortsätze.
a) Ansicht von vorne
b) Seitansicht
c) Ansicht von hinten

Apophyseodese: Operative, meist asymmetrisch durchgeführte Verödung einer → Apophysenfuge mit dem Ziel eines teilweisen Wachstumsstops; *im Bereich der Wirbelsäule* durchgeführt v.a. bei kongenitalen → Formations- und → Segmentationsstörungen zur Wachstumslenkung und Vermeidung primärer oder sekundärer skoliotischer Fehlkrümmungen. engl.: apophyseodesis.
Apophyseo(osteo)nekrose: Aseptische Knochennekrose einer → Apophyse; *im Bereich der Wirbelsäule* → Scheuermannsche Erkrankung. engl.: apophysial necrosis.
Apophyseopathie: Verknöcherungsstörung der zunächst knorpelig angelegten Apophysen im Kindesalter. engl.: apophyseopathy.
Apophyseolyse: Apophysenlösung; meist traumatische Loslösung eines Apophysenknorpels von der umgebenden Knochensubstanz im Wachstumsalter. engl.: apophyseolysis.
Apophyseose: → Apophysose. engl.: apophyseosis.
Apophysitis: Entzündung einer Apophyse, oft im Sinne einer → Apophyseonekrose. engl.: apophysitis.
Apophysose: Unregelmäßige Entkalkung (Demineralisation) und sekundäre Verkalkung einer Knochenapophyse; meist im Pubertätsalter (hormonelle Störung wahrscheinlich). engl.: apophyseosis.
Apoplexia, Apoplexie: Plötzliche erhebliche Blutung in eine Körperhöhle oder ein Organ. engl.: apoplexy, stroke. **A. spinalis:** Apoplexie des Rückenmarkes (Lokalisation meist im Bereich der → Substantia grisea) mit Blutung aus der → A. spinalis bzw. nachfolgendem thrombotischen oder embolischen Geschehen; → Hämatomyelie des Subarachnoidalraumes. *Vorkommen* häufig traumatisch (z.B. nach schwerer → Kontusion, nach Starkstromunfall), selten spontan bei hämorrhagischer Diathese, Arteriosklerose u.a. *Klinisches Bild* einer partiellen oder kompletten → Querschnittslähmung. engl.: spinal vascular accident.
Apparat, orthopädischer: Speziell gefertigte Stütz- oder Schutzvorrichtung zur Verbesserung oder Unterstützung gestörter Funktionen einzelner Extremitäten- oder Wirbelsäulenbereiche. An Rumpfapparaten im weitesten Sinne unterschieden werden → Leibbinden, → Mieder und → Korsette.
Aprotinin: Handelsname: Trasylol. Basisches Polypeptid, Molekulargewicht 6512 mit besonderer Affinität zur chondroitinsulfatreichen Grundsubstanz der → Bandscheibe. Eingesetzt zur → Chemonukleolyse (→ PLIT); in den letzten Jahren weitgehend durch die Substanz → Chymopapain verdrängt, heutzutage nur noch eingesetzt als Mittel der 2. Wahl bei stärkerer allergischer Disposition oder wenn im → Diskogramm ein sofortiger Kontrastmittelausfluß erfolgt (da A. im

→ Epiduralraum und auch → intrathekal keinen Schaden anrichtet). → Kollagenase.

Arachnitis: Syn.: Arachnoiditis. Akute oder chronische, traumatisch oder bakteriell hervorgerufene Entzündung der → Arachnoidea des Gehirns oder des Rückenmarkes. *Klinisches Bild im Bereich der Wirbelsäule:* Reizzustände der Spinalnervenwurzeln (→ Radikulitis) bis hin zur Liquorblockade und Querschnittslähmung. engl.: arachnitis, arachnoiditis. **A. adhaesiva:** Entzündung und fibrinöse Verklebung der Spinngewebshaut. **A. chemotactica:** durch intrathekal eingebrachte Substanzen hervorgerufene Entzündung der Spinngewebshaut.

Arachnodaktylie: Syn.: → Marfan-Syndrom, Achard-Marfan-Syndrom. engl.: Marfan's syndrome.

Arachnoidalraum: Syn.: → Cavitas subarachnoidalis, → Subarachnoidalraum. engl.: (sub)arachnoidal space.

Arachnoidalzyste: Meist kongenitale Aussakkung der → Arachnoidea v.a. im lumbalen Bereich, die zu einer druckbedingten → Spinalkanalerweiterung führen kann. engl.: arachnoidal cyst.

Arachnoidea: *griech.* für die zarte bindegewebige, gefäßarme, beidseits mit Endothel bedeckte mittlere Rückenmarkshaut; Spinngewebshaut. engl.: arachnoid membrane, arachnoidea. **A. spinalis:** Spinngewebshaut des Rückenmarkes. Sie stellt die anatomische Begrenzung zu dem über ihr gelegenen → Subduralraum und dem unter ihr, zur → Pia mater hin gelegenen → Subarachnoidalraum dar; mit der → Dura mater über viele zarte feine Bindegewebsfäden verbunden; bildet zusammen mit der Pia mater die → Leptomeninx. engl.: spinal arachnoid membrane.

Arachnoiditis: → Arachnitis. engl.: arachnoiditis, arachnitis.

Arachnopathie: Allgemein für Erkrankung der Spinngewebshaut des Rückenmarkes. engl.: arachnopathy.

Aran, F.A.: 1817-1861; französischer Arzt aus Paris.

Aran-Duchenne-Krankheit: Eigenname für den „Hand-Arm-Typ" der progressiven spinalen → Muskelatrophie. engl.: Aran-Duchenne disease; spinal muscular atrophy.

Arbeitsunfähigkeit: Abkürzung: AU. Im Sinne der *gesetzlichen* Krankenversicherung dann gegeben, wenn der Patient in seiner zuletzt ausgeübten beruflichen Tätigkeit aus Krankheitsgründen nicht mehr tätig werden kann oder nur auf die Gefahr hin, seinen Gesundheitszustand zu verschlechtern; liegt z.B. bei einem akuten → Bandscheibensyndrom der HWS oder LWS mit starken Schmerzen und Funktionseinschränkung vor. Die Dauer der A. richtet sich nach dem Ausmaß der Krankheitserscheinungen und nach der Art der ausgeübten Tätigkeit. Im Sinne der *privaten* Krankenversicherung wird in Abhängigkeit vom klinischen Bild vom Arzt im Hinblick auf die berufliche Tätigkeit eine prozentuale Abstufung der A. vorgenommen. engl.: incapability of working.

Arcus: *lat.* für Bogen, Bogenteil. engl.: arch. **A. anterior:** vorderer Bogen des → Atlas. **A. costae** bzw. **costalis:** Rippenbogen. engl.: costal arch. **A. lumbocostalis lateralis** et **medialis:** Syn.: Ligamentum arcuatum laterale et mediale. Haller-Bogen. 2 Sehnenbögen im Bereich des 1. Lendenwirbels; über dem M. quadratus lumborum vom 1. LWK-Querfortsatz zur Spitze der 12. Rippe bzw. über dem M. psoas vom Wirbelkörper zum Querfortsatz ziehend; → Psoasarkade, → Quadratusarkade. **A. posterior:** hinterer Bogen des → Atlas. **A. vertebrae, A. vertebralis:** → Wirbelbogen. Knochenring zwischen Wirbelkörper und Dornfortsatz, umschließt den Rückenmarkskanal, kraniale und kaudale Begrenzung der → Zwischenwirbellöcher; tragen die → Wirbelgelenkfortsätze. *Anatomisch* zusammengesetzt aus dem beiderseitigen Bogenfuß (→ Pediculus arcus vertebrae), der aus dem hinteren oberen Wirbelkörperabschnitt (der sog. → Bogenwurzel) entspringt, der sich anschließenden sog. → Interartikularportion (mit oberem und unteren Gelenkfortsatz sowie Querfortsatzbasis) sowie dem eigentlichen Bogenteil (Lamina arcus vertebrae) mit Isthmus und Dornfortsatzbasis. engl.: vertebral arch.

Areflexie: Fehlen der physiologischen Reflexe, in erster Linie der Eigenreflexe (z.B. bei → Tabes dorsalis, → Poliomyelitis u.a.). engl.: areflexia.

A., familiäre hereditäre: Syn.: → Adie-Syndrom. engl.: familial hereditary areflexia.

Arlen, A.: Französischer manueller Mediziner aus Munster (Elsaß).

Arlen-Röntgendiagnostik: Fertigung spezieller Röntgenaufnahmen der Halswirbelsäule im seitlichen Strahlengang (3 Aufnahmen in maximaler Anteklination, in Mittelstellung sowie in maximaler Reklination) mit anschließender standardisierter Auswertung zur Beurteilung segmentaler Funktionsstörungen über eingezeichnete Hilfslinien und Winkelmessungen.

Armplexuslähmung: Neurologische Ausfallssymptomatik im Bereich des Schultergürtels und Armes (motorisch, sensibel und vegetativ) infolge einer meist traumatischen Armplexusschädigung (→ Plexus brachialis, → Plexus). A., obere: Typ Erb-Duchenne; betroffen sind die Plexusanteile C5 und C6 mit variablen Störungen der Mm. teres minor, deltoideus, biceps brachii, coracobrachialis, rhomboideus major et minor, levator scapulae, supra- et infraspinatus sowie der radialseitigen Sensibilität. engl.: brachial plexus paralysis Erb-Duchenne type. A., untere: Typ Klumpke; betroffen sind die Plexusanteile C8 und Th1 mit Ausfällen der kleinen Handmuskeln, der Handbeuger sowie der ulnarseitigen Sensibilität; bei Läsion der Wurzel Th1 → Horner-Syndrom. engl.: brachial plexus paralysis Klumpke type.

Armspannweite: Abstand der Fingerspitzen voneinander bei maximaler Abspreizung der Arme im Schultergelenk; Maß zur Berechnung der Körpergröße, z.B. im Falle einer ausgeprägten → Thorakolumbalskoliose mit deformitätsbedingter Reduktion der Körperlänge.

Arnold, J.: 1835-1915; deutscher Pathologe aus Heidelberg.

Arnold-Chiari-Syndrom: Hemmungsmißbildung des Kleinhirnes mit dessen kaudaler Verdrängung durch das → Foramen occipitale magnum hindurch in den → Wirbelkanal. *Klinische Folgen* sind okklusiver Hydrozephalus, → Ataxie, Kompression des Rückenmarkes und der Hirnnerven mit Lähmungen, Anfallssymptomatik u.a. Im Bereich des Skeletts kommt es zu Haltungsanomalien des Kopfes; evtl. liegen zusätzliche Fehlbildungen der Schädelbasis und der Halswirbelsäule (→ Dysraphie) vor. engl.: Arnold-Chiari deformity.

Arteria, Arterie: Abkürzung: A.; *pl.* arteriae, Abkürzung: Aa.; vom Herzen weg in die Peripherie führendes Blutgefäß mit anatomisch typischer dreischichtiger Wandstruktur (Intima, Media und Adventitia). → Gefäßversorgung. engl.: artery. **A. cervicalis:** Halsarterie. **A. c. ascendens:** neben dem N. phrenicus aufsteigender Gefäßast des Truncus thyreocervicalis mit Halsmuskel- und Spinalästen; letztere verlaufen durch die Zwischenwirbellöcher der HWK und versorgen die Wirbelkörper, das Halsmark sowie dessen Häute. **A. c. profunda:** aufsteigender Gefäßast des Truncus costocervicalis und der A. subclavia; anatomischer Verlauf hinter den HWS-Querfortsätzen; Versorgung der Nackenmuskulatur und des Halsmarkes. engl.: cervical a. (ascending; deep). **A. c. superficialis:** = ramus superficialis der → A. transversa colli. **A. iliolumbalis:** Hüft-Lendenarterie; 1. Ast der A. iliaca interna; anatomischer Verlauf hinter dem M. psoas major rückwärts zur Darmbeingrube (Äste für den M. iliacus); Versorgung der Mm. psoas, quadratus lumborum, transversus abdominis sowie des Wirbelkanales zwischen L5 und dem Sakrum; anastomosiert mit der A. circumflexa ilium profunda. engl.: iliolumbar a. **Aa. intercostales posteriores:** hintere Ursprünge der Zwischenrippenarterien; segmentale Äste der Brustaorta für die Interkostalräume III-XI; Versorgung der Rückenhaut, der Rückenmuskeln sowie des Rückenmarkes (durch die Zwischenwirbellöcher). engl.: posterior intercostal a. **A. intercostalis suprema:** Ast des Truncus costocervicalis; Versorgung der Interkostalräume I-II. engl.: highest intercostal a. **Aa. lumbales:** Lendenarterien; jeweils 4 rechts- und linksseitig der Bauchaorta abgehende, unter dem Grenzstrang des Sympathikus in die Mm. psoas major et quadratus lumborum verlaufende Gefäßäste; Versorgung u.a. der seitlichen Bauch- und Rückenmuskeln, der Rückenhaut sowie des unteren Rückenmarkes. engl.: lumbal a. **A. lumbalis ima:** kleiner paariger Gefäßast der A. sacralis media zum M. psoas major. **A. musculophrenica:** Ast der A. thoracica interna; Verlauf auf den Rippenursprüngen des Zwerchfells nach lateral; Versorgung des Zwerchfells, der unteren Interkostalräume sowie der Ursprünge der Bauchmuskulatur. **A. occipitalis:** Hinterhauptast der A. carotis externa; Versorgung u.a. der Nackenmuskulatur. engl.: occipital a. **Aa. sacrales laterales:** seitliche Äste der A. iliaca interna zur Gefäßversorgung des Kreuzbeines. **A. sacralis mediana:** Fortsetzung der Aorta abdominalis; Verlauf vom 4. LWK aus vor dem → Os sacrum abwärts bis zur Spitze des → Os coccygis; Versorgung des Kreuz- und Steißbeines. **A. spinalis:** Rückenmarksarterie. engl.: spinal a. **A. spinalis anterior:** vordere

Rückenmarksarterie; geht aus der Vereinigung je eines kleinen Schädelhöhlenastes der rechts- und linksseitigen A. vertebralis in Höhe des → Foramen magnum hervor; Verlauf in der → Fissura mediana anterior des Rückenmarkes nach kaudal zum → Filum terminale unter Abgabe kleiner Äste an das Rückenmark; Bildung von Anastomosen mit den Spinalästen anderer Rückenmarksarterien. engl.: anterior spinal a. **A. spinalis anterior Syndrom:** Folge eines meist akuten Verschlusses der A. spinalis anterior (funktionelle Endarterie !), aber auch bei abrupter (intraoperativer) Dehnung, z.B. im Zuge einer → Distraktionsspondylodese bei → Thorakolumbalskoliose. *Klinisches Bild* mit meist kolikartigen abdominellen bzw. „radikulären", im Bereich der unteren Extremitäten auftretenden Schmerzen, Parästhesien des Wärmesinnes (dissoziierte Empfindungsstörung beidseits bei erhaltener Tiefensensibilität), evtl. Blasenstörung, Adynamie; zu späteren Zeitpunkten verschiedene Symptome der → Querschnittslähmung. **A. spinalis posterior:** hintere Rückenmarksarterie; gleichartiger Ursprung wie die A. spinalis anterior oder aus der hinteren unteren Kleinhirnarterie; Verlauf auf der dorsalen Seite des Rückenmarkes vor den hinteren Spinalnervenwurzeln zur → Cauda equina; Abgabe von Ästen zum Rückenmark; Anastomosenbildung mit den Spinalästen der Aa. vertebralis, intercostales und posteriores lumbales; nicht in allen Fällen ausgebildet. engl.: posterior spinal a.
A. subcostalis: Ast aus der A., thoracica; unterste → A. intercostalis posterior. **A. transversa cervicis:** Syn.: → A. transversa colli. **A. transversa colli:** Syn.: A. transversa cervicis. Quere Halsarterie; Ast der A. subclavia, der aus der hinteren → Skalenuslücke durch den → Plexus brachialis aufwärts über die von ihm versorgten → Mm. scalenus medius et posterior , levator scapulae zieht, weiterer Verlauf mit Abgabe von Seitenästen an die Nackenmuskeln, die Mm. serratus posterior superior, rhomboidei et latissimus dorsi. **A. vertebralis:** Wirbelarterie; längster und stärkster Ast der A. subclavia; Verlauf durch die → Querfortsatzlöcher des 5. bis 1. Halswirbels (hier Abgabe von Muskel- und Spinalästen), die → Membrana atlantoocipitalis, die Dura sowie das Hinterhauptsloch in die Schädelhöhle, wo sie sich mit ihrem kontralateralem Pendant auf dem Clivus zur A. basilaris vereinigt; Versorgung der Halsmuskulatur, des Wirbelkanales, des Rückenmarkes, der Dura mater sowie der Unterfläche des Kleinhirns. Bei Zirkulationsstörungen typische *klinische Symptome* eines → Anzapfsyndromes der A. basilaris bzw. der A. subclavia, u.U. auch im Sinne eines → Bärtschi/Rochaix-Syndromes. engl.: vertebral a.
Arteria vertebralis-Insuffizienz: Syn.: Arteria vertebralis-Syndrom.
Zerebrale Durchblutungsstörung aufgrund einer nicht seltenen angeborenen Fehlbildung bzw. einer erworbenen, meist arteriosklerotisch oder durch degenerative HWS-Veränderungen (z.B. durch eine → Unkarthrose) hervorgerufenen Strömungsbehinderung. *Klinisches Krankheitsbild* der → vertebrobasilären Insuffizienz mit meist episodischen, z.T. durch Kopfdrehbewegungen provozierbaren Attacken (vestibulärer Dreh- oder Schwank-Schwindel, Tinnitus, Schmerzen im Ausbreitungsgebiet des N. trigeminus, Kopfschmerzen im Sinne einer → Migraine cervicale, Flimmersehen, drop attacks).
Arteria vertebralis-Test: Klinischer Test zur Prüfung einer Insuffizienz der A. vertebralis. → George-Test, → De-Klyn-Test.
Arteriographie: Gezielte Kontrastdarstellung von Arterien und deren Verzweigungen (→ Angiographie) nach Injektion eines röntgenpositiven wasserlöslichen → Kontrastmittels in das betroffene Gefäß (durch Punktion oder mittels vorgeschobenem Katheter); nachfolgende Röntgenaufnahmen (→ Arteriogramme), möglichst in Serientechnik und unter Miterfassung der venösen oder der Parenchymphase zur Überprüfung der Durchblutungssituation, evtl. auch zur Darstellung einer pathologischen Gefäßsituation bei tumorösen Prozessen. engl.: arteriography. **A., selektive bzw. superselektive:** Darstellung einer bestimmten A. unter Verwendung eines Spezialkatheters, der unter Röntgensicht in das betreffende Gefäß eingeführt wird; z.B. isolierte Vertebralisangiographie.
Arthritis: Primär oder sekundär ausgelöste entzündliche Gelenkerkrankung; bei einigen Erkrankungen des rheumatischen Formenkreises sind die Wirbelsäule und auch das Iliosakralgelenk fakultativ mit betroffen. Iliosakralarthritis, → Spondylarthritis. **A. ankylosans:** → Spondylitis ankylosans. **A. psoriatica:** der rheumatoiden → Arthritis ähnliche polyartikulär auftretende sy-

stemische Begleitarthritis bei Grunderkrankung einer → Psoriasis (vulgaris).
Arthritis, rheumatoide: Abkürzung: RA; *früher:* chronische Polyarthritis. Chronische, meist schubweise verlaufende, entzündliche, nicht infektiöse Systemerkrankung des mesodermalen Gewebes mit typischer, in vielen Fällen destruierender Manifestation im Bereich synovial ausgekleideter Organe (Gelenke, Sehnenscheiden, Schleimbeutel) und fakultativer vaskulitischer Organmitbeteiligung. *Ätiologie:* nicht bekannt, genetisch fixierter Regulationsdefekt wahrscheinlich (HLA-DR 4 und -D 4 überproportional häufig); Förderung der Krankheitsbereitschaft durch spezielle Faktoren (höheres Lebensalter, weibliches Geschlecht, Witterungseinflüsse, Infektionen, psychischer Streß u.a.). *Klinik:* familiäre Häufung; häufigste entzündliche Gelenkerkrankung, Morbidität 1,5-2,5 %, Auftreten in jedem Lebensalter, Manifestation meist in der 3.-5. Lebensdekade, Frauen 2-3 mal häufiger betroffen als Männer. In 70-90 % *Prodromalerscheinungen* über mehrere Wochen mit uncharakteristischen Störungen des Allgemeinbefindens, dann fließender Übergang in das typische *1. Krankheitsstadium (Frühstadium der proliferativen Phase)* mit Gelenkschwellungen, frühmorgendlichem Schmerzbild u.a.; im *2. Krankheitsstadium* typischer kontinuierlich progredienter oder schubweiser Verlauf mit zunehmenden funktionellen Beeinträchtigungen, Muskelatrophie, Tenosynovitiden u.a.; im *destruktiven Stadium (degenerative Phase)* Auftreten teilweise bizarrer Deformierungen der Gelenke mit invasiv-erosiven Zerstörungen; *Tab. 3). Wirbelsäulensymptomatik:* Die *HWS* ist in 3-4 % der Fälle Erstlokalisation des Krankheitsbildes mit deutlicher klinischer Symptomatik erst bei fortgeschrittenen Veränderungen *(Tab. 4 und 5);* dann Intervertebralarthritis mit Gelenkspaltverschmälerung, evtl. ventrale → atlanto-okzipitale Dislokation; im Spätstadium → atlanto-dentale Veränderungen mit Subluxationsstellung in 40-50 % einer etablierten RA röntgenologisch nachweisbar (*s. Abb);* ventrale → Atlas(sub)luxation seltener, basiläre Densinvagination (sog. pseudo-basiläre Impression) in 20 %; Sinterung der → Massae laterales C1 und C2 in 40-50 %. *Brust- und Lendenwirbelsäule* sind im frühen Stadium nie, bei schwerem Krankheitsbild im Spätstadium in <

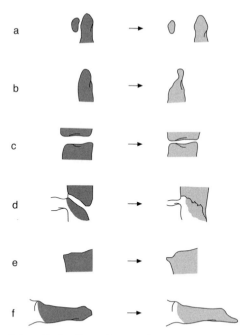

Schematische Darstellung typischer röntgenologischer Veränderungen im Bereich der Halswirbelsäule im Falle einer Rheumatoiden Arthritis
a) atlantoaxiale Dislokation (>6 mm)
b) Mutilation im Bereich der Densspitze
c) Höhenminderung des Zwischenwirbelraumes ohne spondylophytäre Reaktion
d) Verschmälerung bzw. völlige Aufhebung des Gelenkspaltes der kleinen Wirbelgelenke, evtl. mit Konturunregelmäßigkeiten und Erosionen
e) Arrosion der Grund- oder Deckplatten der Wirbelkörper
f) zuckerstangenförmige Zuspitzung des Dornfortsatzes HWK 7.

3% befallen; häufige → Osteoporose. *Laborbefunde:* im akuten Stadium Erhöhung der Entzündungsparameter; → IgM-Rheumafaktoren in 50-60 % der Fälle innerhalb der ersten 6 Monate positiv. engl.: rheumatoid arhritis.
Arthritismus: Neigung des Organismus zur Erkrankung an einer → Arthritis, Gicht, einem Asthma bronchiale oder einem Diabetes mellitus.
arthroligamentär: *lat.* für durch Kapselbandstrukturen eines Gelenkes hervorgerufen, Kapselbandstrukturen eines Gelenkes betreffend. Der Begriff wird v.a. für akute und chronische lokale

Tab. 3: Klassifikation neurologischer Ausfälle bei rheumatoider Arthritis (nach RANAWAT et al. 1979)

Stadium		Klinisches Bild
Grad	I	subjektiv beschwerdefrei, keine neurologischen Defizite
Grad	II	subjektives Schwächeempfinden, Hyperreflexie, Dysästhesien
Grad	III	objektivierbare muskuläre Schwächen mit Pyramidenbahnzeichen
	IIIa	Gehen nicht mehr möglich
	IIIb	Tetraplegie

Tab. 4: Klinische und neurologische Klassifikation von Affektionen einer rheumatoiden Arthritis im Bereich der Wirbelsäule

Schwere-grad	Subjektives Schmerzbild	Objektiver neurologischer Befund	Röntgenologische Veränderungen		
0	fehlt	fehlen	keine Auffälligkeiten		
1	gelegentlich NSAR ausreichend	Dysästhesien Hyperreflexe	2,5 mm 15 % 0 mm	< ASS < SAS < SM	< 5 mm < 25 % < 5 mm
2	häufiger, Halsstütze erforderlich, starke Schmerzmittel erforderlich	leichte motorische Schwäche, Hintersäulensymptomatik	5 mm 25 % 6 mm	< AAS < SAS < SM	< 8 mm < 33 % < 12 mm
3	-	erhebliche motorische Schwäche mit Gehunfähigkeit	AAS SAS SM	> 8 mm > 33 % C_2 oberhalb der C1-Linie	

Erklärung: AAS = Atlanto-axiale Subluxation
SAS = Subaxiale Subluxation
SM = Höhenminderung des Dens axis

Tab. 5: Klassifikation neurologischer Ausfälle bei rheumatisch bedingten Destruktionen der Halswirbelsäule (nach ZOMA et al. 1987)

Schwere-grad	Sensibilität/Motorik	Klinik	Mobilität
leicht	geringe sensible Beeinträchtigung	geringe motorische Schwäche	Gehen nicht beeinträchtigt
mäßig	Läsion des 2. Motoneurons mit oder ohne Beeinträchtigung des 1. Motoneurons	Hintersäulensyndrom, Intermittierendes Pyramidenbahnsyndrom	Gehhilfen erforderlich
schwer	erhebliche Defizite oder Paralyse	dauerhaftes Pyramidenbahnsyndrom, Verlust der Blasensphinkter-Kontrolle	Gehen nicht mehr möglich

→ Lumbalsyndrome verwendet, die nicht primär von den Bandscheibenstrukturen sondern von den (kleinen) Wirbelgelenken ausgehen. engl.: arthroligamentous.

Arthropathia, Arthropathie: Sekundäre entzündliche oder nicht-entzündliche Gelenkmitbeteiligung (Synovialmembran, Knorpeloberfläche) bei metabolischen (z.B. Hyperurikämie, → Chondrokalzinose, → Ochronose u.a.), endokrinen (z.B. Diabetes mellitus, Hypothyreose), koagulopathischen (z.B. Hämophilie) oder neurologischen Erkrankungen (z.B. → Tabes dorsalis, → Syringomyelie u.a.). Die Wirbelsäulengelenke sind hier nur in wenigen Ausnahmefällen mitbetroffen. engl.: arthropathy. **A. alcaptonurica:** → Alkaptonurie. **A. myelodysplastica:** erhebliche Verunstaltung von Händen und Füßen (mit Geschwür- und Sequesterbildung im Sinne eines

Arthrose

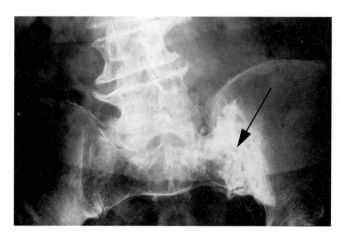

Ausgeprägte hypersklerotische Arthrose des Iliosakralgelenkes (→) bei fixierter skoliotischer Fehlstatik der unteren LWS.

Mal perforant) infolge einer nicht augenscheinlichen Mißbildung des → Rückenmarkes. **A., neuropathische:** Gelenkerkrankung infolge einer Schädigung der das Gelenk versorgenden nervösen Strukturen (z.B. bei → Tabes dorsalis, → Syringomyelie). **A. syringomyelica:** schwere, meist hypertrophische Destruktionen der Gelenke der oberen Extremität (v.a. Schulter und Ellenbogen) mit Ergußbildung, Fisteln und trophischen Ulzerationen. → Syringomyelie. **A. tabica:** schwerste destruktive Veränderungen im Bereich der unteren Extremitäten (v.a. Kniegelenk) mit Neigung zur Bildung von → Schlottergelenken, spontanen Gelenkfrakturen, ossifizierenden Myositiden und Periostitiden bei → Tabes dorsalis.

Tab. 6: Typische röntgenologische Veränderungen der Halswirbelsäule im Falle einer rheumatoiden Arthritis

- deutliche Osteoporose, zunächst ohne auffällige Arosionen der Knochenstruktur oder Höhenminderung der Zwischenwirbelräume
- Arosionen der kleinen Wirbelgelenke ohne Ankylose
- Subluxationen im atlanto-axialen Bereich sowie der Wirbelkörper (Treppenphänomen, Stufenleiterphänomen)
- Bandscheibendegeneration, typischerweise mit Zähnelung der Grund- und Deckplatten der angrenzenden Wirbelkörper
- zuckerstangen-, schwanz-, schnabel- oder schaufelförmige Zuspitzungen der Dornfortsätze C6 und C7.

Arthrose: Degenerativer Gelenkaufbruch aufgrund eines Mißverhältnisses zwischen Belastung und Belastbarkeit der gelenkbildenden Anteile. *Im Bereich der Wirbelsäule* → Facettenarthrose, → Spodylarthrose, → Spondylose. engl.: degenerative arthritis.
Articulatio: Syn.: → Articulus; *lat.* für Gelenk; *pl.* articulationes. engl.: joint. **Art. plana:** ebenes Gelenk, z.B. das → Zwischenwirbelgelenk. **Art. atlanto-axialis:** unteres oder 2. → Kopfgelenk zwischen dem 1. und 2. Halswirbel für Drehbewegungen des Kopfes nach beiden Seiten; besteht aus zwei seitlichen Teilen (**Art. a. lateralis**) zwischen jeweils einem Grübchen des Atlas und einer oberen-seitlichen Gelenkfläche des Axis) sowie einem mittleren solitären Teil (**Art. a. mediana**) zwischen der Innenfläche des vorderen Atlasbogens und dem → Lig. transversum atlantis einerseits und dem → Dens axis andererseits. engl.: atlantoaxial joint. **Art. atlanto-occipitalis:** oberes oder 1. → Kopfgelenk; paariges Ellipsoidgelenk zwischen jeweils einem Atlasgrübchen und einem Gelenkhöcker am Occiput seitlich des → Foramen magnum; ermöglicht die Vor- und Rückneigung des Kopfes (Nickbewegung) sowie dessen Seitneigung; bewegungslimitierende Bandstrukturen vom → Dens axis zum Vorder- bzw. beiderseitigem Seitenrand des → Foramen occipitale magnum (→ Lig. apicis dentis, → 2 Ligg. alaria); zusätzliche Stabilisierung durch das → Lig. cruciforme atlantis (vorne in die Gelenkkapsel einstrahlend; seine Querfasern verlaufen als → Lig.

Articulatio

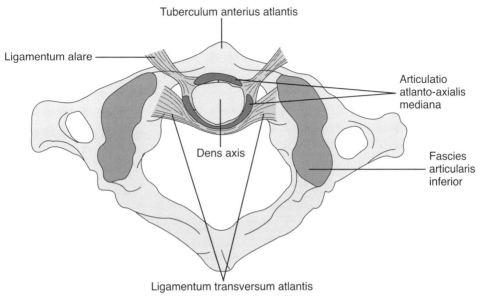

Articulatio atlanto-axialis mediana (Ansicht von oben)

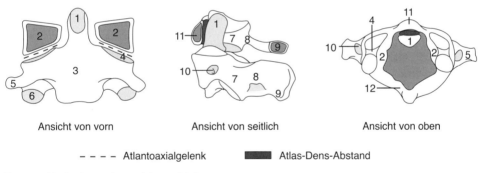

Ansicht von vorn   Ansicht von seitlich   Ansicht von oben

– – – – Atlantoaxialgelenk   ▬ Atlas-Dens-Abstand

Topographische Anatomie von Atlas und Axis:
1 Dens (Proc. odontoideus des Axis)
2 Massa lateralis des Atlas
3 Körper des Axis
4 obere Gelenkfacette
5 Processus costotransversarius
6 untere Gelenkfacette
7 Bogenwurzel
8 Lamina
9 Dornfortsatz
10 Foramen transversarium
11 vorderer Atlasbogen
12 hinterer Atlasbogen

transversum atlantis weiter); dorsal des Gelenkes liegt die → Membrana tectoria der Dura auf (ihre Fortsetzung ist das → Lig. longitudinale posterius). engl.: atlantoocciptal joint. **Art. costotransversaria:** Gelenkverbindung zwischen Rippe und dem → Querfortsatz eines → Brustwirbels. **Art. costovertebralis:** Gelenkverbindung zwischen Wirbelknochen und den hinteren Rippenenden.

Articulus

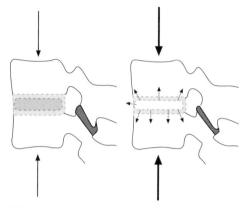

Höhenminderung der lumbalen Zwischenwirbelabschnitte im Laufe eines Tages infolge statischer Druckbelastung und vermehrter Flüssigkeitsabgabe der Bandscheiben an die Umgebung mit vermehrter Belastung der Wirbelbogengelenke.

In Höhe der 11. und 12. Rippe liegt keine echte gelenkige Verbindung mehr vor; daher sind im Falle einer generalisierten Arthrose (betrifft in erster Linie das weibliche Geschlecht) v.a. die Segmente 8-10 betroffen. **Art. lumbosacralis:** Lumbosakraler Übergang; Verbindung zwischen der unteren Lendenwirbelsäule und dem → Os sacrum mit zwischenliegender präsakraler Bandscheibe. **Art. sacrococcygea:** Wenig bewegliche Verbindung zwischen dem → Os sacrum und dem → Os coccygis. **Art. sacroiliaca:** Syn.: Kreuz(bein-)darmbein-Gelenk, Iliosakralgelenk zwischen Kreuz- und Hüftbein. Amphiarthrose mit flachen, unebenen Gelenkflächen und nur sehr geringer Beweglichkeit; die kräftige Fixation durch die → Ligg. sacroiliaca werden zur Erleichterung des Geburtsvorganges gegen Schwangerschaftsende hormonell bedingt aufgelockert. engl.: sacroiliac joint. **Art. vertebrales:** Bezeichnung für die Gesamtheit aller Wirbelverbindungen, zu denen die → Artt. zygoapophysiales (Zwischenwirbelgelenke), die → A. lumbosacralis und die → A. sacrococcygea gehören, im weitesten Sinne auch die → Artt. costotransversaria et costovertebrales sowie das obere und untere → Kopfgelenk. engl.: vertebral joints, articulations of vertebral column. **Art. zygapophysiales:** Zwischenwirbel- oder kleine Wirbelgelenke zwischen den kranialen und kaudalen Gelenkfortsätzen zweier benachbarter Wirbelkörper; anatomisch handelt es sich hier um verzapfte Scharniergelenke, die im Zuge der stetigen Flüssigkeitsabgabe unter der statischen Belastung während eines Tages unter vermehrte Druckbelastung geraten (s. *Abb.*). engl.: zygoapophyseal joints.
Articulus: Syn.: → Articulatio. engl.: joint.
A. sacroiliacus accessorius: ein- oder doppelseitig auftretende akzessorische Gelenkbildung zwischen dem → Processus iliacus posterior superior und dem → Os sacrum.
Ascensus virtualis medullae spinalis: Entwicklungsgeschichtlich bedingtes Höhertreten des → Rückenmarks innerhalb des Spinalkanales aufgrund von Wachstumsdifferenzen. Der → Conus medullaris liegt im 6. Fetalmonat noch in Höhe des 1. Sakralwirbels, bei Neugeborenen in Höhe L3, beim Erwachsenen am Unterrand von L1 bzw. in Höhe der → Bandscheibe L1/L2; bei einem langen Rücken bisweilen zwischen Th12/L1 (Hochstand), bei kurzem Rücken tiefer als L2 (Tiefstand). Als Folge des A. besteht weiterhin ein beträchtlicher Höhenunterschied der thorakalen und v.a. der lumbalen und sakralen Segmente des Rückenmarks gegenüber den entsprechenden Wirbeln und Bandscheiben: die Hals- und Brustsegmente projizieren sich auf das Niveau des nächsthöheren Wirbelkörpers (eine Ausnahme machen hier die Segmente C8 und Th12, die in Höhe der Bandscheiben C6/C7 bzw. Th10/Th11 lokalisiert sind); die Segmente L1, L3 und S1 projizieren sich auf die Mitte der Wirbelkörper Th11, Th12 und L1; der → Conus medullaris liegt schließlich gegenüber der Zwischenwirbelscheibe L1/L2.
Askani-(Zielke-)Stab: Teleskopartig auseinander verschieblicher → Distraktionsstab zur intraoperativen Aufdehnung und Stabilisierung einer progredienten idiopathischen → Thorakalskoliose im Wachstumsalter (Verwendung 6.-12. Lebensjahr); nach dem Ersteingriff mit Implantation der dorsalen Instrumentation und bestmöglicher Korrektur der Wirbelsäulenfehlkrümmung kann der Stab dann im Zuge des fortschreitenden Körperlängenwachstums und hierdurch bedingtem Korrekturverlust bei weiteren operativen Revisionen mit einem Schraubschlüssel „nachgespannt" und die evtl. progrediente skoliotische Fehlhaltung erneut korrigiert werden. Eine abschließende → Spondylodese mit autologer Knochenplastik erfolgt erst bei weitgehendem Wachstumsabschluß.

Assimilationswirbel

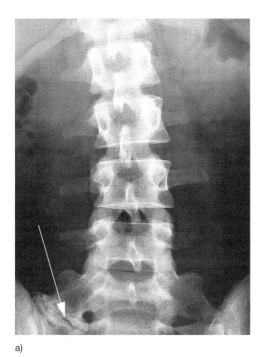 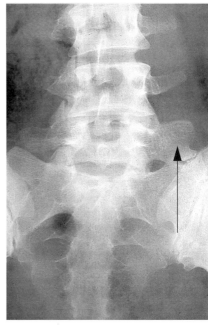

a) b)

Lumbosakrale Übergangsstörungen:
a) Komplette Sakralisation von L5 mit Neathrosenbildung rechts (→).
b) Hemisakralisation von L5 links (→).

Asoma: Mißbildung eines Organs mit seinem völligen oder teilweisen Fehlen. → Wirbelasoma. engl.: asoma.

ASR: Abkürzung für → Achillessehnenreflex.

Assimilationsbecken: Beckenanomalie, begründet durch Einbeziehung des 5. Lumbal- bzw. des 1. Sakralwirbels.

Assimilationsstörung: Übergangsstörung mit numerischer → Variation im Bereich zweier Wirbelsäulenabschnitte; meist im lumbosakralen Übergangsbereich. *Inzidenz*: je nach Definition des Ausprägungsgrades 0,6-25 %. *Klinik*: Im Falle einer *symmetrischen* A. oft keine auffälligen klinischen Symptome, bei einer *asymmetrischen* A. im lumbosakralen Übergangsbereich besteht nicht selten eine → skoliotische Verkrümmung. → Assimilationswirbel, → Lumbali-sation, → Sakralisation, → Übergangsstörung.

Assimilationswirbel: Syn.: → Übergangswirbel, Grenzwirbel. Numerische Variation der Wirbelsäule am Übergang von zwei Wirbelkörperabschnitten, meist im Bereich des lumbosakralen Überganges mit Vorliegen eines zusätzlichen freien Wirbels (Einbindung des 1. Sakralwirbels in die frei bewegliche untere LWS; → Lumbalisation) oder „Fehlen" des letzten freien 5. Lumbalwirbels (Ein-bindung in das Sakrum; → Sakralisation). *Anatomisch* weist der A. meist Charakteristika beider Nachbarregionen auf; bei symmetrischer Ausbildung i.a. harmlos, bei asymmetrischer Entwicklung resultiert jedoch nicht selten eine Wirbelsäulenfehlstatik. *Klinik*: in den meisten Fällen harmlose symptomlose Störung; bedeutungsvoll (→ Lumbalsyndrom) lediglich, wenn die → Querfortsätze eine gelenkige Verbindung mit der → Massa lateralis des → Os sacrum aufweisen. → Assimilationsstörung. engl.: assimilated vertebra; transitional vertebra.

Tab. 7: Muskulatur des Brustkorbes (Atemmuskulatur)

Mm. intercostales externi	
U.:	Außenrand des sulcus costae und Außenseite einer Rippe
A.:	oberer Rand der nächst tieferen Rippe (Verlauf schräg von dorsal oben nach ventral unten)
N.:	Rr. dorsales der Nn. thoracici I-IX
F.:	Rippenhebung (Inspiration)

Mm. intercostales interni	
U.:	Innenrand des Sulcus costae
A.:	Oberrand und ganze Innenfläche der nächst tieferen Rippe
N.:	Rr. dorsales der Nn. thoracici I-IX
F.:	Rippensenkung (Exspiration)

Mm. levatores costarum breves	
U.:	Proc. transversi des 7. HWK bis 11. BWK
A.:	nächst tiefer gelegene Rippe
N.:	Rr. dorsalis des N. cervicalis VIII sowie Rr. dorsales der Nn. thoracici
F.:	Rippenhebung (Inspiration) sowie Streckung und Seitwärtsneigung der Wirbelsäule

Mm. levatores costarum longi (fehlen im mittleren Thorakalbereich)	
U.:	proc. transversi der oberen und unteren BWK
A.:	übernächste kaudal gelegene Rippe
N.:	Rr. dorsalis des N. cervicalis VIII sowie Rr. dorsales der Nn. thoracici
F.:	Rippenhebung (Inspiration) sowie Seitwärtsneigung der Wirbelsäule

Mm. subcostales	
U.:	Innenflächen der hinteren Rippenenden
A.:	jeweils 1-2 Rippen überspringend wiederum an den Innenflächen der hinteren Rippenenden
N.:	Rr. dorsales der Nn. thoracici
F.:	Rippensenkung (Exspiration)

Astasia, Astasie: *griech.* für Unfähigkeit zu stehen infolge einer Störung der Bewegungskoordination; auch psychogen bedingt. engl.: astasia.
astatisch: *griech.* für nicht stehen können. engl.: astatic.
Astroblastom: Syn.: gemistozytisches → Astrozytom.
Feingeweblich aus den neuroepithelialen Mutterzellen des Astrozyten (sog. Asteroblast) bestehende Sonderform des protoplasmatischen Astrozytoms mit radiärer Zellanordnung; Neigung zu zystischem Zerfall. → Rückenmarktumor. engl.: asteroblastoma.
Astrozyt: Syn.: Sternzelle.
Makrogliazelle mit strahlenförmigen Fortsätzen.

Feingeweblich differenziert werden ein *protoplasmareicher* A. (plumpe Form, fortsatzarm) mit Vorkommen v.a. in der grauen → Substanz sowie ein *faseriger* A. (sog. Spinnenzelle) mit kleinem Zellplasma und langen dünnen Fortsätzen. engl.: astrocyte.
Astrozytom: Von Asterozyten unterschiedlichen Reifungsgrades gebildeter Tumor des Gehirns, seltener auch des Rückenmarks; Hauptmanifestationsalter: 30.-40. Lebensjahr. *Histologisch* differenziert werden ein faserarmes *protoplasmatisches* A. (u. a. *gemistozytisches* A. mit großen, monströsen Zellen und exzentrischem Kern = → Asteroblastom) von einem großzelligen derben faserreichen *fibrillären* A.; *piloides* A. = →

Spongioblastom. → Rückenmarktumor. engl.: asterocytoma.

Asymmetrie: Mangel an Ebenmaß, nicht dem Spiegelbild entsprechend; Unregelmäßigkeit. *Im Bereich der Wirbelsäule* vor allem bei Abweichungen aus der Lotebene (→ Skoliose) gebräuchlich. engl.: asymmetry, dyssymmetry.

Ataktilie: Mangel an taktiler Empfindung. engl.: lack of tactile sensation.

ataktisch: *griech.* für ungeordnet, unregelmäßig. → Ataxie. engl.: atactic, ataxic.

Ataxia: *griech* ; → Ataxie.

Ataxie: Klinische Störung der physiologischen Bewegungsabläufe und der Haltungsinnervation mit Auftreten unzweckmäßiger Bewegungen aufgrund einer gestörten funktionellen Abstimmung der betroffenen Muskelgruppen. engl.: ataxia. **A., motorische:** A. infolge einer Störung efferenter motorischer Bahnen. engl.: motor ataxia. **A., sensorische:** A. infolge einer Erkrankung afferenter sensibler Leitungsbahnen; z.B. bei einer Hinterstrangsstörung. engl.: sensory ataxia. **A., spinale:** A. infolge einer Erkrankung sensibler Rückenmarksbahnen (sog. → Hinterstrangsataxie; → Friedreich A.) oder des peripheren sensiblen Neurons; z.B. bei → Tabes dorsalis, funikulärer → Myelose (jeweils gestörte Tiefensensibilität) bzw. bei → Polyneuritis (periphere A.). engl.: spinal ataxia. **A., statische:** A. infolge einer Störung der Haltungsinnervation (Beeinträchtigung des sicheren Stehens mit positivem → Romberg Phänomen). engl.: static ataxia.

Atelomyelie: *griech.* für kongenitales partielles Fehlen des Rückenmarkes. engl.: atelomyelia.

Atembreite, Atemexkursion: Maß für den möglichen Umfang der Thoraxexkursionsbewegungen; gemessen wird der Thoraxumfang in maximaler Inspiration und Exspiration (Brustumfangstest). *Normalwert:* 4,5-6 cm; verringert z.B. bei der → Spondylitis ankylosans.

Atemhilfsmuskulatur: Atemmuskeln, die bei einer forcierten Atmung (Auxiliaratmung) willkürlich aktiviert werden können; zu den *inspiratorischen* A. gehören: → Mm. scaleni, Mm. sternocleidomastoidei, Mm. pectorales; zu den *exspiratorischen* A. gehört v.a. die äußere Bauchmuskulatur.

Atemmuskulatur: Muskulatur, die im Zuge der Inspiration eine aktive Vergrößerung, bei der Exspriration eine Verkleinerung des Thoraxinnenraumes bewirkt. Zu der *inspiratorisch* wirkenden A. gehören: Zwerchfell, Mm. intercostales externi; zu der *exspiratorisch* wirkenden A. gehören: Mm. intercostales interni, M. transversus thoracis *(Tab. 7).*

atlantoaxial: zum → Atlas und zum → Axis gehörend. engl.: atlantoaxial.

Atlanto-axiale Dislokation: Syn.: → atlantoaxiale Instabilität. engl.: atlanto-axial dislocation.

Atlanto-axiale Fusion: Seltene kongenitale → Wirbelkörpermißbildung mit Verschmelzung der beiden obersten Halswirbelkörper; häufiger im Rahmen eines → Klippel-Feil-Syndromes auftretend.

Atlanto-axiale Instabilität: Syn.: atlanto-axiale Dislokation.
Ventrale oder dorsale Instabilität bis hin zur Subluxationsstellung im unteren Kopfgelenk aufgrund einer entzündlichen Mitbeteiligung im Rahmen einer → rheumatoiden Arthritis oder einer → Spondylarthritis. engl.: atlanto-axial instability.

Atlanto-axiale Luxation: → Luxation. engl.: atlanto-axial luxation.

Atlantoaxialgelenk: → Articulatio atlantoaxialis.

atlantodental: zum → Atlas und zum → Dens axis gehörend. engl.: atlantodental.

Atlanto-dentale Distanz: Syn.: Atlas-Dens-Abstand.
Abstand zwischen dem vorderen → Atlasbogen und dem ventralen Anteil des → Dens axis im seitlichen Röntgenbild der oberen Halswirbel-

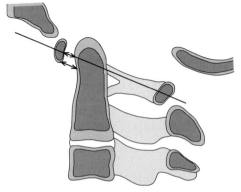

Atlanto-dentale Distanz im seitlichen Röntgenbild der oberen Halswirbelsäule.

atlantookziptal

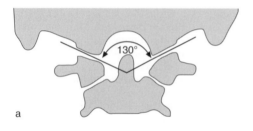

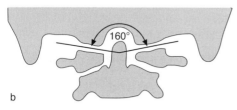

Atlanto-okzipital Winkel im a.p.-Röntgenbild der oberen Halswirbelsäule im Normalfall (a) sowie bei konylärer Hypoplasie (b).

säule *(s. Abb.)*. *Physiologischer Wert*: 1-2 mm, der auch bei maximaler Ante- und Reklination der HWS relativ konstant bleibt und im Erwachsenenalter 3 mm nicht überschreiten sollte (bei Kindern unter 8 Jahren werden in Einzelfällen auch Werte von 4 mm und mehr berichtet); im Falle einer Veränderung des Wertes in den → Funktionsaufnahmen Hinweis auf eine → atlanto-axiale Instabilität. engl.: atlantodental distance.

atlantookziptal: zum → Atlas und zum → Hinterhauptsbein gehörend. engl.: atlantooccipital.

Atlanto-okzipitale Dislokation: Syn.: → atlanto-okzipitale Instabilität. engl.: atlantooccipital dislocation.

Atlanto-okzipitale Instabilität: Syn.: atlanto-okzipitale Dislokation.

Ventrale Instabilität bis hin zur Subluxationsstellung im oberen Kopfgelenk aufgrund einer entzündlichen Mitbeteiligung im Rahmen einer → rheumatoiden Arthritis oder einer → Spondylarthritis; im Spätstadium basiläre Dens-Invagination (pseudobasiläre Impression) mit möglicher Ausbildung einer zervikalen → Myelopathie, Sinterung der → Massae laterales C1 und C2 und Dens-Intrusion in das → Foramen occipitale ma-

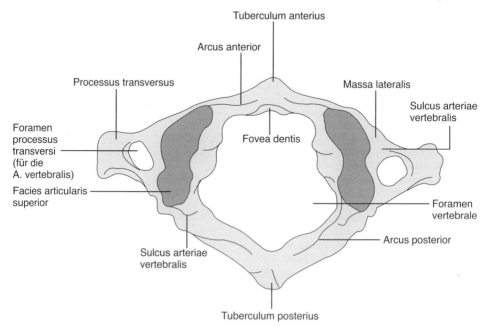

Knöcherne Anatomie des Atlas (Ansicht von oben):

gnum. *Klinik*: meist asymptomatisch, bei ausgeprägteren Befunden evtl. Zeichen eines oberen → Zervikalsyndromes; nach schweren → Schleudertraumen der Halswirbelsäule evtl. Episoden von Lähmungen, Schwindelzustände, Sehstörungen (aufgrund einer Beeinträchtigung der → A. vertebralis). engl.: atlantooccipital instability.

Atlanto-okzipitale Luxation: → Luxation. engl.: atlantooccipital luxation.

Atlantookzipitalgelenk: → Articulatio atlantooccipitalis.

Atlanto-okzipital-Winkel: Syn.: Schmidt-Fischer-Winkel. Stumpfer Winkel im a.p.-Röntgenbild der oberen Halswirbelsäule, gebildet von den Tangenten, angelegt an die beiden Kondylen des → Os occipitale sowie an die → Massae laterales des Atlas. *Normalwert*: 125-130°; übersteigert im Falle einer kondylären → Hypoplasie *(s. Abb.)*. engl.: atlantooccipital angle.

Atlas: Name für den 1. Halswirbel; wirbelkörperlos, bestehend aus 2 Bögen mit jeweils einer seitlichen, Gelenkflächen tragenden (Fovea articularis superior et inferior) → Massa lateralis und jeweils einem kurzen → Querfortsatz mit großen Querfortsatzlöchern (für die → A. vertebralis). Der schmale, fast transversal gestellte → Arcus anterior trägt dorsal die → Fovea articularis dentis zur Artikulation mit dem Dens → axis (s. *Abb.*). engl.: atlas, first cervical vertebra.

Atlasankylose: Syn.: → Atlassynostose. Kongenitale Assimilationsstörung des → Atlas mit teilweiser oder völliger Verschmelzung mit dem → Os occipitale.

Atlasassimilation: Kongenitale atlanto-occipitale → Übergangsstörung mit knöcherner Verschmelzung des 1. Halswirbels mit dem Hinterhauptsbein (→ Übergangsstörung , → Okzipitalisation, → Dysplasie, okzipitale); ein oberes Kopfgelenk ist nicht ausgebildet; nicht selten mit anderen Mißbildungen kombiniert; häufigere asymmetrische einseitige, seltenere symmetrische bilaterale A.; *klinisch* jeweils meist symptomlos. engl.: occipitalization.

Atlasblockierungssyndrom: Im Kleinkindesalter auftretende hartnäckige Funktionsstörung des oberen Kopfgelenkes. *Ursache*: Beeinträchtigung der postural-tonischen und koordinativphasischen Haltungsmechanismen (Entwicklungsstörung); geburts- oder frühkindliches Bagatelltrauma als Auslöser? *Klinik*: motorische Unruhe, Bewegungsarmut, einseitiger Haltungszwang, Kopfhalteschwäche, vegetative Begleitsymptome; bei älteren Kindern häufige Kopfschmerzen, Konzentrationsstörungen; massive Schmerzreaktion bei der Palpation der Atlasquerfortsätze, positiver → Seitnicktest (beim Seitnicken des Kopfes aus der Rückenlage heraus unterbleibt die übliche Skoliosierung zur homolateralen Seite). Im transoralen *Röntgenbild* Atlasfehlstellung. *Therapie*: chirotherapeutische Manipulation.

Atlasbogen: Ventrale und dorsale knöcherne Begrenzung des 1. Halswirbels, anatomisch mit den beiden → Massae laterales knöchern verbunden; umschließen den → Wirbelkanal. → Atlas.

Atlasbogenaplasie: Kongenitale Mißbildung (vollständiges Fehlen) des → Atlasbogens.

Atlasbogenspalte: Kongenitale Mißbildung (Verknöcherungsstörung) des → Atlasbogens.

Atlasbogendopplung: Seltene harmlose kongenitale Mißbildung mit übereinanderstehender Doppelanlage des vorderen → Atlasbogens.

Atlasdissimilation: Syn.: → Atlasdysplasie.

Atlas-Dens-Abstand: Syn.: → Atlanto-dentale Distanz. engl.: atlantodental distance.

Atlasdysplasie: Syn.: Atlasdissimilation. Allgemeiner Ausdruck für eine kongenitale Mißbildung des → Atlas.

Atlaskippung: 1. für den harmonischen Bewegungsablauf wichtige physiologische Mitbewegung des → Atlas im seitlichen Röntgenbild im Zuge der Ante- und Reklination der Halswirbelsäule (nachweisbar an der Stellung des hinteren ' Atlasbogens). 2. pathologische Stellung des → Atlas; → Atlaslateralisation. **paradoxe A.:** unphysiologische disharmonische gegenläufige Mitbewegung des → Atlas im seitlichen Röntgenbild im Zuge der → Ante- und → Reklination der Halswirbelsäule (nachweisbar an der Stellung des hinteren → Atlasbogens).

Atlasklammer: Spezielle Instrumentation zur dorsalen Fusion C1/C2 anstelle einer Drahtosteosynthese mit Vermeidung eines direkten Kontaktes der beiden Wirbelbögen; zusätzliche Knochenspanplastik erforderlich. engl.: atlas claw.

Atlaslateralisation: Laterale Verkippung des → Atlas mit Differenz in den seitlichen Abständen zwischen dem → Dens axis und den atlanto-axialen Gelenkanteilen in der Röntgen-a.p.-Aufnah-

Atlasringstenose

Tab. 8: Klassifikation neurologischer Ausfälle nach Verletzungen im Bereich der Wirbelsäule (nach FRANKEL et al. 1979)

Grad	Symptomatik
A - komplett	vollständiger sensibler und motorischer Ausfall unterhalb des verletzten Segments
B - nur sensorisch	vollständiger motorischer Ausfall unterhalb des verletzten Segments, einige sensible Empfindungen erhalten
C - motorisch ohne Effizienz	einige motorische Aktivitäten unterhalb des verletzten Segments erhalten, jedoch ohne praktische Effizienz
D - motorisch mit Effizienz	unterhalb des verletzten Segments besteht eine sinnvoll einsetzbare Motorik; der Patient kann den Unterschenkel bewegen, evtl. sogar mit oder ohne Hilfe gehen
E - vollständig erholt	keine neurologischen Ausfälle verblieben, allenfalls noch pathologische Reflexmuster

me der oberen Halswirbelsäule als Hinweis auf das Vorliegen einer → Funktionsstörung der Kopfgelenke. → Atlaskippung.

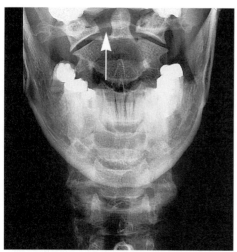

Atlaslateralisation nach rechts im a.p. Röntgenbild der Halswirbelsäule (→) als Ausdruck einer Funktionsstörung der Kopfgelenke.

Atlasringstenose: Kongenitale Mißbildung des → Atlasbogens im Sinne einer knöchernen Hypertrophie mit sekundärer Einengung des → Wirbelkanales.
Atlassynostose: Syn.: → Atlasankylose.
Komplette doppelseitige → Atlasassimilation; nicht selten kombiniert mit einer Einengung des Hinterhauptsloches und einer → basilären Impression. engl.: occipitalization of first cervical vertebra.

Atrophia, Atrophie: *griech.* für Schwund von Organmasse, Gewebeanteilen, wobei die ursprünglichen Gewebestrukturen erhalten bleiben. engl.: atrophia, atrophy. **Atrophia musculorum progressiva:** Muskelatrophie; fortschreitender Schwund eines oder mehrerer Muskeln aufgrund von Inaktivität, degenerativer oder nervaler Veränderungen. → auch Muskelatrophie, spinale.
Au: Chem. Zeichen für → Gold.
AU: Abkürzung für → Arbeitsunfähigkeit.
Aufprallverletzung: Aufschlags-, evtl. auch Stauchungs- oder Distorsionsverletzung meist der → Halswirbelsäule als Folge einer plötzlichen → Dezeleration. Evtl. kombiniert mit einem → Schleudertrauma (→ Peitschenschlagphänomen).
Aufwärtsdislokation: typischer Röntgenbefund der oberen Halswirbelsäule im Falle einer rheumatoiden → Arhritis, wobei der vordere Atlasbogen instabilitätsbedingt nach kaudal-vorne, der hintere Atlasbogen nach kranial kippt mit nachfolgender Aufwärtsbewegung des → Dens axis. → Basilarimpression.
Ausfallssymptomatik: Klinisch-neurologisches Bild bei → Querschnittsläsion (Klassifikation der neurologischen Ausfallsymptomatik nach FRANKEL et al.; *Tab. 8*) bzw. → Bandscheibenprotrusion bzw. -prolaps mit typischen, der anatomischen Lokalisation der Störung entsprechenden sensiblen, sensorischen und/oder motorischen Defiziten.
autochthon: *griech.*; ohne Fremdwirkung an Ort und Stelle bzw. von selbst entstanden (Ge-

gensatz: allochton). engl.: autochthonuous.
a. Rückenmuskeln: Bezeichnung für die „primären" oder „genuinen", aus den dorsalen Anteilen der → Myotome primär im Rückenbereich entstandenen und von den dorsalen Spinalnervenästen versorgten Muskeln; *anatomisch* liegen die a.R. in der Rinne zwischen den → Dorn- und → Querfortsätzen (im Gegensatz zu den sog. „sekundären" R., die im Laufe der embryonalen Entwicklung von den Extremitätenknospen und der ventralen Rückenwand nach dorsal verlagert wurden). Unterschieden werden beidseits jeweils ein medialer und lateraler Trakt: zum *transversospinalen System* (Verlauf von den Querfortsätzen nach kranial-medial an die Dornfortsätze bzw. das Hinterhaupt) gehören die → Mm. semispinalis, multifidi et rotatores; zum *interspinalen System* (Verlauf zwischen den Dornfortsätzen) gehören die → Mm. interspinales, spinalis et rectus capitis; das laterale *spinotransversale System* (von den Dorn- zu den Querfortsätzen) beinhaltet die → Mm. splenii et obliquus capitis inferior, das *intertransversale System* (zwischen den Querfortsätzen) die → Mm. intertransversarii et obliquus capitis superior, das *sakrospinale System*

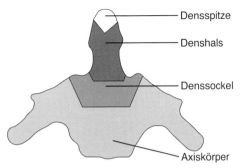

Topographische Anatomie des Axis (schematische Darstellung der Ansicht von ventral).

(Strang vom Kreuzbein und der Beckenschaufel zu den Rippen, Halswirbeln und den Processus mastoidei) die → Mm. iliocostalis, longissimus et levatores costae. → Erector trunci, → Rückenmuskeln, sekundäre.

Automatismen: Unwillkürlich ablaufende Bewegungsmuster in Form instinktiver oder optimal eingeübter Handlungen (als sog. gebahnte Reflexe); auch pathologische z.T. neurotische Stereotypien (z.B. Kau- oder Schmatzbewegun-

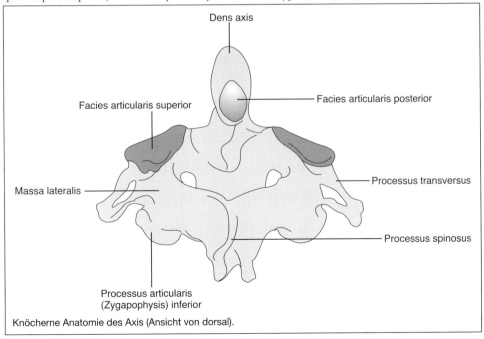

Knöcherne Anatomie des Axis (Ansicht von dorsal).

Axisfraktur

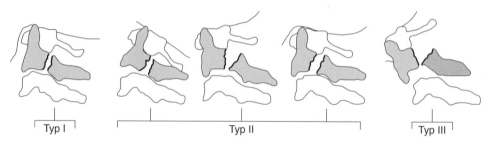

Klassifikation von Frakturen des Axis nach *Effendi* et al. (1981);
Typ I: Isolierter, kaum dislozierter Bruch des Axisringes mit schrägem Frakturlinienverlauf (eine oder seltener auch beide postero-inferiore Anteile betroffen). Keine Veränderung des Zwischenwirbelraumes C2/C3.
Typ II: Verschiebung des anterioren Fragmentes mit leichter dorsaler oder ventraler Verkippung und Veränderung des Zwischenwirbelraumes C2/C3; deutliche Spaltbildung im Bereich der Frakturlinie.
Typ III: Verschiebung des anterioren Fragmentes in eine deutliche ventrale Subluxationsstellung; die Facettengelenke C2/C3 sind ebenfalls disloziert und verkantet.

gen; Tic u.a.). **A., spinale:** spontaneuskontrollierte Bewegungsabläufe infolge einer Enthemmung und Reizphänomenen bei → Querschnittsverletzung des Rückenmarks. engl.: automatisms.
Axis: Syn.: Epistropheus. Name für den 2. Halswirbelkörper als Drehachse für den → Atlas (1. Halswirbel) und den Kopf; besitzt jeweils 2 seitliche obere und untere Gelenkflächen sowie einen in die ventrale Bogenlichtung des Atlas ragenden Fortsatz (→ Dens axis); s. *Abb.* engl.: axis.
Axisfraktur: Meist traumatisch bedingter Bruch des Axiskörpers; radiologische Klassifikation in 3 Typen nach EFFENDI et al. (s. *Abb.*). engl.: axis fracture.
Axisspalte: Kongenitale dorsale → Spaltbildung des → Axis, häufig kombiniert mit einer → Spina bifida des hinteren → Atlasbogens.
Axon: *griech.*; Neurit einer Nervenzelle. *dt.:* Achs(en)zylinder. engl.: axon, axis cylinder, neurite.
Axonotmesis: *griech.* für schwere Schädigung eines Nerven mit Kontinuitätsunterbrechung endoneuraler Strukturen und der → Axone bei erhaltener umgebender Nervenhülle mit nachfolgender Degeneration der nervalen Strukturen distal der Schädigung. engl.: axonotmesis.
Axonreflex: Reflexablauf innerhalb eines Neurons ohne Überschreitung einer Synapse; z.B. Schmerzempfindung durch direkte Reizleitung auf sympathische, zur Haut oder Muskulatur führende Bahnen, nicht über das Rückenmark; sog. viszero-motorischer bzw. viszero-viszeraler Reflex. engl.: axon reflex.
Azephalorrhachia, Azephalorrhachie: *griech.* für kongenitales Fehlen von Kopf und Wirbelsäule.
Azetylsalizylsäure: Medikamentöses Präparat aus der Gruppe der nichtsteroidalen → Antirheumatika; in Europa überwiegend in niedriger Dosierung als reines orales Analgetikum eingesetzt; Halbwertzeit 0,2-3 Std., Tageshöchstdosis kurzfristig bis zu 8 g (mit dann antiphlogistischem Effekt).

B

Baastrup, C.I.: 1885-1950; dänischer Radiologe aus Kopenhagen.
Baastrup-Phänomen, Baastrup-Syndrom, Baastrup-Zeichen: Syn.: → Diarthrosis interspinosa bzw. interspinalis, Interspinosussyndrom, Ligamentitis interspinalis.
Nearthrosenbildung der verbreiterten lumbalen Dornfortsätze mit schmerzhaften lokalen Irritationen. *Ursachen*: hyperlordotische Einstellung der Lendenwirbelsäule, chronische Überlastung, Höhenminderung des Zwischenwirbelraumes bei degenerativen Bandscheibenschäden. *Klinische Symptome*: örtlicher Druckschmerz, Funktionseinschränkung (→ Reklination), Belastungskreuzschmerz; Lumbalgie, die sich im Zuge der Antekination des Rumpfes (Zug am Bandapparat) verstärkt; Verspannungen der oberflächlichen und tiefer gelegenen lumbalen Rückenstrecker. *Röntgenologischer Befund*: gegenseitig sich „abschleifende" Dornfortsätze mit Hypersklerosierungszonen der Berührungsflächen (s. *Abb.*). *Therapie*: lokale Infiltrationsbehandlung; nur in Ausnahmefällen hartnäckig persistierender Beschwerdebilder ist eine operative Intervention (→ Dornfortsatzresektion) erforderlich. engl.: kissing spine.
Babes, V.: 1854-1926; deutscher Pathologe.

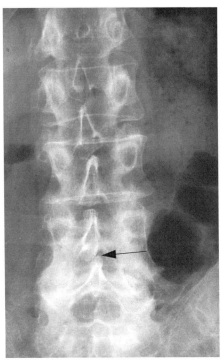 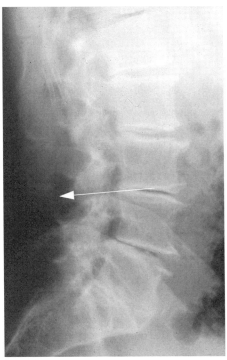

a)
b)
Baastrup-Phänomen (kissing spine) der LWS in Höhe L4/L5 (→) bei degenerativem Bandscheibenschaden im Röntgenbild der LWS:
a) a.p.-Strahlengang
b) seitlicher Strahlengang.

Babes-Knötchen

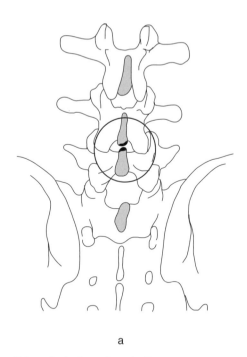
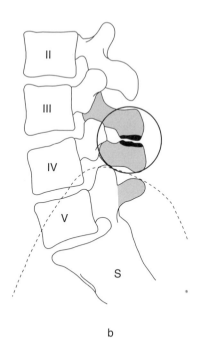

a   b

Schematische Darstellung des Baastrup-Phänomens in Höhe L3/L4 (sog. kissing Spines der lumbalen Dornfortsätze) im a.p.-(links) sowie seitlichen (rechts) Röntgenbild der LWS.

Babes-Knötchen: Ansammlungen von Leukozyten um Kapillaren und Ganglienzellen im Rückenmark bei Tollwuterkrankung.
Babinski, J.F.F.: 1857-1932; französischer Neurologe aus Paris.
Babinski-Reflex: 1.) Syn.: Großzehenreflex, Zehenreflex; träge reflektorische Dorsalextension der Großzehe sowie Plantarflexion und Spreizung der Langzehen 2-5 nach druckvollem Bestreichen des seitlichen Fußsohlenrandes; pathologisches → Pyramidenbahnzeichen (im 1. Lebensjahr allerdings noch physiologisch). engl.: Babinski's reflex.
2.) umgekehrter → Radiusperiostreflex.
Bäderheilkunde: Syn.: → Balneologie. engl.: balneology.
Ballonierung: Bezeichnung für die Aufweitung des → Zwischenwirbelraumes im seitlichen Röntgenbild der BWS oder LWS im Falle einer osteoporotischen → Fischwirbelbildung.
Bänderteste: Klinische Tests zur Prüfung der Beckenligamente. Prüfung des → Lig. iliolumbale: mittlere Beugung des homolateralen Beines im Hüft- und Kniegelenk mit gleichzeitiger Adduktion in Richtung der kontralateralen Hüfte. Im Zuge dieses Bewegungsablaufes wird über das Kniegelenk ein axialer Druck in Längsrichtung des Oberschenkels ausgeübt (Schmerzprojektion in die homolaterale Leistengegend). Prüfung der → Ligg. *sacrospinale* et *iliosacrale*: maximale Beugung des homolateralen Beines im Hüft- und Kniegelenk mit gleichzeitiger Adduktion in Richtung der kontralateralen Schulter. Im Zuge dieses Bewegungsablaufes wird über das Kniegelenk ein axialer Druck in Längsrichtung des Oberschenkels ausgeübt (Schmerzprojektion in das homolaterale Dermatom S1 laterodorsal der Hüfte bis zum Knie). Prüfung des → Lig. *sacrotuberale*: maximale Beugung des homolateralen Hüft- und Kniegelenkes mit gleichzeitiger Bewegung zur homolateralen Schulter (Schmerzprojektion in die Dorsalseite des homolateralen Oberschenkels). Nach einigen Sekunden auftretende Dehnungsschmerzen sprechen für eine funktionelle Verkürzung der Bandstrukturen mit Überlastung und

evtl. Ansatztendopathie; ähnliche Symptomatik auch bei Funktionsstörungen des → Iliosakralgelenkes.

Bärtschi-Rochaix, W.: Zeitgenössischer Schweizer Arzt aus Bern.

Bärtschi/Rochaix-Syndrom: Syn.: Zervikozephales Syndrom, Nackenmigräne. *Klinik:* Anfallartige, halbseitig auftretende Kopfschmerzen, oft einhergehend mit Hör- und Sehstörungen; hervorgerufen durch eine → Osteochondrose und → Spondylarthrose der oberen Halswirbelsäule (betroffen sind meist die Unkovertebralgelenke C1 bis C3); es kommt zu einer Kompressionssymptomatik der → A. vertebralis im Bereich der → Querfortsatzlöcher und der Spinalnerven des Halsbereiches. engl.: cervical vertigo syndrome.

Bailey-Operation: Operativer Eingriff im Bereich der → Halswirbelsäule mit interkorporaler ventraler Verblockung zweier benachbarter Wirbelkörper durch Einbringen eines autologen, queren corticospongiösen → Knochenspanes; durchgeführt vor allem zur Entlastung bei mechanisch bedingten lokalen medullären Reizzuständen (z.B. bei degenerativen → Bandscheibenerkrankungen, spondylogen bedingten Irritationen), auch bei traumatischen oder posttraumatischen Zustandsbildern; nur in Ausnahmefällen einer verbliebenen Instabilität ist eine zusätzliche innere Fixation durch eine ventrale → Schmetterlingsplatte erforderlich. → Cloward-Spondylodese, → Caspar-Platte, → Robinson-Spondylodese. engl.: Bailey's procedure.

Bakwin-Syndrom: Syn.: → Pyle-Syndrom.

Baldini-Guareschi-Funktionsdiagnostik: Röntgenologische → Funktionsdiagnostik der Halswirbelsäule zur Erfassung ihrer globalen Beweglichkeit: hierfür werden die Funktionsaufnahmen in maximaler Anteklination und Reklination auf Höhe des 7. HWK zur Deckung gebracht; anschließend wird eine Gerade von der vorderen oberen Ecke des 7. HWK bis zum vorderen Atlasbogen gezogen; der hierdurch gebildete nach oben offene Winkel gilt als Maß für die Beweglichkeit der gesamten Halswirbelsäule (*s. Abb. auf Seite 158*).

Balduzzi-Reflex: Gekreuzter → Adduktorenreflex am Bein (→ Pyramidenbahnzeichen).

Balgrist-Fixateur: Spezieller → Fixateur interne (Entwicklung im Klinikum Balgrist in Zürich/Schweiz) zur kurzstreckigen dorsalen Instrumentation vor allem im lumbalen Bereich.

Ballismus: Blitzartig auftretende, unwillkürliche, heftige Schleuderbewegungen der oberen und unteren Extremitäten; Vorkommen bei Störungen des extrapyramidalen motorischen Systems. engl.: ballism.

Balneologie: Lehre von der Heilwirkung von Bädern, Bäderheilkunde. engl.: balneology.

Balneotherapie: Therapeutische Nutzung natürlicher ortsgebundener Heilmittel, meist kombiniert mit anderen → physikalischen oder → krankengymnastischen Maßnahmen. *Anwendungsformen:* Heilwasser (zumindest 1 g/kp gelöste Mineralien sowie Anteil einzelner Ionen von mehr als 20 mval/l wie z.B. Fe, Ar, J, S u.a.), Heilgase (CO_2, Ra; z.B. bei → Spondylitis ankylosans). *Indikationen:* v.a. bei Erkrankungen des rheumatischen Formenkreises, dann in erster Linie im Frühstadium, aber auch bei degenerativen Veränderungen. engl.: balneotherapy, balneotherapeutics.

Bamberger, E.: 1858-1921; österreichischer Arzt. → Marie-Bamberger-Krankheit.

v. Bamberger, H.: 1822-1888; deutscher Internist aus Würzburg, später Wien.

v. Bamberger-Krankheit: Syn.: saltatorischer → Reflexkrampf.

Bambusstabwirbelsäule: Röntgenologisches Bild der Brust- oder Lendenwirbelsäule im Endstadium einer → Spondylitis ankylosans mit umklammernden lateralen → Syndesmophyten, Verknöcherung der → Anuli fibrosi der Bandscheiben, fixierter Fehlhaltung sowie → Osteopenie. engl.: bamboo spine. (*s. Abb. nächste Seite*)

Bandage: *franz.* für Verband. Körperumschließende oder eng anliegende → Rumpforthese aus flexiblen Materialien; hierzu zählen das (evtl. mit Klebstoffunterlage) nach Maß gefertigte → Mieder bzw. die → Leibbinde aus elastischem oder halbsteifem Material zur äußeren (Teil-)Fixation; im Wirbelsäulenbereich als unterstützende Behandlung bei lumbaler → Instabilität, → Osteoporose u.a. engl.: bandage.

Bandscheibe: Syn.: Zwischenwirbelscheibe; *lat.*: Discus intervertebralis. Druckelastische fibrokartilaginäre Synchondrose zwischen den einzelnen → Wirbelkörpern der Hals-, Brust- und Lendenwirbelsäule, wobei ihr Radius etwas größer ist als derjenige der benach-

Bandscheibe

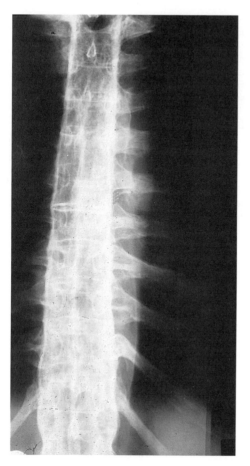 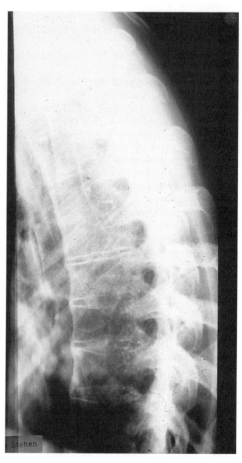

a)
b)

Typischer Röntgenbefund einer Bambusstabwirbelsäule bei fortgeschrittener Spondylitis ankylosans der BWS.
a) a.p.-Strahlengang
b) seitlicher Strahlengang.

barten Wirbelkörper. Sie bestehen aus einem weichen, quellfreudigen (wasseraufnehmenden) Gallertkern (→ Nucleus pulposus) und einem umgebenden Ring aus straff gerichtetem Faserknorpelgewebe (→ Anulus fibrosus); auf seiner Ober- und Unterseite findet sich eine fest verwachsene Hyalinknorpelschicht; physiologische Funktion der gleichmäßigen Druckverteilung (Wasserkissen) bei Erhalt der Bewegungsfunktion der Wirbelsäule; Körperlängenverlust beim Menschen im Laufe eines Tages aufgrund der stetigen Flüssigkeitsabgabe der B. infolge der statischen Belastung durchschnittlich 17-18mm (mit steigendem Lebensalter abnehmend; abhängig vom Proteoglykangehalt); Stoffwechselaustausch durch → Diffusion (größtes zusammenhängendes, nicht vaskularisiertes Gewebe des menschlichen Organismus). Die *präsakrale* B. (L5/S1) hat eine leichte Keilform, beim Erwachsenen ist sie ventral etwa 7 mm höher als dorsal. engl.: intervertebral disc, intervertebral disk.

Bandscheibe

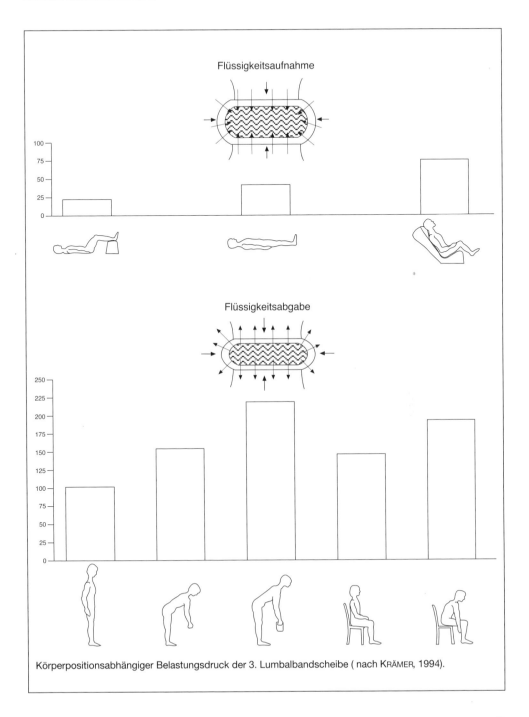

Körperpositionsabhängiger Belastungsdruck der 3. Lumbalbandscheibe (nach KRÄMER, 1994).

Bandscheibe

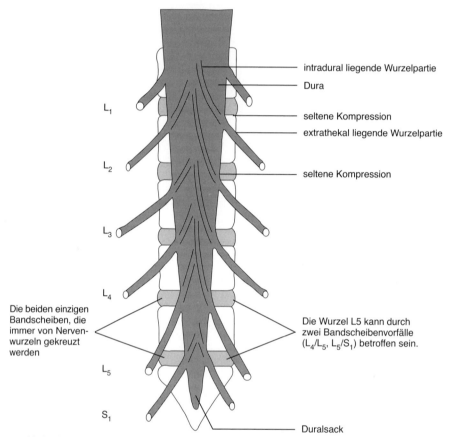

Topographie lumbaler Nervenwurzeln und Bandscheiben (a.p.-Ansicht):
Bandscheibenvorfälle in Höhe L4/5 betreffen die Wurzel L5, solche bei L5/S1 die Wurzel S1, bei massiver Ausprägung evtl. zusätzlich auch die Wurzel L5. Der schwarz gezeichnete Wurzelabschnitt liegt intradural.

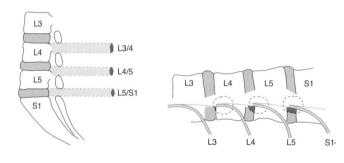

Topographie lumbaler Nervenwurzeln und Bandscheiben (Seitansicht):
In Höhe L5/S1 befindet sich die Bandscheibe zwischen den Wirbelbögen, in höheren Abschnitten überlappt der untere Wirbelbogenanteil den Zwischenwirbelraum. Kranial dislozierte Vorfälle erfordern daher meist eine knöcherne Teilabtragung des unteren Bogenrandes, evtl. sogar eine Hemilaminektomie.

Bandscheibe

Tab. 9: Morphologische Klassifikation degenerativer Bandscheibenveränderungen (nach GALANTE et al. 1967)

Stadium	Morphologischer Befund
Grad 1	unauffällig
Grad 2	leicht fibröse Nukleusstruktur; noch deutliche Abgrenzung zwischen Nucleus pulposus und Anulus fibrosus gegeben
Grad 3	einzelne Rißbildungen im Anulus fibrosus nachweisbar; ausgetrockneter und teilweise entfärbter Nucleus pulposus ohne klare Abgrenzung zum Anulus fibrosus
Grad 4	ausgeprägte Veränderungen im Anulus fibrosus und Nucleus pulposus mit Rißbildungen und Sequestrierungen; marginale Spondylophyten nachweisbar

Tab. 10: Radiologische Klassifikation degenerativer Bandscheibenveränderungen (nach GORDON et al. 1991)

Schweregrad	Typische Befunde
Grad 1 unauffällig	keine Sklerosierung; keine Höhenminderung des Zwischenwirbelraumes; keine Spondylophyten
Grad 2 minimal	leichte Sklerosierungszonen; geringfügige Höhenminderung des Zwischenwirbelraumes; keine oder allenfalls initiale Spondylophyten
Grad 3 mäßig	mäßige Sklerosierungszonen; weniger als hälftige Höhenminderung des Zwischenwirbelraumes: deutliche Spondylophyten
Grad 4 schwer	erhebliche Sklerosierungszonen; Höhenminderung des Zwischenwirbelraumes um mehr als die Hälfte; ausgeprägte Spondylophytenbildung

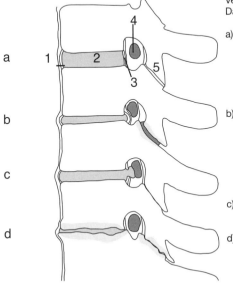

Verlauf einer Bandscheibendegeneration (schematische Darstellung):

a) Normale Verhältnisse im intervertebralen Bewegungssegment (1 = vorderes Längsband, 2 = Bandscheibe mit Nucleus pulposus und Anulus fibrosus, 3 = hinteres Längsband, 4 = Nervenwurzel im Foramen intervertebrale, dahinter Lig. flavum, 5 = Intervertebralgelenk).

b) Chondrosis intervertebralis mit Höhenminderung des Zwischenwirbelraumes, konsekutiver Lockerung des Bandapparates, Formveränderung des Foramen intervertebrale, Überlastung der Gelenkflächen der kleinen Wirbelgelenke mit beginnender Spondylarthrose; Spannung und evtl. Verdickung des Lig. flavum; Vorwölbung der Bandscheibe.

c) Dorsaler und dorsolateraler Prolaps von Nucleus-pulposus-Anteilen.

d) Fortgeschrittene Osteochondrose mit weitgehender Destruktion der Bandscheibe unter deutlicher Aufhebung der Zwischenwirbelraumhöhe, knöchernen Umbaureaktionen der angrenzenden Grund- und Deckplatten; schnabelförmige Randzackenbildung an den Wirbelkörpern (Spondylosis deformans) und den Intervertebralgelenken (Spondylarthrose).

Bandscheibenaufbrauch: Syn.: → Bandscheibendegeneration, Enchondrosis intervertebralis (*lat.*). engl.: intervertebral disk degeneration.

Bandscheibenbelastungsdruck: Syn.: intradiskaler Druck.
Axiale Druckbelastung einer Bandscheibe; unterhalb von 75 kp erfolgt Flüssigkeitsaufnahme und damit Aufquellung, oberhalb von 100 kp Flüssigkeitsabgabe (Höhenminderung des Zwischenwirbelraumes); *(s. Abb. Seite 49).*

Bandscheibendegeneration: Syn.: Bandscheibenaufbrauch, Enchondrosis intervertebralis (*lat.*).
Aufgrund der besonderen Stoffwechselsituation der Bandscheibe mit ausschließlicher Ernährung durch Diffusionsvorgänge und zusätzlicher axialer Belastung im täglichen Leben durch den aufrechten Gang bei jedem Individuum mit zunehmendem Lebensalter in unterschiedlichem Ausmaß und in unterschiedlicher Geschwindigkeit einsetzende Alterungsvorgänge der Bandscheiben mit Entquellung und nachfolgendem Elastizitätsverlust des Knorpels (charakteristische Abnahme des Gehaltes an Mukopolysacchariden als typisches morphologisches Korrelat der Bandscheibenalterung; → Chondrose); Zunahme des Kalzium- und Stickstoff- sowie Abnahme des Kalium- und Schwefelgehaltes; spätere, durch den Zermürbungsprozeß einsetzende Rißbildungen des → Anulus fibrosus mit möglicher → Protrusion bzw. → Prolabierung (→ Sequestration) des → Nucleus pulposus. In Abhängigkeit von der Lokalisation der Aufbrauchserscheinungen kommt es zu unterschiedlichen klinischen Erscheinungsbildern (→ radikuläre Störung wie → Ischialgie, → Wirbelsäulensyndrom u.a.). Vorkommen vor allem im Bereich der Hals- und Lendenwirbelsäule. Morphologische Klassifikation nach GALANTE et al. (*Tab. 9);* radiologische Klassifikation nach GORDON et al. (*Tab. 10).* engl.: intervertebral disk degeneration.

Bandscheiben(endo)prothese: Alloplastischer Ersatz einer lumbalen Bandscheibe durch ein vom ventralen Zugang her eingebrachtes Implantat aus Metall und Kunststoff, welches ein Restbewegungsspiel erlaubt. → SB-Charité (Inauguroren: H. ZIPPEL, K. BÜTTNER-JANZ), → Marney-Zwischenwirbelendoprothese, → Hydrogel-Prothese, → Fernström-Kugelprothese, → Steffee-Endoprothese, → Hou-Implantat, → Nucleus-pulposus-Prothese (→ PDN-Prothese). engl.: intervertebral disc prothesis.

Bandscheibenetage: Anatomisch exakt definierte Höhe eines → Zwischenwirbelraumes (z.B. C6/C7, L4/L5).

Bandscheibenfach: Syn.: → Zwischenwirbelraum. engl.: intervertebral space.

Bandscheibenhernie: Syn.: → Bandscheibenprolaps. engl.: slipped disk, herniated (vertebral) disk, herniated nucleus pulposus.

Bandscheibenlockerung: Syn.: Instabilitas intervertebralis (*lat.*).
Stabilitätsverlust eines → Bewegungssegmentes der Wirbelsäule aufgrund des Nachlassens des Quelldruckes und des damit verbundenen Elastizitätsverlustes des → Nucleus pulposus mit nachfolgender Fehl- bzw. Überbeanspruchung der → Wirbelgelenke (→ Osteochondrose, Spondylarthrose) und der Bandstrukturen (→ Spondylose).
Klinische Symptomatik: rezidivierende muskuläre Irritationen aufgrund der Kompensationsversuche der Bauch- und Rückenmuskulatur, arthroligamentäre Kreuzschmerzen infolge einer Überlastungssymptomatik der Facettengelenke. engl.: segmental instability.

Bandscheibenoperation: Syn.: → Nukleotomie, → Diskektomie → Diskotomie. engl.: nucleotomy, discectomy.

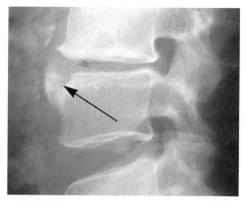

Seitliche Röntgenzielaufnahme von LWK 5 mit knöcherner Reparation (→) nach ventraler Nucleus pulposis-Hernie L4/L5, die teilweise in die kraniale Abschlußplatte eingebrochen ist.

Bandscheibenoperation

Normalzustand

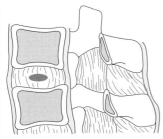

Vordere Hernie

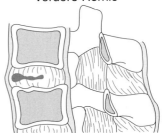

Klinisch stumme ventrale Protrusion mit Vorwölbung des Längsbandes; sekundäre Osteophytenbildung – Spondylosis deformans

Intravertebrale Herniation

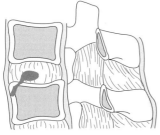

Vordere untere Herniation von Bandscheibengewebe mit Absprengung eines dreieckigen Fragments aus dem Nachbarwirbel – Limbus vertebrae

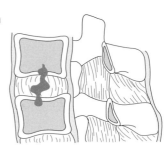

Prolaps von Bandscheibengewebe nach kranial oder kaudal durch die Deckplatten in den benachbarten Wirbel – Schmorlsches Knötchen

Intraspinale Herniation

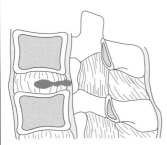

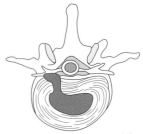

Medialer oder posterolateraler Bandscheibenvorfall in den Spinalkanal – "Bandscheibenhernie" mit dann klassischer radikulärer Symptomatik (Protrusion, Prolaps, Sequestierung)

Schematische Darstellung der morphologischen Formen der Bandscheibenherniation.

Bandscheibenprolaps

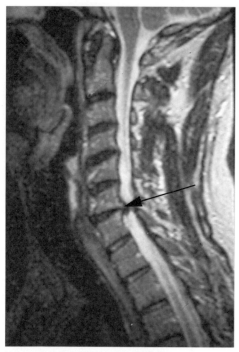

Kernspintomographischer Befund in der seitlichen Schichtebene der HWS bei Bandscheibenprolaps C6/C7 (→).

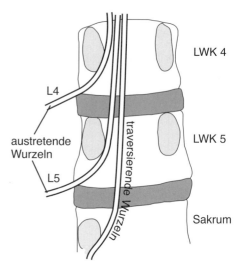

Topographische Anatomie bei lumbalem Bandscheibenvorfall:
- paramediale Prolapse tangieren v.a. die traversierenden Wurzeln (aus dem darunterliegenden Segment);
- laterale Prolapse tangieren v.a. die austretenden Wurzeln (aus dem darüberliegenden Segment).

Bandscheibenprolaps: Syn.: Bandscheibenhernie, Bandscheibenvorfall, Nucleusprolaps.
Hernienartiger Durchbruch des → Nucleus pul-

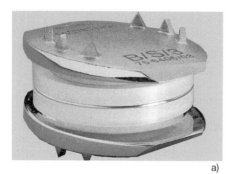
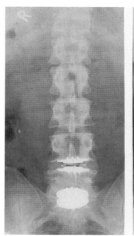
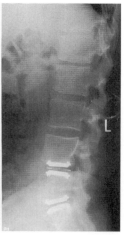

Bandscheibenendoprothese (nach Zippel und Büttner-Janz; Hersteller: Fa. Link, Hamburg. Mit freundlicher Genehmigung)
a) Implantat aus Titan mit Polyäthylen-Gelenk
b) Rückensituation 2 Jahre nach alloplastischem Ersatz L4/L5 und L5/S1 im a.p. und im seitlichen Röntgenbild der LWS..

posus durch den eingerissenen → Anulus fibrosus als Folge einer → Bandscheibendegeneration. Morphologisch differenziert wird der → *flipping disk* (zeitweilig pendelnd) von einem Dauerprolaps bei völliger Zerreißung des äußeren Faserringes *(freier* oder *sequestrierter* B.). *Vorkommen:* meist im Alter zwischen 30-50 Jahren; in der Jugendzeit nur in 1-2 %. *Klinisches Bild* entsprechend der anatomischen Lokalisation mit segmentalem → Bandscheibensyndrom. *Diagnosesicherung* und → *Höhenlokalisation* durch klinisch-neurologische Untersuchung sowie durch bildgebende Verfahren wie → Computertomographie, → Kernspintomographie (NMR), → Myelographie und/oder → Diskographie *(Tab. 11 und 12). Therapie:* möglichst konservativ; bei persistierenden, subjektiv nicht tolerierten Beschwerden bzw. bei neurologischen Ausfällen *relative* Operationsindikation im Sinne einer → hypertonen Dehydratation bzw. einer → Chemonukleolyse (nur bei B. ohne Sequestrierung) bzw. einer perkutanen → Nukleotomie (mikro- oder makrochirurgische Intervention) mit → Fenestrotomie bzw. inkompletter oder kompletter → Hemilaminektomie; in Ausnahmefällen oder bei Rezidiveingriffen auch (interkorporale) → Spondylodese. *Absolute* Operationsindikation bei → Konus- oder → Kauda-Syndrom. engl.: slipped disk, herniated (vertebral) disk, herniated nucleus pulposus. **harter B.:** Bezeichnung für eine spinale → Wurzelkompression durch einen → Spondylophyten.

Bandscheibenprothese: → Bandscheibenendoprothese.

Bandscheibenprotrusion: Syn.: Bandscheibenvorwölbung, Nukleusprotrusion. Vorwölbung des degenerierten, in seiner Kontinuität jedoch noch erhaltenen → Anulus fibrosus (inkompletter → Prolaps). *Klinisches Bild:* meist nur → Wirbelsäulensyndrom wie → Lumbago ohne radikuläre Ausfallsymptomatik, seltener komplettes → Bandscheibensyndrom *(Tab. 13 und 14). Therapie:* in Abhängigkeit von der Beeinflußbarkeit des klinischen Beschwerdebildes weitgehend konservativ (Palette der → physikalischen Therapie), nur bei hartnäckig persistierenden Beschwerdebildern operativ (minimal invasiv durch hypertone → Dehydratation, → Chemonukleolyse u.a. bzw. offen durch → Nukleotomie). engl.: protruding intervertebral disk.

Bandscheibenring: Syn.: → Anulus fibrosus *(lat.).*

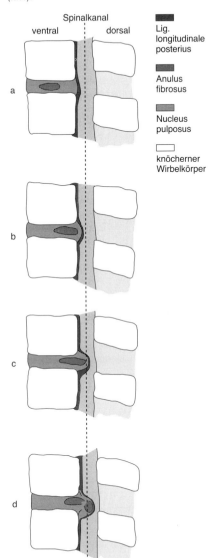

Schematische Darstellung eines lumbalen Bandscheibenvorfalles (seitliche Ansicht):
a) Normalbefund
b) Protrusion
c) Flipping disc
d) freier, sequestierter Prolaps

Bandscheibenprotrusion

Tab. 11: Differentialdiagnose Bandscheibenprotrusion - Bandscheibenprolaps im computertomographischen Bild (nach KRÄMER, 1994)

Bandscheibenprotrusion	Bandscheibenprolaps
symmetrische Ausformung	asymmetrische Ausformung
breiter als hoch ausgeformt	höher als breit ausgeformt
glatt begrenzte Oberfläche	unregelmäßig gestaltete Oberfläche
immer auf diskaler Ebene	sowohl auf diskaler als auch auf supra- und infradiskaler Ebene
mäßige Verdrängung der Dura und der Nervenwurzel	nicht selten starke Verdrängung von Dura und Nervenwurzel
im Randbereich bisweilen sichelförmige kalkdichte Schatten (beginnende Verknöcherung des Lig. longitudinale prosterius)	

Tab. 12: Klinische und diskographische Differentialdiagnostik Protrusionsischialgie - Prolapsischialgie (nach KRÄMER, 1994)

Protrusionsischialgie	Prolapsischialgie
allmählich oder schleichend einsetzende Symptomatik	plötzlich schlagartig einsetzende Symptomatik
wechselnde Fehlhaltung	konstante Fehlhaltung
proximales Schmerzband bevorzugt	distales Schmerzband bevorzugt mit typischen Parästhesien und motorischen Defiziten
medikamentös gut beeinflußbar	medikamentös kaum beeinflußbar
manueller Andruck bei Durchführung einer Diskographie schwer	manueller Andruck bei Durchführung einer Diskographie eher leicht
Kontrastmittel bleibt in der Diskographie im Intervertebralraum	Kontrastmittel fließt bei der Diskographie in den Epiduralraum ab

Tab. 13: Schweregrade einer lumbalen Bandscheibenprotrusion bzw. -prolapses

Grad 1	unphysiologische intradiskale Massenverschiebung mit Vorwölbung des intakten Anulus fibrosus über die Hinterkante des Wirbelkörpers auf diskaler Ebene hinaus; breitbasige Vorwölbung auf diskaler Ebene.
Grad 2	sog. subanulöser Sequester; disloziertes Bandscheibengewebe hat die radiären Fissuren bis hin zu den äußeren Schichten des Anulus fibrosus durchbrochen, die Hauptmasse des verschobenen Bandscheibengewebes befindet sich aber noch im Zwischenwirbelabschnitt oder vor der Hinterkante (Rückverlagerungsmöglichkeit gegeben).
Grad 3	sog. subligamentärer bzw. submembranöser Sequester; der Anulus fibrosus ist in seiner äußeren Schicht durchbrochen, posteriore Deckung nur durch ausgedünnte Anteile des Lig. longitudinale posterius bzw. durch die zarte ventrale Epiduralmembran, meist paramediale Lokalisation in der diskalen, supra- oder infradiskalen Ebene.
Prolaps	Anulus fibrosus, Lig. longitudinale posterius bzw. Epiduralmembran sind von Bandscheibengewebe durchbrochen; differenziert werden gebundene und freie Sequestrierungen.

Bandscheibenstuhl

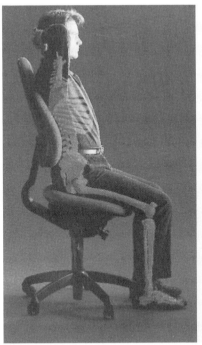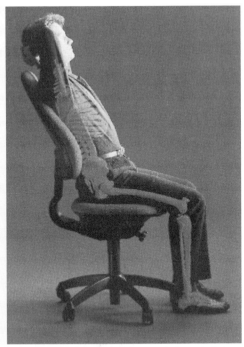

Rückgerechter ergonomischer Bandscheibenstuhl mit hoher flexibler Lehne und nach ventral abgeschrägter Sitzfläche (Fa. Kuhn Organisation, Kernen i. R. Mit freundlicher Genehmigung).

Aus straff gerichteten kollagenen Fasern bestehender äußerer Anteil der → Bandscheibe. engl.: anulus fibrosus.

Bandscheibenruptur: Traumatisch bedingter Einriß des → Anulus fibrosus einer Bandscheibe durch maximale Kompression oder Distraktion, evtl. kombiniert mit einer Flexions-, Extensions- oder Torsionsbewegung; mitursächlich ist immer ein degenerativ vorgeschädigtes Gewebe, da die Gewalteinwirkung in den allermeisten Fällen eher zu einer Impression der knöchernen Wirbelkörperabschlußplatten als zu einer isolierten Verletzung des Weichgewebes einer primär morphologisch unauffälligen Zwischenwirbelscheibe führen würde. Keine sicheren *klinischen* Zeichen. *Röntgenologisch* nur bei kompletter Kontinuitätsunterbrechung auffällige → Funktionsaufnahme; Spätzeichen der *Spondylosis deformans traumatica* durch sekundäre Verknöcherung der traumatisch geschädigten ligamentären und Kapselbandstrukturen. *Therapie*: konsequente Ruhigstellung über 6-8 Wochen, krankengymnastische isometrische Muskelspannungsübungen. engl.: vertebral disc rupture.

Bandscheibenschaden: Syn.: → Bandscheibendegeneration.

Bandscheibensequester: Aus dem Gewebeverbund einer degenerativ veränderten Bandscheibe gelöstes Fragment. → Bandscheibenprolaps. engl.: sequestrated disc fragment.

Bandscheibenstuhl: Besonders gestalteter Stuhl mit schräg nach vorne abfallender Sitzfläche und spezieller Rückenlehnengestaltung zur Förderung einer funktionell schonenden Sitzposition; Hilfsmittel der → Ergotherapie zur ergonomischen Gestaltung des Arbeitsplatzes (bei überwiegend sitzender Arbeitshaltung) im Falle eines Wirbelsäulenleidens (häufige Rückenschmerzen bei degenerativem Bandscheibenschaden, Zustand nach erfolgter → Nukleotomie u.a.).

Bandscheibensyndrom

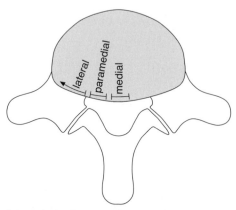

Schematische Darstellung der Transversalebenen im lumbalen Computer- und Kernspintomogramm.

Bandscheibensyndrom: Schmerz- mit evtl. begleitender segmentaler neurologischer → Ausfallssymptomatik, hervorgerufen durch eine → Bandscheibenprotrusion bzw. durch einen → Bandscheibenprolaps im Bereich der HWS, BWS oder LWS. *Klinisches Bild*: lokaler Spontanschmerz im Bereich der Wirbelsäule, evtl. verstärkt durch besondere Bewegungsmuster, Husten oder Niesen; Einschränkung der Wirbelsäulenfunktion, im lumbalen Bereich evtl. mit → Schmerz- oder → Ischiaskoliose, → Lumbalshift bei der Oberkörperanteklination oder → Lendenstreckssteife (vor allem bei Kindern und Jugendlichen); neurologische Symptome wie → Hyperalgesie, → Hyper-, → Hypo- → Par- oder → Anästhesie.

Im *zervikalen* Bereich meist in Höhe C5/C6 und C6/C7 lokalisiert; bei einer radikulären Irritation wird die HWS zur Gegenseite rotiert, geneigt und leicht antekliniert gehalten; eine Reklination sowie homolaterale Rotation und Seitneigung verstärken das Schmerzbild; Häufigkeit zervikaler Prozesse im Verhältnis zum Auftreten im *lumbalen* Bereich: 1:80.

Bezüglich der WS sind in erster Linie die Segmente L4/L5 und L5/S1 betroffen, dies aufgrund der hier konzentrierten statischen und dynamischen Belastung sowie der besonderen anatomischen Situation des → Lig. longitudinale posterius, das sich von kranial nach kaudal deutlich verjüngt (s. *Abb. S. 259*). Im Falle eines rein *dorsomedian* lokalisierten *lumbalen* Prolapses wird in erster Linie das hintere Längsband irritiert mit dann oft heftigen, hartnäckigen Lumbalgien ohne neurologische Begleitsymptomatik; segmentale motorische Schwächen oder Ausfälle, fibrilläre und/oder faszikuläre Zuckungen der Muskulatur sowie → Reflexstörungen, jeweils hervorgerufen durch mechanische Reizung des → Rückenmarkes bzw. der Wurzeln der → Spinalnerven bei *mediolateraler* oder *lateraler lumbaler* Prolapslokalisation (→ Wurzelneuritis, → Ischias-Syndrom).

Im Falle einer seltenen *thorakalen* Nukleusprotrusion bestehen segmentale, halbgürtel- oder gürtelförmige Schmerzsymptome des betroffenen → Interkostalnerven *(Tab. 15 und 16)*.

Wichtige klinisch-diagnostische Zeichen: → Lasègue, → Bragard, → Gowers, → Dandy, → Häussler (im lumbalen Bereich), → Naffziger (im zervikalen Bereich), → Cyriax (im thorakalen Bereich); → Güntz-Zeichen (röntgenologisch). *Diagnosesicherung* durch bildgebende Verfahren wie → Computertomographie, → Kernspintomographie (NMR), → Myelographie, → Diskographie.

Tab. 14: Prognose einer Spontanresorption eines lumbalen Bandscheibenvorfalles (nach KRÄMER 1994)

gut	schlecht
wasserreiches Gewebe (Nucleus pulposus)	wasserarmes Gewebe (Anulus fibrosus, Knorpelanteile)
hohe Signalintensität (T2-Wichtung im CT)	geringe Signalintensität (T2-Wichtung im CT)
supra- oder infradiskale Sequesterlokalisation	diskale oder intraforaminale Sequesterlokalisation
< 1/3 des Sequesters im Wirbelkanal	> 1/3 des Sequesters im Wirbelkanal
weiter Spinalkanal	enger Spinalkanal

Therapie: → Bandscheibenprotrusion, → Bandscheibenprolaps. engl.: spinal disk syndrome; disk disease.

Bandscheibentumor: *Primäre* Genese bisher nicht beschrieben. → Wirbelsäulentumor, → Wirbelsäulenmetastase. engl.: (vertebral) disk tumor.

Bandscheibenvorfall: Abkürzung: BSV → Bandscheibenprolaps. engl.: slipped disk, herniated (vertebral) disk, herniated nucleus pulposus.

Bang, B. L. F.: 1848-1932; dänischer Arzt und Tierarzt aus Kopenhagen. → M. Bang.

Bar-Bildung: → Segmentationsstörung der Wirbelsäule mit Ausbildung einseitiger (inkompletter) → Blockwirbel.

Bardenheuer, B.: 1839-1913; deutscher Chirurg aus Köln.

Bardenheuer-Ravitch-Methode: Hemipelvektomie mit Beckenamputation in der Symphyse und im → Iliosakralgelenk.

Barré, J.A.: 1880-1967; französischer Neurologe aus Straßburg.

Barré-Beinhalteversuch: Klinischer Test zur Prüfung auf Vorliegen einer latenten Halbseitenlähmung durch rechtwinklige Beugung beider Unterschenkel in Bauchlage: bei Hemiparese erfolgt eine Streckung des „paretischen" Beines infolge des Überwiegens des Streckertonus (→ Pyramidenbahnzeichen). engl.: Barré's pyramidal sign.

Barré-Liéou-Syndrom: Sonderform eines zerviko-zephalen Syndromes; klinischer Symptomenkomplex durch gefäß-nervenbedingte Irritation des Halssympathikus infolge degenerativer Veränderungen der Halswirbelsäule (v.a. → Osteochondrose, → Spondylarthrose) mit Schwindel, Tinnitus, Kreislaufregulationsstörungen mit Blutdrucksenkung und evtl. Hinterhauptsschmerz. engl.: Barré-Liéou syndrome.

Tab. 15: Ausgangspunkte und Komponenten bandscheibenbedingter Beschwerdebilder (nach KRÄMER 1994)

Ausgangspunkt			Schmerzvermittler	Identifikation
Primär diskogen	hinteres Längsband, Dura		R. meningeus	-
Sekundär diskogen	Spinalnerv	diskogen	N. spinalis	Dermatom dorsal und ventral
		osteogen	v.a. R. ventralis	motorische Beteiligung
	Wirbelgelenk	Kapseldehnungsschmerz	R. meningeus und R. dorsalis	-
		Arthroseschmerz		-
	dorsale Muskulatur	reflektierender Muskelkrampf bei primär diskogenen Beschwerden	R. dorsalis	Dermatom dorsal
		Muskelinsuffizienz bei Bandscheibenlockerung	R. dorsalis	dumpf, schwer lokalisierbar

Tab. 16: Kriterien für die Anerkennung eines zervikalen Bandscheibensyndromes bzw. eines Bandscheibenvorfalles als Unfallfolge

1. **Beschwerdefreiheit bzgl. der HWS unmittelbar vor dem Unfallereignis**
2. **adäquates Trauma**
   - von außen kommende Gewalteinwirkung
   - unerwartete erhebliche Kraftanstrengung
3. **Auftreten pathognomonischer Beschwerden sofort nach dem angeschuldigten Unfallereignis.**

Barré-Syndrom: Syn.: → Guillain-Barré-Syndrom.

Barsony,T.: 1887-1942; ungarischer Röntgenologe aus Budapest.

Barsony-Koppenstein-Aufnahme: 1.) spezielle Röntgenaufnahme zur besseren seitlichen Darstellung der 4 oberen Brustwirbelkörper. **2.**) spezielle sagittale Röntgenaufnahme zur besseren Darstellung der unteren Hals- und der oberen Brustwirbelsäule (sog. Einblickaufnahme).

Barsony-Polgar-Syndrom: Syn.: → Ostitis condensans der Beckenschaufel, → Iliitis condensans.

Barsony-Schulhof-Aufnahme: Spezielle a.p.-Röntgenaufnahme zur besseren Darstellung des Kreuzbeines bzw. seines Überganges zur unteren Lendenwirbelsäule.

basal, basalis: *lat.* für an der Basis, Grund... engl.: basal, basilar.

Basilarimpression: Syn.: basiläre → Impression. Hochstand des → Dens axis. *Ursachen: Primär* als kongenitale Fehlbildung der Schädelbasis oder oberer Anteile der → Halswirbelsäule um das → Foramen magnum des Hinterhauptknochens in die hintere Schädelgrube (z.B. → atlantookzipitale Fusion, → Atlashypoplasie, → Dysraphie, Anomalien des → Dens axis, → Klippel-Feil-Syndrom); *sekundär* bei Erweichungen der Schädelbasis im Gefolge einer → Rachitis, → Osteogenesis imperfecta, rheumatoiden → Arthritis, → Spondylitis ankylosans, → M. Paget oder → Osteomalazie. *Klinik*: die kongenitalen Veränderungen führen meist erst ab dem mittleren Lebensalter zu Beschwerden im Sinne vermehrt auftretender Kopfschmerzen; kurzer, oft schlecht beweglicher Hals; begleitende zervikale Funktionsstörungen. Bei der selteneren asymmetrischen Ausbildung Symptomatik des → Schiefhalses oder der → Gesichtsskoliose. *Röntgenologischer* Nachweis durch Bezugnahme auf die → Bimastoidlinie; oft kombiniert mit einer Abflachung des → Basiswinkels; → Chamberlain-Linie, → McGregor-Linie,→ McRae-Linie, → Ranawat-Bestimmungsmethode. engl.: basilar impression.

Basis: *griech.* für Sockel, Grundstock, Grundlage, Fundament. **B. ossis sacri:** kraniale Fläche des Kreuzbeines, durch die präsakrale Bandscheibe mit dem 5. Lendenwirbelkörper verbunden. engl.: base, basis.

Basistherapeutika: Sammelbegriff für langsam und langfristig, jedoch nicht ursächlich wirkende Antirheumatika; Wirkungsweise durch Interaktion in den immunpathologischen Entzündungsablauf spezieller „rheumatischer" Krankheitsbilder mit Verlangsamung des chronisch entzündlichen Prozesses, ohne daß ihr genauer Wirkungsmechanismus sowie ihr exakter Angriffspunkt im Stoffwechsel definitiv geklärt sind. Zu dieser Substanzgruppe gehören die Antimalarika, Goldpräparate, D-Penicillamin, Sulfasalazin, im weitesten Sinne auch Immunsuppressiva wie Azathioprin und Methotrexat. Indikation bezüglich Erkrankungen im Bereich der Wirbelsäule: vor allem bei schweren Verlaufsformen der seronegativen → Spondylarthritiden. engl.: basic therapeutics.

Basiswinkel: Röntgenologischer Parameter; der vom Clivus und der vorderen Schädelgrube gebildete Basisebenenwinkel; abgeflacht (→ Platybasie) bei Schädelbasisanomalien, z.B. bei → Basilarimpression. engl.: Boogard's angle.

Basion: Vorderes Ende des → Foramen occipitale magnum im seitlichen Röntgenbild des Schädels. → Basilarimpression, → McRae-Linie, → Opisthion.

Bauchband (-Zeichen): Pathognomonisches Zeichen einer → retroisthmischen Spaltbildung im schrägen Röntgenbild der Lendenwirbelsäule mit auffälliger → Scotchterrier-Figur.

Bauchdeckenreflex, Bauchhautreflex: → Abdominalreflex. engl.: superficial abdominal reflex.

Bauchlage: Flachlagerung auf dem Bauch; Ge-

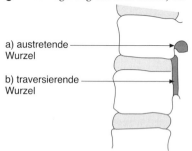

a) austretende Wurzel
b) traversierende Wurzel

Topographische Anatomie bei Spinalnervenkompression durch einen sequestierten Bandscheibenvorfall:
a) Kraniolaterale Sequestierung mit Kompression der austretenden Nervenwurzel,
b) diskale und kaudale Sequestierung mit Kompression der traversierenden Nervenwurzel.

genteil von → Rückenlage. engl.: abdominal position.

Bauchpelotte: Suprapubische → Pelotte innerhalb einer LWS-→ Flexionsbandage zur Stabilisierung einer lumbalen → Entlastungshaltung.

Bauchwirbel: Syn.: → Lendenwirbel.

Bauer-Kienböck-Herd: Typischer Röntgenbefund im Bereich der Lendenwirbelsäule im Falle einer → Ochronose (Alkaptonurie) mit subdiskaler knöcherner Verdichtung und gleichzeitiger abschlußplattennaher unscharfer, rundlicher Aufhellung und zarter Randverdichtung im Wirbelkörper selbst (sog. ochronotische → Spondylophatie).

Bauer-Zugang: Thorakolumbaler → Zugangsweg zur Wirbelsäule (Th4-L5) mit zweifacher Thorakotomie zur Korrektur langbogiger → Thorakolumbalskoliosen. engl.: Bauer's approach.

v. Bechterew, W.M.: 1857-1927; russischer Neurologe aus St. Petersburg.

Bechterew-Ischiasphänomen: Unfähigkeit eines im Bett sitzenden Patienten, beide Beine gleichzeitig zu strecken; Ausdruck eines Reizzustandes des Ischiasnerven.

Bechterew-Jacobsohn-Karpometakarpalreflex: Reflektorische Fingerflexion auf Beklopfen des Processus styloideus radii oder ulnae bzw. des Handrückens; gehört zu den → Pyramidenbahnzeichen. engl.: Bechterew-Jacobsohn carpometacarpal reflex.

Bechterew-Krankheit: → Spondylitis ankylosans.

Bechterew-Mendel-Reflex: Syn.: Fußrückenzeichen. Reflektorische Plantarflexion der Zehen (evtl. auch deren fächerförmige Spreizung) auf einen Schlag gegen den fersennahen Anteil des seitlichen Fußrückens; gehört zu den → Pyramidenbahnzeichen. engl.: Bechterew-Mendel reflex.

Bechterew-Reflex: Syn.: Bechterew-Zeichen. 1.) Reflektorische Zehenflexion beim Beklopfen der Hackensohle oder des äußeren Fußrandes; symptomatisch bei Erkrankungen des Zentralnervensystems. → Rossolimo-Reflex. engl.: Bechterew's plantar reflex. 2.) Reflektorische Kontraktion der Pronationsmuskeln des Unterarmes auf Beklopfen des unteren Radiusendes; gehört zu den → Pyramidenbahnzeichen. engl.: Bechterew's pronation reflex.

Bechterew - Strümpell - Marie - Krankheit: Syn.: → Spondylitis ankylosans.

Bechterew-Symptom: Fehlende Schmerzempfindung auf kräftigen Druck gegen den N. peronaeus in Höhe des Wadenbeinköpfchens bei der → Tabes dorsalis.

Bechterew-Zeichen: Syn.: → Bechterew-Reflex.

Becken: *lat.*: pelvis. Knöcherner Skelettanteil als Verbindung zwischen Wirbelsäule und unteren Extremitäten, wobei das → Kreuzbein (→ Os sacrum) und das → Steißbein (Os coccygis) in beide Regionen eingebunden sind. engl.: pelvis.

Beckenankylose: Becken mit Versteifung eines oder beider → Iliosakralgelenke (z.B. bei → Spondylitis ankylosans).

Beckenanteklination: Syn.: → Beckenkippung.

Beckengürtel: *lat.*: Cingulum membri inferioris. Anatomisch gebildet von beiden Hüftbeinen, die durch die Symphyse miteinander verbunden sind, sowie dem → Os sacrum, das über die → Kreuzdarmbeingelenke ebenfalls mobil eingeschaltet ist. engl.: pelvis girdle.

Beckengurt: 1.) Meist aus formbarem Kunststoff gefertigte mechanische Hilfsvorrichtung zur Kraftübertragung auf die Beckenkämme bei der konservativen kontinuierlichen Aufdehnung der → Thorakolumbalskoliose im Rahmen der → Cotrel-Dauerzugextension bzw. der → Halo-Extension.
2.) Spezielle Orthese für den lumbosakralen Übergangsbereich (→ Pelvic belt).

Beckenkamm: → Christa iliaca (*lat.*). engl.: iliac crest.

Beckenkippung: Verstärkte → Anteklinationsstellung des Beckens, z.B. zur Kompensation einer Hüftbeugekontraktur; bedingt eine kompensatorische → Hyperlordose der → Lendenwirbelsäule.

Beckenlockerung: → Hypermobilität des sakroiliakalen Kapsel-Band-Apparates. Ursachen: hormonell bedingt im Verlauf des Menstruationszyklus oder während der Gravidität; fehlstatisch bedingt bei → Thorakolumbalskoliose, Beckendeformitäten, chronischen Hüftleiden, Beinverkürzung u.a.

Becken-Rippen-Kontaktsyndrom: Syn.: Syndrom der costae fluctuantes. Lokale schmerzhafte Irritation im Kontaktbereich von Beckenkamm und untersten Rippen

Becken-Rippen-Kontaktsyndrom

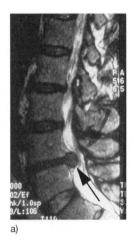
a)

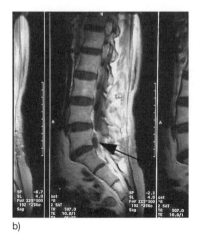
b)

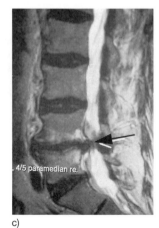
c)

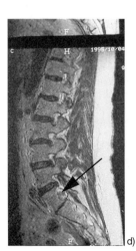
d)

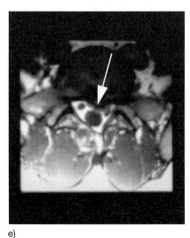
e)

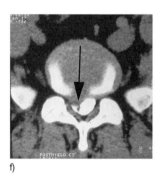
f)

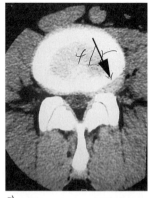
g)

Bandscheibenprotrusion und -prolaps in der bildgebenden Diagnostik:
a) gebundener subligamentärer Sequester L4/L5 (Grad II) im seitlichen CT-Schnitt (→)
b) nach kranial sequestrierter Prolaps L5/S1 im seitlichen CT-Schnitt (→)
c) paramedian sequestrierter Prolaps L4/L5 im seitlichen Myelo-CT-Schnitt (→)
d) lateral-kranial liegender Prolaps L5/S1 mit Projektion auf die Dorsalkante L5 im seitlichen CT-Schnitt (→)
e) medialer lumbaler Prolaps im horizontalen Myelo-CT-Schnitt (→)
f) links-paramedian liegender Prolaps L5/S1 im horizontalen Myelo-CT-Schnitt (→)
g) rechts-lateral liegender Prolaps L4/L5 mit foraminaler Kompression im horizontalen CT-Schnitt (→).

Becken-Rippen-Kontaktsyndrom

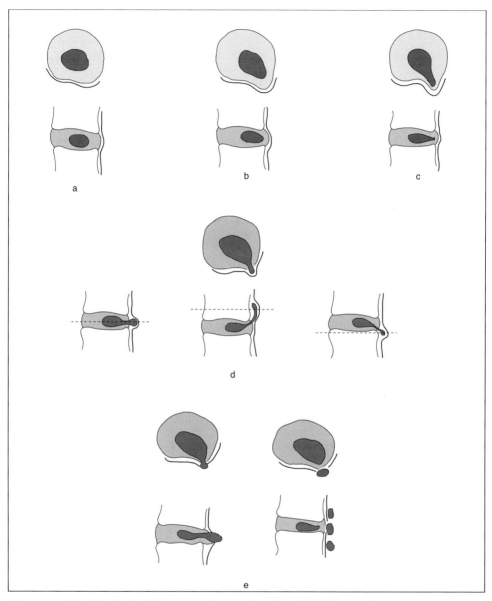

Schweregrade lumbaler Bandscheibenprotrusionen- und -prolapse (Aufsicht sowie Seitansicht):
a) normale Bandscheibe
b) Grad 1 (intradiskale Massenverschiebung)
c) Grad 2 (subanulärer Sequester)
d) Grad 3 (subligamentärer bzw. submembranöser Sequester auf diskaler, supra- oder infradiskaler Ebene)
e) Prolaps (gebunden oder frei im Wirbelkanal).

Ursachen: Haltungsverfall aufgrund einer → Osteoporose, → Skoliose oder → Hyperlordose. *Klinisches Bild*: laterale Lumbalgie mit Schmerzausstrahlung von der Flanke bis in die Leiste und den Unterbauch, v.a. in stehender Position; typischer Palpationsbefund der muskulären Irritationen am Beckenkamm und der Unterkante der 11. und/oder der 12. Rippe. *Röntgenbild* mit verminderter Distanz zwischen Beckenkamm und untersten Rippen. *Therapie*: lokale Analgesie (therapeutische → Lokalanästhesie), krankengymnastische Haltungsschulung.

Beckenschiefstand: → Beckentiefstand. engl.: pelvic obliquity.

Beckenskoliose: Sekundäre Asymmetrie des knöchernen Beckens bei → Thorakolumbalskoliose im Wachstumsalter durch Einbeziehung des → Kreuzbeines in die Wirbelsäulenfehlkrümmung. engl.: scoliotic pelvis, sacral scoliosis.

Beckenstarre: → Hypomobilität des sakroiliakalen Kapsel-Band-Apparates *Ursachen:* harmlose → Funktionsstörung im Sinne der manuellen Medizin, degenerativ bei → Sakroiliakalarthrose oder bei postentzündlicher → Sakroiliakalankylose.

Beckentiefstand: Syn.: → Beckenschiefstand. Einseitige Tiefstellung des Beckens mit nachfolgenden fehlstatischen Auswirkungen auf die lumbale Wirbelsäule. *Ursachen*: → Skoliose der Wirbelsäule, knöcherne Beckenasymmetrie, reelle anatomische → Beinverkürzung, scheinbare virtuelle → Beinlängendifferenz (kongenitale einseitige Hüftgelenksluxation, homolaterale Hüftbeuge- oder Kniebeugekontrakturen). *Klinisches Bild*: Asymmetrie der Gesäßfalten, unterschiedliche Höhe der → Beckenkämme bzw. der → Kreuzbeingrübchen, unterschiedliche Höhe der Kniebeugefalten. engl.: pelvic obliquity.

Beely, F.: 1846-1902; deutscher Orthopäde aus Berlin.

Beely-Schwebe: Eiserner Stehrahmen mit Flaschenzug und anhängender → Glisson-Schlinge; Einsatz zur vertikalen Extension bei Skoliose, aber auch zur aktiv dosierten axialen Belastung bei abheilender tuberkulöser → Spondylitis, zum Anlegen von Thorax-Gipskorsetten u.ä.

Befallsmuster: Krankheitstypische Lokalisationskombinationen von meist von entzündlichen Prozessen betroffenen Gelenken und Wirbelsäulenabschnitten (z.B. → rheumatoide Arthritiden, → Spodylarthritiden u.a.).

Behçet, H.: 1889-1948; türkischer Dermatologe aus Istanbul.

Behçet-Krankheit: Syn.: Kutaneo-muko-uveales Syndrom, Gilbert-Behçet-Syndrom, Adamantiades-Behçet-Syndrom. *Ätiopathogenetisch* ungeklärtes entzündliches Krankheitsbild mit Autoimmunphänomenen; gehäufte Assoziation mit HLA-B 5 und 27. *Klinik* mit rezidivierenden Schleimhautulzerationen. *Symptomatik im Bereich der Wirbelsäule*: in Einzelfällen Auftreten einer → Sakroiliitis, evt. seronegative → Spondylarthritis. engl.: Behçet's disease.

Beinhalteversuch: Klinischer Untersuchungstest zum sicheren Ausschluß einer latenten zentralen Hemiparese: der Patient befindet sich in Rückenlage, hat die Augen geschlossen; beide Beine werden angehoben und in den Hüft- und Kniegelenken um jeweils 90° angebeugt. Im Falle einer unterschwelligen neurologischen Störung kommt es im Laufe der Zeit zu einem Absinken eines Unterschenkels (s. *Abb.*).

Beinlänge: 1.) absolute B., anatomische B.: radiologisch gemessene Beinlänge in cm zwischen der Spitze des Trochanter major und dem Innenknöchel (bei gestrecktem Kniegelenk). engl.: leg lenght. **2.) funktionelle B.:** klinisch beim Stehenden gemessene Beinlänge in cm zwischen der Spina iliaca anterior superior und dem Innenknöchel bzw. dem Erdboden. Differenzen zwischen beiden unteren Extremitäten von mehr als einem cm führen zu einer statischen Aufbaustörung der Wirbelsäule mit klinischen, meist muskulär oder funktionell bedingten Beschwerdebildern. engl.: anatomic rsp. functional leg length.

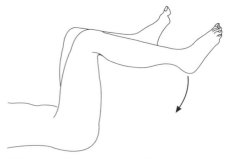

Beinhalteversuch zur sicheren Erfassung einer latenten Hemiparese im Bereich der unteren Extremitäten.

Beinlängendifferenz: Intraindividuelle ungleiche Länge beider unterer Extremitäten.
1.) funktionelle B.: „vorgetäuschte", scheinbare (virtuelle) B. bei seitengleicher Knochenlänge, verursacht durch eine Hüft- oder Kniegelenkskontraktur oder eine einseitige Funktionsstörung des → Kreuzdarmbeingelenkes (→ Vorlaufphänomen). **2.) reelle (absolute) B.:** tatsächlich bestehende einseitige Beinverkürzung oder -verlängerung (idiopathisch, posttraumatisch u.a.m.). Eine B. von mehr als einem cm sollte klinisch ausgeglichen werden, da sonst beim Gehen und Stehen im Zuge des konsekutiven → Beckenschiefstandes eine asymmetrische Belastung der lumbalen Wirbelsäule resultiert (gilt als sog. prädiskotische → Deformität) mit funktionellen, muskulären, bei jahrelanger Anamnese auch strukturellen Störungen (→ Skoliosierung). engl.: functional rsp. anatomic leg length discrepancy.
Beinverkürzung: → Beinlängendifferenz.
BeKVO: Abkürzung für → Berufskrankheitenverordnung. → BKVO.
Belastungsdeformität: Formveränderung der skeletär noch nicht ausgereiften oder sekundär geschwächten Stützorgane durch den statischen Belastungsdruck; z.B. Ausbildung eines → Sitzbuckels im Bereich der Wirbelsäule bei zu frühem Aufrichten des Säuglings bzw. sekundäres Auftreten von Wirbelsäulenverformungen bei → Osteoporose, → Rachitis, → Osteogenesis imperfecta u.a. engl.: stress deformity.
Bell-Dally-Dislokation: Spontane, nicht traumatisch bedingte → Atlasluxation. → Hadley-Grisel-Dislokation.

Bell-Magendie-Regel: Die überwiegende Anzahl der sensiblen afferenten Nervenbahnen tritt durch die hinteren Wurzeln der → Spinalnerven in das Rückenmark ein, die der motorischen efferenten Bahnen durch die vorderen Wurzeln aus.
Bending-Aufnahme: Syn.: Umkrümmungsaufnahme.
Spezialröntgenaufnahme der Wirbelsäule (→ Funktionsaufnahme) im a.p.-Strahlengang und im Stehen *(Abb.)* im Falle einer → Skoliose mit maximal möglicher Seitneigung zur Konkavität und Konvexität; dient zur Überprüfung und Dokumentation der Rigidität der Fehlkrümmung.
Bérard, A.: 1802-1846; französischer Chirurg aus Paris.
Bérard-Band: Bindegewebsstrang zwischen dem Perikard und dem 3. und 4. Brustwirbel.
Bergmannsches Knöchelchen: Syn.: Ossiculum Bergmann.
→ Ossiculum terminale persistens.
Bernhard-Typ: Syn.: → Vulpian-Atrophie.
Skapulohumerale Form der progressiven spinalen → Muskelatrophie. engl.: Vulpian's atrophy.
Berstungsbruch, Berstungsfraktur: Typ A 3 eines Wirbelkompressionsbruches. Im Bereich der Wirbelkörper lokalisierter traumatischer, instabiler Trümmerbruch (Verlust an Hinterkantenhöhe) durch zwei- oder mehrseitig angreifende Kräfte oder Gewalteinwirkung. Der Wirbelkörper „explodiert", wenn der → Nucleus pulposus durch die frakturierte → Abschlußplatte in den Wirbelkörper eingetrieben wird, wobei hierbei typischerweise das hintere Fragment nach dorsal verschoben und damit das Rückenmark

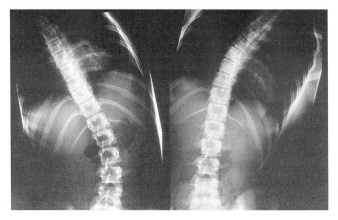

Bending-Röntgenaufnahmen der Brust- und Lendenwirbelsäule mit asymmetrischer Lateralflexion bei thorakal betonter teilfixierter Skoliose (a.p.-Strahlengang).

mit verletzt wird (→ Querschnittssymptomatik). Reißt der hintere Bänderkomplex nicht ein, ist der B. stabil. → Wirbelbruch. engl.: blow-up fracture.

Berstungsspaltbruch: Typ A 3.2 eines Wirbelkompressionsbruches. → Wirbelbruch.

Berührungssinn: Syn.: → Oberflächensensibilität, exterozeptive Sensibilität. engl.: sense of touch.

Berufsbelastung (der Wirbelsäule): Beanspruchung des Achsenorganes im Rahmen des ausgeübten Berufes durch besondere statische Haltungskonstanz oder spezielle dynamische Bewegungsabläufe (s. *Tab. 17 und 18*).

Berufsgenossenschaft: Abkürzung: BG. Pflichtvereinigung der Unternehmer gleichartiger oder ähnlicher Gewerbezweige (z.B. Metallgewerbe, Baugewerbe, chemische Industrie u.a.m.) als Träger der gesetzlichen Unfallversicherung gegen Arbeits- und Wegeunfälle sowie → Berufskrankheiten aller in nicht selbständiger Arbeit Stehenden; Betreuung durch einen → D-Arzt. engl.: professional corporation.

Berufskrankheit: Abkürzung: BK. Durch Eigentümlichkeit des ausgeübten Berufes bedingte, meist chronische Erkrankung, aufgrund welcher der Gesetzgeber dem Versicherten über die → Berufsgenossenschaft wegen möglicher drohender Gefahr von → Berufs- und → Erwerbsunfähigkeit Versicherungsschutz gewährt; Anzeigepflicht. Auflistung der einzelnen Erkrankungen in der → Berufskrankheiten-Verordnung. Für die Wirbelsäule besteht die Möglichkeit der Anerkennung traumatischer und degenerativer Veränderungen aufgrund mechanischer Einwirkungen (Nr. 2107-2110 der → Berufskrankheiten-Verordnung). engl.: occupational disease.

Berufskrankheiten-Verordnung: Abkürzung: BeKVO, BKVO; enthält die Liste der Berufskrankheiten. Im Bereich der *Wirbelsäule* ist die Anerkennung von durch physikalische Einwirkungen verursachten Krankheiten (mechanische Einwirkungen: Liste Nr. 2) möglich: *Anlage Nr. 2107:* Abrißbrüche der Wirbelkörperdorn- und -querfortsätze im Bereich der HWS und BWS infolge chronischer Überlastung (sog.

Tab. 17: Berufsgruppen mit überdurchschnittlicher Bandscheibenbelastung

Bandscheibenbelastung durch Haltungskonstanz	Bandscheibenbelastung durch schweres Heben, Tragen und Bücken
• Büroangestellte	• Bauarbeiter, Maurer
• Zeichner, Musiker	• Gärtner
• Friseur, Schneider	• Kfz-Handwerker
• Chirurg, Zahnarzt	• Bergmann
• Bandarbeiter, Feinmonteur	• Lieferant (Tragen über 10 kg)
• Anstreicher, Montagearbeiter	• Lastenträger
• Fußpfleger	• Transportarbeiter
• Koch, Kellner	• Schwerindustriearbeiter
• Zugführer, Pilot	• Reinigungsfrau
• Datentypist, Kassierer, Bildschirmarbeiter	• Landwirtschaftsarbeiter, Forstarbeiter
• Kranführer, Kraftfahrer	• Krankenschwester, Altenpfleger
• Fliesenleger, Fußbodenreiniger	• Steinmetz
	• Stein- und Plattenverleger, Pflasterer
	• Be- und Entladearbeiter
	• Fischer

Dauerfraktur; → Schipperkrankheit, → Schaufelarbeiterfraktur).
Anlage Nr. 2108: Bandscheibenbedingte Erkrankungen der Lendenwirbelsäule durch langjähriges Heben und Tragen schwerer Lasten (v.a. mit Torsionsbelastung) oder durch langjährige Tätigkeiten in extremer Rumpfbeugehaltung von mindestens 90° (Arbeitsraumhöhe niedriger als 100 cm; Haltungskonstanz) *(Tab. 17 und 18).*

Tab. 18: Berufsgruppen mit unterdurchschnittlicher Bandscheibenbelastung

- Lehrer
- Pförtner, Lagerist
- Hausfrau
- Parkplatzwärter
- Tankstellenwart
- MTA, Arzt
- Krankengymnast, Masseur
- Kindergärtnerin
- Postzusteller, Lieferant (Tragen unter 10 kg)
- Stewardeß

Anlage Nr. 2109: Bandscheibenbedingte Erkrankungen der Halswirbelsäule durch langjähriges Tragen schwerer Lasten auf der Schulter.
Anlage Nr. 2110: Bandscheibenbedingte Erkrankungen der Lendenwirbelsäule durch langjährige, überwiegend vertikale Einwirkung von Ganzkörperschwingungen im Sitzen *(Tab. 19)* . Zur Anerkennung einer BK 2108-2110 ist erforderlich, daß sie zu einer Unterlassung aller Tätigkeiten gezwungen haben, die für die Entstehung, die Verschlimmerung oder das Wiederaufleben der Krankheit ursächlich waren oder sein können. Gefordert wird weiterhin eine Mindestarbeitszeit von 10 Jahren in wirbelsäulenbelastender Tätigkeit bis zum erstmaligen Auftreten typischer Beschwerdebilder, außerdem müssen die Lasten in einer gewissen Regelmäßigkeit und Häufigkeit in der überwiegenden Anzahl der Arbeitsschichten gehoben oder getragen worden sein; letztendlich muß der anamnestische, klinische und röntgenologische Nachweis eines Wirbelsäulen- bzw. Bandscheibenleidens geführt werden, das mit Wahrscheinlichkeit auf die berufliche Belastung zurückzuführen ist. Typische Berufe mit besonderer Wirbelsäulenbelastung im Sinne der Ziffer 2108 bzw. 2110 s. *Tab. 17.*

Tab. 19: Klassische Berufe, die in besonderem Maße mit vertikalen Ganzkörperschwingungsbelastungen im Sitzen im Sinne der Ziffer 2110 einhergehen

- Hubschrauberpilot
- LKW-Fahrer auf Baustellen
- Fahrer von Schürfwagen, Muldenkippern, Rad- und Kettenladern, Bulldozern, land- und forstwirtschaftlichen Schleppern u.ä.
- Baggerführer
- Gärtner (mit häufiger Bedienung von Rasen-, Boden- und Erdhobeln)

Berufsunfähigkeit: Abkürzung: BU. Begriff aus der gesetzlichen und privaten Rentenversicherung. Liegt dann vor, wenn die → Erwerbsfähigkeit infolge Krankheiten, Gebrechen oder Schwächen der körperlichen oder geistigen Kräfte auf weniger als die Hälfte eines körperlich und geistig gesunden Versicherten mit ähnlicher Ausbildung und gleichwertigen Kenntnissen herabgesunken ist. Das verbliebene Restleistungsvermögen reicht nur noch dazu aus, zusätzlich zu einer Teilrente mehr als nur geringfügige Einkünfte hinzuzuverdienen; bei vollschichtiger (d.h. quantitativ nicht beeinträchtigter) Arbeitsfähigkeit nur selten gegeben; Verweisbarkeit innerhalb der gleichen oder der nächst niedrigeren Lohnstufe. Im Falle erheblich altersübersteigerter *degenerativer Veränderungen im Bereich der Wirbelsäule* bestehen häufig qualitative Einschränkungen der körperlichen Leistungsbreite, die u.U. so umfangreich sein können, daß ärztlicherseits im Rahmen der gesetzlichen Bestimmungen (durch ein Gutachten) B. attestiert werden kann. Im privaten Rentenversicherungsrecht muß eine mehr als 50%ige Beeinträchtigung des Leistungsvermögens im zuletzt ausgeübten (und versicherten) Beruf vorliegen. Im Falle *entzündlicher Erkrankungen im Bereich der Wirbelsäule* (→ Spondylarthritiden wie → Spondylitis ankylosans, → Spondylitiden) spielt der Aktivitätsgrad sowie das gegebene funktionelle Defizit für die gutachterliche Beurteilung die entscheidende Rolle. engl.: occupational disability.

Beschäftigungstherapie: Syn.: → Ergotherapie. engl.: ergotherapy.

Beschleunigungsverletzung: Distorsionsverletzung der Wirbelsäule (in den allermeisten Fällen der HWS), hervorgerufen durch einen unvorhergesehen von dorsal einwirkenden heftigen Impuls (z.B. PKW-Auffahrunfall). Da die reflektorischen muskulären Schutzmechanismen der Wirbelsäule hier nicht greifen, kommt es im Zuge des sog. → Peitschenschlagphänomenes zu einer dorsalen Hyperextension der HWS (bei fehlender Kopfstütze im PKW), anschließend zu einer maximalen Anteklination (gebremst durch den Sicherheitsgurt im PKW); bei diesem immer indirekten Unfallmechanismus typisch ist somit ein frei schwingender Kopf bei fixiertem Rumpf (ein → Anpralltrauma des Kopfes an die Frontscheibe bremst die kinetische Kraft ab, führt zu einer Stauchung der HWS und schließt somit eine klassische B. durch Heckaufprall aus). *Klinische Einteilung der Schweregrade* der Verletzung nach → ERDMANN unter Berücksichtigung eingetretener morphologischer Veränderungen der ossären bzw. ligamentären Strukturen bzw. nach → KRÄMER (in Anlehnung an die → ACIR-Verletzungsskala). Aufgrund der Empfindlichkeit der feinen Kapselbandstrukturen der kleinen Halswirbelsäulengelenke verbleiben nicht selten teilweise über Jahre hartnäckige schmerzhafte funktionelle Störungen. → Anteflexionstrauma, → Retroflexionstrauma, → Translationstrauma. engl.: acceleration trauma.

Besnier-Boeck-Schaumann-Krankheit:
Syn.: M. Boeck, Boecksche Krankheit, → Sarkoidose.

Bestrahlung: Therapeutischer Einsatz elektromagnetischer Schwingungen mit Strahleneigenschaften (→ Elektrotherapie) bzw. hochenergetischer korpuskulärer Strahlen (→ Röntgenbestrahlung, → Gamma-Bestrahlung). engl.: radiotherapy, irradiation, radiation treatment.

Bewegungsapparat: Sammelbegriff für Knochen, Bänder und Gelenke (= **passiver B.**) und Skelettmuskeln (= **aktiver B.**); *aktuelle Bezeich-*

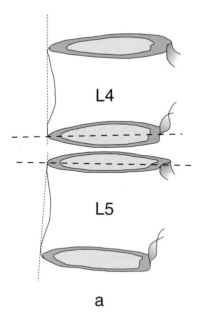 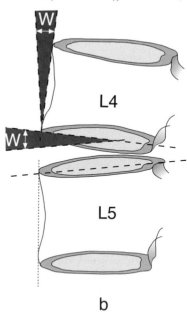

a   b

Segmentale Bewegungsmessung in Winkelgraden (W) zwischen L4 und L5 mit Hilfe seitlicher Funktionsaufnahmen der Lendenwirbelsäule.
a) Ausgangsstellung (Neutralposition)
b) Funktionelle Endstellung (hier maximale Reklination).

nung: Bewegungsorgane. engl.: musculoskeletal system, locomotorium, locomotor apparatus.
Bewegungsaufnahme: Syn.: → Funktionsaufnahme. → Röntgenaufnahme.
Bewegungslehre, funktionelle: Abkürzung: FBL. → Klein-Vogelbach-Bewegungslehre.
Bewegungsmangelkrankheit: Syn.: → Hypomotilitätskrankheit.
Krankheitsbild, bei dem der Bewegungsmangel als wichtiger pathogenetischer Faktor anzusehen ist: z.B. → Haltungsschaden und → Haltungsfehler des Skelettsystemes, des dazugehörenden Bandapparates und der Muskulatur, Adipositas, vegetative Dystonie und sonstige Kreislaufregulationsstörungen u.a. engl.: hypokinetic disease.
Bewegungsmessung, segmentale: Röntgenologische Bestimmung des Bewegungsspieles zwischen zwei Wirbelkörpern mit Hilfe seitlicher → Funktionsaufnahmen; gemessen wird der Winkel zwischen der Tangente an der Grundplatte des oberen und derjenigen an der Deckplatte des benachbarten unteren Wirbelkörpers, der sich beim Einnehmen der funktionellen Endposition im Vergleich zur Ausgangsstellung ergibt (s. *Abb.*).
Bewegungsorgane: → Bewegungsapparat.
Bewegungssegment: Für den Bewegungsablauf zweier Wirbel zuständige Funktionseinheit

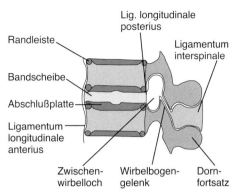

Bewegungssegment nach JUNGHANNS: bestehend aus zwei benachbarten Wirbelkörpern, der dazwischenliegenden Bandscheibe, den beiden Wirbelbogengelenken, den umgebenden Bandstrukturen sowie der bewegenden Muskulatur.

der Wirbelsäule (JUNGHANNS); Gesamtzahl: 24; besteht aus zwei benachbarten → Wirbelkörpern, der dazwischen liegenden → Bandscheibe, den → Wirbelbogengelenken, den die Wirbelkörper verspannenden Bandstrukturen sowie den seitlichen → Zwischenwirbellöchern, im weiteren auch aus der bewegenden → autochthonen Muskulatur

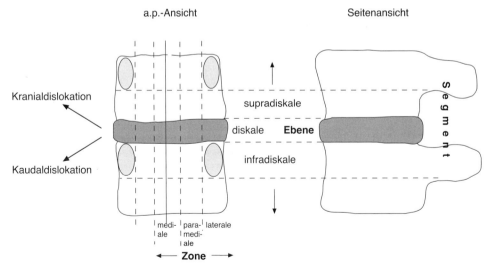

Schematische Darstellung der anatomischen Einteilung lumbaler Bewegungssegmente im Hinblick auf die Lokalisation von Bandscheibenvorfällen.

und des dazugehörenden → Neuromers (s. *Abb.*). engl.: vertebral motor segment, motion segment.
Bewegungsstörung: Allgemeiner Begriff für eine arthro-, myo- oder neurogene Störung physiologischer Bewegungsabläufe. **Neurogene B.:** Differenziert wird hier die **pyramidale B.** (→ Pyramidenbahnstörung) mit Steigerung des Muskeltonus, → Hyperreflexie, abgeschwächten → Fremdreflexen, evtl. → Kloni, pathologischen Reflexen (v.a. der → Babinski-Gruppe), Schwäche bzw. Lähmung der Willkürbewegungen sowie Koordinationsstörung bis -aufhebung (fein abgestufte Bewegungsmuster) von der **extrapyramidalen B.** mit Symptomen wie Chorea, Athetose, Ruhetremor, Myoklonien, → Ballismus, → Torsionsdystonie, Parkinsonismus, organische Tics u.a.; letztere ist meist kombiniert mit Hyperkinesie, Rigor, muskulärer Hypotonie. Bei einem Ausfall peripherer Nerven oder von Hirnnerven spricht man von einer **nervalen B.**, fehlt eine organische Ursache, von einer **psychogenen B. engl.:** movement disorder.
Bewegungstherapie: Planmäßig dosierte und wiederholt durchgeführte passive und/oder aktive funktionelle Behandlung mit speziellen Bewegungsübungen, z.B. im Sinne von Entspannungs-, Kraft-, Widerstands- oder auch Gehübungen, als → Hydro- und Unterwassertherapie. → Krankengymnastik. engl.: kinesitherapy.
Bewegungsumfang: Physiologischer Bewegungsausschlag z. B. der Wirbelsäule in den verschiedenen Raumebenen (→ Anteklination, → Reklination, → Abduktion, → Rotation).
BG: Abkürzung für → Berufsgenossenschaft.
BHR: Abkürzung für → Bauchhautreflex.
Bienenwabenmuster-Zeichnung: Syn.: → Kordsamtstoff-Zeichnung. → Hämangiomwirbel, → Wirbelsäulentumor.
Bimastoidlinie: Gedachte Verbindungslinie zwischen den Spitzen der Warzenfortsätze in der a.p.-Aufnahme des Hinterhaupt-Nacken-Überganges als Maßgabe zur Beurteilung der Stellung des → Dens axis (Fischgold-Metzger-Linie). Normalerweise liegt der Dens axis unterhalb dieser Linie; ein Wert von + 10 mm spricht eindeutig für eine → Basilarimpression. engl.: Fischgold's bimastoid line.
Bindegewebszone: Syn.: → Headsche Zone, → MacKenzie-Zone, → Reflexzone.
Bing, R.: 1878-1956; Schweizer Neurologe aus Basel.

Bing-Reflex: Reflektorische sohlenwärtige Bewegung des passiv dorsalextendierten Fußes nach Beklopfen des Fußrückens in Höhe des Fußgelenkes (→ Pyramidenbahnzeichen). engl.: Bing's reflex.
Biventerlinie: Abkürzung: BVL; Syn.: → Bivestibular-Linie.
Bivestibular-Linie: Syn.: Biventerlinie (Abk.: BVL), digastrische Linie. Röntgenologische Hilfslinie im a.p.-Bild des → okzipito-zervikalen Überganges, die die Aufhellung des rechten und linken Vestibulums miteinander verbindet; die Senkrechte in der Mitte dieser Linie (sog. → Intervestibulum-Mittellinie) verläuft durch die Längsachse des → Dens axis (s. *Abb.*)
Bizeps(sehnen)reflex: Abkürzung: BSR. Reflektorische Anspannung des Bizepsmuskels (evtl. mit Unterarmbeugung im Ellenbogengelenk) auf Beklopfen seiner Sehne im Bereich der Ellenbeuge; physiologischer Eigenreflex, über den N. musculocutaneus laufend. Gesteigert bei → Pyramidenbahnläsion, abgeschwächt bis aufgehoben bei Störungen im peripheren Neuron (z.B. bei → radikulären Störungen in Höhe C5-C6). engl.: biceps (tendon) reflex.
BK: Abkürzung für → Berufskrankheit.
BKS: Abkürzung für → Blut(körperchen)senkungsgeschwindigkeit.
BKVO: Abkürzung für → Berufskrankheitenverordnung.
black disk disease: *engl.;* spezielle Bezeichnung für eine morphologische Homogenisierung im Sinne einer Signaländerung im Kernspintomogramm der Wirbelsäule in Höhe eines → Interver-

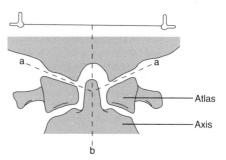

Bivestibular-Linie (a) und Intervestibulum-Mittellinie (b) schematisch dargestellt im a.p.-Röntgenbild des okzipito-zervikalen Überganges.

tebralraumes als Ausdruck einer Degeneration (Austrocknung) des → Nucleus pulposus.

Blackmann, R.: Zeitgenössischer US-amerikanischer Wirbelsäulenchirurg aus Kalifornien.

Blackmann-Schraube: Kanulierte selbstschneidende Schraube mit durchgehendem Gewinde und Kopf zur Aufnahme eines Metallstabes; eingesetzt zur endoskopisch kontrollierten (minimal invasiven) Korrektur progredienter thorakaler Skoliosen. engl.: Blackmann's screw.

Blasenatonie: Minderung bis hin zur Aufhebung des Spannungszustandes der Harnblasenwandmuskulatur; seltener angeboren, häufiger erworben (sog. **neurogene B.**) im Gefolge einer motorischen Lähmung (z.B. beim → spinalen Schock, bei der → Poliomyelitis, nach Schädigung der → Hinterstrangbahn bzw. der hinteren → Spinalwurzeln im Falle einer → Syringomyelie oder einer → Tabes dorsalis). Ihr funktioneller Endzustand ist die sog. neurogene → Überlaufblase. engl.: bladder atony.

Blasenautomatie: Fehlen der Möglichkeit der willkürlichen Harnblasenentleerung infolge Ausfalles der Großhirn-gesteuerten Entleerungsfunktion (sog. → Rückenmarksblase, normale → Querschnittsblase, obere → Blasenlähmung) bei → Querschnittsläsion des Rückenmarkes oberhalb der intakt gebliebenen spinalen → Reflexbogen (Th11). Die Entleerung der Harnblase tritt bei einem bestimmten, trainierbaren Füllungszustand ein als Folge der durch den Dehnungsreiz des Harnes ausgelösten Erregung des → Miktionszentrums im unteren Rückenmark und der über den N. phrenicus ausgelösten Detrusorkontraktion; meist nur wenig → Restharn. engl.: automatic bladder.

Blasenautonomie: Klinisches Zustandsbild einer sog. unteren → Blasenlähmung bei Ausfall des sakralen parasympathischen → Blasenzentrums des Rückenmarkes (z.B. bei → Myelomeningozele, Verletzungen des → Sakralmarkes). Die Entleerung der Harnblase erfolgt unter Betätigung der Bauchpresse alle 10-20 Minuten durch die von intramural liegenden Ganglien ausgelösten unregelmäßigen spontanen Kontraktionen einzelner Detrusorfasern; im allgemeinen verbleibt eine große → Restharnmenge. engl.: bladder autonomia.

Blasenentleerungsstörung: Zusammenfassender Begriff für Störungen der → Miktion. → Blasenatonie, → Blasenautomatie, → Blasenautonomie. engl.: disturbance of miction, disturbance of bladder emptying.

Blaseninkontinenz: Syn.: → Harninkontinenz. engl.: urinary incontinence.

Blasenlähmung: Vollständige oder partielle Lähmung der Harnblasenwandmuskulatur mit nachfolgender Blasenentleerungsstörung; meist als Folge einer → Rückenmarksschädigung. → Blasenatonie, → Blasenautomatie, → Blasenautonomie. engl.: vesical paralysis.

Blasentraining: Einüben der spontanen → Miktion bei → Querschnittsläsion: zunächst Trinken einer dosierten Flüssigkeitsmenge, anschließendes Öffnen des zuvor abgeklemmten Blasenkatheters in einem bestimmten zeitlichen Rhythmus mit dem Ziel einer zunehmenden Tonisierung der Blasenwandmuskulatur durch den Dehnungsreiz des angesammelten Urins und damit Konditionierung einer Spontanentleerung der Blase in immer größeren zeitlichen Abständen. → Tidaldrainage. engl.: bladder cycling.

Blasenzentrum: Syn.: Miktionszentrum. Bezeichnung für die beiden Struktureinheiten des Zentralnervensystemes, die die Harnblasenentleerung steuern. Die willkürliche Miktion erfolgt über das **supraspinale B.** des Gehirns. Das **spinale B.** im Lumbal- und Sakralmark (Th12-L3) als Ursprungsort des sympathischen N. hypogastricus aktiviert die Schließmuskulatur; die parasympathischen Nn. pelvici für den Detrusormuskel entstammen aus S2-S4. engl.: vesical center, vesicospinal center.

Bleistift-Test: *umgangssprachl.* für Hilfsuntersuchung bei der Befundung von → Röntgennativaufnahmen der Brust- und Lendenwirbelsäule im seitlichen Strahlengang im Falle einer → Osteoporose. Nach Überdecken der → Wirbelkörperabschlußplatten mit einem Bleistift (o.ä.) ist die tatsächliche spongiöse Wirbelkörperzeichnung erst realistisch beurteilbar.

Block, spinaler: Syn.: → Nonne-Froin-Syndrom. *engl.*: Froin's syndrome.

Blockade: Spontane oder künstlich-therapeutische, meist nur zeitweilige Unterbrechung der sensiblen und/oder motorischen Leitungsfunktion; z.B. → Ganglienblockade, → Paravertebralblockade, → Sakralblockade. engl.: blockade.

Blockierung: Begriff aus der manuellen Medizin; reversible Funktionsstörung an Gelenken

Blocksyndrom

ohne pathomorphologisches Substrat. *Ursachen*: (s. *Tab. 20*). Im Bereich des Achsenorganes sind in erster Linie die kleinen → Wirbelgelenke sowie das → Iliosakralgelenk betroffen. *Klinik und Differentialdiagnose*: s. *Tab. 21*. Segmentale Funktionsprüfung; typisch sind pseudoradikuläre, muskuläre Irritationen (sog. muskuläre Maximalpunkte); intermittierende, bewegungsabhängige Schmerzen. *Therapie*: in der *Akutphase*: Traktionen, lokale Infiltrationen, medikamentöse Analgesie; nach Abklingen chirotherapeutische Mobilisation und Manipulation. engl.: dysfunction. **viszeroreflektorische B.**: von thorakalen (Herz, Lunge, Ösophagus) oder abdominalen (Magen, Leber, Gallenblase, Pankreas, Niere, ableitende Harnwege) Erkrankungen über viszerovertebrale Reflexmechanismen ausgelöste Funktionsstörungen im Bereich der Wirbelsäulengelenke mit jeweils typischen → Bindegewebszonen und muskulären → Maximalpunkten.

Tab. 20: Ursachen von Blockierungen

• statische Überlastung (z.B. monotones langes Sitzen, langes Stehen)
• dynamische Belastungen (Fehlstereotypien, übertriebene sportliche Aktivitäten, monotone Bewegungsabläufe, Mikrotraumen)
• reflektorische nozisensorische Mechanismen
• viszerovertebral-reflektorische Störungen

Blocksyndrom: Syn.: → Block, spinaler.
Blockwirbel: *lat.*: coalitio vertebrae. Meist Folge einer kongenitalen ventralen, dorsalen oder lateralen → Segmentationsstörung der Wirbelsäule, seltener traumatisch oder entzündlich erworbene, teilweise bis vollständige Verschmelzung zweier oder mehrerer benachbarter Wirbelkörper (evtl. einschließlich ihrer → Wirbelbögen und → Dornfortsätze) ohne nachfolgende Achsenabweichung der Wirbelsäule im Sinne einer → Skoliose oder → Kyphose. Bei multipler Ausbildung resultiert eine Verminderung der Körperlänge. engl.: fused vertebrae, vertebral fusion.

blood patch, autologer: *engl.* für Blutfleck. Invasives Vorgehen bei persistierenden heftigsten Kopfschmerzen im Gefolge einer → Spinalanästhesie oder einer iatrogenen Duraperforation bei → Periduralanästhesie oder → Lumbalpunktion (sog. → Liquorverlustsyndrom). *Vorgehen*: Unter streng sterilen Bedingungen erfolgt epidurale Injektion von 5-10 ml Eigenblut des Patienten mittels Periduralnadel in die Nähe der Läsion; es kommt zu einer lokalen Verklebung mit meist promptem Sistieren des quälenden Kopfschmerzes.

Blount-Korsett: Syn.: → Milwaukee-Korsett. engl.: Blount's corset.

Blunt-Haken: Spezieller stumpfer → Lamina(distraktions)haken zur dorsalen Instrumentation der Wirbelsäule im Falle einer Thorakalskoliose bei Kindern mit noch sehr jungem Lebensalter. → Harrington-Operation. engl.: Blunt pediatric hook.

Blutgefäßversorgung: → Gefäßversorgung.

Tab. 21: Differenzierung von Blockierungen im Bereich der Lenden-Becken-Hüftregion

	Iliosakralgelenk	Wirbelbogengelenke
Subjektives Schmerzempfinden	Lokalschmerz, evtl. mit pseudoradikulärer Ausstrahlung dorsolateral ins Bein	Lokalschmerz, evtl. mit pseudoradikulärer Ausstrahlung in die homolaterale Hüfte und ins Gesäß
palpatonischer Befund	Druckempfindlichkeit der Gelenkregion	Segmentale muskuläre Verspannung; lokale Druckempfindlichkeit der Gelenkregion
	D-Punkt (M. glutaeus medius)	Beckenkammpunkte und Triggerpunkte am Gesäß
Funktionsuntersuchung	Federungs- und Rütteltest des Iliosakralgelenkes; Spine-Test; positives Patrick-Kubis-Zeichen	Segmentale Funktionsprüfung; Federungstest der Lendenwirbelsäulensegmente.

Blut(körperchen)senkungsgeschwindigkeit: Abkürzung: BKS, BSG.
Langsame Sedimentation der roten Blutkörperchen durch Aneinanderlagerung aufgrund einer kohäsiv wirksamen Oberflächenenergie (sog. Geldrollenbildung). *Technik:* Venös entnommenes Blut (1,6 ml) wird unter Aufhebung der Gerinnung mit 0,4 ml Natriumzitrat vermischt und in ein standardisiertes Glasröhrchen (nach WESTERGREN) appliziert; gemessen wird die Absenkungsgeschwindigkeit der korpuskulären Blutanteile nach einer und nach zwei Stunden. *Normalwerte* nach einer Stunde: bei Männern 1-3 mm n.W., bei Frauen 4-7 mm n.W. Die Untersuchung ist stark störungsanfällig (Störgrößen wie Erhöhung der Körpertemperatur, des Blutfettgehaltes u.a.); erhöhte Werte geben einen allgemeinen unspezifischen Hinweis auf das Vorliegen eines entzündlichen Prozesses (z.B. Aktivität einer Erkrankung des rheumatischen Formenkreises, einer Infektion u. a.). engl.: blood sedimentation reaction.

Bobechko-Haken: Besonderer → Laminahaken bei der dorsalen Instrumentation der Wirbelsäule im Rahmen einer → Skoliosekorrektur nach → Harrington. Der B. beinhaltet in seinem proximalen Anteil (Perforation zur Aufnahme des → Distraktionsstabes) im Gegensatz zum → Harrington-Haken einen flexiblen Ring, der die Stabposition während des Spannvorganges im Sinne einer Schnapp-Arretierung blockiert. engl.: Bobechko hook.

Bochdalek, V. A.: 1801-1883; tschechischer Anatom aus Prag.

Bochdalek-Dreieck: Syn.: → Trigonum lumbocostale.

Boeck, C. P. M.: 1845-1917; norwegischer Dermatologe.

Boecksche Krankheit: Syn.: M. Boeck, → Sarkoidose, Besnier-Boeck-Schaumann-Krankheit.

Böhler, L.: 1885-1973; österreichischer Chirurg aus Wien.

Böhler-Aufrichtungsbehandlung: Konservative reponierende Gipskorsettbehandlung von stabilen Wirbelkörperbrüchen der unteren BWS und der LWS. → Böhler-Mieder.

Böhler-Mieder: Im dorsalen → Durchhang (in Dorsalextension der Wirbelsäule) angelegtes → zirkuläres hyperlordosierendes Gipskorsett mit Abstützung am Sternum, an der Symphyse sowie an der mittleren Lendenwirbelsäule und den Bek- kenkämmen. *Indikation:* konservative Behandlung eingestauchter, jedoch stabiler Frakturen der unteren → BWS und/oder der → LWS; durch die Hyperlordosierung wird die Fraktur im ventralen Wirbelkörperbereich wieder aufgerichtet. engl.: body cast.

Bofors-Schiene: Aus röntgenstrahlendurchlässiger Spezialpappe hängemattenähnlich zusammenfaltbare Transportschiene für Verletzte mit Frakturen im Bereich des Oberschenkels, des Beckens und der Wirbelsäule. Der Patient wird , auch zur Verhinderung einer Auskühlung, am Unfallort in die Spezialkonstruktion eingeschnürt.

Bogenabschlußlinie: Syn.: → Spinolaminarlinie.

Bogenbruch, Bogenfraktur: → Wirbelbogenbruch.

Bogensakrum: Syn.: → Sacrum arcuatum.
Kreuzbein mit übersteigerter, allerdings harmonischer dorsalkonvexer Wölbung; nur die proximalen Sakralwirbel sind steil nach hinten gerichtet, die distalen oft scharf nach unten abgebogen (im Gegensatz zum → Sacrum acutum).

Bogenschluß: Physiologischer Prozeß der knöchern stabilen Verschmelzung der entwicklungsgeschichtlich paarig angelegten → Wirbelbögen; bei Frauen normalerweise erst mit dem 15., bei Männern mit dem 17. Lebensjahr abgeschlossen. → Bogenschlußstörung.

Bogenschlußstörung: Pathologische kongenitale → Spaltbildung des → Wirbelbogens aufgrund ausgebliebener Vereinigung (Fusion) der paarig angelegten Bogenanteile in der Mittellinie (→ Spina bifida), im Bereich der → Interartikularportion (→ Spondylolyse, → Spondylolisthese) oder an den → Bogenwurzeln (wirbelkörpernahe Wirbelbogenteile). Bei ausgeprägten Fällen kann es zu einer Prolabierung der Rückenmarkshäute (→ Meningozele) oder von Rückenmarkanteilen (→ Meningomyelozele) kommen; bleibt der Schluß des → Neuralrohres ganz aus, resultiert eine → Spina bifida aperta (s. *Abb. S. 77*). engl.: fissured vertebral arch.

Bogenspalte: → Bogenschlußstörung. engl.: fissured vertebral arch.

Bogenwurzel: Syn.: → pediculus arcus vetrebrae. (*lat.*). Anatomische Bezeichnung für den dorsolateralen Abgang des → Wirbelbogens vom → Wirbelkörper.

Bogenwurzelauslöschung

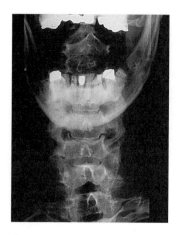
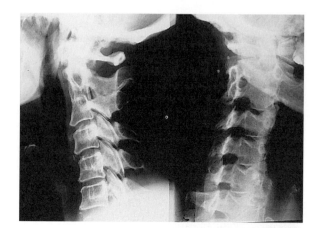
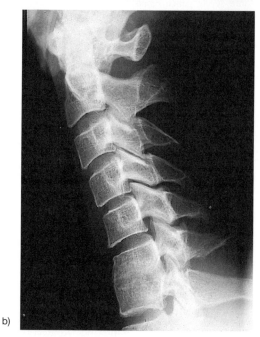

Blockwirbel im Bereich der Halswirbelsäule:
a) kongenital in Höhe C2/C3: sowohl die großen als auch die Wirbelbogengelenke sind betroffen.
b) postoperativ nach ventraler Fusion C6/C7 mit autologem Knochenspan.

Bogenwurzelauslöschung: Typischer Röntgenbefund im a.p.-Bild der BWS oder LWS mit fehlender Darstellung der → Bogenwurzel als Ausdruck eines osteolytischen Prozesses oder einer einseitigen → Pedikelaplasie.

Bogenwurzelverdünnung: Physiologische Normvariante einer → Bogenwurzel im Übergangsbereich der BWS zur LWS mit knöcherner Verschmächtigung; *Vorkommen* in etwa 7%.

Bolzung: Operatives Einbringen autologen kortikospongiösen Knochens oder eines → Titandübels. *Im Bereich der Wirbelsäule* zur interkorporalen → Spondylodese nach Entfernen des → Discus intervertebralis.

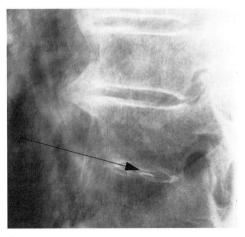 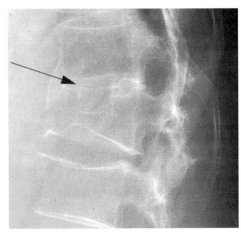

a) b)

Blockwirbelbildung:
a) inkompletter kongenitaler Blockwirbel im unteren BWS-Bereich mit rudimentärer Bandscheibenanlage (→) im seitlichen Röntgenbild
b) postentzündlicher Blockwirbel im oberen LWS-Bereich (→) im seitlichen Röntgenbild.

Bonnet-Zeichen: Syn.: → Piriformiszeichen. Klinischer Test bei Verdacht auf → Ischialgie. Der Patient liegt auf dem Rücken, der Untersucher adduziert und rotiert das im Hüft- und Kniegelenk angebeugte Bein des betroffenen Patienten. Hierbei tritt das → Lasègue'sche Zeichen früher und evtl. auch verstärkt auf, da der Ischiasnerv beim Durchtritt durch den M. piriformis zusätzlich gedehnt wird.

Bonnevie, K.: 1872-1950; norwegische Zoologin aus Oslo.

Bonnevie-Ullrich Syndrom: Hereditärer kongenitaler Mißbildungskomplex aufgrund einer Chromosomenaberration (XO); Kombinations- und Unterform des → Ullrich(-Turner) Syndromes. *Symptomatik im Bereich der Wirbelsäule:* → Skoliose, → M. Scheuermann, → Blockwirbelbildung, → Osteoporose, verzögerte Skelettreifung mit → Zwergwuchs, → Pterygium colli mit tiefem Nackenhaaransatz. engl.: Bonnevie-Ullrich syndrome.

Boogard, J.A.: 1823-1877; niederländischer Arzt.

Boogard-Linie: Röntgenologische Verbindungslinie zwischen → Nasion und → Opisthion; wird bei der basilären → Impression vom → Basion überschritten. engl.: Boogard's line.

Boston-Brace, Boston-Korsett: Wachstumslenkendes, derotierend wirkendes → Korsett bei lumbal betonter → Thorakolumbalskoliose. *Erst-*

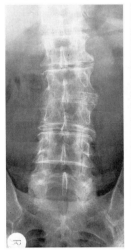 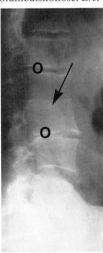

a) b)
Röntgenbild eines lumbalen Blockwirbels L2/L3 (→) mit typischer Überlastungsosteochondrose der angrenzenden Segmente L1/L2 und L3/L4 (○):
a) a.p.-Strahlengang
b) seitlicher Strahlengang.

verwender: WATTS (1977); Einsatz vorgefertigter Module zur Fixation des Beckens, individuelle Einarbeitung von Druckpelotten; dorsaler Verschluß durch Schnürung oder Lederriemen; besitzt keine Metallstäbe und vor allem keine Nackenpelotte (daher gute Akzeptanz und Compliance). *Indikation:* lumbale und dorsolumbale Skoliosen zwischen 20 und 45°, nachgewiesene Progredienz von 5° und mehr im Verlauf der letzten 6 Monate sowie noch ausreichende Wachstumspotenz; muß Tag und Nacht getragen werden. Hochthorakal lokalisierte Fehlkrümmungen bleiben unbeeinflußt.

Bourneville-Brissaud-Pringle-Syndrom: Syn.: tuberöse → Sklerose, neurokutanes Syndrom. engl.: diffuse sclerosis, tuberous sclerosis.

Brachialgia, Brachialgie: Neuralgie im Bereich des Armes bei Irritation des → Plexus brachialis (→ Schulter-Arm-Syndrom). engl.: brachialgia.

Br. paraesthetica nocturna: Auftreten schmerzhafter Mißempfindungen bei → Schulter-Arm-Syndrom vor allem im Bereich der Extremitätenenden während der Nachtruhe, wahrscheinlich als Ausdruck einer vegetativ-vasomotorischen Dysregulation. **Br. statica:** Auftreten schmerzhafter Mißempfindungen im Bereich der oberen Extremität bedingt durch degenerative Veränderungen der → Halswirbelsäule (→ Spondylose, → Zervikalsyndrom) vor allem über Tage und nur bei aufrechter Körperhaltung.

Brachyholmie: Syn.: → Fischwirbelform; → Brachyspondylie.

Brachymorphie: Syn.: → Minderwuchs. → Marchesani-(Weil-)Erb Syndrom.

Brachyrrhachie: Abnormale Kürze der Wirbelsäule meist infolge einer → Brachyspondylie. *Klinisches Vorkommen* v.a. beim → Zwergwuchs der polytopen enchondralen → Dysostosen (sog. → Wirbelsäulenzwerg).

Boston-Brace zur konservativen Behandlung progredienter lumbal-betonter Skoliosen.

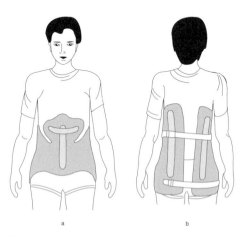

Schematische Darstellung eines Boston brace von ventral (a) und dorsal (b).

Brachyrrhachie

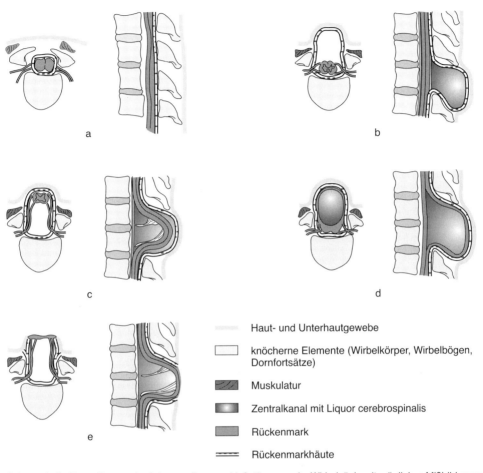

Schematische Darstellungen der Arten von Bogenschlußstörungen der Wirbelsäule mit möglichen Mißbildungen des Rückenmarkes.

a) Spina bifida occulta: Knöcherne Bogenschlußstörung ohne Verlagerung des Rückenmarkes oder seiner Häute; keine neurologische Ausfallssymptomatik.

b) Meningozele: Dorsalverlagerung der Rückenmarkshäute ohne Verlagerung des Rückenmarkes bei knöchernem Wirbelbogendefekt; selten mit neurologischen Ausfallserscheinungen einhergehend.

c) Myelomeningozele: Dorsalverlagerung der Rückenmarkshäute und des Rückenmarkes bei knöchernem Wirbelbogendefekt; die einzelnen Strukturen sind meist von der Oberhaut bedeckt; geht fast immer mit erheblicher neurologischer Ausfallssymptomatik einher.

d) Meningomyelozystozele: Dorsalverlagerung der Rückenmarkshäute und des Rückenmarkes (bei dem der Zentralkanal hochgradig zystisch erweitert ist) bei knöchernem Wirbelbogendefekt; die einzelnen Strukturen sind meist von der Oberhaut bedeckt; klinisch typische Querschnittssymptomatik.

e) Spina bifida aperta (Rhachischisis): Fehlender Schluß des Neuralrohres in Kombination mit einer Neuralplatte, die nicht von der Oberhaut bedeckt ist; klinisch typische Querschnittssymptomatik.

Brachyspondylie: Abnormal geringe Wirbelkörperhöhe (→ Platyspondylie). *Klinisches Vorkommen* generalisiert z.b. bei hochgradiger → Osteoporose oder auch bei polytopen enchondralen → Dysostosen. → Brachyrrhachie, → Fischwirbel.

Bragard, K.: 1890-1973; deutscher Orthopäde aus München.

Bragard-Test, Bragard-Zeichen: Hinweiszeichen auf ein lumbales → Nervenwurzelkompressionssyndrom (L4-S1); Differenzierung des „echten" → Lasègueschen Zeichens vom → Pseudo-Lasègue, Ausschluß einer Aggravation: Der betroffene Patient liegt auf dem Rücken; bei positivem Lasègue-Zeichen wird das angehobene Bein gerade soweit wieder abgesenkt, bis der Dehnungsschmerz nicht mehr empfunden wird. Jetzt Auslösen eines Ischiasdehnungsschmerzes durch passive Dorsalextension im Fuß- bzw. Großzehengrundgelenk bei gleichzeitig angebeugtem homolateralen Hüft- und gestrecktem Kniegelenk. engl.: Bragard's sign.

Brailsford, J.F.: US-amerikanischer Arzt. → Morquio-Brailsford-Syndrom.

Brattström-(Granholm-)Operation: Dorsale Fusionsoperation der oberen Halswirbelsäule (→ Okziput, C1 und evtl. auch C2) mittels Drahtcerclage, autologen → Knochenspänen und evtl. → Knochenzement; postoperativ keine längere orthetische Fixation erforderlich. *Indikationen:* Instabilitäten des okzipitozervikalen Überganges mit → Basilarimpression, z.B. im Falle einer rheumatoiden → Arthritis.

Bretschneider, H.: Deutscher Arzt; erkannte 1847 erstmals die klinische Bedeutung der dann später (1852) von → VALLEIX beschriebenen → Ischiasdruckpunkte.

Brett-Syndrom: „Mitgehen" des Rumpfes und evtl. auch noch des unteren Oberkörpers beim passiven Anheben der gestreckten Beine des liegenden Patienten als pathognomonisches Zeichen der → Lenden- und → Hüft-Lendenstrecksteife. Ausdruck einer möglichen → Bandscheibendegeneration vor allem im Kindes- und Jugendalter. engl.: tight hamstrings.

Briefmarkenzähnelung: Pathognomonisches röntgenologisches Zeichen im Bereich der Kreuzdarmbeingelenke im Falle einer → Spondylitis ankylosans: Nebeneinander von Osteolysen und Usuren.

Brisement forcé: Syn.: → Narkosemobilisation. engl.: mobilization under anesthesia.

Brocher, J.E.W.: Zeitgenössischer Schweizer Orthopäde aus Genf.

Brochersche Regel: Besagt, daß 6 oder mehr flache, oft perlschnurartige hintereinandergereihte Erosionen im Röntgenbild des → Iliosakralgelenkes eine tuberkulöse Genese ausschließen. → Sacroiliitis tuberculosa, → Spondylitis anklosans. engl.: Brocher's rule.

Brown-Séquard, C.E.: 1817-1894: französischer Nervenarzt und Physiologe aus Paris.

Brown/Séquard-Lähmung: Syn.: spinales Halbseitensyndrom.
Typische klinische Symptomatik bei einer → Halbseitenverletzung des → Rückenmarkes mit → völliger Anästhesie im zugehörigen homolateralen Dermatom, → Hyperästhesie in einem schmalen Hautbezirk oberhalb der anästhetischen Zone, auf der Gegenseite gleichartige Empfindungsstörung unterhalb des betreffenden Dermatoms; gleichzeitige homolaterale spastische motorische Lähmung durch Unterbrechung der → Pyramidenbahn (Ausfall der Muskulatur) sowie homolateraler Ausfall des Lagegefühles infolge Unterbrechung des → Tractus spinocerebellaris; kontralateraler Ausfall der Schmerz- und Temperaturempfindung infolge Unterbrechung des → Tractus spinothalamicus; unterschiedliche Störungen des Berührungsempfindens (abhängig vom Bahnverlauf). engl.: Brown-Séquard's paralysis; Brown-Séquard's syndrome.

Brown-Séquard-(Spinal-)Epilepsie: Spinales Enthemmungssyndrom mit Fußkloni und ähnlichen Spontanbewegungen bei Rückenmarksschädigung. engl.: spinal epilepsy (Brown-Séquard).

Bruce, A.: 1854-1911; schottischer Neurologe und Pathologe aus Edinburgh.

Bruce Faserbündel: Syn.: → Fasciculus septomarginalis.

Bruchbuckel: Syn.: posttraumatischer → Gibbus.

Brudzinski, J.v.: 1874-1917: polnischer Kinderarzt aus Warschau.

Brudzinski-Zeichen: Sammelbegriff für typische Reflexe bei Vorliegen einer meningealen Reizung. *Kontralateralreflex:* gleichsinnige Mitbeteiligung des kontralateralen Beines an der passiven Beugung des homolateralen Beines im Hüft- und Kniegelenk. *Nackenzeichen:* Bei der passiven Anteklination des Kopfes beim liegenden Patienten

(Dehnung der hinteren Rückenmarkwurzeln) kommt es zu einer leichten Beugung in den Hüft- und Kniegelenken. *Symphysenzeichen:* Bei Druckausübung auf die Symphyse des liegenden Patienten kommt es zu einer leichten Beugung und Abduktion der Beine. *Wangenzeichen:* Bei Druckausübung unterhalb der Jochbeinbögen des liegenden oder sitzenden Patienten kommt es zu einem Vorstrecken der Arme, evtl. mit zusätzlicher Beugung in den Ellenbogengelenken. engl.: Brudzinski's sign.

Brückenbildung: Bezeichnung für eine pathologische Verknöcherung im Röntgenbild, z.B. zwischen zwei LWK-Querfortsätzen oder zwischen Querfortsatz LWK 1 und der untersten Rippe. engl.: bone bridging.

Brügger, A.: geb. 1920; Schweizer Neurologe und Rehabilitationsmediziner aus Chur.

Brügger-Methode: Physiotherapeutische Funktionsdiagnostik und -therapie (ADL-Training), bei der die aufrechte Körperhaltung mit synergistischer Arbeitsweise der Muskulatur (ausgewogene thorakolumbale Lordose; Nackenstreckung, Thoraxanhebung und Beckenkippung) im Mittelpunkt steht. Jede Abweichung von der Norm führt zu einer Fehlbelastung des lokomotorischen Systems und löst zentrale Schutzmechanismen aus, die auf reflektorischem Weg zu Funktionsstörungen der Wirbelsäule, Schmerzbildern (sog. Warnsignale) und schließlich zu bleibenden Strukturveränderungen führen. Maßnahmen der Haltungskorrektur, Verbesserung der Bewegungsabläufe im Alltag.

Brunhilde-Stamm: Typ I der → Poliomyelitisviren. engl.: Brunhilde strain.

Brunkow-Stemmführung: Krankengymnastische Behandlungsmethode, bei der die Extremitäten in bestimmte anatomische Haltungen eingestellt werden; anschließend wird ein Schub auf Hände und Füße des Patienten ausgeübt, bei der die aufgebaute Muskelspannung dann in den Rumpf fortgeleitet wird und dort eine unwillkürliche Rumpfaufrichtung mit isometrischer Ganzkörperspannung bewirkt. Als Steigerung führt der Patient zusätzlich mit den „eingestemmten" Extremitäten Bewegungen aus (sog. Stemmführung). *Indikationen*: chronische degenerative Wirbelsäulensyndrome, Haltungsschulung, periphere Lähmungen. *Kontraindikationen*: instabile, nicht belastbare Frakturen, kardiopulmonale Dekompensation.

Brustmark: Syn.: Thorakalmark. Thorakaler Teil des Rückenmarkes (pars thoracica). engl.: thoracic medulla.

Brustnerven: *lat.*: nervi thoracici. Syn.: → Nervi intercostales, → Interkostalnerven. engl.: thoracic nerves.

Brustumfangstest: Messung des Thoraxumfanges in maximaler Inspiration und Exspiration beim sitzenden oder stehenden Patienten mit jeweils locker herabhängenden Armen (bei Männern unmittelbar unterhalb der Mamillen, bei Frauen über dem Brustansatz gemessen); *Normalwert* der Umfangsdifferenz etwa 3,5-6,0 cm. Eine eingeschränkte → Atembreite findet sich bei der → Spondylitis ankylosans; ist das Bewegungsspiel schmerzhaft, so spricht dies für eine Funktionsstörung der Rippen- und evtl. kleinen Wirbelgelenke. Eine schmerzlose Exspirationsbehinderung findet sich beim Bronchialasthma und beim Emphysem. engl.: measurement of girth of chest; check of thoracic circumference.

Brustwirbel, Brustwirbelkörper: Abkürzung: BW. Lat.: → vertebra thoracica, vertebra thoracalis; *Symb.*: Th (Th1-Th12). *Anatomischer Aufbau*: mittelgroße, von kranial nach caudal stetig an Größe zunehmende, ventrolateral deutlich konvex, dorsal stark konkav geformte Körper (→ corpus vertebrae); → Foramen ovale nahezu kreisrund, kleiner als im → HWS- und → LWS-Bereich; am kranialen und kaudalen Rand der dorsalen Seitenflächen liegt jeweils eine → fovea costalis superior und inferior, die mit den entsprechenden (Halb-)Flächen benachbarter B. die Gelenkpfannen für die → Rippenköpfchen (nur der 1., 11. und 12. BW verbinden sich mit nur einer Rippe und tragen demzufolge nur eine Artikulationsfläche); die annähernd planen Gelenkflächen der → Wirbelbogengelenkfortsätze stehen nahezu frontal (nur im Bereich des 12. BWK bereits sagittal); kräftige, schräg seitlich und deutlich dorsalwärts gerichtete → Querfortsätze mit Gelenkpfannen für die → Rippenhöckerchen (→ fovea costalis transversalis) auf der Ventralfläche der verdickten freien Enden; mäßig hohe und relativ kurze → Wirbelbögen; lange und sehr kräftige, dreikantige, dorsal verdickte, deutlich kaudalwärts gerichtete (dachziegelartige) → Dornfortsätze (s. Abb.). Im seitlichen *Röntgenbild* ist eine geringe keilförmige Morphologie mit Höhendifferenz zwischen Vorder- und Hinterkante von bis

Brustwirbelsäule

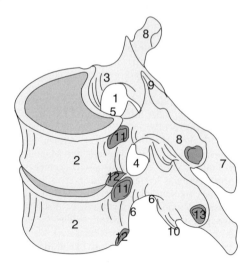

Knöcherne Anatomie eines Brustwirbelpaares (Seitansicht):

1 Canalis vertebralis
2 Corpus vertebrae
3 Pediculus arcus vertebrae
4 Foramen intervertebrale
5 Incisura vertebralis superior
6 Incisura vertebralis inferior
7 Processus spinosus
8 Processus transversus
9 Processus articularis superior
10 Processus articularis inferior
11 Fovea costalis superior
12 Fovea costalis inferior
13 Fovea costalis processus transversi.

zu 1,0 mm noch physiologisch. engl.: thoracal vertebra.

Brustwirbelsäule: Abkürzung: BWS. Längster, normalerweise aus 12 → Brustwirbeln (Abkürzung: BW; *lat.*: vertebrae thoracicae) bestehender mittlerer Abschnitt der Wirbelsäule mit physiologischer Rückwärtskrümmung in der sagittalen Ebene (→ Kyphose); bildet zusammen mit den Rippen den hinteren Anteil des knöchernen → Thorax (Brustkorb). engl.: thoracic vertebral column.

Brustwirbelsäulenfunktion: → Wirbelsäulenfunktion.

Brustwirbelsäulensyndrom: Abkürzung: BWS-Syndrom; Syn.: Thorakalsyndrom, Dorsalsyndrom.

Unspezifischer Sammelbegriff für akutes oder chronisches, von der Brustwirbelsäule selbst oder vom Brustwirbelsäulenbereich ausgehendes Schmerzbild aufgrund degenerativer Wirbelsäulenveränderungen oder statisch-muskulär bedingter Störungen (z.B. durch Fehlbelastung mit muskulären Irritationen, Osteochondrose, Bandscheibenprotrusion oder -prolaps, degenerative Veränderungen der kostovertebralen bzw. kostotransversalen Gelenke u.a.m.). *Sehr variable klinische Symptome:* meist dumpfe, schlecht lokalisierbare Wirbelsäulenschmerzen, Steifigkeitsgefühl, Funktionseinschränkung (Rotation, Seitneigung, Anteklination), Druck- oder Klopfdolenz der Dornfortsatzreihe, segmentale muskuläre Verspannung, Hartspann, Sensibilitätsstörungen bis hin zur segmentalen → Interkostalneuralgie; evtl. Schmerzverstärkung durch Niesen oder Husten. engl.: segmental thoracic syndrome.

BSG: Abkürzung für → Blut(körperchen)senkungsgeschwindigkeit.

BSR: Abkürzung für → Bizeps(sehnen)reflex.

BSV: Abkürzung für Bandscheibenvorfall. → Bandscheibenprolaps.

BU: Abkürzung für → Berufsunfähigkeit. engl.: occupational disability.

Buckel: Umgangssprachlich für Rückenfehlformen im Sinne eines → Rundrückens, eines → Gibbus, eines → Rippenbuckels oder einer → Kyphoskoliose.

Buetti-Bäuml-Aufnahme: → Funktionsröntgenaufnahme der Halswirbelsäule im seitliche Strahlengang zur Erfassung der segmentalen Beweglichkeit mit Erstellung eines Bewegungsdiagrammes: hierfür wird eine Pausung der Wirbelkörperkonturen der Flexionsaufnahme auf Transparentpapier gefertigt; anschließend wird der jeweils tiefer gelegene Wirbelkörper der Pausung schrittweise mit dem Film in Extension zur Deckung gebracht und die Konturen des nächsthöhergelegenen Wirbelkörpers in die Pausung eingezeichnet; durch Anlegen der Tangenten im Bereich der Wirbelkörperhinterkanten, die sich in jedem Segment schneiden, kann ein sog. segmentaler Exkursionswinkel bestimmt werden *(s. Abb.). Normalwerte:* s. Tab. 22.

Tab. 22: Normalwerte der segmentalen Exkursionswinkel der Halswirbelsäule in der zervikalen Röntgenfunktionsdiagnostik nach BUETTI-BÄUML

Halswirbelkörper	Winkelausmaß
C 2	5-18 Grad
C 3	13-23 Grad
C 4	16-28 Grad
C 5	18-28 Grad
C 6	13-25 Grad

Büttner-Janz, K.: geb. 1952; zeitgenössische deutsche Orthopädin aus Berlin; Ko-Inauguratorin der lumbalen → Bandscheibenendoprothese.

Bulbussymptom: Druckempfindlichkeit des Augapfels bei der Tuberkulose des Rückenmarkes.

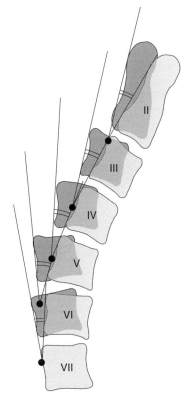

Segmentales röntgenologisches funktionelles Bewegungsdiagramm der Halswirbelsäule (seitlicher Strahlengang) nach BUETTI-BÄUML (1954).

Bulging: *Engl.;* pathologisch-anatomische Vorstufe einer manifesten → Nukleusprotrusion mit intermittierender Verlagerung von Bandscheibengewebe nach dorsal oder mediolateral. → flipping disk, slipping disk..

buntes Bild: pathognomonischer röntgenologischer Befund der Kreuzdarmbeingelenke im Falle einer floriden → Spondylitis ankylosans mit Nebeneinander der verschiedenen Destruktions-, Sklerose- und Ankylosezeichen *(s. Abb. S. 442).*

Bupivacain: → Lokalanästhetikum; Konzentrationen 0,25-0,5 %; eingesetzt zur Leitungs- und Infiltrationsanästhesie, Sympathikusblockade und lokalen Schmerztherapie. → Periduralanästhesie.

Burdach, K.F.: 1776-1847; deutscher Anatom und Physiologe aus Königsberg.

Burdach-Strang: Syn.: → Fasciculus cuneatus; lateraler keilförmiger Teil sensibler Fasern des → Hinterstrangsystemes des Rückenmarkes, aufgebaut aus den Hinterwurzelfasern aus der oberen Körperhälfte (von Th4 kranialwärts). engl.: Burdach's column.

BVL: Abkürzung für → Biventerlinie.

BW: Abkürzung für → Brustwirbel. engl.: thoracic vertebra.

BWK: Abkürzung für Brustwirbelkörper. engl.: body of a thoracic vertebra.

BWM-Spine System: Abkürzung für Bad Wildungen Metz-Spine System. Spezielle lange (mit → Distraktionsstab) oder kurze (im Sinne eines → Fixateur interne) dorsale modulare Instrumentation zur dreidimensionalen Korrektur und Stabilisierung der Wirbelsäule.

BWS: Abkürzung für → Brustwirbelsäule. engl.: thoracic spine.

BWS-Syndrom: Abkürzung für → Brustwirbelsäulensyndrom.

C

C: Abkürzung für die 7 → Halswirbel (C 1, C 2, C 3 usw.) bzw. für die zervikalen → Rückenmarksegmente (C1, C2, C3 usw.).
C6- Symptomenkomplex: Syn.: (echte) → Spondylolisthesis der HWS in Höhe C6/C7.
Ca: Chem. Zeichen für → Kalzium.
Cafe-au-lait-Fleck: Typische Hauterscheinung bei der → Neurofibromatose v. Recklinghausen; milchkaffeebraune, rundliche, teilweise auch unregelmäßig begrenzte Hyperpigmentation (meist schon bei der Geburt vorhanden). engl.: flat moles.
Cage: *engl.* für Käfig. Alloplastischer intervertebraler Platzhalter bei spinalen → Fusionsoperationen. → Titankorb, → Carbon-Cage.
Calcaneodynie: Syn.: → Fersenschmerz.
Calcificatio: *lat.* für → Kalzifikation. engl.: calcification.
Calcinosis: Syn.: Kalzinose; krankhafte Ablagerung von Kalziumsalzen (Ca-Phosphat, Ca-Karbonat u.a.) in den Körpergeweben. engl.: calcinosis. **C. lipogranulomatosa multiplex s. progrediens:** Syn.: → Teutschländer-Syndrom. **C. intervertebralis:** Syn.: Calvé-Galland-Syndrom; meist in höherem Lebensalter auftretende klinisch symptomlose Verkalkung des → Nucleus pulposus; häufig kombiniert mit einer → Spondylosis deformans; Vorkommen auch bei der → Ochronose. engl.: intervertebral calcinosis.
Calcium: Syn.: → Kalzium.
Calvé, J.: 1875-1954; französischer Orthopäde und Chirurg aus Paris.
Calvé-Galland-Syndrom: → Calcinosis intervertebralis.
Calvé-Kanüle: Spezielle Kanüle zur Drainierung eines Abszesses des → Wirbelsäulenkanales durch ein → Foramen intervertebrale im Falle einer → Pottschen Querschnittslähmung.
Calvé-Krankheit, Calvé-Syndrom: Krümeliger Zerfall mit Abplattung und Zusammensintern eines Wirbelkörpers bis hin zu einer schmalen Scheibe (aseptische Apophyseonekrose eines Wirbelkörpers; → vertebra plana), wobei der darüber- und der darunterliegende Zwischenwirbelraum weitgehend erhalten bleibt. *Hauptlokalisation*: unterer BWS-Bereich, thorakolumbaler Übergang. *Klinik*: Seltenes Krankheitsbild mit Vorkommen vor allem bei Knaben, meist zwischen dem 2.–15. Lebensjahr bei gleichzeitig bestehendem eosinophilen → Granulom; spontane Schmerzentwicklung nach Gelegenheitstraumen, sonst eher schleichend aufscheinendes Beschwerdebild; lokale Klopf- und Druckdolenz, segmentale muskuläre Verspannungen, regionäre Hypomobilität; nur in Ausnahmefällen begleitende neurologische Ausfallssymptomatik; ganz überwiegend spontane Defektheilung (→ Keilwirbelbildung, → Kyphosierung). engl.: Calvé's disease.
Calvé-Wirbel: Syn.: → vertebra plana; → Calvé-Syndrom.
Camera, U.: italienischer Orthopäde.
Camera-Syndrom: Schmerzhafte Osteopathie im Bereich des Skelettes, u.a. auch an den knöchernen → Wirbelfortsätzen aufgrund einer fibrösen Knochenumwandlung (Osteozytenwucherung). engl.: Camera's syndrome.
de la Camp, O.: 1871-1925; deutscher Internist aus Freiburg.
Camp-Zeichen: Lokale Dämpfung des Klopfschalles über den → Dornfortsätzen des 5. und 6. Brustwirbels bei Vergrößerung der Hiluslymphknoten. engl.: Camp's sign.
Canalis: *lat.* für Kanal; Abkürzung: C.; *pl.* canales (Abkürzung Cc.). engl.: canal. **C. arteriosus vertebralis:** Aufgrund einer Verknöcherung eingetretener Schluß des Sulcus arteriae vertebralis im Bereich des Atlas bzw. der oberen Halswirbelkörper; als Formvariante im Röntgenbild darstellbar. **C. centralis:** *lat.* für den Zentralkanal im Rückenmark (gelegen in der Substantia intermedia centralis); meist obliterierter Rest des embryonalen Neuralrohrlumens. engl.: central canal of the myelon, central canal of the spinal cord. **C. sacralis:** Syn.: Kreuzbeinkanal, Sakralkanal. Kreuzbeinabschnitt des → Wirbelkanales; enthält die → Spinalnervenwurzeln S1-S3, in seinem unteren Teil nur noch den Epiduralraum mit den Wurzeln S4, S5 und Co 1 sowie das → Filum durae matris spinalis. Oberhalb von L4 liegen die Spinalganglien im → Foramen intervertebrale, das Ganglion L5 findet sich ganz in der Nähe der inneren Mündung des Zwischenwirbelloches, die tieferen Ganglien befinden sich dann jeweils innerhalb des Sakralkanales, wo sich auch die beiden Wurzelanteile zum →

Spinalnerven zusammenschließen. engl.: sacral canal. **C. spinalis:** Syn.: → C. vertebralis. **C. vertebralis:** Syn.: → C. spinalis; → Spinalkanal, → Wirbelkanal; enthält das → Rückenmark und dessen Häute bzw. die → Cauda equina; wird gebildet von den großen → Wirbellöchern (→ Foramina vertebralia); begrenzt von den → Wirbelkörpern, → Wirbelbögen, → Bandscheiben und den → Ligg. flava. engl.: spinal canal, vertebral canal.
CANEDA-Platte: → spezielle Osteosyntheseplatte (sog. → Hakenplatte) mit kleinen „Dornenfüßchen" zur besseren knöchernen Fixation; eingesetzt zur zentralen Stabilisierung v. a. der BWS; Teil der → MADS-Instrumentation.
CAOS: Abkürzung for computer assisted orthopedic surgery (*engl.*). Spezielles CT-gestütztes → Navigationssystem zur idealen Plazierung von → Pedikelschrauben im Rahmen der dorsalen Instrumentation der Wirbelsäule.
Caput costae-Arthrose: Degenerativer Aufbrauch im → Kostotransversalgelenk.
Carbon-Cage: *Engl.*; alloplastischer intervertebraler Platzhalter aus karbonfaserverstärkten Kunststoffen (z.B. Duroplasten) zur stabilen Versorgung im Rahmen einer spinalen → Fusionsoperation. → Cage, → Titankorb.
Caspar, W.: geb. 1938; zeitgenössischer deutscher Neurochirurg aus Homburg/Saar. Mitinaugurator der mikrochirurgischen lumbalen → Nukleotomie.
Caspar-Evolutions-System: Syn.: Caspar-HWS-System. Spezielle Instrumentationen zur ventralen mono- oder mehrsegmentalen Fusion im Bereich der Halswirbelsäule; bestehend aus der → Trapezplatte nach → Caspar aus Titan sowie selbstschneidenden Titanschrauben zur mono- oder bikortikalen Fixation.
Caspar-HWS-System: Syn.: → Caspar-Evolutions-System.
Caspar-Platte: Syn.: Trapezplatte. Trapezförmige Osteosyntheseplatte zur operativen stabilen ventralen Fixation zweier benachbarter oder auch mehrerer Halswirbelkörper im Rahmen einer interkorporalen → Spondylodese (z.B. nach → zervikaler Nukleotomie). engl.: Caspar-plate.
Cast-Syndrom: Klinische Symptomatik, ausgelöst durch einen großen Rumpfgips mit paralytischem Dünndarmileus, Magendilatation, Bauchschmerz, Rückenbeschwerden Erbrechen, evtl. Oligurie, Zyanose und Kollapsneigung. engl.: body cast syndrome.
Catel, W.: geb. 1894; deutscher Kinderarzt, tätig in Leipzig und Kiel.
Catel-Syndrom: Syn.: Dysostosis enchondralis metaepiphysaria, Catel-Hempel-Syndrom. Rezessiv vererbte seltene Krankheit mit generalisierten Störungen der subperiostalen Ossifikation im Bereich der Epiphysenfugen sowie der Epi- und Metaphyse; *klinisches Bild* eines → Wirbelsäulenzwerges mit disproportioniertem Minderwuchs sowie Funktionsstörungen der Körpergelenke (Hyper- bzw. Hypomobilität); morphologische Skelettmißbildungen finden sich vor allem im Bereich der Wirbelsäule.
Cauchoix-Binet-Evrard-Zugang: Ventraler → Zugangsweg zu C4-Th3. engl.: Cauchoix-Binet-Evrard approach.
Cauda: *lat.* für Schwanz, Schweif. engl.: cauda, tail. **C. equina:** *lat.* Eigenname für das in Form eines Pferdeschweifes auslaufende Nervenfaserbündel am distalen Ende des → Rückenmarkes (anatomischer Beginn ab L2); es handelt sich hierbei um die gebündelten vorderen und hinteren Spinalnervenwurzeln des unteren (L3, L4, L5) → Lenden- und → Sakralmarkes um das → Filum terminale; füllt unterhalb des → Conus medullaris den Lenden- und Kreuzbeinteil des → Spinalkanales aus.
caudal, caudalis: *lat.*; → kaudal.
Cauda-Syndrom: → Kauda-Syndrom.
Causa: *lat.* für Anhalt, Grund, Ursache, Krankheitsursache. → Kausalität.
causal(is): *lat.*; → kausal.
Causalgia, Causalgie: *griech.*; → Kausalgie.
Cavitas: *lat.* für Höhle, Höhlung, Hohlraum. Syn.: cavum. engl.: cavity. **C. epiduralis:** *lat.*; Syn.: cavum epidurale, cavum extradurale; Epiduralraum. *Anatomisch* gelegen zwischen dem Periost des → Wirbelkanales und dem → Duralsack des → Rückenmarkes; angefüllt mit Fett, Bindegewebe, Blut- und Lymphgefäßen, was im Sinne eines Druckpolsters für die nervösen Strukturen wirkt und Bewegungen der Wirbelsäule gestattet; dorsal weit, ventral infolge der Annäherung des Duralsackes an die Bewegungsachse der Wirbelsäule schmal ausgebildet (*Abb.*). engl.: epidural cavity. **C. subarachnoidalis:** *lat.* für den Raum zwischen der → Pia mater und der → Arachnoidea; enthält den → Liquor cerebrospi-

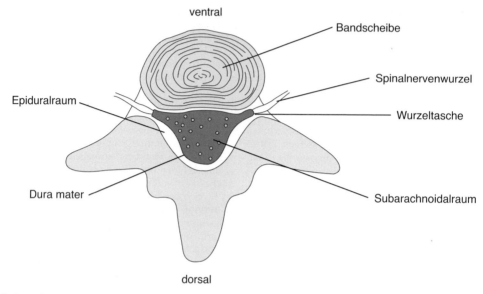

Schematische Darstellung der topographischen Anatomie des lumbalen Epi- und Subduralraumes.

nalis; reicht kaudal bis zum 1.-2. Sakralwirbel, enthält ab L1/L2 nur noch das → Filum terminale und die → Cauda equina. engl.: subarachnoidal cavity. **C. subduralis:** *lat.* für den spaltförmigen Hohlraum zwischen der → Pia mater und der harten Hirnhaut (→ Dura mater). engl.: subdural cavity, subdural space.
Cavum: *lat.*; Syn.: → cavitas.
CBS: Internationale Abkürzung für → Zervikobrachialsyndrom, Schulter-Arm-Syndrom, Zervikobrachialgie. engl.: cervical radiculitis.
CCS: Internationale Abkürzung für → Zervikozephalsyndrom. → Migraine cervicale. engl.: cervicocephalic syndrome.
CD-Horizon-System: Technische Weiterentwicklung der → CD-Instrumentation zur langstreckigen → Fusionierung im BWS- und auch im LWS-Bereich.
CD-Instrumentation: Stabilisierendes Osteosyntheseverfahren zur Korrektur von Wirbelsäulenfehlformen vom posterioren Zugang mit segmentalem Ansatz (im Gegensatz zur → VDS-Instrumentation mit längerstreckigem Ansatz); eingesetzt v.a. bei einbogigen → Thorakal- oder Thorakolumbalskoliosen mit schwerer Lordose, doppelbogigen Lumbal- bzw. Thorakalskoliosen geringeren Ausmaßes mit anschließender langstreckiger Spondylodese. *Vorteil* der guten Stabilität des operierten Wirbelsäulenabschnittes aufgrund der mehrsegmentalen Fixation (über 2 Stabsysteme) mit der Möglichkeit der dreidimensionalen Korrektur der Fehlkrümmung, daher postoperative Gipsimmobilisation überflüssig. *Inauguratoren:* → Y. Cotrel, → J. Dubousset.
central(is): *lat.*; → zentral.
Cephalaea, Cephalgia: Syn.: Kephalea, Kephalgie.
Hartnäckige, teilweise anfallsartig auftretende Kopfschmerzen, die diffus, aber auch eng lokal begrenzt sein können. engl.: cephalgia, cephalagia, headache. **C. nodularis** s. **myalgica:** Kopfschmerz bei muskulärem Hartspann oder → Myogelosen der → Hals- und → Nackenmuskulatur bzw. der Mm. frontalis et temporalis. engl.: myalgic headache, headache with subcutaneous nodules, nodular cephalgia.
Cephalocele, Cephalocelis: Syn.: Kephalozele, Zephalozele.
Angeborene oder erworbene Knochenlücke im Bereich des Schädels mit Vorfall (Herniation) von Hirnhäuten, evtl. auch von Hirnanteilen. → Meningozele. **C. occipitalis:** kongenitale Entwick-

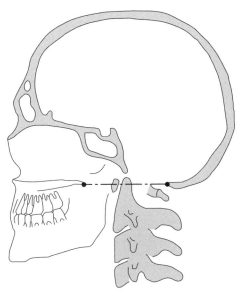

Chamberlain-Linie im seitlichen Röntgenbild des Schädels vom Hinterrand des Foramen occipitale magnum (Opisthion) zum Hinterrand des harten Gaumens.

Chaddock, C.: 1861-1936; US-amerikanischer Neurologe aus St. Louis.
Chaddock-Reflex: Syn.: Chaddock Zeichen. Auslösung einer trägen Dorsalextension der Großzehe mit Beugung und Spreizung der Langzehen 2-5 durch Druck hinter dem Außenknöchel oder Berühren des lateralen Fußrandes. → Pyramidenbahnzeichen. engl.: Chaddock's sign.
Chamberlain, E.W.: 1892-1947; US-amerikanischer Röntgenologe.
Chamberlain-Linie: Röntgenologische Bezugs- oder Hilfslinie auf einer seitlichen Röntgenaufnahme des Schädels (Gerade zwischen dem Hinterrand des → Foramen occipitale magnum und dem dorsalen Rand des harten Gaumens) (s. Abb.). Diese Linie wird physiologischerweise von der Spitze des → Dens axis um 2-3 mm überragt; höhere Meßwerte (v.a. ab etwa 5-6 mm) deuten auf eine Basilarimpression hin. → McGregor-Linie → McRae-Linie. engl.: Chamberlain's line.
Chance-Fraktur: In den meisten Fällen stabile → Wirbelkörperfraktur (meist Distraktionsverlungsstörung des Nervensystems mit oft recht großer Hirnherniation; die Knochenlücke reicht meist bis zum → Foramen occipitale magnum und steht dann häufig mit einer Spaltbildung der oberen Halswirbelsäule in Verbindung.
Cerclage: *franz.*; Syn.: Drahtcerclage, Drahtumschlingung.
Operative kreis- oder achterförmige Osteosynthese mit einer dünnen Drahtschlinge; *im Bereich der Wirbelsäule* eingesetzt vor allem bei der dorsalen Stabilisierung des → Atlanto-axial-Gelenkes, bei der dorsalen → Luque-Instrumentation der Thorakalskoliose (Stabfixation an den Wirbelbögen), aber auch zur Befestigung eines knöchernen Anlege- oder Einlegespanes. engl.: cerclage, wire cerclage.
cerebellospinalis: → zerebellospinal.
cerebrospinalis: → zerebrospinal.
Cervicale: → Zervikale.
cervicalis: *lat.* für den Hals betreffend.
cervicothoracicus, ...cica, ...cicum: *lat.* für zum Hals und zur Brust gehörend.
Cervifix: Spezielles Operationsinstrumentarium zur dorsalen Stabilisierung der Halswirbelsäule.

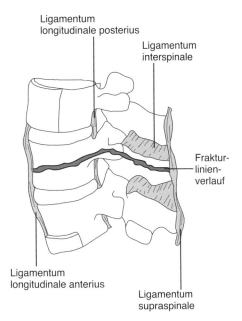

Schematische Darstellung einer Chance-Fraktur der LWS in der Seitansicht.

letzung der LWS, v.a. im Rahmen von Verkehrsunfällen), bei der der Bruchspalt im Dornfortsatz oder im Bereich des Wirbelbogens beginnt und dann, ohne Schädigung der Bandstrukturen, horizontal durch die Bogenwurzeln und den Wirbelkörper weiter verläuft (s. *Abb.*). engl.: Chance's fracture of vertebra.

Charcot, J.M.: 1825-1893; französischer Neurologe aus Paris.

Charcot-Erb(-Guinon) Syndrom: Syn.: spastische → Spinalparalyse.

Charcot-Gelenk: neuropathische → Arthropathie mit schwersten, bizzaren, dennoch meist nicht schmerzhaften Gelenkdestruktionen, z.B. bei der → Tabes dorsalis. engl.: Charcot's joint, Charcot's disease, tabetic arthropathy.

Charcot-Joffroy Syndrom: Syn.: → Pachymeningitis cervicalis hypertrophica.

Charcot-Marie-(Tooth) Krankheit: Syn.: → Charcot-Gelenk.

Charcot-Syndrom: 1.) Syn.: → Claudicatio intermittens im Stadium II einer arteriellen Durchblutungsstörung der Beine, die infolge durch Sauerstoffnot aufscheinender Muskelschmerzen zu Gehpausen und intermittierendem Hinken zwingt. engl.: intermittent claudication, Charcot's syndrome. 2.) Syn.: amyotrophe → Lateralsklerose. engl.: amytrophic lateral sclerosis.

Charcot-Vulpian-Zeichen: Auslösen eines Fußklonus nach schneller gewaltsamer Dorsalextension des Fußes; positiv bei einer → Pyramidenbahnschädigung oberhalb des zugehörigen Reflexbogens. engl.: Charcot's sign.

Charcot-Wirbelsäule: Auftreten klinisch nahezu immer schmerzloser bizarrer röntgenologischer Veränderungen im Bereich des Achsenorganes im Zuge einer langjährig bestehenden → Hinterstrangschädigung mit Herabsetzung der → Tiefensensibilität. Im *Frühstadium* kommt es zu einer Sklerose der Grund- und Deckplatten mit Bildung von → Spondylophyten, dann zu einer meist asymmetrischen Verschmälerung der Zwischenwirbelräume. Im *Spätstadium* folgen zunehmende Fragmentbildungen der Wirbelkörper mit erheblich überschießenden Knochenneubildungen und Verkalkungen der Weichteile, evtl. Subluxationsstellungen. → Charcot-Gelenk. engl.: Charcot spine.

Charleston-Bending-Brace: Spezielle korrigierende Rumpforthese zur überwiegend nächtlichen Anwendung (→ Night-time-bracing) im Falle einer → Thorakolumbalskoliose; Einsatz überwiegend im angloamerikanischen Raum.

Chassard-Lapine-Aufnahme: Spezielle Röntgenaufnahme des Beckens am nach vorne gebeugten sitzenden Patienten, wobei der Zentralstrahl auf die Dornfortsätze der LWS gerichtet ist.

Chemolyse: Auflösung und Zersetzung einer organischen Substanz mit chemischen Mitteln, z.B. therapeutisch im Bereich der Wirbelsäule als → Chemonukleolyse.

Chemonukleolyse: Abkürzung: CN(L). Syn.: Nukleolyse, Diskolyse.
Form der perkutanen lumbalen intradiskalen Therapie (→ PLIT). Gezielte semiinvasive Behandlung einer degenerativen Bandscheibenschädigung der LWS (in erster Linie der dorsalen → Nukleusprotrusion 2. und v.a. 3. Grades mit schmerzhafter radikulärer Störung) durch perkutane Applikation (Injektion) von → Papain (→ Chymopapain; proteolytisches Enzym aus dem Latex der Papaya-Pflanze), → Kollagenase oder → Aprotinin in den überwiegend aus Mukopolysacchariden bestehenden → Nucleus pulposus, welcher relativ schnell aufgelöst („angedaut") wird. Es resultiert über die Reduktion des Bandscheibenquelldruckes eine lokale → Dekompression mit Entlastung des zuvor durch die Protrusion komprimierten Spinalnerven in seinem Wurzelteil. *Kontraindikationen: (Tab. 23)*. engl.: chemonucleolysis, discolysis.

Tab. 23: Kontraindikationen einer Chemonukleolyse mit Chymopapain

- bestehende Kaudasymptomatik
- fortschreitende motorische Ausfallsymptomatik
- freier Sequester im CT oder Kernspintomogramm
- Spinalkanalstenose, ossäre Wurzelkompression
- bekannte Unverträglichkeit von Chymopapain
- Gravidität
- floride Allgemeinerkrankungen

Cheneau, J.: Zeitgenössischer französischer Orthopäde aus Toulouse.

Cheneau-Korsett: Wachstumslenkendes, derotierend wirkendes → Korsett zur konservativen Therapie thorakaler und thorakolumbaler →

Skoliosen mit Scheitelwirbel distal von Th5. Individuell gefertigte Orthese mit Abstützung an den Beckenkämmen sowie eingearbeiteten Druckpelotten im Hauptscheitelpunkt der Fehlkrümmungen, ohne Kinn-Hinterhaupts-Stütze (daher gute Akzeptanz und Compliance). *Indikation:* Skoliotische Verbiegungen von 20-45° Cobb, Progredienz der Skoliose von 5° und mehr innerhalb der letzten 6 Monate sowie noch ausreichende Wachstumspotenz. → CTM-Korsett (Weiterentwicklung). engl.: Cheneau's brace, Cheneau's corset.

Cheneau-Toulouse-Münster-Korsett: Syn.: → CTM-Korsett (Abkürzung). engl.: CTM-brace, CTM-corset.

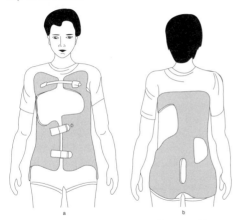

Schematische Darstellung eines Cheneau-Korsettes von ventral (a) und dorsal (b).

Chien-de-fusil-Stellung: *franz.* für sog. Jagdhundstellung mit Streckhaltung des Nackens und Rückens sowie mit angezogenen Beinen; Vorkommen v.a. bei einer → Meningitis oder Enzephalitis.

Chiropraktik, Chirotherapie: Syn.: Manipulationstherapie, manipulative Therapie, manuelle Therapie.
Behandlung schmerzhafter, meist funktioneller Störungen am Haltungsapparat durch spezielle impulsgebende Repositionshandgriffe, z. B. zur Lösung von → Wirbelblockierungen; betroffen sind meist die kleinen Wirbel- sowie die → Iliosakralgelenke. *Absolute Kontraindikation:* destruierende knöcherne Veränderungen der Wirbelsäule; *relative Kontraindikation:* funktionelle lokale → Hypermobilität. engl.: chiropractic.

Chlorom, Chlorosarkom: Oberbegriff für seltenen , meist malignen und multipel auftretenden Tumor im Rahmen einer Systemhyperplasie der blutbildenden Gewebe; *feingeweblich* Anhäufung von Myeloblasten oder Lymphoblasten (häufig bei Chlorleukämie). Lokalisation vor al-

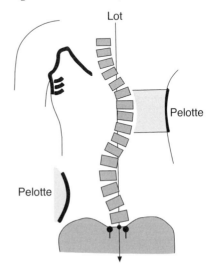

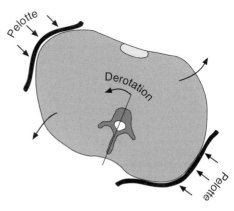

Skoliosekorrektur durch ein Cheneau-Korsett durch Pelottendruck im Bereich der Scheitelwirbel:
a) Ansicht von hinten
b) Ansicht in der koronaren Ebene.

lem im Knochenmark, u.a. auch der → Wirbelkörper. *Klinische Symptomatik* einer akuten Myelose. engl.: chloroma, green cancer.
Cholecalciferol: Syn.: Colecalciferol. → Vitamin D3. engl.: cholecalciferol, dehydrocholesterol.
Chondralloplasie: Syn.: → Chondrodystrophie.
Chondrocalcinosis: *lat.*; Syn.: → Chondrokalzinose.
Chondrodysplasia, Chondrodysplasie: Kongenitale Störung der Knorpelbildung oder -ausreifung; meist auch als → Chondrodystrophie oder → Hemichondrodystrophie bezeichnet. engl.: chondrodysplasia. Ch. ecto- s. triodermica: Syn.: → Ellis-van Crefeld-Syndrom.
Chondrodystrophia, Chondrodystrophie: Syn.: Chondralloplasie.
Oberbegriff von Krankheitsbildern mit in erster Linie genetisch bedingten (endogenen) Störungen der enchondralen Ossifikation und damit des Längenwachstums des Knochens (das appositionelle Dickenwachstum des Knochens bleibt ungestört). Typische *röntgenologische Veränderungen der Wirbelsäule:* kurze, hohe thorakale Wirbelkörper, enger Wirbelkanal, abnorm kurze Wirbelbögen (frühzeitige Vereinigung der Wirbelbogenapophysen) mit Verkürzung der → Interpedikulardistanz. **C. fetalis Kaufmann:** Syn.: Chondrogenesis imperfecta, fetale Rachitis, Osteochondrodystrophia fetalis, Chondrodysplasia fetalis Gruber-Grese, Parrot-Syndrom, Parrot-Kaufmann-Krankheit; → Achondroplasie. **C. calcificans congenita s. calcarea:** Syn.: Dysplasia epiphysialis punctata.
Vgl. → Conradi-Hühnermann(-Raaf) Syndrom. Kongenitale, möglicherweise hereditäre Störung der Blutgefäßbildung des Epiphysenknorpels und der knorpeligen Anlage der kleinen Knochen von Hand und Fuß, kombiniert mit einer meta-epiphysären Verkalkungsstörung. *Klinisch* typisches Bild mit deutlich verkürzten Röhrenknochen; im Bereich des Achsenorganes Bildung von → Keilwirbeln und konsekutiver → Skoliose. Beim rezessiven „rhizonalen Typ" treten die punktförmigen Verkalkungen symmetrisch auf mit dann typischem Minderwuchs. engl.: chondrodysplasia punctata (Conradi's type). **hyperplastische Ch. fetalis:** Syn.: metatrophischer → Zwergwuchs.
Chondroektodermaldysplasie: Syn.: → Ellis-van-Crefeld Syndrom.

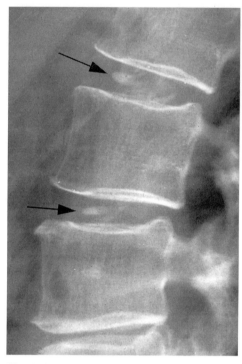

Chondrokalzinose im Bereich der lumbalen Bandscheiben mit typischer Verkalkung des Nucleus pulposus (→) im seitlichen Röntgenbild der LWS.

Chondrohypoplasie: Atypische, leichte Abortivform der → Achondroplasie.
Chondrokalzinose, Chondrokalzinose-Syndrom: Syn.: → Pseudogicht, Kalkgicht, Kalziumphosphat-Arthropathie.
Seltene, genetisch determinierte, *ätiologisch* bisher ungeklärte metabolische Systemerkrankung mit Ablagerung von Kalziumpyrophosphatdihydrat, seltener auch von Kalziumapatitkristallen im fibrösen und hyalinen Knorpel, in der Synovialmembran sowie im Kapselbandapparat der Gelenke und auch der Wirbelsäule; *Vorkommen* vor allem bei jüngeren Männern zwischen dem 20. und 40. Lebensjahr; andererseits sind 30-60% aller über 80jährigen betroffen. *Klinisch* differenziert werden 6 verschiedene Verlaufsformen, häufig asymptomatisch oder mit nur uncharakteristischen Beschwerdebildern. *Röntgenologisch* vor allem große periphere Körpergelenke,

Chorda

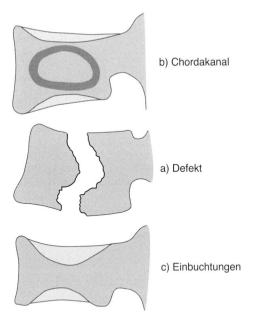

b) Chordakanal

a) Defekt

c) Einbuchtungen

Persistierender Chordakanal (a) mit kerbenförmigem, intravertebralem Defekt (b) bzw. trichterförmigen Einbuchtungen (c) an den benachbarten Wirbeln.

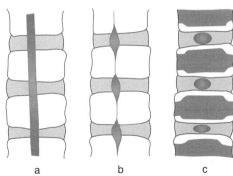

a b c

Entwicklung der Chorda dorsalis:
a) frühe Embryonalzeit (12 mm SSL): Die Chorda dorsalis durchsetzt längsverlaufend alle Segmente (sowohl Wirbelkörper- als auch Bandscheibenanlagen)
b) späte Embryonalzeit (50 mm SSL): Die Chorda dorsalis ist im Bereich der Wirbelkörper bereits verdrängt
c) Kleinkind: Chordareste im zentralen Zwischenwirbelabschnitt erhalten.
SSL = Scheitel-Steißlänge

seltener die Wirbelsäule *(s. Abb.)* betroffen (dann Kalkeinlagerung in den → Nucleus pulposus der Bandscheiben v.a. der unteren Hals- und der gesamten Lendenwirbelsäule mit chronischen Rückenschmerzen; sog. → de Sèze-Syndrom, Chondrokalzinose-Spondylopathie). engl.: chondrocalcinosis, chondrocalcinosis syndrome, chondrocalciosynovitis syndrome.

Chondrom(a): Gutartiger, langsam wachsender solitärer Tumor, ausgehend vom Knorpelgewebe; differenziert werden das → Enchondrom (zentrales Chondrom) vom → Ekchondrom (peripheres Chondrom); *feingeweblich* unreifes Knorpelbildungsgewebe (hyaline, retikuläre, zystische, ossifizierende Typen); maligne Entartung möglich. *Im Bereich der Wirbelsäule* ist das → Sakrum die bevorzugte Lokalisation. engl.: chondroma.

Chondromalazie: Syn.: rezidivierende → Polychondritis. engl.: chondromalacia.

Chondroosteodystrophie: Syn.: → Chondrodystrophie, Dysostosis enchondralis. engl.: osteochondrodystrophy.

Chondrosarkom: Syn.: malignes Enchondrom. Langsam wachsender bösartiger Tumor, ausgehend vom Knorpelgewebe, gelegentlich zahlreich auftretend (Chondrosarkomatose); *feingeweblich* unreifes perichondrales Bindegewebe mit Zellanomalien, öfters auch ausgereiftes Knorpelgewebe. *Vorkommen:* Altersgipfel zwischen dem 30. und 60. Lebensjahr, Männer häufiger betroffen als Frauen. *Hauptlokalisation* sind die (kniegelenksnahen) knöchernen Epiphysen, im Bereich der Wirbelsäule das → Sakrum. Im *Röntgenbild* meist voluminöse Ausdehnung des Tumors mit Osteolysen, kleine kalkdichte Einlagerungen sind charakteristisch. *Therapie:* möglichst radikale chirurgische Tumorentfernung. engl.: chondrosarcoma, chondroblastic sarcoma.

Chondrose: Sammelbegriff für morphologisch faßbare degenerative Aufbrauchserscheinungen von bradytrophen Knorpelstrukturen (z.B. von Bandscheibenstrukturen im Rahmen einer degenerativen Wirbelsäulenerkrankung). engl.: degenerative chondropathy.

Chorda: *lat.* für Saite, Strang, strangförmiges Gebilde. engl.: cord, chorda. C. dorsalis: Syn.: C. vertebralis. Zentrales Achsenorgan der → Chordata als biegsamer, noch ungegliederter Stab, der

Chordakanal

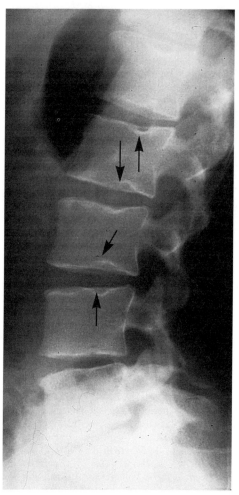

Typische röntgenologische Veränderungen im seitlichen Bild der LWS mit Eindellungen der dorsalen Anteile der Grund- und Deckplatten als morphologischer Ausdruck einer Chorda-Rückbildungsstörung (→).

bzw. → Spaltwirbel). engl.: notochord. **C. spinalis:** *lat.* für → Rückenmark. engl.: spinal cord. **C. vertebralis:** Syn.: → C. dorsalis.

Chordakanal: Frühembryonales Achsenorgan zwischen Entoderm und Medullarrohr mit weitgehender Rückbildung im Zuge der Differenzierung der späteren Wirbelsäule. **Persistierender C.:** Fehlentwicklung im Bereich der Wirbelsäule mit Persistieren von Chordaresten (neben dem → Nucleus pulposus) auch innerhalb eines Wirbelkörpers *(s. Abb. S. 89)*. Typisch im seitlichen *Röntgenbild* sind konisch aufeinander zulaufende, mit der Spitze sich berührende Knochenzapfen von vorn und von hinten, dazwischen eine mehr oder weniger breite Spaltbildung (ähnlich wie bei einem Kompressionsbruch, allerdings ohne Verlagerung der ventralen Wirbelkörperkante); die benachbarten Wirbelkörper können kerbenförmige, intravertebrale Defekte oder trichterförmige Einbuchtungen aufweisen.

Chordarest, Chordarückbildungsstörung: Röntgenologisch faßbares Überbleibsel der rückgebildeten → Chorda dorsalis; nachweisbar meist im seitlichen Röntgenbild der Lendenwirbelsäule im Sinne einer leichten Eindellung im dorsalen Anteil der Wirbelkörperdeck- und -grundplatten *(s. Abb.)*; klinisch bedeutungslos.

Chordata, Chordaten: *lat.* für Achsentiere. Zu diesem über 60.000 Arten umfassenden Tierstamm gehören u.a. auch die → Vertebrata (Wirbeltiere). Sie weisen - zumindest in ihrer Embryonalzeit - eine → Chorda dorsalis auf.

Chordom, Chordoma: Seltener, primär gutartiger Tumor im Bereich der Schädelbasis (hier v.a. am Clivus) oder im Bereich des → Kreuz- oder → Steißbeines mit langsamem, expansiv-destruierendem Wachstum; gelegentliche maligne Entartung, seltene Metastasierung; Ursprung aus restierendem Zellgewebe der → Chorda dorsalis. *Auftreten* meist erst nach dem 30. Lebensjahr; *klinisch* uncharakteristische lokale Schmerzen, evtl. mit begleitenden neurologischen Ausfallserscheinungen. Im *Röntgenbild* ausgedehnte Osteolyse ohne wesentliche umgebende knöcherne Reaktion; Lokalisation ausschließlich in der Mittellinie des Achsenskeletts. engl.: chordoma.

Chordotomie: Neurochirurgisches Operationsverfahren mit meist beiderseitiger, teilweise auch nur einseitiger kontralateraler Durchtrennung (bzw. auch Elektrokoagulation) der Schmerz-

vom hinteren unteren Schädelbereich bis zum Schwanzende reicht; entsteht entwicklungsgeschichtlich beim Menschen aus dem Chordafortsatz und bildet sich bis auf die Kerne der Bandscheiben (→ Nucleus pulposus) wieder zurück. Bei intrauterinen Störungen (v.a. bei Sauerstoffmangel) kommt es häufiger zu kongenitalen → Wirbelkörperfehlbildungen (→ Halb-, → Keil-

bahn (→ Tractus spinothalamicus) im → Vorderseitenstrang des Rückenmarkes in Höhe der HWS oder der oberen BWS zur therapeutischen Ausschaltung sonstig nicht zu beeinflussender quälender Schmerzbilder (z.B. im Gefolge bösartiger Tumorerkrankungen im Bereich des Abdomens). *Nebeneffekt*: Störung der Temperaturempfindung. → Foerster-Operation. engl.: chordotomy.

Chorea: Syn.: Veitstanz.
Oberbegriff für eine Gruppe von Erkrankungen mit hyperkinetisch-hypotoner extrapyramidal bedingter Bewegungsstörung; *klinisch* kommt es zu unwillkürlichen, unphysiologisch-arrhythmischen schnellen Kontraktionen von Muskelgruppen in fast allen Körperregionen, verbunden mit Tonusminderungen und Reflexabschwächungen. engl.: chorea.

Choy, D.: Zeitgenössischer US-amerikanischer Wirbelsäulenchirurg. Inaugurator der → Laser-Diskektomie unter Einsatz des Nd-Yag-Lasers. Über eine → Vaporisation der protrudierten lumbalen Bandscheibe erfolgt eine intradiskale Druck- und Volumenreduktion.

Christian, H.: geb. 1876; US-amerikanischer Arzt aus Boston. → Hand-Schüller-Christian-Krankheit, → Histiozytose X.

Christian-Schüller-Krankheit: Syn.: → Hand-Christian-Schüller-Krankheit.

chronische Polyarthritis: Syn.: rheumatoide → Arthritis. engl.: rheumatoid arthritis.

Chymopapain: Gereinigtes → Papain (Proteinase des Milchsaftes der Papayapflanze - Carica papaya); löst die Bindungen zwischen den → Mukopolysacchariden und den Proteoglykanen der Grundsubstanz des → Nucleus pulposus auf (depolymerisierende Wirkung). *Therapeutischer Einsatz* zur → Chemonukleolyse (→ PLIT) im Falle einer hartnäckigen → Ischialgie aufgrund einer → Bandscheibenprotrusion ohne morphologische Läsion des hinteren → Längsbandes. *Nebenwirkungen*: allergische Reaktionen in etwa 0,2 %, postinjektioneller Kreuzschmerz in 20-40 % der Fälle infolge der kurzfristig eintretenden Instabilität und Höhenminderung des betroffenen Zwischenwirbelabschnittes durch Verlust an Grundsubstanz und Wasser.

Cinchocain: Spezielles → Lokalanästhetikum.

Cingulum: *Lat.* für Gürtel. 1.) gürtelförmiger Verband, z.B. im Falle einer Rippenfraktur zirkulär um den Thorax angelegt. engl.: beltlike bandage. 2.) gürtelförmiges Gebilde. **C.membri inferioris:** *lat.* für: → Beckengürtel. engl.: pelvic girdle. **C. membri superioris:** *lat.* für: → Schultergürtel. engl.: shoulder girdle, thoracic girdle.

Cipault-Regel: Regel zur Bestimmung der anatomischen Korrespondenz der einzelnen → Rückenmarksegmente mit den Wirbelkörpern. Für die → Halswirbelsäule ergibt sich hier die Ordnungszahl des örtlich dem jeweiligen Wirbel entsprechenden Segmentes aus der Ordnungszahl des Wirbels und der Zahl 1, für die obere → Brustwirbelsäule bis BWK 5 der Zahl 2, ab dem 6. BWK bis zum Segment L1 (welches in Höhe BWK 11 liegt) in der Zahl 3; die Segmente L2 bis L5 liegen in Höhe des 11. bis 12. BWK, die sakralen Segmente S1 bis S5 in Höhe des 1. LWK.

Cisterna: *lat.* für Höhle, Hohlraum, Zisterne. **C. lumbalis:** Syn.: → C. subarachnoidalis. **C. subarachnoidalis:** Syn.: C. lumbalis.
Umschriebene, mit → Liquor gefüllte Erweiterung des → Subarachnoidalraumes zwischen der weichen Hirnhaut und der → Arachnoidea.

CK: Abkürzung für: → Kreatininkinase.

Claudicatio: *lat.* für Hinken, Unregelmäßigkeit des Gangaktes. engl.: claudication. **C. intermittens:** Syn.: → Charcot-Syndrom. engl.: intermittent claudication. **C. i. der Cauda equina:** Auftreten von Mißempfindungen und Schmerzen im Bereich der → Dermatome des → Sakralmarkes; *klinisch* evident nach Zurücklegen einer gewissen Gehstrecke mit spontanem Verschwinden beim Stehenbleiben; neurologisches Symptom beim lumbalen → Bandscheibenvorfall. engl.: intermittent claudication of the cauda equina. **C. spinalis intermittens:** schmerzbedingtes Hinken als Folgezustand einer arteriellen Durchblutungsstörung (sog. *vaskulär* bedingtes „Schaufenster-Phänomen") im Bereich des → Thorakalmarkes als → Steal-Effekt beim längeren Gehen und dadurch bedingtem vermehrten Sauerstoffverbrauch der Beinmuskulatur (z.B. bei einer Aortenstenose). Als *vertebragen* ausgelöstes „Schaufenster-Phänomen" mit typischer antekinierter Oberkörperhaltung beim Gehen und auch Sitzen gilt die lumbale → Spinalkanalstenose (sog. **neurogene C. i.**). engl.: intermittent claudication (of spinal arteries).

Clauß-Reflex: Syn.: Clauß-Zeichen.
Ausführen einer trägen Dorsalextension der Großzehe (und evtl. Plantarflexion und Sprei-

zung der Langzehen 2-5) nach passiver oder aktiver Beugung des homolateralen Kniegelenkes gegen Widerstand. → Pyramidenbahnzeichen. engl.: Clauß' sign.

Clibucain: Spezielles → Lokalanästhetikum.

Click-Phänomen: Meist fühl-, teilweise aber auch hörbares Phänomen beim Durchtritt einer 45° geschliffenen Nadelspitze durch eine Faszie; Orientierungshilfe z.B. bei Regionalanästhesien. → Periduralanästhesie, → Spinalanästhesie.

Clivus: *lat.* für Hügel, Abhang. **C. ossis occipitalis:** pars basilaris des → os occipitalis vor dem → Foramen magnum.

Clivus-Dens-Winkel: Röntgenologisch bestimmtes Winkelausmaß zwischen dem → Clivus ossis occipitalis und dem → Dens axis im seitlichen Bild der oberen Halswirbelsäule; verändert beim subforaminalen → Kompressionssyndrom.

Clonus: *lat.* für → Klonus.

Cloward, R.B.: Zeitgenössischer US-amerikanischer Wirbelsäulen-Chirurg.

Cloward-Operation: Operativer Eingriff im Bereich der → Halswirbelsäule mit interkorporaler ventraler Verblockung zweier benachbarter Wirbelkörper durch autologe zylindrische corticospongiöse Spanplastik nach erfolgter Aufspreizung des betroffenen Zwischenwirbelabschnittes; durchgeführt vor allem zur Entlastung bei mechanisch bedingten lokalen medullären Reizzuständen (z.B. bei degenerativen Bandscheibenerkrankungen, spondylogen bedingten Irritationen), auch bei traumatischen oder posttraumatischen Zustandsbildern; nur in Ausnahmefällen einer verbliebenen Instabilität ist eine zusätzliche innere Fixation durch eine ventrale → Schmetterlingsplatte erforderlich. → Robinson-Spondylodese, → Bailey-Spondylodese. engl.: Cloward's procedure.

CMS: Internationale Abkürzung für zervikomedulläres Syndrom; Kompression des zervikalen Rückenmarks durch degenerative Veränderungen (→ Bandscheibenprolaps, → Unkovertebralarthrose, spondylotische Randzacke). engl.: cervical myelopathy.

CN(L): Abkürzung für: → Chemonukleolyse.

Co: Abkürzung für das kaudalste Rückenmarksegment, aus dem der → N. coccygeus entspringt.

Coalitio: *lat.* für Verschmelzung. **C. vertebrae:** Syn.: → Blockwirbel. engl.: fused vertebrae, vertebral fusion.

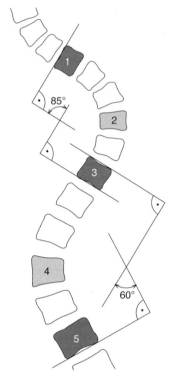

Skoliosimetrie nach LIPPMANN-COBB mit Bestimmung der Krümmungswinkel im a.p.-Röntgenbild
1 oberer Neutralwirbel
2 oberer Scheitelwirbel
3 mittlerer Neutralwirbel
4 unterer Scheitelwirbel
5 unterer Neutralwirbel.

Cobb, J.R.: Zeitgenössischer US-amerikanischer Orthopäde und Wirbelsäulenchirurg.

Cobb-Maß, Cobb-Methode: Syn.: Lippmann-Cobb-Maß.
Aktuelle, vor allem in Europa verwandte Methode zur exakten Bestimmung des Ausmaßes einer → Skoliose; gemessen wird der nach kranial offene Winkel, der durch die beiden Senkrechten (Lotgeraden) gebildet wird, die auf die Tangenten durch die → Deckplatte des oberen und die → Grundplatte des unteren → Neutralwirbels gefällt werden (*s. Abb.*). Sensibler, genauer und auch mit weniger Fehlerquellen behaftet als die in den USA meist übliche Messung nach → Ferguson (-Risser). → Skoliosimetrie. engl.: Cobb's angle.

Cobb-Operation: Operative Versteifung der Wirbelsäule (→ Spondylodese) vom dorsalen Zugang unter Erhaltung der kleinen → Wirbelgelenke mittels gestielter Periost-Knochenlappen aus benachbarten Anteilen der → Wirbelbögen und → Dornfortsätze, die durch Umklappen miteinander verflochten und anschließend mit autologen Knochenspänen aus den dorsalen Beckenkämmen überlagert werden. engl.: Cobb's procedure.
Cobb-Winkel: Syn.: Lippmann-Cobb-Winkel. Ausmaß einer → Skoliose, gemessen in Winkelgraden nach der von → Cobb beschriebenen Methode. engl.: Cobb's angle.
coccygeus, ...ea, ...eum, coccygicus, ...ca, ...cum: *lat.* für zum Steißbein (→ Os coccygis) gehörend. engl.: coccygeal.
Coccygodynia, Coccygodynie: → Kokzygodynie. engl.: coccygodynia.
Cockayne, E.A.: 1880-1956; englischer Pädiater aus London.
Cockayne-Syndrom: Komplexe, erbliche, familiär gehäuft auftretende, ätiologisch bisher nicht geklärte Skelettwachstums- und Entwicklungsstörung (Manifestation ab dem 2. Lebensjahr). *Symptomatik im Bereich der Wirbelsäule:* dysproportionierter → Zwergwuchs, faßförmiger Thorax. engl.: Cockayne's syndrome.
Colecalciferol: Syn.: Cholecalciferol. → Vitamin D3. engl.: cholecalciferol, dehydrocholesterol.
Colitis ulcerosa: Unspezifische, schubweise verlaufende, chronisch-entzündliche Darmerkrankung mit vom Rektum ausgehendem kontinuierlichen Befall des Kolons. *Ätiologie* bisher ungeklärt, genetische Faktoren bzw. Autoimmunerkrankung vermutet. *Symptomatik im Bereich der Wirbelsäule:* asymptomatische → Sakroileitis in 10-20% der Fälle; Vollbild einer → Spondylitis ankylosans in 5-6%, bevorzugt bei Männern (dann HLA-B 27 positiv in 70%); unabhängig vom Verlauf der Darmerkrankung. engl.: ulcerative colitis.
Columna: *lat.* für Säule, säulenförmiges Gebilde. engl.: column. **C. anterior:** Syn.: → C. griseae.- **C. dorsalis:** Syn.: → C. griseae. **C. griseae (medullae spinalis):** Kernsäulen der grauen Rückenmarksubstanz, die im anatomischen Querschnitt als → Cornu bezeichnet werden; unterschieden werden die *C. anterior* bzw. *ventralis* mit multipolaren motorischen Zellen, die *C. lateralis* mit vegetativen Kerngebieten und schließlich die *C. dorsalis* bzw. *posterior* mit sensiblen Zellen und dem → Nucleus dorsalis. **C. lateralis:** Syn.: → C. griseae. **C. posterior:** Syn.: → C. griseae. **C. vertebralis:** *lat.* für die → Wirbelsäule als Teil des → Achsenskeletts; besteht normalerweise aus freien 7 → Hals-, 12 → Brust-, 5 → Lendenwirbeln sowie dem → Kreuzbein (→ Synostose aus 5 Wirbeln) und dem → Steißbein (Synostose aus 3-5 Wirbeln). Zwischen den einzelnen Wirbelkörpern liegen die → Bandscheiben (Discus intervertebralis) als obligate Elemente des → Bewegungssegmentes; anatomisch zusätzliche Verstärkung der Wirbelsäule durch Bänder (→ Ligg. longitudinale anterius et posterius, flava, intertransversaria, interspinalia,, supraspinalia et nuchae); enthält in dem von der Gesamtheit aller Wirbel gebildeten und umschlossenen → Wirbelkanal (Canalis vertebralis) das → Rückenmark; physiologische Krümmungen der HWS und der LWS in der Sagittalebene im Sinne einer → Lordose, der BWS im Sinne einer → Kyphose; Globalbeweglichkeit in allen drei Raumebenen gegeben. engl.: vertebral column, vertebral spine, backbone.
Commissura: *lat.* für Kommissur, Verbindung, verbindende Struktur. engl.: commissure. **C. alba:** Brücke der weißen → Rückenmarksubstanz vor der dem → Canalis centralis angrenzenden grauen Substanz (→ Substantia intermedia grisea); anatomische Verbindung der → Vorderstränge.
Commotio: *lat.* für Kommotion, Erschütterung (durch Stoß oder Druck) einer Körperregion oder eines Organes einschließlich der hierdurch ausgelösten klinischen Folgezustände (meist voll reversibel); keine pathologisch-anatomisch faßbaren Veränderungen. engl.: concussion. **C. (medullae) spinalis:** Rückenmarkerschütterung infolge einer stumpfen direkten oder indirekten Gewalteinwirkung mit reversiblen funktionellen Störungen (z.B. im Sinne eines sofort oder - in den selteneren Fällen - nach kurzem Intervall auftretenden kompletten oder inkompletten → Querschnittsyndromes) mit Rückbildung innerhalb von Minuten, in Einzelfällen auch erst von Stunden. engl.: concussion of the spinal cord.
Compressio: *lat.* für Druck, Zusammendrükken, Quetschung einer Körperregion oder eines Organes einschließlich der hierdurch bedingten klinischen Folgezustände. engl.: compression,

pressure. **C. (medullae) spinalis:** → Rückenmarkkompression. engl.: compression of the spinal cord.
Computernavigation: CT-Steuerung zur Optimierung eines minimalinvasiven operativen Zugangsweges sowie zur optimalen Plazierung von Osteosynthesematerialien im Bereich der Wirbelsäule (z.B. → Pedikelschrauben). → Navigationssystem.
Computertomographie: Syn.: Computergesteuerte Tomographie, rekonstruktive transversale Röntgentransmissionstomographie, Tomometrie.
Abkürzung: CT. Spezielles röntgenologisches Verfahren zur überlagerungsfreien bildgebenden Darstellung beliebiger transversaler Körperschichten mit dreidimensionaler Rekonstruktionsmöglichkeit. *Technik*: Röntgenologisches Querschichtaufnahmeverfahren, bei dem die Schichtdicke individuell einstellbar ist (0,1-1,5 cm), jeweilige Expositionszeit 1-10 sec; der Patient wird auf einem speziellen Untersuchungstisch in einer Gantry gelagert, um die darzustellende Körperregion rotiert kreisförmig eine Röntgenröhre, die ein in etwa bleistiftdickes Strahlenbündel aussendet; anschließend erfolgen die lineare Abtastung und Aufzeichnung des Schwächungsprofiles der durch den Körper hindurchtretenden ionisierenden Strahlung mittels Kristalldetektoren oder Xenonionisationskammer und Verrechnung der gemessenen Strahlenintensitäten über einen Computer in einen Dichtewert; Zusammensetzung der Daten zu einem transversalen digitalisierten Schnittbild (Grautöne, individuelle Kontraststeigerung über Steuerpult möglich; Bildwiedergabe auf einem Monitor; willkürliche Definierung der Schwächungswerte in sog. Houndsfieldeinheiten (H.E.), die jeweils in bestimmte Werte der Grauskala (weiß bis schwarz) übersetzt werden; mit dem sog. „Fenster" (Wahl eines speziellen Graubereiches) wird der bestmögliche Kontrast eingestellt (z.B. Knochenfenster, Weichteilfenster); digitale Rekonstruktionen anderer Raumebenen möglich. Bestimmung der jeweiligen Schnittebenen anhand eines vorgegebenen Leitscans (sog. scout view) zur Groborientierung. *Vorteile*: nichtinvasive, schmerzfreie, risikoarme Röntgendiagnostik; überlagerungsfreie Abbildungsmöglichkeit in der axialen Ebene; besonders gute Darstellung knöcherner Strukturen sowie ihrer Lagebeziehung zueinander; gute Abbildungsmöglichkeit in sonst nur schwer zugänglichen Körperregionen (z.B. Schädel, Wirbelsäule, Becken); gute multiplanare Rekonstruktionsmöglichkeit (sog. Reformatierung) zusätzlicher (v.a. sagittaler) Ebenen mit dreidimensionaler Strukturdarstellung. *Nachteile*: relativ hohe Belastung durch ionisierende Strahlung; örtliches Auflösungsvermögen teilweise begrenzt (Konturschärfe); eine sichere Beurteilung intramedullärer Veränderungen ist nicht möglich. *Indikationen im Bereich der Wirbelsäule (Tab. 24)*: Abklärung eines → Kompressionssyndromes im Bereich der Halswirbelsäule (v.a. → atlanto-okzipitale und atlanto-dentale Instabilitäten, zervikaler Bandscheibenvorfall); exakte differentialdiagnostische Abklärung unklarer, raumfordernder Prozesse im Brust- und Lendenwirbelsäulenbereich (v.a. weit lateral liegende Bandscheibenprotrusionen, die sich einer myelographischen Abklärung oft entziehen); V.a. Reprolaps mit guter Differenzierungsmöglichkeit zur postoperativen Narbenbildung bzw. Verwachsung (unregelmäßig konturierter Grauton, der unmittelbar mit

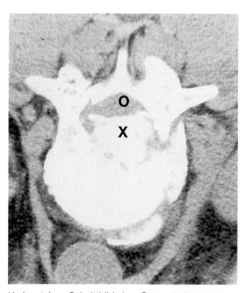

Horizontales Schnittbild im Computertomogramm nach Berstungsfraktur L3 mit Dorsalverlagerung von knöchernen Anteilen der Wirbelkörperhinterkante (X) in den Spinalkanal (○).

der Wand des Wirbelkanales in Verbindung steht); V.a. paravertebrale Abszedierung bzw. spondylitische Destruktion; V.a. auf spinalen Tumor; V.a. → Spinalkanalstenose; exakte Abklärung knöcherner Traumafolgen (Lokalisation dislozierter Knochenfragmente, v.a. im Bereich der Hinterkante zur eindeutigen Frakturklassifikation, s. *Abb.*; Abklärung von Begleitverletzungen; hierfür ist eine Umlagerung des Patienten nicht erforderlich); Sichtsteuerung einer Biopsienadel. engl.: computed tomography. **Quantitative CT.:** Abkürzung: QCT. Syn.: → Osteodensitometrie, Knochendichtemessung.

Quantitative computertomographische Messung der Strahlenabsorption nach Durchdringen eines knöchernen Skelettabschnittes (v.a. im Bereich der Wirbelsäule); Möglichkeit der differenzierten Messung der Spongiosa- und Kompaktastrukturen.

Tab. 24: Klinische Wertigkeit der Computertomographie der Wirbelsäule (nach CASTRO und JEROSCH, 1996)

• Knochenstruktur	+++
• Facettenarthrose	+++
• Bandscheibenvorfall	+++
• Symptomatische Bandscheibe ohne Vorfall	-
• Trauma	+++
• Spondylitis	++
• Deformitäten	-
• Tumor	+++
• Spinale Stenose (zentral)	+++
• Laterale Stenose	+++
- keine Aussagekraft	
(+) geringe Aussagekraft	
+ mäßige Aussagekraft	
++ hohe Aussagekraft	
+++ sehr hohe Aussagekraft	

Condylus: *lat.* für Gelenkknorren (sphärischer Gelenkkörper). engl.: condyle, condylus. **C. occipitalis:** seitlich bilateral des → Foramen occipitale magnum gelegener, vom → Os occipitale gebildeter Gelenkkopf für das → Atlanto-okzipital-Gelenk (zur Durchführung der Nickbewegungen des Kopfes). engl.: occipital condyle.

Congenital bar: Embryonalgeschichtliche Mißbildung der Wirbelsäule, bei der es zu einer einseitigen Störung der segmentalen Gliederung der → Sklerotome kommt; Folge sind z.B. → Keilwirbel, → Halbwirbel, eine → anterior bar u.a.

Conradi, E.: Zeitgenössischer deutscher Pädiater aus Köln.

Conradi-Hünermann-(Raaf) Syndrom: Seltenes, kongenitales, dominant vererbtes *klinisches* Mißbildungssyndrom mit Gesichtsdysmorphie und tief liegender Nasenwurzel, → Minderwuchs mit asymmetrischer Verkürzung der Extremitäten, multiplen Gelenkkontrakturen und einer → Kyphoskoliose; normale psychomotorische Entwicklung. Im *Röntgenbild* typische kalkdichte Tüpfelung multipler Epiphysenbereiche und entlang der Wirbelsäule (spontane Rückbildung bis zum 4. Lebensjahr). → Chondrodysplasia calcificans ccongenita.

Contusio: *lat.* für Kontusion, Niederslagen, Zerschlagen. Schwere Prellung eines Körperabschnittes oder eine Organes als Folge einer stumpfen direkten oder indirekten Gewalteinwirkung mit pathologisch-anatomisch faßbaren Veränderungen (im Gegensatz zur → Commotio); fließender Übergang zur Quetschung (→ Compressio). engl.: contusion. **C. (medullae) spinalis:** Prellungs- bis Quetschverletzung des Rückenmarkes mit teilweiser oder auch vollständiger Kontinuitätsunterbrechung von anatomischen Strukturen und entsprechenden neurologischen → Ausfallsmustern (z.B. im Sinne einer → Querschnittslähmung), evtl. einem spinalen → Schocksyndrom (→ Apoplexia spinalis), hyperästhetischen Hautarealen, einem Subileus u.a.m. engl.: contusion of the spinal cord.

Conus: *lat.* für Konus, Kegel. engl.: cone. **C. medullaris:** Syn.: C. terminalis.

Unteres kegelförmiges Ende des Rückenmarkes in Höhe des 1. oder 2. Lendenwirbels; anatomische Fortsetzung im → Filum terminale. engl.: medullary cone, cone of the spinal cord. **C. terminalis:** Syn.: → C. medullaris.

Conus-Syndrom: → Konus-Syndrom.

Cookie-Sandwich-Form: Anschauliche Beschreibung für einen physiologischen Befund des → Nucleus pulposus im → Diskogramm. engl.: cookie sandwich shaped nucleus.

Cornu: *lat.* für Horn, hornartiges Gebilde. engl.: horn, cornu. **C. anterius:** Syn.: C. ventrale. Vorderhorn der grauen → Rückenmarksubstanz (Substantia grisea). → Columna spinalis. -**C. dor-**

sale: Syn.: → C. posterius. **C. laterale:** Seitenhorn der grauen → Rückenmarksubstanz (Substantia grisea). → Columna spinalis. **C. posterius:** Syn.: C. dorsale.
Hinterhorn der grauen → Rückenmarksubstanz (Substantia grisea). → Columna spinalis. **C. sacrale:** knöchernes Kreuzbeinhorn bilateral neben der unteren Öffnung des → Kreuzbeinkanales (→ Hiatus sacralis). **C. ventrale:** Syn.: → C. anterius.

Corpus: *lat.* für Körper; *pl.*: corpora. engl.: body. **C. vertebrae:** Wirbelkörper in der Form eines kurzen Zylinders; spongiöser Knochen, reich an blutbildendem roten Knochenmark; *anatomisch* kranial und kaudal von der → Deck- bzw. der → Grundplatte begrenzt; ihm entspringt bilateral seitlich oben der → Wirbelbogen; im BWS-Bereich bilateral seitlich mit Gelenkflächen (→ Fovea costalis) zur beweglichen Verbindung mit den Rippen (→ Costae). engl.: vertebral body.

Costa: *lat.* für Rippe; *pl.*: → costae. engl.: rib, costa.

Costae: *lat.* für Rippen I-XII; *pl.* von costa. *Anatomisch* mit der Brustwirbelsäule gelenkig verbunden, jeweils an den seitlichen oberen → Wirbelkörpern (→ Corpus vertebrae) und an den → Querfortsätzen. Die 12 Rippenpaare bilden zusammen mit der Brustwirbelsäule und dem Brustbein (Sternum) den knöchernen → Thorax. engl.: ribs. **C. arcurariae:** Rippenpaare VIII-X, die mit dem Brustbein nur indirekt über einen gemeinsamen (Rippenbogen-)Knorpel verbunden sind. **C. fluctuantes:** Rippenpaare XI und XII, die mit dem Brustbein gar nicht verbunden sind, sondern frei enden. **C. spuriae:** sog. „falsche" Rippenpaare VIII-XII ohne direkten knorpeligen Kontakt zum Brustbein. engl.: false ribs. **C. verae:** Rippenpaare I-VII, die durch ihren Knorpel direkt mit dem Brustbein verbunden sind. engl.: true ribs.

costalis: *lat.* für zur Rippe gehörend. engl.: costal.

Costoclavicularsyndrom: → Kostoklavikularsyndrom.

costotransversarius, ...ria, ...rium: *lat.* für zur Rippe und zum → Querfortsatz eines Brustwirbels gehörend.

costovertebralis, ...le: *lat.* für zur Rippe und zum Wirbel gehörend.

Cotrel, Y.: Zeitgenössischer französischer Wirbelsäulenchirurg; Mitinaugurator der → CD-Instrumentation zur operativen Korrektur der → Skoliose.

Cotrel-Dauerextension: Konservative kontinuierliche Aufdehnungsmethode (über Tag und Nacht) im Falle einer idiopathischen progredienten → Thorakolumbalskoliose durch Längszug am Patienten mittels modifizierter → Glisson-Schlinge im Kinnbereich sowie → Beckengurt; aktive Mitarbeit des Betroffenen durch „Beinarbeit" im Sinne von Tretübungen erforderlich; die Glisson-Schlin-

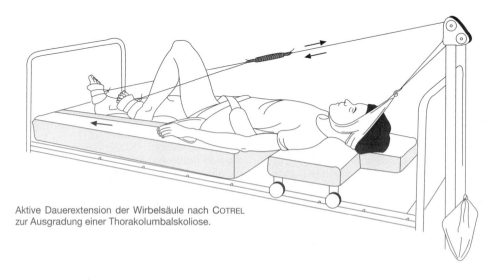

Aktive Dauerextension der Wirbelsäule nach COTREL zur Ausgradung einer Thorakolumbalskoliose.

ge ist hierfür über ein Rollensystem mit den Füßen verbunden, der um etwa 40° nach kranial gerichtete Zug wird durch kräftiges Durchdrücken der Kniegelenke erreicht. *Hauptindikation* sind vor allem relativ mobile Fehlkrümmungen bis maximal 90° bei jüngeren Patienten vor Wachstumsabschluß; Korrekturen des Skoliosewinkels von 30-50° sind möglich; seltener als präoperative Aufdehnungsbehandlung der Skoliose (hier v.a. Methode der → Halo-Extension) eingesetzt. engl.: Cotrel's extension.

Cotrel-Querstabilisator: Teil des → Harrington-Instrumentariums zur operativen Behandlung der → Thorakolumbalskoliose; der metallische Gewindestab verbindet das → Distraktions- und das Kompressionssystem und schafft hierdurch eine bessere Primärstabilität der dorsalen Spondylodese.

Cotrel-Rahmen: Extensionsapparat mit Körperlängszug am Unterkiefer (nach kranial) und durch Beckengurt (nach kaudal) zur Korrektur einer → Thorakolumbalskoliose; dient zur Fertigung eines → Umkrümmungsgipses oder eines → EDF-Korsettes.

Cottonball-Form: Anschauliche Beschreibung für einen physiologischen Befund des → Nucleus pulposus im → Diskogramm. engl.: cottonball shaped nucleus.

Cotugno, D.: *lat.*: Cotunnius; 1736-1821; italienischer Anatom aus Neapel.

Cotugno-Syndrom: Syn.: → Ischiassyndrom (nach dem Erstbeschreiber der Symptomatologie); seinerzeitige Therapie mit warmen Umschlägen, Massagen und Blasenpflaster.

Cowden-Krankheit: Seltenes, nach dem ersten Patienten beschriebenes Mißbildungssyndrom; auffällige Veränderungen vor allem im Bereich des Gesichtes, der Schilddrüse und der Mammae. *Symptomatik im Bereich der Wirbelsäule:* → Kyphoskoliose mit neurologischen Störungen. engl.: Cowden's disease.

CPK: Abkürzung für: → Kreatinin(phospho)kinase.

C-reaktives Protein: Abkürzung: CRP. → Akute-Phase-Protein. Unspezifisches, sehr sensibel reagierendes, relativ thermostabiles Plasmalipoprotein, zyklisch disulfidgekoppeltes Pentamer mit 5 Polypeptidketten; wandert in der Elektrophorese zwischen der β- und der γ-Globulinfraktion; bindet sich in Gegenwart von Kalziumionen an Phospholipidanteile nekrotischer Zellmembranen und aktiviert dann das Komplementbindungssystem; korreliert meist mit der → Blutsenkungsgeschwindigkeit, ist jedoch weniger träge. *Normalwert:* bei 70% aller Gesunden < 0,2mg%, Werte von > 0,5mg% sind grenzwertig; *quantitative Bestimmung* mit exakten immunologischen Methoden (Lasernephelometrie, radiäre Immundiffusion). Erhöhte Werte gelten als unspezifischer Hinweis auf einen akut-entzündlichen Prozeß, massiver Konzentrationsanstieg schon innerhalb weniger Stunden nach einer Gewebeläsion. Guter Parameter zur Verlaufskontrolle schubweise verlaufender Erkrankungen des rheumatischen Formenkreises (→ Spondylitis ankylosans). engl.: C-reactive protein.

van Crefeld, S.: holländischer Kinderarzt. → Ellis-van Crefeld Syndrom.

Crista: *lat.* für Kamm, Leiste. engl.: crista, crest, ridge. **C. iliaca:** *lat.* für Beckenkamm, Darmbeinkamm; besteht *anatomisch* aus einer äußeren und inneren Lippe (→ Labium externum et internum) mit dazwischenliegender → Linea intermedia.; reicht von der → Spina iliaca anterior superior (vorderer oberer → Darmbeinstachel) zur Spina iliaca dorsalis superior (hinterer oberer Darmbeinstachel); dient als Ansatzpunkt für die seitlichen Bauchmuskeln, aber auch für die → Mm. latissimus dorsi et quadratus lumborum. engl.: iliac crest, crest of ilium. **C. occipitalis:** *lat.* für → Hinterhauptsleiste; besteht aus einem äußeren und einem inneren Anteil. **C. occipitalis externa:** äußere, mediane, sagittal verlaufende Leiste des → Os occipitale, die von der durch die Haut gut tastbare → Protuberantia externa zum → Foramen occipitale magnum zieht; Ansatzpunkt des → Septum nuchae. **C. sacralis mediana, intermedia** et **lateralis:** 5 Höckerleisten des → Os sacrums (mediane Leiste solitär, übrige Leisten bilateral angelegt) aus der Verschmelzung der → Dorn-, → Gelenk- bzw. → Querfortsätze des Kreuzbeines. engl.: medial, intermediate rsp. lateral sacral crest.

Crohn, B.B.: 1884-1984; US-amerikanischer Arzt aus New York. → M. Crohn.

CRP: Abkürzung für: → C-reaktives Protein.

Crutchfield, W.G.: geb. 1900; zeitgenössischer US-amerikanischer Chirurg aus Richmond/Virginia.

Crutchfield-Extension: Extension der → Halswirbelsäule über eine oberhalb beider Ohrmu-

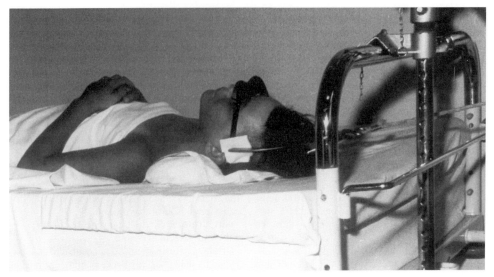

Crutchfield-Extension der Halswirbelsäule.

scheln in die Schädelkalotte eingebrachte Metallklammer *(s. Abb.)* zur Reposition und Retention als Operationsvorbereitung oder als alleinige konservative Behandlungsstrategie bei Luxationen oder als Luxationsfrakturen der oberen HWS; heutzutage nur noch in seltenen Fällen als Operationsvorbereitung bei → Thorakalskoliose verwendet. engl.: Crutchfield's extension.

Crutchfield-Klammer, Crutchfield-Klemme: Zangenartiges Metallinstrument zur temporären Verankerung in der Schädelkalotte im Zuge der Durchführung einer → Crutchfield-Extension. engl.: Crutchfield's clamp.

Cruveilhier, J.: 1791-1874; französischer Pathologe aus Paris.

Cruveilhier-Krankheit: Syn.: Spinale progressive → Muskeldystrophie.

CS: Internationale Abkürzung für: → Zervikalsyndrom, HWS-Syndrom. engl.: cervical syndrome.

v. Csiky, J.: 1881-1929; ungarischer Internist aus Debrecen.

Csiky-Syndrom, Csiky-Zeichen: Klinischer Test, bei dem der Patient mit durchgedrückten Knien sich so tief bücken kann, daß der 7. HWK unter die Trochanterebene kommt; Zeichen der muskulären Hypotonie bei der → Tabes dorsalis. engl.: Csiky's syndrome, Cisky's sign.

CT: Abkürzung für: → Computertomographie.

CTM-Korsett: Abkürzung für Cheneau-Toulouse-Münster-Korsett. Aus einem Stück bestehende Thorako-Lumbo-Sakral-Orthese (Weiterentwicklung des → Cheneau-Korsettes) zur konservativen Behandlung (Wachstumslenkung) einer thorakolumbalen oder lumbalen skoliotischen Wirbelsäulenverkrümmung. Die Korrektur erfolgt über großflächige Druckpelotten, die im Winkel von 45° in Höhe des Apexwirbels angebracht sind, sowie durch größere Freiräume, die konkavseitig eingearbeitet wurden; weit nach kaudal gezogener Beckenkorb zur für die Derotationswirkung wichtigen sicheren Stabilisierung des Beckens; der obere Thoraxteil muß zur Gewährleistung eines konstanten Pelottendruckes ebenfalls gegen Rotation stabilisiert werden; geringgradig übersteigerte Kyphosehaltung der BWS und leichte Entlordosierung der LWS mit konsekutiver Entriegelung der Wirbelbogengelenke, die ventrale Thoraxregion und auch die dorsale Rückenpartien bleiben weitgehend frei, um die derotierenden Kräfte nicht zu behindern; lediglich unterhalb der Schlüsselbeine besteht ein Fixationsbügel; flächenhafter ventraler abdomineller Druck der Orthese, der im Falle der Bauchatmung oder der Betätigung der Bauchpresse durch Umleitung der Druckrichtung nach dorsal zusätzlich derotierend und entlordosierend wirkt. engl.: CTM-brace, CTM-corset.

Cyriax-Methode: Spezielle manualtherapeutische funktionelle Weichteildiagnostik (Beurteilung der Konsistenz, Temperatur, Strukturstörungen u.a.) und lokalisationsbezogene Behandlung (z.B. durch tiefe Querfriktion, manuelle Mobilisation). *Indikationen*: degenerative Wirbelsäulensyndrome; evtl. Funktionsstörungen der Facettengelenke der Wirbelsäule.

D

D: Ältere, heutzutage nicht mehr gebräuchliche Abkürzung für die 12 → Brustwirbel (D 1, D 2, D 3 usw.) bzw. für die thorakalen → Rückenmarksegmente (D1, D2, D3 usw.).

Dachziegelverband: Rumpfverband aus 5-6 langen, sich dachziegelartig überlagernden Pflasterstreifen, die jeweils ventral das Sternum und dorsal die Wirbelsäule mit einbeziehen; Einsatz bei unkomplizierten Rippenbrüchen zur externen Fixation (Nachteil: die tiefe Inspiration wird eingeschränkt). engl.: imbricated bandage.

Dampfbad: Form der → physikalischen Therapie mit Anwendung von Heißluft mit hohem Feuchtigkeitsgehalt (als Voll- oder Teilbad), wobei Dampfstrahler (Dampfduschen) Wasserdampf auf bestimmte Körperregionen abgeben mit anschließender Hyperämie und Lockerung verspannter Muskelgruppen. Einsatz u.a. bei chronischen Wirbelsäulensyndromen.

Dandy, W.E.: 1886-1946; US-amerikanischer Neurochirurg aus Baltimore.

Dandy-Operation: Bilaterale intradurale Durchtrennung der vorderen → Spinalnervenwurzeln (sog. retroganglionäre Neurotomie) in Höhe C1-C3 sowie der spinalen Akzessoriuswurzel zur Behandlung eines hartnäckigen spastischen → Schiefhalses. engl.: intradural anterior cervical rhizotomy.

Dandy-Test: Auslösung einer heftigen segmentalen Schmerzausstrahlung durch einen kräftigen Schlag mit dem Reflexhammer neben die Lendenwirbelsäule in Höhe L4-S1 als Hinweis auf eine neuralgische Spinalnervenwurzelreizung (z.B. bei → Nukleusprolaps); dermatombezogene Höhenlokalisation des Prozesses möglich. engl.: Dandy's paravertebral sciatic pain induction.

Dandy-Walker Krankheit, Dandy-Walker Syndrom: Variante des → Arnold-Chiari Syndromes mit kongenitalen progredienten Hydrozephalus und zystischer Erweiterung des 4. Hirnventrikels infolge mechanischer Verlegung des Foramen Magendii und der Foramina Luschkae; *im Bereich der Wirbelsäule* fakultative weitere Fehlbildungen des Rückenmarkes (Hydro- bzw. Syringomyelie, Doppelbildungen u.a.). Klinische Ausfallsymptomatik im Sinne einer → Tetraplegie u.a.m. engl.: Dandy-Walker syndrome.

Dandy-Zeichen: Ausdruck einer mechanischen Spinalnervenwurzelirritation mit Steigerung einer ischialgieformen Schmerzausstrahlung durch Husten, Niesen oder Pressen (z.B. bei → Nukleusprolaps, → Radikulitis). engl.: cough-induced enhancement of sciatic pain, Dandy's sign.

Danlos, H.A.: 1844-1912; französischer Arzt. → Ehlers-Danlos-Syndrom.

Darmbein: Syn.: → Os ileum (*lat.*).

Darmbeinapophysenzeichen: Syn.: → Risser-Zeichen. engl.: Risser's sign.

Darmbeinstachel: Syn.: → Spina iliaca (*lat.*).

D-Arzt: Abkürzung für Durchgangsarzt. Facharzt (meist Arzt für Chirurgie/Unfallchirurgie, seltener Orthopädie), der für die Erstuntersuchung, aber auch die Behandlung und Rehabilitation von Verletzten v.a. nach Arbeitsunfällen (Kostenträger: → Berufsgenossenschaften) zuständig ist.

Dauerfraktur: Syn.: → Ermüdungsbruch. engl.: fatigue fracture.

Dauertraumatisierung: Über einen langen Zeitraum meist kontinuierlich einwirkende mechanische Gewebe- oder Implantatbeanspruchung; durch die zeitliche Summation kann es zu Mikrotraumen, im Bereich der Knochen schließlich auch zu → Ermüdungsbrüchen kommen (→ Schipperkrankheit).

Daumenzeichen: Syn.: → Wartenberg-Zeichen. → Pyramidenbahnzeichen. engl.: Wartenberg's sign, thumb sign.

Deafferenzierung: Operative Durchtrennung der hinteren (→ afferenten) Spinalnervenwurzeln (→ Denervierung) zur gezielten Ausschaltung segmentaler sensibler Impulse (v.a. Schmerz); → Foerster-Operation bei spastischen Kontrakturen. Der Begriff wird auch bei traumatisch bedingter nervöser Unterbrechung im Spinalbereich verwendet. engl.: deafferentation.

Deckplatte: Obere hyalinknorpelige Wirbelkörperabschlußplatte. → Abschlußplatte. engl.: deck plate.

Deckplatteneinbruch: Leichteste Form einer → Wirbelfraktur mit Impression der oberen Abschlußplatte ohne gröbere Deformierung, Beeinträchtigung der Wirbelsäulengesamtstatik oder neurologische Ausfallssymptomatik. Vorkommen bei axialer Gewalteinwirkung (→ Kompressionsbruch), aber auch ohne wesentliches Trauma bei deutlicher → Osteopenie oder → Osteoporose. engl.: impression fracture of the deck plate.

Decubitus: *lat.;* → Dekubitus.

Deflexion: Syn.: für → Reklination bzw. Überstreckung (der Wirbelsäule). engl.: extension, reclination.

Deflexionsabstand: Maximaler Kinn-Jugulumabstand in cm bei der Reklination des Kopfes als Maß für die Halswirbelsäulenbeweglichkeit. engl.: reclination distance.

deformans: *lat.* für deformierend, entstellend, verunstaltend.

deformierend: Syn.: → deformans *(lat.).*

Deformität: Syn.: → Formabweichung, Verunstaltung:
Zustandsbild resultierend aus einer angeborenen oder erworbenen Deformierung; Verwendung des Begriffes auch bei angeborenen Fehlbildungen. engl.: deformity. **prädiskotische D.:** Haltungsanomalie des Rückens, die auf längere Sicht zu einer vorzeitigen → Diskose führt. Mögliche *Ursachen:* → Beckenschiefstand, → Rundrücken, → Skoliose, kongenitale → Wirbelanlagestörung (→ Halbwirbel, → Keilwirbel u.a.; *s. auch Tab. 29*). engl.: praediscotic deformity.

Degeneratio(n): Meist durch altersbedingten Verschleiß induzierte Gewerückbildung, verbunden mit einer daraus resultierenden Funktions- und Leistungsminderung. engl.: degeneration: **D. grisea:** Zerfall der weißen Markscheiden und der Achsenzylinder markhaltiger Nervenfasern.

degenerativ: Auf → einer Degeneration beruhend, verschleißbedingt. engl.: degenerative.

Dehydratation: Syn.: für → Wasserentzug. engl.: dehydration, desiccation. **hypertone D.:** semiinvasive Behandlungsmethode einer lumbalen → Nukleusprotrusion mit sonstig konservativ therapierefraktärer Ischialgie durch paradiskale Injektion einer hypertonen (20%igen) Kochsalzlösung; *Indikation* als Alternative zur → Chemonukleolyse gegeben in erster Linie bei noch nicht perforiertem → Anulus fibrosus bzw. erhaltenem hinteren → Längsband.

dehydrieren: Einer chemischen Verbindung Wasserstoff oder einem Gewebe Wasser entziehen. → Dehydratation.

Déjerine, J.J.: 1849-1917; französischer Nervenarzt aus Paris.

Déjerine-Sottas-Syndrom: Syn.: hypertrophische Neuritis.
Autosomal-dominant vererrbte neurale → Muskelatrophie infolge einer Wucherung der → Schwannschen Zellen; *klinisch* verdickte periphere Nervenstämme, teilweise auch hypertrophische Nervenwurzeln mit Zeichen einer → Rückenmarkkompression. engl.: Déjerine-Sottas atrophy, hypertrophic neuropathy.

Déjerine-Zeichen: Verstärkung des klinischen Beschwerdebildes einer Radikulitis durch Husten, Niesen oder Betätigen der Bauchpresse (Stuhlentleerung). → Dandy-Zeichen. engl.: Déjerine's sign.

Dekalzifikation, Dekalzifizierung: Entfernung oder Verminderung von Mineralstoffen in Knochen (hier meist im Bereich der Wirbelsäule) durch katabole Situationen, z.B. bei → Osteopenie, → Osteoporose, → Osteomalazie. engl.: decalcification.

De-Kleijn-Test: Syn.: A. vertebralis-Test nach George.
Klinischer Untersuchungstest zur Überprüfung der Suffizienz der A. vertebralis, v.a. im Hinblick auf geplante chirotherapeutische Manipulationen im Bereich der Halswirbelsäule. Da der Untersuchungsgang nicht ganz ungefährlich ist, müssen vorab der Blutdruck, die arteriellen Armpulse sowie die der A. carotis communis und der A. subclavia (zusätzlicher Ausschluß stenotischer Strömungsgeräusche) überprüft sein. Der Untersucher steht hinter dem sitzenden Patienten, der Kopf wird zu einer Seite maximal rotiert und dann gleichzeitig rekliniert (Untersuchungsgang auch beim liegenden Patienten möglich, wobei dann der Kopf über das proximale Ende der Liege ragt und in der Hand des Untersuchers liegt). Der Kopf sollte etwa 20-30 sec. in dieser Extremstellung verbleiben, der Patient soll hierbei sprechen oder zählen. Im Falle einer Stenose der → A. vertebralis kommt es zu Schwindel, Übelkeit, evtl. Nystagmus, visuellen Störungen. → Hautantsche Probe.

Dekompression: *lat.* für Schaffen einer Druckentlastung; im Bereich der Wirbelsäule v.a. im Sinne der operativen Beseitigung einer traumatisch oder degenerativ bedingten spinalen Enge mit drohender oder bereits vorliegender neurologischer Ausfallssymptomptomatik. → Spinalkanalstenose. engl.: decompression.

Dekubitus: *lat.;* Syn.: → Druckbrand, Wundliegen, Durchliegen.
Ausbildung von Haut- und Schleimhautnekrosen (sog. Druckgeschwüre) als Folge langer Bettlägrigkeit, mangelnder pflegerischer Fürsorge von geschwächten Kranken; Lokalisation in erster Linie im Bereich druckexponierter Körperregionen (z.B. Sakralbereich, laterale Schulterblattgräten. Trochanter major, Ferse u.a.m.); Vorkommen v.a. bei → Querschnittssymptomatik mit beeinträchtigter Sensorik. engl.: decubitus, pressure ulcer, pressure sore.

Dekyphosierung: Abschwächung einer übersteigerten → Kyphosehaltung im Bereich der Wirbelsäule im Rahmen der operativen → VDS-Stabilsierung einer → Lumbalskoliose, die eine Rückdrehung der tordierten Wirbelkörper mit sich bringt.

Demineralisation: Verarmung des Körpers, hier v.a. des Knochens an anorganischen Bestandteilen. Oberbegriff für röntgenologische Erscheinungsbilder der → Osteomalazie, → Osteopenie, → Osteoporose. → Dekalzifikation, → Halisterese. engl.: demineralisation.

Demyelinisation: Syn.: Entmarkung, Myelinverlust.
Schwund der Markscheiden um die Nervenfortsätze. engl.: demyelination.

Dendrit: *griech.;* kurzer Fortsatz einer Nervenzelle. engl.: dendrite, dendron.

Denervierung: Vollständige gezielte Ausschaltung der Verbindung zwischen Nerv und dazugehörigem Erfolgsorgan; *Indikation* gegeben z.B. bei medikamentös refraktären chronischen Schmerzzuständen, aber auch bei zentralmotorischen Störungen wie spastischen Lähmungen u.ä. → Chordotomie, → Deafferenzierung, → Leukotomie, Neurektomie, → Neurotomie, → Ramikotomie, → Sympathektomie. → Foerster-Operation. engl.: denervation. **Zervikale D.:** gezielte operative Ausschaltung des Halsteiles des Grenzstranges sowie des → Ganglion stellatum (nebst prä- und postganglionären Fasern) durch → Ramikotomie oder Resektion (z.B. bei schwerem Sudeck-Syndrom im Bereich der oberen Extremitäten). engl.: cervical denervation.

Denis-Säuleneinteilung: Anatomische Einteilung der Wirbelsäule im Hinblick auf traumatische Schädigungen in 3 Säulen. → Säuleneinteilung, → Wirbelfraktur. engl.: Denis' classification (of spine injuries).

Denman, T.: 1733-1815; britischer Gynäkologe aus London.

Denman-Selbstentwicklung: Selbstentwicklung eines Neugeborenen bei Querlage mit Abknickung im unteren Bereich der Wirbelsäule.

Dens: *lat.* für Zahn, zahnförmiges Gebilde. **D. axis:** kranialwärts gerichteter zapfenförmiger Fortsatz (→ Apophyse) des 2. Halswirbels (→ Axis), bestehend aus dem Denssockel, dem darüberliegenden Denshals und der Densspitze; besitzt eine vordere Gelenkfläche für den → Atlasbogen und eine hintere für das → Lig. transversum atlantis; anatomische Varianten im Sinne der Kegel-, Ballon- oder Biskuitform, auch Hypertrophie bzw. schmale hochgestreckte Elongation; links und rechts der Densbasis finden sich häufig sog. *dentolaterale Gruben* als Ausdruck der Markierung der Knorpelzonen zwischen den Kernen des Dens und des Axiskörpers. engl.: dens axis. **D. bicornis:** kongenitale Formvariante im Sinne eines als Doppelhöcker angelegten Dens axis. **D. epistrophei:** altes, kaum mehr gebräuchliches Syn. für → D. axis.

Densaplasie: Kongenitale Mißbildung des → Dens axis mit völligem Fehlen auch des → Denssockels; es resultiert eine abnorme Beweglichkeit im → Atlantoaxialgelenk bis hin zu Subluxationsphänomenen; häufige *klinische Beschwerden* im Sinne einer → Migraine cervicale. Vorkommen auch im Rahmen einer → Dysplasia spondyloepiphysaria. engl.: odontoid aplasia.

Densarrosion: typischer röntgenologischer Befund des → Dens axis im Falle einer rheumatoiden → Arthritis mit kleinen mottenfraßähnlichen Defekten.

Densfraktur: Knöcherne Verletzung des → Dens axis, meist als Folge eines Hyperflexionstraumas mit ventraler Verschiebung des Dens, evtl. mit gleichzeitiger anteriorer Subluxation zwischen → Atlas und → Axis; seltener nach Hyperextensionsverletzung der HWS mit Versetzung des Dens nach hinten und dorsaler Subluxation zwischen den beiden obersten HWK; Einteilung nach ANDERSON und D'ALONZO (*s. Tab. 25* und *Abb. S. 105);* bestmöglicher röntgenologischer Nachweis (meist gezähnelte Bruchlinie horizontal an der Basis) in der a.p.-Aufnahme der HWS bei geöffnetem Mund (→ Dens-Spezialaufnahme) oder in der → Fuchs-Aufnahme. *engl.*: fracture of the dens axis.

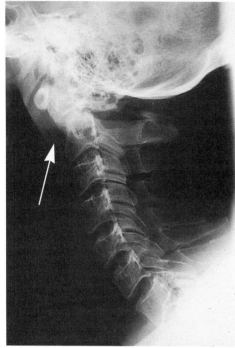

Densfraktur (Typ II nach ANDERSON und D'ALONZO) mit Subluxationsstellung (→) im seitlichen Röntgenbild der HWS.

Tab. 25: Einteilung der Densfrakturen (nach ANDERSON und D'ALONZO, 1974)

Typ I	Meist schräg verlaufende Fraktur des Denskörpers oberhalb von dessen Basis; stabil; konservative Behandlung Methode der Wahl.
Typ II	Querfraktur durch die Densbasis; instabil; bei konservativer Behandlung in etwa 35 % pseudarthrotische Ausheilung, daher operative Stabilisierung durch Verschraubung Methode der Wahl.
Typ III	Fraktur durch die Densbasis mit Ausdehnung in den Axiskörper; stabil; konservative Behandlung Methode der Wahl.

Denshals: Anatomischer Anteil des → Dens axis zwischen dem → Denssockel und der → Densspitze. → Axis.

Denshochstand: Relativer Hochstand des → Dens axis im seitlichen Röntgenbild des Schädels bzw. der HWS (sog. → Basilarimpression). → Axis, → Chamberlain-Linie, → McGregor-Linie, → McRae-Linie,→ Ranawat-Bestimmungsmethode. *engl.*: basilar impression.

Denshypoplasie: Kongenitale Mißbildung des → Dens axis mit knöcherner Unterentwicklung. *engl.*: odontoid hypoplasia.

Denslordose: Meist kongenitale anguläre Fehlformung des → Dens axis; kann zu einem subforaminalen → Kompressionssyndrom Anlaß geben.

Denspseudarthrose: Straffe bindegewebige Falschgelenkbildung im Bereich des → Dens axis; meist nach konservativer Behandlung einer Fraktur vom Typ II nach ANDERSON und D'ALONZO (s. Abb.).

Densspalte: Seltene kongenitale, meist senkrecht verlaufende → Spaltbildung des → Dens axis.

Densspezialaufnahme: Spezielle a.p.-Röntgenaufnahme der oberen Halswirbelsäule. Der Patient befindet sich in Rückenlage, der Kopf wird in Neutralstellung gerade gehalten; der Zentralstrahl zeigt auf die Mitte des möglichst weit geöffneten Mundes; zur Vermeidung eines Zungenschattens soll der Patient „ah" sagen und dadurch die Zunge gegen den Mundboden drücken. → Fuchs-Spezialaufnahme des Dens.

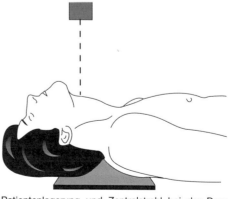

Patientenlagerung und Zentralstrahl bei der Dens-Spezialaufnahme nach FUCHS.

Densigraphie

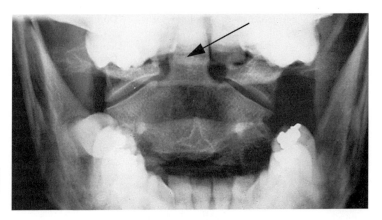

Straffe bindegewebige Denspseudarthrose (→) im a.p.-Röntgenbild der HWS.

Densigraphie: Syn.: Densographie.
Photoelektrische Messung der Dichte eines Körpers mit Aufzeichnung der Helligkeitswerte in Kurvenform. → Osteodensitometrie.
Densitometrie: Syn.: → Osteodensitometrie.
Densographie: Syn.: → Densigraphie.
Densometrie: Syn.: → Osteodensitometrie.
Denssockel: Anatomischer Begriff für die Basis des → Dens axis, gelegen zwischen dem Axiskörper und dem Denshals. → Axis.

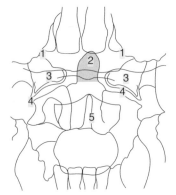

1 Atlantookzipitalgelenke
2 Dens axis
3 Massae laterales atlantis
4 Atlantoaxialgelenke
5 Wirbelkörper C2

Schematische Darstellung der Röntgenanatomie in einer Dens-Spezialaufnahme der Halswirbelsäule (a.p.-Strahlengang).

Densspitze: Spitze des → Dens axis. → Axis.
Desoxyprolin: Chemisches Abbauprodukt der zyklischen Aminosäure Prolin, die vor allem im Kollagen und Gliadin vorkommt. Eine erhöhte Ausscheidung der Substanz im Urin ist symptomatisch für einen stark erhöhten Knochenumsatz, z.B. beim primären Hyperparathyreoidismus, beim → Paget-Syndrom, aber auch bei der postmenopausalen → Osteoporose.
Derbolowsky, U.: Zeitgenössischer deutscher Allgemeinmediziner und Chirotherapeut aus dem Saarland.
Derbolowsky-Zeichen: Syn.: → Vorlaufphänomen im Liegen.
Klinisches Phänomen zur Beurteilung einer variablen → Beinlängendifferenz, z.B. bei Funktionsstörungen des → Kreuzdarmbeingelenkes. Der Patient befindet sich in Rückenlage, der Untersucher steht an seinem Fußende, umfaßt beide distalen Unterschenkel und palpiert mit beiden Daumen die jeweilige Höhe der Innenknöchel; anschließend richtet sich der Patient mit gestreckten Kniegelenken auf bis zur Sitzposition, wobei er seine Hände zuhilfe nehmen darf: bei einer → Iliosakralgelenksblockierung mit fehlendem → joint play zwischen Kreuz- und Darmbein wird das homolaterale Bein im Zuge des Aufrichtens scheinbar länger (Schiebeeffekt); pathognomonisch sind Beinlängendifferenzen von zumindest 2,0 cm. Eine ähnliche Symptomatik wird auch bei einer einseitigen Verkürzung der ischiokruralen Muskulatur gefunden. engl.: Derbolowsky's sign.

Derbolowsky-Zeichen

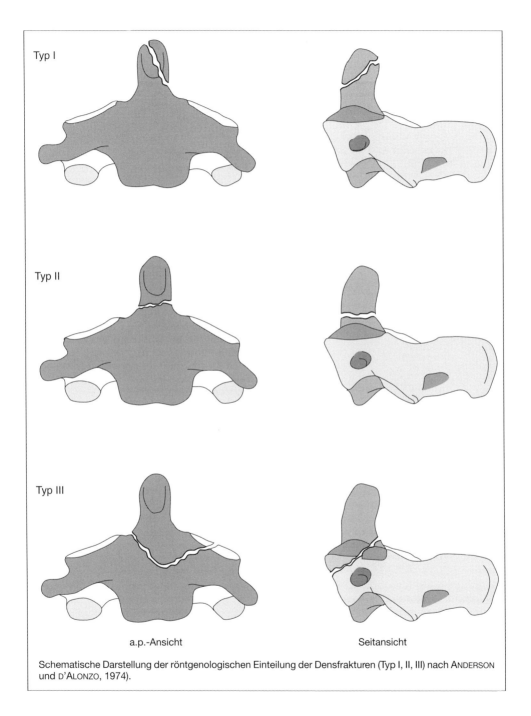

Typ I

Typ II

Typ III

a.p.-Ansicht   Seitansicht

Schematische Darstellung der röntgenologischen Einteilung der Densfrakturen (Typ I, II, III) nach ANDERSON und D'ALONZO, 1974).

Dermatom

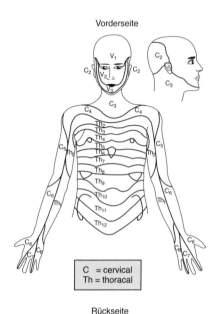

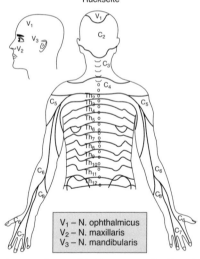

Segmentale sensible Versorgung der Hautoberfläche entsprechend der zervikalen und thorakalen Dermatome.

V1 = N. ophthalmicus; V2 = N. maxillaris; V3 = N. mandibularis

Dermatom: Anatomisch klar definierter, sensibel innervierter Hautbezirk entsprechend der segmentalen (radikulären) Versorgung primär einer hinteren → Spinalnervenwurzel (subsidiär aber auch von Nervenästen der Nachbarsegmente). → Headsche Zone. engl.: dermatome. *(siehe Abbildungen Seite 108 und 109).*

Dermographia, Dermographie, Dermographismus: Syn.: Hautschrift.

Örtlich auftretende Gefäßreaktion (→ Axonreflex) der Haut (die Testung erfolgt meist im Bereich des Rückens) als Reaktion auf eine mechanische Reizung (z.B. durch den Fingernagel des Untersuchers oder einen spitzen Gegenstand) mit einer Verzögerung, die der vegetativen Ausgangslage des Patienten entspricht (z.B. *weiße* Zeichnung bei träger, *hyperämische* Zeichnung bei überschießender Reaktion); sowohl segmentale als auch quadrantenorientierte Zuordnung. Im Akutzustand überwiegt eher eine übersteigerte Vasokonstriktion, bei Chronizität hingegen eine Vasodilatation. engl.: derm(at)ographia, derm(at)ography.

DEXA, auch **DXA:** Abkürzung für dual-energy-X-ray-absorptiometry. Syn.: duale Röntgenabsorptiometrie (DRA). → Osteodensitometrie.

Dezeleration: Syn.: für Verlangsamung, Abnahme der Geschwindigkeit. engl.: deceleration. *Gegenteil:* → Akzeleration.

Dezelerationstrauma: → Beschleunigungsverletzung infolge einer plötzlichen Unterbrechung einer schnellen Körperbewegung (übersteigerte Anteklination); Gegensatz zum → Akzelerationstrauma. *Pathogenese im Bereich der (Hals-)Wirbelsäule* v.a. beim PKW-Auffahrunfall mit durch die Kopfstütze des Autositzes aufprall- bzw. schleuderungsbedingter Schädigung ligamentärer, in Ausnahmefällen auch osteoligamentärer Strukturen. → Peitschenschlagphänomen. engl.: deceleration trauma, deceleration injury.

Dezimeterwellentherapie: Form der → Elektrotherapie mit hochfrequenten Strömen (433,92 MHz); *Wellenlänge:* 69 cm. Feldbehandlung mit besonders geformten Rundfeld-, Langfeld- bzw. Großfeldstrahlern; führt zu einer guten Erwärmung wasserhaltiger Gewebe (v.a. der Muskulatur); bei Anwendung eines Hohlfeldstrahlers gute Tiefenwirkung. → Mikrowellentherapie. engl.: decimeter waves therapy.

DGOT: Abkürzung für Deutsche Gesellschaft für Orthopädie und Traumatologie e.V. mit Sitz in Köln. Wissenschaftlicher Verein deutscher Or-

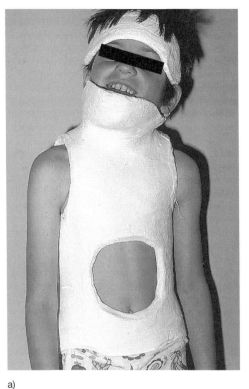 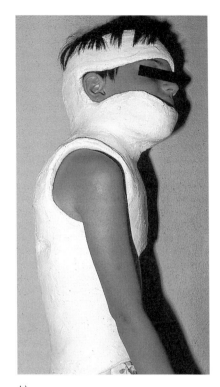

a) b)

Diadem-Gipsverband zur postoperativen Immobilisation der Halswirbelsäule in Überkorrekturstellung nach Schiefhals-Operation:
a) Ansicht von vorne
b) Seitansicht.

thopäden, 1901 als „Deutsche Gesellschaft für Orthopädische Chirurgie" gegründet; 1913 Umbenennung in „Deutsche Orthopädische Gesellschaft"; aktuelle Namensgebung seit 1975.

Diademgips(verband): Syn.: Thoraxdiadem.
Zirkulärer Gipsverband mit Einschluß des Kopfes (Stirnring), des Halses und des oberen Rumpfanteiles zur Ruhigstellung des Kopfes und der Halswirbelsäule, z.B. nach → Schiefhalsoperation oder nach Operation im Bereich der Halswirbelsäule bzw. nach HWS-Trauma (s. Abb.).

Diarthrose, Diarthrosis: *lat.*; Syn.: Gelenk, → articulatio. D. interspinosa: → Baastrup-Syndrom.

Diaschisis: *griech.* für Zerschneiden, Zerreißen. Spinaler → Schock.

Diastematomyelie, Diastomyelie: *griech.* für angeborene → Spaltbildung des Rückenmarkes; durch ein fibröses, knorpeliges oder knöchernes Septum erfolgt eine Zweiteilung, nachfolgende Beeinträchtigung der physiologischen Aszension des Rückenmarks während des Wachstums; evtl. mit klinischen Lähmungserscheinungen einhergehend. engl.: diastematomyelia.

Diathermie: Wirkungsweise hochfrequenter → Elektrotherapie mit ausschließlichem Wärmeeffekt bei nur kurzer Impulsdauer. → Dezimeterwellentherapie, → Mikrowellentherapie. engl.: diathermy.

Diazepam: Benzodiazepinderivat; Myotonolytikum, zentral wirkendes → Muskelrelaxans.

Diclofenac

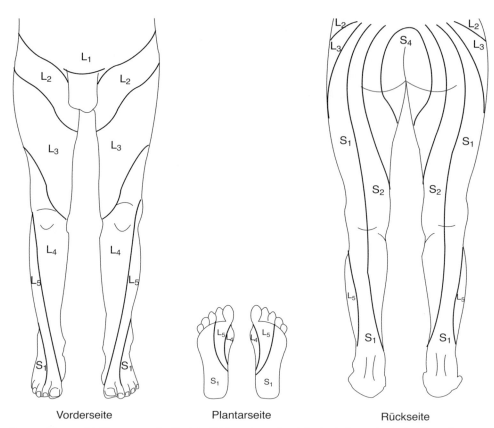

Vorderseite Plantarseite Rückseite

Segmentale sensible Versorgung der Hautoberfläche entsprechend der lumbalen und sakralen Dermatome.

Diclofenac: Weitverbreitetes nichtsteroidales → Antirheumatikum (Derivat der Phenylessigsäure).

Dick, W.: Zeitgenössischer Schweizer Orthopäde aus Basel.

Dick-Fixateur: Typ eines → Fixateur interne zur kurzstreckigen dorsalen Instrumentation der Wirbelsäule; klinisch eingeführt 1984.

Dienstunfähigkeit: Begriff aus dem Beamtenrecht; liegt vor, wenn der betroffene Beamte infolge eines körperlichen Gebrechens oder wegen einer Schwäche seiner körperlichen oder geistigen Kräfte nicht mehr in der Lage ist, seine Amtspflichten dauerhaft und regelmäßig zu erfüllen. → Erwerbsunfähigkeit, → Berufsunfähigkeit.

Differentialtest: Klinischer Untersuchungstest (nach → Lasègue) zur Differenzierung zwischen einer → Ischialgie und einer Coxalgie. Der Patient liegt auf dem Rücken, die eine Hand des seitlich stehenden Untersuchers umfaßt dessen Ferse, die andere Hand greift von ventral das Kniegelenk; nun wird das im Kniegelenk vollständig gestreckte Bein angehoben bis zum Auftreten von Schmerzen (→ Laséguesches Zeichen); anschließend erfolgt gleichartiges Vorgehen, wobei jetzt allerdings das Bein im Kniegelenk etwa 90° angebeugt wird, wiederum bis zum Erreichen der Schmerzgrenze. Bei Vorliegen einer radikulären Reizung kommt es durch die Knieflexion zu einer deutlichen Beschwerdereduktion, bei einer Hüftgelenksaffektion verbleibt die Schmerzintensität bzw. verschlimmert sich noch weiter. Ein coxalgischer Schmerz wird dabei vorzugsweise in die Leistenregion, nur ausnahmsweise in den dorsolateralen Bereich lokalisiert.

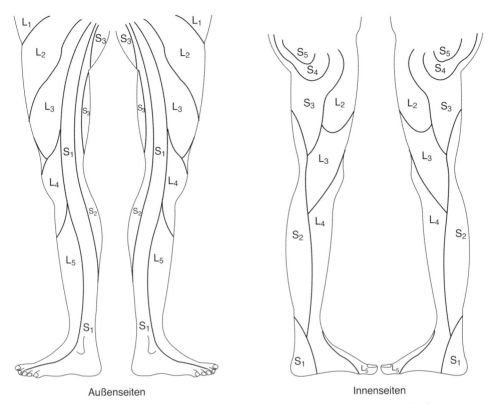

Außenseiten — Innenseiten

Segmentale sensible Versorgung der Hautoberfläche entsprechend der lumbalen und sakralen Dermatome.

Diffusion: *lat.*; allmähliche gleichmäßige Verteilung (Durchmischung) von Ionen und Molekülen in einem Medium bis zum Erreichen einer einheitlichen Konzentration; typische Stoffwechselsituation der bradytrophen Gewebe (z.B. der Bandscheiben), wobei mit zunehmendem Lebensalter regressive Prozesse begünstigt werden. engl.: diffusion.

Diplegia, Diplegie: *lat.*; beiderseitige Lähmung des gleichen (oberen oder unteren) Körperabschnittes; ursächlich ist meist eine → Pyramidenbahnschädigung oder eine symmetrische Läsion motorischer Kerngebiete bzw. ihrer peripheren Fasern. engl.: diplegia. **D. inferior:** Lähmung beider Beine aufgrund einer Läsion der peripheren motorischen Neurone (z.B. bei → Querschnittsläsion) oder der → Pyramidenbahnen mit schlaffer bzw. spastischer → Parese. engl.: diplegia of lower limbs. **D. spastica progressiva:** spastische → Spinalparalyse. engl.: spastic spinal paralysis. **D. superior:** Lähmung beider Arme bei umschriebener Schädigung des → Halsmarks.

Diplocephalus: *griech.* für Doppelkopf, Mißgeburt mit zwei Köpfen; Syn.: Dicephalus, Dizephalus, Diplozephalus. **D. diauchenus:** Mißgeburt mit zwei Köpfen und zwei Hälsen. **D. monauchenus:** Mißgeburt mit zwei Köpfen und einem gemeinsamen Hals.

Diplomyelie: Angeborene Dopplung des Rückenmarks. engl.: diplomyelia.

Diplozephalus: *griech.*; → Diplocephalus.

direct repair: Dorsale → Fusionoperation im Falle einer lumbalen → Spondylolisthese nach

Reposition des ventral abgerutschten Wirbelkörpers (nach NICOL und SCOTT Osteosynthese mit einer Zuggurtung bzw. nach HEFTI mit einer → Hakenschraube).
Discectomie: *lat.*; → Diskektomie.
disciformis: *lat.*; → disziform.
Discitis: *lat.*; → Diszitis.
Discitis calcarea: *lat.*; selten gebrauchter Begriff für → Bandscheibenverkalkung, z.B. im Rahmen einer → Chondrokalzinose u.a.m.
Discus: *lat.* für Scheibe, Zwischenscheibe; *pl.*: disci. engl.: disc, disk. **D. intervertebralis:** *lat.* für Zwischenwirbelscheibe, → Bandscheibe. Syn.: Wirbelsynchondrose. engl.: intervertebral disc.
Diskusinvasion: Seltenes Eindringen einer metastatischer Absiedelung in eine → Bandscheibe. → Wirbelsäulentumor.
DISH: Abkürzung für diffuse idiopathische Skeletthyperostose. Syn.: → Spondylosis hyperostotica, M. Forestier.
Diskektomie: *lat.*; operative Ausräumung eines Diskus; gemeint ist hier eigentlich nur die Entfernung des → Nucleus pulposus im Rahmen eines → Bandscheibenvorfalles (Syn.: → Nukleotomie). engl.: discectomy, diskectomy.
Disko-CT: Bildgebendes Verfahren im Bereich der Wirbelsäule unter Kombination einer → Diskographie mit einer → Computertomographie. *Indikation*: exakte Differenzierung zwischen einer → Bandscheibenprotrusion und eines → -prolapses im Falle einer im Raum stehenden Frage

cottonball

pancake

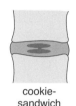
cookie-sandwich

Schematische Darstellung der Normalbefunde einer Diskographie.

bzgl. der Differentialtherapie: perkutane oder offene → Nukleotomie; Differenzierung einer breitbasigen von einer schmalbasigen Bandscheibenprotrusion.
diskogen: *lat.* für bandscheibenbedingt, direkt oder indirekt von der → Bandscheibe ausgehend.
Diskogramm: Röntgenbild einer → Zwischenwirbelscheibe.
Diskographie: Invasive röntgenologische Darstellung der Morphologie einer → Zwischenwirbelscheibe durch Kontrastmittelinjektion (KM) mit der gleichzeitigen Möglichkeit der Schmerzprovokation und -reproduktion (sog. → Distensionstest). *Technik*: Der Patient befindet sich in stabiler Seitenlagerung mit kyphosiertem Rücken und in den Hüft- und Kniegelenken angebeugten Beinen. Punktion der zu untersuchenden lumbalen Bandscheibe unter Bildwandlerkontrolle mit einer langen dünnen Nadel von schräg-dorsal mit anschließender Injektion von 0,3-3,0 ml eines KM (die Punktion einer Halsbandscheibe erfolgt von ventral); ein KM-ausfluß in den Spinalkanal (z.B. im Falle eines sequestrierten Bandscheibenvorfalles) bleibt i.a. ohne Nebenwirkungen. Evtl. zusätzlicher Einsatz der → Diskomanometrie zur besseren Differenzierung zwischen → Protrusion und → Extrusion des → Nucleus pulposus. *Typischer Befund*: bei unauffälliger Morphologie „cottonball-", „pancake-" oder „cookie-sandwich-"Darstellung des Gallertkernes (s. *Abb.*); bei degenerativer Bandscheibenschädigung sternförmige Ausbreitung des KM. Standartisierte Einteilung der diskographischen Stadien einer degenerativen Bandscheibenschädigung nach ADAMS et al. (s. *Tab. 26*). *Strenge Indikationsstellung*: erst nach bereits erfolgter computer- oder kernspintomographischer bzw. myelographischer Abklärung; eine Kombination mit einem

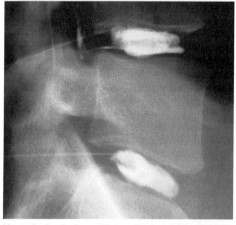
Normalbefunde (im seitlichen Röntgenbild der LWS) nach lumbaler Diskographie L4/L5 und L5/S1.

CT (sog. → Disko-CT) ist sinnvoll; zur Ursachenfindung klinisch evidenter Kreuzschmerzen, die über 4 Monate bestehen und auf eine geeignete konservative Behandlung nicht adäquat ansprechen (diagnostische Hilfe, wenn unter der Injektion des KM eine Schmerzverstärkung auftritt); bei Diskrepanzen zwischen klinischem und computertomographischem Befund; bei Frage der Durchführbarkeit einer → Chemonukleolyse bzw. einer perkutanen→ Diskotomie (nur bei intaktem hinteren Längsband indiziert) (*Tab. 27*). *Kontraindikationen*: allergische Reaktion, lokale Entzündung (→ Diszitis). *Treffsicherheit*: 58 % (bzgl. eines Bandscheibenvorfalles); falsch-negative Ergebnisse in 18 %. engl.: discography. **Direkte D.**: Syn.: → Nukleographie. Darstellung der Bandscheibe durch Injektion eines positiven Röntgenkontrastmittels direkt in den → Nucleus pulposus. **Indirekte D.**: Syn.: → Peridurographie. Darstellung der Bandscheibe nach Injektion eines positiven oder negativen Röntgenkontrastmittels in den → Duralsack oder in den → Periduralraum.

Tab. 27: Klinische Wertigkeit der Diskographie (nach CASTRO und JEROSCH, 1996)

• Knochenstruktur	-
• Facettenarthrose	-
• Bandscheibenvorfall	++
• Symptomatische Bandscheibe ohne Vorfall	+++
• Trauma	-
• Spondylitis	-
• Deformitäten	-
• Tumor	-
• Spinale Stenose (zentral)	-
• Laterale Stenose	-
- keine Aussagekraft (+) geringe Aussagekraft + mäßige Aussagekraft ++ hohe Aussagekraft +++ sehr hohe Aussagekraft	

Diskolyse: Syn.: → Chemonukleolyse. engl.: discolysis, chemonucleolysis.

Diskomanometrie: Verfahren zur intradiskalen Druckbestimmung im Rahmen einer → Diskographie. Während der Injektion des → Kontrastmittels in den → Nucleus pulposus wird ein Druck von etwa 300kPa aufgebaut, die Spritze dann an ein Manometer angeschlossen; der Druckverlauf wird anschließend über 120 sec. aufgezeichnet. *Indikation*: Differenzierung zwischen einer → Bandscheibenprotrusion (sog. contained disk) und einer bereits eingetretenen → Extrusion (sog. non contained disk). engl.: discomanometry.

Diskopathie: Krankhafte, meist degenerative Veränderung im Bereich eines Discus (intervertebralis); Syn.: → Bandscheibendegeneration, → Bandscheibenschaden. engl.: discopathy, disk disease.

Diskose: Oberbegriff für alle im Rahmen einer → Bandscheibendegeneration auftretenden pathologisch-anatomischen, biochemischen und biomechanischen Veränderungen. Im Sinne der Definition keine eigentliche Krankheit (da physiologischer Alterungsprozeß) sondern lediglich Krankheitsbereitschaft (*Tab. 28 und 29*). engl.: discosis, disk degeneration.

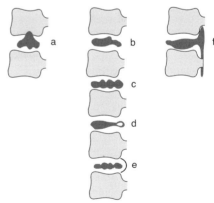

Schematische Darstellung pathologischer Befunde in einer Diskographie:
a) Schmorl'sches Knötchen
b) intradiskale Fissuren
c) Totaldegeneration der Bandscheibe
d) Tissuesequester
e) subligamentäres Depot
f) epiduraler Kontrastmittelabfluß.

Diskoskopie

Tab. 26: Diskographische Stadien der Bandscheibendegeneration (nach ADAMS et al., 1986)

Bandscheibentyp im Diskogramm	Röntgenologische Darstellung	Stadium der Bandscheibendegeneration
1. Cottonball		*keine* Degeneration
2. Lobulär		*beginnende* Degeneration (fibrosierende Umwandlung des Nucleus pulposus)
3. Unregelmäßig		*mäßige* Degeneration mit Rißbildung innerhalb des Nucleus pulposus und des Anulus fibrosus
4. Fissuriert		*deutliche* Degeneration mit radiärer Rißbildung im Bereich des Anulus fibrosus
5. Rupturiert		*kompletter* radiärer Riß des Anulus fibrosus; Kontrastmittelausfluß (kann in jedem Stadium der Bandscheibendegeneration auftreten).

Diskoskopie: Seltene, von dorsal durchgeführte endoskopische lumbale Bandscheibendiagnostik zur Klärung von Art und Ausprägung degenerativer Veränderungen im Hinblick auf ein mögliches minimal invasives Vorgehen. engl.: discoscopy.

Diskotomie: Syn.: → Diskektomie, → Nukleotomie. engl.: discectomy.

Diskus: *lat.* für Scheibe. → Discus.

Diskusbruch: Syn.: → Bandscheibenprolaps.

Diskushernie: Syn.: → Bandscheibenprolaps.

Diskusprolaps: Syn.: → Bandscheibenprolaps.

Diskusprotrusion: Syn.: → Bandscheibenprotrusion.

Dislocatio, Dislokation: *lat.* für Veränderung der (normalen) Lage, Verschiebung z.B. von Knochenbruchstücken, degenerativ verändertem Bandscheibengewebe u.a. engl.: dislocation.

disloziert: *lat.* für in seiner Lage verändert, verschoben (z.B. Knochenbruchstücke). engl.: dislocated.

Dissecatio: Syn.: → Sequestrierung. Bildung eines → Sequesters. → Bandscheibensequester.

Dissektor: Längliches, schlankes, vorne verrundetes stumpfes Spezialinstrument zur vorsichtigen und schonenden Präparation und auch Beiseitehalten des → Spinalnerven oder des → Spinalganglions nach erfolgter → Flavektomie im Rahmen einer → Nukleotomie.

Distorsio(n)

Tab. 28: Stadien der Diskose (nach KRÄMER 1994)

Sta-dium	Lebensalter (Jahre)	Pathologische Anatomie	Klinische Symptomatik	
			HWS	LWS
1	10		Tortikollis	
	20	intradiskale Massenverschiebung		Hüft-Lenden-Strecksteife
	30	Protrusio	akutes lokales Zervikalsyndrom	akute Lumbago
	40	Prolaps	akutes Wurzelreizsyndrom	Ischialgie
2	50	Sinterung des Zwischenwirbelraumes	chronisches Zervikalsyndrom	chronisches Lumbalsyndrom
	60			
3	70	knöcherne Reaktionen	chronisches Wurzelreizsyndrom	Spinalkanalstenose-syndrom
	80	fibröse Ankylose		

Tab. 29: Prädiskotische Deformitäten

HWS	BWS/LWS
Muskulärer Schiefhals Narbenzug Oberarmamputation Blockwirbelbildung In Fehlstellung verheilte Wirbelfrakturen und -entzündungen Plexusparese Trapeziusparese	Pathologische Lordose (Hängebauch, schlechte Haltung, Hüftbeugekontraktur) Morbus Scheuermann Beinlängendifferenz Spondylolyse, Spondylolisthese asymmetrischer Übergangswirbel Oberschenkelamputation hypersegmentierte LWS in Fehlstellung verheilte Wirbelfrakturen und -entzündungen

dissoziiert: *lat.* für getrennt, zerlegt. → Empfindungsstörung.

Distantia, Distanz: *lat.* für Abstand, Entfernung, Zwischenraum. engl.: distance. **D. sacrocotyloidea:** Abstand zwischen → Promontorium und der Hüftgelenkspfanne.

Distensionstest: Klinischer Test im Rahmen einer → Diskographie; beschreibt die Ausprägung der Schmerzprovokation einerseits (neuartiger, bisher unbekannter sog. atypischer Schmerz) sowie die Schmerzreproduktion (bereits bekannter, sog. typischer Schmerz) andererseits während des Injektionsvorganges des → Kontrastmittels in den → Nucleus pulposus. Als auslösende Ursache wird eine Dehnung schmerzleitender Fasern im Bereich der äußeren Schichten des → Anulus fibrosus vermutet. engl.: distention test.

Distensionszeichen: Typisches klinisches radikuläres Schmerzsyndrom bei der Instillation des → Kontrastmittels im Rahmen einer → Diskographie. → Distensionstest. engl.: distention sign.

Distorsio(n): *lat.* für Verdrehung, Verstauchung, Verzerrung. Durch eine Verdrehung bedingte geschlossene Verletzung eines Gelenkes oder auch der Wirbelsäule; infolge eines kurzfristigen Überschreitens der physiologischen Bewegungsgrenzen kommt es zu einer Überdehnung und evtl. auch zu einer (Teil-)Zerreißung der jeweiligen Kapselbandstrukturen mit nachfolgender Gewebeeinblutung; im Bereich der Wirbelsäule auch → Akzelerations-

distrahieren

bzw. → Dezelerationstrauma. engl.: distorsion, torsional ligamentous injury.
distrahieren: *lat.* für auseinanderziehen (z.B. Bruchstücke, Wirbelkörper bei einer kontrakten → Thorakolumbalskoliose u.a.). engl.: to distract.
Distraktion: *lat.* für Auseinanderziehen bzw. Streckung eines Gliedmaßenteiles oder des Rumpfes durch Zug und Gegenzug, z.B. im Rahmen der Behandlung eingestauchter Knochenbrüche oder zur Kontrakturmobilisierung; manuelles oder apparatives (→ Extension) bzw. operativ-instrumentelles (→ Distraktor) Vorgehen, aber auch durch spezielle Lagerung. engl.: traction.
Distraktionsfraktur: Typ B eines → Wirbelbruches.
Distraktionshaken: Metallischer Haken, fixiert im konkaven Anteil der Wirbelbögen von BWS und LWS zur Aufnahme des → Distraktionsstabes im Rahmen einer operativen Skoliosekorrektur (z. B. Op. nach → Harrington). engl.: distraction hook.
Distraktions-Kompressions-Spondylodese: Syn.: → Harrington-Spondylodese zur dorsalen Korrektur und Stabilisierung einer progredienten → Thorakolumbalskoliose. engl.: Harrington's spondylodesis, Harrington's procedure.
Distraktionsstab: Teil des → Harrington-Instrumentariums zur operativen Korrektur der → Thorakolumbalskoliose; Stabsystem, eingesetzt auf der konkaven Seite der Fehlkrümmung zur Fixation der aufgedehnten (distrahierten) Wirbelsäulenfehlkrümmung. → Askani-(Zielke-)Stab, → Sakralstab.
Distraktionstest (der HWS): → HWS-Distraktionstest.
Distraktionszange: Spezialinstrument zur dorsalen Skoliosekorrektur im Zuge der Reposition und Stabilisierung. → MPDS. engl.: distraction tongs.
Distraktor: Operationsinstrument zur Durchführung einer → Distraktion, z.B. zur intraoperativen Aufdehnung einer → Thorakolumbalskoliose (Syn.: → Outtrigger) im Rahmen einer die Fehlkrümmung korrigierenden → Spondylodese. engl.: distractor.
disziform: *lat.* für scheibenförmig.
Diszitis: *lat.* für Entzündung eines → Discus. Isolierte Destruktion einer Bandscheibe ohne faßbare Veränderungen der benachbarten Wirbelkörperanteile; im *Röntgenbild* zeigt sich typischerweise eine starke Erniedrigung des Zwischenwirbelraumes. *Ursachen:* iatrogen nach einer → Bandscheibenoperation, nach einer → Diskographie, aber auch nach paravertebralen Injektionen, einer → Periduralanästhesie oder einer → Lumbalpunktion. engl.: discitis.
Dizephalus: *griech.* Syn.: → Diplocephalus.
DKS-Instrumentarium: Abkürzung für **d**orsales **K**ompressions-**S**pondylodese-System (nach Zielke); besteht aus Gewindestäben und → Pedikelschrauben; verwendet bei Instabilitäten der dorsalen Gelenksäulen-Ligament-Kette; keine Winkelstabilität zwischen den Schrauben gegeben. → Fixateur interne.
DLA: Abkürzung für **d**iagnostische **l**okale **A**nästhesie. → Injektionsbehandlung.
DLI: Abkürzung für **d**iagnostische **l**okale **I**njektion. → Injektionsbehandlung.
Dolichomelie: *griech.*; die im Verhältnis zum Rumpf abnorme Länge der Gliedmaßen. engl.: dolichomelia.
Dolichostenomelie: Syn.: → Marfan-Syndrom.
Donor-Bandscheibe: Diejenige Bandscheibe, aus der ein sequestrierter → Prolaps des → Nucleus pulposus stammt.
Doppelkrümmung: Form der → Skoliose mit zwei strukturellen Fehlkrümmungen in der → Frontalebene. engl.: double curve.
Dornfortsatz: *lat.*: Processus spinalis (bzw. spinosus) vertebrae. Mittlerer, nach dorsal ragender Fortsatz der Hals-, Brust- und Lendenwirbelkörper als hintere Abdeckung des Wirbelkanales; im Bereich der *HWS* kurz und bis auf den 7. D. gegabelt, im Bereich der *BWS* dreikantig und z.T. steil dachziegelartig nach abwärts ziehend, im Bereich der *LWS* an den Seiten sehr stark abgeplattet und horizontal gestellt (hier ist der Zugang zum Wirbelkanal deutlich weiter als in den oberen Wirbelsäulenabschnitten). engl.: spinous process, spinal process, processus spinosus.
Dornfortsatz-Entfaltbarkeit: Syn.: → Ottsches Zeichen (BWS), → Schobersches Zeichen (LWS).
Dornfortsatz-Klopftest: Klinischer Untersuchungstest der Hals-, Brust- und Lendenwirbelsäule: Der Patient steht oder sitzt in leichter Vorbeugung; der Untersucher beklopft die einzelnen → Dornfortsätze der Wirbelsäule mit dem Mittel-

gelenk des spitzwinklig angebeugten Zeigefingers oder mit einem Reflexhammer. Ein eng zu lokalisierender Schmerz kann auf eine Irritation des entsprechenden Wirbelsäulenabschnittes infolge degenerativer, vor allem aber entzündlicher Veränderungen hindeuten, ein radikulär empfundener Schmerz auf einen Bandscheibenschaden in gleicher Höhe. → Perkussionstest. engl.: percussion of processus spinosus.

Dornfortsatzresektion: Operative Teilabtragung der lumbalen Dornfortsätze im Falle konservativ therapieresistenter Beschwerdebilder bei einem → Baastrup-Syndrom (Nearthrosenbildung im Sinne einer „kissing spine"). engl.: resection of processus spinosus.

Dornfortsatzspalte: Syn.: Spina bifida posterior (*lat.*).
Kongenitale Spaltbildung eines → Dornfortsatzes. engl.: bifid spine.

Dornfortsatzzeichen: Pathognomonisches röntgenologisches Zeichen im Falle eines lumbalen Wirbelgleitens (entspricht dem klinischen → Sprungschanzenphänomen). Bei einer echten → Spondylolisthese aufgrund einer Defektbildung der knöchernen → Interartikularportion liegt die Stufenbildung im Dornfortsatzbereich oberhalb des Wirbelgleitens; handelt es sich um eine degenerativ bedingte → Pseudospondylolisthese mit intakter knöcherner Interartikularportion, so rutscht der gesamte Wirbel einschließlich des → Processus spinosus nach ventral, so daß das D. unterhalb des Wirbelgleitens aufscheint (s. *Abb.*). engl.: processus spinosus sign.

dorsal(is): *lat.;* zum Rücken bzw. zur Rückseite gehörend, am Rücken bzw. an der Rückseite gelegen, zum Rücken bzw. zur Rückseite hin. *Gegensatz* zu → ventral. engl.: dorsal.

Dorsaldislokation: Syn.: → Retrolisthese.
Verschiebung eines Wirbelkörpers nach dorsal, z.B. im Rahmen eines degenerativen Bandscheibenschadens. engl.: dorsal dislocation, retrolisthesis.

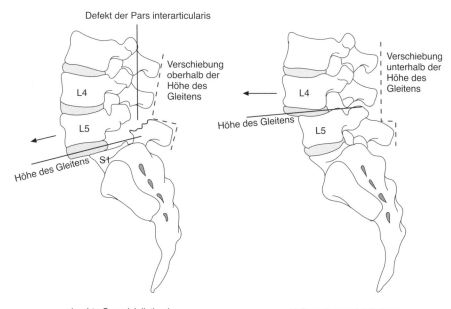

a) echte Spondylolisthesis   b) Pseudospondylolisthesis

Schematische Darstellung des Dornfortsatzzeichens der LWS zur Differenzierung einer echten Spondylolisthesis mit Defektbildung der Interartikularportion (die Stufenbildung zum Dornfortsatzbereich liegt oberhalb des Wirbelgleitens; a) von einer degenerativ bedingten Pseudospondylolisthesis, bei der der Dornfortsatz bei intakter knöcherner Interartikularportion mit nach vorne rutscht (die Stufenbildung im Dornfortsatzbereich liegt unterhalb des Wirbelgleitens; b).

Dorsalextension: Syn.: → Reklination, → Hyperextension, Dorsalflexion.
Im Bereich der Wirbelsäule Kopf- bzw. Rumpfneigung nach rückwärts; sprachlich und anatomisch nicht korrekt teilweise auch als Dorsal"flexion" bezeichnet. engl.: dorsiextension.
Dorsalganglien: Syn.: → Ganglia thoracica (*lat.*).
Dorsalgie: *Lat.* für Rückenschmerz. engl.: dorsalgia, back pain.
Dorsalsyndrom: Syn.: Thorakalsyndrom, → Brustwirbelsäulensyndrom, Dorsovertebralsyndrom.
Dorsalwirbel: Syn.: → Thorakalwirbel.
Dorsalwurzel: Spinalnervenwurzel im Thorakalbereich. engl.: dorsal root.
dorsoanterior: *lat.* für mit dem Rücken nach vorn (liegend). engl.: dorsoanterior.
Dorsodynie: *lat.* für → Rückenschmerz. engl.: dorsodynia, back pain.
dorsolateral: *lat.* für hinten lateralseitig lokalisiert. engl.: dorsolateral.
dorsolumbal: Syn.: → thorakolumbal. engl.: dorsolumbar, thoracolumbar.
Dorsolumbalsyndrom: Syn.: → Thorakolumbalsyndrom, Lumbodorsalsyndrom. engl.: thoracolumbar syndrome.
dorsomedial: *lat.* für hinten medialseitig lokalisiert. engl.: dorsomedial.
dorsoposterior: *lat.* für mit dem Rücken nach hinten (liegend). engl.: dorsoposterior.
dorsoventral: *lat.* für den Rücken und den Bauchbereich betreffend. engl.: dorsoventral.
Dorsovertebralsyndrom: Syn.: Dorsalsyndrom, → Brustwirbelsäulensyndrom, Thorakalsyndrom.
Dorsum: *lat.* für Rücken; Rückseite des → Rumpfes; *anatomisch* kranial begrenzt durch → Nacken und Schultern, kaudal durch das Gesäß.
double-approach-Technik: kombiniertes einzeitiges dorsales und ventrales operatives Vorgehen, z. B. bei → Fusionseingriffen im Bereich der BWS oder LWS.
Douglas, J.: 1777-1850; irischer Gynäkologe aus Dublin.
Douglas-Selbstentwicklung: Selbstentwicklung eines Neugeborenen bei Querlage mit Abknickung im oberen Bereich der Wirbelsäule.
Dove-Rahmen: Spezielle dorsale Instrumentation der Wirbelsäule für kurzstreckige zervikale, thorakale und lumbale → Fusionsoperationen; es handelt sich um einen rechteckigen Metallrahmen, der seitlich mit 2 → Pedikelschrauben sowie kranial und kaudal mit einer Drahtschlinge fixiert wird. engl.: Dove frame.
Down, J.L.H.: 1828-1896; englischer Arzt aus London.
Down-Syndrom: Syn.: Trisomie 21, Mongolismus.
Kongenitales Krankheitsbild mit geistiger Behinderung und einer Vielzahl auffälliger körperlicher Veränderungen. *Im Bereich der Wirbelsäule* v.a. Bandlaxität zwischen dem 1. und 2. Halswirbel, öfters → Skoliose; *röntgenologisch* typisch sind weiterhin höhere und schmalere Wirbelkörper mit konkaver Begrenzung der Vorderkanten. engl.: Down's syndrome.
Doyen, E.L.: 1859-1916; französischer Chirurg aus Paris.
Doyen-Rasparatorium: Chirurgisches Instrument mit links- oder rechtsgekrümmter Schleife (sog. Rippenrasparatorium, Rippenschlüssel) zum Abschieben des Periostmantels der Rippen unter permanenter Knochenfühlung zur Vermeidung einer Pleuraverletzung; Einsatz z.B. bei der → Rippenbuckelresektion. engl.: Doyen's raspatory.
DPA: Abkürzung für d ual-p hoton-a bsorptiometry. → Photon-Absorptiometrie, → Osteodensitometrie.
DRA: Abkürzung für d uale R öntgenabsorptiometrie. Syn: dual-energy-X-ray absorptiometry (DXA, DEXA).
Technische Weiterentwicklung der → DPA zur → Osteodensitometrie.
Drahtcerclage: Syn.: → Cerclage. engl.: wire cerclage.
Drahtnaht: Syn.: → Cerclage. engl.: wire cerclage.
Drehgleiten: Syn.: → Rotationslisthese.
Drehung: Syn.: → Rotation. engl.: rotation.
Drei-Phasen-Test: Syn.: → Drei-Stufen-Hyperextensionstest.
Dreipunkt-Stützkorsett: Spezielle entlordosierende → Rumpforthese zur aktiv-passiven Aufrichtung der Lendenwirbelsäulenkyphose mit Abstützung am Sternum, der LWS sowie im Schambeinbereich *(s. Abb.)*. *Indikationen:* konservative Therapie von Kompressionsfrakturen im Bereich des thorakolumbalen Überganges, florides Stadium einer → Scheuermannschen Erkrankung, → Postnukleotomiesyndrom u.a.

Drei-Stufen-Hyperextensionstest: Klinischer Test mit Hyperextension des gestreckten Beines im Hüftgelenk beim auf dem Bauch liegenden Patienten zur Differenzierung lokaler oder segmentaler Schmerzprozesse: Der seitlich neben dem Patienten stehende Untersucher umfaßt mit einer Hand das gestreckt liegende Bein und hebt es in der *1.Phase* - unter Gegenhalt der anderen Hand am Becken - in die Überstreckung von 10-20°; in der *2. Phase* wird dann mit der gleichen Hand das Kreuzbein parallel zum Iliosakralgelenk fixiert und das betroffene Bein in eine weitere Hüftüberstreckung gebracht; in der *3. Phase* fixiert die eine Hand mit der Handwurzel den 5. Lendenwirbelkörper, die andere Hand führt das Bein schließlich in eine weitere Hüftüberstrekkung. Durch eine Verschiebung der Fixationshand des Untersuchers nach kranial lassen sich auch die höhergelegenen LWS-Segmente funktionell überprüfen.

Im Normalfalle sollten in allen 3 Phasen die beschriebenen Bewegungen schmerzfrei durchführbar sein. Schmerzen in der *1. Phase* deuten auf eine Hüftgelenkstörung (Coxalgie, Coxarthrose) oder eine muskuläre Verkürzung (zweigelenkiger M. rectus femoris, → M. iliopsoas) hin, Be-

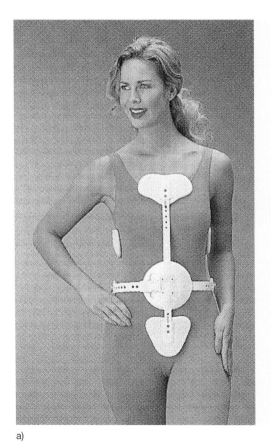 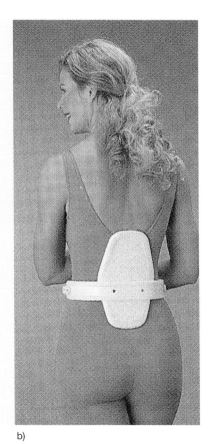

a) b)
Dreipunkt-Stützkorsett der LWS a) Vorderansicht b) Rückansicht.
Fa. Wilh. Jul. Teufel GmbH, Stuttgart. Mit freundlicher Genehmigung.

schwerden in der 2. *Phase* auf eine Funktionsstörung des Iliosakralgelenkes (Blockierung, entzündlicher Reizzustand u.a.), Schmerzen in der *3. Phase* auf eine Störung des lumbosakralen Überganges (Wirbelgelenkblockierung, → Bandscheibenprotrusion oder gar → -prolaps).

Drerup-Methode.: Messung der Rotation einer Skoliose im a.p.-Röntgenbild anhand der Stellung der inneren Pedikelbegrenzung in Relation zum Wirbelkörperrand mit Hilfe eines Normogramms. → Rotationsmessung, → Skoliosimetrie.

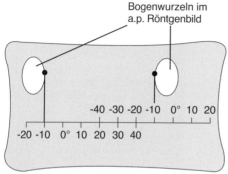

Rotationsmessung einer Skoliose nach DRERUP (Normogramm im a.p.-Röntgenbild).

Dreyfus, J. R.: Zeitgenössischer Schweizer Chirurg aus Bern.

Dreyfus-Syndrom: Syn.: generalisierte Osteochondodysplasie mit → Platyspondylie; → Calvé-Krankheit.
Verkürzung der Wirbelsäule infolge Verschiebung des Höhen-Breiten-Indexes der einzelnen Wirbelkörper bei erweiterten Zwischenwirbelräumen, zusätzliche → Hyperkyphose der BWS und → Hyperlordose der LWS bei normaler Länge der vier Gliedmaßen (→ „Sitzzwerg"). *Ätiologie* bisher ungeklärt, sporadische und familiär gehäufte Fälle beschrieben. *Manifestation* im Kleinkindesalter, Auftreten uncharakteristischer Rückenschmerzen. engl.: Dreyfus' syndrome.

Drittelzellen: Übliche Angabe der Zellzahl im → Liquor cerebrospinalis pro mm^3, da der Rauminhalt der zur Zellzählung verwendeten Fuchs-Rosenthal-Kammer über dem Zählkammernetz etwa 3 mm^3 beträgt. → Liquordiagnostik.

Drosselgrube: → Jugulum (*lat.*). engl.: jugulum.
Druckgeschwür: → Dekubitus (*lat.*). engl.: decubitus, pressure ulcer, pressure sore.
DSA: Abkürzung für digitale → Subtraktionsangiographie.
Dual-Energie-Röntgen-Absorptiometrie:
Abkürzung: DRA, DXA, DEXA, DPX. Röntgenologische Meßmethode zur Erfassung der Knochendichte (→ Osteodensitometrie); aus einer Röntgenröhre werden Strahlungen zweier unterschiedlicher Energiestufen emittiert, die den zu untersuchenden Skelettanteil durchdringen, wobei die jeweilige Abschwächung der Strahlenintensität erfaßt wird.
Dubousset, J.: Zeitgenössischer französischer Wirbelsäulenchirurg aus Paris; Mitinaugurator der → CD-Instrumentation zur operativen Korrekur der → Skoliose.
Duchenne, G.B.: 1806-1875; französischer Neurologe aus Paris.
Duchenne-Aran-Krankheit: Syn.: → Aran-Duchenne-Krankheit, spinale progressive → Muskelatrophie. engl.: Aran-Duchenne disease, spinal muscular atrophy.
Duchenne-Griesinger-Syndrom: Oberbegriff für die → Aran-Duchenne-Krankheit und deren Beckengürtelform (Typ Duchenne-Griesinger). X-chromosomaler rezessiver Erbgang bei männlichen Patienten; *pathognomonisch* ist die sog. Pseudohypertrophie der Wadenmuskulatur (Gnomenwaden); aufgrund der Mitbeteiligung des Herzens oft Tod im 2. Lebensjahr. *Im Bereich der Wirbelsäule* kommt es in späteren Stadien zur Skoliose und Osteoporose. engl.: spinal muscular atrophy (pelvic type).
Duchenne-Syndrom: Syn.: → Tabes dorsalis. engl.: Duchenne's disease.
Duchenne-Zeichen: Klinischer Untersuchungstest zur Beurteilung einer Läsion der 1. Sakralwurzel: Der Patient befindet sich in Rückenlage; der Untersucher umfaßt mit einer Hand dessen Ferse, mit der anderen Hand drückt er das 1. Mittelfußköpfchen nach streckseitig; aus dieser Stellung heraus soll der Patient den Fuß plantar flektieren. Im Falle einer erheblichen Schädigung der 1. Sakralwurzel kann der Patient dem Fingerdruck keinen Widerstand entgegenbringen, aufgrund einer Parese der Peronealmuskulatur resultiert eine Supinationsbewegung des Fußes. engl.: Duchenne's sign.

Ducroquet, C.: 1872-1929; französischer Orthopäde aus Paris.
Ducroquet-(Extensions) Korsett: Orthopädischer Streck- bzw. Extensionsapparat zur konservativen Behandlung von Wirbelsäulenverkrümmungen. Das Kopfaufhängeteil ist an 2 jeweils vorne und hinten gegen den Beckenkorb abstützenden Masten befestigt; an dieser Suspensionsschlinge greift ein über Rollen laufender Extensionszug an, der bei Streckung der Arme des betroffenen Patienten aktiviert wird.
Dunn-Fixation: Lumbosakrale Beckenfixation an der Vorderfläche des → Os sacrum mit zwei gebogenen Metallstäben nach → Luque zur operativen Aufrichtung einer schwerwiegenden Kyphose (z.B. im Rahmen einer → Myelomenigozele) vom dorsalen Zugang. engl.: Dunn fixation of lumbar spine.
Dunn-System: Spezielle anteriore Instrumentation mit Gewindestab zur operativen Stabilsierung von Frakturen v.a. im Bereich der BWS und LWS. engl.: Dunn anterior spine system.
Dura: *lat.*; Kurzbezeichnung für → Dura mater.
dural(is): *lat.*; zur harten Hirnhaut gehörend, die harte Hirnhaut betreffend. engl.: dural.
Duralsack: Hülle der harten Hirnhaut, die das Rückenmark und seine Endausläufer umgibt. → Dura mater spinalis.
Duralyse: Operative Lösung der Dura oder von Verwachsungssträngen im Zuge einer → Nukleotomie bzw. einer Renukleotomie. engl.: lysis of dura.
Dura mater: *lat.* für harte Hirnhaut. Äußere straffe Hüllhaut des Gehirnes und Rückenmarkes, bestehend aus kollagenem Bindegewebe sowie einem niederen inneren einschichtigen Epithel; zwischen der D. und der → Arachnoidea liegt der → Subduralraum (Cavum subdurale). engl.: dura (mater). **D.m. spinalis:** harte Rückenmarkshaut als Fortsetzung der D.m. cerebri beginnend ab dem → Foramen occipitale magnum.Ihre äußere Schicht bildet als Stratum periostale das Periost im Bereich der knöchernen Wirbelsäule und ist auch an den → Bandscheiben fixiert; ihr inneres Blatt wird vom äußeren durch den → Periduralraum getrennt, ist aber durch Binde- und Fettgewebsstränge sowie durch einen Venenplexus mit ihm verbunden; sie umgibt als schützender „Sack" das im → Wirbelkanal liegenden → Rückenmark einschließlich dessen →

Filum terminale und der → Cauda equina. Der → Duralsack ist ab dem Segment S2 mit dem → Filum terminale fest verwachsen und strahlt schließlich in das Periost des → Steißbeines ein. engl.: spinal dura mater.
Duraplastik: Operativer liquordichter Verschluß eines Duradefektes (z.B. iatrogen bedingt im Zuge einer → Bandscheibenoperation) durch ein gestieltes oder freies Trasplantat (z.B. lyophilierte Dura). engl.: duraplasty.
Durchblutungsstörung: Beeinträchtigung der arteriellen Blutgefäßversorgung oder des venösen Abflusses. engl.: circulatory disorder. **postischialgische D.:** Auftreten claudicatioartiger Beschwerden im homolateralen Bein nach → Nukleotomie. *Ätiologie:* kompressionsbedingte Mitschädigung der die Beindurchblutung mitregulierenden parasympathischen Nervenstrukturen mit nachfolgender Entzügelung des Sympathikus und Neigung zu Verkrampfungen der arteriellen Beingefäße. *Klinik:* Auftreten v.a. bei L5-Läsionen; belastungsabhängige Schmerzen (insbesondere beim Gehen) im betroffenen Bein mit Kältegefühl, die beim Stehenbleiben und Hinsetzen wieder nachlassen; normal tastbare Gefäßpulse, das betroffene Bein fühlt sich jedoch kühler an als die Gegenseite (in erster Linie knapp oberhalb des Sprunggelenkes). *Therapie:* Sympathikusblockade der betroffenen Seite mit einem → Lokalanästhetikum in der Höhe von L3.

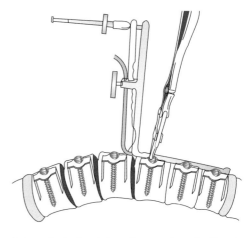

Schematische Darstellung der ventrolateralen Korrektur einer Lumbalskoliose nach DWYER.

Durchgangsarzt: → D-Arzt (Abkürzung).
Durchhang: Dorsale oder ventrale Schwebelage eines Patienten mit Abstützung im Bereich der proximalen Brust bzw. des proximalen Rückens einerseits und dem Beckenbereich andererseits und gleichzeitiger Gurtextension der Lendenwirbelsäule (dorsaler D.) bzw. der Brustwirbelsäule (ventraler D.); konservative Behandlungsmethode zur Aufrichtung ventral eingestauchter Frakturen der BWS oder LWS mit anschließender Fixation durch überkorrigierendes Gipskorsett (→ Böhler-Aufrichtungsbehandlung). → Rauchfuss-Schwebe. engl.: postural reduction.
DVA: Abkürzung für (minimaler) Daumen-Vertebra prominens-Abstand. Maß für die Globalfunktion des homolateralen Schultergelenkes (Schürzengriff).
Dwyer, A.F.: Zeitgenössischer US-amerikanischer Wirbelsäulenchirurg; Inaugurator der nach ihm benannten Instrumentation zur operativen Korrektur der Lumbalskoliose über den ventralen Zugang (→ Dwyer-Operation).

Dwyer-Operation: Spezielle Operationsmethode vom ventralen Zugang zur Korrekur und Stabilisierung einer lumbal betonten → Skoliose der Wirbelsäule. *Operationstechnik:* → Lumbotomie bzw. → Thorakotomie mit Freilegen der ventralen Wirbelsäulenabschnitte, anschließende Resektion der Bandscheiben; seitliches Einbringen von Schrauben auf der Konvexseite der Fehlkrümmung; durch die Löcher im Kopfbereich der Schrauben wird ein Metallkabel hindurchgezogen und schrittweise verspannt, was die skoliotische Krümmung korrigiert, gleichzeitig aber auch einen kyphosierenden Effekt beinhaltet; postoperative Fixation in einer → Rumpforthese für 4-6 Monate. *Indikationen*: v.a. lumbal betonte Skoliosen, in erster Linie bei Defekten der dorsalen Wirbelkörperelemente (z.B. bei → Myelomeningozele), Lähmungsskoliosen mit Hyperlordose. *Kontraindikation:* Kyphosehaltung der Wirbelsäule. Heutzutage ist das in den 80er Jahren häufiger angewendete Verfahren zugunsten anderer Techniken (→ VDS- bzw. CD-Instrumentation u.a.) weitgehend verlassen. engl.: Dwyer's operation, Dwyer's procedure.
DXA, auch **DEXA:** Abkürzung für dual-energy-X-ray-absorptiometry. Syn.: duale Röntgenabsorptiometrie (DRA). → Osteodensitometrie.
Dyggve-Melchior-Clausen-Syndrom: Seltene hereditäre, autosomal-rezessive, meta-epiphysäre enchondrale → Dysostose mit disproportioniertem → Zwergwuchs, Beckenfehlbildung, dementieller Entwicklung. *Im Bereich der Wirbelsäule* typische Flachwirbel mit knötchenförmigen Einbrüchen im Bereich der Grund- und Deckplatten. engl.: Dyggve-Melchior-Clausen disease.
Dynesys: Abk. für **d**ynamic **n**eutralization **sy**stem for **s**pine. Dorsale Instrumentation zur dynamischen Fixation eines pathologisch mobilen lumbalen Wirbelsäulenabschnittes mit Erhalt einer Restbeweglichkeit; bestehend aus in den Wirbelbögen verankerten Titanschrauben, in deren Schraubenköpfe sich Öffnungen befinden, durch die rechts- und linksseitig ein Polyesterband zwischen die zu versteifenden Wirbelsäulenabschnitte gespannt wird, sowie einem hüllenartigen Distanzhalter aus Polycarbonurethan (sog. modular spader), der den Abstand zwischen den Bogenschrauben sichert und Druckkräfte absorbiert, was durch seine der natürlichen Bandscheibe entsprechnden Festigkeit erreicht wird.

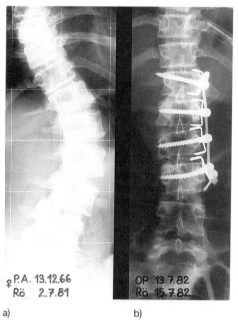

a) b)

Schwere lumbal betonte Thorakolumbalskoliose (a) mit anschließender operativer Korrektur mit der Methode nach DWYER (b).

Dysästhesie: *griech.* für verfälschte Wahrnehmung einer Sinnesempfindung; Empfindung von Umweltreizen als unangenehm. *engl.:* dysesthesia.

Dysarthrose: Krankhafte Verformung oder Veränderung eines Gelenkes. *engl.:* dysarthrosis.

Dysbasia, Dysbasie: *lat.* für Gangstörung, Gehstörung, z.b. bei Erkrankungen des zentralen Nervensystemes mit → Ataxie, → Chorea, → Paresen, → Spastik u.a.m., aber auch bei Muskel- und Gefäßerkrankungen; vgl. → Abasie. *engl.:* dysbasia, gait disturbance.

Dyschondrosteose: Syn.: → Léri-Layani-Weill-Syndrom.

Dysfunktion: Syn.: → Funktionsstörung. *engl.:* dysfunction.

Dyskinesie: Allgemein für motorische Fehlfunktion. *engl.:* dyskinesia.

Dysmorphia, Dysmorphie: *griech.* für anlagebedingte Miß- bzw. Fehlbildung oder → Deformität. *engl.:* dysmorphia, dysmorphosis.

Dysostose, Dysostosis: Bezeichnung für eine auf einzelne Skelettabschnitte beschränkte gestörte Knochenentwicklung. *engl.:* dysostosis. **D. cleidocranialis:** Syn.: Scheuthauer-Marie-Syndrom. Dominant vererbte Wachstumsstörung mit mehr oder weniger stark verzögerter oder fehlender Verknöcherung am Schädel, den Schlüsselbeinen, dem Becken, den Wirbelkörpern sowie an den Phalangen der Hände und Füße. *Im Bereich der Wirbelsäule* steht die → Bogenschlußstörung im Vordergrund (→ Spina bifida occulta), die sich auch über mehrere Wirbel der Thorakal- und Lumbalregion erstrecken kann; bei später erfolgtem Bogenschluß bleiben die Dornfortsätze hypoplastisch. *engl.:* cleidocranial dysostosis. **D. enchondralis metaepiphysaria:** Syn.: Dysplasia metaepiphysaria, Dysostosis spondyloepiphysaria. Rezessiv erbliche Erkrankung mit generalisierten subperiostalen Ossifikationsstörungen der Epiphysenfugen sowie der Epi- und Metaphysen der Wirbelkörper und Röhrenknochen; *klinisches Bild* des dysproportionierten → Minderwuchses (sog. → Wirbelsäulenzwerg) mit pathologischer Gelenkbeweglichkeit und Fehlwachstum (vor allem im Bereich der Wirbelsäule).Unterschieden werden der *Typ Murk-Jansen* als autosomal-dominant vererbte, auf die Metaphysen beschränkte Störung mit dem klinischen Bild einer → Chondrodystrophie (dysproportionierter Minder- bzw. Zwergwuchs mit extremer O-Bein-Fehlstellung, aber fast normaler Rumpflänge; im Bereich der der Wirbelsäule bisweilen Skoliose) sowie der *Typ Schmid* (ebenfalls autosomal-dominant vererbte Chondrodystrophie) mit weitgehend proportioniertem Minderwuchs bei allgemein kurzen, dicken Röhrenknochen mit pilzförmig aufgetriebenen Metaphysen (sog. Pseudorachitis) und nur in seltenen Fällen einem gleichzeitigen Wirbelsäulenbefall. Beim *Typ McKusick* sind die Wirbelkörper in der Kindheit bikonvex konfiguriert, im Erwachsenenalter relativ hoch im Vergleich zu ihrem übrigen Durchmesser. Der *Typ Pena* kann eine zervikale Skoliose aufweisen sowie Ossifikationsstörungen an den Grund- und Deckplatten der Wirbelkörper. *engl.:* metaphyseal dysostosis. **D. multiplex:** Syn.: → v. Pfaundler-Hurler Syndrom. **D. spondyloepiphysaria:** Syn.: → Dysostosis enchondralis metaepiphysaria.

Dysphagia, Dysphagie: *griech.* für Schluckstörung. *engl.:* dysphagia, dysphagy. **vertebragene D.:** segmental ausgelöste Schluckstörung. *Ursache:* → Blockierung der zervikalen Facettengelenke C2 bis C5 mit nachfolgenden Verspannungen der am Zungenbein ansetzenden Muskulatur (sog. Zungenbeinansatztendinose nach SEIFERT). *Klinik:* Mißempfindungen beim Schluckakt, druckempfindliches Zungenbein, blander Organbefund. Im *Röntgenbild* nachweisbare degenerative Veränderungen (z.B. Spondylophyten) sind ohne pathogenetische Bedeutung. *Therapie:* chirotherapeutische Manipulation.

Dysplasia, Dysplasie: *griech.* für Fehlentwicklung, Unterentwicklung, Fehlbildung als Folge einer gestörten formalen (d.h. morphologischen) Organ- oder Gewebeentwicklung; im Sklelettbereich nicht ganz korrekt auch als → Dysostose bezeichnet. *engl.:* dysplasia. **D. chondralis:** Syn.: → Chondrodysplasie. *engl.:* chondrodysplasia. **D., fibröse:** Syn.: → Fibrodysplasie, Osteodystrophia fibrosa. *engl.:* fibrous dysplasia of bone. **D. metaepiphysaria:** Syn.: → Dysostosis enchondralis metaepiphysaria. **D., multiple epiphysäre:** Syn.: epiphysäre Dysplasie Typ Fairbank. Krankheitsbild mit multiplen epiphysären Wachstumsstörungen (generalisierte Hyperostose) ohne oder mit insgesamt nur leichtem Zwergwuchs (meist proportionierte Körperform); in über der Hälfte der Fälle meist nur milde *Mitbeteiligung der Wirbelsäule* (Abflachung der Wirbelkörper, Sklerosierung mit unregelmäßiger Ausformung der Grund- und Deckplatten). **D. oculo-auricularis sive oculo-auriculo-vertebralis:** Syn.: Goldenhar-(Gorlin-)Syndrom. Kongenitales, sehr variables komplexes Mißbildungssyndrom mit fraglichem autosomalrezessivem Erbgang. *Klinik*: Hypoplasie einer Gesichtshälfte, Gesichtsspalten, Kolobom des Augenlids oder der Iris, epibulbär lokalisiertes Dermoid, Atresie des äußeren Gehörganges, Mittelohrdefekte und Schwerhörigkeit; nicht selten auch Wirbelkörperdefekte. **D., okzipitale:** Fehlbildung (→ Übergangsstörung) im Bereich des → okzipito-zervikalen Überganges; z.B. → Atlasassimilation. **D. polyepiphysaria:** erblicher epiphysärer Zwergwuchs mit Verkürzung und Verplumpung der peripheren Gliedmaßenabschnitte, Funktionseinschränkungen und Kontrakturen; im Wirbelsäulenbereich nicht selten ebenfalls mit Deformitäten verbunden; → Silfverskjöld-Syndrom. **D. polyostotica fibrosa:** Syn.: → Jaffé-Lichtenstein-Syndrom. engl.: polyostotic fibrous dysplasia. **D. sacro-coccygealis:** seltene kongenitale Mißbildung des → Os sacrum und des → Os coccygis (s. *Tab. 30*). **D. spondyloepihysaria: 1.) D. sp. congenita:** Syn.: Wiedemann-Spranger-Syndrom. Erbliche, schon frühzeitig bei Geburt oder im Säuglingsalter manifest werdende Skelettmißbildung mit disproportioniertem → Zwergwuchs (kurzer Rumpf, faßförmiger Thorax), Hyperlordose der Wirbelsäule bei → Platyspondylie, teilweise mit ei- oder birnenförmiger Struktur; die Gliedmaßen erscheinen relativ zu lang (Verknöcherungsdefekte der rumpfnahen Epiphysen); häufig → Densaplasie. **2.) D. sp. intermedia:** Syn.: → Morquio-Brailsford-Syndrom. **3.) D. sp. tarda:** Syn.: → Lamy-Maroteaux-Syndrom. **D. spondy-**

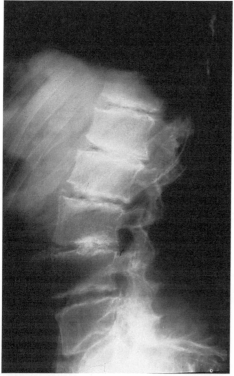

Lumbale spondyloepiphysäre Dysplasie im seitlichen Röntgenbild der LWS mit typischen morphologischen Veränderungen der Wirbelkörper.

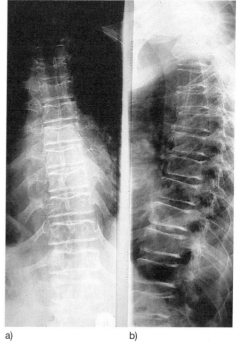

a)   b)

Röntgenbild der BWS bei spondyloepihysärer Dysplasie mit typischen Verformungen der Wirbelkörper (u. a. im Bereich der Grund- und Deckplatten):

a) a.p.-Strahlengang
b) seitlicher Strahlengang.

lometaphysaria: meist erst während der frühen Kindheit manifest werdende Chondrodysplasie (Typ Kozlowski-Maroteaux-Spranger) mit Skoliose und Kyphose (Zwergwuchs mit kurzem Rumpf), Funktionseinschränkung der großen Körpergelenke und Watschelgang. *Röntgenologisch* für die Wirbelsäule typisch ist eine generaliserte → Platyspondylie mit vergrößertem dorsoventralen und auch seitlichen Durchmesser der Wirbelkörper und hohen Zwischenwirbelräumen; in der seitlichen Röntgenaufnahme laufen die Wirbelkörper nach vorne spitz zu, die Deckplatten sind unregelmäßig begrenzt und etwas sklerosiert.

Tab. 30: Formen der sakro-kokzygealen Dysplasie

- komplette Agenesie des Kreuz- und Steißbeines, häufig kombiniert mit dem Fehlen der untersten Lumbalwirbel; die Darmbeinschaufeln stehen in direktem Kontakt miteinander; immer erhebliche neurologische Ausfälle gegeben
- subtotale Agenesie mit Fehlen des Steißbeines und der untersten sakralen Segmente; mit neurologischen Ausfällen einhergehend
- Agenesie eines Kreuzbeinflügels, meist kombiniert mit einer mono- oder multivertebralen Hemiatrophie; nur selten wesentliche neurologische Ausfallerscheinungen
- isolierte Agenesie des Steißbeines; klinisch symptomlos.

Dyspygie: *griech.* für unvollständige Entwicklung des → Kreuz- und des → Steißbeines.
Dysraphia, Dysraphie: *griech.;* allgemeiner Ausdruck für mangelhafte Schließung von Nähten bzw. Verwachsungslinien während der Embryonalzeit; auch als spezieller Begriff verwandt für eine Störung der embryonalen Schließung des → Neuralrohres bei der Weiterentwicklung der Rückenmarkanlage und der daraus resultierenden Fehlbildungen der Wirbelsäule (→ Dysraphiesyndrom). engl.: dysraphia, dysraphy, dysraphism.
Dysraphiesyndrom: Syn.: Status dysraphicus, dysraphische Myelodysplasie.
Sammelbegriff für dominant vererbte und in ihrer Ausprägung vielfältige Fehlbildungen als Folge einer → Dysraphie; differenziert werden Typen wie das → Arnold-Chiari-Syndrom, das → Klippel-Feil-Syndrom, das → Ullrich-Nielsen-Syndrom u.a. Der Begriff wird im allgemeinen auch für lokalisierte Wirbelsäulenmißbildungen mit mehr oder weniger stark ausgeprägten Teilfehlbildungen des Rückenmarkes bzw. der → Rükkenmarkshäute verwendet wie → Rhachischisis, → Spina bifida aperta, → Spina bifida occulta, → Myelozele, → Meningozele oder → Myelomeningozele. *Klinisch* bestehen hier meist weitere Skelettfehlbildungen wie lokale Haaranomalien (z.B. Hypertrichose), Trophödeme, trophische Ulzera; von der anatomischen Lage der Störung abhängige Beeinträchtigungen der Motorik, der Sensibilität, der Reflexe und der Vasomotorik. engl.: dysraphic syndrome.
Dysreflexie: Störung der Reflexantwort bei diversen neurologischen Krankheitsbildern.
Dy(s)stasie, Dy(s)stasia: *griech.;* seltenes Nervenleiden mit muskulärer Atrophie und Gangstörungen. engl.: dysstasia.
Dyssynergie: Mangelndes oder völlig fehlendes Zusammenspiel einzelner Muskelgruppen. engl.: dyssynergia, ataxia.
Dystaxia: Meist durch neurologische Erkrankungen bedingte Störung der Koordination von Bewegungsabläufen; vgl. auch → Ataxie. engl.: dystaxia.
Dystonia, Dystonie: Fehlerhafter Spannungszustand (Tonus) von Muskeln oder Muskelgruppen. engl.: dystonia.
Dystrophia, Dystrophie: Durch Mangel- bzw. Fehlernährung bedingte globale Störung des Gesamtorganismus bzw. nur einzelner Körperteile oder -gewebe (z.B. → Chondrodystrophie). engl.: dystrophy, dystrophia. **D. brevicollis congenita:** Kombination eines → Pterygiums mit Fehlbildungen im Bereich der Wirbelsäule (z.B. im Sinne eines → Klippel-Feil-Syndromes bzw. eines → Bonnevie-Ullrich-Syndromes). **D. mesodermalis congenita:** Sammelbegriff für unterschiedliche Krankheitsbilder mit pathologischer Überbeweglichkeit der Gelenke und evtl. häufigeren Luxationen und auch Fehlstellungen aufgrund kongenitaler Bindegewebsanomalien. Unterschieden werden Subtypen wie die → Fibrodysplasia elastica generalisata (→ Ehlers-Danlos Syndrom; milde Mitbeteiligung der Wirbelsäule), die Arachnodaktylie (Marfan-Syndrom; keine Mitbeteiligung der Wirbelsäule) u.a.m.

E

EaR: Abkürzung für → Entartungsreaktion.

Eburneatio, Eburnifikation, Eburnisation: aus *lat.* ebur (Elfenbein); überschießende, elfenbeinartige Umwandlung des Knochens (→ Osteosklerose) im Bereich der Kompakta mit Rarefizierung und Ausdünnung der Spongiosa bei der → Ostitis ossificans. engl.: eburnation.

Eccochondroma: *lat.;* Syn.: → Ekchondrom.

EDF-Korsett: Von → Cotrel entwickeltes, korrigierendes Rumpfkorsett (Extension, Detorsion, laterale Flexion) zur konservativen Behandlung einer idiopathischen → Thorakolumbalskoliose; individuelle Fertigung nach maximaler Korrektur der Wirbelsäulenfehlkrümmung in Extensionslagerung (z.B. in einem → Cotrel-Rahmen) unter zusätzlichem seitlichen Druck. engl.: EDF-brace.

Edgren-Zeichen: Typischer röntgenologischer Befund bei der → Scheuermannschen Erkrankung der Wirbelsäule mit → Schmorlschem Knötchen und gegenüberliegendem Positiv. engl.: Edgren's sign.

Edgren-Vaino-Zeichen: Syn.: → Edgren-Zeichen. engl.: Edgren's sign.

Edinger, L.: 1855-1918; deutscher Neurologe aus Frankfurt/Main.

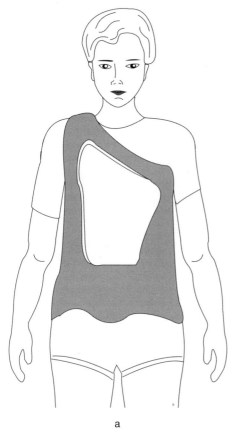
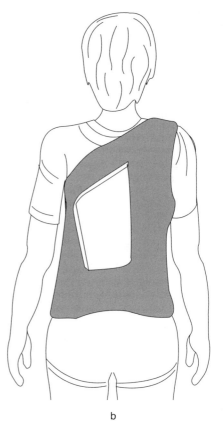

EDF-Korsett von ventral (a) und dorsal (b).

Edinger-Bahn, Edinger-Bündel: Syn.: für → Tractus spinothalamicus (Teil der → Hinterstränge). engl.: spinothalamic tract.

Edinger-Hinterstrangfeld: Kleines, an die hintere graue Kommissur des Rückenmarkes angrenzendes Feld im → Hinterstrang; → Hinterstranggraubündel des → Fasciculus proprius dorsalis.

Edwards-Haken: Spezieller stumpfer → Lamina(distraktions)haken zur dorsalen Instrumentation der Wirbelsäule. → Harrington-Operation. engl.: Edward's hook.

Effendi-Klassifikation: Radiologische Klassifikation von → Axisfrakturen (Typen I–III; *s. Abb. S. 44*).→ Wirbelfraktur. engl.: Effendi's classification (of axis fractures).

efferens, efferent: *lat.;* herausführend, herabführend, von einem Organ (z.B. Nervenbahn vom Rückenmark) herkommend. engl.: efferent.

Efferenz: *lat.;* von einem Organ wegführende Struktur (z.B. Nervenbahn aus dem Rückenmark). engl.: efference.

Ehlers, E.: 1863-1937; dänischer Dermatologe.

Ehlers-Danlos(-Meekeren) Syndrom: Syn.: → Fibrodysplasia elastica generalisata.
Haut- und Weichteilerkrankung (sog. Mesenchymose) aufgrund einer Synthese- und/oder Vernetzungsstörung der Kollagenstruktur; differenziert werden insgesamt 8 verschiedene Typen mit teils autosomal-dominantem, teilweise auch rezessivem Erbgang. *Im Bereich der Wirbelsäule nur selten begleitende Symptome wie* → Osteoporose (Typ IV) bzw. → Kleinwuchs (Typ VIII). engl.: Ehlers-Danlos syndrome.

Eifelfango: Durch atmosphärische Einwirkungen verwitterter Basalttuff; therapeutisch in der großflächigen lokalen Physiotherapie eingesetzt (→ Fango).

Eigenreflex: Syn.: propriozeptiver → Reflex. Bezeichnung für einen Reflex, nach dessen Auslösung seine Auswirkungen am gleichen Organ erfolgen (z.B. die monosynaptischen Muskeldehnungsreflexe wie → ASR oder → PSR, bei denen die Sehnen- und Muskelspindeln als Rezeptor und die kontraktilen Fasern des gleichen Muskels als Effektor des → Reflexbogens wirksam sind). engl.: proprioceptive reflex.

Einblickaufnahme: Syn.: Spaltaufnahme. → Kreuz-Darmbeingelenk-Einblickaufnahme.

Einlegespan: Syn.: → Inlayspan. → Knochenspan. engl.: inlay bone graft.

Einstellung: Bezeichnung für den anatomischen Übergang der Lendenwirbelsäule zum Becken im a.p.-Röntgenbild in stehender Position; normalerweise projeziert sich der Bandscheibenraum L4/L5 in Höhe der Beckenkämme; liegt dieser kaudaler, so spricht man von einer „tiefen" E.

Ekchondrom(a): Vom Knorpelgewebe ausgehender → Tumor, der dem Knochen einzeln oder in einer Vielzahl (Ekchondromatosis) aufsitzt. → auch kartilaginäre Exostose. engl.: ecchondroma.

Ekchondromatose, Ekchondromatosis: → Ekchondrom. engl.: ecchondromatosis.

Elektroakupunktur: Diagnostische und therapeutische Akupunktur unter Einsatz elektrischer Kippschwingungen (Frequenz 0,9-10 Hertz). engl.: electroacupuncture.

Elektrode: Übergangsstelle elektrischer Energie, insbesondere von einem Elektronenleiter (z.B. Metall) auf einen Ionenleiter (Elektrolyt) oder ein Dielektrikum. In der Medizin als spezielle Kontaktflächen konzipiert, die direkt oder indirekt elektrische Potentiale in den Körper zuführen oder aus ihm ableiten kann, z.B. als Nadel, Ring, Scheibe, Sonde u.a., evtl. in einen Saugnapf eingebaut. Verwendet als *Reizelektrode* (→ Elektrotherapie, → Iontophorese u.a.), *Koagulationselektrode* (z.B. zur intraoperativen Blutstillung), *Schneideelektrode* (zur operativen Gewebedurchtrennung mit gleichzeitiger Blutstillung) bzw. als *Ableitungselektrode* (z.B. zur Elektrodiagnostik wie → Elektromyographie, → Elektroneurographie). engl.: electrode. **aktive E.:** Syn.: → differente E. engl.: active electrode. **bipolare E.:** Hochfrequenzelektrode (sog. HF-Elektrode) zur Koagulation anatomisch nur schwer zugänglicher Blutungen, v.a. in der Nähe empfindlicher (nervaler) Strukturen (z.B. im Rahmen einer → Bandscheibenoperation); die beiden elektrischen Pole, zwischen denen die Koagulation erfolgt, befindet sich im Spitzenbereich der beiden sonst gut abisolierten Branchen einer feinen Pinzette (im Gegensatz zu der i.a. verwandten großflächigen Elektrode, die präoperativ im Hautbereich des Oberschenkels angebracht wird und bei der der Stromfluß durch den gesamten Körper stattfindet). engl.: bipolar electrode. **differente E.:** möglichst kleinflächig gestaltete E. zur Erzielung hohen Stromdichte. engl.: different electrode, dispersive electrode. **inaktive E.:** Syn.: → indifferente E. **indifferente E.:** großflächig gestaltete E. zur

Elektrogymnastik

widerstandsarmen Schließung eines Stromkreises. **negative E.:** Syn.: → Kathode. **positive E.:** Syn.: → Anode.
Elektrogymnastik: Therapeutische Auslösung automatischer und rhythmischer Muskelkontraktionen durch elektrische Reizung mit tetanisierenden Schwellströmen oder mit Einzelimpulsen; Reizparameter wie Intensität, Stromstärke, Anstieg, Impuls- und Pausendauer können der Akkomodationsfähigkeit der paretischen oder kraftgeschwächten Muskulatur angepaßt werden. engl.: electrogymnastics.
Elektrokauterisation: Syn.: → Elektrokoagulation. engl.: electrokoagulation.
Elektrokoagulation: Syn.: Elektrokauterisation.
Zerstörung lokaler Gewebeanteile durch mono- oder bipolaren Diathermiestrom, z.B. im Rahmen der intraoperativen Blutstillung, aber auch zur neurochirurgischen Nervenstrangdurchtrennung. engl.: electrokoagulation.

Elektromassage: → Elektrotherapie, → Massage.
Elektromyogramm: Abkürzung: EMG. Aufzeichnung des Verlaufes der Aktionsströme einzelner Muskeln, Kurvenbild der → Elektromyographie. engl.: electromyogram.
Elektromyographie: Verfahren zur Erfassung und graphischen Darstellung der elektronisch verstärkten Aktionspotentiale einzelner Muskeln; Ableitung von der Haut oder mittels Nadelelektroden vom jeweiligen Muskel selbst. Der Einsatz erfolgt zur Diagnostik, Lokalisation und Differenzierung des Schweregrades akuter und chronischer primär neurogener oder primär myogener Schädigungen (*Tab. 31*). *Indikationen*: u.a. im Bereich charakteristischer Kennmuskeln bei Verdacht auf peripheres → Wurzelkompressionsysndrom, auch zur Höhenlokalisation und Klärung der akuten radikulären Syndrome der Hals- und Lendenwirbelsäule. *Kontraindikation*: einliegender Herzschrittmacher. engl.: electromyography.

Tab. 31: Klassische EMG-Befunde

Art der Untersuchung	Auffälliger Befund	Diagnostischer Hinweis auf
Einstichaktivität des Muskels	nicht nachweisbar	Muskelnekrose; komplette Muskeldegeneration
	verlängert	inkomplette Muskel(faser-)degeneration; Myositis; Myotonie; Denervation
Ruheaktivität des Muskels	Fibrillationen	Degeneration des peripheren motorischen Neurons (ab der 2. - 3. Woche); Polymyositis im aktiven Stadium
	Faszikulationen	Polyneuritis; neurale Muskelatrophie; Erkrankungen der Vorderhornzellen (Poliomyelitis); periphere oder radikuläre Nervenreizerscheinungen oder -läsionen
Aktivität bei willkürlicher Muskelkontraktion	vermehrte polyphasische Aktionspotentiale	Polymyositis; primäre Myopathie; Polyneurits, Reinnervation nach peripherer Nervenschädigung; Erkrankungen der Vorderhornzellen; Myasthenia gravis
	verminderte Aktionspotentiale	periphere neurogene Schädigung
	Amplitude und Dauer der Muskelaktionspotentiale vergrößert	Erkrankungen der Vorderhornzellen; neurale Muskelatrophie; Syringomyelie; zervikaler Nukleusprolaps; periphere Nervenschädigung
	Amplitude und Dauer der Muskelaktionspotentiale verkleinert	Myopathie; Myositis
	erhöhte Ermüdbarkeit	Myasthenia gravis; Poliomyelitis

Elektroneurogramm: Abkürzung ENG. Aufzeichnung des Verlaufes der Aktionsströme einzelner Nerven, Kurvenbild der → Elektroneurographie. engl.: electroneurogram.

Elektroneuraltherapie: Therapeutische Anwendung elektrischer Ströme an bestimmten Triggerpunkten (→ Elekroakupunktur).

Elektroneurographie: Verfahren zur Erfassung und graphischen Darstellung der Aktionspotentiale eines Nervenstammes nach dessen natürlicher oder elektrisch angeregter Reizung. Es erfolgt die Messung der motorischen und sensiblen Nervenleitungsgeschwindigkeit sowie die diagnostische Überprüfung peripherer nervaler Funktionen. → Elektromyographie. engl.: electroneurography.

Elektrophorese: Wanderung elektrisch geladener Teilchen in flüssigen Medien in einem elektrischen Feld; ihre Wanderungsgeschwindigkeit ist hierbei proportional zur Feldstärke und der Ionenladung, umgekehrt proportional zur Teilchengröße und zur Viskosität der Suspension. Klinischer Einsatz (Träger-E., trägerfreie E., Immun-E.) v.a. zur qualitativen und quantitativen Differenzierung von Eiweißsubstanzen (z.B. Antikörper) und Zellfragmenten. engl.: electrophoresis.

Elektrostimulation: Syn.: laterale elektrische Oberflächenstimulation. (Abkürzung: LEOS). Therapiekonzept zur konservativen Behandlung der idiopathischen → Thorakolumbalskoliose im Wachstumsalter im Falle einer Progredienz mit (überwiegend zur Nacht während des Schlafes durchgeführter) transkutaner elektrischer Reizung der paravertebralen Rückenstreckmuskulatur im konvexen Bereich des Krümmungsscheitels der Skoliose mit Hilfe eines batteriebetriebenen Gerätes. *Indikation*: thorakale und thorakolumbale Fehlkrümmungen bis zu 30-35°, → Risser-Stadium I-II. Alternative zur wachstumslenkenden, orthetisch-redressierenden Behandlung. engl.: electrostimulation.

Elektrostimulationsakupunktur: Form der → Elektrostimulationsanalgesie, wobei über gesetzte Akupunkturnadeln elektrische Reize ausgelöst werden. engl.: acupuncture by electrostimulation.

Elektrostimulationsanalgesie: Abkürzung ESA. Neurostimulation zur Hemmung der Schmerzleitung unter Verwendung elektrischen Stroms; *Formen*: → TENS (transkutane elektri-

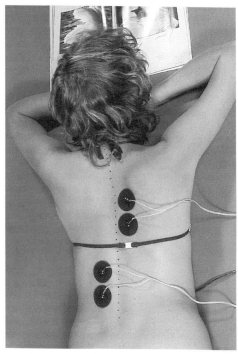

Laterale perkutane Elektrostimulation (LEOS) in der konservativen Behandlung einer progredienten juvenilen Thorakolumbalskoliose.

sche Nervenstimulation), → Elektrostimulationsakupunktur. engl.: analgesia by electrostimulation.

Elektrotherapie: Anwendung elektrischer Ströme (ionaler Ladungsträger) zu Heilzwecken. Die Reizwirkung für Muskelkontraktionen ist hier nicht nur abhängig von der Reizstärke und -dauer, sondern auch vom Reizintervall. Unterschieden werden *niederfrequente* Ströme (bis 1000 Hz) im Rahmen der stabilen → Galvanisation, des Zellenbades oder → Stangerbades (eingesetzt als Ganzkörperbad bei Lumboischialgien und Neuropathien), aber auch der faradische Strom (indiziert zur Aufschulung atrophierter Muskulatur, bei leichten Paresen u.a.) die → Iontophorese (z.B. zur Behandlung oberflächlicher weichteilrheumatischer Prozese wie Tendinitiden, Myalgien, Neuralgien), diadynamische Ströme (z.B. zur Linderung von Beschwerden bei muskulären Verspannungen, Neuritiden und Neuralgien, Wirbelsäulensyndromen u.a.) und die → TENS-Therapie (eingesetzt bei Neuralgien, Phantomschmerzen u.a.). Bei den *mittelfrequenten* Strömen (1000-300.000 Hz) erfolgt eine asynchrone Antwort der erregten Zellen auf die Reizimpulse; eingesetzt z.B. als Nemectrodyn bzw. Interferenzstrom bei degenerativen Wirbelsäulensyndromen mit reaktiven muskulären Irritationen und Verspannungen. Bei den *hochfrequenten* Strömen (über 300.000 Hz) erfolgt aufgrund der kurzen Impulsdauer keine direkte Reaktion der Nerven- und Muskelzellen (es besteht keine elektrische Stromwirkung mehr sondern lediglich ein chemischer Reiz mit ausschließlichem Wärmeeffekt durch elektromagnetische Wellen im Sinne der Diathermie); eingesetzt zur Hyperämisierung, Muskelrelaxation, Analgesie (z.B. Kurzwelle, Dezimeterwelle, Mikrowelle). engl.: electrotherapeutics.

Elektrotonus: Bezeichnung für die jeweilige Änderung der Spannung eines reizbaren Gewebes, welches von einem bzgl. der Intensität gleichbleibenden Strom durchflossen wird. engl.: electrotonus.

Elementarwirbel: Schematische Darstellung eines Wirbelkörpers, aus der sich die Entwicklung der unterschiedlichen Fehlbildungen als Hemmung der Vereinigung (Fusion) der einzelnen in der vorknorpeligen Periode angelegten Wirbelabschnitte ableiten läßt. engl.: elementary vertebral body.

Elfenbeinepiphyse: Diffus knöchern verdichtete (sklerosierte) Epiphyse (z.B. beim → Cockayne-Syndrom). → auch Eburnisation. engl.: eburnated bony epiphysis.

Elfenbeinwirbel: Syn.: → Marmorwirbel.
Diffus knöchern verdichteter (sklerosierter) Wirbelkörper (z.B. bei der → Osteopetrose bzw. → Marmorknochenkrankheit; beim → M. Paget); seltene, dann meist solitär auftretende angeborene Fehlbildung. engl.: ivory vertebra, marble vertebra, eburnated vertebra.

Ellis, R.W.B.: 1902-1966; schottischer Kinderarzt aus Edinburgh.

Ellis-van Crefeld Syndrom: Syn.: Chondrodysplasia ecto- s. triodermica, Chondroektodermaldysplasie.
Seltenes, aller Wahrscheinlichkeit nach rezessiv vererbtes Krankheitsbild mit multiplen Fehlbildungen an Organen mesoektodermalen Ursprunges. Typisch sind metaphysär-subperiostale Knorpelbildungsstörungen; *klinisches Bild* des Sitzriesen mit Mikromelie (Verkürzung v.a. der rumpffernen Gliedmaßenanteile). engl.: Ellis-van Crefeld syndrome, chondroectodermal dysplasia.

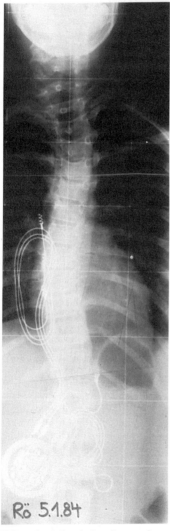

Elektrostimulationsbehandlung einer Thorakolumbalskoliose paravertebral im Bereich der konvexen Krümmungen durch implantierte Elektrode (a.p.-Röntgenbild der BWS und LWS).

Elongationsgips: Von → Stagnara entwickeltes Verfahren zur konservativen Behandlung einer idiopathischen → Thorakolumbalskoliose in einem speziellen → Gipsbett, gefertigt in Extensionslagerung, z.b. in einem → Cotrel-Rahmen. → Risser Gips. engl.: elongation cast.
Elsberg, C.A.: 1871-1948; US-amerikanischer Chirurg aus New York.
Elsberg-Dykesches Zeichen: Deformierung des physiologischen Ovals der Bogenwurzelkortikalis im a.p.-Röntgenbild der BWS und LWS infolge einer Arosion, z.b. als Ausdruck eines tumorösen Prozesses. engl.: Elsberg-Dyke's sign.
Elsberg-Krankheit: → Radikulitis im Bereich der → Cauda equina aufgrund einer → Spondylarthrose. engl.: cauda equina radiculitis.
Elsberg-Methode, Elsberg-Operation: Standardoperationsverfahren zur → Dekompression im Bereich der LWS mit beiderseitiger subtotaler → Laminektomie: es erfolgen eine Dornfortsatzresektion, eine Inzision des → Lig. interspinale, die bilaterale Exzision der → Ligg. flava sowie eine partielle → Hemilaminektomie. engl.: Elsberg's method of laminectomy.
Embolisation, Embolisierung: Künstlich gesetzte Embolie zur Stillung einer Blutung im Falle schwer zugänglicher Gefäßäste. *Im Bereich der Wirbelsäule* vor allem in der präoperativen Vorbereitung bei geplanten tumorchirurgischen Eingriffen eingesetzt: hier wird nach Durchführung einer → Angiographie (→ Arteriographie) das hauptzuführende arterielle Gefäß des Tumors über einen Gefäßkatheter embolisiert. engl.: embolisation.
EMG: Abkürzung für → Elektromyogramm.
Eminentia: *lat.* für Vorsprung, Erhöhung, Höker. - E. cruciformis: Kleiner kreuzförmiger Vorsprung an der vorderen Unterfläche des → Os occipitale.
EMPD: Abkürzung für endoskopische manuelle perkutane → Diskektomie. → NAPLD, → Nukleotomie.
Empfindungsdissoziation: Syn.: → Empfindungsstörung, dissoziierte. engl.: dissociated sensation deficit.
Empfindungsstörung: Abschwächung bis hin zum völligen Ausfall einer Sinnesempfindung (Berührung, Druck, Tiefensensibilität, Temperatur) als Krankheitssymptom (z.B. bei spinalen oder periphreren Nervenkompressionssyndromen). engl.: sensation deficit. E., dissozierte: periphere Empfindungsstörung mit beeinträchtigter Perzeption für Schmerz und/oder Temperatur bei erhaltener Berührungs- und Tiefensensibilität; *pathogenetisch* verantwortlich ist eine Schädigung des → Vorderseitenstranges oder der Kreuzung des → Tractus spinothalamicus in der Nähe des → Zentralkanales des Rückenmarks (z.B. bei → Syringomyelie, → Hämotomyelie, rückenmarkskanalnahem Tumor). engl.: dissociated sensation deficit..
enchondral, enchondralis: *lat.* für im Knorpel entstehend, im Knorpel gelegen. engl.: enchondral.
Enchondrom(a): *griech.* für Knorpelgeschwulst; Syn.: Chondrom, zentrales (Osteo-) Chondrom.
Knorpelige Geschwulst mit Wachstum vor allem innerhalb des Knochens (*inneres E.*), seltener nach außen (*äußeres E.*). *Hauptlokalisationen im Bereich des Stammes* sind die Beckenschaufel und das → Sakrum. engl.: enchondroma. E., malignes: Syn.: → Chondrosarkom.
Enchondrosis intervertebralis: Syn.: für → Bandscheibendegeneration. engl.: intervertebral enchondrosis.
Encoche sacrée: Ausdruck für eine röntgenologische Kerbe (stufenförmige Konturverwerfung) im unteren dorsalen Bereich des → Iliosakralgelenkes ohne jegliche pathologische Bedeutung.
Endangiitis: Entzündung der Gefäßinnenwand. engl.: endangiitis. E. obliterans: Syn.: Endarteriitis obliterans, Thrombangiitis obliterans, von Winiwarter-Buerger-Krankheit. Arterielle Verschlußkrankheit, bedingt durch einen entzündlichen Prozeß der Intima und Media der Arterien mit sekundärer Ablagerung von Thromben und auftretendem Gefäßverschluß (Stadien I-IV). *Röntgenologisch* im Bereich der *Wirbelsäule* evtl. deutliche Abflachungen der Bandscheiben, die Wirbelkörper sehen wie angenagt aus; evtl. Kalkeinlagerungen in dem der Bandscheibe benachbarten Wirbelkörperabschnitt. engl.: intimiitis, endangiitis obliterans.
Endarterie: Bezeichnung für Arterien, die in Arteriolen und Kapillaren übergehen, ohne zuvor kollaterale Seitenstränge an andere arterielle Gefäßäste abzugeben, d.h. einziger Blutweg zum nachgeordneten Kapillarnetz sind (sog. End-

strombahn; ihr Verschluß führt zum Infarkt). engl.: end artery.

Endarteriitis obliterans: Syn.: → Endangitis obliterans, Thrombangiitis obliterans, von Winiwarter-Buerger-Krankheit. engl.: intimiitis, endangiitis obliterans.

Endgefühl: Begriff aus der manuellen Medizin; Bewegungsabschluß eines Gelenkes bei maximalem Ausschlag; unterschieden werden: *weich federnd, hart federnd* sowie *abrupt stoppend* (z.B. im Gefolge einer Funktionsstörung).

Endoprothese: Künstlicher, d.h. alloplastischer Ersatz zur Implantation in das Körperinnere, meist aus Kunststoff, Metall oder Biokeramik. → Prothese → Bandscheibenprothese. engl.: endoprosthesis.

Endorhachis: Äußeres Blatt der → Dura mater spinalis; Periost des → Wirbelkanales.

Endoskop: Mit elektrischer (Kalt-)Lichtquelle und Spiegeloptik versorgte schlanke Instrumentenröhre zur gedeckten direkten visuellen Diagnostik von Körperhöhlen und Hohlorganen, teilweise auch für endoskopisch kontrollierte operative Eingriffe. Im *Bereich der Wirbelsäule* zur → Diskoskopie, aber auch zur monosegmentalen interkorporalen Spondylodese im BWS- und LWS-Bereich (→ Thorakoskopie, → Laparaskopie) eingesetzt. engl.: endoscope.

Endostose, Enostose: Syn.: → Hyperostose. Knochenhypertrophie, bei der sich das überschießend gebildete Knochengewebe nach innen zum spongiösen Markraum hin anlagert. engl.: endostosis. E., **multiple chondrogene:** Syn.: → Osteopoikilie. E., **solitäre:** → Enost(e)om.

Endwirbel: Syn.: → Neutralwirbel.

ENG: Abkürzung für → Elekroneurogramm.

Engelflügelstellung: Pathognomonisches klinisches Zeichen einer Lähmung des → M. serratus anterior mit abstehenden Schulterblättern.

enhancement: *engl.* für Erhöhung, Übertreibung. Differenzierung von epiduralem Narbengewebe von einem frischen Bandscheibenprolaps im → CT nach vorausgegangener → Kontrastmittelapplikation (→ Myelo-CT).

Enost(e)om: Solitäres, innerhalb des Knochens gelegenes, meist sehr langsam wachsendes → Osteom. Bei multiplem Vorkommen spricht man von einer → Endostose. engl.: enosteoma.

Entartungsreaktion: Abkürzung: EaR. Abnorm schwache oder ganz fehlende Reaktion degenerativ veränderter Nerven und Muskeln auf elektrische Reize.

Enterocolitis regionalis-Spondylitis: → M. Crohn.

Enterotom: Einflußgebiet eines → Spinalnerven im Bereich der entwicklungsgeschichtlich primär ebenfalls segmental angelegten Baucheingeweide. Der Segmentbezug wird erschwert dadurch, daß die parasympathische Innervation nicht radikulär, sondern direkt aus dem Stammhirn und nur zu einem geringen Anteil aus dem sakralen Rückenmarksbereich erfolgt.

Enthesitis, Enthes(i)opathie: Syn.: für → Insertionstendopathie. Lokale Entzündung eines Sehnen- oder Muskelansatzes am Knochen. engl.: enthesopathy.

Entlastungshaltung: Prophylaktische und therapeutische entlordosierende Haltung der Lendenwirbelsäule mit leichter Rumpfvorneigung und Anteklination des Beckens bei bandscheibenbedingten Krankheitsbildern, evtl. stabilisiert durch eine → Flexionsorthese.

Entlastungskreuzschmerz: Auftreten lumbalgieformer Beschwerdebilder in liegender Körperhaltung oder unmittelbar nach dem Aufstehen aus liegender Haltung; Schmerzintensivierung durch Husten, Niesen und Pressen besonders ausgeprägt; Verschwinden des Schmerzbildes unter axialer Belastung der Wirbelsäule nach etwa einer Stunde. *Ätiologie:* → Bandscheibenlockerung mit Elastizitätsverlust der intervertebralen ligamentären Strukturen sowie abnorme Volumenschwankungen des Bandscheibengewebes; durch Nachlassen des Tonus der lumbalen Rückenstreckmuskulatur in liegender Position, v.a. im Schlaf, geraten die einzelnen Elemente der Bewegungssegmente in unphysiologische Stellungen zueinander mit nachfolgender Irritation der Fasern des → R. meningeus.

Entlastungslagerung: Prophylaktische und therapeutische entlordosierende Lagerung (→ Stufenlagerung) der Lendenwirbelsäule (mit der geringsten Schmerzintensität) bei bandscheibenbedingten Krankheitsbildern.

Entlastungslaminektomie: Resektion eines oder mehrerer Wirbelbögen zur Druckentlastung des Rückenmarks im Spinalkanal, z.B. bei Kompressionsfrakturen mit Dorsalverlagerung von Wirbelkörperanteilen, tumorösen Wirbelkörperdestruktionen mit Infiltration in den Spinalkanal sowie bei Spinalkanalstenose u.a. engl.: decompression laminectomy.

Entlordosierung: Krankengymnastische, lagerungstechnische oder orthetische Maßnahme zur Korrektur einer übersteigerten → Lendenlordose; Ziel ist eine lokale Druckentlastung der kleinen lumbalen Wirbelgelenke mit Reduktion des klinischen Beschwerdebildes eines → Facettensyndromes.

Entlordosierungsmieder: Spezielle am Beckenkamm und am Sternum ansetzende Rumpforthese zur Korrektur einer übersteigerten → Lendenlordose; Ziel ist die Herbeiführung einer Druckentlastung der lumbalen Facettengelenke (→ Facettensyndrom).

Entmarkung: Syn.: → Demyelinisation. engl.: demyelination.

Entrapment(-Zeichen): von trap (*engl.:* Falle). Röntgenologisch nachgewiesene knöcherne Einmauerung einer spinalen Nervenwurzel, z.B. im Falle einer → Spinalkanalstenose.

Entriegelungs(stellung): Begriff aus der manuellen Medizin für spezielle Funktionsstellung eines Wirbelsäulengelenkes, in der aufgrund der anatomischen Situation ein optimales → joint play möglich ist. Im Bereich der HWS besteht eine E. der Facettengelenke unterhalb von C2 in mittlerer Extension. *Gegenteil:* → Verriegelung (in maximaler Anteklination der HWS). → Kopfrotationstest.

Entspannungstechniken: Psychologisches Behandlungsverfahren, das u.a. auch bei chronischen bandscheibenbedingten Krankheitsbildern begleitend mit zur Anwendung kommt wie *autogenes Training* (sog. Selbstentspannung), *progressive Muskelentspannung* (schrittweiser kontrollierter und dosierter Abbau der muskulären Spannung).

Entzündung: *lat.:* inflammatio. Reaktion des Organismus, hier speziell des Bindegewebes und der Blutgefäße auf einen äußeren oder inneren störenden Reiz mit dem Zweck seiner Inaktivierung und der Reparation der durch ihn ausgelösten Gewebeschädigungen. *Auslösende Faktoren:* Physikalische Reize (z.B. mechanisch durch Druck oder Trauma, Kälte oder Wärme, ionisierende Strahlung), chemische Reize (z.B. Säuren, Laugen, Allergene, Toxine) sowie sog. Erreger (Mikroorganismen wie Bakterien, Viren u.a.) und auch Tumoren. *Klassische klinische Kardinalsymptome:* Rötung (rubor) aufgrund einer Gefäßerweiterung, Überwärmung, evtl. Fieber (calor) durch örtliche Stoffwechselsteigerung, Gewebeschwellung (tumor) durch Ödembildung, Schmerzauslösung (dolor) infolge erhöhter Gewebespannung und spezieller Stoffwechselprodukte sowie nachfolgende Funktionsstörung (functio laesa). Zusätzlich besteht eine Störung des Elektrolythaushaltes und eine zelluläre Abwehrreaktion. *Im Bereich der Wirbelsäule:* → Arachnitis, → Diszitis, → Enzephalomyelitis, → Meningitis, → Meningomyelitis, → Myelitis, → Spondylitis, → Spondylarthritis, → Spondylodiszitis. engl.: inflammation.

Enzephalomyelitis: *griech.* für Entzündung des Gehirns und des Rückenmarks. engl.: encephalomyelitis.

Ependym(a): Feinhäutige Zellschicht, die die Hirnhöhlen und auch den → Zentralkanal des Rückenmarks auskleidet. engl.: ependyma.

Ependymitis: Entzündung des → Ependyms. engl.: ependymitis.

Ependymoblastom: Tumor aus embryonalen Ependymzellen. engl.: ependymoblastoma.

Ependymom: Tumor (speziell Hirn- bzw. Rückenmarkstumor) aus Ependymzellen. engl.: ependymoma (*siehe Abb. S. 132 und 133*).

Epiconus (medullaris): Syn.: Epikonus. Der dem Conus medullaris anatomisch vorgelagerte kurze Abschnitt des Rückenmarks, aus dem die Wurzeln der → Spinalnerven des unteren Lendenmarks und des oberen Sakralmarks entspringen. engl.: epicone.

epidural: Syn.: → peridural. Auf der harten Hirnhaut (lateral) gelegen. engl.: epidural.

Epiduralabszeß: Eiteransammlung zwischen dem äußeren Blatt der → Dura mater spinalis und dem Knochen, meist als Folge einer fortgeleiteten Infektion bei Wirbelkörperosteomyelitis (→ Spondylitis), seltener nach hämatogener Aussaat (z.B. nach Endokarditis oder peripherer Osteomyelitis) bzw. nach offenen Verletzungen. *Klinisch* hohes Fieber, nur bei primärer Chronizität subfebrile Temperaturen; starke Schmerzen mit nicht selten akut einsetzender → Querschnittssymptomatik. Typischer *Liquorbefund* mit → Pleozytose und Eiweißvermehrung. *Therapie:* neurochirurgische Entlastung, gezielte Antibiotikagabe. engl.: epidural abscess.

Epiduralanästhesie: Syn.: Periduralanästhesie. Betäubung der unteren Extremitäten durch In-

Epiduralmembran

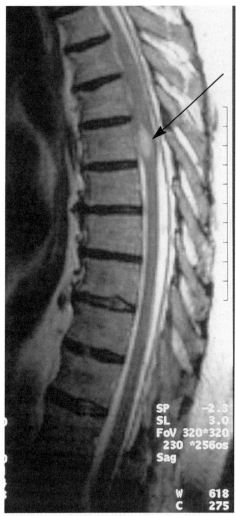

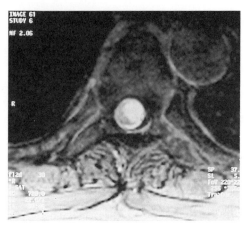

b) horizontaler Schnitt.

Ependymom des Spinalkanals in Höhe Th4-6 (→) im kernspintomographischen Bild:
a) seitlicher Schnitt

jektion eines Lokalanästhetikums in den Raum zwischen der harten Hirnhaut und dem Wirbelkanal. engl.: epidural anesthesia.
Epiduralmembran: Von Venen durchzogene dünne Membran im Bereich der LWS; gelegen zwischen der → Dura mater und der Wirbelkörperhinterwand; unterteilt den ventralen → Epi-

duralraum in ein rechtes und linkes Kompartment. engl.: epidural membrane.
Epiduralraum: Syn.: Periduralraum.
Anatomischer Raum zwischen der äußeren Hülle (→ Dura mater) des Rückenmarks und dem Periost des → Wirbelkanals; reicht anatomisch vom → Foramen occipitale magnum bis zum 2. oder 3. Sakralwirbel; wird anatomisch durch mediale bindegewebige Stränge zwischen → Dura mater und Wirbelkörper in ein rechtes und linkes Kompartment unterteilt. *Theoretisches Fassungsvermögen beim Erwachsenen:* 120 ml. engl.: epidural space.
Epidurogramm: Kontrastmitteldarstellung des → Epiduralraumes, z.B. zur Überprüfung der korrekten Lage einer Spinokanüle. engl.: epidurogram.
Epiduroskopie: Endoskopische Untersuchung des → Spinalkanales mit einer 0°-Geradeausblickoptik und Fernsehkette im Rahmen eines minimal invasiven Eingriffes (→ PLIT). engl.: epiduroscopy.
Epikonus: → Epiconus (medullaris). engl.: epicone.
Epikonus-Syndrom: *Klinische Symptomatik*, ausgelöst durch eine Schädigung des Rückenmarkes in Höhe des → Epiconus medullaris (Mißbildung, Trauma, Entzündung, Tumor): segmentale spinalnervenbezogene Empfindungsstörung, Ausfall des → ASR, Lähmung der Oberschenkelstreck- und -außendreh- sowie der Unterschenkelbeuge- und Wadenmuskulatur, Schwäche des Blasenschließmuskels; nur bei kompletter →

Erdheim-Tumor

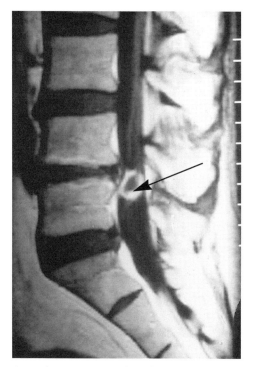

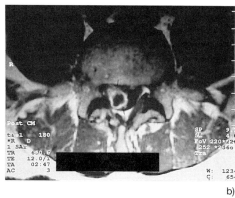

Intraspinales extradurales Ependymom in Höhe L5 im T2-gewichteten CT-Bild:

a) seitliche Schnittebene
b) horizontale Schnittebene.

Querschnittsymptomatik Auftreten einer Blasen-Mastdarmlähmung. engl.: epicone syndrome.
Epiphyse, sekundäre: Syn.: → Apophyse.
Epiphyseodese: Operative Verödung einer knöchernen Wachstumsfuge mit dem Ziel der Wachstumslenkung bzw. des Wachstumsstops; *im Bereich der Wirbelsäule* meist als → Apophyseodese bezeichnet. engl.: epiphyseodesis.
Epistropheus: Veralteter Name für den 2. Halswirbelkörper. → Axis. engl.: axis.
Epitheliom(a): Allgemeiner Oberbegriff für einen benignen oder malignen Tumor aus Epithelzellen. engl.: epithelioma. **E. basocellulare nodosum:** Halbkugeliger, wachsgelber bis graurötlicher, durchscheinender Tumor; *Vorkommen* als breitbasig aufsitzender prämaligner fibroepithelialer Pinkus-Tumor im Bereich der Dorso-Lumbo-Sakral-Region.
Erb, W.H.: 1840-1921; deutscher Neurologe aus Heidelberg.
Erb-Charcot-Syndrom: Syn.: spastische → Spinalparalyse, v. Strümpell-Krankheit. engl.: spastic spinal paralysis..

Erb-Hinken: Ältere Bezeichnung für die → Claudicatio intermittens.
Erb-Sklerose: Primäre Form der spinalen → Lateralsklerose; *klinisches Bild* geprägt durch eine spastische Paraplegie, Rigidität der Gliedmaßen und eine Hyperreflexie (→ Erbsche Trias) bei erhaltener Trophik und sensibler Wahrnehmung. engl.: Erb sclerosis.
Erbsche Trias: Spastische Paraplegie, Rigidität der Gliedmaßen und Hyperreflexie bei der → Erb-Sklerose. engl.: Erb's triad.
Erb-Westphal-Zeichen: Erhebliche Abschwächung bis Fehlen der → Patellarsehnenreflexe bei → Tabes dorsalis (aufgrund einer Unterbrechung des sensiblen Reflexbogenschenkels). engl.: Erb-Westphal's sign.
Erb-Zeichen: Fehlen der Pupillenerweiterung nach Schmerzreizung der Wangenhaut im Falle einer → Tabes dorsalis. engl.: Erb's sign.
Erdheim, J.: 1874-1937; österreichischer Pathologe aus Wien.
Erdheim-Tumor: Syn.: akromegale Makrospondylie (Scaglietti-Dagnini-Syndrom), Kranio-

Tab. 32: Beurteilung des Schweregrades einer HWS-Distorsionsverletzung (nach ERDMANN, 1973)

Klinische Symptomatik	Schweregrad I	Schweregrad II	Schweregrad III
Annähernd schmerzfreies Intervall	häufig vorhanden (12-16 Stunden)	seltener vorhanden (4-8 Stunden)	nicht vorhanden
Schluckbeschwerden, Schmerzen im Mundbodenbereich oder in den Rektusmuskeln des Halses	selten (3-4 Tage lang)	häufig (3-4 Tage lang)	häufig (Tage bis Wochen)
Totale Haltungsinsuffizienz der kopfstabilisierenden Nackenmuskulatur	nicht vorhanden	fehlt als Sofortphänomen; bisweilen nachträglich	als Sofortphänomen immer vorhanden
„Steifer Hals" bzw. schmerzhafte Bewegungseinschränkung für Kopf und Hals (tastbar bei manueller Prüfung)	häufig, meist erst als Sekundärsymptom, Dauer 1-2 Wochen	meist vorhanden, meist als Primärphänomen, seltener nach Intervall	immer vorhanden, Dauer länger als 2 Monate
Schmerzen paravertebral zwischen den Schulterblättern („Kralle")	gelegentlich (bei etwa 15 %)	häufiger (bei etwa 30 %)	fast immer vorhanden
Primäre Parästhesien in den Händen, gelegentlich auch in den Unterarmen	selten	häufiger, aber meist ohne motorische Lähmungen	häufiger, abhängig von der Lokalisation der Verletzung
Röntgenologische Veränderungen der Halswirbelsäule			
primäre knöcherne Verkalkung	fehlen	fehlen	vorhanden
sekundäre Verkalkungen (nach 3-6 Wochen)	fehlen	bisweilen vorhanden	vorhanden
Postakzidentelle Bettlägerigkeit	fehlt oft (nur 2-3 Tage)	meist vorhanden (ca. 10-14 Tage)	immer vorhanden (4-6 Wochen).

pharyngiom. *Ätiologisch* bisher nicht geklärte Größenzunahme einzelner Wirbel einschließlich der zugehörigen Bandscheiben (u.U. auch Clavicula mitbetroffen); *klinische Symptomatik* mit lokaler Bewegungseinschränkung sowie örtlichen und ausstrahlenden Beschwerden. engl.: craniopharyngioma.

Erdheim-Wirbel: Typisches morphologisches Korrelat bei → Erdheim-Tumor im Bereich eines Wirbelkörpers mit → Kyphosebildung.

Erdmann, H.: Zeitgenössischer deutscher Radiologe aus Frankfurt. Vorgabe von Richtlinien zur Beurteilung und Einteilung von → Schleuderverletzungen der Halswirbelsäule. → Erdmann-Stadien.

Erdmann-Stadien (Erdmann-Klassifikation): Einteilung einer Distorsionsverletzung der Halswirbelsäule in drei Schweregrade (I, II und III; s. *Tab. 32*) im Hinblick auf die gutachterliche Einschätzung der unfallbedingten Arbeitsunfähigkeit

Tab. 33: Gutachterliche Einschätzung der verschiedenen Schweregrade nach Distorsionsverletzung der Halswirbelsäule (nach ERDMANN, 1973)

Kriterium	Schweregrad I	Schweregrad II	Schweregrad III
Dauer der unfallbedingten *Arbeitsunfähigkeit*	2-6 Wochen	4-12 Wochen	12 Wochen und mehr
Unfallbedingte *Minderung der Erwerbsfähigkeit* nach Wiedereintritt der Arbeitsfähigkeit	20% auf die Dauer von 4-12 Wochen	20% bis zum Ende des ersten Unfalljahres; 10% bis zum Ende des zweiten Unfalljahres	30% bis zum Ende des ersten Halbjahres; 20% bis zum Ende des zweiten Unfalljahres 10-20% als Dauerrente

sowie der unfallbedingten Minderung der Erwerbsfähigkeit (MdE) nach Wiedereintritt der Arbeitsfähigkeit (s. *Tab. 33*).
Erector, Erektor: *lat.* für Aufrichter; z.B. → M. erector trunci.
Ergonomie: Teilbereich der Arbeitsphysiologie, der sich mit den Möglichkeiten einer Anpassung der Arbeit, der Arbeitsgeräte sowie des Arbeitsplatzes an den evtl. behinderten Menschen befaßt. → Bandscheibenstuhl, → Stehpult. engl.: ergonomy.
ergonomisch: Der individuellen Behinderung eines Patienten angepaßt, z.B. spezielle Hilfsmittel, aber auch besondere Gestaltung des Arbeitsplatzes u.a. engl.: ergonomic.
Ergotherapie: Syn.: Beschäftigungstherapie. Funktionelle und ablenkende Selbstbeschäftigung mit integrierender individueller aktiver Bewegungstherapie durch immer wiederkehrendes Üben von Gelenk- und Muskelfunktionen, z.B. im Rahmen handwerklicher Tätigkeiten, die auf spezielle Behinderungen bestimmter Gelenk- und Muskelgruppen abgestimmt sind wie Weben, Knüpfen, Flechten, Stoffdruck u.a.m. Auch die verwendeten Geräte müssen der vorliegenden Funktionsstörung entsprechen. *Ziele:* Wiedergewinnung bzw. Erhalt der Funktionalität von Gelenken und der Gesamtmobilität; berufliche Wiedereingliederung trotz evtl. verbleibender Behinderung; prophylaktischer Gelenkschutz. Einsatz spezieller Hilfsmittel (für die *Wirbelsäule:* sog. → Bandscheibenstuhl, → Stehpult u.a.) und Gehhilfen; Ablenkung von Krankheit und Behinderung; Unabhängigkeit von fremder Hilfe mit Erhalt der Selbständigkeit (z.B. beim An- und Auskleiden, Rollstuhltraining, Transfer u.a.); Lernen einer Bewegungsökonomie mit Kompensationstraining. engl.: ergotherapy.
Erhängungsfraktur: Syn.: → hangman's fracture *(engl.)*.
Erkerbildung: röntgenologisches Zeichen einer keilförmigen → Wirbelkörperkompressionsfraktur (→ Hyperflexion) mit vorderer knöcherner Randkantenverwerfung.
Ermüdungsbruch: Auftreten eines Knochen- oder Implantatbruches (im Bereich der Wirbelsäule v.a. → Fixateur interne) infolge einer „Materialermüdung", z. B. nach mehrmaliger außergewöhnlich hoher oder einer über einen langen Zeitraum bestehenden Dauerbeanspruchung; meist primäre Fissur, die sich zur Dauerfissur und dann zur echten → Spontanfraktur weiterentwickelt (→ Schipperkrankheit, → Milkman-Syndrom). engl.: fatigue fracture.
Erwerbsfähigkeit: Begriff aus der gesetzlichen *Unfallversicherung:* Fähigkeit eines Menschen, seine Arbeitskraft wirtschaftlich zu verwerten; im Sinne der gesetzlichen *Rentenversicherung:* Fähigkeit, eine Erwerbstätigkeit (auf dem sog. allgemeinen Arbeitsmarkt) in gewisser Regelmäßigkeit auszuüben. engl.: ability to work.
Minderung der E.: Abkürzung: MdE. → Erwerbsminderung. engl.: incapacitation.
Erwerbsminderung: Abkürzung: → MdE (Minderung der Erwerbsfähigkeit); abstrakte prozentuale Bewertung der Beeinträchtigung der → Erwerbsfähigkeit (und damit des verbliebenen Restleistungsvermögens) im Falle krankhafter körperlicher und/oder geistiger Störungen ohne konkrete Berücksichtigung berufsspezifischer Faktoren. Festlegung anhand spezieller tabellarischer Vorgaben, die im Rahmen der privaten und

Erwerbsunfähigkeit

Tab. 35: Differentialdiagnostik cervikaler Wurzelreizsyndrome (Etagendiagnostik)

Wurzel	Schmerz-ausstrahlung	Kennmuskeln (Schwäche bzw. Parese)	Reflexstörungen	Sensible Dermatome
C5	Schulterbereich über dem M. deltoideus	M. supraspinatus M. deltoideus M. biceps brachii	Abschwächung des Bizepssehnenreflexes (BSR)	Schulterkappenregion, Oberarmaußenseite
C6	Radialseite des Ober- und Unterarmes bis zum Daumen ziehend	M. biceps brachii M. brachioradialis (und andere Handgelenksstrecker)	evtl. Abschwächung oder Ausfall des Bizepssehnenreflexes (BSR), Abschwächung oder Ausfall des Radiusperiostreflexes (RPR)	Radialseite des Ober- und Unterarmes, Streck- und Beugeseite des Daumens
C7	von der Ellenbeuge laterodorsal abwärts bis in den 2.-4. Finger (vor allem 3. Finger) ziehend	M. triceps brachii M. pronator teres Daumenballenmuskulatur Handgelenksbeuger	Abschwächung oder Ausfall des Trizepssehnenreflexes (TSR)	Rückseite des mittleren Unterarmes; Streck- und Beugeseite des 2.-4. Fingers (vor allem 3. Finger!)
C8	vom ulnaren Unterarmbereich bis in den Kleinfinger ziehend	Mm. interossei Kleinfingerballenmuskulatur (Fingeran- und -abspreizung)	evtl. Abschwächung des Trizepssehnenreflexes (TSR)	Streck- und Beugeseite des ulnaren Unterarmbereiches bis zum Kleinfinger
Th1	im ulnaren ellenbogennahen Anteil	Fingeran- und -abspreizung	-	ulnarer Anteil des Oberarmes, des Ellenbogens und des proximalen Unterarmes.

gesetzlichen Unfallversicherung (→ Berufsgenossenschaft) unterschiedlich ausfallen können; hier finanzieller (Renten-)Ausgleich für erlittene Schädigung unter Berücksichtigung der bleibenden Funktionsstörungen, abstrakt bewertet im Hinblick auf den allgemeinen Arbeitsmarkt (gesetzliche U.) oder im zuletzt ausgeübten Beruf (private U.). → Schwerbehinderung mit → GdB (Bundesversorgungsgesetz). engl.: incapacitation.

Tab. 34: Erwerbsunfähigkeit bei bandscheibenbedingten Erkrankungen

- therapieresistentes Postnukleotomiesyndrom Grad 3 (auf Zeit für 1-2 Jahre)
- persistierende Störungen im Rahmen einer Myelopathie, auch in der postoperativen Rehabilitationsphase (auf Zeit für 1/2-1 Jahr)
- nach lumbaler Fusionsoperation in der postoperativen Rehabilitationsphase (auf Zeit für 1/2-1 Jahr)
- bei fortbestehenden schwerwiegenden motorischen Ausfallserscheinungen mit Beeinträchtigung der Gehleistung (auf Dauer)

Erwerbsunfähigkeit: Abkürzung: EU. Begriff aus der gesetzlichen Rentenversicherung; liegt dann vor, wenn der Antragsteller infolge Krankheiten, Gebrechen oder Schwächen der körperlichen und/oder geistigen Kräfte nicht mehr in der Lage ist, auf absehbare Zeit gewinnbringende Tätigkeiten in gewisser Regelmäßigkeit auszuüben oder wenn nur noch geringfügige Einkünfte durch eigenständige Erwerbstätigkeit auf dem allgemeinen Arbeitsmarkt erzielt werden können (s. Tab. 34); besteht auch dann, wenn aufgrund des Gesundheitszustandes mit Herabsetzung der Arbeitsfähigkeit der Zugang zu einer lohnbringenden Erwerbstätigkeit bei realer Betrachtung versperrt und der Arbeitsmarkt damit praktisch verschlossen ist. Hierfür müssen nicht nur ausbildungsverwandte Berufe, sondern der gesamte Arbeitsmarkt mit allen lohnbringenden Tätigkeiten überprüft werden; liegt ebenfalls vor, wenn aufgrund einer erheblichen Beeinträchtigung der Gehfähigkeit nur noch einfache Wegstrecken von weniger als 500 m zurückgelegt werden können;

Tab. 36: Differentialdiagnostik lumbaler Wurzelreizsyndrome (Etagendiagnostik)

Wurzel	Schmerzausstrahlung	Kennmuskeln (Schwäche bzw. Parese)	Reflexstörungen	Sensible Dermatome
L2	- thorakolumbaler Übergang - Kreuzbeinbereich - Beckenkamm - proximaler innenseitiger Oberschenkel	- M. iliopsoas - M. quadriceps femoris (Hüftadduktion)	- Kremasterreflex abgeschwächt - PSR abgeschwächt	- Leistenregion - ventraler proximaler innenseitiger Oberschenkel
L3	- obere LWS - ventraler proximaler Oberschenkel	- M. iliopsoas - M. quadriceps femoris (Hüftadduktion)	- Abschwächung bzw. Fehlen des Patellarsehnenreflexes (PSR)	- von der Ventralseite zur Innenseite des Oberschenkels bis über die Kniegelenke
L4	- LWS-Bereich - Oberschenkelvorderseite - Hüftregion - Unterschenkelinnenseite	- M. quadriceps femoris - M. tibialis anterior (Fersengang behindert)	- Abschwächung des Patellarsehnenreflexes (PSR)	- Oberschenkelvorderseite - Kniegelenks- und Wadeninnenseite bis zum Innenrand des Fußes
L5	- Außenseite des Ober- und Unterschenkels bis zum großen Zeh	- M. tibialis anterior - M. tibialis posterior - M. extensor hallucis longus (Fersengang behindert)	- Abschwächung des M.-tibialis-posterior Reflexes	- Außenseite des Ober- sowie Vorder- und Außenseite des Unterschenkels - mediale Hälfte des Fußes
S1	- Rückseite des Ober- und Unterschenkels bis in den kleinen Zeh	- M. triceps surae - Mm. peroneus longus et brevis - Fußbeuger, Vorfußpronatoren (Zehengang behindert)	- Abschwächung des Achillessehnenreflexes (ASR)	- Rückseite des Ober- und Unterschenkels - Wadenaußenseite - laterale Hälfte des Fußes.

gutachterliche Einschätzung erforderlich. Im Falle *degenerativer Veränderungen im Bereich der Wirbelsäule* auch bei erheblich altersübersteigerten Störungen nur selten begründbar, hier in den allermeisten Fällen allenfalls vorübergehende Beinträchtigungen zu attestieren (Ausnahme: schwergradige persistierende → Wurzelreizsyndrome, → Postnukleotomiesyndrom); bei *entzündlichen Erkrankungen der Wirbelsäule* (→ Spondylarthritiden, → Spondylitis ankylosans) ist die Erwerbsfähigkeit in über der Hälfte der Fälle weitgehend ungestört, lediglich qualitative Einschränkung der Belastbarkeit gegeben. *engl.:* disability (to work).

ESA: Abkürzung für → Elektrostimulationsanalgesie.
Etagendiagnostik: Klinische Höhendiagnostik im Falle eines → Wurzelsyndromes der Hals- oder Lendenwirbelsäule anhand des bestehenden typischen sensiblen oder motorischen Ausfallsmusters; s. *Tab. 35 und 36). engl.:* segmental diagnostics.
ETD: Abkürzung für endoskopische transforaminale Diskektomie. Syn.: → PTN (perkutane transforaminale Nukleotomie.
EU: Abkürzung für → Erwerbsunfähigkeit. engl.: disability (to work).
Eulenburg, A.: 1840-1917; deutscher Neurologe aus Berlin.

Eulenburg-Syndrom: Syn.: Eulenburg-Sprengel-Syndrom; → Sprengel-Deformität. engl.: Sprengel's deformity.

Eukyphose: Physiologische Ausformung der BWS-Kyphose. engl.: eukyphosis.

Eulordose: Physiologische Ausformung der LWS-Lordose. engl.: eulordosis.

evozierte Potentiale: Abkürzung: EP. Ableitung elektrischer (v.a. *somatosensibler*, evtl. auch *visueller* oder *akustischer*) Potentiale mittels Nadel- oder Oberflächenelektrode im Bereich der Kopfhaut nach repetitiver Reizung eines peripheren Nerven zur Differenzierung radikulärer und peripherer nervaler Störungen. Eine verstärkte Latenz weist auf eine Unterbrechung der Reizleitung hin. *Indikationen*: Nachweis einer Plexusirritation oder -schädigung, Diagnostik und Höhenlokalisation zervikaler → Myelopathien, Diagnostik von Entmarkungsprozessen (z.B. bei → Multipler Sklerose), Diagnostik und Höhenlokalisation inkompletter → Querschnittssyndrome bzw. von → Hinterstrangaffektionen.
Bei den *motorisch evozierten Potentialen (MEP)* erfolgt eine Stimulation der motorischen Hirnareale oder des Zervikalmarks mit einer großflächigen Magnetspule mit anschließender Ableitung evozierter Potentialantworten (z.B. einer muskulären Kontraktion) und Berechnung der sog. zentral-motorischen Latenz. *Indikationen*: Diagnostik bei inkompletten → Querschnittssyndromen, V.a. eine nervöse Strangerkrankung (z.B. funikuläre Myelose bei Vitamin B12-Mangel), V.a. zervikale → Myelopathie, V.a. Erkrankungen des → Motoneurons. *Kontraindikationen*: einliegender Herzschrittmacher, aktive schwere Epilepsie, einliegende Metallclips (z.B. bei Z.n. Aneurysmaoperation im Bereich der Hirnbasisarterien). engl.: evoked potentials.

Ewing, J.: 1866-1943; US-amerikanischer Pathologe aus New York.

Ewing-Sarkom: Syn.: diffuses Endotheliom, Omoblastom, Peritheliom.
Häufigkeit: etwa 10 % aller malignen Knochentumoren, zweithäufigster Tumor im Kindes- und Jugendalter. Undifferenziertes Rundzellsarkom, ausgehend vom Knochenmark v.a. langer Röhrenknochen und des Beckens, *im Bereich der Wirbelsäule* nur sehr selten lokalisiert; *feingeweblich* dem Retikulosarkom sehr ähnlich. *Klinik*: lokale Schmerzen, Krankheitsgefühl, evtl. Fieber; frühe Metastasierung in das Skelettsystem und die Lungen. Prognose totz guter Strahlensensibilität ungünstig. *Typischer Röntgenbefund*: mottenfraßähnliche Osteolyse, Peripherie mit reaktiver Knochenneubildung im Sinne einer „zwiebelschalenartigen" Anordnung der Knochenbälkchen. *Laborbefunde*: BSG erhöht, Leukozytose, später Anämie. *Therapie*: Chemotherapie, Bestrahlung, in Einzelfällen ist eine En-bloc-Resektion des Tumors möglich. engl.: Ewing's sarcoma.

Exartikulatio(n): *lat.* für operative Absetzung (Amputation) eines Gliedes oder Gliedmaßenabschnittes in seinem Gelenk. engl.: exarticulation.
E. interilioabdominalis: → Exartikulation eines ganzen Oberschenkels im Bereich des homolateralen → Iliosakralgelenkes (vgl. → Hemipelvektomie).

exartikulieren: *lat.;* eine → Exartikulation durchführen. engl.: to exarticulate.

Exkochleation: *lat.* für operatives Auslöffeln (z.B. des → Nucleus pulposus im Falle einer Bandscheibenhernie). engl.: excochleation.

Exostose, Exostosis: Syn.: Epostoma. Umschriebener, von der kortikalen Knochenoberfläche nach außen gerichteter, schmal- oder breitbasig aufsitzender Sporn; reaktive Genese (*im Bereich der Wirbelsäule:* → Spondylophyt) auf mechanischen oder entzündlichen Reiz des Periostes oder der ligamentären bzw. der Sehnenansätze (im Gefolge degenerativer Veränderungen der Zwischenwirbelsegmente); relativ selten auch als solitärer oder multipel auftretender benigner Tumor (→ Osteom) ohne wesentliche klinische Bedeutung (nur bei einer Lokalisation im Bereich eines Wirbelbogens evtl. Bewegungsbehinderung und Schmerzen). engl.: exostosis. **kartilaginäre E.:** Syn.: Osteochondrom. Von Knorpelgewebe überzogene E. mit Vergrößerungstendenz nur während der Wachstumsperiode; nach Wachstumsabschluß wird die Knorpelkappe durch eine Knochenlamelle und fibröses Periost ersetzt. *Im Bereich der Wirbelsäule* nur als Rarität vorkommend, dann Lokalisation meist im Bereich des lumbosakralen Überganges. engl.: cartilaginous exostosis. **multiple kartilaginäre E.:** Syn.: exostotische Dysplasie, multiple Osteomatose.
Dominant vererbte, v.a. beim männlichen Geschlecht vorkommende knöcherne Systemerkrankung im gesamten Skelettbereich, auch an der

Wirbelsäule; induzieren häufiger ein Fehlwachstum; seltene maligne Entartung. engl.: multiple cartilaginous exostoses.

extendieren: *lat.* für ausstrecken, nach dorsal überstrecken (Rumpf bzw. Wirbelsäule), ausdehnen. engl.: to extend.

Extension: *lat.* für → Streckung, Ausbreitung. **1.)** Überstreckung nach dorsal (z.B. einer Gliedmaße, des Rumpfes oder der Wirbelsäule), Ausführung einer Bewegung aus der Beuge- in die Streck- und auch Überstreckstellung; Gegenteil von → Flexion. engl.: extension. **2.)** Syn.: Extensionsbehandlung, Streckbehandlung. Streckung des Gesamtkörpers, des Rumpfes oder einer Gliedmaße durch Anwendung von Zug in Richtung der Längsachse, evtl. auch kombiniert mit Gegenzug (→ Distraktion). *Therapeutischer Einsatz* zur Frakturbehandlung (Reposition, Retention), bei bandscheibenbedingten Erkrankungen (Krankengymnastik, Aushängen an einer Sprossenwand oder an einem → Extensionsapparat, → Perlsches Gerät u.a.); auch zur Streckung (Ausgradung) einer → Skoliose. engl.: extension, traction. E., inverse: spezielle Streckbehandlung der Lendenwirbelsäule in kyphotischer Rückenlagerung des Patienten bei gleichzeitigem Unterlagenkontakt mit den Schultern. *Indikation* z.B. bei radikulären → Lumbalsyndromen aufgrund degenerativer Bandscheibenveränderungen. engl.: inverse traction, inverse extension.

Extensionsapparat: Mechanisches orthopädisches Behandlungsgerät zur Ausübung einer dosierten Dauerextension auf die Wirbelsäule durch horizontalen und/oder vertikalen Zug. *Indikation* zur Streckbehandlung bei degenerativen Bandscheibenleiden (→ inverse Extension, → Glisson-Schlinge), aber auch zur → Redression der Wirbelsäule bei Wirbelfrakturen (→ Crutchfield-Klammer, → Durchhang, → Extensionskorsett) oder → Skoliose (→ Cotrel-Dauerextension, → Halo-Extension). engl.: traction device.

Extensionsaufnahme: Röntgenganzaufnahme der Wirbelsäule im a.p.-Strahlengang im Stehen und gleichzeitiger Extension (über die Halswirbelsäule mit Ansatz z.B. am → Okziput und am Unterkiefer) zur Bestimmung der Aufdehnbarkeit einer → Thorakolumbalskoliose.

Extensionsbeschleunigungsverletzung: Syn.: → Retroflexionstrauma. → Beschleunigungsverletzung.

Extensionsbett: Syn.: → Cotrel-Bett. engl.: traction bed.

Extensionskompressionstest: Klinischer Untersuchungstest der Halswirbelsäule: Der Patient sitzt, seine HWS ist um etwa 30° nach dorsal extendiert; der Untersucher steht hinter dem Patienten und übt mit beiden Händen einen axialen-kaudalen Stauchungsdruck auf die Halswirbelsäule aus. Bei Vorliegen eines posterolateralen → Nukleusprolapses mit intaktem → Anulus fibrosus wird ein zuvor bestehendes radikulär-segmentales Beschwerdebild durch die Ventralverlagerung des Druckes abgemildert; eine Schmerzzunahme ohne Auftreten radikulärer Symptome spricht für eine Irritation der → Wirbelbogengelenke (gestörtes → joint play infolge degenerativer Veränderungen). engl.: cervical extension compression test.

Extensionskorsett: Orthopädischer Apparat zur Streckung und damit Ausgradung einer → skoliotischen Wirbelsäulenverbiegung; z.B. → Milwaukee-Korsett, → Ducroquet-Korsett. engl.: hyperextension orthosis.

Extensionstest: Klinischer Untersuchungstest der Halswirbelsäule; der Untersucher steht hinter dem in aufrechter Position sitzenden Patienten, er umfaßt mit der flachen Hand beidseits die dorsolaterale Kopfpartie (Hohlhand in Höhe des

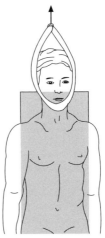

Technik einer Wirbelsäulenganzaufnahme a.p. im Stehen in Extension (zur Überprüfung der Aufdehnbarkeit einer skoliotischen Verkrümmung).

Mastoids) und übt einen axialen Zug auf die HWS aus, indem er den Kopf unter gleichzeitiger Abstützung der Ellenbogen auf den Schultern des Patienten nach oben drückt. Ein Nachlassen von vorher bestehenden Schulter-Arm-Schmerzen deutet auf eine HWS-bedingte brachialgische Symptomatik hin. → Kyphosezug. engl.: extension test.

extradural: *lat.* für außerhalb der harten Hirnhaut gelegen. engl.: extradural, epidural.

extraforaminal: *lat.* für außerhalb des → Foramen intervertebrale gelegen. engl.: extraforaminal.

extrapyramidal: *lat.* für außerhalb der → Pyramidenbahn gelegen. engl.: extrapyramidal.

Extrusion: *lat.* für Heraustreten. Im Bereich der → Bandscheibe beschreibt eine E. im Gegensatz zur → Protrusion mit erhaltenem → Anulus fibrosus (sog. contained disk) einen eingerissenen äußeren Faserring, durch den bereits Anteile des → Nucleus pulposus prolabiert sind (sog. non contained disk).

F

F: Chem. Zeichen für → Fluor.
Fabella nuchae: *lat.*; röntgenologisch faßbare, lokalisierte, Kalkablagerungen im Bereich des → Lig. nuchae.
facet fenestration operation: *engl.*; kleinflächige operative Freilegung einer komprimierten hinteren Spinalnervenwurzel im Bereich der Halswirbelsäule unter Teilresektion des Wirbelbogens, aber ohne Abtragung des → Bandscheibenprolapses selbst.
Facette: Syn.: Gelenkfacette (v.a. im Bereich der sog. kleinen Wirbelbogengelenke). engl.: articular facet.
Facettektomie: *lat.*; operative Abtragung eines Wirbel-Gelenkfortsatzes im Bereich seiner Gelenkfacette; durchgeführt in erster Linie im Bereich der Halswirbelsäule bei intraforaminärem → Bandscheibenprolaps. engl.: facetectomy.
Facettenarthrose: Syn.: → Spondylarthrose. engl.: spondylarthritis.

Facettenblockade: 1.) Folge einer schweren Weichteilverletzung im Bereich der Halswirbelsäule. *Einseitig* nach Flexions-Rotationstrauma mit nachfolgender Kapselruptur eines der beiden Facettengelenke sowie des hinteren Bänderkomplexes; in 25 % mit einer ventralen Subluxation einhergehend. *Klinisch* besteht meist ein Nervenwurzelausriß, seltener eine Rückenmarkschädigung vom Typ → Brown/Séquart. Im Falle einer *beiderseitigen* F. als Folge einer extremen Flexion von Kopf und Nacken liegt aufgrund der meist gegebenen ausgedehnten Zerreißung des vorderen und hinteren Bandkomplexes eine deutliche → Instabilität (inkomplette oder komplette) vordere Luxation vor, die im weiteren Verlauf „verhaken" kann (s. Abb.); sehr häufig mit begleitender Halsmarkverletzung. Im seitlichen *Röntgenbild* Ventralverschiebung und Schrägstellung des betroffenen Wirbels bei exakt orthograder Darstellung des darunterliegenden Wirbelkörpers (sog. Krawattenschleifen-Bild bzw. Fledermausflügel-Bild der Gelenkpfeiler des luxierten Wirbels). engl.: facet blockade. **2.)** Setzen einer therapeutischen → Lokalanästhesie im Bereich eines lumbalen → Facettengelenkes im Falle eines chronischen Reizzustandes. engl.: facet infiltration.

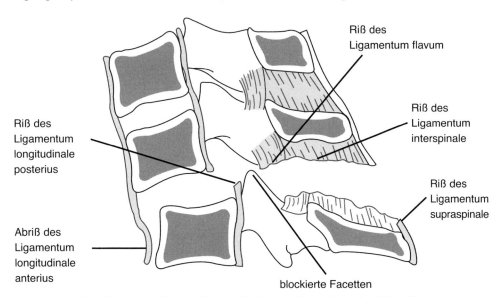

Schematische Darstellung einer bilateralen Facettenblockade der Halswirbelsäule mit Zerreißung der ventralen und dorsalen Bandstrukturen.

Facettendenervation

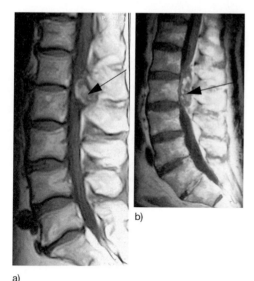

Facettenganglion im NMR im seitlichen Strahlengang:
a) Lokalisation L1/2 (→)
b) ausgedehnter Befund L2-L4 (→).

Facettendenervation: Offene operative Denervierung des medialen Anteiles des Ramus dorsalis des betroffenen → Spinalnerven durch → Thermokoagulation als ultima ratio im Falle eines sonstig therapierefraktären → Facettensyndromes. engl.: facet denervation.

Facettenganglion: Von einer meist lumbalen Facette (kleines → Wirbelgelenk) ausgehende Aussackung der Gelenkkapsel (→ Ganglion), die bei spinalkanalnaher Lokalisation zu einer Kompressionssymptomatik führen kann. engl.: facet ganglion.

Facettengelenk: Syn.: kleines → Wirbelgelenk. engl.: facet joint.

Facettengelenkblockade: Syn.: → Facettenblockade. engl.: facet blockade.

Facetteninfiltration: Intraartikuläre (unter Bildwandler- oder CT-Kontrolle; *s. Abb.*) oder perikapsuläre Infiltration von Lokalanästhetika (evtl. mit Kristallkortikoid-Zusatz) im Bereich eines kleinen lumbalen Wirbelgelenkes bei → Facettensyndrom oder → Spondylarthrose; auch als Verfahren zur Diagnose eines Facettensyndromes eingesetzt. engl.: facet infiltration.

Facettenkoagulation: Offene Denervierung v.a. der lumbalen → Facettengelenke unter Einsatz der Thermokoagulation. *Indikation*: sonstig therapierefraktäre erhebliche klinische Schmerzbilder bei degenerativ bedingtem → Facettensyndrom. engl.: facet koagulation.

Facettensyndrom: Klinisches pseudoradikuläres Schmerzbild ausgehend von den kleinen Wirbelgelenken v.a. der LWS sowie ihren kapsuloligamentären Strukturen ohne zusätzliche Irritation der Nervenwurzeln. Wesentlicher *pathogenetischer Faktor* ist meist eine → Bandscheibendegeneration mit nachfolgender Gefügelockerung (→ Segmentinstabilität) aufgrund unphysiologischer Mikromobilität im Bewegungssegment; es resultiert eine übermäßige Belastung der kleinen Wirbelgelenke der Lendenwirbelsäule mit Reizung ihrer sensibel gut versorgten Gelenkkapseln (akute → Lumbago). Klinisch besteht meist ein tiefsitzender, v.a. durch Hyperlordose der LWS auslösbarer, diffus lokalisierter, chronischer, oft dumpfer und nur gelegentlich stechender, belastungsabhängiger Kreuzschmerz mit nicht segmentaler Ausstrahlung in die untere Extremität (nur selten über die Knie hinaus) sowie in die Leistenregion, in die Hoden und evtl. auch in den Unterbauch; Schmerzsummation im Verlauf des Tages mit abendlichem Maximum, Besserung im Liegen; keine Dermatomzuordnung möglich. *Diagnostisch typisch* ist der lokale Rüttel- und Klopfschmerz mit positivem → Viererzeichen (passive Lordose-Torsionsbewegung der LWS durch maximale Abduktion und Außenrotation der Hüfte), Schmerzerleichterung bei → Entlordosierung der LWS; Schmerzpunkte

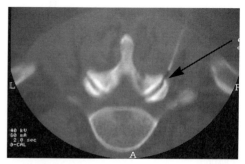

Computertomographisches koronares Schnittbild bei Facetteninfiltration (→) im Bereich der Lendenwirbelsäule.

über den Mm. gluteus maximus et medius, den Dornfortsätzen der LWS sowie über dem Trochanter major. *Röntgenologisch* besteht meist eine → Spondylarthrose im klinisch auffälligen Gebiet. In aller Regel konservative *Therapie* durch lokale physikalische Maßnahmen, → Facetteninfiltration, evtl. Versorgung mit entlordosierendem Mieder, nur bei hartnäckigen Fällen → Facettendenervation indiziert. engl.: lumbar facet pain, facet syndrome.

Facettitis: Meist chronisch bestehender Reizzustand der lumbalen → Facettengelenke mit entzündlicher Irritation der Kapselstrukturen der kleinen Wirbelgelenke.

Fadenspulenform: Typischer röntgenologischer Befund eines Wirbelkörpers im Falle einer → Osteopetrose mit → Sandwich-Wirbel, bei dem die zentrale Zone eine Einschnürung aufweist.

Fairbank-Dysostose: Syn.: multiple epiphysäre → Dysplasie.

Faktoren, antinukleäre: Abkürzung: ANA, ANF; Syn.: antinukleäre Antikörper. Antikörper gegen bestimmte Zellbestandteile wie Nukleoproteine, RNS, Histone u.a. *Vorkommen*: bei verschiedenen Autoimmunerkrankungen, v.a. des rheumatischen Formenkreises wie rheumatoide → Arthritis, → Kollagenosen und → Vaskulitiden. *Nachweis*: Globales Screening durch indirekten Immunfluoreszenstest an tierischen Schnittpräparaten (Typen wie *diffus-homogen, ringförmig-peripher, randständig, gesprenkeltfleckig, nukleolär, zentromer*); spezielle Differenzierung mit unterschiedlichen Methoden. engl.: antinuclear factors.

Fango: *ital.* für Schlamm, Schmutz. Am Boden von Thermalquellen abgelagerter Mineralschlamm (→ Peloid), aber auch durch atmosphärische Einwirkung verwitterter Basalttuff (→ Eifelfango); als dickbreiige, unter Wasserzusatz angeteigte Packungsmasse therapeutisch eingesetzt zur großflächigen lokalen Physiotherapie (v.a. aufgrund der Wärmewirkung) z.B. bei Verspannungen der Rückenstreckmuskulatur im BWS- und LWS-Bereich. engl.: mud.

Faradisation: Form der → Elektrotherapie unter Verwendung von Impulsströmen. engl.: faradization, faradotherapy, faradism.

Fascia: *lat.*; Syn.: Faszie. Meist breitflächig ausgedehnte dünne Bindegewebshülle aus Kollagengewebe insbesondere der Skelettmuskulatur und ihrer Sehnenanteile; als Körperfaszie die Halsweichteile, den Rumpf und auch die Gliedmaßen umgebende Hülle. engl.: fascia, fibrous tissue band, fibrous tissue sheet. **F. cervicalis:** Syn.: → F. colli. Kräftige Bindegewebshülle der Halsmuskulatur, die sich in die *Lamina superficialis* (f. colli superficialis), die *Lamina praetrachealis* (F. colli media) und die *Lamina praevertebralis* (F. colli profunda) aufgliedert. **F. colli:** Syn.: → F. cervicalis. **F. iliaca:** Bindegewebshülle, die an den Lendenwirbeln beginnt und anschließend die Lenden- und Hüftmuskulatur überzieht. **F. nuchae:** Bindegewebshülle der Nackenmuskulatur. **F. thoracolumbalis:** aus zwei Blättern bestehende Faszie im Lendenbereich; *anatomisch* zwischen den Dornfortsätzen der Lendenwirbel, den Rippenwinkeln (12. Rippe) und dem Darmbeinkamm (→ Christa iliaca) beidseits über der → autochthonen Rückenmuskulatur gelegen; bindet die tiefe → Rückenmuskulatur an die Wirbelsäule; verstärkt durch sehnige Muskelanteile, und zwar an ihrem unteren tiefen Blatt (→ Lumbalaponeurose, gelegen zwischen dem Darmbeinkamm und den → Processus costarii der Lendenwirbel; trennt den → M. quadratus lumborum vom → M.semispinalis) durch die Mm. obliquus internus et transversus abdominis, am oberflächlichen dorsalen, dem M. erector spinae aufliegendem Blatt durch die Mm. latissimus dorsi et serratus posterior.

fascicularis: *lat.* für zu einem Faszikulus gehörend, einen Faszikulus betreffend.

Fasciculus: *lat.* für kleines Bündel von Muskel- oder Nervenfasern. engl.: fasciculus, fascicle, bundle. **F. anterior proprius:** Syn.: → Fasciculi proprii. **F. anterolateralis superficialis:** Syn.: → Tractus spininoerebellaris anterior. **F . cerebellospinalis:** Syn.: → Tractus spinocerebellaris posterior. **F. cerebrospinalis anterior:** Syn.: → Tractus corticospinalis anterior. **F. cerebrospinalis lateralis:** Syn.: → Tractus corticospinalis lateralis. **F. cuneatus:** Syn.: → Burdach-Strang. **F. dorsalis:** Syn.: → Funiculus dorsalis (medullae spinalis). **F. dorsolateralis:** Nervenfaserbündel unter der hinteren seitlichen Oberfläche des Rückenmarks. **F. gracilis:** Syn.: → Goll-Strang. **F. interfascicularis:** Syn.: → F. semilunaris. **Fasciculi intersegmentales:** Syn.: → F. proprii. **F. lateralis (medullae spinalis):** Syn.: → Funiculus lateralis (medullae spinalis). **F. lateralis proprius:** Syn.: → Fasciculi proprii me-

dullae spinalis. **Fasciculi longitudinales (ligamenti cruciformis atlantis)**: Bindegewebszüge, die vom zweiten Halswirbel zum → Foramen magnum ziehen. **F. longitudinalis medialis**: Nervenfaserbündel, das längs durch das Mittelhirn, die Brücke und die Medulla oblongata zum Rückenmark zieht. **Fasciculi medullae spinalis**: Syn.: → Funiculi medullae spinalis. **Fasciculi proprii**: Vorderstranggrundbündel des Rückenmarkes. **Fasciculi proprii medullae spinalis**: Seitenstranggrundbündel des Rückenmarks. **Fasciculi pyramidales**: ältere Bezeichnung für die → Tractus pyramidales. **F. semilunaris**: Syn.: → Schultze-Bündel, Schultze-Komma, Fasciculus interfascicularis. Halbmondförmiges Nervenfaserbündel im Hinterstrang des Hals- und Brustmarks (zwischen dem → Burdach-Strang und dem → Goll-Strang); absteigende Kollateraläste von Neuriten der Hinterwurzeln des Spinalnerven, die an den Nervenzellen der Vorder- und Hintersäule des Rückenmarks, des → Nucleus dorsalis und der → Substantia intermedia enden; enthält die Neuriten der 1. Neurone der direkten und indirekten Rückenmarkreflexe. engl.: comma tract of Schultze, Schultze's bundle. **F. septomarginalis**: Syn.: Bruce Faserbündel, ovales Feld nach Flechsig. Nervenfaserbündel zwischen den inneren Grenzen des rechten und linken → Hinterstranges des Rückenmarks im Bereich der Brustwirbelsäule; Fortsetzung des → F. semilunaris im Lendenmark; überträgt Reflexreize auf die unteren Lendensegmente. **F. triangularis**: dreikantiges Nervenfaserbündel zwischen dem rechten und linken → Hinterstrang des Rückenmarks im Bereich der Lendenwirbelsäule. **F. ventralis**: Syn.: → Funiculus ventralis (medullae spinalis).
Faserring: Syn.: → Anulus fibrosus.
Faszie: → Fascia. engl.: fascia, fibrous tissue band, fibrous tissue sheet.
Fasziitis: Entzündung einer → Faszie oder einer Sehne, v.a. im Bereich von Sehnenansätzen (→ Insetionstendopathie).
Faszikel: → Fasciculus.
faszikulär: *lat.* für in Form eines kleinen Bündels, in Bündeln angeordnet, Bündel betreffend. engl.: fascicular. **f. Zuckung**: → Faszikulation.
Faszikulation: Syn.: faszikuläre Zuckung, fibrilläres Zittern.
Diskrete spontane subkutane Kontraktionen einzelner Einheiten bestimmter Skelettmuskeln als Ausdruck einer erhöhten Erregbarkeit (z.B. bei Rückenmarksprozessen), aber auch bei Ermüdung und Kälteeinwirkung. Im → Elekromyogramm Nachweis sog. → Faszikulationspotentiale. engl.: fasciculation.
Faszikulationspotential: Polyphasische Spontanentladung einzelner motorischer Einheiten im → Elektromyogramm mit hoher Amplitude; möglicher Hinweis auf chronische zentrale oder periphere nervale Störung.
Faszikulus: → Fasciculus.
Faszilation, propriozeptive neuromuskuläre: Abkürzung: PNF. → Propriozeptive neuromuskuläre Faszilation.
Fazette: → Facette. engl.: facet, facette.
FBA: Abkürzung für → Finger-Boden-Abstand.
FBL: Abkürzung für funktionelle Bewegungslehre. → Klein-Vogelbach-Bewegungslehre.
FBSS: Abkürzung für failed back surgery syndrome. Syn.: → Postnukleotomiesyndrom, Postdiskektomiesyndrom.
Fechterstellung: Röntgenologische Bezeichnung für den Strahlengang im 1. schrägen Durchmesser von hinten links nach vorne rechts. engl.: oblique projection.
Federtest, Federungstest: Syn.: Springing Test.
1.) Klinischer Untersuchungstest zur Erfassung von → Funktionsstörungen im Bereich der Lendenwirbelsäule: Der Patient befindet sich in Bauchlage; der Untersucher palpiert mit gespreiztem Zeige- und Mittelfinger die Gelenkfortsätze bzw. die Wirbelbögen der einzelnen LWK, wobei mit der Ulnarkante der anderen Hand, die quer über den beiden Palpationsfingern liegt, leichte federnde Stöße in dorsoventraler Richtung durchgeführt werden. Ist die Gelenkfunktion (→ joint play) ungestört, resultiert ein federndes Nachgeben der Gelenkfortsätze und Wirbelbögen; ein fehlendes Federn deutet auf eine → Hypomobilität (→ Blockierung), ein zu starkes Federn auf eine → Hypermobilität hin. Gleichzeitig wird durch diesen Test das hintere Längsband funktionell beansprucht. 2.) Klinischer Test zur Beurteilung einer → Hypermobilität im → Iliosakralgelenk: Der Patient liegt auf dem Bauch; der Untersucher legt den Zeigefinger der einen Hand nacheinander auf den oberen (S1) und dann den unteren (S3) Pol des Kreuzdarmbeingelenkes so auf, daß die Kuppe auf dem Sakrum, die Beugeseite des Endgliedes auf der

medialen Begrenzung des Darmbeines liegt; die andere Hand faßt den Mittelfinger und übt einen langsam sich steigernden ventralisierenden Druck aus (der auf das Kreuzbein übertragen wird). Bei fehlendem Bewegungsspiel Hinweis auf → Funktionsstörung des → Iliosakralgelenkes, ein harter Anschlag bei verlängertem Weg spricht für eine Hypermobilität.

Fehlhaltung: Syn.: → Haltungsfehler. engl.: malposition.

Feil, A.: geb. 1884; französischer Neurologe aus Paris. → Klippel-Feil-Syndrom.

Feldenkrais, M.: 1904-1984; deutscher Physiker.

Feldenkrais-Methode: Spezielle Lernmethode (keine Behandlungsform!) zur Erkennung und Verbesserung individueller Bewegungsabläufe (Kraftaufwand, sensomotorische Rückkopplung) der Extremitäten und des Rumpfes durch besondere Wahrnehmungsübungen. *Indikationen*: z.B. degenerative Wirbelsäulensyndrome.

Feldman, H.A.: geb. 1914; US-amerikanischer Virologe. → Sabin-Feldman-Test bei Verdacht auf → Toxoplasmose.

Fellchen: Abnorme Hautbehaarung, meist über Spaltbildungen im Bereich der Wirbelsäule, hier insbesondere der LWS. → Spina bifida occulta. engl.: tuft of hair.

Femoralisdehnungsschmerz: Syn.: umgekehrtes → Lasèguesches Zeichen.
Klinischer Test zur Sicherung einer radikulären Reizung der Nervenwurzel L3: Der zu untersuchende Patient befindet sich in Bauchlage, der Untersucher hebt das betroffene Bein an und überstreckt es im Hüftgelenk bei gleichzeitig extendiertem Kniegelenk (Überdehnung des N. femoralis). Ein hierbei ausgelöster segmentaler Schmerz spricht für einen höherlokalisierten, meist sequestrierten lumbalen → Bandscheibenprolaps. → Lumbocruralgie.

Femoralisneuralgie: Hohes lumbales → Wurzelreizsyndrom mit Beteiligung der → Spinalnervenwurzeln L2, L3 u. evtl. L4. engl.: upper lumbar radiculitis.

Femoralisreflex: Syn.: → Remak-Zeichen.

Fenestration: Syn.: → Fenestrotomie.

Fenestrotomie: *lat.* für Fensterung, Fensterungs-Operation. Syn.: Fenestration. engl.: fenestration. **F., interlaminäre:** Syn.: → Flavektomie. Resektion des → Lig. flavum zwischen zwei benachbarten Wirbelbögen, evtl. kombiniert mit einer partiellen → Hemilaminektomie zur Schaffung eines Zugangsweges zum → Epiduralraum; durchgeführt in erster Linie zur operativen Behandlung eines dorsolateralen Bandscheibenvorfalles. engl.: interlaminar fenestration.

Fensterung: 1.) Syn.: → Fenestrotomie. 2.) Fensteriges Ausschneiden eines Gipsverbandes (z.B. über einer Wundheilungsstörung oder einer Fistel zur lokalen Pflege).

Ferguson, A.B.: US-amerikanischer Röntgenologe aus Brookline/Mass.

Ferguson-Meßmethode: Syn.: Messung nach Ferguson-Risser.
In Europa kaum gebräuchliche Methode der → Skoliosimetrie zur Erfassung des Skolioseausmaßes in Winkelgraden im a.p.-Röntgenbild: Bestimmung der geometrischen Mittelpunkte der jeweiligen → Scheitelwirbel und der benachbar-

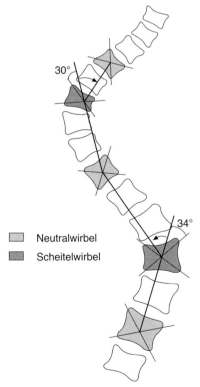

Skoliosimetrie nach FERGUSON-RISSER.

ten → Neutralwirbel der Skolioseabschnitte, anschließende Verbindung dieser Punkte durch eine Gerade; der Komplementärwinkel der beiden Geraden am Scheitel wird in Winkelgraden gemessen (s. Abb. S. 145). Im Vergleich zur Methode nach Lippmann-Cobb (→ Cobb-Methode) weniger genau und mit größeren Fehlerquellen behaftet. engl.: Ferguson's (scoliosis) measurement.

Ferguson-Lumbosakralwinkel: Winkel im seitlichen Röntgenbild der Lendenwirbelsäule (Stehaufnahme), gebildet von der sog. statischen Achse (Lot vom Zentrum des 3. LWK) und der Tangente durch das Sakrumplateau (s. *Abb.*). *Normalwert*: 34°. engl.: Ferguson's lumbosacral angle.

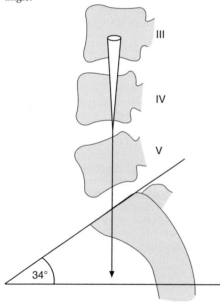

Lumbosakralwinkel nach FERGUSON.

Fernaufnahme: Röntgenaufnahme mit großem Fokus-Film-Abstand im Hinblick auf eine Objektdarstellung in annähernd natürlicher Größe (Projektion mit nahezu parallelen Strahlenbündeln). engl.: teleroentgenogram.

Fernmetastase: Absiedlung einer Tochtergeschwulst eines malignen Tumors fernab der primären Tumorlokalisation aufgrund einer meist hämatogenen, seltener lymphogen erfolgten Streuung. Die Wirbelsäule ist häufig der Sitz von F. beim Mamma-Karzinom, Schilddrüsen-Karzinom, Prostata-Karzinom, Bronchial-Karzinom, Hypernephrom sowie evtl. auch bei einem Dick- oder Enddarm-Karzinom. engl.: distant metastasis.

Fernström-Operation: Spezielles operatives Vorgehen im Falle eines lumbalen → Bandscheibenvorfalles: Auslöffeln (→ Exkochleation) des → Nucleus pulposus und anschließende Implantation einer Stahlkugel (als Bandscheibenkern). engl.: Fernström's operation, Fernström's procedure.

Fernström-Kugelprothese: Alloplastisches metallisches Implantat zum Ersatz zervikaler und lumbaler Bandscheiben (→ Bandscheibenendoprothese), entwickelt in den 60er Jahren in den USA.

Fersenfallschmerz: Auftreten heftiger lumbaler, evtl. auch segmentaler Schmerzen beim Sich-Fallenlassen aus dem beiderseitigen Zehenstand auf die Fersen; Hinweis auf → Funktionsstörung der kleinen lumbalen Wirbelgelenke oder auf einen degenerativen → Bandscheibenschaden mit radikulärer Reizung.

Fersengang-Test: Klinischer Untersuchungtest zur Beurteilung und Differenzierung eines lumbalen Nervenwurzelschadens. Eine Behinderung des Fersenganges und/oder -standes (Beeinträchtigung der Dorsalextension der Groß- und Langzehen) gilt als Hinweis auf eine Läsion der Wurzel L5, evtl. auch L4. → Zehengang-Test.

Fersenschmerz: Syn.: → Achillodynie, → Kalkaneodynie.
Lokale → Insertionstendopathie im Ansatzbereich der Achillessehne am dorsalen Fersenbein (oft mit einem Fersensporn einhergehend); typisches entzündliches Begleitsymptom vor allem bei → Spondylarthritiden (→ Spondylitis ankylosans, → Reiter-Syndrom); degenerativ bedingt besonders häufig mit einer → Spondylitis hyperostotica vergesellschaftet. engl.: heelpain, calcaneodynia.

Fettlappenplastik: Implantation eines autologen freien Fettlappens aus der Subkutis auf freigelegte → Dura und → Spinalnervenwurzeln zur Begünstigung einer beweglichen Narbenbildung und damit Prävention eines → Postnukleotomiesyndromes.

Fettstreifen, prävertebraler: Weichteilparameter im seitlichen Röntgenbild der HWS; schwarzer Streifen, der parallel zum → Lig. longitudinale anterius verläuft und lockeres fetthaltiges, prävertebrales Bindegewebe widerspiegelt.

FFBH: Abkürzung für Funktionsfragebogen Hannover. Standardisierter Fragebogen zur Erfassung subjektiver und objektiver Funktionsparameter der Lendenwirbelsäule zur Klassifizierung von Rückenkranken.

Fibra: *lat.* für Faser (z.B. des Muskel- und Nervengewebes); *pl.*: fibrae. **Fibrae pyramidales:** Syn.: → Tractus pyramidalis.

fibrocartilagineus: *lat.* für zu den Zwischenwirbelscheiben gehörend.

Fibrocartilago: *lat.* für Faserknorpel, Bindegewebe aus Knorpelzellen. **F. intervertebralis:** *lat.* für → Bandscheibe, → Zwischenwirbelscheibe. engl.: fibrocartilage.

Fibrodysplasia, Fibrodysplasie: Syn.: Dysplasia fibrosa.
Kongenitale Störung mit pathologischer Proliferation von faserigem Bindegewebe. → Fibrodystrophie, → Osteodystrophia fibrosa. engl.: fibrous dysplasia.

Fibrodysplasia elastica generalisata: *lat.*; Syn.: → Ehlers-Danlos-Syndrom.

Fibrodystrophie: Syn.: → Osteodystrophia fibrosa.

Fibrogenesis imperfecta ossium: *lat.*; Syn.: → Osteogenesis imperfecta.

Fibromyalgie, Fibromyalgie-Syndrom: Syn.: generalisierte (polytope) → Tendomyopathie, → Fibrositis, polytope multilokuläre → Insertionstendopathie, „psychogener" Rheumatismus, Weichteilrheumatismus.
Klinisch definiertes, z.T. als eigenständiges Krankheitsbild betrachtetes polytopes Schmerzbild; typische, mechanisch nicht erklärbare stark druckschmerzempfindliche → Triggerpunkte im Bereich definierter Sehnen- und Muskelansätze des Skeletts (vertebral und peripher) ohne eindeutig faßbaren somatischen Befund; häufig begleitende vegetative und funktionelle Störungen, meist mit eindeutigem psychosomatischen Hintergrund; keine degenerativ-destruierenden knöchernen Veränderungen nachweisbar. engl.: fibromyalgia, soft tissue rheumatism.

Fibroplasie: Syn.: Fibrose.
Krankhaft vermehrte Bildung faserigen Bindegewebes. engl.: fibroplasia. **F., polyostotische:** fibrös-zystischer Knochenumbau beim → Jaffé-Lichtenstein-Syndrom.

Fibrosarcoma, Fibrosarkom: Extrem bösartiger fibröser Bindegewebstumor, etwa 18% der malignen Weichteiltumoren mit genetischer Disposition; vorzugsweise im Kindesalter auftretend; *feingeweblich* nur spärliche Kollagenfasern, unreife spindelförmige und polymorphzellige Proliferationen. *Vorkommen* u.a. im Knochengewebe bzw. am Periost; *röntgenologisch* ausschließlich destruierend wachsend mit rein osteolytischem Knochenherd; relativ seltene Lokalisation im Bereich der Wirbelsäule. engl.: fibrosarcoma.

Fibrositis: Syn.: → Fibromyalgie.

Fibularislähmung: Syn.: → Peroneuslähmung.

Fibularisschiene: Syn.: → Peroneusfeder, Heidelberger Winkel.

filling in: *engl.*; Aufhebung mit Begradigung bzw. konvexer Ausformung der physiologischerweise konkaven Wirbelvorderkante (Ausbildung eines sog. → Kasten- oder → Tonnenwirbels) im Zuge einer → Spondylitis ankylosans.

Filum: *lat.* für (Nerven-)Faser, Faden, fadenförmiges Gebilde; *pl.*: fila. **F. durae matris spinalis:** *lat.*; solider sehniger fadenförmiger Strang der → Dura mater spinalis am unteren Ende des → Kreuzbeinkanales, der mit dem → F. terminale verschmolzen ist und in das Periost des → Steißbeines übergeht. **Fila radicularia:** *lat.*; Wurzelfäden der → Spinalnerven. **F. r. radicis dorsalis:** *lat.*; von den Spinalganglien ausgehende afferente und von den parasympathischen Rückenmarkszellen ausgehende efferente Anteile der hinteren → Spinalnervenwurzel. **F. r. radicis ventralis:** *lat.*; von den motorischen → Vorderhornzellen und den sympathischen → Seitensäulenzellen des Rückenmarkes ausgehende efferente Anteile der vorderen → Spinalnervenwurzel. **F. terminale:** *lat.*; rudimentärer „Endfaden" des → Rückenmarkes als Fortsetzung des → Conus medullaris in der → Cauda equina; verschmilzt schließlich mit dem → F. durae matris spinalis.

Finger(spitzen)-Boden-Abstand: Abkürzung FBA. Minimaler Abstand der Fingerspitzen vom Fußboden in cm bei Durchführung einer maximalen → Anteklination des Rumpfes bei gleichzeitig gestreckt bleibenden Kniegelenken (s. Abb. S. 149). Klinisches Maß für die kyphotische Entfaltbarkeit der Lendenwirbelsäule (in das auch das Bewegungsspiel der Hüftgelenke miteinfließt); *Normalwert:* 0–15 cm. Die Hohlhand-

Finger(spitzen)-Boden-Abstand

flächen berühren den Boden z.B. bei einer generellen → Hypermobilität, der FBA ist vergrößert bei → Lumbalsyndromen mit verspannter oder verkürzter lumbaler → Rückenstreckmuskulatur (hier dann v.a. auch im Sitzen), bei radikulären Lumbalsyndromen (hier evtl. zusätzlicher →

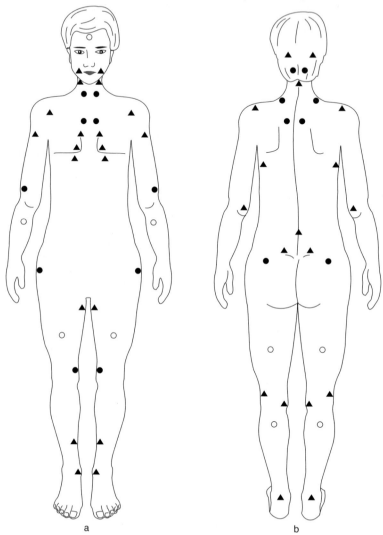

● Klassische Tender points
▲ Andere häufige Tender points
○ Kontrollpunkte

Verteilung druckschmerzhafter Punkte und Kontrollpunkte bei der Fibromyalgie:
a) Ansicht von ventral
b) Ansicht von dorsal.

Lumbalshift), aber auch bei Funktionseinschränkungen der ischiokruralen Muskulatur (Anteflexion v.a. im → Langsitz behindert) sowie bei Erkrankungen der Hüftgelenke.

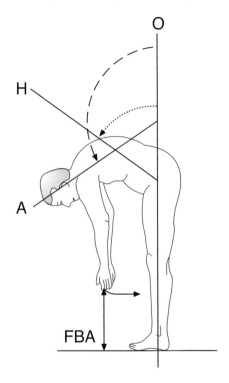

— — - Totales Ausmaß der Anteklination (A)
.... Beugung im Hüftgelenk (H)

Bestimmung des minimalen Finger-Boden-Abstandes im Zuge der Anteklination der Wirbelsäule (0 = Ausgangsstellung).

Fischwirbel(form): Syn.: → Diaboloform. Begriff für die typische Deformierung eines Wirbelkörpers (v.a. im Bereich der LWS) mit bikonkaver Höhenminderung unter Ausbildung einer wannenförmigen Eindellung der → Grund- und → Deckplatten (Konkavität) und/oder der Seitenwände mit gleichzeitig vermehrter Strahlendurchlässigkeit; pathogenetisch vor allem bei → Osteoporose und → Osteomalazie, bedingt durch den persistierenden Druck des → Nucleus pulposus. engl.: fish vertebra.

Fissur: *lat.:* Fissura; Spalte, Ritze, Spaltung.
Fissura mediana anterior: *lat.;* Spalte an der vorderen Fläche des → Rückenmarkes.
Fixateur externe: *franz.* für äußerer Spanner. Im Bereich der *Extremitäten* eingesetztes Operationsverfahren mit temporärer frakturferner Positionierung des Osteosynthesematerials (Steinmann-Nägel, Schanzsche Schrauben) zur Stabilisierung von z.B. Trümmerfrakturen, komplizierten Brüchen, knöchernen Defekten im Rahmen einer tiefen Wundinfektion u.a. *Im Bereich der Wirbelsäule (s. Abb. S. 150)* nur selten verwendet, z.B. zur temporären Fixation nach Durchführung einer monosegmentalen interkorporalen → Spondylodese; Einsatz v.a. zur schrittweisen Reposition im Falle einer hochgradigen → Spondylolisthesis oder gar → Spondyloptose zur kontrollierten Anhebung des Gleitwirbels, Verlängerung des Rumpfes, Dehnung des → M. iliopsoas und der lumbalen Nervenwurzeln innerhalb von 1-3 Wochen bis zur endgültigen interkorporalen → Fusion. engl.: external fixation.
Fixateur interne: *franz.* für innerer Spanner. Spezielle dorsale Instrumentation der Brust- und Lendenwirbelsäule zur Durchführung einer winkelstabilen kurzstreckigen (meist monosegmentalen) Osteosynthese (→ Spondylodese); die Verankerung erfolgt über sog. → Pedikelschrauben, die über die → Bogenwurzeln in den Wirbelkörper eingebracht werden, anschließende stabile Verbindung dieser Implantate mit einem Fixateur (z.B. nach DICK, KLUGER u.v.a.; *s. Abb. S. 151*); meist zusätzliche Durchführung einer interkorporalen (ventralen oder dorsalen) Spondylodese. *Indikationen:* monosegmentale Instabilitäten (→ Spondylolisthese, → Postnukleotomiesyndrom), frische Wirbelkörperkompressionsfrakturen im Bereich der BWS und LWS u.a. engl.: internal fixation.
Fixation: Syn.: → Fixierung. engl.: fixation.
fixieren: Durchführung einer → Fixierung. engl.: to fix.
Fixierung: Im Rahmen der konservativen und operativen → Knochenbruchbehandlung mechanische Fest- oder Ruhigstellung der Bruchenden eines frakturierten Knochens zur Beschleunigung seiner anatomiegerechten Ausheilung. engl.: fixation.

Flachrücken:

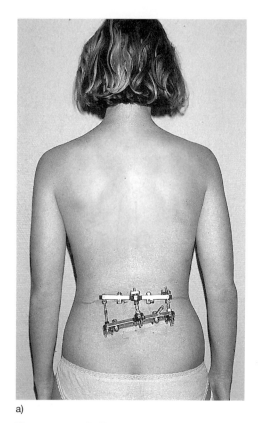
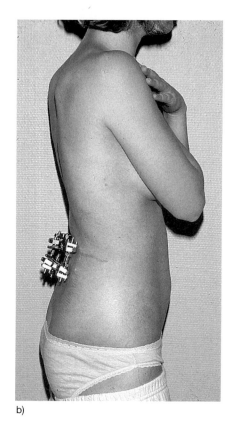

Fixateur externe im Bereich der lumbalen Wirbelsäule nach Probefusion:
a) Ansicht von dorsal   b) Seitansicht

Flachrücken: Haltungsabnormität der Gesamtwirbelsäule mit Abflachung bzw. weitgehender Aufhebung der physiologischen Krümmungen in der → Sagittalebene: Abnahme der Brustwirbelsäulenkyphose, der Halswirbelsäulenlordose, in erster Linie aber der Lendenwirbelsäulenlordose mit Steilstellung des Beckens (→ Rückenindex < 0,8). *Klinisches Symptom* bei Fehlbildungen der Wirbelsäule (v.a. des 5. LWK), bei einer → Rachitis, bei lumbaler → Scheuermannscher Krankheit u.a.m. engl.: flat back.

Flachwirbel: Syn.: → Platyspondylie.

Flaggenhand: Typisches klinisches Bild im Falle einer Lähmung des M. flexor carpi radialis und des M. extensor carpi radialis (z.B. bei der → Poliomyelitis) mit Verkrümmung der Hand (waagerechte Abknickung der 4 Langfinger nach der Handinnenfläche, Daumen mit vertikaler Stellung gegenüber den Langfingern; es resultiert das klinische Bild einer Hand, die der in der Seefahrt üblichen Flaggensprache entspricht).

Flankenschnitt: Syn.: Lendenschnitt, → Lumbotomie. engl.: lumbotomy.

Flaschenkorkeneffekt: Komplikation einer perkutanen lumbalen intradiskalen Therapie (→ PLIT). Verschiebung eines → Bandscheibensequesters durch die erfolgte Injektion mit plötzlicher vollständiger Kompression der → Spinalnervenwurzel. *Therapie:* sofortige offene → Diskotomie mit Extraktion des Sequesters.

Flavektomie: *lat.* für Resektion des → Lig. flavum zwischen zwei benachbarten Wirbelbögen (→ Fenestration, → Fensterung), meist zur Darstellung eines → Bandscheibenvorfalles im Rah-

Flèche

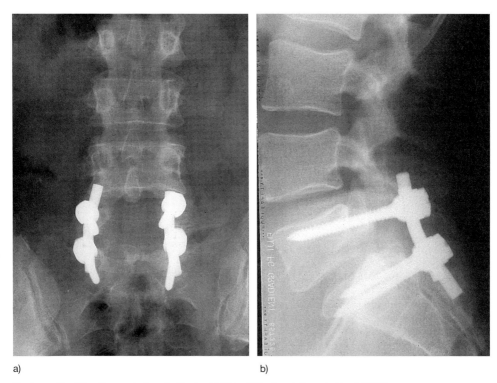

a) b)

Postoperative Situation nach dorsaler Fusion L5/S1 mit Fixateur interne bei Instabilität:
a) a.p.-Ansicht
b) Seitansicht.

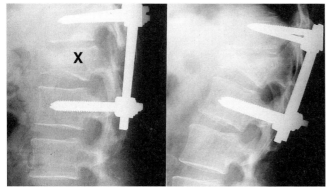

Röntgenologischer Verlauf im seitlichen Strahlengang nach Osteosynthese einer instabilen L1-Kompressionsfraktur (×) mit Fixateur interne (a); Korrekturverlust 6 Wochen postoperativ (b) mit Zusammensinterung des Wirbelkörpers aufgrund fehlender ventraler Abstützung.

men der → Nukleotomie durchgeführt. engl.: excision of ligamentum flavum, fenestration.
Flèche: *franz.*; Pfeil. **F. cervicale:** *franz.*; Syn.: Forestier-Zeichen.

Klinisches Maß zur Bestimmung der Lordosierbarkeit der Halswirbelsäule bei → Spondylitis ankylosans: minimaler Abstand des Hinterkopfes (→ Protuberantia occipitalis externa) von einer

Flechsig, P. E.: 1847-1929; deutscher Neurologe aus Leipzig.

Flechsig Bündel: Syn.: → Tractus spinocerebellaris posterior. engl.: Flechsig's fasciculus.

Flechsig Feld: Syn.: → Fasciculus septomarginalis, ovaläres Feld.

Fledermausflügel-Bild: Syn.: → Krawattenschleifen-Bild.
Typisches Zeichen einer → Facettenblockade der Halswirbelsäule im seitlichen Röntgenbild.

flektieren: *lat.* für beugen, auch biegen.

Flexio, Flexion: *lat.* für Beugung, auch Abknikkung. Aktive oder passive Bewegung einer Gliedmaße, eines Gliedmaßenabschnittes oder aber der Wirbelsäule (→ auch Anteklination, Anteversion, Anteflexion) aus der Streck- bzw. Mittelstellung in die Beugestellung; beschreibt auch die anatomisch erreichte Beugestellung. engl.: flexion.

Flexionsbeschleunigungsverletzung: Syn.: → Anteflexionstrauma. → Beschleunigungsverletzung.

Flexionskompressionstest: Klinischer Untersuchungstest der Halswirbelsäule: Der Patient sitzt und hat den Kopf soweit wie möglich nach ventral flektiert, der Untersucher steht hinter dem Patienten und übt auf die antekliniertе HWS in axialer kaudaler Richtung mit beiden Händen einen Druck aus. Bei Vorliegen eines posterolateralen → Nukleusprolapses wird der Vorfall nach dorsal verlagert mit zunehmender Kompression der Nervenwurzel und entsprechender Steigerung des radikulär-segmentalen Schmerzbildes. Im Falle einer zervikalen → Facettenirritation wird das Beschwerdebild durch die Vorneigung des Kopfes gemildert; eine Schmerzverstärkung alleine bei der Anteklination deutet auf eine Irritation der dorsalen ligamentären Strukturen hin.

Flexionsjackett (nach Hauser): Zirkuläre feste → Rumpforthese aus Kunststoff mit rein statisch-abstützender Wirkung auf die LWS; spätere Weiterentwicklung von MORRIS et al. → Flexionsorthese, → Korsett, → Leibbinde, → Mieder, → Orthese. engl.: lumbar flexion jacket.

Flexionskorsett (nach Torklus): Syn.: → Hamburger-Flexionskorsett. → Rumpforthese nach dem Kunststoffschalenprinzip zur postoperativen Nachbehandlung nach lumbaler → Fusion sowie zur Therapie chronischer lumbaler Störungen. → Flexionsorthese, → Korsett, →

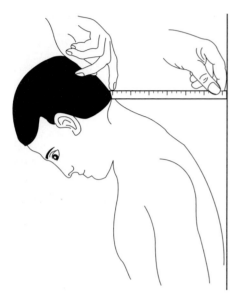

Schematische Darstellung der klinischen Bestimmung der Flèche cervicale.

senkrechten Wand in cm bei wandanliegendem Gesäß, Rücken und Hacken des untersuchten Patienten (s. *Abb.*). *Normalwert beim Gesunden*: 0 cm. **F. lombaire:** *franz..;* Tiefenausmaß der Lendenlordose in cm; gemessen wird der Abstand des tiefsten Punktes der Lendenlordose zu einer senkrechten Wand beim stehenden Patienten, der mit der BWS-Kyphose, dem Gesäß und den Fersen die Wand berührt (s. *Abb.*).

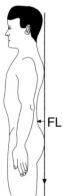

Schematische Darstellung der klinischen Bestimmung der Flèche lombaire beim stehenden Patienten.

Leibbinde, → Mieder, → Orthese. engl.: flexion orthosis, flexion brace.

Flexionskrawatte: Individuell einstellbare kyphosierende → Halskrawatte (sog. → Entlordosierung mit leichter Vorneigung des Kopfes), die unmittelbar dem → Okziput und der Schulter-Nackenoberfläche anliegt mit distrahierender Wirkung auf die dorsalen Anteile der Bewegungssegmente und Blockierung der schmerzhaften Reklination der HWS; kann über Nacht auch als Liegeschale dienen. *Indikationen*: zervikobrachiale und zervikozephale Syndrome. engl.: cervical collar.

Flexionsorthese: Spezielle konfektionierte entlordosierende Rumpforthese, bei der die Lendenwirbelsäule zur Entlastung der dorsalen Anteile des → Bewegungssegmentes in leichter Flexionsstellung teilfixiert wird; eingesetzt zur konservativen Behandlung chronischer → Lumbalsyndrome mit intermittierenden radikulären Störungen, v.a. im Falle eines → Postnukleotomiesyndromes. engl.: flexion orthosis.

Flimmerskotom: Anfallsweise auftretende ein- oder beidseitige Flimmerempfindung der Augen mit nebelhaftem Sehen und gleichzeitiger Beeinträchtigung v.a. der zentralen Sehschärfe. Als kurzdauerndes Symptom häufig im Gefolge eines → Zervikozephalsyndromes mit mechanischer Irritation des → Halssympathikus und der → A. vertebralis. engl.: scintillating scotoma.

flipping disk: *engl.*; Syn.: slipping disc, Bulging. Dorso-laterale oder mediane lumbale → Bandscheibenprotrusion bei erhaltenem → Anulus fibrosus mit körperpostionsabhängigem radikulärem Beschwerdebild; bei mobiler intradiskaler Massenverschiebung kann es zu zwischenzeitlich völlig schmerzfreien Intervallen kommen (gerade kompensierte morphologische Störung).

floppy infant: *engl.*; Bezeichnung für ein neugeborenes oder Kleinkind mit herabgesetztem muskulären Tonus (sog. kongenitale → Myatonie) und typischerweise überstreckbaren Gelenken. *Vorkommen*: bei mesenchymalen Anomalien wie dem → Marfan-Syndrom, → Ehlers-Danlos Syndrom, → Prader-Labhart-Willi Syndrom u.a.m.

Fluchtreflex: Polysynaptischer → Reflex als Antwort auf einen schmerzhaften (Haut-)Reiz; führt im Bereich der Arme bzw. Beine zur Beugung und zum Zurückziehen der homolateralen sowie zur Streckung der kontralateralen Extremität. engl.: flight reflex.

Flügelfell: Syn.: → pterygium colli. engl.: pterygium.

Fluor: 9. Element im Periodensystem; Halogen; *chem. Zeichen:* F; *Atomgewicht:* 18,9984. Wichtiges Spurenelement (Vorkommen in der sauren Phosphatase und in Oxydoreduktasen). *Tagesbedarf:* 1,0 mg. engl.: fluorine.

Fluorose, Fluorosteopathie: Mischbild einer → Osteoporose, → Osteomalazie und v.a. einer hochgradigen → Osteosklerose mit Anreicherung von Fluorapatit im Gefolge einer chronischen Fluorvergiftung. *Klinik*: allgemeine Schwäche, Gliederschwere, globale Funktionseischränkung der Wirbelsäule und des Thorax mit Kurzatmigkeit, Parästhesien. *Röntgenbefunde*: typisches appositionelles Knochenwachstum mit Einengung der → Foramina intervertebralia. engl.: fluorosis, osteofluorosis.

Foerster, O.: 1873-1941; deutscher Neurologe aus Breslau.

Foerster-Dandy-Operation: → Neurotomie innerhalb des Duralsackes zur Behandlung des spatischen → Schiefhalses. engl.: Foerster-Dandy operation.

Foerster-Operation: 1.) → Chordotomie als bilaterale Durchtrennung des → Tractus spinothalamicus lateralis im oberen Brustmark zur Beseitigung schwerer, sonstig therapierefraktärer Schmerzzustände (z.B. bei Tumorerkrankungen, bei → Tabes dorsalis u.a.). *engl.*: spinothalamic chordotomy. 2.) → Rhizotomie als bilaterale intradurale Resektion der hinteren Spinalnervenwurzeln (→ Radiculotomia posterior) bei spastischen Lähmungen (z.B. beim M. Little), aber auch bei tabischen Krisen. Die Unterbrechung der sensiblen Leitungsbahnen (→ Deafferenzierung) der Arme erfolgt an C4-D1 (evtl. auch bis D3), die der Beine an L2-S1 (Erhalt einer Teilsensibilität durch Schonung von L4 und S1). engl.: Foerster's rhizotomy.

Foerster-Subsidiärzonen: Schmerzhafte Hautfelder durch Ausstrahlung von Schmerzempfindungen in benachbarte → Dermatome. engl.: zones of pain irradiation.

Foix, C.: 1882-1927; französischer Neurologe und Internist aus Paris.

Foix-Alajouanine Syndrom: Subakute nekrotisierende Myelitis, spinale Varikosis; progrediente, angio-dysgenetische → Myelomalazie infolge eines extra- oder intramedullär gelegenen venösen Angioma racemosum des Rückenmarkes. *Vorkommen* meist im Bereich des thorakolumbalen Überganges der Wirbelsäule; *klinische Symptomatik* wie bei → Rückenmarkstumoren; typischer myelographischer bzw. angiographischer Befund.

for.: Abkürzung für → Foramen.

Foramen: *lat.* für Öffnung, Vertiefung, Loch; Abkürzung: for.; *pl.:* foramina. engl.: foramen, opening, passage. **F. arcuale:** *lat.;* Syn.: Kimmerlesche Anomalie. Anatomische Normvariante des 1. Halswirbels, bei der der → Sulcus arteriae vertebralis des hinteren Bogenanteiles kranial durch Verkalkung des hier laufenden → Lig. atlantooccipitale als Kanal geschlossen ist (*Abb.*). Viele Varianten beschrieben (vollständig geschlossen oder teilweise offen, ein- oder doppelseitig u.a.). **F. costotransversarium:** *lat.;* anatomische Lücke zwischen dem Querfortsatz eines Brustwirbels und dem Rippenhals. **F. interarcuale:** *lat.* für Zwischenbogenloch. Vom → Lig. flavum überspannte dorsale Öffnung des → Wirbelkanales zwischen zwei → Wirbelbögen. engl.: interlaminar space. **F. intervertebrale:** *lat.* für Zwischenwirbelloch. Lokalisation beidseits zwischen den Ursprüngen angrenzender oberer und unterer Wirbelbögen (HWS, BWS, LWS) bzw. den entsprechenden → Gelenkfortsätzen, auch von den zugehörigen Bandscheiben begrenzt; im Bereich der BWS nicht direkt hinter den Bandscheiben, sondern auf der Höhe der Wirbelbögen lokalisiert. Im F. i. liegt das entsprechende → Spinalganglion, durch das F. i. zieht der entsprechende → Spinalnerv (*Abb.*). engl.: intervertebral foramen. **F. magnum:** *lat.;* Syn.: F. occipitale magnum; großes Hinterhauptsloch in der hinteren Schädelgrube als Verbindung zwischen Schädelhöhle und → Wirbelkanal; Durchtrittsort der Medulla oblongata. F.

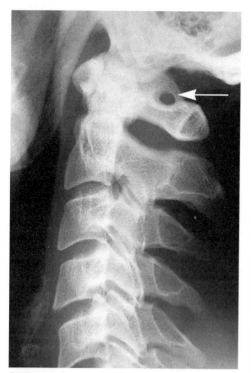

Foramen arcuale des Wirbelbogens C1 (→) im seitlichen Röntgenbild der HWS.

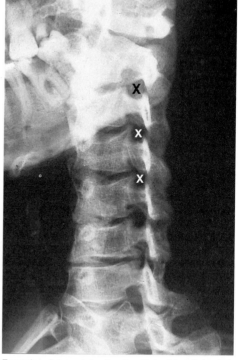

Foramina intervertebralia der Halswirbelsäule (X), dargestellt in einer Röntgen-Schrägaufnahme.

occipitale magnum: *lat.*; Syn.: → F. magnum.
Foramina sacralia (pelvina et dorsalia): *lat.*; Öffnungen auf der Vorder- und Rückseite des → Kreuzbeines am Ende von Seitenkanälen des → Sakralkanales (die den → Foramina intervertebralia entsprechen); durch diese F. treten Nerven und Gefäße ein und aus. F. transversarium (atlantis, vertebrae): *lat.*; Öffnung im → Querfortsatz der Halswirbel, in dem (normalerweise ab HWK 6) die → Arteria vertebralis und ihr venöser Begleitplexus verlaufen. F. vertebrale: *lat.*; zentrales Wirbelloch, das vom → Wirbelkörper und → Wirbelbogen umschlossen wird; enthält das Rückenmark bzw. dessen kaudale Ausläufer. engl.: vertebral foramen.

Foramen-Effekt: Bezeichnung für die röntgenologisch sichtbaren Aussparungen und Eindellungen an der pelvinen und der dorsalen Fläche des → Os sacrum auf der Profilaufnahme als Ausdruck einer entzündlich oder druckbedingten knöchernen Einschmelzung.

Foramen-intervertebrale-Kompressionstest: Klinischer Test beim sitzenden Patienten mit axialer (kaudaler) Stauchung der in Neutralstellung befindlichen Halswirbelsäule durch den (hinter ihm stehenden) Untersucher mit beiden Händen, wobei die → Foramina intervertebralia der HWS, aber auch deren Facettengelenke unter Kompression kommen. Der Untersuchungsgang kann auch in zusäztlicher leichter Reklinationshaltung der HWS durchgeführt werden, was die Symptomatik verdeutlichen kann. Eine zuvor bestehende dezente segmental-radikuläre Symptomatik wird hierdurch verstärkt; diffuse, nicht streng segmental zuzuordnende Schmerzbilder sprechen für eine ligamentäre oder artikuläre → Funktionsstörung der → Facettengelenke.

foraminal: *lat.*; das → Foramen intervertebrale betreffend, im Foramen intervertebrale gelegen. engl.: foraminal.

Foramenstenose, Foraminalstenose: Ossäre Einengung des → Recessus lateralis des → Spinalkanales bzw. des → Foramen intervertebrale. *Ursachen:* degenerative Prozesse mit hypertropher → Spondylarthrose im LWS- bzw. → Unkovertebralarthrose im HWS-Bereich. *Klinisches Bild:* intermittierend auftretende, teilweise positionsabhängige radikuläre Störung ähnlich einem → Bandscheibensyndrom. Bildgebende *Diagnosesicherung* durch → Myelo-CT bzw. → Kernspintomographie. *Therapie:* zunächst konservativ mit therapeutischer → Lokalanästhesie, → Wurzelblockade, epiduraler lumbaler Injektion; bei persistierenden Beschwerde-bildern operative → Dekompression (→ Foraminotomie). engl.: foraminal stenosis.

Foraminotomie: *lat.*; operative Erweiterung des → Foramen intervertebrale zur Freilegung und Darstellung des → Spinalnerven bzw. des →

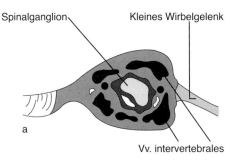
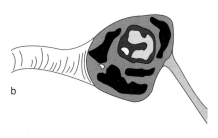
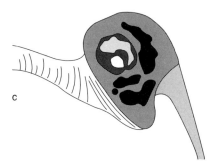

Topographie im Foramen intervertebrale (nach TÖNDURY, 1981):
a) HWS
b) mittlere BWS
c) untere LWS.

Spinalganglions, z.B. im Rahmen einer lumbalen → Nukleotomie. engl.: foraminotomy.
Forestier, J.: geb. 1890; französischer Internist aus Aix-les-Bains.
Forestier-Krankheit: Syn.: → Spondylosis hyperostotica.
Forestier-Syndrom: Syn.: → Spondylosis hyperostotica.
Forestier-Zeichen: Syn.: → Flèche.
Formfehler (der Wirbelsäule): Allgemeiner Begriff für strukturelle Veränderungen der Wirbelsäule (→ Kyphose, → Skoliose); wird der → Haltungsstörung gegenübergestellt.
Formicatio: *lat.* für Ameisenlaufen, Kribbeln. Form der → Parästhesie.
Fossa: *lat.* für längliche Grube, Graben, Vertiefung; *pl.:* fossae. **F. condylaris:** *lat.;* Grube hinter den Gelenkfortsätzen des → Os occipitale.
Fovea: *lat.* für rundliche Grube. **F. articularis inferior:** *lat.;* untere Gelenkfläche des → Atlas. **F. articularis superior:** *lat.;* obere Gelenkfläche des → Atlas. **F. costalis inferior, F. c. superior:** *lat.;* Gruben an den Wirbelkörpern der → BWS unter bzw. über der → Bogenwurzel zur Aufnahme des Rippenkopfes. **F. costalis transversalis:** *lat.;* Grube am → Querfortsatz der Wirbelkörper der → BWS zur Aufnahme der Rippenhöcker. **F. dentis:** *lat.;* konkave Gelenkfläche des → Atlas, an der der → Zahnfortsatz des → Axis gleitet.
Foveola: *lat.* für kleines Grübchen (Verkleinerungsform von → Fovea). **F. coccygea:** *lat.* für Steißbeingrübchen; Ansatzpunzk des → Retinaculum caudale cutis.
Foville, A.L.: 1799-1878; französischer Neurologe.
Foville-Strang: Syn.: → Tractus spinocerebellaris.
Fractura: *lat.* für Bruch. → Fraktur. engl.: fracture.
Fragilitas: *lat.* für Brüchigkeit (z.B. von Knochen im Rahmen einer → Osteoporose). engl.: fragility.
Fragment: *lat.* für Bruchstück (vor allem eines Knochens). engl.: fragment.
Fraktur: *lat.* für Bruch, insbesondere Knochenbruch. Kontinuitätsunterbrechung eines Knochens als Folge einer über seine Elastizitätsgrenze hinausgehende Belastung mit Bildung zweier oder mehrerer Bruchstücke (→ Fragmente) mit mehr oder weniger starker Verschiebung (→ Dislokation). Ursächlich ist meist eine direkte oder indirekte Gewalteinwirkung (traumatische Fraktur); *im Bereich der Wirbelsäule* werden hier Kompressions-, Distraktions- und Rotationsverletzungen unterschieden, weiterhin stabile von instabilen Brüchen. Im Falle eines inadäquaten Traumas bei vorgeschädigtem Knochen (z.B. bei → Osteoporose, tumoröser Destruktion u.a.) spricht man von einer pathologischen oder → Spontanfraktur, bei übersteigerter Dauerbelastung von einer → Dauerfraktur (z.B. → Schipperkrankheit der Wirbelsäule). *Klassifikation* der Frakturen der oberen und unteren Halswirbelsäule nach AEBI und NAZARIAN (1987; *s. Tab. 159a und b*), *Klassifikation* der Frakturen der thorakulumbalen Wirbelsäule nach MAGERL und ENGELHARDT (1994; *s. Tab. 159c*). engl.: fracture.

Frakturbehandlung: Durchführung konservativer oder operativer Maßnahmen zur Erzielung einer belastungsstabilen und funktionell befriedigenden Ausheilung von → Frakturen in möglichst dreidimensional anatomiegerechter Stellung. Im Bereich der *Halswirbelsäule* fraktur- und lokalisationstypisches Vorgehen, im Bereich der *Brust- und Lendenwirbelsäule* im Falle eines stabilen Bruches ohne wesentliche statische Veränderung konservatives funktionelles Vorgehen (→ Durchhang), bei instabilen Brüchen, progredienter neurologischer Ausfallssymptomatik und auch bei zu erwartender erheblicher statischer Aufbaustörung operative Stabilisierung durch dorsale, ventrale oder kombinierte → Instrumentation. engl.: fracture treatment.

Fremdreflex: Reflex, bei dem Reizempfänger (Rezeptor) und Reizbeantworter (Erfolgsorgan, Effektor) verschiedenen Körperteilen (z.B. Haut und Muskel) angehören; jeweils polysynaptischer Verlauf unter Ausbreitung über mehrere Rückenmarksegmente; im Gegensatz zum → Eigenreflex deutlich längere → Reflexzeit und ausgeprägtere Ermüdbarkeit (z.B. → Abdominalreflex, → Kremasterreflex, schmerzausgelöster Beugereflex) *(Tab. 37)*. engl.: multisynaptic reflex.

Friedreich, N.: 1825-1882; deutscher Internist aus Würzburg und Heidelberg.
Friedreich-Ataxie: Syn.: spinocerebellare bzw. spinale Heredoataxie. Bereits im frühen Kindesalter manifest werdende rezessiv vererbte Erkrankung des Kleinhirns und des Rückenmarks mit fortschreitendem Schwund

der → Hinterstränge und des → Tractus spinocerebellaris, oft auch der → Pyramidenbahnen und der Kleinhirnrinde. *Klinisch* im Vordergrund stehen Störungen der Bewegungsabläufe und -koordination (→ Ataxie), Beinträchtigungen der Oberflächen- und Tiefensensibilität, Nystagmus, Sprachstörungen, Spastik der Hände (Überstreckung der Handgelenke und der Fingergrundgelenke bei gleichzeitiger Beugestellung der übrigen Fingergelenke) und Füße (Hohlfuß mit Krallenzehen); spätere Wesensänderung mit Demenz. Leichtere abortive Formen bekannt, auch in Kombination mit Muskelatrophien, Stoffwechselleiden und Herzmißbildungen. engl.: Friedreich spinocerebellar degeneration.

Friedreich-Syndrom: Syn.: → Paramyoklonus multiplex, Polyklonie.

Froin, G.: geb.1874; französischer Arzt aus Paris. → Nonné-Froin-Syndrom.

Frontalebene: Syn.: Koronarebene. Körperebene, die in Richtung Körperlängsachse auf der Median- bzw. der → Sagittalebene senkrecht steht; etwa parallel zur Stirn verlaufend. *Im Bereich der Wirbelsäule* werden hier die Seitneigebewegungen (→ Lateroflexion) durchgeführt. engl.: frontal plane, coronal plane.

Froschhals: Syn.: → Kurzhals. Pathognomonisches klinisches Zeichen eines → Klippel-Feil-Syndromes.

Froschmaul: *umgangssprachl.* für eine spezielle → Nukleusfaßzange mit breiter vorderer Öffnung zur quantitativ umfangreicheren operativen Ausräumung eines → Bandscheibenfaches.

Fructus Capsici: Früchte bestimmter Capsicum-Arten (z.B. Paprika, Cayenne-Pfeffer u.a.), die lokal hyperämisiernde Wirkstoffe (Capsicinoide) enthalten; äußerliche Anwendung z.B. bei großflächigen muskulären Verspannungen im Rückenbereich.

Frykholm-Operation: Syn.: zervikale → Foraminotomie bzw. Facetektomie. Operative Dekompression vom dorsalen Zugang zum → Foramen intervertebrale durch Laminektomie und Hemifacettektomie bei zervikalem → Diskusprolaps. engl.: Frykholm's procedure.

Fuchs-Spezialaufnahme: Spezielle a.p.-Röntgenaufnahme der oberen Halswirbelsäule und hier v.a. des → Dens axis. Der Patient liegt hierbei mit überstrecktem Nacken auf dem Rücken und hält den Mund geschlossen; der Zentralstrahl zielt dicht unterhalb der Kinnspitze auf die HWS.

Füllungsdefekt: Aussparung der Kontrastmittelsäule im lumbalen → Myelogramm (lokalisiert meist in Höhe der Nervenwurzelscheide) als indirekter Hinweis auf eine dort lokalisierte → Bandscheibenprotrusion.

funicularis: *lat.;* Syn.: → funikulär.

Funiculus: *pl.:* funicula; *lat.* für kleiner Strang, Gewebestrang, strangartiges Gebilde; im Bereich

Tab. 37: Die wichtigsten physiologischen Fremdreflexe mit segmentalem Bezug zur Wirbelsäule

Bezeichnung	Segmentale Zuordnung	Auslösung (A) und Effekt (E)	
Abdominalreflex, Bauchhautreflex (BHR) (kutaner Bauchdeckenreflex, BDR)	Th6 - Th12	A:	kurzes Bestreichen der Bauchdecke mit spitzem Gegenstand
		E:	Kontraktion der homolateralen Bauchmuskulatur
Kremasterreflex	L2 - L3	A:	Bestreichen der Oberschenkelinnenseite
		E:	Hochziehen des homolateralen Hodens
Bulbocavernosusreflex	S3 - S4	A:	Bestreichen des dorsum penis
		E:	Kontraktion der Penismuskulatur
Analreflex	S3 - S5	A:	Bestreichen der Dammhaut, Einführen des Fingers in den After
		E:	Kontraktion des M. sphinkter ani externus.

funikulär

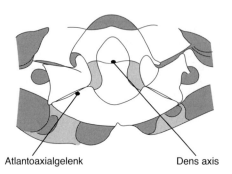

Atlantoaxialgelenk Dens axis

Schematische Darstellung der Röntgenanatomie in der FUCHS-Spezialaufnahme der oberen Halswirbelsäule (a.p.-Strahlengang).

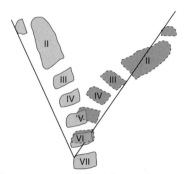

Bewegungsdiagramm der HWS nach BALDINI-GUARESCHI zur globalen röntgenologischen Funktionsdiagnostik im seitlichen Strahlengang.

des ZNS v.a. Nervenstrangformation. engl.: funiculus, funicle, cord. **F. anterior (medullae spinalis):** *lat.*; Syn.: → F. ventralis (medullae spinalis). **F.anterolateralis:** *lat.,* Syn.: Vorderseitenstrang. Teil der weißen Substanz des Rückenmarks zwischen vorderer Längsspalte und den hinteren Wurzeln. **F. cuneatus (medullae spinalis):** *lat.*; Syn.: → Burdach-Strang. **F. dorsalis (medullae spinalis):** *lat.*; → Hinterstrang des Rückenmarks beidseits zwischen der hinteren medianen Rückenmarksfurche und dem Eintrittsbereich der Hinterwurzelfasern; *anatomisch* gebildet aus dem F. cuneatus (→ Burdach-Strang) und dem F. gracilis (→ Goll-Strang). Beide Nervenbahnen stehen im Dienst der Empfindungsleitung (Sensibilität) für Druck, Berührung, Vibration und Tiefensensibilität; ihre Fortsetzung ist der → Lemnicus medialis (mediale Schleife). engl.: posterior funiculus of spinal cord. **F. gracilis:** *lat.*; Syn.: → Goll-Strang. **F. lateralis (medullae spinalis):** *lat.*; Seitenstrang des Rückenmarkes, anatomisch gelegen beidseits der weißen Substanz zwischen vorderem und hinterem Wurzelbereich; gebildet aus den markhaltigen Fasern der sensiblen Leitungsbahnen des → Tractus spinothalamicus lateralis (für Schmerz-, Kälte- und Wärmereize), den randständigen → Tractus spinocerebellaris ventralis et dorsalis (für die Tiefensensibilität), den motorischen Fasern der → Pyramiden-Seitenstrangbahn (→ Tractus corticospinaliss lateralis) sowie extrapyramidal-motorischen Bahnen der → Tractus olivospinalis, → Tractus reticulospinalis, → Tractus rubrospinalis und des → Tractus tectospinalis. engl.: lateral funiculus of spinal cord. **Funiculi medullae spinalis:** *lat.*; die drei Stränge der weißen Substanz des Rückenmarks (→ F. dorsalis, → F. lateralis, → F. ventralis). **F. posterior (medullae spinalis):** *lat.*; Syn.: → F. dorsalis (medullae spinalis). **F. ventralis:** *lat.*; Syn.: → F. anterior. Beiderseitiger → Vorderstrang des Rückenmarks, weiße Substanz zwischen der vorderen medianen Rückenmarksspalte und den motorischen Vorderwurzelfasern; enthält die → Pyramiden-Vorderstrangbahn (→ Tractus corticospinalis ventralis) sowie extrapyramidale Bahnen wie den → Tractus reticulospinalis ventralis, den → Tractus spinothalamicus ventralis und den → Tractus vestibulospinalis. engl.: anterior funiculus of spinal cord.

funikulär: *lat.* für einen Gewebestrang betreffend, zu einem Gewebestrang gehörend. engl.: funicular.

Funktionsaufnahme: Syn.: Bewegungsaufnahme.

Röntgenaufnahme eines Skelettabschnittes in einer (maximalen) Funktionsstellung (Endstellung)

Tab. 38: Röntgenologische Funktionsdiagnostik der Halswirbelsäule

Meßmethode	Beurteilung
Arlen	segmentale Beweglichkeit C2 - C7
Buetti-Bäuml	segmentale Beweglichkeit C2 - C7
Penning	segmentale Beweglichkeit C0 - C7
Penning	segmentale Beweglichkeit C0 - C2
Baldini und Guareschi	Gesamtbeweglichkeit HWS

in Ergänzung zur → Nativ- oder → Übersichtsröntgenaufnahme; im Bereich der HWS (s. Tab. 38; hierfür sollte der Patient möglichst sitzen und zur Vermeidung einer Überprojektion der Schultern in beiden Händen Gewichte tragen) und LWS z.B. Röntgenaufnahme in maximaler → Ante- und → Reklination (s. Abb.) bzw. Rechts- und Linksseitneigung zur Überprüfung des Bewegungsspieles (segmentale → Bewegungsmessung) und Dokumentation im Falle einer (teil-)fixierten Fehlkrümmung (→ Hypomobilität) und auch der Stabilität (→ Hypermobilität, → Instabilität, → Subluxation). *Spezielle Indikationen im Bereich der Wirbelsäule*: s.Tab. 39. engl.: function roentgenogram, function radiograph.

Funktionsstörung: Begriff aus der → manuellen Medizin für eine Beeinträchtigung des → joint play eines Gelenkes (v.a. im Bereich der Wirbelsäule) im Sinne einer → Hypomobilität (Syn.: → Blockierung) oder einer → Hypermobilität mit nachfolgenden Irritationen der gelenkumspannenden Weichteile und Muskulatur. engl.: dysfunction, functional disorder.

Fusion: *lat.* eigentlich für Gießen, Schmelzen; im Sinne der Begriffserweiterung verwendet für Zusammenfügung, Verbindung. engl.: fusion.

fusionieren: *lat.* für Durchführen einer → Fusions-Operation. engl.: to fuse.

Tab. 39: Spezielle Indikationen für Röntgenfunktionsaufnahmen der Wirbelsäule

- **Halswirbelsäule in Ante- und Retroflexion (seitlicher Strahlengang):** Darstellung einer möglichen Bandscheibenverletzung oder Kapselruptur eines Wirbelbogengelenkes (posttraumatische Störung); Dokumentation einer ventralen Atlasdislokation (Instabilität im Rahmen einer Erkrankung des rheumatischen Formenkreises, aber auch posttraumatische Genese); Nachweis segmentaler Blockierungen (Arlen-Technik).
- **Halswirbelsäule in Seitneigung und Rotation (a.p.-Strahlengang):** Nachweis segmentaler Blockierungen; Dokumentation einer transversalen Instabilität, v.a. im Bereich der Kopfgelenke (posttraumatische bzw. rheumatische Genese).
- **Lendenwirbelsäule in Ante- und Retroflexion (seitlicher Strahlengang):** Beurteilung posttraumatischer Instabilitäten; Erfassung eines mobilen Wirbelgleitens (Spondylolisthese); Nachweis einer segmentalen Blockierung.
- **Lendenwirbelsäule in Rechts- und Linksseitneigung (a.p.-Strahlengang; sog. Bending-Aufnahmen):** Erfassung von Bewegungssperren (z. B. einer möglichen Ausgleichbarkeit skoliotischer Fehlkrümmungen).

Fusions-Operation: Oberbegriff für einen operativer Eingriff mit Durchführung einer stabilen Verbindung zwischen zwei Knochen, *im Bereich der Wirbelsäule* im Sinne einer (interkorporalen) → Spondylodese. *Indikationen*: lokale traumatische oder degenerativ bedingte → Instabilität, mit → Korporektomie im Falle einer tumorösen Wirbelkörperabsiedlung mit Kompressionssymptomatik des Rückenmarkes u.a. Im *HWS-Bereich* kommen dorsale und ventrale Techniken, im *LWS-Bereich* ebenfalls dorsale, posterolaterale, ventrale sowie dorsoventral kombinierte Operationsmethoden zum Einsatz (s. Abb.). → Fixateur interne. engl.: (spinal) fusion.

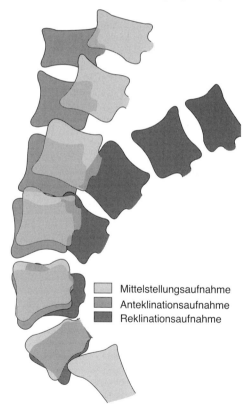

☐ Mittelstellungsaufnahme
▨ Anteklinationsaufnahme
■ Reklinationsaufnahme

Schematische Darstellung von Funktionsaufnahmen der LWS bei Sponylolisthesis L5/S1.

Fusions-Operation

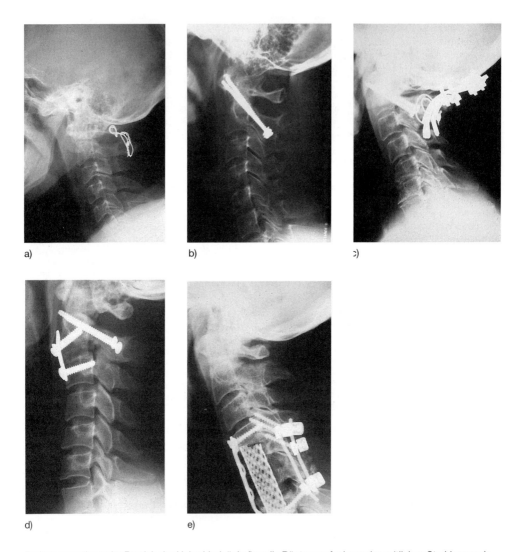

Fusionsoperationen im Bereich der Halswirbelsäule (jeweils Röntgenaufnahmen im seitlichen Strahlengang):
a) dorsal C1/C2 mit Cerclage bei Instabilität im Falle einer Rheumatoiden Arthritis
b) dorsal C1/C2 mit Schraubenosteosynthese bei posttraumatischer Instabilität
c) dorsal C1/C2/C3 mit Schrauben-, Cerclagen- und Okzipitalplattenosteosynthese bei multisegmentaler Instabilität
d) kombiniert C2/C3 durch dorsale Schraubenosteosynthese der Wirbelbogenfrakturen C2 sowie ventrale interkorporale Spanspondylodesen C2/C3 und Plattenosteosynthese bei posttraumatischer Instabilität
e) kombiniert mit ventraler Vertebrektomie C5 und C6, Defektüberbrückung mit Titan-Cage und Plattenosteosynthese sowie dorsaler transpedikulärer Verschraubung C4-C7 im Falle einer metastatischen Tumordestruktion.

Fußsenkerschwäche

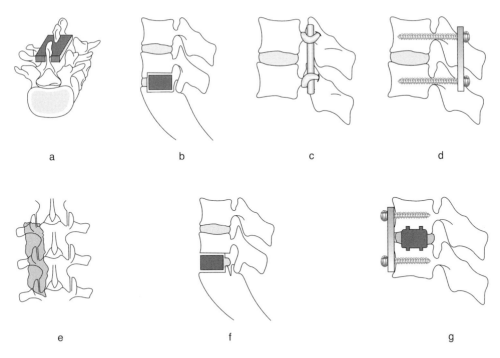

Fusionsoperationen im Bereich der Lendenwirbelsäule (schematische Darstellung):
a) dorsale interspinale Fusion mit autologem H- Span
b) dorsale interkorporale Fusion mit autologem Knochenspan
c) dorsale Fusion mit Distraktionsstab - Instrumentation
d) dorsale Fusion mit transpedikulärer Fixateur interne- Instrumentation
e) posterolaterale Fusion mit autologem Knochenspan
f) ventrale interkorporale Fusion mit autologem Knochenspan
g) ventrale interkorporale Fusion mit autologem Knochenspan und ventraler Osteosyntheseplatte.

Fußheber: Von L5 innervierte Muskelgruppe des Unterschenkels.

Fußheberschwäche: Motorische Schwäche der → Fußheber als möglicher Ausdruck einer radikulären Störung der Wurzel L5. → Kennmuskel.

Fußklonus: → Klonus des gesamten Fußes als Reaktion auf eine ruckartige passive Dorsalextension des Fußes bei im Kniegelenk leicht angebeugtem Unterschenkel; differenziert werden ein erschöpflicher F. mit Seitendifferenz von einem fortdauernden unerschöpflichen F. → Pyramidenbahnzeichen. engl.: ankle clonus.

Fußrückenzeichen: Syn.: → Bechterew-Mendel-Zeichen, Mendel-Bechterew-Zeichen. → Pyramidenbahnzeichen. engl.: Bechterew-Mendel sign.

Fußsenker: Von S1 innervierte Muskelgruppe des Unterschenkels.

Fußsenkerschwäche: Motorische Schwäche der → Fußsenker als möglicher Ausdruck einer radikulären Störung der Wurzel S1. → Kennmuskel.

G

Gadolinium: Chemisches Element, seltenes Erdmetall (benannt nach dem finnischen Chemiker J. Gadolin, 1760-1852); *chem. Zeichen:* Gd; *Ordnungszahl:* 64. Im Rahmen der → Kernspintomographie als G-DTPA (i.v.-Applikation) zur Verkürzung der T 1-Relaxationszeit (bessere Kontrastgebung zur Detailauflösung, z.B. im Bereich der Weichteilstrukturen der Wirbelsäule; hier z.B. Ödemnachweis möglich) medizinisch eingesetzt. engl.: gadolinium.

Gaenslen-Test: Klinischer Untersuchungstest zur Überprüfung einer Irritation der Kreuzdarmbeinfuge: Der Patient befindet sich auf einer Untersuchungsliege in Rückenlage mit der schmerzhaften Seite soweit wie möglich an deren Rand; die Immobilisation der LWS und die Lagestabilisierung erfolgen durch Fixation des kontralateralen, im Hüft- und Kniegelenk maximal angebeugten Beines mit beiden Händen am Körper; der Untersucher bringt nun das liegenrandnahe, schmerzhafte Bein in eine Überstreckung im Hüftgelenk, indem er das Bein unter Liegenniveau führt. Die Untersuchung kann auch in Seitlagerung des Patienten durchgeführt werden, wobei dieser auf der gesunden Seite liegt. Im Falle einer Funktionsstörung des ISG kommt es zur Schmerzprovokation bzw. -verstärkung. engl.: Gaenslen's test.

Galaktozerebrosidlipoidose: Syn.: → Globoidzellen-Leukodystrophie, Krabbe-Krankheit. engl.: globoid cell leukodystrophy.

Galeazzi, R.; 1866-1952; italienischer Chirurg aus Mailand.

Galeazzi-Zeichen: Kompensatorische → skoliotische Verbiegung der Wirbelsäule bei kongenitaler Hüftluxation. engl.: Galeazzi's sign.

Gallertgewebe: Gallertartiges embryonales Bindegewebe, aus dem u.a. auch der → Nucleus pulposus aufgebaut ist.

Gallertkern: Syn.: → Nucleus pulposus. engl.: nucleus pulposus.

Galvanisation: Anwendung von elektrischem Gleichstrom zu diagnostischen und therapeutischen Zwecken (benannt nach dem ital. Anatomen L. Galvan, 1737-1798). → Galvanotherapie, → Elektrotherapie. engl.: galvanization, galvanism.

galvanisch: Beruhend auf der (elektrolytischen) Erzeugung oder der Wirkung des elektrischen Gleichstromes. engl.: galvanic.

Galvanotherapie: Behandlung von organischen Erkrankungen oder von funktionellen Störungen (z.B. des Bewegungsapparates und des Nervensystemes) unter Anwendung von elektrischem Gleichstrom (z.B. → Zellenbad, → Stangerbad, → Iontophorese). engl.: galvanotherapy.

Galveston-Fixation: Lumbosakrale Beckenfixation im Falle einer lumbalen Kyphosekorrektur über den dorsalen Zugang mit Verankerung eines modifizierten → Luquestabes im Bereich des Darmbeines (z.B. im Rahmen einer Wirbelsäulenaufrichtung bei → Myelomeningozele). engl.: Galveston's procedure.

Gamma-Motoneurone: Gammazellen im Vorderhorn des Rückenmarkes zur efferenten intrafusalen Innervation der Muskulatur im Bereich der Muskelspindeln. engl.: gamma-motoneurons, gamma motor neurons.

Gamma-Strahlung: Energiereiche elektromagnetische ionisierende Wellenstrahlung mit hoher Durchdringungsfähigkeit, die als Folge einer radioaktiven Kernumwandlung entsteht; sehr kurze charakteristische Wellenlänge von $10,9 \times 10^{-14}$ cm; therapeutischer Einsatz zur Strahlentherapie (v.a. bei malignen Tumoren). engl.: gamma-radiation.

Gang: Physiologische Art des Gehens. engl.: gait.

Gangabweichung: Syn.: → Gangstörung. engl.: gait disturbance.

Ganglia: *pl.* von → Ganglion. engl.: nerve cells, ganglia.

Ganglienblockade: Therapeutische (hier vor allem medikamentös durch Injektionen) Hemmung der Reizübertragung im Bereich der → Synapsen des vegetativen Nervensystemes, v.a. zur Ausschaltung sonstig therapiefraktärer Schmerzbilder. engl.: ganglionic block, ganglionic blockade.

Ganglienleiste: Syn.: Neuralleiste. Embryonalorgan, gelegen zwischen Zentralnervensystem (→ Neuralplatte) und Hautektoderm; hier entstehende und nach lateral auswandernde Zellmassen bilden die Vorstufe der sensiblen Ganglien der Hirn- und → Rückenmarksnerven

sowie der sympathischen Grenzstrangganglien. engl.: neural crest, ganglionic crest.
Ganglienzelle: Syn.: → Nervenzelle. engl.: nerve cell, ganglion cell.
Ganglion (nervosum): *griech.* für Nervenknoten; *pl.*: ganglia. Lokale und von einer eigenen Kapsel umschlossene Verdickung im Verlauf eines Hirn- oder → Spinalnerven aufgrund einer Anhäufung von Nervenzellen und -fasern mit umhüllenden gliösen Mantelzellen; auch cholinerge Schaltzelle im Bereich des vegetativen Nervensystemes. engl.: ganglion (node of nerve cells). **G. cervicale medium:** mittlerer sympathischer Halsnervenknoten; Lokalisation in Höhe des 6. HWK vor oder hinter der A. thyroidea inf. **G. cervicale superius:** oberer sympathischer Halsnervenknoten, etwa 2,5 cm lang; Lokalisation 2 cm unter der Schädelbasis zwischen dem M. longus capitis und dem hinteren Digastricusbauch. **G. cervicothoracicum:** Syn.: G. stellatum. Bezeichnung für den unteren Halsnervenknoten des Grenzstranges, der mit dem obersten, manchmal auch noch mit dem zweiten sympathischen Brustganglion verschmolzen ist; Lokalisation am Übergang vom 7. HWK zum 1. BWK. **Ganglia craniospinalia:** Syn.: Ganglia encephalospinalia.Ganglien der sensorischen Wurzeln der Hirn- und Rückenmarksnerven, die die Zellen der pseudounipolaren afferenten Fasern enthalten. **Ganglia encephalospinalia:** Syn.: → Ganglia craniospinalia. **G. impar:** unterstes unpaares G. des Grenzstranges, das vor dem → Os coccygis liegt. **Ganglia lumbalia:** Nervenknoten im lumbalen Teil des Truncus sympathicus. **Ganglia sacralia:** Nervenknoten im Beckenteil des Truncus sympathicus. **G.. spinale:** Syn.: → Spinalganglion. **G. stellatum:** Syn.: → G. cervicothoracicum. **Ganglia thoracica:** vor den Rippenköpfchen gelegene Nervenknoten des Brustteiles des Truncus sympathicus. **Ganglia trunci sympathici:** rechts und links der Wirbelsäule gelegene Nervenknoten, aus denen sich der Grenzstrang (→ Truncus sympathicus) aufbaut. **G. vertebrale:** kleines zusätzliches G., lokalisiert meist auf der A. vertebralis vor ihrem Eintritt in das → F. transversarium des 6. HWK.
ganglionär: Zu einem → Ganglion gehörend, ganglienartig.
Ganglioneurom: Gutartiger Tumor aus Nervenzellen und -fasern; Vorkommen im Bereich des ZNS und des peripheren Nervensystemes, v.a. im Ausbreitungsgebiet des Grenzstranges. engl.: ganglioneuroma.
Ganglionitis: *griech./lat.* für Entzündung eines Nervenknotens. engl.: ganglionitis.
Gangliozyt: Syn.: → Neurozyt. engl.: gangliocyte.
Gangliozytom: Syn.: Neurozytom. Benigner Ganglienzelltumor, der ausschließlich aus blastomatösen Nervenzellen besteht. engl.: gangliocytoma.
Gangprüfung: Klinischer Test zur Beurteilung der motorischen Leistung und Koordination der unteren Extremitäten: Der Patient geht mit offenen oder geschlossenen Augen geradeaus, evtl. auf einem vorgezeichneten Strich vorwärts und rückwärts; erfaßt werden z.B. Steppergang, Zirkumduktion (Lähmungen), Ataxie (Kleinhirnstörungen), Schrittlänge (M. Parkinson), Seitabweichung (Hemisphären- oder Kleinhirnschaden). engl.: test of gait.
Gangstörung: Krankhafte Abweichung vom physiologischen Gangbild, z.B. Hinken, Steppergang, Watschelgang, Brachybasie u.a.m. engl.: gait disturbance. **ataktische G.:** unsicherer breitbeiniger Gang, meist mit ausladenden Beinbewegungen, übersteigertem Anheben und plumpem Aussetzen des Fußes auf dem Boden; Vorkommen bei Störungen der → Tiefensensibilität. engl.: ataxic gait. **paretische G.:** Syn.: Lähmungshinken. Unterschiedliche, vom jeweiligen Funktionsausfall (Schädigung des 2. motorischen Neurons der → Pyramidenbahn) bestimmte Störung der Gangabwicklung mit schlaffer Lähmung der betroffenen Beinmuskulatur. engl.: paretic gait. **spastische G.:** Unterschiedliche, von der jeweiligen Lokalisation der Schädigung des 1. zentralen motorischen Neurons der → Pyramidenbahn abhängige Störung der Gangabwicklung mit mehr oder weniger stark ausgeprägter Verkrampfung (→ Spastizität) der betroffenen Beinmuskulatur. engl.: spastic gait. **spastisch-ataktische G.:** kombinierte Störung der Gangabwicklung, v.a. bei → Multipler Sklerose oder Zerebralparese. **zerebellare G.:** unsicheres taumelndes Gangbild bei gestörter Funktion des Kleinhirnes bzw. der Kleinhirnbahnen (bei nur einseitiger Schädigung Abweichen des Ganges zur kranken Seite). engl.: cerebellar gait, gait deviation.
Gantry-Kippung: Anwinklung der Röntgenschichtebene im → Computertomogramm zur

Verbesserung der anatomischen Darstellung bestimmter Gewebestrukturen.
Gargoylismus: Syn.: → v. Pfaundler-Hurler Syndrom.
Garland, G. M.: 1848-1926; britischer Internist aus London.
Garland-Dreieck: Perkutorisch etwa dreieckförmig ausgebildetes Feld zwischen der Wirbelsäule und der Ellis-Damoiseau-Linie mit tympanitischem Beiklang wechselnder Intensität; pathognomonisch bei Pleuraergüssen. engl.: Garland's triangle.
v. Gaza, W.: 1883-1936; deutscher Chirurg.
Gaza-Operation: Operative Durchtrennung der → Rami communicantes am → Truncus sympathicus zur Beseitigung sonstig therapieresistenter Schmerzzustände. engl.: Gaza's operation, Gaza's procedure.
GBS: Abkürzung für → Guillain-Barré-Syndrom.
Gd: Chem. Zeichen für → Gadolinium.

GdB: Abkürzung für Grad der Behinderung. → Schwerbehinderung. → Erwerbsminderung (MdE) (*Tab. 40*).
Gefäßversorgung: Im Bereich des Rückens und auch der Wirbelsäule wird die G. durch die → Metamerie erklärt: die segmentalen Äste der Aorta geben im Bereich der BWS die → Ae. intercostales, im Bereich der LWS die → Ae. lumbales ab. Beide teilen sich in einen ventralen und einen dorsalen Ast auf, wobei letzterer einen R. medialis für den Wirbelkanal sowie einen R. lateralis für die genuine → Rückenmuskulatur und die Rückenhaut abgibt (s. *Abb. nächste Seiten*). Das Rückenmark wird von 3 Arterienstämmen versorgt (→ Truncus arteriosus spinalis anterior, 2 → Truncus arteriosi spinales posteriores; s. *Abb.*), die mit den auf- und absteigenden Ästen der Wurzelarterien reichhaltige Anastomosen bilden. Der → Truncus arteriosus spinalis anterior stellt die Fortsetzung der → A. spinalis anterior dar und erstreckt sich vom 3.-4. Halssegment bis zum →

Tab. 40: Grad der Behinderung (GdB) bei Wirbelsäulenschäden (Richtlinien 1996)

GdB	Art und Ausmaß der Schädigung
0	keine Bewegungseinschränkung, keine Instabilität
10	nur geringfügige funktionelle Auswirkungen - Verformungen - häufig rezidivierende oder anhaltende Bewegungseinschränkung oder Instabilität nur geringen Grades - seltene und kurz dauernde leichte Wirbelsäulensyndrome
20	mittelgradige funktionelle Auswirkungen in *einem* Wirbelsäulenabschnitt - Verformungen - häufig rezidivierende oder anhaltende Bewegungseinschränkung oder Instabilität mittleren Grades - häufig rezidivierende und Tage andauernde Wirbelsäulensyndrome
30	schwere funktionelle Auswirkungen in *einem* Wirbelsäulenabschnitt - Verformungen - häufig rezidivierende oder anhaltende Bewegungseinschränkung oder Instabilität schweren Grades - häufig rezidivierende oder Wochen anhaltende ausgeprägte Wirbelsäulensyndrome
30-40	mittelgradige bis schwere funktionelle Auswirkungen in *zwei* Wirbelsäulenabschnitten
50-70	besonders schwere Auswirkungen - Versteifung großer Teile der Wirbelsäule - anhaltende Ruhigstellung durch Rumpforthese, die drei Rumpfabschnitte umfaßt (z.B. Milwaukee-Korsett) - schwere Skoliose (> 70° nach Cobb)
80-100	schwere Belastungsinsuffizienz bis zur Geh- und Stehunfähigkeit.

Gefäßversorgung

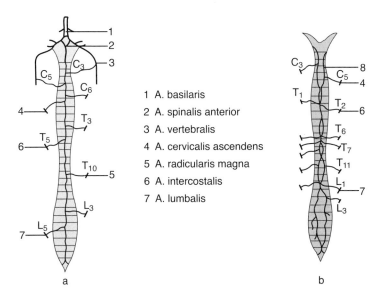

1 A. basilaris
2 A. spinalis anterior
3 A. vertebralis
4 A. cervicalis ascendens
5 A. radicularis magna
6 A. intercostalis
7 A. lumbalis

Schematische Darstellung der arteriellen Gefäßversorgung des Rückenmarkes in der Gesamtübersicht:
a) Truncus arteriosus anterior
b) Trunci arteriosi posteriores.

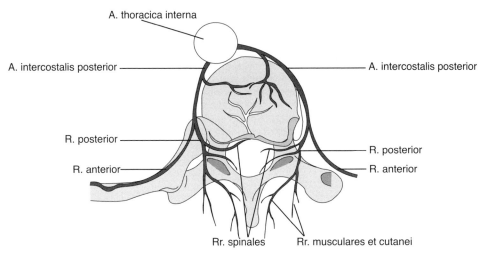

Schematische Darstellung der arteriellen Gefäßversorgung im Bereich eines Wirbels an einem Transversalschnitt.

Conus medullaris; die → Truncus arteriosi spinales posteriores setzen die beiden → Aa. spinales posteriores (Verbindung zu den → Aa. vertebrales) fort, auch sie erstrecken sich über das gesamte Rückenmark; für die Durchblutung des Rückenmarks essentiell sind die → Aa. radiculares,

Gefäßversorgung

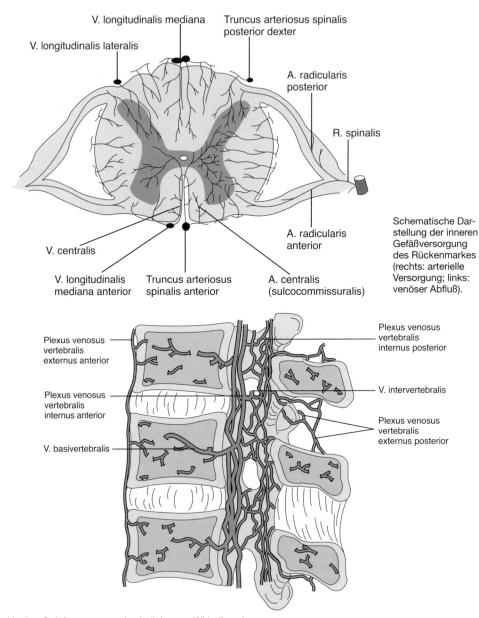

Schematische Darstellung der inneren Gefäßversorgung des Rückenmarkes (rechts: arterielle Versorgung; links: venöser Abfluß).

Venöse Gefäßversorgung des knöchernen Wirbelkanales.

die aus den Rami spinales der Segmentarterien stammen; sie erreichen den Wirbelkanal über die → Foramina intervertebralia, um sich dann in die Aa. radiculares anteriores und die Aa. radiculares posteriores aufzuteilen (s. *Abb.*). Beim Neugeborenen bestehen in der Außenzone des → Anulus

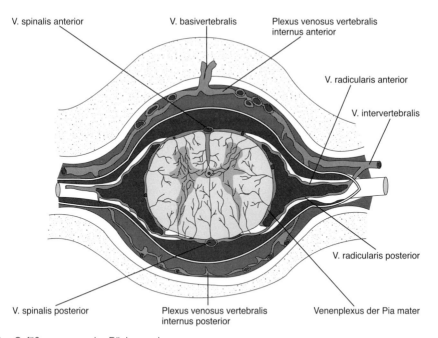

Venöse Gefäßversorgung des Rückenmarkes.

fibrosus zahlreiche Blutgefäße, die unabhängig von den Spongiosagefäßen der Wirbelkörper sind und sich bis zum 4. Lebensjahr wieder weitgehend rückgebildet haben. → Arterie.

Der *venöse* Abfluß aus dem Rückenmark beginnt mit den intramedullären Venen (tiefe Venen) für die ventralen Anteile mit Abfluß in die → V. longitudinalis mediana anterior; oberflächliche Venen für die dorsalen Anteile mit Abfluß in die Venengeflechte der → Pia mater und in die → V. longitudinalis mediana posterior. → Vene. engl.: blood vessel supply.

Gefügestörung: Störung (hier meist Lockerung mit Instabilität) des anatomisch-funktionellen Wirbelsäulengefüges in einem oder mehreren → Bewegungssegmenten; ursächlich ist meist ein degenerativ bedingter → Bandscheibenschaden; Folgen sind Fehlbelastung, Beschleunigung der Entwicklung degenerativer Aufbrauchserscheinungen mit Sekundärschäden wie → Osteochondrose, → Spodylarthrose und → Spondylose.

Gehtest: Überprüfung der Gehstrecke (evtl. unter Verwendung eines Laufbandes) pro zuvor festgelegte Zeiteinheit bis zum Auftreten bestimmter Beschwerdebilder; z.B. bei peripherer arterieller Verschlußerkrankung, aber auch bei → Claudicatio spinalis.

Gelenk: Syn.: → Articulatio, → Junctura. engl.: joint.

Gelenkluxation, Gelenkverrenkung: → Luxation. engl.: joint dislocation.

Generalstreifen: Typische monosegmentale hypo- oder hyperästhetische sensible Störung im Verlauf der unteren Extremität als Ausdruck einer mechanischen Reizung der 1.→ Sakralnervenwurzel (sog. → Schmerzband S1). → Dermatom.

Genickstarre: Syn.: → Nackensteifigkeit; krampfartige Reklination des Kopfes als Bestandteil des → Opisthotonus. engl.: nuchal rigidity.

Genitalzentren: Nervenzentren im Sakralteil des → Rückenmarkes zur Steuerung der Funktionsabläufe der primären Geschlechtsorgane von Mann und Frau. engl.: genital centers.

Gerlier, F.: 1840-1914; Schweizer Arzt.

Gerlier-Krankheit: Syn.: Vertige paralysant (*franz.*), Kubisagari (*japan.*).

Typische Verlaufsform einer → Enzephalomyelitis, die endemisch hauptsächlich in bestimmten Gebieten der Schweiz und Japans bei Landarbeitern und Hirten auftritt; *klinisches Bild* mit Schwindel, Muskellähmungen, Sehstörungen u.a. engl.: Gerlier's disease.

Gesichtsskoliose: Deutliche Asymmetrie der Gesichtshälften mit seitlicher Verbiegung des Gesichts- und Hirnschädels (die kranke Seite ist kürzer und breiter) im Sinne einer → Skoliose (*s. Abb.*); Folgezustand z.B. eines lange Zeit bestehenden muskulären → Schiefhalses. engl.: facial scoliosis.

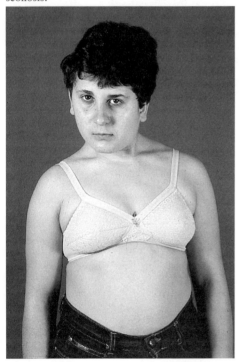

Gesichtsskoliose bei jugendlicher Patientin nach unzureichender Behandlung eines kongenitalen Schiefhalses.

Gewebesequester: Syn.: → Tissuesequester.
Ggl.: Abkürzung für → Ganglion. engl.: ganglion.
Gibbus: *lat.* für Buckel, Höcker; Syn.: anguläre (spitzwinklige) Kyphose.
Spitzbuckel der Wirbelsäule (meist BWS betroffen) als stärkster Grad einer kurzbogigen, auf nur wenige Wirbel beschränkten → Kyphose. *Vorkommen* seltener kongenital bei angeborenen Fehlbildungen der Wirbelsäule, häufiger erworben bei Zusammensintern eines oder mehrerer Wirbelkörper wie z.B. posttraumatisch (sog. → Bruchbuckel), bei Tumoren, tuberkulöser → Spondylitis (→ Pott-Buckel), bei Osteomalazie der Wirbelsäule oder beim → Calvé-Syndrom. engl.: hump, gibbus.

Gibbusscheitel: Klinisch prominentester Punkt eines → Gibbus.

Gicht: Syn.: Hyperurikämie.
Purinstoffwechselstörung mit typischer Manifestation am Bewegungsapparat und Bindegewebe; nach dem Diabetes mellitus zweithäufigste Stoffwechselerkrankung. *Ätiologie:* in 95-98 % angeborene heterogene Störung der renalen Harnsäureausscheidung (sog. *primäre* G.); seltene *sekundäre* Form als Folge anderer Grundkrankheiten. Aufgrund der hohen Affinität der Urate zum bradytrophen Weichteilgewebe kommt es zu Ablagerungen mit sekundären Versprödungen. *Klinik:* häufigste Monarthritis des Erwachsenen, Manifestation meist zwischen dem 35.-40. Lebensjahr; Einteilung in 4 Stadien (asymptomatische Hyperurikämie, akuter Gichtanfall, interkritische Gicht, chronische polyartikuläre Gicht). Die *Wirbelsäule* sowie die *Iliosakralgelenke* sind extrem selten befallen, bei einer Mitbeteiligung der kleinen Wirbelgelenke mit uncharakteristischen lokalen Beschwerden als → Rhachisagra bezeichnet. *Laborbefunde:* Erhöhung des Harnsäurespiegels im Blut (bei Männern > 7,5 mg% bzw. 446 µmol/l, bei Frauen > 6,5 mg% bzw. 386 µmol/l); bei akutem Geschehen BSG oft exzessiv erhöht, Leukozytose, CRP erhöht; häufig erhöhter Triglyzeridspiegel sowie erhöhte Lipoidmuster. *Therapie:* symptomatisch bei lokalen Beschwerden; diätetische Einstellung der Stoffwechselerkrankung, Gabe von Urikostatika (Allopurinol) bzw. von Urikosurika. engl.: gout.

Gigantismus: Syn.: Gigantosomie, → Riesenwuchs. engl.: gigantism, giantism.

Gigantosomie: Syn.: Gigantismus, → Riesenwuchs. engl.: gigantism, giantism.

Gill-Dekompression: Operatives Verfahren bei lumbaler → Spondylolisthesis mit manifesten neurologischen Ausfällen durch Wurzelkompression: Durchführung einer ein- oder beidseitigen → Laminektomie in Höhe der Störung mit Neurolyse

Gipskrawatte

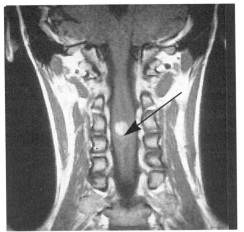

a)

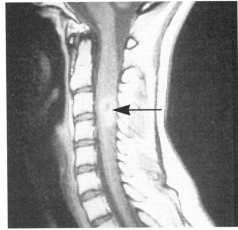

b)

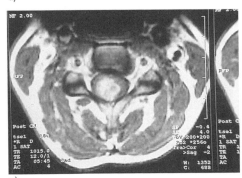

c)

Kernspintomographischer Befund einer Stiftgliose (Gliastift) im zervikalen Bereich in Höhe C4 (→):
a) frontale Schnittebene
b) seitliche Schnittebene
c) horizontale Schnittebene.

(→ Dekompression) im Bereich der → Zwischenwirbellöcher sowie abschließender Stabilsierung des betroffenen Wirbelsäulenabschnittes durch → Spanspondylodese. engl.: Gill's decompression.

Gips: Anorganisches Kalziumphosphat ($CaSO_4 \cdot 2H_2O$); verwendet zur Fertigung von fixierenden Verbänden und stabilen Liegeschalen (→ Gipsbett). engl.: gypsum.

Gipsbett: Individuell gefertigte Gipsliegeschale zur Ruhigstellung der Gesamtwirbelsäule in der konservativen und auch postoperativen Behandlung von → Wirbelfrakturen, → Skoliosen, → Kyphosen, → Tumoren. Seine Fertigung erfolgt in Bauchlage des Patienten mit Anmodellierung des G. über den gesamten Rumpf (evtl. vom → Os occipitale bis zu den Oberschenkeln). engl.: plaster bed.

Gipskorsett: Rumpfgipsverband zur Immobilisation einer stabilen → Wirbelkörperfraktur in Höhe des unteren Drittels der BWS und der LWS zur Lordosierung (und damit Aufrichtung im ventralen Anteil der Wirbelkörper) im Sinne der Dreipunktabstützung. → Böhler-Mieder. engl.: body cast.

Gipskrawatte: Fixierender Gipsverband im Bereich der Halswirbelsäule. Als sog. „kleiner → Minervagips" umfaßt er den Hals (→ Halskrawatte), bezieht den Unterkieferrand mit ein und reicht kranial bis an das → Okziput, kaudal bis an das Sternum, die Schlüsselbeine, das Akromion und die Schulterblattgräten; als sog. „großer Minervagips" zusätzlich mit einem Gipssteg über der Stirn versehen. Eingesetzt zur externen Stabilisierung, Entlastung oder Korrektur der Hals-

wirbelsäule, z.B. nach Traumata, operativen Eingriffen (nicht völlig übungsstabilen → Spondylodesen) oder bei → Spondylitis. Diademgips. engl.: plaster collar, Doll's collar.
Gipsliegeschale: Syn.: für → Gipsbett. → Diademgips. engl.: plaster bed.
Girlandenbildung: Typischer Röntgenbefund des → Iliosakralgelenkes im Falle einer → Spondylitis anylosans. → Pseudoerweiterung.
glänzende Ecke: Syn.: → shining corner (*engl.*).
Glasfaseroptik: Flexibles Lichtleitsystem aus ca. 100.000 feinen, optisch in Schläuchen oder Röhren gegeneinander isolierten Glasfasern; verwendet zur Bildübertragung bei endoskopischen Eingriffen. → Endoskop.
Glaswirbel: Röntgenologischer Begriff für extreme osteoporotische Struktur eines Wirbelkörpers. → Osteoporose, → Osteomalazie.
Gleitinstabilität: pathologische Dorsalverschieblichkeit eines (Hals)Wirbelkörpers als Ausdruck einer → Gefügelockerung.
Gleitwirbel: Instabiles Bewegungssegment der Wirbelsäule (in erster Linie der LWS) infolge eines knöchernen → Wirbelbogendefektes. → Spondylolisthese, → Pseudospondylolisthese. engl.: sliding vertebra.
Glia(zellen): Abkürzung für → Neuroglia. engl.: glia cells, gliocytes.
Gliastift: Syn.: Stiftgliose.
Dorsal des Rückenmarkkanales meist über mehrere spinale Segmente verlaufende → Gliose in Stiftform, evtl. mit kleineren zystischen Veränderungen (*s. Abb. 169*); *Pathogenese* und *klinisches Bild* entsprechen einer → Syringomyelie.
Glioblast: Syn.: Spongioblast.
Embryonale Zelle des → Neuralrohrs bzw. der → Neuralleiste, aus der die → Gliazellen hervorgehen. engl.: spongioblast, glioblast.
Glioblastom, Glioblastoma multiforme: Syn.: Gliosarkom, Gliozytom, → Astrozytom Grad III-IV, buntes Gliom.
Undifferenzierter, v.a. im höheren Lebensalter auftretender maligner Tumor des Gehirns, seltener des Rückenmarkes mit *feingeweblich* ausgeprägter Zellpolymorphie; sehr schnelles infiltratives Wachstum. → Rückenmarktumor. engl.: glioblastoma.
Gliom(a): Oberbegriff für alle vom → Gliagewebe ausgehenden, unterschiedlich differenzierten Tumoren im Gehirn, seltener im Rückenmark. → Glioblastom (häufigste Form), → Astrozytom, → Ependymom, → Oligodendrogliom, → Spongioblastom, → Rückenmarktumor. engl.: glioma. **diffuses G.:** Syn.: → Gliomatose. **G. durum:** Syn.: fibrilläres → Astrozytom. **mikrozelluläres G.:** Syn.: → Oligodendrogliom. **polymorphes G.:** Syn.: → Glioblastom.
Gliomatose: Diffuses Wachstum von → Gliomen innerhalb eines Hirn- oder Rückenmarkabschnittes. engl.: gliomatosis.
Gliomyxom: Syn.: → Spongioblastom. engl.: spongioblastoma.
Glioneuroblastom, Glioneurom: Syn.: → Ganglioneurom.
Gliopathie, metabolische: Schwellung des → Gliagewebes im Zuge einer Stoffwechselstörung wie z.B. einer Lebererkrankung. engl.: metabolic glial dysfunction.
Gliosarkom: Syn.: → Glioblastom. engl.: glioblastoma.
Gliose, Gliosis: Pathologische Hyperplasie des faserbildenden → Neurogliagewebes. engl.: gliosis. **G. spinalis:** Wucherung der → Neuroglia in der grauen Substanz des Rückenmarkes; z.B. reparativ (als Narbengewebe), aber auch bei → Dysraphien und bei → Syringomyelie.
Gliozyt: Zelle des → Gliagewebes. engl.: gliocyte.
Gliozytom: Syn.: → Glioblastom.
Glisson, F.: 1597-1677; englischer Arzt aus London.
Glisson-Extension: Extern durchgeführte Streckung der Halswirbelsäule mit einer → Glisson-Schlinge. engl.: Glisson's extension.
Glisson-Schlinge: Halfterartiger, weich gepolsterter Leder-, seltener Gummiring mit seitlichen Schlaufen als Aufhängevorrichtung zur Durchführung einer dosierten (über einen Flaschenzug ausgeübten) Extension der Halswirbelsäule; Ansatzpunkte sind rechter und linker Unterkieferast ventral und das → Okziput dorsal; schräge (Schrägbrett) und vertikale (sog. Suspensionsgalgen) Zugrichtung möglich; *Indikationen* für den Einsatz einer G. sind akute und chronische → Halswirbelsäulenbandscheibensyndrome, akute Distorsionsverletzungen der HWS, → Spondylitiden. engl.: Glisson's sling.
Glisson-Schwebe: Suspensionsgalgen zur Durchführung einer vertikalen Extension der

Tabelle 41: Glukokortikoidpräparate zur oralen Applikation (Auswahl)

Chemische Substanz	Präparate	Dosierung
Prednyliden (16-Methylenprednisolon)	Decortilen®	6; 24; 60 mg
Prednison	Decortin®	1; 5; 20; 50 mg
	Prednison-Ferring®	5; 50 mg
	Prednison-Dorsch®	5; 20 mg
	Prednison-ratiopharm®	5 mg
	Predni-Tablinen®	5 mg
Prednisolon	Decaprednil®	1; 5; 20 mg
	Decortin-H®	1; 5; 20; 50 mg
	Duraprednisolon®	5 mg
	Hefasolon®	5 mg
	Predni-H-Tablinen®	5; 50 mg
	Prednisolon-Rotexmedica®	2,5: 5 mg
	Prednisolon-Ferring®	2; 5 mg
	Prednisolon-ratiopharm®	5, 50 mg
Fluorcortolon	Ultralan® oral	5; 20; 50 mg
Cloprednol	Syntestan®	2,5; 5 mg
	Berlicort®	4 mg
Triamcinolon	Delphicort®	2; 4; 8 mg
	Triam® oral	4 mg
	Volon®	1; 4; 8; 16 mg
6-Methylprednisolon	Medrate®	2; 4; 16; 32; 100 mg
	Metypred®	4; 16 mg
	Metysolon®	4; 8; 16 mg
	Predni-M-Tablinen®	4; 8; 16 mg
	Urbason®	4; 8; 16; 40 mg
Dexamethason	Dexamethason-Ferring®	0,5; 1,5; 4 mg
	Dexamonozon®	0,5; 1,5 mg
	Fortecortin®	0,5; 1,5; 4; 8 mg
	Predni-F-Tablinen®	0,5; 1,5 mg
Betamethason	Celestamine N®	0,5 mg

Halswirbelsäule mit Hlife einer → Glisson-Schlinge.

Globalsyndrom (der Wirbelsäule): Unspezifischer Begriff für Auftreten ubiquitärer Schmerzen im Bereich der Gesamtwirbelsäule (HWS, BWS, LWS); nicht selten Vorliegen einer psychosomatischen Komponente. engl.: global vertebral syndrome.

Globoidzellen-Leukodystrophie: Syn.: Krabbe-Krankheit, Galaktozerebrosidlipidose. Hereditäre autosomal-rezessive Form der Leukodystrophie. *Ätiologie*: Enzymmangel (Galaktozerebrosid-β-Galaktosidase) mit nachfolgender Ablagerung von Zerebrosiden im ZNS; im Bereich des Rückenmarkes mit herdförmig auftretenden Entmarkungsbereichen. *Klinik*: Beginn im 2.-4. Lebensmonat (kindliche Form) bzw. nach dem 2. Lebensjahr bis zum frühen Erwachsenenalter (juvenile Form) mit jeweils rasch progredienter Spastik, zerebellarer Symptomatik und schließlich Demenz. engl.: globoid cell leukodystrophy.

Glockenthorax: Glockenartige Ausformung des Brustkorbes; *Vorkommen* v.a. bei der → Rachitis. engl.: bell-shaped chest.

Glukokortikoid: Hormon der Nebennerenrinde; dient zur Steuerung des Kohlenhydratstoffwechsels. Therapeutische Nutzung synthetischer Derivate *(Tab. 41–43)* in unphysiologisch hohen Dosen zur Unterdrückung mesenchymaler Reaktionen und damit Abzielen auf eine rasch einsetzende Entzündungshemmung (antiexsudativer und antiproliferativer Effekt); in noch höheren Dosen immunsuppressive Wirkung. *Indikationen*: stark entzündliche Verläufe rheumatischer Krankheitsbilder (u.a. auch → Spondylarthritiden), die durch nichtsteroidale → Antiphlogistika nicht befriedigend behandelt werden können. engl.: glucocorticoid.

Tabelle 42: Biologische und Plasmahalbwertzeit von Glukokortikoiden

Chemische Substanz	Wirkungsdauer (ACTH-Unterdrückung in Std.)	Plasmahalbwertzeit (min)
Cortison	8–12	110
Cortisol	12–36	30
Prednison	18–36	60
Prednisolon	18–36	130–250
Methylprednisolon	18–36	110
Triamcinolon	36–72	300
Dexamethason	36–72	100–300
Betamethason	36–72	100–300

Gocht, H.: 1869- 1938; deutscher Orthopäde aus Berlin.

Gocht-Jeßner-Methode: Schwedische Heilgymnastik zur konservativen Behandlung der → Thorakolumbalskoliose mit aktiven und passiven Spannungs- und Streckübungen der langen Rückenstreckmuskulatur bzw. der Wirbelsäule selbst.

Gold: *lat.*: aurum. 79. chemisches Element im Periodensystem, zu den Edelmetallen gehörend; *chem. Zeichen*: Au; *Atomgewicht*: 196,97. Medizinischer Einsatz von Goldpräparaten als → Basistherapeutika bei Erkrankungen des rheumatischen Formenkreises. engl.: gold.

Goldenhar-(Gorlin-)Syndrom: Syn.: → Dysplasia oculo-auricularis sive oculo-auriculo-vertebralis.

Goll, F.: 1829-1903; Schweizer Anatom aus Zürich.

Goll-Strang: Syn.: Funiculus bzw. Fasciculus gracilis; medialer Teil des → Tractus spinobulbaris (Hinterstrang) des Rückenmarks; enthält, von innen nach außen geschichtet, Nervenfasern der Hinterwurzeln der Spinalnerven des Steiß-, Kreuzbein-, Lenden- und unteren Brustmarks für Tast- und Tiefensensibiltät; im Halsteil des Rückenmarks ist ihm der F. cuneatus (→ Burdach-Strang) aufgelagert. engl.: Goll's column.

Goltz-Gorlin(-Peterson-Ravitz) Syndrom: Syn.: fokale dermale Hypoplasie. Komplexe kongenitale ekto- und mesodermale Fehlbildungen vor allem bei Frauen (autosomal-dominanter Erbgang?) mit Poikilodermie und fo-

Tabelle 43: Äquivalente Glukokortikoiddosen bei systematischer Applikation (Referenz: Prednison)

Chemische Substanz	Relative Glukokortikoidwirkung (Cortisol = 1)	Äquivalenzdosis (mg)	Multiplikator	Mineralokortikoidwirkung
Cortison	0,8	25	–	++
Cortisol	1,0	20	–	++
Prednyliden (16-Methyl prednisolon)	3,0	6–9	0,8	+
Prednison	4	5–7,5	1,0	+
Prednisolon	4	5–7,5	1,0	+
Fluorcortolon	4	5–7,5	1,0	0
Cloprednol	25	5–7	1,0	+
Triamcinolon	5	4–6	1,25	0
6-Methylprednisolon	5	4–6	1,25	0
Dexamethason	30	1–1,5	5,0	0
Betamethason	25	0,75–1,0	6,7	0

kaler dermaler Hypoplasie (Hautatrophie mit Pigmentvermehrung). Bei 90% der Fälle liegen auch Skelettveränderungen vor wie Poly- bzw. Syndaktylien u.a.m.; *im Bereich der Wirbelsäule* → Segmentationsstörungen, → Spina bifida, skoliotische Verbiegungen, rudimentäre Steißknochen. engl.: Goltz-Gorlin syndrome.

Gonda-Zeichen: Syn.: → Marie-Foix-Zeichen. → Pyramidenbahnzeichen. engl.: Gonda's sign.

Gordon, A.: 1874-1953; US-amerikanischer Neurologe aus Philadelphia.

Gordon-Zehenzeichen: Reflektorische Dorsalextension der großen Zehe (und evtl. Plantarflexion und Spreizung der Langzehen 2-5) bei Kneten oder Kneifen der Wadenmuskulatur. → Pyramidenbahnzeichen. engl.: Gordon's sign.

Gorham, L.M.: 1885-1968; US-amerikanischer Internist aus New York.

Gorham-Krankheit: Syn.: massive oder essentielle Osteolyse, Phantomknochen, Osteophthise, spontane Osteolyse, Knochenschwund.
Sehr seltene spontane Osteolyse (Auflösung der Knochensubstanz) in umschriebenen Anteilen des Knochenskeletts aufgrund einer Hämangiomatose. *Vorkommen* v.a. bei Jugendlichen und Adoleszenten; stets solitärer Befall und spontan endend. Im Bereich des Achsenskeletts ist ein Befall von Wirbelkörpern beschrieben. Im *Röntgenbild* zeigt sich eine konzentrische knöcherne Atrophie (Dichteschwund, Phantomknochen) ohne Zeichen der Reossifikation. engl.: Gorham's disease, vanishing bone disease, disappearing bone disease.

Gorlin, R.J.: US-amerikanischer Stomatologe aus Minneapolis.

Gorlin-Cohen-Syndrom: Syn.: frontometaphysäre Dysplasie.
Sehr seltene kongenitale hereditäre Skelettdysplasie mit charakteristischen Veränderungen im Gesichtsbereich (supraorbitale Hyperostose, Kartoffelnase, Zahnmißbildungen u.a.), auch übriges knöchernes Skelett (verminderte Modellierung der Metaphysen der langen Röhrenknochen) sowie innere Organe betroffen. *Im Bereich der Wirbelsäule* → Basilarimpressionen häufiger vorkommend. engl.: Gorlin-Cohen syndrome.

Gowers, Sir W. R.: 1845-1915; englischer Internist und Neurologe aus London.

Gowers-Bahn: Syn.: → Tractus spinocerebellaris anterior. engl.: Gowers' tract.

Gowers-Reflex: Reflektorische Kontraktion des M. triceps surae nach Beklopfen der Schienbeinvorderkante bei gebeugtem Knie und dorsalextendiertem Fuß. engl.: Gowers' reflex.

Gowers-Zeichen: 1.) → Ischiasschmerz, ausgelöst durch passive Streckung von Fuß und Großzehe am liegenden Patienten. engl.: Gowers' sciatic pain enhancement. **2.)** Aufgrund einer Lähmung der Kniestrecker (typisch bei Muskeldystrophie) Aufrichten des Patienten aus dem Sitzen oder Hocken durch Hochklettern an den eigenen Beinen und am Rumpf mittels der Arme. engl.: Gowers' sign.

Granulom(a): Bezeichnung für eine bestimmte krankhafte Gewebevermehrung mit Geschwulstbildung. engl.: granuloma. **eosinophiles G.:** Tumor, *feingeweblich* bestehend aus Histiozyten, mehrkernigen Riesenzellen, eosinophilen Granulozyten und Schaumzellen. Form der → Histiozytosis X mit typischem Befall des Knochens. Erstmaliges Auftreten vor allem in der ersten Lebensdekade, keine Geschlechtsbevorzugung; Prädilektionsstellen neben Schädel, Becken und proximalem Femur auch die Wirbelsäule (→ Vertebra plana); spontane Remissionen möglich. *Klinisch* nur selten auffällige Befunde; im *Röntgenbild*, auch im CT *(s. Abb.)* zeigt sich eine mehr oder weniger scharf begrenzte osteolytische flekkige Destruktion. *Therapie:* evtl. Bestrahlung, im Falle multipler Herde (→ Hand-Schüller-Christian Krankheit) systemische Behandlung mit Glukokortikoiden und Zytostatika erforderlich; im Falle neurologischer Ausfallserscheinungen →

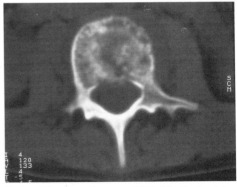

Eosinophiles Granulom von LWK 3 im horizontalen CT-Schnittbild.

Korporektomie mit ventraler Fusion durch Knochenspanplastik. → Abt-Letterer-Siwe Syndrom. engl.: eosinophlic granuloma.

Granulomatose, Granulomatosis: Systemerkrankung, die mit Bildung multipler → Granulome einhergeht (→ histiozytäre G., → Wegenersche G. u.a.). engl.: granulomatosis. **histiozytäre G.:** Syn.: → Abt-Letterer-Siwe Syndrom.

Grenzstrang: Sympathische Ganglienkette, beidseits der Wirbelsäule in unmittelbarer Nähe der Rippenwirbelgelenke gelegen, die über markreiche präganglionäre plurisegmentale → Rami communicantes albi (vom letzten zervikalen bis zum 2. oder 3. lumbalen Segment) mit dem Seitenhorn des Rückenmarks in Verbindung steht; aus dem G. entspringen die postganglionären markarmen → Rami communicantes grisei (verlaufen über die → Spinalnerven zur Peripherie) zur segmentgebundenen Versorgung der Eingeweide. engl.: sympathetic trunk.

Grenzstrangblockade: Form der medikamentösen Sympathikusblockade mittels → Lokalanästhetika; im *zervikalen* Bereich: → Stellatumblockade; im *lumbalen* Bereich: → Paravertebralanästhesie. engl.: sympathetic blockage.

Grenzwirbel: Syn.: → Assimilationswirbel, Übergangswirbel. engl.: border vertebra.

Grisel, P.G.: französischer Arzt.

Grisel-Syndrom: Syn.: → Torticollis atlantoepistrophealis, → Watson-Jones-Syndrom. Vor allem im Kindesalter nach entzündlichen Affektionen des Nasen-Rachen-Raumes (z.B. bei Tonsillitis) auftretender schmerzhafter → Schiefhals durch Verdrehung und seitliche Subluxation des → Atlas im → Atlantoaxialgelenk. engl.: Grisel's disease.

griseus: *lat.* für grau. engl.: grey.

Großwuchs: Syn.: Makrosomie, → Hochwuchs, → Riesenwuchs. Überschreiten des altersgemäßen durchschnittlichen Körperlängenwachstums um zumindest 23% (Angaben von CATEL) bzw. um 40% (Angaben von FANCONI). engl.: macrosomatia, macrosomia.

Großzehenheber: Syn.: M. extensor hallucis longus; Innervation über L5.

Großzehenheberschwäche: Motorische Schwäche des M. extensor hallucis longus als möglicher Ausdruck einer radikulären Störung der Wurzel L5. → Kennmuskel.

Großzehenzeichen: Syn.: → Babinski-Reflex. → Pyramidenbahnzeichen. engl.: Babinski's sign.

Grundplatte: Untere Wirbelkörperabschlußplatte; → Abschlußplatte. engl.: lamina basalis.

Grynfelt, J. K.: 1840-1913; französischer Frauenarzt aus Montpellier.

Grynfelt(-Lesshaft-Luschka) Dreieck: Syn.: oberes Lendendreieck.
Anatomisch dreieckförmige Körperregion (Muskellücke in der seitlichen Bauchwand), kranial begrenzt von der 12. Rippe und dem hinteren oberen Anteil des → M. serratus, ventral vom inneren schrägen Bauchmuskel (M. obliquus internus) und dorsal vom → M. quadratus lumborum; gelegentlich Bruchpforte (→ Grynfelt-Hernie). engl.: Grynfelt-Lesshaft triangle.

Grynfelt-Hernie: *Lat.:* Hernia lumbalis superior. Bauchwandbruch im Bereich des oberen Lendendreiecks (→ Grynfelt Dreieck). engl.: Grynfelt's hernia.

Güntz, E.: 1903-1973; deutscher Orthopäde aus Frankfurt/Main.

Güntz-Zeichen: Abnorme Streckhaltung des Wirbelsäulenabschnittes oberhalb eines → Bandscheibenprolapses (sog. röntgenologisches Frühsymptom im seitlichen Strahlengang). engl.: Güntz's sign.

Gürtelgefühl: Syn.: Zonästhesie.
Subjektives Empfinden, als ob ein fester Gürtel den Körper umschließt. *Vorkommen* z.B. bei einer intraspinalen Raumforderung, aber auch bei entzündlichen Erkrankungen des Rückenmarks, bei → Tabes dorsalis, → Multipler Sklerose und bei → Spondylitis tuberculosa. engl.: girdle sensation.

Gürteltest: Syn.: unterstützter Vorbeugetest.
Klinischer Test zur Differenzierung lumbaler und iliosakraler Schmerzen: Der Untersucher steht hierbei hinter dem stehenden Patienten; der Patient führt eine Rumpfanteklination bis zu dem Punkt durch, an dem das lumbosakrale Beschwerdebild auftritt. Der Patient richtet sich anschließend wieder auf und führt die gleiche Bewegung nochmals durch, wobei der Untersucher jetzt mit seinem Oberschenkel das Kreuzbein abstützt und die Rumpfvorbeugung führt, indem er beide Darmbeine des Patienten umgreift. Schmerzen bei freier Bewegung sprechen für eine Funktionsstörung des → Iliosakralgelenkes, die sich nach der Beckenfixierung vermindern oder gar

ganz verschwinden; bei lumbalen Störungen besteht das Beschwerdebild auch im Rahmen der unterstützten Anteklination fort.

Guillain, G.: 1876-1961; französischer Neurologe aus Paris.

Guillain-Barré-Syndrom: Abkürzung: GBS-Syndrom; Syn.: Radikuloneuritis, Neuronitis. Polyradikulitis (meist infektiös oder toxisch-allergisch bedingte Polyneuritis) mit zunächst uncharakteristischen Allgemeinsymptomen, dann klinisch aufsteigende motorische Lähmung mit schlaffer Parese und Areflexie (auch die unteren Hirnnerven sind letzendlich mit betroffen mit Schluckstörung u.a.), Parästhesien, ziehenden Schmerzen; Gesamtletalität etwa 15%. Bei der sog. *unteren Form* sind die Spinalnervenwurzeln und periphreren Nerven betroffen, bei der *gemischten* und *mesenzephalen Form* nur die Hirnnerven; bösartiger Verlauf bei der sog. → *Landry-Paralyse*. Typischer *Liquorbefund* mit hohem Eiweißgehalt über 200-300 mg% bei normaler Zellzahl (sog. albuminozytologische Dissoziation). engl.: Guillain-Barré syndrome.

H

Habitus: *lat.* für Aussehen, Konstitution, Körperbautyp. engl.: constitution. **H. phthisicus:** Syn.: → Stiller Syndrom. engl.: constitutional visceroptosis and vasomotor weakness.

Hackett-Punkte: Muskuläre → Maximalpunkte im Falle einer → Blockierung im Bereich der Wirbelsäule. Die Punkte *A, B* und *C* liegen in Höhe der → Linea nuchae superior (z.B. bei einer C2-Symptomatik), der Punkt *D* im → M. gluteus medius (Dysfunktion der → Iliosakralfuge). engl.: Hackett (tender) points.

Hämangiom, Haemangioma: Syn.: Blutschwamm.
Gutartiger kapillärer bis kavernöser Tumor durch Wucherung von Blutgefäßen; ubiquitäres Vorkommen. → Knochenhämangiom, → Hämangiomwirbel. engl.: haemangioma.

Hämangiomatose, Hämangiomatosis: Multiples Vorkommen von → Hämangiomen, auch im Bereich des Knochens. engl.: haemangiomatosis.

Hämangiomwirbel: Häufigster gutartiger Tumor im Bereich der Wirbelsäule (in 12 % aller Autopsien) mit Lokalisation vor allem im → Wirbelkörper, nur selten im → Wirbelbogen. Frauen häufiger betroffen als Männer. *Röntgenologisch* typischer Befund (s. *Abb.*) ist eine longitudinal verstärkte und horizontal verminderte Trabekelzeichnung (sog. Kordsamtstoff- bzw. Bienenwabenmuster-Zeichnung). *Klinisch* meist symptomlos, daher oft Zufallsbefund; nur bei „aktiven" Tumoren lokale Schmerzen; seltene Wirbelkörperkompressionsfrakturen beschrieben. *Therapie*: nur in wenigen Fällen erforderlich, dann Bestrahlung, evtl. selektive → Embolisation mittels → Angiographie, im Falle neurologischer Ausfallserscheinungen Wirbelkörperentfernung und Ersatz durch autologes Knochenmaterial. → Wirbelsäulentumor. engl.: vertebral haemangioma.

Hämatom, Haematoma: *griech.* für Bluterguß, Blutbeule. Ansammlung von Blut außerhalb des Blutgefäßsystemes, innerhalb der Weichteile. engl.: haematoma. **H. epidurale:** Bluterguß in den Raum zwischen knöcherner Schädelinnenfläche bzw. Wirbelkanal und → Dura mater. engl.: epidural haemotoma. **H. intradurale:** Syn.: → H. subdurale. engl.: subdural haematoma. **H. subarachnoidale:** Bluterguß in den Raum zwischen → Dura mater und → Arachnoidea. engl.: subarachnoid hemorrhage. **H. subdurale:** meist traumatisch bedingter Bluterguß in den Schädelraum bzw. den Wirbelkanal unter der → Dura mater. engl.: subdural haematoma.

Hämatomyelie: Syn.: → Apoplexia spinalis. engl.: haematomyelia.

Hämatorrhachis: Blutung in die Rückenmarkhäute. *Ätiologie*: Trauma, Rückenmarkstumor, spinales Angiom. *Klinisches Bild*: radikulär ausstrahlende Schmerzen, Hyperästhesie der Haut, Steifheit der Wirbelsäule, evtl. auftretende Paresen. engl.: haematorrhachis.

Häschenstellung: Syn.: → Mekkalagerung.

Häussler, G.: Deutscher Neurochirurg aus Hamburg.

Häussler-Zeichen: Klinischer Test mit segmentaler Schmerzausstrahlung vom Ort eines Bandscheibenvorfalles beim Sichfallenlassen mit ge-

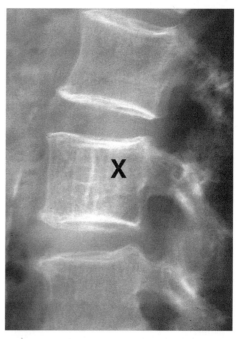

Typische Röntgenmorphologie eines lumbalen Hämangiomwirbels (X) im seitlichen Strahlengang der LWS.

Hakenplatte (nach Magerl)

streckten Beinen aus dem Zehen- in den Sohlenstand. engl.: Häussler's sign.

Hagebuttenform: Syn.: → Tonnenform.
Bildliche Beschreibung für röntgenologische Veränderungen der Wirbelkörper im Frühstadium einer → Scheuermannschen Erkrankung.

Hahn, E.: 1841-1902; deutscher Chirurg aus Berlin. → Hahn-Spalten.

Hahnentritt: Syn.: → Steppergang. engl.: peroneal gait.

Hahn-Spalten: Horizontal verlaufende Gefäßkanäle in den Wirbelkörper. engl.: Hahn's canals.

Hakenfaßzange: Spezialinstrument zum stabilen Fassen und zur schonenden Plazierung der → Pedikel- und → Laminahaken im Rahmen der operativen dorsalen Skoliosekorrektur. → Harrington-Operation, → MPDS. engl.: hook clamp.

Hakenplatte (nach Magerl): Spezielle Osteosyntheseplatte zur dorsalen Instrumentation der Halswirbelsäule über 2 oder 3 Segmente, z.B.

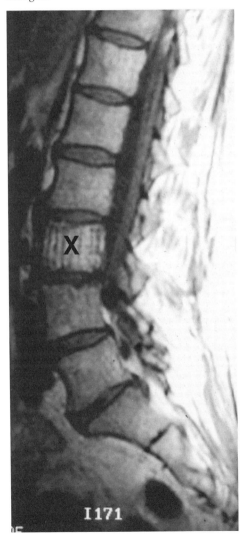

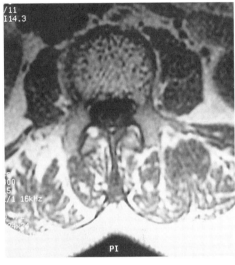

Hämangiomwirbel L3 (×) im Kernspintomogramm:
a) Überblick in der Seitansicht
b) knöcherne Morphologie in der horizontalen Ebene.

Hakenschraube (nach Morscher)

im Falle einer diskoligamentären Instabilität unterhalb von C3, zur Fusion nach Laminektomie bzw. zur zusätzlichen Sicherung einer ventralen Fusion (v.a. bei Tumoren); die Fixation der Platte erfolgt kranial mit einer Schraube im Bereich des Gelenkfortsatzmassivs, der distale Haken der Platte wird in den Wirbelbogen unmittelbar medial der Gelenkfacette eingehängt; meist bilaterale Verwendung. engl.: Magerl's hook plate.

Hakenschraube (nach Morscher): Spezielle Osteosyntheseschraube mit Spongiosagewinde an einem Ende; am anderen Ende ist die Schraube dreieckförmig und hat ein feines Gewinde; dazwischen ist ein Laminahaken beweglich eingehängt, der über eine Feder mit zwei Muttern fixiert und stabilisiert wird (s. *Abb.*). engl.: hookscrew.

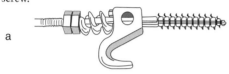

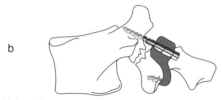

Hakenschraube nach MORSCHER:
a) Implantat
b) Intraoperative Situation nach Osteosynthese einer Spondylolyse.

Halbwirbel: Syn.: Hemispondylus, Hemivertebra.
→ Wirbelkörpermißbildung aufgrund einer kongenitalen Entwicklungsstörung (sog. hemimetamere → Segmentverschiebung) in der frühen Embryonalzeit im Sinne einer nur vorderen oder hinteren (Störung im Stadium der beginnenden Verkalkung) bzw. nur rechts- oder linksseitigen (Störung im Vorknorpelstadium) Wirbelanlage. *Hauptlokalisation*: Th10 - L2. *Ursächlich* sein können eine Rückbildungsstörung der → Chorda dorsalis, aber auch eine Blutgefäßanomalie, ein → Klippel-Feil-Syndrom oder eine → Dysraphie.

Klinisch resultiert eine typabhängige Verkrümmung der Wirbelsäule (→ Skoliose, → Hyperkyphose, → Hyperlordose). Im *Röntgenbild* zeigt sich bei einem H. fast immer ein normal hoher Zwischenwirbelraum. engl.: hemivertebra.

Halisterese, Halisteresis: Spontane Auslösung der Mineralsalze (→ Demineralisation) aus der sonstig weitgehend intakten Knochenmatrix (→ Osteomalazie). engl.: halisteresis.

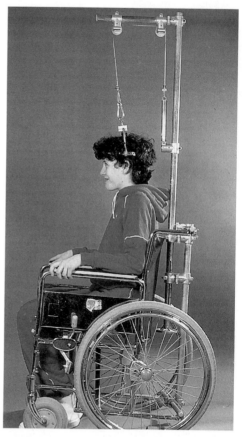

Halo-Extension im speziell zugerichteten Rollstuhl zur präoperativen Aufdehnung einer progredienten idiopathischen juvenilen Thorakolumbalskoliose.

Aus: AECKERLE et al.: Halo-Extension als präoperative Behandlung der Skoliose-Komplikationen und Ergebnisse. In: Orth. Prax. 23 (1987), 234. Mit freundlicher Genehmigung der Medizinisch Literarischen Verlagsgesellschaft, Uelzen.

Halo-femoral-Extension

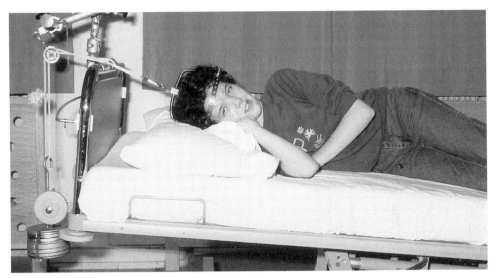

Halo-Extension in horizontaler Lage (z. B. zur Nacht).

v. Haller, A.: 1708-1777; Schweizer Anatom und Physiologe aus Bern.

Haller-Bogen: Syn.: → Arcus lumbocostalis medialis et lateralis.

Halo-(Schwerkraft-)Extension: Selten zum konservativen, in den meisten Fällen zum präoperativen Längszug der Gesamtwirbelsäule im Zuge der Skoliosekorrektur vor der späteren → Spondylodese (v.a. bei der → Harrington-Operation) eingesetztes Behandlungsverfahren. Mit Hilfe eines in der Schädelkalotte mittels Spannschrauben fixierten metallischen → Halo-Ringes erfolgt über ein Zugsystem mit Gestänge eine schrittweise gesteigerte Aufdehnung der verkrümmten Wirbelsäule bis zum Erreichen eines Maximums (bestimmt durch Messung der Körperlänge). Das Gegengewicht wird durch ein am Becken abstützendes Korsett (→ Halo-pelvis-Traktion) oder durch das eigene Körpergewicht des in einem speziell adaptierten Rollstuhl „aufgehängten" Patienten (Extensionsgewicht bis zu 50-70 % des Körpergewichtes) gewährleistet, dessen Gesäß gerade eben nicht den Sitz des Rollstuhles berührt (s. *Abb. S. 178*). Über Nacht wird der Patient in einem am Fußende abfallendem Schrägbett gelagert (s. *Abb.*). In Einzelfällen auch zur Aufdehnung einer erheblichen BWS-Kyphose eingesetzt. engl.: halo-extension.

Halo-femoral-Extension: Konservative Behandlungsmethode im Falle einer idiopathischen

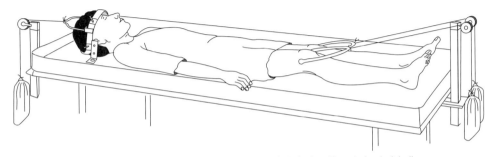

Halo-Femoralextension zur präoperativen Vorbereitung (Distraktion) einer Thorakolumbalskoliose.

Halo-Fixateur externe

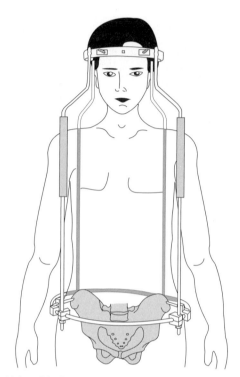

Halo-pelvic-Apparat.

Einsatz erfolgt zur kontinuierlichen Aufdehnung einer progredienten → Thorakolumbalskoliose über äußere Gewindestäbe, die mit dem Halo-Ring und dem Darmbeinstab verbunden sind. *Indikation*: schwere → Thorakolumbalskoliosen von über 100° zur präoperativen Aufdehnung, v.a. wenn im Rahmen der nachfolgenden operativen Korrektur ausgedehnte ventrale und/oder dorsale knöcherne Resektionen (z.B. im Falle erheblicher Mißbildungen) geplant sind. engl.: halo-pelvic apparatus.

Halo-(pelvis-)jacket: *engl.*; Syn.: Halo-Weste. Externe Fixation zwischen einem in der Schädelkalotte sitzenden → Halo-Ring und einem über aufdehnbare Metallverstrebungen verbundenen, im Bereich der Schulter-, Brustkorb- bzw. Beckenkammregion abstützenden Gegenhalt (meist aus Kunststoff) zur Durchführung einer vertikalen Extension der Halswirbelsäule, z.B. zur konservativen Behandlung einer instabilen Fraktur im Bereich der HWS (s. Abb. S. 181).

Halo-pelvis-Traktion: Vertikale Extension der Gesamtwirbelsäule über eine → Halo-Extension (zur präoperativen Behandlung einer → Thorakolumbalskoliose) oder zur konservativen Therapie einer instabilen HWS-Fraktur (→ Halo-pelvis-

progredienten → Thorakal- oder → Thorakolumbalskoliose durch kontinuierlichen Längszug; kranial über einen an der Schädelkalotte mittels Schrauben fixierten metallischen → Halo-Ring, kaudal durch suprakondylär im Bereich beider Oberschenkel einliegende Steinmann-Nägel. Hierfür ist eine vollständige immobilisierende Flachlagerung über 2-4 Wochen im Wirbelbett erforderlich (s. Abb.). *Indikation*: relativ rigide Wirbelsäulenverkrümmungen über 90° zur präoperativen Aufdehnung, v.a. bei Patienten nach Wachstumsabschluß. engl.: halo-femoral extension.

Halo-Fixateur externe: Orthopädische Gesamtkonstruktion zur Durchführung einer → Halo-Extension der Wirbelsäule.

Halo-pelvic-Apparat: Orthese im Sinne eines → Fixateur externe zur kontinuierlichen externen Distraktion zwischen einem im Bereich der Schädelkalotte fixierten → Halo-Ring und einem schräg durch die Darmbeine geführten Stab; der

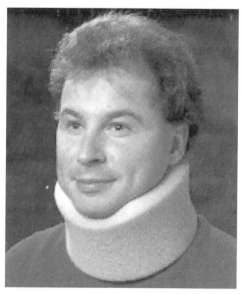

Halskrawatte aus Schaumstoff. Fa. Wilh. Jul. Teufel GmbH, Stuttgart. Mit freundlicher Genehmigung.

Halsmuskulatur

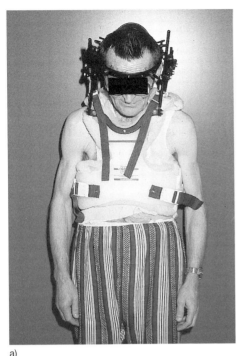 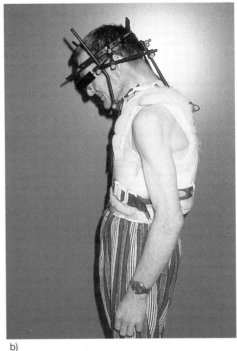

a)

b)

Halo-pelvis-jacket zur konservativen Behandlung instabiler zervikaler Frakturen:
a) Ansicht von vorne
b) Ansicht von der Seite.

jacket) unter Verwendung einer äußeren Fixation an der Schädelkalotte mittels → Halo-Ringes sowie eines am Beckenkamm abstützenden → Korsettes. engl.: halo-pelvic traction.

Halo-Ring: Leicht ovalärer metallischer Ring, der mit vier spitzen Spannschrauben zur Fixation in der knöchernen Schädelkalotte bestückt wird; in Kurzzeitnarkose angelegt zur späteren → Halo-(Schwerkraft-)Extension im Sinne der präoperativen Aufdehnung einer teilkontrakten → Thorakolumbalskoliose. engl.: halo ring.

Halo-Weste: Syn.: → Halo-pelvis-jacket. engl.: halo-pelvis jacket.

Halsband(-Zeichen): Pathognomonisches Zeichen einer → Spondylolyse im schrägen Röntgenbild der Lendenwirbelsäule mit auffälliger → Scotchterrier-Figur. engl.: scotchterrier collar.

Halskrause, Halskrawatte: Zirkulärer, um den Hals angelegter Verband zur Ruhigstellung und mechanischen Entlastung (v.a. nachts) der Halswirbelsäule nach Distorsions- oder knöchernen Verletzungen; Fertigung aus Gips (→ Gipskrawatte), aus einem mit Watte gefütterten Trikotschlauch (→ Schanzscher Verband; zusätzliche lokale Wärmewirkung; s. Abb. S. 180) oder auch einer individuell angefertigten oder konfektionierten Kunststoffothese. → Flexionskrawatte. engl.: cervical collar.

Halsmark: Zervikaler Anteil des Rückenmarkes. engl.: cervical medulla.

Halsmuskelkrampf: Oberbegriff für einen hypertonen Zustand der Muskulatur des Halses, z.B. als → Schiefhals (→ Torticollis), → Torsionsdystonie, Spasmus rotatorius, Spasmus mutans. engl.: neck muscle spasm.

Halsmuskulatur: Oberbegriff für die anatomisch im Halsbereich lokalisierte quergestreifte Muskulatur; diese besteht aus einem oberflächli-

Halsmuskulatur

chen Hautmuskel (→ Platysma), einem Kopf-Rumpfmuskel (→ M. sternocleidomastoideus), den unteren Zungenmuskeln (sog. Rektusgruppe), der Skalenusgruppe sowie der tiefen oder paravertebralen Gruppe *(Tab. 44)*.

Tab. 44: Halsmuskeln

Platysma - Halshautmuskel	
U.:	Rand des Unterkiefers
A.:	Brusthaut in Höhe der 2. Rippe
N.:	R. colli n. facialis
F.:	mimische Funktion (Spannung der Haut des Halses)

M. sternocleidomastoideus - Kopfwender	
U.:	Pars sternalis: Manubrium sterni Pars clavicularis: Extremitas sternalis claviculae
A.:	Processus mastoideus, Linea nuchae superior
N.:	N. accessorius, Plexus cervicalis
F.:	Vorschieben des gesenkten Kopfes unter Hebung des Kinns (das Hinterhaupt wird nackenwärts gezogen) bei beidseitigem Zug; gleichseitige Beugung der HWS mit Drehung des Kopfes zur Gegenseite bei einseitigem Zug

Untere Zungenbeinmuskeln - Rektusgruppe	

M. sternohyoideus - Brustbeinzungenbeinmuskel	
U.:	dorsale Fläche des Manubrium sterni
A.:	Zungenbeinkörper
N.:	Ansa cervicalis
F.:	Herabziehen des Zungenbeines, Mitanheben des Brustkorbes (Atemhilfsmuskel)

M. sternothyreoideus - Brustbeinschildknorpelmuskel	
U.:	dorsale Fläche des Manubrium sterni
A.:	Linea obliqua des Schildknorpels
N.:	Ansa cervicalis
F.:	Einandernähern von Zungenbein und Schildknorpel, Senkung des Kopfes

M. thyreohyoideus - Schildknorpelzungenbeinmuskel	
U.:	Linea obliqua des Schildknorpels
A.:	Körper und großes Horn des Zungenbeins
N.:	R. thyreohyoideus des Plexus cervicalis
F.:	Senkung des Zungenbeines, Anhebung des Schildknorpels

M. omohyoideus - Schulterzungenbeinmuskel	
U.:	Lig. transversum und margo superior scapulae

Halsmuskulatur

A.:	Körper des Zungenbeins
N.:	Ansa cervicalis
F.:	Spannen des mittleren Blattes der Halsfaszie, Atemhilfsmuskel

Skalenusgruppe

M. scalenus anterior - vorderer Rippenhalter

U.:	ventrale Höcker der HWK-Querfortsätze 3-6
A.:	Tuberculum m. scaleni anterioris der 1. Rippe
N.:	Plexus cervicalis
F.:	Seitneigung der HWS, Anhebung des Brustkorbes, Spannen der Pleurakuppel

M. scalenus medius - mittlerer Rippenhalter

U.:	Querfortsätze des 1. (oder 2.)-7. HWK
A.:	1. Rippe dorsal vom Sulcus a. subclaviae
N.:	Plexus cervicalis
F.:	Seitneigung der HWS, Anhebung des Brustkorbes, Spannen der Pleurakuppel

M. scalenus posterior - hinterer Rippenhalter

U.:	dorsale Höcker der HWK-Querfortsätze 5 (bzw. 6)-7
A.:	2. Rippe
N.:	Plexus cervicalis
F.:	Seitneigung der HWS, Anhebung des Brustkorbes, Spannen der Pleurakuppel

M. scalenus minimus (inkonstanter Muskel)

U.:	6. und 7. HWK
A.:	1. Rippe, Pleurakuppel
N.:	Plexus brachialis
F.:	Spannung der Pleurakuppel

Tiefe oder paravertebrale Gruppe

M. rectus capitis anterior - vorderer gerader Kopfmuskel

U.:	Querfortsatz des Atlas
A.:	Pars basilaris des Os occipitale
N.:	Plexus cervicalis
F.:	Vor- und Seitneigung des Kopfes

M. longus capitis - langer Kopfmuskel

U.:	ventrale Höcker der HWK-Querfortsätze 3-6
A.:	Pars basilaris des Os occipitale (neben dem Tuberculum pharyngeum)
N.:	Rami ventrales der Nn. cervicales I-IV

Halsrippe

F.:	Streckung der HWS, gleichzeitiges Drehen des Kopfes

M. longus colli - langer Halsmuskel
medialer ventraler Teil

U.:	Körper der unteren Halswirbel 5-7 und der oberen Brustwirbel 1-3
A.:	Körper der oberen Halswirbel 1-3
N.:	Rami ventrales der Nn. cervicales
F.:	Anteklination und Seitneigung der HWS (beidseitiger bzw. einseitiger Effekt)

oberer lateraler schräger Teil

U.:	ventrale Höcker der HWK-Querfortsätze 2-5
A.:	Tuberculum anterius des Atlas, Körper des 2. HWK
N.:	Rami ventrales der Nn. cervicales
F.:	Anteklination und Seitneigung der HWS (beidseitiger bzw. einseitiger Effekt)

unterer lateraler schräger Teil

U.:	Körper des 1. BWK
A.:	ventrale Höcker der HWK-Querfortsätze 6-7
N.:	Rami ventrales der Nn. cervicales
F.:	Anteklination und Seitneigung der HWS (beidseitiger bzw. einseitiger Effekt)

Erklärung: U – Ursprung   N – nervöse Versorgung
A – Ansatz   F – Funktion

Halsrippe: Kraniale → Wirbelsäulenvariation des zerviko-thorakalen Überganges; *Vorkommen*: 0,6-3,4%. Zusätzliche rudimentäre bis komplette, seltener ein-, häufiger doppelseitig auftretende, evtl. auch gelenkig unterteilte Rippe meist am 7. Halswirbel, in Einzelfällen auch höher (bis zum 4. HWK) lokalisiert; oft kombiniert mit weiteren Skelettanomalien. Im Falle eines einseitigen Auftretens kann eine → Skoliose der HWS resultieren. Bei der *klinischen Untersuchung* imponiert die obere Schlüsselbeingrube meist verstrichen (in der Tiefe tastbare Verknöcherung); kann zu einem Engpaßsyndrom für den Armnervenplexus oder die A. subclavia führen (→ Halsrippensyndrom). engl.: cervical rib.

Halsrippenprovokationstest: Ein Drehen des Kopfes zur gesunden Seite führt im Falle einer einseitigen Halsrippenausbildung zu einer Reizung des unteren Armplexus oder gar einer Kompression der → A. subclavia.

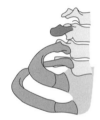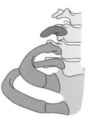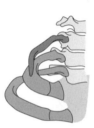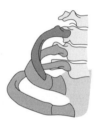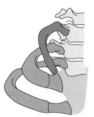

Anatomische Variationen der Halsrippen.

Halsrippensyndrom: Syn.: Naffziger-Syndrom, Scalenus-anticus-Syndrom, Adson-Syndrom, Nonne-Syndrom.
Klinisches Engpaßsyndrom bei Vorliegen einer rudimentären Halsrippe oder eines abnorm breiten letzten HWK-Querfortsatzes mit Kompression des Armnervenplexus oder der A. subclavia, zusätzlich verstärkt im Zuge der Armhebung oder durch gleichzeitig vorliegende Fehlansätze der → Skalenusmuskulatur (sog. vorderes → Skalenus-Syndrom). *Klinisch* imponiert typischerweise eine Abschwächung des Radialispulses, ein postiver → Adson-Test, eine Brachialgie bis hin im Extremfall zu einer unteren Plexuslähmung. engl.: scalenus (anticus) syndrome.

Halsschuß: *umgangssprachl.* für akutes lokales → Halswirbelsäulensyndrom, akute → Torticollis. engl.: acute cervical spine syndrome.

Hals(stell)reflex: Syn.: tonischer Nackenreflex. Frühkindlicher Haltungsreflex (bis etwa zum 6.-8. Lebensmonat), der durch Änderung der Kopf- und Körperstellung ausgelöst wird. Nach Reklination des Kopfes und Halses erfolgen eine Streckung und Tonuszunahme der oberen sowie eine Beugung und Tonusabnahme der unteren Extremitäten; umgekehrte Reaktion bei der Anteklination des Kopfes *(STNR = symmetrischer tonischer Nackenreflex)*; weiterhin erfolgen im Zuge der Kopfdrehung eine Streckung und Tonuszunahme des drehseitigen sowie eine Beugung und Tonusabnahme des kontralateralen Armes (und evtl. auch Beines; *ATNR = asymmetrischer tonischer Nackenreflex*). engl.: tonic neck reflex.

Halsstütze: Syn.: → Halskrause, Halskrawatte. engl.: cervical collar.

Halssympathikus: Im Bereich der Halswirbelsäule lokalisierter Anteil des → Grenzstranges, bestehend aus den drei sympathischen Halsganglien (→ Ganglion cervicale superius, medium et inferius bzw. cervicothoracicum stellatum). engl.: cervical sympathetic chain.

Halstead, A. E.: 1868-1926; US-amerikanischer Chirurg.

Halstead-Test: Klinischer Test zur Diagnostik einer supraklavikulären Enge (→ Skalenussyndrom). Durchführung einer Hyperextension der Halswirbelsäule und einer gleichzeitigen Kopfwendung zur Kontralateralseite, hierbei erfolgt durch den Untersucher ein passiver Längszug am Arm; das Verschwinden des Radialispulses bei diesem Manöver gilt als Hinweis auf ein Kompressionssyndrom der A. subclavia. engl.: Halstead's test.

Halswirbel, Halswirbelkörper: Abkürzung: HW; *Symb.:* C (C1–C7); *lat.:* vertebra cervicalis. 7 kraniale Einzelknochen der Wirbelsäule mit absolut und relativ kleinen und niedrigen Körpern von annähernd abgerundet-rechteckiger Gestalt. 1. Halswirbel: Syn.: → Atlas; 2. Halswirbel: Syn.: → Axis.

An den kurzen Seitenflächen der HWK 3-7 inserieren die Bogenwurzeln, die Wirbelbögen selbst sind von mittlerer Höhe, das → Foramen vertebrale ist relativ groß und vor allem in Querrichtung ausgedehnt. Die Gelenkfortsätze der Wirbelbögen stehen mit ihren nahezu planen Gelenkflächen schräg in Mittelstellung zwischen frontal und horizontal; die → Querfortsätze (→ processus tranversi) gehen von der Bogenwurzel aus, sie beinhalten ein nahezu kreisförmiges Loch (→ foramen transversarium), durch das die → A. vertebralis läuft. Vom F. tranversarium ausge-

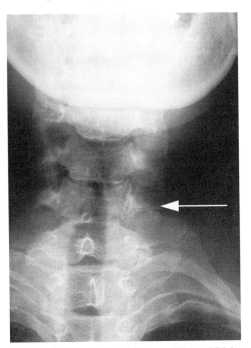

Halsrippe in Höhe C7 links (→) im a.p. Röntgenbild der HWS.

Halswirbelsäule

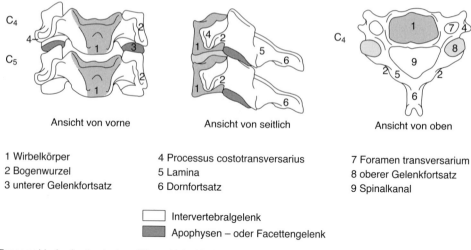

Ansicht von vorne Ansicht von seitlich Ansicht von oben

1 Wirbelkörper
2 Bogenwurzel
3 unterer Gelenkfortsatz
4 Processus costotransversarius
5 Lamina
6 Dornfortsatz
7 Foramen transversarium
8 oberer Gelenkfortsatz
9 Spinalkanal

☐ Intervertebralgelenk
■ Apophysen – oder Facettengelenk

Topographische Anatomie der mittleren Halswirbelsäule (HWK 4 und 5).

hend auf der kranialen Fläche der Querfortsätze verläuft in frontaler Richtung eine transversale Furche (→ Sulcus n. spinalis), die Spitze der Querfortsätze teilt sich jeweils in ein → Tuberculum anterius und posterius (das Tuberculum anterius des 6. HWK trägt den Namen → Tuberculum caroticum). Die → Dornfortsätze der Halswirbel sind meist kurz und in der Regel gegabelt, sie verlaufen nahezu horizontal oder gering nach kaudal geneigt; der besonders kräftig entwickelte 7. HWK-Dornfortsatz wird als → Vertebra prominens bezeichnet, ist deutlicher nach kaudal geneigt und niemals gegabelt. Das F. transversarium des 7. HWK ist deutlich kleiner. engl.: cervical vertebra.

Halswirbelsäule: Abkürzung: HWS; normalerweise aus dem → Atlas, dem → Axis und 5 weiteren → Halswirbeln (Abkürzung: HW; *lat.* : vertebrae cervicales) bestehender oberster und beweglichster Wirbelsäulenabschnitt mit physiologischer Vorwärtskrümmung in der sagittalen Ebene (→ Lordose). engl.: cervical spine.

Halswirbelsäulen-Distraktionstest: → HWS-Distraktionstest.

Halswirbelsäulenfunktion: → Wirbelsäulenfunktion.

Halswirbelsäulensyndrom: Abkürzung: HWS-Syndrom; Syn.: Zervikalsyndrom. Unspezifischer Sammelbegriff für akutes oder chronisches, von der Halswirbelsäule selbst oder von der näheren Umgebung ausgehendes Schmerzbild aufgrund degenerativer Wirbelsäulenveränderungen oder statisch-muskulärer Störungen (z.B. durch → Osteochondrose, → Bandscheibenprotrusion oder -prolaps, → Facettenirritation, Funktionsstörungen im Sinne der manuellen Medizin u.a.). Sehr variable *klinische Symptome* wie Klopf-, Druck- oder Bewegungsschmerz, Bewegungseinschränkung (Rotation und Seitneigung bzw. Ante- und Reklination des Kopfes), muskuläre Verspannungen, Par- und Dysästhesien bis hin zu segmentalen Ausfällen. Näher differenziert werden ein *neuroradikuläres H.* (Irritation einer Spinalnervenwurzel; z.B. C7., C8. u.a.), ein *funikuläres H.* (Irritation der Rückenmarkstränge z.B. durch Osteophyten mit dumpfen Schmerzen in der unteren Körperregion, evtl. Blasenstörungen), ein *muskeltendinotisches H.* (Irritation lokaler muskulärer Ansatzpunkte) und ein *vegetativ-vaskuläres H.* (→ Zervikobrachialsyndrom). engl.: cervical (spine) syndrome. lokales H.: Bezeichnung für alle akut einsetzenden oder chronisch verlaufenden klinischen Erscheinungen, die direkt oder indirekt von degenerativen oder funktionellen Störungen zervikaler Bewegungssegmente ausgehen und in ihrer Symptomatik auf die Halsregion beschränkt bleiben. *Klinik:* Beschwerdebild charak-

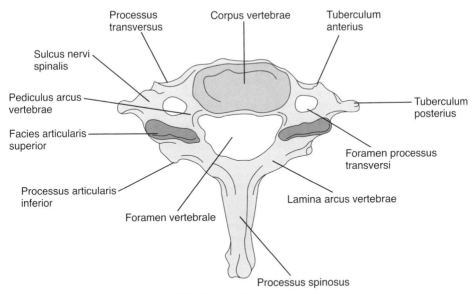

Knöcherne Anatomie des 7. Halswirbels: (Ansicht von oben).

terisiert durch positionsabhängige Schulter-Nacken-Schmerzen (Schmerzpunkte vom Okziput bis hinab zum oberen Rand des → M. trapezius und zwischen den Schulterblättern in Höhe der → Mm. rhomboidei meist genau lokalisierbar), muskuläre Verspannungen und Funktionsstörungen der HWS; ursächlich ist eine mechanische Irritation des hinteren Längsbandes, der Wirbelgelenkkapseln (sog. → zervikales Facettensyndrom) oder des Wirbelperiostes (betroffen sind v.a. sensible Fasern des → R. meningeus und des R. dorsalis). engl.: local cervical (spine) syndrome.

Haltereflex: Syn.: → Haltungsreflex. engl.: postural reflex.

Haltung: Syn.: Körperhaltung.
Haltung eines aufrecht stehenden und gehenden Menschen im Rumpf- und Wirbelsäulenbereich als individueller Kompromiß zwischen Statik und Dynamik (im täglichen Leben Resultat aus dem Wechselspiel: Standbein-Spielbein). Als ideale Statik ist die auf die Vertikale bezogene Lage des Körpers anzusehen, die mit der geringsten, eben noch erforderlichen Muskelkraft aufrecht erhalten werden kann, d.h. wenn die Schwerpunkte aller massenbildenden Wirbelsäulenanteile in einer Lotlinie liegen (*a.p.*: → Protuberatia occipitalis externa - Mitte zwischen beiden Füßen; *seitlich*: Meatus acusticus externus - Chopartsches Gelenk). Im Rahmen dieser sog. *anatomischen Normalstellung* werden unterschieden: *habituelle H.* (bequeme H. mit Ruhetonus der Muskulatur), *Ruhehaltung* bzw. *schlaffe H.* (verstärkte Kyphose der BWS und Lordose der LWS bei Ermüdung der Muskulatur, verminderter Aufmerksamkeit sowie erniedrigtem Muskeltonus; das Lot liegt hinter dem Kreuzbein), *aufgerichtete H.* (aktiv gestreckte Wirbelsäule, verminderte Beckenneigung; das Lot fällt vor das Kreuzbein) und die *skoliotische H.* (seitliche Abweichung der Dornfortsatzreihe infolge eines Beckenschiefstandes oder eines lumbalen Schmerzbildes). engl.: posture.

Haltungsfehler: Syn.: Fehlhaltung, Posturalhaltung.
Aktiv voll ausgleichbare sog. sekundäre Abweichung der Wirbelsäule von der Normalhaltung (→ Kyphose der BWS, → Lordose der LWS, lotgerechter Aufbau der Gesamtwirbelsäule ohne skoliotische Komponente) mit resultierendem längeren Abweichen der Wirbelbogengelenke aus ihrer Mit-

Haltungsreflex

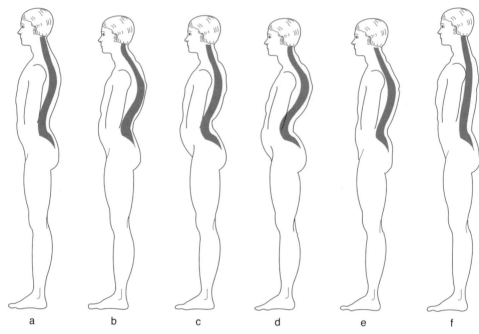

Schematische Darstellung der Haltungstypen:
a) physiologische harmonische Haltung (Normalbefund)
b) thorakaler Rundrücken
c) lumbales Hohlkreuz
d) kombinierter Hohlrundrücken
e) Totalkyphose
f) Flachrücken.

telstellung; Enstehung meist während des Wachstums. Verantwortlich sein kann einerseits eine schlechte Gewohnheitshaltung, aber auch eine angeborene oder erworbene Schwäche der Stützgewebe und/oder der Rücken(streck)muskulatur; *anatomisch* unterschieden werden ein *totalrunder*, ein → *hohlrunder* sowie ein → *Flachrücken*. Es fehlen die bei einer primären Störung nachweisbaren Veränderungen der Wirbelkörper oder auch der Weichteile (fixierter → Haltungsschaden). *Klinisch* finden sich muskuläre Dysbalancen mit Verkürzungstendenz posturaler Muskelgruppen (→ M. erector trunci, → M. ilipsoas, M. pectoralis major) sowie eine reaktive Abschwächung der entsprechenden Antagonisten (Bauch- und Gesäßmuskulatur, interskapuläre Muskeln). Fließender Übergang zum → Haltungsschaden. *Therapie:* aktive → Krankengymnastik, → Rückenschule. → Haltungsstörung. engl.: malposition.

Haltungsreflex: Syn.: Haltereflex.
Physiologischer Reflex zur Aufrechterhaltung bzw. auch Wiederherstellung des für eine bestimmte Körperhaltung notwendigen Tonus der Rücken-, Bauchwand- und Thoraxmuskulatur; beeinflußt durch Schwerkrafteinwirkung. engl.: postural reflex.

Haltungsschaden: Im Gegensatz zum → Haltungsfehler aktiv nicht mehr ausgleichbare, d.h. fixierte sekundäre Abweichung der Wirbelsäule von der Normalhaltung, evtl. mit strukturellen Veränderungen der Wirbelkörper und muskulären Kontrakturen als Folge einer verspätet einsetzenden oder unzureichenden Korrektur einer zunächst kompensierbaren Fehlhaltung; *Spätfolge* ist die Begünstigung der Entstehung einer → Spondylarthrose im Bereich der → Hyperlordose. *Vorkommen* bei kongenitalen Störungen der Skelettentwicklung (z.B. → Segmentationsstörungen), erworbenen Erkrankungen (z.b. Folge einer → Wirbelfraktur), Lebens- und Sportgewohnheiten (z.b. überwiegend sitzende berufliche Tätigkeit, Bewegungsmangel, ungünstiger Leistungssport u.a.m.). *Klinik*: anfängliche Beschwerdefreiheit; später belastungsabhängige, meist pseudoradikuläre Kreuzschmerzen. *Therapie*: aktive → Krankengymnastik, → Rückenschule. engl.: postural deformity.

Haltungsstörung: Allgemeiner Begriff für → Fehlhaltung des Rumpfes aufgrund einer verminderten Leistungsfähigkeit der Rücken- und Rumpfmuskulatur; wird dem → Formfehler der Wirbelsäule mit strukturellen Veränderungen gegenübergestellt. → Haltungsfehler.

Haltungstest: Syn.: Vorhaltetest nach Matthiaß.
Klinischer Test bei Kindern zur Überprüfung der Leistungsfähigkeit der Rücken- und Rumpfmuskulatur. Der stehende Patient hält seine Arme in 90° Anteversion nach vorne; diese Körperposition muß bei intakter Rumpf- und Wirbelsäulenmuskulatur über zumindest 30 Sek. ohne Haltungsverfall eingenommen werden können. Im Falle einer *Haltungsschwäche 1. Grades* ist zwar ein erneutes aktives Aufrichten möglich, die Kinder sinken aber wieder in Rumpfrücklage mit Verstärkung der BWS-Kyphose und der LWS-Lordose zurück. Bei einer *Haltungsschwäche 2. Grades* ist ein Aufrichten nicht mehr möglich, das Kind schiebt das Becken nach vorne und vertieft die Lendenlordose erheblich (sog. Haltungsver-fall). engl.: postural test (acc. to Matthiaß).

Haltungstypen: Spielarten der physiologischen harmonischen Körperhaltung (*s. Abb.*) mit fließendem Übergang zum → Haltungsfehler. → Flachrücken, → Rundrücken, → Hohl(rund)rücken.

Haltungsverfall: In erster Linie mit zunehmendem Lebensalter aufscheinender körperlicher Prozeß (z.B. im Gefolge einer → Osteoporose), der von einem zunächst noch ausgleichbaren Haltungsfehler zu einem dann fixierten → Haltungsschaden führt.

Hamburger Flexionskorsett: von → TORKLUS entwickelte spezielle → Flexionsorthese der LWS aus Kunststoffschalen, eingesetzt v.a. in der frühen postoperativen Phase nach lumbaler → Fusionsoperation.

Hampelmann-Phänomen: Lockeres haltloses Baumeln der Gliedmaßen, auch Zurückfallen des Kopfes beim Hochheben im Falle einer Lähmung. engl.: scorbutic position.

Handgriff: Exakt definierter ärztlicher Kunstgriff, zu Heil- oder Diagnostikzwecken eingesetzt; z.B. zur Reposition knöcherner Frakturen oder Luxationen, aber auch bei Funktionsstörungen von Gelenken (meist der Wirbelsäule) in der manuellen Medizin (→ Chirotherapie). engl.: technique, maneuver, manipulation.

Hand; A.: 1868-1949; US-amerikanischer Pädiater.

Hand-Schüller-Christian Krankheit: Progressive entzündliche Retikuloendotheliose des Säuglings- und Kleinkindesalters mit krankhafter Speicherung von Cholesterin im RES und multiplen granulomatösen Gewebeveränderungen (Lipoidgranulomatose aufgrund einer Histiozyten-Proliferation). Im Bereich des Skeletts kommt es zu → Granulombildungen im Knochen (u.a. auch in den Wirbelkörpern, Landkartenschädel). Spontanheilungen möglich, aber auch Übergang in die akute Form der → Histiozytosis X (→ Abt-Letterer-Siwe Syndrom). engl.: Hand-Schüller-Christian disease, Hand-Schüller-Christian syndrome.

Hangman's fracture: *engl.*; Syn.: hanged man's fracture; Erhängungsfraktur.
Knöcherne Verletzung im Bereich der oberen HWS mit Abriß beider Atlasbogenwurzeln und evtl. ventraler Luxation des Axiskörpers, fast immer mit gleichzeitiger traumatischer Durchtrennung des Rückenmarks; 4-7 % aller HWS-Frakturen. *Ätiologie*: schweres Hyperextensionstrauma des Schädels mit gleichzeitiger Distraktion (z.B. beim Erhängen durch den Strang); biomechanisch ähnlich ist die traumatische → Spondylolisthese des Axis im Rahmen eines Verkehrsunfalles, wenn das Gesicht gegen die Dachleiste oberhalb der Windschutzscheibe vor dem Schädelvortex aufschlägt und so zu einer Hyperextension des Nackens führt. *Röntgenologisch* typisch ist eine Dorsalverlagerung des → Atlasbogens aus der → Spinolaminarlinie um mehr als 2 mm; *Therapie*: Reposition und Ruhigstellung im → Halo-Fixateur für 3 Monate.

Haphalgesie: *griech.*; durch einen nur leichten Berührungsreiz der Haut ausgelöste subjektive

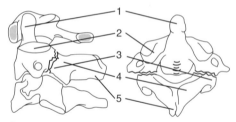

a)
1 Dens axis
2 kraniale Gelenkfacette des Axis
3 kaudale Gelenkfacette des Axis
4 hinterer Wirbelbogen
5 Dornfortsatz

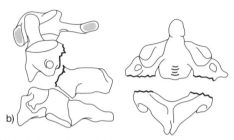

b)

Schematische Darstellung einer hangman's fracture:
a) (oben) bilateraler Wirbelbogenbruch von C2 ohne Fehlstellung (jeweils seitlich und axial)
b) (unten) bilateraler Wirbelbogenbruch von C2 mit ventraler Abknickung (jeweils seitlich und axial).

Schmerzempfindung (z.B. bei der Hysterie). engl.: haphalgesia.

Harms, J.: geb. 1944; zeitgenössischer deutscher Orthopäde aus Karlsbad-Langensteinbach; Schwerpunkte: operative Behandlung von Deformitäten und Instabilitäten der Wirbelsäule; Mit-Inaugurator der → VDS-Instrumentation in der chirurgischen → Skoliosebehandlung.

Harms-Klassifikation: Einteilung von → Wirbelfrakturen im Bereich der BWS und LWS unter morphologischen Gesichtspunkten (s. Tab. 149). engl.: Harms' classification.

Harnblasenatonie: Syn.: → Blasenatonie.

Harnblasenautomatie: Syn.: → Blasenautomatie. → Querschnittsblase.

Harnblasenautonomie: Syn.: → Blasenautonomie.

Harnblasenlähmung: Syn.: → Blasenlähmung.

Harnblasentraining: Syn.: → Blasentraining.

Harnblasenzentrum: Syn.: → Blasenzentrum.

Harninkontinenz: Unvermögen der willkürlichen Urinausscheidung mit unkontrolliertem, auch ungewolltem Urinabgang. *Vorkommen* vor allem bei → Querschnittslähmung und auch bei lumbalen → Kompressionssyndromen des Rückenmarkes, z.B. im Zuge eines → Massenvorfalles an Bandscheibenmaterial. engl.: incontinence of urine.

Harrington, P. R.: Zeitgenössischer US-amerikanischer Wirbelsäulenchirurg aus Houston/Texas.

Harrington-Operation, Harrington-Spondylodese: Dorsale → Distraktions-Kompressionsspondylodese mit spezieller Instrumentation zur operativen Korrektur und Stabilisierung einer → Thorakalskoliose. Zunächst erfolgt eine mehrwöchige präoperative Aufdehnung der → Skoliose, z.B. durch → Cotrel- oder durch → Halo-Schwerkraft-Extension. Im Zuge des operativen Eingriffes selbst wird auf der Konkavseite der skoliotischen Verkrümmung nach Aufdehnung und temporärer Fixation mit einem → Outtrigger ein an 2-3 im Bereich der thorakalen Wirbelbo-

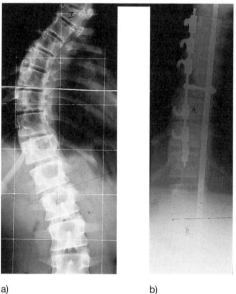

a)   b)

Distraktions-Kompressions-Spondylodese nach Harrington zur operativen Korrektur einer progredient verlaufenden idiopathischen juvenilen rechtskonvexen Thorakalskoliose:
a) präoperativer Ausgangsbefund
b) postoperatives Korrekturergebnis.

gengelenke eingebrachten Haken fixierter → Distraktionsstab eingebracht, anschließend auf der Konvexseite der Fehlkrümmung ein im Bereich der Rippenansätze ebenfalls mit 4-6 Haken befestigter → Kompressionsstab; beide Systeme werden zur besseren Stabilisierung mit Hilfe eines → Cotrel-Stabes miteinander querverbunden (s. Abb.). Zusätzlich erfolgt nach knöcherner Anfrischung eine dorsale Fusion der Wirbelkörper (→ Spondylodese), wofür meist autologes Material (resezierte Dornfortsätze, ortsständige Wirbelbogenanteile, kortikospongiöse Beckenkammspäne) verwendet werden. Postoperativ nach kurzfristiger Lagerung im → Gipsbett und schrittweiser Mobilisierung auf dem → Tilt-table ist bis zur endgültigen knöchernen Stabilisierung für etwa 4-6 Monate das Tragen einer orthetischen Stütze (z.B. → Hessing-Korsett) erforderlich. Das Verfahren wurde in den 80er Jahren zugunsten besser korrigierender Techniken (→ CD-Instrumentation, → VDS-Instrumentation, → MPDS- bzw. → MADS-Verfahren) weitgehend verlassen.

Unter Verwendung zweier, jeweils paravertebral eingebrachter → Distraktionsstäbe wird das Verfahren auch zur längerstreckigen dorsalen Wirbelsäulenstabilsierung nach erfolgter → Dekompression eingesetzt (z.B. im Falle einer posttraumatisch entstandenen oder auch tumorös bedingten progredienten → Querschnittssympto-

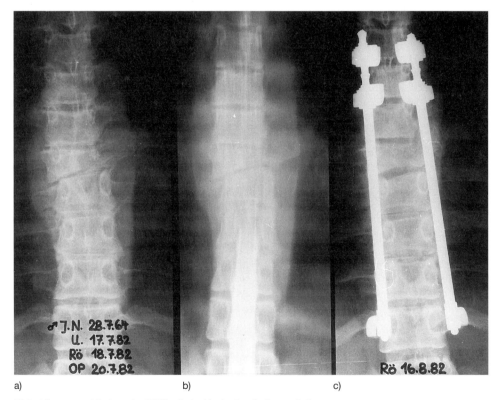

a)   b)   c)

Distraktionsspondylodese der BWS mit der Harrington-Instrumentation:
a) präoperative Situation im a.p.-Nativ-Röntgenbild mit Luxationsfraktur BWK 8/9
b) a.p.-Röntgenbild nach Myelographie mit Kontrastmittelstop in Höhe BKK 8-10
c) postoperatives a.p.-Röntgenbild nach längerstreckiger Laminektomie BKK 8-11 sowie bilateraler Distraktionsspondylodese.

Tab. 45: Headsche Zonen

Organe	Dermatome	Körperseite
Herz	C3,C4,Th1-Th5	vorwiegend rechts
Aorta thoracica	C3,C4,Th1-Th7	beidseits
Pleura	Th2-Th12	homolateral
Lungen	C3-C4	homolateral
Oesophagus	Th1-Th8	beidseits
Peritoneum	Th5-Th12	beidseits
Magen	(Th5),Th6-Th9	links
Leber u. Gallenwege	(Th5),Th6-Th9,(Th10)	rechts
Pankreas	Th6-Th9	vorwiegend links
Milz	Th6-Th10	links
Duodenum	Th6-Th10	rechts
Jejunum	Th8-Th11	links
Ileum	Th9-Th11	beidseits
Zökum, proximales Kolon	Th9,Th10,L1	rechts
distales Kolon	Th9-L1	links
Rektum	Th9-L1	links
Niere u. Ureter	Th9-L1,(L2)	homolateral
Adnexe	Th12-L1	homolateral

matik; *s. Abb.*). engl.: Harrington's spondylodesis, Harrington's procedure.
Harrison, E.: 1766-1838; britischer Arzt aus Horncastle.
Harrison-Furche: Deformierung des Thorax im Falle einer → Rachitis mit Abflachung und horizontaler Einbuchtung der seitlichen Brustkorbpartien. engl.: Harisson's groove.
Hartspann: Syn.: → Muskelhartspann. engl.: myogelosis.
Hauptkrümmung.: Syn.: Majorkurve. Ausgeprägtere Fehlkrümmung einer skoliotischen Wirbelsäule.; *Gegensatz* zur → Nebenkrümmung. → Skoliose. engl.: major curve.
Hauser-Flexionsjackett: → Flexionsjackett.
Hautantsche Probe: Klinischer Test vor Durchführung chirotherapeutischer Manipulationen im Bereich der Halswirbelsäule zur Erkennung einer Beeinträchtigung der Durchströmungsverhältnisse im Versorgungsgebiet der → Ae. vertebralis et basilaris; *positiv*, wenn im Zuge der Retroflexion und Rotation des Kopfes bei geschlossenen Augen die horizontal vorgestreckten Arme absinken oder zur Seite abweichen. → De-Kleijn-Test.

Havens Syndrom: Syn.: echtes → Skalenus-Syndrom.
HE: Abkürzung für Hounsfield-Einheit. → Computertomographie.
Head, Sir H.: 1861-1940; englischer Neurologe aus London.
Headsche Zone: Anatomisch exakt definierte, scharf begrenzte segmentale Bezirke der Körperhaut (→ Reflexzone) mit bestimmter Zuordnung zu inneren Organen, die bei Erkrankungen oder Störungen dieser Organe in typischer Weise schmerzempfindlich (→ Hyperalgesie) sind, z.B. beim Bestreichen mit dem runden Kopf einer Nadel ein scharfes, unangenehmes Gefühl auslösen. Aufgrund des gegliederten Körperbaues (→ Metamerie) besteht für die einzelnen Organe über das zugehörige → Rückenmarksegment eine Querverbindung zwischen somatischem und vegetativem Nervensystem; Ausdehnung über mehrere → Dermatome (*Tab. 45*) mit reflektorisch bedeutsamem Maximalpunkt: d.h., das Dermatom ist nicht ganzflächig sondern lediglich fleckenförmig betroffen (s. *Abb.*). Umkehr des Reflexgeschehens nutzbar zur therapeutischen Beeinflussung innerer Organe (kutisviszeraler → Reflex). engl.: Head's zone.

Headsche Zone

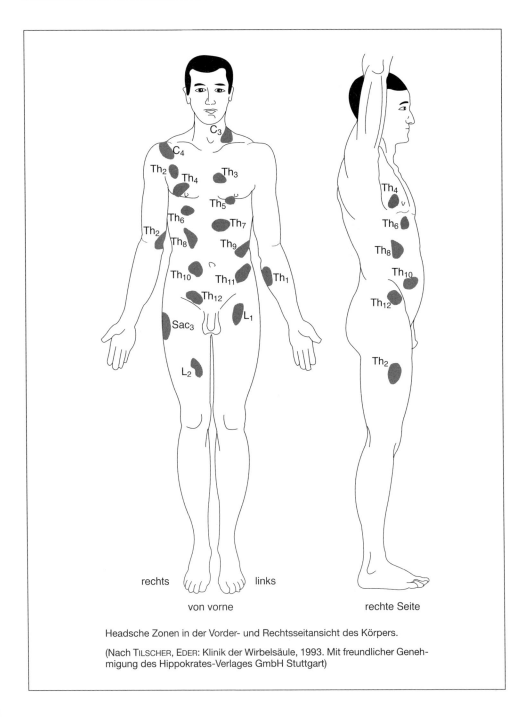

Headsche Zonen in der Vorder- und Rechtsseitansicht des Körpers.

(Nach TILSCHER, EDER: Klinik der Wirbelsäule, 1993. Mit freundlicher Genehmigung des Hippokrates-Verlages GmbH Stuttgart)

Headsche Zone

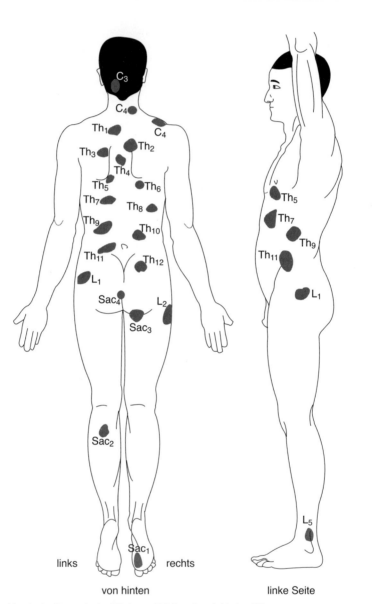

Headsche Zonen in der Rück- und Linksseitansicht des Körpers.

(Nach TILSCHER, EDER: Klinik der Wirbelsäule, 1993. Mit freundlicher Genehmigung des Hippokrates-Verlages GmbH Stuttgart)

Heidelberger Winkel: Syn.: → Peroneusfeder, Fibularisschiene.
v. Heine, J.: 1800-1879; deutscher Orthopäde.
Heine-Medin-Krankheit: Syn: → Poliomyelitis epidemica.
Helmabstreif-Bewegung: Pathognomonische Geste der Patienten auf die Frage der Schmerzlokalisation im Falle eines sog. oberen → Halswirbelsäulensyndromes (halbseitig vom Nacken okzipital nach frontal ausstrahlend).
Helmform, Helmzeichnung: typische kuppelförmige Wirbelkörperverdickung bei → Spondylosclerosis hemisphaerica (*lat.*).
Hemianästhesie: Einseitige Aufhebung der Gefühlsempfindung. *Ätiologie:* kontralaterale Schädigung des Gyrus postcentralis, Thalamus, Lemniscus medialis oder homolaterale Schädigung des Hinterstranges im Rückenmark. engl.: hemianesthesia.
Hemiarthrosis: Halbgelenk. engl.: hemiarthrosis. -H. lateralis: Syn.: → Unkovertebralspalt, → Luschka-Gelenk.
Hemiataxie: Auf eine Körperhalfte beschränkte → Ataxie. engl.: hemiataxia.
Hemiatrophia, Hemiatrophie: Halbseitiger, d.h. nur auf eine Körperhalfte beschränkter Schwund von Muskulatur, Gewebeanteilen und Organen infolge (nervaler) Versorgungsstörungen. engl.: hemiatrophia.
Hemiballismus: Auf eine Körperhälfte beschränkter → Ballismus; Vorkommen bei Störungen des extrapyramidalen motorischen Systems. engl.: hemiballism.
Hemiepiphyseodese: Operative einseitige asymmetrische Verödung einer knöchernen Wachstumsfuge mit dem Ziel der Wachstumslenkung bzw. des Wachstumsstops; im Bereich der Wirbelsäule (z.B. im Rahmen einer → Halb- oder → Keilwirbelkorrektur) meist als → Apophyseodese bezeichnet. engl.: hemiepiphyseodesis.
Hemifacettektomie: Isolierte operative Abtragung nur des medialen Anteiles eines Wirbel-Gelenkfortsatzes im Bereich seiner Gelenkfacette; durchgeführt zur → Dekompression v.a. eines intraforaminären → Bandscheibenprolapses im Bereich der Halswirbelsäule. engl.: hemi-facetectomy.
Hemihyperästhesie: Halbseitige Überempfindlichkeit der Haut. engl.: hemihyperesthesia.
Hemihyperhidrose, Hemihyperhidrosis: Syn.: Hyperhidosis unilateralis (*lat.*).

Vermehrte Schweißabsonderung auf einer Körperhälfte. Vorkommen z.B. bei einer → Querschnittslähmung. engl.: hemihyperhidrosis.
Hemihypertrophie: Kongenitale halbseitige Hypertrophie des Gesamtkörpers. engl.: hemihypertrophia.
Hemilaminektomie: Einseitige operative Abtragung eines oder mehrerer → Wirbelbögen zwischen der → Facette des kleinen Wirbelgelenkes und dem → Dornfortsatz und gleichzeitiger Exzi-

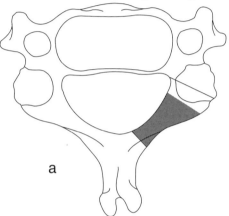

a

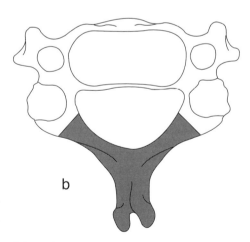

b

Schematische Darstellung der operativen Wirbelbogenresektion:
a) Hemilaminektomie
b) Laminektomie.

sion des hier liegenden → Lig. flavum (→ Flavektomie); durchgeführt zur Freilegung des → Wirbelkanales, z.B. zur Druckentlastung im Falle eines → Bandscheibenvorfalles, eines Tumors, aber auch vor einer → Radikotomie oder → Chordotomie. engl.: hemilaminectomy. **partielle H.:** teilweise (subtotale) Abtragung eines → Wirbelbogens (etwa im Sinne einer „Ausmuldung"; s. Abb.) nach erfolgter → Flavektomie im Zuge einer Bandscheibenoperation zur besseren Darstellung einer möglicherweise adhärenten oder durch den → Nukleusprolaps erheblich gespannten → Nervenwurzel bzw. zur Erweiterung eines knöchern durch exophytäre Veränderungen eingeengten Spinalkanales. engl.: partial hemilaminectomy.

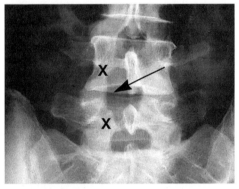

Röntgennativbild der LWS im a.p.-Strahlengang nach rechtsseitiger Fenestrotomie L4/L5 (→) mit inkompletten Hemilaminektomien der Wirbelbögen L4 (kaudal) und L5 (kranial) (×).

Hemiparalyse: Halbseitige vollständig ausgebildete Lähmung. → Hemiplegie. engl.: hemiparalysis.
Hemiparese: Halbseitige, evtl. nicht vollständig ausgebildete leichte Lähmung, leichtere Form der → Hemiplegie. engl.: hemiparesis.
Hemipelvektomie: Amputation eines Beines einschließlich der zugehörigen Beckenhälfte. engl.: hemipelvectomy.
Hemiplegia, Hemiplegie: Vollständige (→ Hemiparalyse) oder unvollständige (→ Hemiparese) Lähmung einer Körperhälfte. Die motorische Störung tritt im allgemeinen auf der kontralateralen Seite einer zentralen Schädigung auf (→ Apoplex), anfänglich schlaff, später (bei Tumoren primär) mit → Spastik. engl.: hemiplegia. **H. cruciata:** typische H. bei Schädigung der → Pyramidenbahn seitlich ihrer Kreuzung. Klinisch besteht eine kontralaterale Lähmung der oberen und eine homolaterale Lähmung der unteren Extremitäten. engl.: crossed hemiplegia. **H. spinale:** Syn.: → Brown/Séquard-Syndrom.
Hemiplegiker: Patient mit halbseitiger Lähmung. engl.: hemiplegic person.
hemiplegisch: Halbseitig gelähmt, mit halbseitiger Lähmung verbunden. engl.: hemiplegic.
Hemirhachischisis: *griech.;* kongenitale unvollständige → Spaltbildung der Wirbelsäule ohne Vorfall des Rückenmarks.
Hemispasmus: Halbseitiger, auf eine Körperhälfte beschränkter Krampf. engl.: hemispasm.
Hemispinalanästhesie: Halbseitige → Spinalanästhesie. Durch Verwendung hyperbarer Lösungen und Seitlagerung des Patienten erfolgt eine nur einseitige Ausbreitung des → Lokalanästhetikums mit seitenselektiver Nervenblockade. engl.: hemi-spinal anesthesia.
Hemispondylektomie: Syn.: → Hemivertebrektomie.
Operative Entfernung eines → Halbwirbels. engl.: hemivertebrectomy.
Hemispondylus: Syn.: → Halbwirbel, Hemivertebra. engl.: hemivertebra.
Hemivertebra: Syn.: → Halbwirbel, Hemispondylus. engl.: hemivertebra.
Hemivertebrektomie: Syn.: Hemispondylektomie.
Operative Entfernung eines Halbwirbels, sinnvollerweise durchgeführt im frühen Kindesalter, bevor es über die konsekutive primäre Wirbelsäulenverkrümmung hinaus zu einer sekundären kompensatorischen Fehlschwingung im Sinne der → Skoliose bzw. → Hyperkyphose kommt. *Technik:* dorsaler Zugang, Resektion des Querfortsatzes, Hemilaminektomie, transpedikuläre Resektion, Resektion des Halbwirbels, transpedikuläre Instrumentation, Krümmungskorrektur durch konvexseitige Kompression, Anlagerung eines autologen Knochenspanes; ähnliches Vorgehen auch über einen ventralen Zugang möglich. engl.: hemivertebrectomy.
Henkelform: bildliche Beschreibung für typische → Spondylophytenbildung im Verlauf des vorderen → Längsbandes im seitlichen Röntgen-

bild der BWS oder LWS mit zunächst horizontalem, danach kranialwärtigem Wachstum.
Henle, A.: 1864-1936; deutscher Chirurg.
Henle-Albee-Operation: Syn.: → Albee-Operation.
Hepp-Korsett: Kyphosekorrigierendes → Korsett der BWS in Reklinationsstellung mit am Brustkorb angreifender → Pelotte.
Heredoataxia, Heredoataxie: Kongenitale erbliche Koordinationstörung mit stoßweisem Auftreten schleudernder, überschießender und ungeschickter Arm- und Beinbewegungen. engl.: hereditary ataxia. **H. spinalis:** hereditäre → Ataxie infolge einer → Hinterstrangdegeneration mit nachfolgenden schweren Gangstörungen, Spasmen, → Pyramidenbahnzeichen, Fehlen der Sehnenreflexe, Nystagmus, Bewegungsunruhe, zerebellaren Sprachstörungen und Skelettdeformitäten. engl.: hereditary spinal ataxia.
Hergetsche Blockade: Ventrale Injektion eines → Lokalanästhetikums im Bereich des → Foramen intervertebrale zur reversiblen Blockade einer mechanisch gereizten zervikalen Spinalnervenwurzel. engl.: Herget's block(ade).
Hernia, Hernie: *lat.* für Bruch, insbesondere Eingeweidebruch (Vorfall) durch eine vom Körper nicht vorgebildete, abnorme Öffnung in eine (von Haut) überdeckte Ausstülpung. → Bandscheibenhernie. engl.: hernia. **H. lumbalis:** Lendenbruch; Bruch im Bereich des → Lendendreiecks am äußeren Rand des breiten Rückenmuskels. engl.: lumbar hernia.
v. Hessing, F.: 1838-1918; deutscher Orthopädiemechanikermeister aus Göggingen.
Hessing-Korsett: Individuell gefertigte fixierende Rumpforthese aus anmodelliertem Kunststoff mit Beckenkammbugel sowie Stahlschienenrumpf; mit verstellbaren Arm-, Kinn- und Okzipitalstützen, speziell eingearbeiteten Pelotten sowie ventralem (Klett-)Verschluß. *Indikationen:* v.a. in der postoperativen Nachbehandlung langstreckiger → Spondylodesen (z.B. bei der → Skoliosekorrektur nach → Harrington) zur Entlastung der BWS und LWS. engl.: Hessing's brace.
Heusner-Kappe: Weichgepolsterte Kopfkappe im Rahmen der Extensionsbehandlung der Halswirbelsäule mit der → Glisson-Schlinge.
Hexenschuß: *umgangssprachl.* für akute → Lumbago. engl.: lumbago.

Hiatus: *lat.* für Öffnung, Kluft, Spalt, Schlitz, Lücke. engl.: hiatus, gap, opening. **H. atlantis:** nicht seltene kongenitale → Spaltbildung des → Atlas, meist zentral oder rechts gelegen; oft vergesellschaftet mit einet → Spina bifida des → Axis. **H. sacralis:** untere Öffnung des → Wirbelkanales im kaudalen Bereich des → Os sacrum; befindet sich *anatomisch* meist kaudal von S4, kann aber auch bis S3 oder gar S2 reichen; im Extremfall ist der ganze H. knöchern offen und nur durch ligamentäre Strukturen verschlossen.
Hibbs-Operation: Spondylodesetechnik mit intraoperativer Veródung (Entknopelung) der kleinen Wirbelgelenke, bilateraler Verbindung benachbarter Wirbelbögen durch abpräparierte, gestielte, nach oben und unten umgeschlagene Knochenspäne sowie subtotal gekappte und nach kaudal umgebogene, ebenfalls gestielt verwendete Dornfortsätze. engl.: Hibbs' operation.
Hijikata, S.: Zeitgenössischer japanischer Wirbelsäulenchirurg; Inaugurator der perkutanen lumbalen → Disketomie über den posterolateralen Zugang mittels Kanülensystem und Faßzange (→ NPLD).
Hinken: Uni- oder bilaterale Gangstörung mit ungleichmäßigem Schrittmaß und/oder Schrittrhythmus; als Dauerzustand oder nur zeitweilig auftretend (→ Claudicatio intermittens); *klinisch* meist kompensiert durch Haltungs- und Bewegungsatypie des Rumpfes, der Wirbelsäule und evtl. auch der Arme. *Mögliche Ursachen:* Schmerz im Bereich der unteren Extremität, Beinverkürzung, Gelenkversteifung, Lähmung, periphere bzw. spinale Durchblutungsstörungen, psychogene Überlagerung u.a. engl.: limping.
Hinterhaupt(s)bein: Syn.: → Os occipitale (*lat.*).
Hinterhauptsleiste: → Crista occipitalis (*lat.*).
Hinterhaupt(s)loch: Syn.: → Foramen occipitale magnum (*lat.*).
Hinterhauptsschuppe: Syn.: → Squama occipitalis (*lat.*).
Hinterhorn: Syn.: → Cornu posterius (substantiae griseae) (*lat.*). engl.: posterior horn.
Hinterhornsyndrom: Segmentale, evtl. handschuh- oder strumpfförmige dissoziierte Empfindungsstörungen mit Parästhesien, Tonusminderung der Muskulatur, trophischen Störungen sowie Herabsetzung der Eigenreflexe als klinische Symptomatik einer gleichseitigen herdförmigen Schä-

digung des Hinterhorns des Rückenmarks (→ Cornu posterius substantiae griseae). engl.: posterior horn syndrome.

Hinterkante: Dorsaler knöcherner Anteil eines Wirbelkörpers; *Gegensatz* zu → Vorderkante. engl.: dorsal margin, dorsal border, posterior margin, posterior border.

Hinterkantenfraktur: Selten isoliert auftretende Verletzung eines Wirbelkörpers nach Hyperextensionstraumen; röntgenologische Einteilung nach EPSTEIN et al. (s. *Tab. 46);* computertomographische Einteilung nach TAKATA (s. *Abb. S. 471).*

Tab. 46: Radiologische Klassifikation von Hinterkantenfrakturen von Wirbelkörpern (nach EPSTEIN et al., 1989)

Fraktur-typ	Typische Röntgenbefunde
Typ I	geringfügige Stauchung der Hinterkante
Typ II	kleiner Abbruch der Hinterkante ohne wesentliche Dislokation
Typ III	größerer Abbruch der Hinterkante ohne wesentliche Dislokation
Typ IV	Dorsalverlagerung von Knochenmaterial in den Spinalkanal.

Hinterkantenhöhe: Höhe der → Hinterkante eines Wirbelkörpers im seitlichen Röntgenbild in mm; es erfolgt grundsätzlich der Vergleich mit der jeweiligen → Vorderkantenhöhe des gleichen Wirbelkörpers; beide sind im LWS-Bereich identisch, im BWS-Bereich kann die Höhe der Vorderkante physiologischerweise bis zu 1,0 mm weniger betragen.→ Keilindex.

Hinterkantenisolierung: → Kantenisolierung.

Hinterstrang: Syn.: → Funiculus dorsalis (medullae spinalis). *(lat.).* engl.: posterior column.

Hinterstrangbahn: Anteile des → Funiculus dorsalis (medullae spinalis), → Burdach-Strang, → Goll-Strang.

Hinterstrangsyndrom: Herabsetzung der Vibrationsempfindung sowie Beeinträchtigung der epikritischen Sensibilität (Berührungs-, Druck-, Bewegungs- und Raumempfindung) mit gleichzeitiger spinaler → Ataxie als Folge einer Erkrankung der Hinterstränge des Rückenmarkes (→ Funiculus dorsalis medullae spinalis), z.B. im Falle einer → Tabes dorsalis. engl.: posterior cord syndrome, posterior column syndrome.

Hinterwurzel: *lat.:* Radix dorsalis (nervorum spinalium). Hintere → Spinalnervenwurzel des Rückenmarks. *Anatomisch* gebildet von den → Fila radicularia radicis dorsalis, zwischen → Hinterhorn und → Spinalganglion gelegen; enthält afferente und viszero-efferente Fasern der Spinalganglien für die somatische und viszerale Sensibilität. engl.: dorsal root (of spinal nerv).

Hinterwurzelsyndrom: Klinisches Bild bei Schädigung einer → Hinterwurzel mit Schmerzen und Parästhesien im Innervationsbereich des entsprechenden → Rückenmarksegmentes, evtl. auch Abschwächung lokaler → Eigenreflexe. engl.: dorsal root syndrome.

Hippokrates: 460-377 v. Chr.; griech. Arzt und Philosoph; Erstbeschreiber der → Ischialgie („Hüftweh"); Therapie seinerzeit durch Kauterisation mit dem Glüheisen.

Hippotherapie: Therapeutische Bewegungsanbahnung auf einem Reitpferd; z.B. bei behinderten Kindern, aber auch bei neurologischen Störungen im Erwachsenenalter. engl.: hippotherapy.

Hirnhaut: Syn.: → Meninx.

Hirnhautentzündung: Syn.: → Meningitis.

Histiozytose, Histiocytosis: Vermehrung von Histiozyten im Gewebe bzw. Vorkommen dieser Zellen im Blut. engl.: histiocytomatosis. **maligne H.:** Osteopathie bei lokalen umschriebenen Osteolysen durch diffus infiltrierende Monohistiozyten. **H. X:** Oberbegriff für drei nach ihrem klinischen Verlauf unterschiedliche Erkrankungen mit pathologischer Proliferation von Histiozyten. *Ätiologie* bisher nicht geklärt; *feingeweblich* diffuse Infiltrationen oder nur fokal auftretende granulomartige Herde. → Hand-Schüller-Christian Krankheit im Säuglings- und Kleinkindesalter, → Abt-Letterer-Siwe Syndrom im Kleinkindes- und Vorschulalter, eosinophiles → Granulom meist im Erwachsenenalter. engl.: histiocytosis (X).

Histokompatibilitäts-Antigene: Abkürzung: → HLA-Antigene.

Hitzig, E.: 1838-1907; deutscher Neurologe.

Hitzig-Gürtel: Definierter anatomischer Hautbezirk mit gürtelartig ausgeprägter Zone herabgesetzter, verschobener oder gänzlich ausgeschalteter Reizempfindung am Rumpf im Bereich bestimmter Rückenmarksnerven. *Vorkommen* im Frühstadium der → Tabes dorsalis.

HLA-Antigene: Abkürzung für humane Leukozyten-Antigene. Syn.: Histokompatibilitäts-Antigene. Vererbte, an der Zelloberfläche in Zellmembranen praktisch aller kernhaltigen Zellen und auch an Thrombozyten lokalisierte menschliche Antigene (am kurzen Arm des 6. Chromosoms); für die Erkennung und Unterscheidung körpereigener und körperfremder Zellen entscheidend. Jeder Mensch besitzt 14 definierte, spezifische und nicht veränderliche HLA-Antigene, ihre Bestimmung erfolgt durch Lymphozytentoxizitätsteste mit spezifischen HLA-Antikörpern. Klinisch insofern von Bedeutung, als daß eine Assoziation einzelner HLA-Antigene zu bestimmten (immunologisch determinierten) Krankheiten bestehen (*Tab. 47*).

HLA-B 27: Spezielles → HLA-Antigen mit typischer Assoziation zu verschiedenen (immunologisch determinierten) Erkrankungen, hier insbesondere zu den sog. seronegativen → Spondylarthritiden (→ Spondylitis ankylosans, → M. Reiter, → Psoriasis-Spondylitis u.a.; *Tab. 48*).

Hochfrequenztherapie: → Elektrotherapie mit hochfrequenten Wechselströmen (elektromagnetische Wellen über 300.000 Hz) zur Erzielung eines reinen Wärmeeffektes zur Hyperämisierung, Muskelrelaxation, Analgesie, Bindegewebsauflockerung und Stoffwechselsteigerung (sog. → Diathermie) im bestrahlten Gebiet, kein Auftreten elektrischer Reizwirkungen, lediglich chemischer Reiz). Anwendungsformen: → *Kurzwelle* (27,12 MHz; Wellenlänge 11,062 m), → *Dezimeterwelle* (433,92 MHz; Wellenlänge 0,69 m) sowie → *Mikrowelle* (2450 MHz; Wellenlänge 0,122 m). *Indikationen*: degenerative chronische Prozesse der Rücken- und Wirbelsäulenregion mit muskulären Verspannungen und paravertebralen Weichteilirritationen, Tendinosen und Insertionstendinopathien, Neuritiden und Neuralgien, Myalgien und Myogelosen. engl.: high-frequency therapy.

Hochwirbel: Typischer Röntgenbefund der LWS mit vermehrtem Höhenwachstum der Wirbelkörper im Kindesalter als kompensatorische Folge einer abgelaufenen unspezifischen oder tuberkulösen → Spondylitis im BWS-Bereich.

Hochwuchs: Syn.: → Großwuchs, → Riesenwuchs, Makrosomie.

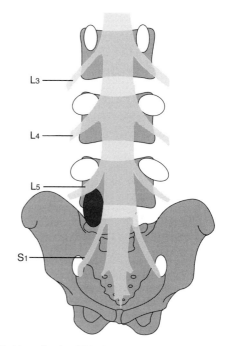

Problematik der klinischen Höhenlokalisation eines Bandscheibenvorfalles: Ein lateral gelegener Bandscheibenvorfall L5/S1 kann bei entsprechender Ausdehnung sowohl die Nervenwurzel L5 intraforaminal als auch die Nervenwurzel S1 von lateral komprimieren.

Verstärktes Körperlängenwachstum oberhalb der 97. Perzentile (→ Somatogramm), d.h. Überschreiten der Endlänge beim Knaben von > 192 cm, bei Mädchen von > 180 cm. engl.: macrosomatia.

Hoeve-Syndrom: Syn.: Lobstein-Krankheit, → Osteogenesis imperfecta Typ I (tarda). engl.: Lobstein's syndrome.

Hodgkin-Lymphom: Syn.: M. Hodgkin, → Lymphogranulomatose. engl.: Hodgkin lymphoma, lymphogranulomatosis.

Hodgson-Zugang: Thorakolumbaler transpleuraler retroperitonealer → Zugangsweg zur Wirbelsäule (Th9-L5). engl.: Hodgson's approach.

Höhenabnahme (eines Wirbelkörpers): Pathologisches Zusammensintern eines Wirbelkörpers mit Höhenverlust; z.B. bei Kalksalzverlust (→ Osteoporose, → Osteomalazie) oder infolge infektionsbedingter oder tumoröser Destruktion;

Tab. 47: Risiko der Krankheitsentwicklung bei speziellen HLA-Antigenen

Erkrankung	HLA-Allel	Relatives Risiko
M. Bechterew	B 27	87
M. Reiter	B 27	37
Rheumatoide Arthritis	DR 4	4,2
Multiple Sklerose	B 7 DR 2	1,8 4,8

Tab. 48: Relative Häufigkeit positiver HLA-B 27 Befunde

Krankheitsbild	Relative Häufigkeit
Spondylitis ankylosans	90 - 95%
Verwandte von Patienten mit Spondylitis ankylosans	50%
M. Reiter	80 - 90%
Arthritis psoriatica - gesamt - mit Beteiligung des Achsenskeletts - ohne Beteiligung des Achsenskeletts	30 - 35% 60 - 70% 15 - 20%
Reaktive postenteritische Arthritiden (v.a. Yersinia-, Shigellen-Infektion u.a.)	70 - 90%
Juvenile chronische Arthritis	30 - 45%
Spondylarthritis bei Colitis ulcerosa und M. Crohn	60 - 70%
Akute Uveitis anterior	55%
Rheumatoide Arthritis	6 - 10%
Degenerative Gelenkerkrankungen	5 - 10%
Gesamte Normalbevölkerung	5 - 8%

führt im Wachstumsalter zur kompensatorischen → Höhenzunahme benachbarter Wirbelköper.
Höhenlokalisation: Lokalisation der exakten anatomischen Höhe, z.B. eines → Bandscheibenvorfalles durch detaillierte klinische Untersuchung oder durch den Einsatz verschiedener bildgebender Verfahren (→ Computertomographie, → Kernspintomographie u.a.).
Höhenzunahme (eines Wirbelkörpers): Kompensatorisches Wachstum eines Wirbelkörpers in axialer Richtung im Falle einer meist entzündlich bedingten Destruktion mit Höhenabnahme eines benachbarten Wirbelkörpers im Kindes- und Jugendalter; am deutlichsten tritt diese morphologische Reaktion im lumbalen Bereich bei einer Affektion der BWS auf.
Hoffmann, J.: 1857-1919; deutscher Neurologe aus Heidelberg. → Werdnig-Hoffmann Krankheit.

Hohlkreuz: Syn.: → Hyperlordose.
→ Haltungsfehler, → Hohl(rund)rücken. engl.: hollow-back, lordosis.
Hohl(rund)rücken: Syn.: Hohlkreuz.
→ Haltungsfehler oder → Haltungsschaden der Wirbelsäule im Sinne einer verstärkten Ausbildung der → Brustwirbelsäulenkyphose und der → Lendenlordose; gleichzeitig bestehen nicht selten eine ventrale Verlagerung der Schultern, eine Abflachung des Brustkorbes sowie eine Vorwölbung des Bauches. Weitere anatomische Ursachen können sein: → Sacrum acutum, Fehlbildungen des 5. Lendenwirbels (v.a. eine → Spondylolisthesis), eine Schwäche der Glutealmuskulatur sowie eine Dorsalverlagerung der Hüftgelenkspfannen. *Klinische Symptome*: dumpfe, schlecht lokalisierbare Rückenschmerzen, vorzeitige Ermüdbarkeit, Neigung zu muskulären Verspannungen und

Funktionsstörungen. *Röntgenologische Spätfolgen* einer → Spondylarthrose aufgrund einer biomechanischen Facettenüberlastung; Neigung zur frühen Fixation. engl.: hollow-back, lordosis.

Hohmann, G.: 1880-1970; deutscher Orthopäde aus München.

Hohmann-Korsett, Hohmann-(Überbrükkungs)Mieder: Syn.: → Überbrückungsmieder. Halbstarre → Orthese (→ Mieder) der Wirbelsäule für den Bereich der LWS und des Kreuzbeines, bestehend aus Stoff mit Verstärkungen durch Leichtmetallspangen und Federstahlschienen; indiziert bei schlecht kompensierbaren Fehlhaltungen (z.B. bei einer → Alterosteoporose), aber auch bei Instabilitäten und Frakturfolgen. engl.: Hohmann's orthosis.

Holdsworth-Säuleneinteilung: Anatomische Einteilung der Wirbelsäule → im Hinblick auf traumatische Schädigungen in 2 Säulen. → Säuleneinteilung, → Wirbelfraktur. engl.: Holdsworth's classification (of spine injuries).

Holmium-YAG-Laser: Speziallaser mit nur geringem Temperaturnebeneffekt; eingesetzt zur lumbalen → Laservaporisation. → Neodyn-YAG-Laser, → PLLD.

Holor(h)achischisis: *griech.;* kongenitale Mißbildung der Wirbelsäule mit mangelhaftem Verschluß des Wirbelkanales auf der gesamten Länge.

Hook-Starter: *engl.;* Spezialinstrument zur schonenden Präparation des Implantatlagers der → Pedikel- oder der → Laminahaken im Rahmen der dorsalen Skoliosekorrektur. → Harrington-Operation, → MPDS.

Hoover-Zeichen: Klinischer Untersuchungstest bei unklaren LWS-Beschwerden zum Ausschluß einer Simulation: Der Patient befindet sich auf einer Untersuchungsliege in Rückenlage; der seitlich am Fußende der Liege stehende Untersucher fixiert ein Bein im Fersenbereich, während der Patient das schmerzhafte Bein gestreckt anheben soll. Im Fall einer → Ischialgie ist es dem Patienten unmöglich, das betroffene Bein anzuheben, er preßt die Ferse des kontralateralen Beines fest gegen die Unterlage; im Falle einer Simulation stützt sich die gegenseitige Ferse auf der Unterlage nicht ab. engl.: Hoover's sign.

Horizontalebene: Syn.: Tranversalebene. Gedachte, quer durch den Körper verlaufende Ebene, die senkrecht zur vertikalen und sagittalen Ebene steht. engl.: transverse plane, horizontal plane.

Horizontallageschmerz: Verschlechterung ischialgieformer Beschwerdebilder nach längerem Einnehmen einer horizontalen Liegeposition; ursächlich ist meist eine Volumenzunahme der protrudierten Bandscheibe (Aufquellung unter Entlastung),was die relative Enge im Spinalkanal weiter verstärkt.

Horizontalspalte: Syn.: → Luschka-Halbgelenk (der Halswirbelsäule), → Unkovertebralgelenk, Unkovertebralspalt. engl.: uncovertebral joint.

Horner, J.F.: 1831-1886; Schweizer Ophthalmologe.

Horner-Symptomenkomplex: Typische klinische Trias mit Pupillenverengung, Ptosis des Augenlides und Ausbildung eines Enophthalmus. *Ursächlich* ist eine Schädigung des Hals- oder Brustsympathikus. engl.: Horner's syndrome.

Hou-Alloplastik: → Bandscheibenendoprothese aus speziell geformtem Silikon.

Hounsfield-Einheit: Abkürzung: HE. → Computertomographie.

Hüftbeugekontraktur: Aufhebung der physiologischen Überstreckbarkeit des Hüftgelenkes mit zunehmendem Extensionsdefizit, meist im Gefolge einer ventralen Kapselschrumpfung aufgrund degenerativer Gelenkveränderungen (Coxarthrose). Kompensation durch hyperlordotische Einstellung der LWS; klinische Bestimmung des Ausmaßes durch den → Thomas-Handgriff.

Hüftkontraktur: Einsteifung des Hüftgelenkes (Ankylose) in Beuge- und/oder Adduktions- bzw. Abduktionsstellung infolge (meist entzündlicher) Gelenkerkrankungen, neurologischer Störungen (Lähmungen, Spastik) oder eines Narbenzuges. Anfängliche Kompensation vor allem beim Gehen (damit das betroffene Bein überhaupt nach dorsal geführt werden kann) durch eine verstärkte → Lordose der Lendenwirbelsäule, evtl. auch durch eine statische → Skoliosierung mit Beckentiefstand aufgrund einer virtuellen Beinverkürzung. engl.: hip contracture.

Hüft-Lendenstrecksteife: Homo- oder bilaterale Steifheit in den Hüftgelenken und der Lendenwirbelsäule mit fixierter Hüftstreckkontraktur und krankhaft fixierter → Lendenlordose (→ Brettsymptom) als Folge eines Spasmus der Rükkenstrecker, der Gluteal- und der Ischiokruralmuskulatur; stampfendes Gangbild (sog. → Schiebergang). Typisches klinisches Symptom bei Durchführung einer → Anteklination des Oberkörpers oder beim Prüfen des → Lasègueschen Zeichens mit Abheben des Gesäßes von der Untersuchungsliege als Ausdruck einer intradiskalen Massenverlagerung mit nachfolgender Irritation des hinteren → Längsbandes oder eines → Bandscheibenvorfalles; seltener bei → Wirbelsäulentumoren oder einer → Spondyloptose. *Vorkommen* v.a. bei Kindern, Jugendlichen und jungen Erwachsenen. → Lendenstrecksteife.

Hünermann, C.: Zeitgenössischer deutscher Arzt aus Köln. → Conradi-Hünermann-(Raaf) Syndrom.

Hungerosteopathie: Auftreten osteoporotischer oder osteomalazischer Knochenveränderungen aufgrund einer qualitativen und/oder quantitativen Unterernährung (z.B. bei → Rachitis u.a.).

Hunter, C. H.: geb. 1917.

Hunter-Syndrom: Syn.: Mukopolysaccharidose II. X-chromosomal rezessiv vererbter Defekt der Iduronat-sulfat-sulfatase. Nur männliche Patienten betroffen; gleicht in seiner Symptomatik dem → v. Pfaundler-Hurler Syndrom, ist jedoch bei weitem nicht so ausgeprägt. *Klinik:* Zwergwuchs, dysostotische Skelettveränderungen (im Bereich des Achsenskeletts Dysplasien der Wirbelkörper, seltener thorakolumbaler → Gibbus). engl.: Hunter syndrome.

Hurler-Syndrom: 1.) Syn.: → v. Pfaundler-Hurler-Syndrom; Mukopolysaccharidose I-H. 2.) Syn.: → Scheie-Syndrom, Ullrich-Scheie Syndrom, Spät-Hurlersche Erkrankung, Mukopolysaccharidose I-S. engl.: Hurler syndrome.

HWK: Abkürzung für → Halswirbelkörper.

HWS: Abkürzung für → Halswirbelsäule.

HWS-Distraktionstest: Klinischer Test zur Differenzierung zwischen ligamentären/muskulären Nacken-/Schulter-/Armbeschwerden und radikulären Schmerzbildern: Der Untersucher steht seitlich hinter dem sitzenden Patienten, umfaßt dessen Kopf am Unterkiefer und Hinterhaupt und übt einen Zug in kranialer Richtung aus (evtl. mit zusätzlicher leichter Rotation), woraus eine segmentale Entlastung der Halsbandscheiben und damit der → Spinalnervenwurzeln resultiert. Eine im Zuge dieser Bewegung auftretende *Schmerzreduktion* deutet auf das Vorliegen einer bandscheibenbedingten Irritation der Nervenwurzel hin, eine *Schmerzverstärkung* auf eine muskuläre, ligamentäre oder artikuläre Funktionsstörung. engl: distraction test of cervical spine.

HWS-Kompressionsplatte: Spezielle Osteosyntheseplatte zur ventralen interkorporalen Fusion im Bereich der Halswirbelsäule. → Hakenplatte nach Magerl, → Caspar-Platte, → Matzen-Platte. engl.: cervical spine compression plate.

HWS-Syndrom: Abkürzung für → Halswirbelsäulensyndrom.

Hydratation: (Spontane) Flüssigkeitsaufnahme und damit Volumenvermehrung z.B. einer Bandscheibe belastungsabhängig im Tagesrhythmus.

HydroJet(-Methode): Syn.: Wasserstrahlskalpell(-Methode). Schonendes, da atraumatisches Operationsverfahren zur lumbalen → Nukleotomie unter Einsatz eines Hochdruck-Wasserstrahles (*Strahldurchmesser*: 0,1 mm; *Wasserdruck*: 80 bar).

Hydromeningozele: Syn.: → Meningozele.

Hydromyelie: *lat.:* hydrorrhachis interna. Angeborene Erweiterung des → Zentralkanales des Rückenmarkes mit gleichzeitiger Flüssigkeitsansammlung; entspricht dem Hydrozephalus im Schädelbereich. engl.: hydromyelia.

Hydromyelozele: Angeborene → Spaltbildung der Wirbelsäule mit Austreten eines Bruchsackes, der sowohl mit Rückenmarksanteilen als auch mit einer wäßrigen Flüssigkeit angefüllt ist. → Meningomyelozele. engl.: hydromeningocele.

Hydrotherapie: Wärme- und Kältetherapie mit Wasser als Temperaturträger; evtl. gleichzeitige Durchführung mechanischer Maßnahmen wie Bürstungen, Güsse, Reibungen, aber auch krankengymnastische Mobilisation; Zugabe von Externa wie Salze, Öle u.ä. möglich. Muskelrelaxierender Effekt des warmen Wassers, mechanisch-thermische Hautreizung zur Anregung von Stoffwechsel und Kreislauf. *Indikationen:* chronische Wirbelsäulensyndrome, Funktionsstörungen von Gelenken u.a. *Anwendungsmöglichkeiten:* Wannenbäder, Bewegungsbäder, Wechselbäder, feuchte Wickel, Packungen, Güsse. engl.: hydrotherapy.

Hypaesthesia, Hypästhesie: *griech.* für verminderte (Berührungs-)Empfindlichkeit; leichterer Grad der → Anästhesie. Im Sinne der manuellen Medizin im Gegensatz zur → Analgesie nicht

streng segmental auftretend, sondern die Segmentgrenzen überschreitend. engl.: hyp(o)esthesia.
hypaesthetisch: *griech.* für unterempfindlich. engl.: hyp(o)esthetic.
Hypalgesie, Hypalgie: Verminderte Schmerzempfindlichkeit; leichterer Grad der → Analgesie. *Vorkommen* z.B. bei Schädigungen der Schmerzbahn, aber auch bei Psychoneurosen. Im Sinne der manuellen Medizin im Gegensatz zur → Hypästhesie streng segmental auftretend. engl.: hypalgesia, hypalgia.
hypalgetisch: Unterempfindlich für Schmerzreize. engl.: hypalgesic.
Hyperabduktionssyndrom, Hyperabduktionstest: Syn.: Hyperelevationsyndrom, Wright-Test.
Auftreten von Parästhesien im Bereich der homolateralen oberen Extremität, evtl. mit Durchblutungsstörungen (z.B. Abschwächung des Radialispulses) im Zuge des starken Anhebens (Elevation), Abspreizens (Abduktion) und Nachhintenziehens (Hyperabduktion) eines Armes. *Ursächlich* ist eine Kompression des → Plexus brachialis bzw. der A. oder V. brachialis zwischen dem Processus coracoideus und dem M. pectoralis major. Wird als Spielart des → Schulter-Arm-Syndromes klassifiziert. engl.: brachial hyperabduction syndrome.
Hyperaesthesia, Hyperästhesie: *griech.* für Überempfindlichkeit, gesteigerte Erregbarkeit der Gefühls- und Sinnesnerven. Im Falle einer radikulären Genese Ausdruck einer inkompletten Läsion des betroffenen Spinalnerven. engl.: hyperesthesia.
hyperästhetisch: *griech.* für überempfindlich. engl.: hyperesthetic.
Hyperalgesie, Hyperalgie:: Gesteigerte Schmerzempfindlichkeit. *Vorkommen* bei bestimmten Nervenkrankheiten, teilweise segmental (→ Headsche Zone) oder im peripheren Versorgungsgebiet eines sensiblen Nerven. engl.: hyperalgesia, hyperalgia.
hyperdens: Röntgenologischer Begriff zur Bezeichnung eines besonders dichten Bereiches, z.B. im → Computertomogramm. engl.: hyperdense.
Hyperelevationssyndrom: Syn.: → Hyperabduktionssyndrom.
Hyperextension: Übermäßige Streckung, Überstreckung (z.B. der Wirbelsäule oder eines Gelenkes). engl.: hyperextension.

Hyperextensionsorthese: Stabile → Rumpforthese aus Kunststoff mit stufenlos verstellbarem Beckendruckbügel, Rückenpelotte sowie Metallgelenken zur funktionellen Aufrichtung im thorakolumbalen und lumbalen Bereich der Wirbelsäule. *Indikationen*: osteoporotische Wirbelsäulendeformitäten sowie Alterskyphosen, Osteolysen u.a. engl.: hyperextension orthosis.
Hyperextensionsfraktur: Knochenbruch aufgrund einer indirekten Gewalteinwirkung mit unfallbedingt erzwungener, die physiologischen Grenzen überschreitender eindimensionaler Streckbewegung, z.B. im Sinne einer Abscherung oder einer Kompression. *Im Wirbelsäulenbereich* in erster Linie nach ventraler Impulsgebung, z.B. im Zuge eines Verkehrsunfalles vorkommend. → hanged-man Fraktur der HWS. engl.: hyperextension fracture.
Hyperextensionsspondylolyse: Typ B 3.2 einer → Distraktionsfraktur eines Wirbelkörpers. → Wirbelbruch.
Hyperextensionssubluxation: Typ B 3.1 einer → Distraktionsfraktur eines Wirbelkörpers. → Wirbelbruch.
Hyperextensionstest: Klinischer Untersuchungstest bei Vorliegen eines Lumbalsyndroms: Der Patient befindet sich auf einer Untersuchungsliege in Bauchlage, der am Fußende seitlich stehende Untersucher fixiert dessen Beine und fordert ihn auf, seinen Oberkörper anzuheben; in einem zweiten Schritt überstreckt der Untersucher passiv die Wirbelsäule und führt zusätzlich eine leichte Rotationsbewegung durch, eine Hand fixiert hierbei die LWS zur Lokalisation der Höhe des Schmerzpunktes. Im Falle einer segmentalen Funktionsstörung kommt es zu einer Schmerzverstärkung; ein harter Anschlag spricht für degenerative Veränderungen, eine weicher eher für eine muskuläre Verkürzung. engl.: lumbar hyperextension test. **3-Phasen-H.:** Klinischer Untersuchungstest zur Differenzierung coxaler und lumbaler Beschwerdebilder. → Drei-Stufen-Hyperextensionstest.
Hyperflexionsfraktur: Knochenbruch aufgrund einer indirekten Gewalteinwirkung, z.B. einer Abscherung, evtl. auch einer Kompression infolge einer erzwungenen, die physiologischen Grenzen überschreitenden eindimensionalen Beugebewegung. *Im Bereich der HWS* als → Peitschenschlag-Syndrom (z.B. im Rahmen eines

Hyperfunktion

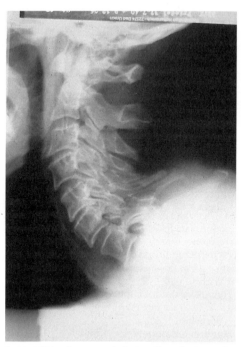

Ausgeprägte kompensatorische Hyperlordose der HWS im seitlichen Röntgenbild bei fixiertem Rundrücken der BWS.

PKW-Auffahrunfalles mit dorsaler Impulsgebung; → tear-drop-Fraktur), *im Bereich der BWS* durch „taschenmesserartiges Zusammenklappen" eines oder mehrerer Wirbelkörper (z.B. im Zuge eines Absturzes oder eines Verschüttungstraumas in gebückter Körperhaltung). engl.: hyperflexion fracture.

Hyperfunktion: Überfunktion eines Organes; für Gelenke und Wirbelsäule nur selten verwendeter Begriff (→ Hypermobilität).

Hyperhaphie: Syn.: taktile Hyperästhesie.
Überempfindlichkeit für Berührungsreize. engl.: tactile hyperesthesia.

Hyperkinese, Hyperkinesie, Hyperkinesis: Übermäßige Bewegungsaktivität mit Muskelzuckungen und überschießenden unwillkürlichen Bewegungen des Gesamtkörpers oder einzelner Körperteile, entweder im Sinne einer krankhaft gesteigerten spontanen Motorik (engl.: hyperkinesia) oder aufgrund einer seelisch bedingten Bewegungsunruhe (engl.: agitation).

hyperkinetisch: Die → Hyperkinese betreffend, mit Muskelzuckungen einhergehend. engl.: hyperkinetic. **h. Anfall:** Klinisches Bild einer Chorea oder einer Epilepsie. engl.: paroxysmal hyperkinesia. **h. Syndrom: 1.**) Extrapyramidal bedingte Störung mit unwillkürlichen Bewegungsabläufen (→ Athetose, → Ballismus, → Chorea, → Myoklonie, → Torsionsdystonie). engl.: hyperkinetic syndroma. **2.**) Vorübergehende Periode gesteigerter Unruhe und Aktivität bei Klein- und Schulkindern (sog. hyperaktives Kind).

Hyperkyphose: Syn.: → Kyphosierung. Übersteigerte → Kyphose der Brustwirbelsäule. engl.: hyperkyphosis.

Hyperlordose: Syn.: → Lordosierung. Übersteigerte Lordose der Hals- bzw. Lendenwirbelsäule (*s. Abb.*). engl.: → hyperlordosis.

Hyperlordoesekreuzschmerz: Pseudoradikuläres Schmerzbild, provoziert durch Einnehmen einer hyperlordotischen Haltung der LWS als pathognomonisches Zeichen eines lumbalen → Facettensyndromes (Facettenschluß). engl.: hyperlordotic pain.

Hypermobilität: Syn.: Überbeweglichkeit. Das physiologische Ausmaß an Bewegungsausschlag übersteigende Gelenkfunktionalität im Bereich der Extremitäten, aber auch der Wirbelsäule, z.B. aufgrund einer konstitutionellen Laxität des Kapselbandapparates (z.B. beim leptosomen Habitus oder bei Bindegewebsschwäche). Der Begriff wird v.a. in der manuellen Medizin (sog. Plusvariante einer Gelenkdysfunktion) verwendet. engl.: hypermobility.

Hypermotilität: Syn.: → Hyperkinesie. engl.: hypermotility.

Hyperostose, Hyperostosis: Krankhafte überschießende Bildung von Knochengewebe (Hyperplasie) mit lokaler Gewebeverdichtung; periostale, enchondrale oder enostale Ursachen mit sekundärer Knochenapposition, -verdichtung (→ Osteosklerose, → Osteopetrose) und -verdickung; unterschieden werden monoostotische von generalisierten bzw. systemischen Störungen. engl.: hyperostosis. **H. diffusa generalisata congenita:** Syn.: → Osteopetrose, Marmorknochenkrankheit. **H. triangularis ilii:** Syn.: → Iliitis condensans, Ostitis condensans ilii, Osteosis condensans ilii. engl.: condensing ileitis. **H. vertebralis senilis ankylosans:** Syn.: → Spondylosis hyperostotica Forestier-Ott.

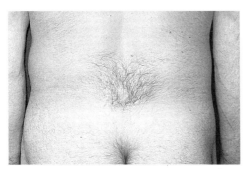

Lumbale Hypertrichose im lumbosakralen Übergangsbereich bei Spina bifida occulta.

Hyperreflexie: Gesteigerte Reflexbereitschaft des Nervensystemes, bedingt durch den Ausfall zentraler Hemmungsmechanismen. *Vorkommen* z.B. bei → Spastizität, → Rigidität. engl.: hyperreflexia.

Hypersegmentation: Im Bereich der Lendenwirbelsäule Erweiterung der mobilen Gliederkette um ein zusätzliches Bewegungssegment. → Lumbalisation. engl.: hypersegmentation, lumbalization.

hypersegmentiert: Mit einem zusätzlichen (mobilen) Bewegungssegment ausgestattet. → Hypersegmentation, → Lumbalisation. engl.: hypersegmented.

Hypertrichose: Vermehrte, atypisch lokalisierte Körperbehaarung. *Vorkommen* z.B. im Bereich des lumbosakralen Überganges im Falle einer → Bogenschlußstörung (*s. Abb.*). engl.: hypertrichosis.

Hypoästhesie: Syn.: → Hypästhesie. engl.: hyp(o)esthesia.

Hypoglosssusschlinge: Syn.: → Ansa cervicalis (*lat.*).

Hypomobilität: Funktionseinschränkung eines Gelenkes im Bereich der Extremitäten und auch der Wirbelsäule, z.B. aufgrund einer Kontraktur des Kapselbandapparates. Der Begriff wird v.a. in der manuellen Medizin bei Vorliegen einer Blockierung (Beinträchtigung des → joint play; sog. Minusvariante einer Gelenkdysfunktion) verwendet. engl.: hypomobility.

Hypoplasie: Angeborene oder anlagebedingte Unterentwicklung eines Körperteiles. engl.: hypoplasia. **kondyläre H.:** Atlantookzipitale Fehlbildung mit Abflachung der Kondylen des → Os occipitale mit konsekutivem Höhertreten von → Atlas und → Dens axis; der röntgenologische → Atlanto-okzipital-Winkel ist deutlich größer als 125-130°. engl.: condylar hypoplasia.

Hyporeflexie: Syn.: → Reflexabschwächung. engl.: hyporeflexia.

Hypostose: Mangelhafte Entwicklung des Knochens mit abnormer Kürze, zarter hypoplastischer Ausformung, dünner Kompakta u.a. *Vorkommen* z.B. bei der → Osteogenesis imperfecta. engl.: hypoostosis.

Ibuprofen: Chemische Stoffgruppe der nichtsteroidalen → Antirheumatika.
ICR: *Abk.* für Interkostalraum; Syn.: Zwischenrippenraum.
Idem-Skoliose: Meist fixierte Seitausbiegung der (unteren) Wirbelsäule bei Beckentiefstand aufgrund einer deutlichen Beinverkürzung mit häufigerer Konvexität zur Seite der kürzeren Extremität; in der Literatur beschrieben in erster Linie bei Oberschenkelamputierten, die über Jahrzehnte eine zu kurze Beinprothese getragen haben. *Gegensatz:* → Kontra-Skoliose. engl.: idem scoliosis.
Ileitis: *lat.;* **1.)** Syn.: → Iliitis. **2.)** Enteritis im Bereich des Ileums. **I. terminalis:** Syn.: → M. Crohn, Enteritis regionalis.
Ileum-Drucktest: Klinischer Untersuchungstest zur Überprüfung einer Irritation des Kreuzdarmbeingelenkes: Der Patient befindet sich auf einer Untersuchungsliege in Seitlagerung, der vor dem Patienten seitlich zur Liege stehende Untersucher legt beide Hände auf dessen Darmbein und übt einen axialen Druck auf das Becken aus. Das Auftreten von Beschwerden bzw. eine Verstärkung bereits vorhandener Schmerzen im oben liegenden ISG spricht für eine dort lokalisierte Funktionsstörung bzw. einen entzündlichen Prozeß.
Iliakalabszeß: Intrapelvine, zwischen → Os ileum und Fascia lata gelegene Eiteransammlung, typischerweise als → Senkungsabszeß bei tuberkulöser → Spondylitis der LWS. Anatomischer Ausbreitungsweg meist entlang des → M. iliopsoas (→ Psoasabszeß), seltener in die Fossa ischiorectalis oder entlang des M. piriformis durch das Foramen ischiadicum zum Gesäß oder Oberschenkel in die Kniekehle, letztlich entlang des → M. quadratus lumborum bis oberhalb der → Crista iliaca. engl.: iliacal abscess.
Iliitis: *lat.* für Entzündung des Darmbeines (→ Os ileum), z.B. im Sinne einer Osteomyelitis. engl.: iliitis. **I. condensans:** Syn.: Ostitis condensans, Osteosis condensans ilii, iliakale trianguläre Hyperostose.
Aseptisch verlaufende Entzündung des Darmbeines nahe der → Iliosakralfuge, ein- oder beidseitig, vor allem bei Frauen im mittleren Lebensalter, häufiger auch nach einer Schwangerschaft sowie bei einer (ligamentären) Überlastungssymptomatik der Hüftgelenke auftretend. *Klinisch* oft stumm, in Einzelfällen typische Kreuzschmerzen, evtl. auch Wurzelreizsymptomatik. *Röntgenologisch* dreieckförmige hypersklerotische Verdichtungszone an der vorderen Ilium-Sakroiliakaecke. engl.: condensing ileitis.

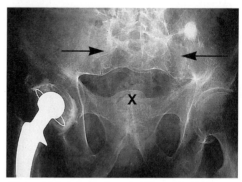

Röntgenbild eines Beckens bei bilateraler Ileitis condensans (→); gleichzeitig besteht eine knöcherne Überbauung der Symphyse (X).

iliolumbalis: *lat.* für zur Hüfte und Lende gehörend. engl.: iliolumbar.
iliosakral: *lat.* für das Darm- (→ Os ilium) und das Kreuzbein (→ Os sacrum) betreffend, im Bereich des Darm- und Kreuzbeins gelegen. engl.: iliosacral.
Iliosakralarthritis: Syn.: Sacroiliitis, Sakroiliitis.
Entzündung der Kreuzdarmbeinfuge, v.a. im Gefolge von Erkrankungen des rheumatischen Formenkreises. → Spondylarthritis, → Spondylitis ankylosans, → M. Reiter, → Psoriasis.
Iliosakral-Dehntest: Klinischer Untersuchungstest zum Nachweis einer Beteiligung der ventralen sakroiliakalen Bandstrukturen an einem Schmerzbild des ISG: Der Patient befindet sich auf einer Untersuchungsliege in Rückenlage, der seitlich stehende Untersucher übt mit überkreuzten Händen einen (nach außen gerichteten) Druck auf den vorderen Anteil beider Beckenschaufeln aus, wodurch sowohl die vorderen als auch die hinteren Bandverspannungen des ISG

belastet werden. Ein hierbei auftretender tiefsitzender Schmerz weist auf eine Irritation der *anterioren* Bänder (→ Ligg. sacrospinale et sacrotuberale) der homolateralen Seite, ein Schmerz im Gesäßbereich auf eine solche der *posterioren* Anteile hin.

Iliosakralfuge: Syn.: → Articulatio sacroiliaca (*lat.*); Kreuzdarmbeingelenk. engl.: sacroiliac joint.

Iliosakralgelenk: Syn.: → Articulatio sacroiliaca (*lat.*); Kreuzdarmbeingelenk. engl.: sacroiliac joint.

Iliosakralgelenkarthrodese: Operative Versteifung des Kreuzdarmbeingelenkes. engl.: iliosacral arthrodesis.

Iliosakralgelenkblockierung: Begriff aus der manuellen Medizin; Funktionsstörung des Kreuzdarmbeingelenkes mit beeinträchtigtem → joint play. Typische *klinische Zeichen* sind neben der lokalen Schmerzhaftigkeit ein → Vorlaufphänomen sowie eine virtuelle → Beinlängendifferenz. engl.: dysfunction of sacroiliac joint.

Iliosakralgelenkdiastase: Röntgenologisch darstellbare Aufweitung des iliosakralen Gelenkspaltes; Folge einer atypischen Mobilität des → os sacrum. engl.: diastasis of sacroiliac joint.

Iliosakralgelenkruptur: Partielle oder totale Zerreißung der Bänder des Kreuzdarmbeingelenkes; oft bilateral auftretend mit Verschiebung im Zuge eines Beckenringbruches oder einer Beckenringsprengung. engl.: rupture of sacroiliac joint.

Iliosakralgelenks-Mobilisationstest: Syn.: Schütteltest, Hebetest, Rütteltest des Kreuzdarmbeingelenkes.
Klinischer Untersuchungstest zur Überprüfung der Funktion des Kreuzdarmbeingelenkes: Der Patient befindet sich auf einer Untersuchungsliege in Bauchlage, der seitlich stehende Untersucher umfaßt mit seiner linken Hand die Beckenschaufel von ventral und führt damit kleine rüttelnde Bewegungen nach dorsal durch (Mobilität des Darmbeines gegenüber dem Kreuzbein nach dorsal); dabei palpiert die rechte untersuchende Hand dorsal die Bewegungen bzw. eine eingeschränkte Federung des Kreuzdarmbeingelenkes im Falle einer Funktionsstörung.

Iliosakralpunkt: Nervendruckpunkt oberhalb des Kreuzdarmbeingelenkes bei einer → Ischialgie (einer der → Valleixschen Druckpunkte). engl.:iliosacral sciatic pressure point.

Immobilitas, Immobilität: *lat.* für Unbeweglichkeit, Unverschieblichkeit. engl.: immobility. **I. intervertebralis:** Einsteifung in einem oder mehreren → Bewegungssegmenten der Wirbelsäule als Ursache der intervertebralen → Insuffizienz.

Immobilisationssyndrom: Komplexes klinisches Bild hervorgerufen durch längere Zeit bestehende → Immobilisierung mit muskulärer Atrophie, Osteoporose, Gelenk(teil)einsteifung, Kachexie, trophischen Störungen u.a.m. engl.: immobilization syndrome.

Immobilisierung: *lat.* für Ruhigstellung von Gelenken, Gliedmaßen oder der Wirbelsäule (z.B. durch Verbände, Schienen oder Gips). Behandlungskonzept bei floriden Entzündungen (im Bereich der Wirbelsäule vor allem bei einer → Spondylitis) oder bei nicht übungs- oder belastungsstabilen → Frakturen. engl.: immobilization.

Immunsuppressivum: Medikament mit Beeinflussung (Abschwächung oder Unterdrückung) verschiedener humoraler und auch zellulärer Immunmechanismen mit antiphlogistischem und antiproliferativem Effekt, aber auch Unterdrückung der Infektabwehr (z.B. Methotrexat, Azathioprin, Ciclosporin A u.a.m.). *Klinische Verwendung auf orthopädischem Fachgebiet* in erster Linie bei hochaggressiven schweren Verlaufsformen von Erkrankungen des rheumatischen Formenkreises bei Unwirksamkeit oder Unverträglichkeit von → Basistherapeutika. engl.: immunosuppressive drug.

Immunsuppression: Künstliche Abschwächung oder Unterdrückung humoraler Reaktionen, z.B. medikamentös (→ Immunsuppressivum), durch Röntgenbestrahlung u.a. engl.: immunosuppression.

Impaktionsbruch: Typ A 1 einer Wirbelkompressionsfraktur bzw. Typ C 1.1 einer Wirbelkörpertorsionsfraktur. → Wirbelbruch.

Implantat: In den menschlichen Körper eingesetztes avitales animales (xenogenes) oder künstliches, biochemisch stabiles (allogenes) Material als plastischer Ersatz (→ Bandscheibenprothese) oder zur mechanischen Verstärkung (→ Knochenzementplombe, → Instrumentation). engl.: implant.

Impression, basiläre: Syn.: → Basilarimpression.

Impressionsfraktur: Unvollständiger Biegungsbruch bzw. Einbruch der kortikalen Kno-

Impulsstromtherapie

Tab. 49: Injektionsbehandlung im Bereich der Wirbelsäule (allgemeiner Überblick)

DLI diagnostische lokale Injektion		TLI therapeutische lokale Injektion		
DLA diagnostische lokale Anästhesie	lokale Schmerzprovokation mit Kochsalzlösung, Kontrastmittel	TLA therapeutische lokale Anästhesie	TLAS therapeutische lokale Anästhesie + Steroide	TLS therapeutische lokale Steroide

Tab. 50: Injektionsbehandlung im Bereich der Wirbelsäule (spezielle Maßnahmen)

Injektionsart	Indikationen	Verwendete Substanz
LSPA	radikuläre Irritation	10 ml Mepivacain 0,5%
epidural-perineural (evtl. CT-kontrolliert)	radikuläre Irritation und therapieresistente LSPA	1,0 ml Bupivacain 0,25% mit 10 mg Triamzinolon
epidural-dorsal	radikuläre Irritation, pseodoradikuläre Störung	10 ml NaCl mit 20 mg Triamzinolon
epidural-kaudal	radikuläre Irritation, v.a. Postdiskotomiesyndrom mit Narbenbildung	10 ml NaCl mit 20 mg Triamzinolon
epidural-sakral	untere radikuläre Irritation	1,0 ml Bupivacain 0,25% mit 10 mg Triamzinolon
Facetten-Infiltration	pseudoradikuläre Störung, Facettenirritation	1,0-1,5 ml Bupivacain 0,25% (diagnostisch); 2,5-3,0 ml Bupivacain 0,25% (therapeutisch)
ISG-Infiltration	pseudoradikuläre Störung, ISG-Irritation	3 ml Bupivacain 0,25%.

chenstruktur mit Teilzusammensintern. *Vorkommen* z.B. im Bereich der BWS und LWS nach Stauchungs- bzw. Hyperflexionstraumata. engl.: depression fracture, depressed fracture.

Impulsstromtherapie: Form der → Elektrotherapie im Sinne der Reizstrombehandlung mit niederfrequenten Gleichstromimpulsen; führt zu wiederholten muskulären Kontraktionen. *Anwendung* bei kompletten oder inkompletten Denervationen, bei schlaffen → Paresen, muskulärer → Inaktivitätsatrophie u.a.

Inaktivitätsatrophie: Atrophie ruhiggestellter oder geschonter Muskulatur (z.B. bei Lähmung, Fraktur), der Weichteile und auch des Knochens (→ Inaktivitätsosteoporose) infolge mangelnder oder fehlender funktioneller Beanspruchung. *Im Bereich der Wirbelsäule* in erster Linie nach langem Liegen (z.B. im Gipsbett, bei konservativer Behandlung instabiler → Wirbelfrakturen u.ä.) beobachtet. engl.: atrophy secondary to inactivity, atrophy of disuse.

Inaktivitätsosteoporose: Knöcherne Atrophie des Skeletts (→ Osteoporose) infolge Ruhigstellung, Bettlägrigkeit, übermäßiger Schonung u.ä. (→ Inaktivitätsatrophie).

Incisura: *lat.* für Einschnitt, Einbuchtung, Einsenkung (an Knochen und Organen). engl.: incisure, notch, incisura. **I. vertebralis inferior:** bogige knöcherne Einsenkung an der wurzelnahen Unterseite des Wirbelbogens; unterer Anteil des → Foramen intervertebrale. **I. vertebralis superior:** bogige knöcherne Einsenkung an der wurzelnahen Oberseite des Wirbelbogens; oberer Anteil des → Foramen intervertebrale.

Inclinatio(n): → Inklination.

Incontinentia: → Inkontinenz. **I. urinae et alvi:** kombinierte Harn- und Stuhlinkontinenz. → Inkontinenz.

Indolenz: *lat.* für Schmerzlosigkeit, Gleichgültigkeit. engl.: indolence.
Indometazin: Chemische Stoffgruppe der nichtsteroidalen → Antirheumatika.
Infekt(ion): *lat.* für Ansteckung. Lokale, durch äußeres Eindringen von Mikroorganismen (meist Bakterien) ausgelöste Entzündung des Organismus. → Arachnitis, → Enzephalomyelitis, → Myelitis, → Diszitis, → Spondylitis,→ Spondylodiszitis. engl.: infection.
inferior: *lat.* für unterhalb (gelegen). engl.: inferior.
Infiltration: Örtlich begrenztes Eindringen oder Einbringen durch Injektion z.B. von Flüssigkeit in das bindegewebige Interstitium. engl.: infiltrate, infiltration.
Infiltrationsanästhesie: Form der Lokalanästhesie mit intra- oder subkutaner Injektion von → Lokalanästhetika. → Facetteninfiltration, → Periduralanästhesie, → Wurezelblockade. engl.: infiltration anesthesia.
infradiskal: *lat.* für unterhalb der Bandscheibenebene liegend. engl.: infradiscal.
infraforaminal: *lat.* für unterhalb des → Foramen intervertebrale gelegen. engl.: infraforaminal.
Infraktion: *lat.* für Einbrechen, Einknicken. Nur geringfügig klaffender, oft nur inkompletter Knochenriß bzw. -einbruch mit leichter Spalt-, Dellen- oder Stufenbildung der Kortikalis (Periost nur einseitig oder nur teilweise durchtrennt). *Ursächlich* ist meist eine lokale Kompressionseinwirkung; *im Bereich der Wirbelsäule* betroffen sind vor allem die → Wirbelkörperabschlußplatten, dann ohne wesentlichen Stabilitätsverlust; keine schwerwiegende Dislokation der Frakturfragmente. engl.: infraction.
infrapedikulär: *lat.* für unterhalb der → Pedikelebene liegend. engl.: infrapedicular.
INH: Abkürzung für → Isoniazid.
Injektion: Einspritzung von Flüssigkeiten (z.B. von Heilmitteln; → Lokalanästhesie) oder Suspensionen (z.B. zur Kontrastdarstellung von Hohlräumen) in den Körper zu therapeutischen oder diagnostischen Zwecken. *Applikationsformen*: intravenös, intraarteriell, subkutan, intramuskulär, intrathekal, peridural, subdural, epidural, intradiskal u.a. (*Tab. 49, 50, 51, 52 und 53*). engl.: injection.

Tab. 51a: Indikationen für lumbale paravertebrale Injektionen

- lokales Lumbalsyndrom
- lumbales Facettensyndrom
- lumbales Wurzelsyndrom
- Osteoporose mit klinischem Schmerzbild
- Spondylolyse, Spondylolisthese mit klinischem Schmerzbild
- Tumor (Metastasen)
- Spinalkanalstenose mit klinischer Dekompensation
- rheumatisch entzündliche Wirbelsäulenerkrankungen
- periphere Durchblutungsstörungen
- Postdiskotomiesyndrom.

Tab. 51b: Kontraindikationen für lumbale paravertebrale Injektionen

- bakterielle Infektion am Injektionsort
- bekannte Unverträglichkeit des Injektionsmittels
- Cortisonskontraindikationen.

Tab. 52: Technik der lumbalen paravertebralen Injektion

Höhe	Zugang
L4	oberhalb des Querfortsatzes L5 im Winkel von 60° nach medial geneigt, leicht aszendierend
L5	oberhalb des Querfortsatzes L5 1-2 cm weitergeschoben im Winkel von 60° nach medial geneigt, leicht deszendierend
S1	oberhalb des Querfortsatzes L5 im Winkel von 60° nach medial geneigt, Nadel um 45° angehoben.

Tab. 53a: Indikationen für lumbale epidurale lokale Injektionen

- lumbales Wurzelsyndrom
- Spinalkanalstenose mit klinischer Dekompensation
- Postdiskotomiesyndrom
- Spondylolyse, Spondylolisthese mit klinischem Schmerzbild
- nach intradiskaler Chemonukleolyse
- Tumor (Metastasen).

Tab. 53b: Kontraindikationen für epidurale Injektionen

- bakterielle Infektionen am Injektionsort
- bekannte Unverträglichkeit des Injektionsmittels
- Cortisonkontraindikationen
- Spondylodiszitis

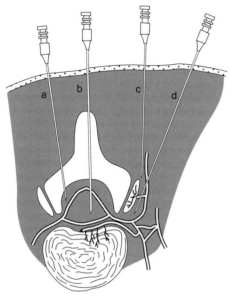

Schematische Darstellung der lumbalen Injektionsbehandlung
a) epidural (peridural)
b) intrathekal (subdural)
c) Facettenbereich
d) paravertebral (Wurzelblokade).

Inklination: *lat.* für Neigungsgrad einer gedachten Körperlinie oder -achse, auch einer bestimmten Körperfläche (z.B. auch der Gesamtwirbelsäule) in bezug auf die vertikale Körperachse. engl.: inclination.

Inkontinenz: *lat.* für Unvermögen der willkürlichen Ausscheidung von Stuhl und Harn mit unkontrolliertem, auch ungewolltem Abgang. *Vorkommen* vor allem bei → Querschnittslähmung und auch bei lumbalen → Kompressionssyndromen des Rückenmarkes, z.B. im Zuge eines → Massenvorfalles an Bandscheibenmaterial. engl.: incontinence.

Inlayspan: Freier autologer oder homologer → Knochenspan zur Defektauffüllung; verwendet in erster Linie zur ventralen interkorporalen → Spondylodese. engl.: inlay bone graft.

Innervation: Nervale Versorgung von Körpergeweben und Organen. engl.: innervation. **segmentale I.:** Nervale Versorgung einzelner Körperbezirke aus bestimmten Rückenmarksegmenten. → Dermatom. engl.: segmentary innervation.

Inokulationsspondylitis: Iatrogen entstandene, meist monosegmentale unspezifische → Spondylitis mit typischen röntgenolischen Veränderungen (Höhenminderung des → Zwischenwirbelraumes, Unschärfe und Erosionen im Bereich der → Abschlußplatten, perifokale Spongiosasklerose, → Reparationsosteophyten) schon einige Wochen nach einer → Nukleotmoie. → Spondylodiszitis.

Insertionstendinopathie, Insertionstendinose, Insertionstendopathie: Primär nicht entzündliche, meist degenerativ bedingte Irritation im Bereich der Sehnenansätze. → Tendinopathie, → Tendinose, → Tendopathie. engl.: insertion tendopathy.

instabil: *lat.* für nicht (ausreichend) fest, ausgelockert, ungenügend knöchern konsolidiert (von Frakturen). engl.: unstable.

Instabilität: → Instabilitas.

Instabilitas: *lat.* für Instabilität. Mangelhafte Festigkeit z.B. eines Gelenkes aufgrund einer Bänderschwäche oder einer ungenügenden muskulären Führung. *Im Bereich der Wirbelsäule* segmentale oder globale Gefügelockerung im Sinne einer vermehrten Translation oder Kippung in einem oder mehreren Bewegungssegmenten, z.B. im Gefolge eines degenerativen → Bandscheibenschadens, einer Defektbildung der → Interartikularportion (→ Spondylolyse, → Spondylolisthese) oder eines → Wirbelbruches. Im Falle einer *traumatischen Schädigung der Wirbelsäule* ist eine I. dann anzunehmen, wenn es zu einer Verletzung der wichtigen Bandanteile und kapsulären Strukturen der kleinen Wirbelgelenke gekommen ist, sowie bei einem Wirbelbruch mit geschädigter Hinterkante. Im Rahmen der *manuellen Medizin* wird die I. als schmerzgehemmte Funktionsstörung bei vermehrtem → joint play (translatorisches Gleiten) der → Hypermobilität mit vermehrter Beweglichkeit und übersteigertem joint play gegenübergestellt. engl.: instability. **I. intervertebralis:** Segmentale Lockerung eines → Bewegungssegmentes der Wirbelsäule, z.B. im Gefolge eines degenerativen → Bandscheibenaufbrauches oder einer → Spondylolyse. engl.: intervertebral instability.

Instrumentation: Gesamtheit aller (meist metallischen) → Implantate zur Durchführung einer operativen Stabilisierung oder Osteosynthese im Bereich der Wirbelsäule (→ Skoliose, → Spondylodese, → Spondylolisthese, → Wirbelfraktur u.a.). engl.: instrumentation.

instrumentiert: Mit dem Einsatz meist metallischer Implantate einhergehend, z.B. im Rahmen einer → Spondylodese. → Instrumentation.

Insufficientia, Insuffizienz: Funktionsschwäche, ungenügende Arbeitsleistung (eines Organes oder eines Organsystemes). engl.: insufficiency. **intervertebrale I.:** Störung in einem → Bewegungssegment der Wirbelsäule infolge einer Gefügelockerung (z.B. bei einem degenerativen → Bandscheibenschaden) oder einer Einsteifung. engl.: intervertebral insufficiency. **vertebrale I.:** → Wirbelsäuleninsuffizienz. engl.: vertebral insufficiency.

insuffizient: Unzureichend, ungenügend (bezogen auf die Leistungsfähigkeit eines Organes). engl.: insufficient.

Intentionstremor: Auftreten unwillkürlicher Wackelbewegungen der Hände und/oder Finger bei Durchführung einer bestimmten zielgerichteten Motorik. *Vorkommen* z.B. bei → multipler Sklerose, Kleinhirnerkrankungen u.a. engl.: intention tremor.

Interartikulardysplasie: Syn.: → Wirbelbogendysplasie. → Spondylolyse, → Spondylolisthese.

Interartikularportion: Anatomischer und auch röntgenologisch verwendeter Begriff für den wirbelkörpernahen Anteil des → Wirbelbogens. engl.: interarticular portion.

intercostalis, interkostal: *lat.* für zwischen den Rippen liegend. engl.: intercostal.

Interferenzstrom: Form der → Elektrotherapie, bei der sich durch Superposition zweier oder mehrerer Einzelströme (Vakuumelektroden auf der Hautoberfläche) am Erfolgsort biologisch wirksame amplituden- und frequenzmodulierte Stromstärken ausbilden. *Indikation*: v.a. hartnäckige Spannungszustände der lumbalen Rückenstrecker (s. *Abb.*).

Interkostalanästhesie: Lokale periphere Schmerzbetäubung im Bereich der Zwischenrippennerven, z.B. zur konservativen Behandlung einer → Interkostalneuralgie, eines Herpes zoster u.a. durch Unterspritzung der → Sulci inferiores der entsprechenden Rippen mit → Lokalanästhetika. engl.: intercostal nerve blockade.

Interkostalmuskulatur: Zwischen den einzelnen Rippen liegende, streng monosegmental innervierte Muskulatur. → Musculus. engl.: intercostal muscles.

Interkostalneuralgie: Meist einseitiges, v.a. positionsabhängiges, unter Extension oft nachlassendes gürtelförmiges Schmerzbild im Thoraxbereich entlang eines oder mehrerer Zwischenrippenräume mit typischen Druckpunkten paravertebral, in der Axilarlinie und/oder paramedian-ventral. *Pathognomonisches Symptom* bei lokalen Wirbelsäulen- und Rückenmarksprozessen (z.B. thorakale → Bandscheibenprotrusion), aber auch bei Herpes zoster, Bronchial- und Mediastinaltumoren, Pleuraendotheliom und Aortenisthmusstenose. Der Begriff der → Neuralgie ist in diesem Zusammenhang inkorrekt verwendet, da es sich hier um jeweils organisch begründbare Schmerzbilder handelt. engl.: intercostal neuralgia.

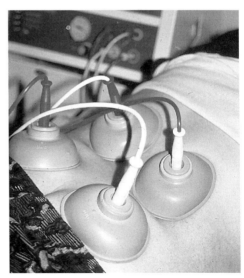

Interferenzstromtherapie der lumbalen Rückenstreckmuskulatur.

Interkostalraum: Raum zwischen zwei benachbarten Rippen. engl.: intercostal space.
interlaminar: *lat.* für zwischen den → Wirbelbögen gelegen. engl.: interlaminar.
Interpedikulardistanz, Interpedunkularabstand: Horizontaler Abstand zwischen den beiden Bogenwurzeln im a.p. Röntgenbild der Wirbelsäule; bei Frauen aufgrund der schmaleren Ausbildung der Bogenwurzeln breiter als bei Männern; bleibt intraindividuell im Laufe des Lebens von der Jugend an konstant, da an der Innenfläche der Wirbelbögen in den späteren Lebensabschnitten kein appositionelles Knochenwachstum mehr auftritt (*Tab. 54*). Eine Verminderung der I. deutet auf eine kongenitale → Spinalkanalstenose hin. Die I. beträgt im lumbalen Bereich normalerweise mindestens $^2/_3$ des Wirbelquerdurchmessers an seiner engsten Stelle.

Tab. 54: Normale Relationen der Interpedikularabstände

C4	2 mm > / 2 mm <	C5
5	2 mm > / 2 mm <	6
6	3 mm > / 3 mm <	7
7	5 mm > / 3 mm <	Th1
Th1	4 mm > / 1 mm <	2
2	3 mm > / 1 mm <	3
3	2 mm > / 1 mm <	4
4	2 mm > / 0 mm <	5
5	1 mm > / 1 mm <	6
6	1 mm > / 1 mm <	7
7	1 mm > / 1 mm <	8
8	0 mm > / 2 mm <	9
9	0 mm > / 3 mm <	10
10	0 mm > / 3 mm <	11
11	2 mm > / 5 mm <	12
12	1 mm > / 4 mm <	L1
L1	0 mm > / 3 mm <	2
2	0 mm > / 3 mm <	3
3	0 mm > / 3 mm <	4
4	0 mm > / 5 mm <	5

interspinal, interspinalis: *lat.* für zwischen den → Wirbelkörperdornfortsätzen liegend, den Raum zwischen den → Dornfortsätzen der Wirbelkörper betreffend. engl.: interspinal.
Interspinalarthrose: Syn.: → Baastrup-Phänomen.
Interspinalinie: 1.) gedachte Linie zwischen den beiden oberen vorderen Darmbeinstacheln. 2.) gedachte Linie zwischen den beiden Schulterblattgräten. engl.: interspinal line.
intertransversal: *lat.* für zwischen den → Querfortsätzen (der Wirbelkörper) gelegen. engl.: intertransversal.
intervertebral, intervertebralis: *lat.* für zwischen zwei Wirbeln gelegen, den Zwischenwirbelraum betreffend. engl.: intervertebral.
Intervertebralraum: Syn.: → Zwischenwirbelraum. engl.: intervertebral space.
Intervertebralscheibe: Syn.: → Discus intervertebralis (*lat.*), Bandscheibe. engl.: intervertebral disk.
Intervestibulum-Mittellinie: Röntgenologische Hilfslinie im a.p.-Bild des → Okzipito-zervikalen Überganges, die die → Bivestibular-Linie teilt und durch die Achse des → Dens axis verläuft.
intradiskal: *lat.* für innerhalb einer Bandscheibe gelegen. engl.: intradiscal. **i.e Massenverschiebung:** Syn.: → Bandscheibenprotrusion Grad 1.
intradural: Syn.: intrathekal; *lat.* für an der Innenseite der harten Hirnhaut (→ Dura mater) gelegen. engl.: intradural, intrathecal.
intraforaminal: *lat.* für innerhalb eines → Foramen intervertebrale gelegen. engl.: intraforaminal.
intralumbal, intralumbalis: *lat.* für innerhalb des → Lumbalkanales gelegen, unmittelbar in den Lumbalkanal erfolgend (z.B. → Injektionen). engl.: intralumbar.
intramedullär: *lat.* für innerhalb des Rückenmarkes lokalisiert. engl.: intramedullary.
intraspinal: 1.) *lat.* für im → Wirbelkanal gelegen. 2.) *lat.* für im → Dornfortsatz gelegen. engl.: intraspinal.
intrathekal: Syn.: intradural; *lat.* für innerhalb der Dura mater liegend, im bzw. in den Duralsack. engl.: intrathecal, intradural.
Intumescentia: *lat.* für Anschwellung; Syn.: Intumeszenz. engl.: intumescentia. **I. cervicalis:** Anschwellung des Rückenmarkes im Halsbereich, bedingt durch den Eintritt zahlreicher Nervenfasern aus den Innervationsarealen der oberen Extremitäten. **I. lumbalis:** Anschwellung des Rük-

kenmarkes im Bereich der LWS, bedingt durch den Eintritt zahlreicher Nervenfasern aus den Innervationsgebieten der unteren Extremitäten.

Intumeszenz: → Intumescentia. (*lat.*). engl.: intumescentia.

Invalidität: Dauerhafte körperliche Beeinträchtigung oder Behinderung; eingeschätzt in Prozentpunkten der Leistungsminderung (Grad der Behinderung = GdB; Minderung der Erwerbsfähigkeit = MdE). Der Begriff wird vor allem im privaten Unfallversicherungsrecht verwendet. engl.: invalidity.

Involution: *lat.* für Rückbildung. engl.: involution.

Involutionsosteoporose: → Osteoporose im Zuge des Klimakteriums der Frau. engl.: involutional osteoporosis.

Inzisur: → Incisura (*lat.*).

Iontophorese: Art der → Elektrotherapie mit niederfrequenten Strömen: Es erfolgt ein transkutan gerichteter Ionentransport im Zuge eines galvanischen Stromdurchflusses zwischen zwei großflächigen Plattenelektroden; unter der Anode Schmerzlinderung und Muskeldetonisierung, unter der Kathode Durchblutungsförderung mit besonders starker Hyperämisierung. *Stromstärke*: 0,5-1,0 mA/cm^2 Elektrodenfläche; *Gesamtstromstärke*: 5-20 mA; *Behandlungsdauer*: 5-30 min. Gleichzeitige Applikation von Salben mit entzündungshemmenden Wirkstoffen, Lokalanästhetika u.a. auf der Haut direkt unter der Elektrode (Penetration der Wirkstoffe nur etwa 3 mm!). *Indikationen*: oberflächlich gelegene weichteilrheumatische Prozesse wie Myalgien, Neuralgien, Tendopathien u.a. Kombination einer Iontophorese- mit einer → Ultraschallbehandlung möglich (sog. → Phonoiontophorese). *Anionische (d.h. negativ geladene) Medikamente zur Iontophorese*: Salizylsäure 3%, Nikotinsäure 3%, Hirudin (müssen unter die Kathode). *Kationische (d.h. postiv geladene) Medikamente zur Iontophorese*: Histamin 3:100.000, Lokalanästhetika 2-5%, Bienengift, Adrenalin, Vitamin B, Azetylcholin (müssen unter die Anode). engl.: iontophoresis.

Iopamidol: Jodhaltiges monomeres nichtionisches niederosmolares → Röntgenkontrastmittel zur → Diskographie; zeigt mit → Chymopapain keinerlei Interaktionen. *Handelsname*: Solutrast 250 M.

Iridozyklitis: *lat.* für Entzündung der Regenbogenhaut mit Beteiligung des Ziliarkörpers (Uveitis anterior). Häufigeres *klinisches Begleitsymptom* bei → rheumatoider Arthritis (2-3%), → M. Behçet (60%), → Spondylitis ankylosans (20%), → Psoriasis (5-10%), → M. Reiter (5-20%), selten bei → M. Crohn oder → Colitis ulcerosa. engl.: iridocyclitis.

Iritis: *lat.* für Entzündung der Regenbogenhaut des Auges. Häufigeres *klinisches Begleitsymptom* bei Erkrankungen des rheumatischen Formenkreises. → Iridozyklitis. engl.: iritis.

ischiadicus: *lat.* für zum Sitzbein gehörend. engl.: sciatic, ischiadic.

Ischialgie: Schmerzausstrahlung im Verlauf des → N. ischiadicus, z.B. im Gefolge eines lumbalen → Bandscheibensyndromes. → Ischiassyndrom (*Tab. 55*). engl.: sciatic pain.

Ischias: *griech.* für Hüftschmerz. Kurzbezeichnung für 1.) den → N. ischiadicus. engl.: sciatic nerve. 2.) das → Ischiassyndrom. engl.: sciatia, sciatic syndrome.

Ischiasphänomen: Syn.: → Lasèguesches Zeichen, → Bragardsches Zeichen. **gekreuztes I.**: durch kräftiges Vorschwingen des primär nicht betroffenen Beines ausgelöster ischialgieformer Schmerz im kranken Standbein, z.B. beim → Ischiassyndrom. engl.: crossed Lasègue phenomenon.

Ischiasskoliose: Syn.: Schmerzskoliose. Schmerzbedingte skoliotische Seitausbiegung der Lendenwirbelsäule (→ Lumbalshift), z.B. im Gefolge eines lumbalen → Bandscheibensyndromes. *Ursächlich* ist ein muskulärer Spasmus, wobei der Oberkörper, v.a. im Zuge der Anteklination, von der Seite der mechanisch bedrängten Wurzel weggehalten wird und gleichzeitig etwas flektiert imponiert; die Gesamtfunktion der Wirbelsäule ist meist hochgradig eingeschränkt. engl.: sciatic scoliosis.

Ischiassyndrom: Syn.: Lumboischialgie. Allgemeiner Oberbegriff für ein lumbosakrales → Wurzelreizsyndrom (meist L4, L5 oder S1). *Ätiologie*: meist dorsomediale oder laterale → Bandscheibenprotrusion bzw -prolaps mit Irritation des → R. ventralis eines oder mehrerer Spinalnerven, → Spondylolisthese, intraspinale Raumforderung (z.B. knöcherne → Spinalkanalstenose, → Rückenmarkstumor, → Wirbelfraktur u.a.), → Wurzelneuritis, Vergiftungen. *Klinik*: lokale

Ischiassyndrom

Tab. 55: Differentialdiagnose ischialgieformer Beschwerdebilder (nach KRÄMER, 1994)

Ursache		Segmentales Schmerzband	Neurologische Ausfälle	LLS-Symptome	Lasèguesches Zeichen	Extensionstest	Diagnosesicherung
Vertebrale Genese	bandscheibenbedingte Ischialgie	++	++	++	+++	+++	Myelographie, CT, MRI
	Spondylolisthesis	++	++	+++	+++	(+)	Röntgen
	Spondylitis	++	++	+++	+++	(+)	Tomographie, Laborwerte
	Tumor	++	++	+++	+++	(+)	Tomogramm, Laborwerte, Szintigraphie
Extravertebrale Genese	Koxalgie	-	-	-	(+)	-	Röntgen, Lokalanästhesie
	Periarthritis coxae	(+)	-	-	-	-	Lokalanästhesie
	Kreuzdarmbeinfugen-Irritation	(+)	-	-	+	(+)	Röntgen, Tomographie
	retroperitoneale Tumoren	++	++	++	++		BSG, fachspezielle Untersuchung
	periphere Durchblutungsstörung	-	-	-	-	-	Ratschowscher Lagerungstest, Oszillographie, Arteriographie
	Neuritis	-	(+)	-	-	-	Klinik (Temperaturabhängigkeit, in Ruhe schlechter), Laborwerte
	diabetische Neuropathie	++	++	-	++	-	Laborwerte
	Spritzenschädigung	+++	+++	-	+++	-	Schweißtest
	Vergiftungen (Thallium, Blei, Alkohol u.a.)	-	+	-	-	-	Klinik (beidseitige Symptomatik), Laborwerte, Dauer

Druckddolenz (→ Valleixsche Ischiasdruckpunkt), Spontan- und Dehnungsschmerz (→ Bragardsches Zeichen, → Lasèguesches Zeichen), typische sog. segmentale → Sensibiltätsstörungen und evtl. muskuläre Schwächen (→ Kennmuskeln), reaktive muskuläre Irritationen (→ Hartspann, → Ischiasskoliose), Funktionseinschränkung der Wirbelsäule (→ Streckhaltung, → Lendenstreckseife, → Hüftlendenstreckseife), → Reflexausfälle (→ Achillessehnenreflex, → Patellarsehnenreflex). *Klinisch-funktionelle Klassifikation von Schädigungen* nach CLAWSON und SEDDON (s. *Tab. 56*). *Bildgebender Nachweis* der Wurzelkompression durch → Myelographie, → Computertomographie bzw. → Kernspintomographie. Keine auffälligen *Laborbefunde*. *Therapie*: Analgesie, entlastende Schonlagerung, milde physikalische Maßnahmen, bei Persistenz oder

Tab. 56: Klinisch-funktionelle Klassifikation von Schädigungen des N.ischiadicus (nach CLAWSON und SEDDON, 1960)

Schweregrad	Klinisches Bild
I	keine Gangstörung, weitgehend unauffällig
II	keine wesentliche Beeinträchtigung der Wegstrecke; keine wesentlichen Beschwerden; Tragen von normalem Schuhwerk möglich; keine Beeinträchtigung der körperlichen Aktivität
III	in Spezialschuhwerk bzw. mit Gehhilfen keine wesentliche Beeinträchtigung der Wegstrecke; nur geringfügige Beschwerden; arbeitsfähig
IV	Wegstrecke unter 1000 m; häufiger Beschwerden; Arbeitsfähigkeit deutlich beeinträchtigt; Druckulzera nachweisbar
V	Mobilität weitgehend aufgehoben, erheblicher Dauerschmerz; keine Arbeitsfähigkeit gegeben, persistierende Druckulzera.

Zunahme neurologischer → Ausfallserscheinungen evtl. operative Intervention (→ Nukleotomie, → Chemonukleolyse, hypertone → Dehydratation u.a.m.). → Lendenwirbelsäulensyndrom. engl.: sciatia, sciatic syndrome.

Ischium: *lat.* für Gesäß. engl.: ischium, hip bone.

Ischurie: Syn.: → Harnverhalt. engl.: ischuria.

isodens: *lat.* für die gleiche Dichte besitzend; z.B. im Rahmen einer → computertomographischen Darstellung von Geweben.

Isoniazid: Abkürzung: INH. Kurzwort für Isonikotinsäurehydrazid; farb- und geschmackloses Pulver; synthetisch hergestelltes → Tuberkulostatikum. engl.: isoniazide.

Isthmus: *griech.* für Enge, enge Stelle, schmaler Durchgang, schmale Verbindung. Im Bereich des knöchernen → Wirbelbogens die Stelle direkt hinter der → Bogenwurzel. engl.: isthmus.

Isthmusdefekt: Syn.: Isthmusspalte. Knöcherner Defekt im Isthmusbereich eines Lendenwirbels. → Spondylolyse. engl.: isthmus defect, spondylolysis.

Isthmuselongation: Idiopathische Verlängerung und Verschmälerung des → Isthmus im Bereich eines Wirbelkörpers (meist im lumbalen Bereich anzutreffen); pathogenetischer Faktor bei der → Spondylolisthese. engl.: isthmus elongation.

Isthmusknöchelchen: → Schaltknochen im Isthmusbereich eines Lendenwirbels. *Ursächlich* ist meist eine persistierende → Apophyse.

Isthmusspalte: Syn.: → Isthmusdefekt. engl.: isthmus defect, spondylolysis.

J

Jackson-Kompressionstest: Klinischer Untersuchungstest der Halswirbelsäule: Der Untersucher steht hinter dem sitzenden Patienten, legt seine Hände auf dessen Kopf und bewegt diesen dann passiv nach beiden Seiten; in einer maximalen Seitneigeposition führt er mit den Händen einen axialen Druck über dem Kopf auf die HWS aus. Bei Vorliegen einer → Nervenwurzelirritation kommt es zur Auslösung einer *radikulären* Schmerzsymptomatik, ein *lokal* begrenzter Schmerz deutet auf eine → Facettenirritation hin. engl.: Jackson's cervical compression test.

Jacobson-Muskelentspannung: Konservative Behandlungsmethode der muskulären Entspannung nach vorausgegangener Muskelanspannung (Erlernen der schrittweisen Erfassung von Spannungszuständen im Nerv-Muskel-System) mit dem Ziel der Herstellung eines Normaltonus der Muskulatur sowie einer verbesserten Körperwahrnehmung.

Jacobson-Zeichen: Röntgenologisch verwaschene Darstellung bis hin zur Auslöschung der Bogenwurzelzeichnung im a.p. Röntgenbild der Brust- oder Lendenwirbelsäule im Falle einer osteolytischen metastatischen tumorösen Absiedlung (Frühzeichen). engl.: Jacobson's sign.

Jacoby, A.: 1830-1919; US-amerikanischer Kinderarzt aus New York.

Jacoby-Linie: Gedachte geradlinige Verbindung zwischen den höchsten Punkten der → Christa iliaca dorsalis beidseits; schneidet beim stehenden Patienten im Normalfall den → Dornfortsatz des 4. Lendenwirbelkörpers.

Jaffé, H.: 1896–1970; US-amerikanischer Pathologe aus New York.

Jaffé-Lichtenstein Krankheit, Jaffé-Lichtenstein-Uehlinger Syndrom: Syn.: Osteodystrophia fibrosa unilateralis, Ostitis deformans disseminata (Albright), McCune-Albright Syndrom, halbseitige v. Recklinghausen Krankheit, nichtossifizierendes juveniles Osteofibrom, Osteofibrosis deformans juvenilis. Mon-, olig- oder polyostotische, örtlich umschriebene Fehldifferenzierung des knochenbildenden Mesenchyms mit Ersatz des Knochenmarkes durch ein isomorphes Stroma mit Faserknochenbälkchen, sekundärer Atrophie der umgebenden Kompakta sowie konsekutiver Auftreibung und Verkrümmung der Knochen; Beginn im 5.-15. Lebensjahr, schubweiser Verlauf. *Lokalisation* meist im Bereich der langen Röhrenknochen der unteren Extremität, seltener Befall der oberen und mittleren Brustwirbelsäule (hier meist dann Größenzunahme der Wirbelkörper) beschrieben. engl.: fibrous dysplasia of Jaffé-Lichtenstein.

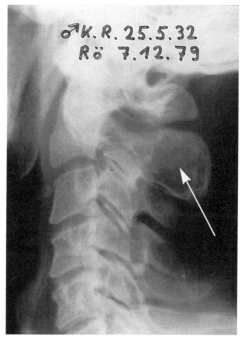

M. Jaffé-Lichtenstein mit seltenem Befall der HWS (Osteolyse Dornfortsatz C2).

Jefferson, Sir G.: geb. 1886; britischer Chirurg.

Jefferson-Fraktur: Kompressionsfraktur der → Halswirbelsäule mit → Berstungsbruch des → Atlas und Separation der → Massae laterales um mehr als 7 mm nach lateral im Verhältnis zum → Dens axis sowie Einriß des → Lig. transversum *(s. Abb.)* infolge axial einwirkender Gewalt (z.B. Kopfsprung in zu flaches Wasser, heftiger Schlag

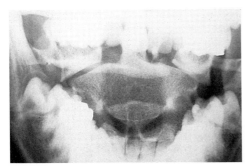

Jefferson-Fraktur der Halswirbelsäule im a.p.-Röntgenbild.

gegen den Schädelvertex mit symmetrisch über die Kalotte und den Hinterhauptsknochen auf die oberen Gelenkflächen der Massae laterales des Atlas weitergegebenen Kräfte). Im Falle eines alleinigen Atlasbogenbruches wird der → Wirbelkanal eher weiter (im Hinblick auf drohenden Exitus sog. „rettender" Bogenbruch). *Klinik*: Nackenschmerzen, einseitiger Hinterhauptskopfschmerz. *Therapie*: konservativ, evtl. → Crutchfield-Extension, → Halo-Fixateur. engl.: Jefferson's fracture.

Jendrassik, E.: 1858-1921; ungarischer Internist aus Budapest.

Jendrassik-Handgriff: Gezielte Bahnung zur besseren Auslösung des → Patellar- und/oder des → Achillessehnenreflexes: der Patient verhakt die Langfinger beider Hände ineinander und zieht diese auf das Kommando des Untersuchers kraftvoll auseinander, während der Untersucher zum gleichen Zeitpunkt die Patellar- bzw. die Achillessehne beklopft. engl.: Jendrassik's manoeuver.

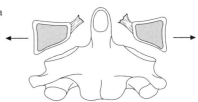

gerissenes Ligamentum transversum atlantis

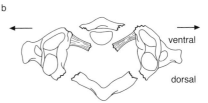

ventral

dorsal

symmetrisch versetzte Seitmassen

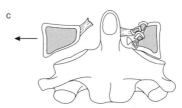

einseitige Verschiebung des Gelenkpfeilers

Schematische Darstellung einer klassischen Jefferson-Fraktur in der a.p.-Sicht (a), der Aufsicht (b). In seltenen Fällen besteht eine nur einseitige Verschiebung des Gelenkpfeilers (c).

Jerosch, J.: geb. 1958; zeitgenössischer deutscher Orthopäde aus Münster/Westfalen. Inau-

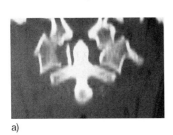
a)

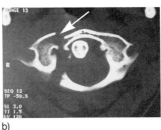
b)

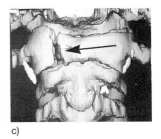
c)

Jefferson-Fraktur (HWK 2) im CT-Bild (→):
a) sagittaler Strahlengang   b) horizontaler Strahlengang   c) dreidimensionales Rekonstruktionsbild.

gurator der → PBD (perkutane bipolare Diskektomie); Inaugurator der MR-gesteuerten lumbalen → Facettenblockade.
Joga: Syn.: → Yoga.
joint play: *engl.* für Gelenkspiel. Begriff aus der → manuellen Medizin. Summe aller passiven translatorischen Gleitmöglichkeiten in einem Gelenk (über den gelenktypischen Bewegungsraum hinaus); wird bei der feinmanuellen Diagnostik der Funktion der kleinen Wirbelgelenke überprüft.
Juanico-Perez(del Pulgar Marx)-Reflex: Nur beim Neugeborenen auftretender Reflex, der im Laufe der ersten Lebenswochen wieder verschwindet: durch Fingerstreichen über die Dornfortsätze der Wirbelsäule in kaudokranialer Richtung kommt es zur Beugung der Gliedmaßen, Krümmung der Wirbelsäule, Anhebung des Kopfes und Weinen, anschließend Dyspnoe, Stuhl- und Urinabgang.
Jugulum: *lat.;* Syn.: → Drosselgrube, Kehle. Höhlung über dem Schlüsselbein an der Vorderseite des Halses; *anatomisch* gebildet von den vorderen Halsmuskeln, dem oberen Anteil des Brustbeines sowie den beiden inneren Anteilen der Schlüsselbeine. Wird bei freier Anteklination der → Halswirbelsäule in der Regel vom Kinn kontaktiert. engl.: jugulum.
junctura: *pl.:* juncturae; *lat.* für Verbindung, Gelenk. Veralteter Oberbegriff für alle gelenkigen Verbindungen zwischen zwei benachbarten Knochen des Skeletts. → articulatio. **J. ae columnae vertebralis:** Knöcherne Gelenkverbindungen der Wirbelsäule. **J. lumbosacralis:** Gelenkige Verbindung zwischen dem 5. → Lendenwirbelkörper und dem → Kreuzbein. **J. sacrococcygea:** (häufig echte) Gelenkverbindung zwischen dem → Kreuz- und dem → Steißbein. **J. ae zygapophyseales:** Verbindungen zwischen den Gelenkfortsätzen der Wirbel.
Jung-Operation: Syn.: → Unkoforaminektomie. Knöcherne Dekompressionsoperation im Bereich der Halswirbelsäule direkt über den seitlichen Zugang zur Unkovertebralregion; hierbei wird zunächst die Eröffnung des → Foramen processus tranversi (sog. → Transversotomie) durchgeführt, die → A. vertebralis wird zur Seite gehalten; anschließend erfolgt die Abtragung des vorderen Anteiles des → Processus uncinatus (sog. → Unkusektomie), zuletzt die Entfernung des hinteren Unkusanteiles mit Eröffnung des → Foramen intervertebrale (sog. → Foraminotomie). engl.: Jung's procedure.
Junghanns, H.: Zeitgenössischer deutscher Chirurg; Schwerpunkte: Wirbelsäulenerkrankungen; langjähriger Herausgeber der Buchreihe „Die Wirbelsäule in Forschung und Praxis".
Junktur: → junctura (*lat.*).
juvenile Spondylarthritis: → Spondylarthritis, juvenile.
Juster, E.: Zeitgenössischer französischer Neurologe aus Paris.
Juster-Reflex: Auslösung einer Adduktion des Daumens, evtl. mit gleichzeitiger Beugung der Grund- und Streckung der Endphalanx beim Bestreichen des Kleinfingerballens der gestreckten Hand (→ Pyramidenbahnzeichen). engl.: Juster's reflex.

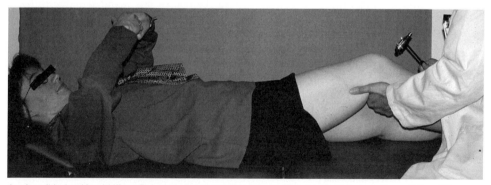

Jendrassik'scher Handgriff zur Bahnung der muskulären Eigenreflexe im Bereich der unteren Extremitäten.

K

Kabat-Methode: Syn.: → Proprizeptive Neuromuskuläre Fazilitation (Abkürzung: PnF). engl.: Kabat's method.
Kältetherapie: Syn.: Kryotherapie. Physikalisch-therapeutische Anwendung von Kälte zum lokalen Wärmeentzug. Kurzfristiger Einsatz über 5-10 min. mit initialer Vasokonstriktion und damit Herabsetzung der Durchblutung, anschließende reaktive Hyperämie; bei Langzeitanwendung über 20-30 min. deutliche Herabsetzung der Durchblutung, Stoffwechseldämpfung, Phyagozytosehemmung, Muskeldetonisierung, ausgeprägte Analgesie, Blutungs- und Ödemhemmung, Erhöhung des venösen Druckes. *Anwendungsformen*: Eis- oder speziell anmodellierbare Gelpackungen, Eiskompressen, Eismassagen, Blitzgüsse, Eintauchen in kaltes Wasser, leicht verdunstende Kältesprays, Kaltluft, kalte Peloidpackungen, Ganzkörperexposition in der Kältekammer. *Indikationen*: akute traumatische oder auch rheumatische Weichtteilprozesse, stumpfe Verletzungen (Kontusionen, Hämatome), auch als einleitende Behandlung vor Durchführung krankengymnastischer Maßnahmen. engl.: cryotherapy.
Kalkaneodynie: Nervenschmerz im Bereich des Fersenbeines. → Fersenschmerz. engl.: calcaneodynia.
Kalkgicht: Syn.: → Chondrokalzinose. → Teutschländer-Syndrom.
Kalzifikation: *lat*.: calcificatio. Syn.: → Calcinosis, Kalzinose. Verkalkung von Gewebestrukturen infolge einer krankhaften Ablagerung von Kalziumsalzen in den Körpergeweben. engl.: calcification.
Kalzinose: *lat*.: → calcinosis; Syn.: → Kalzifikation. engl.: calcinosis, calcification.
Kalzium: *lat*. Calcium. 20. Element im Periodensystem, Erdalkalimetall; *chem. Zeichen*: Ca; *Atomgewicht*: 40,18; für den menschlichen Stoffwechsel zwingend erforderlich; *Tagesbedarf* des Erwachsenen: 0,8 g, Tagesbedarf eines Kindes und Jugendlichen: 1,0-1,2 g.; macht insgesamt 1,5-2,2 % des Körpergewichtes aus; Verteilung zu 95 % im Knochen, zu 5% in den Körperflüssigkeiten. *Serumnormalwert (aktives Kalzium)*: 2,45-2,85 mval/l (4,9-5,5 mg%). *Erhöhte Serumwerte(Hyperkalzämie)* bei: erhöhter alimentärer Zufuhr, (Hypervitaminose A bzw. D), primärem und tertiärem Hyperparathyreoidismus, Hyperthyreose, → Akromegalie, malignen Tumorerkrankungen mit metastatischer Knochenabsiedlung, → M. Paget, akuter → Osteoporose (Immobilisation u.a.). *Erniedrigte Serumwerte (Hypokalzämie)* bei: Malabsorption, Hypoparathyreoidismus, sekundärem Hyperparathyreoidismus, Vitamin D-Mangel, → Rachitis, → Osteomalazie, erniedrigtem Magnesiumspiegel, erhöhtem Phosphatspiegel, osteoplastischen Malignomen, medullärem Schilddrüsenkarzinom, renaler Osteopathie, Alkalose, nephrotischem Syndrom, unter Medikamenteneinfluß u.a. *(Tab. 57). Orale therapeutische Verabreichung* z.B. bei → Osteoporose als Salze (Kalziumazetat, -glukonat, -phosphat, -zitrat). Zu hohe Gaben können zur Vergiftung (Lähmung) führen.
Kalziumphosphat-Arthropathie: → Chondrokalzinose.
Kamptokormie: *griech*. für Zwangshaltung des menschlichen Körpers mit nach vorne gebeugtem Rumpf.
Kantenapposition: Beschreibender Röntgenbefund der Wirbelsäule im Falle einer beginnenden bzw. nur geringgradig ausgebildeten knöchernen Ausziehung im ventralen, dorsalen oder seitlichen Bereich einer Wirbelkörperabschlußplatte als Ausdruck einer → Bandscheibendegeneration. → Spondylophyt.
Kantenisolierung: → Randleistenstörung, meist im Bereich der Wirbelkörperhinterkante. *Lokalisation* in erster Linie im Bereich der Lendenwirbelsäule bei Jugendlichen, aber auch später im Erwachsenenalter als Folge dauernder Mikrotraumen und chronischer Überlastungen, so gut wie nie jedoch durch ein einzelnes Trauma. Typischer *radiologischer Befund* ist eine breit sklerosierte, glatt begrenzte Mulde im Bereich der Spongiosa (s. Abb.).
Karpometakarpalreflex: Reflektorische Fingerflexion nach Beklopfen des Handrückens. engl.: carpometacarpal reflex.
Kastenwirbel: Röntgenologischer Begriff für eine pathologische Wirbelkörperform mit begradigter (d.h. nicht mehr konkav eingebuchteter)

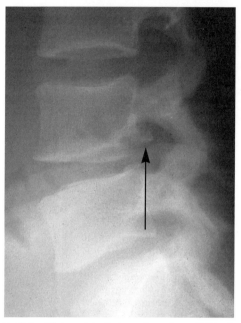

Seitliche Röntgenzielaufnahme der unteren LWS mit typischer Hinterkantenisolierung L4 (→).

Vorderkontur im seitlichen Strahlengang, was dem Wirbel eine Kastenform verleiht. *Ursächlich* für dieses → „filling in" ist eine periostale Knochenneubildung im BWS- und LWS-Bereich im Zuge einer → Spondylitis ankylosans. → Tonnenwirbel.

Kastert, J.: 1910-1993; deutscher Chirurg aus Bad Dürkheim.

Kastert-Zugang: Syn.: → Kostotransversektomie. engl.: Kastert's approach, costotransversectomy.

Kathode: Syn.: negative → Elektrode. → Elektrotherapie, → Iontophorese. engl.: cathode, negative pole.

Kauda: → Cauda.

Kaudaependymom: Benigner Tumor (→ Ependymom), ausgehend vom Ependymgewebe der → Cauda equina. engl.: cauda equina ependymoma.

kaudal: *lat.:* caudalis. Nach dem unteren Körperende gelegen, am unteren Ende eines Organs oder Körperteiles gelegen. In der neuen anatomischen Nomenklatur meist durch → inferior ersetzt. engl.: caudal.

Kaudalanästhesie: Syn.: Sakralanästhesie, → Sattelblock(anästhesie), Reithosenanästhesie. engl.: caudal anesthesia.

Kaudal-Dysplasie-Syndrom: Dysplasie der unteren Lendenwirbel und des → Os sacrum. *Vorkommen* z.B. bei Kindern diabetischer Mütter.

Kaudalvariante, Kaudalverschiebung: Im Bereich der physiologischen Norm liegende, teilweise rezessiv vererbte Wirbelsäulenvariante im Sinne einer steißbeinwärts gerichteten Verschie-

Tab. 57: Kalzium- und Phosphatspiegel bei Knochenstoffwechsel-Erkrankungen

Krankheitsbild	Kalzium	Phosphat	alkalische Phosphatase
solitäre Knochenzyste	normal	normal	normal
Osteoporose	normal	normal	normal
Osteomalazie, Rachitis, Vitamin-D-Mangel	normal bis leicht erniedrigt	normal bis leicht erniedrigt	erhöht
Vitamin-D-Überdosierung	erhöht	leicht erhöht	normal bis leicht erhöht
Hyperparathyreoidismus	erhöht	erniedrigt	erhöht
Hypoparathyreoidismus	erniedrigt	erhöht	normal
Knochenmetastasen	normal bis leicht erhöht	leicht erhöht bis leicht erniedrigt	normal bis leicht erhöht
Multiples Myelom	normal bis leicht erhöht	leicht erhöht bis leicht erniedrigt	normal bis leicht erhöht
M. Paget	normal	normal bis leicht erhöht	erhöht

Tab. 58: Differentialdiagnostik: Kaudasyndrom – Konussyndrom

	Kaudasyndrom	Konussyndrom
Lokalisation	Läsion der Cauda equina unterhalb von LWK 1	Läsion des Conus medullaris (ab S 3) in Höhe von LWK 1
Sensibilitätsstörungen	radikuläre Ausfälle, Reithosenanästhesie möglich	Reithosenanästhesie
motorische Ausfälle	schlaffe segmentale Paresen	keine Beinparesen, schlaffer Tonus des Analsphinkters, Blasenentleerungsstörung
vegetative Störungen	erhaltene Schweißsekretion	gestörte Sexualfunktion
Reflexstörungen	muskuläre Eigenreflexe erloschen	Fremdreflexe (Analreflex, Bulbocavernosusreflex) erloschen

bung der Abschnittsgrenzen (der 1. Wirbel des nächst tiefer gelegenen Wirbelsäulenabschnittes zeigt Merkmale des darüberliegenden Abschnittes); z.B. schmales, steil gestelltes 1. Rippenpaar am BWK 1, → Lendenrippen am 1. LWK bei gleichzeitig lang ausgebildeten 12. Rippen, → Lumbalisation des 1. Sakralwirbels bei gleichzeitig groß ausgebildeten → Querfortsätzen am 4. LWK oder Sakralisation des 1. Steißbeinwirbels. *Gegenteil* von → Kranialvariante. engl.: caudal variant.
Kaudasyndrom: Sonderform des polyradikulären lumbalen → Wurzelsyndroms. Klinisches Bild bei Vorliegen einer Schädigung der → Cauda equina des Rückenmarkes, z.B. infolge eines Traumas (→ Wirbelfraktur, → Hämatomyelie), einer Kompression durch einen Tumor oder einen medialen → Bandscheibenvorfall (v.a. in Höhe L3/L4 bzw. L4/L5). *Klinik:* Zunächst heftige lokale Schmerzen, dann relativ schnell einsetzende schlaffe → Lähmung der Beine mit → Areflexie sowie radikulären, den geschädigten → Spinalnervenwurzeln entsprechenden Ausfällen aller Qualitäten der Sensibilität (in Form einer → Reithosenanästhesie; Wurzeln S4 und S5), Blasen-, Mastdarm- und Potenzstörungen (Wurzel S3) (*Tab. 58*). engl.: cauda equina syndrome.
kausal: *griech.* für ursächlich, die Ursache betreffend. engl.: causal.
Kausalgie: *griech.* für brennendes Schmerzbild im Bereich eines peripheren Nerven als Folge einer meist mechanischen Schädigung; sympathische Reflexdystrophie. engl.: causalgia.

Kausalität: Ursächlichkeit, ursächlicher Zusammenhang von Ursache und Wirkung. engl.: causality.
Kausaltherapie: Behandlung der eigentlichen auslösenden Ursache einer Erkrankung; Gegensatz zur *symptomatischen* Therapie. engl. causal therapy.
Kavität: *lat.* für Hohlraum, Höhlung. → Cavitas. engl.: cavity.
KBW: Abkürzung für → Kreuzbeinbasiswinkel.
Keene-Haken: Spezieller scharfer Haken zur Aufnahme des mit einem Außengewinde versehenen → Kompressionsstabes im Rahmen der dorsalen Instrumentation einer → Thorakalskoliose. → Harrington-Operation, → Wisconsin-System. engl.: Keene hook.
Kehrer, F.: geb. 1883; deutscher Neurologe.
Kehrer-Zeichen: Umschriebene Druckdolenz am Hinterkopf im Bereich der Austrittstelle des → N. occipitalis major als Hinweis auf eine → Neuralgie oder eine → Neuritis. engl.: Kehrer's sign.
Kehr-Implantat: Spezielles alloplastisches Implantat aus Titan zur ventralen monosegmentalen intervertebralen Fusionsoperation im Bereich der Halswirbelsäule. Es besteht aus einer ventralen, der Anatomie der HWS angepaßten Platte mit jeweils zwei kranialen und kaudalen Löchern sowie einem mit ihr fest verbundenen Zwischenwirbelabschnitt, der oben und unten mit Phosphor-Keramik beschichtet ist. engl.: Kehr's cervical fusion implant.
Keilbruch: Typ A 1.2 einer Wirbelkompressionsfraktur. → Wirbelbruch.

Keilindex: Abkürzung: KI. Verhältnis zwischen der → Hinterkantenhöhe eines Wirbelkörpers zu seiner → Vorderkantenhöhe (Angabe in %). Ein *kyphotischer* → Keilwirbel hat einen Wert von > 100%, ein *lordotischer* Keilwirbel von < 100%.

$$\text{Keilindex (KI)} = \frac{\text{Höhe der Hinterkante (mm)}}{\text{Höhe der Vorderkante (mm)}} \times 100\%$$

Keilkissen: Stuhlauflage (s. *Abb.*), die zur vorderen Sitzfläche hin abgeschrägt ist und damit den Patienten in eine aufrechte Sitzhaltung mit Vermeidung einer Rundrückeneinstellung der BWS zwingt.

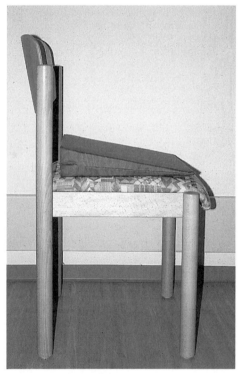

Keilkissen als Stuhlauflage.

Keilwinkel: Abkürzung: KW. Ausmaß eines → Keilwirbels in Winkelgraden (s. *Abb.*) durch Bestimmung der Neigung im seitlichen Röntgenbild

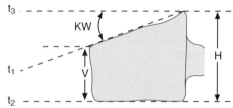

Bestimmung des Keilwinkels (KW) mit Hilfe von Tangenten durch die Deckplatte (t_1) und die Grundplatte (t_2).
t_3 Parallele zu t_2 durch den höchsten Punkt der Hinterkante
V Vorderkantenhöhe
H Hinterkantenhöhe.

mit Hilfe von Tangenten durch die jeweilige Grund- und Deckplatte. *Kyphotische* Keilwirbel haben einen positiven Wert (> 0°), *lordotische* Keilwirbel einen negativen Wert (< 0°).

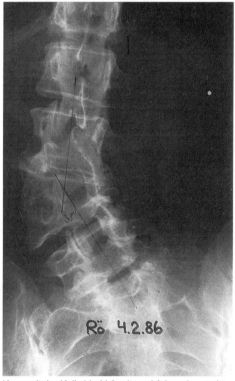

Kongenitaler Keilwirbel L3 mit nachfolgender struktureller Lumbalskoliose in der a.p.-Röntgenansicht.

Keilwirbel: In der sagittalen oder seitlichen Ebene keilförmig gestalteter Wirbelkörper als kongenitale Mißbildung, aber auch posttraumatisch nach → Kompressionsfraktur oder im Gefolge einer → Scheuermannschen Erkrankung (*Tab. 59*). *Klinische Folgen* sind die Ausbildung einer → Skoliose (bei Deformierung in der seitlichen Ebene) oder eine Kyphosierung (bei ventraler Deformierung in der sagittalen Ebene). engl.: wedge-shaped (deformity of) vertebra.

Kennmuskel: Aufgrund der segmentalen Innervation einer Extremität im Falle einer radikulären Irritation (z.B. durch → Bandscheibenprotrusion oder → -prolaps) typischerweise geschwächter Muskel (s. *Tab. 60*). engl.: segment-indicating muscle.

Kephalozele: Syn.: → Cephalocele, Zephalozele. engl.: cephalocele.

Keratansulfat: Meist als Proteinkomplex vorliegendes saures Glykosaminoglykan; Baustein des Knorpelgewebes mit hohem Wasserbindungsvermögen. *Vorkommen* u.a. im → Anulus fibrosus und → Nucleus pulposus. engl.: keratan sulfate.

Keraunoparalyse: *griech.*; Bezeichnung für eine Lähmung nach einer Schädigung des Rückenmarks durch einen Blitzschlag. engl.: keraunoparalysis, lightning paralysis.

Kerkringscher Knochen: Röntgenologisch nachweisbare harmlose Verknöcherung im Bereich des → Os occipitale (Nebenkern).

Kernig, V. K.: 1840-1917; russischer Arzt aus St.Petersburg.

Tab. 59: Ursachen für eine Keilwirbelbildung

- kongenitale Deformierung
  - seitlicher Defekt
  - hinterer Defekt
- Wachstumsstörung
  - Rachitis
  - M. Recklinghausen
  - Scheuermannsche Erkrankung
  - Vertebra plana Calvé
- metabolische Genese
  - Kalzipenie (Osteoporose)
  - Osteomalazie
  - langdauernde Glukokortikoidtherapie
- posttraumatische Genese
- postinfektiöse Genese
  - unspezifische Spondylitis
  - tuberkulöse Spondylitis
- tumoröse Genese
  - primäre Tumoren (benigne, maligne)
  - metastatische Absiedlung
  - Leukämie
  - Lymphogranulomatose

Tab. 60: Typische Kennmuskeln zervikaler und lumbaler Wurzelreizsyndrome (Hauptmuskel kursiv gedruckt)

Nervenwurzel	Segmentale Kennmuskeln
C5	M. supraspinatus; *M. deltoideus*; M. biceps brachii
C6	*M. biceps brachii*; M. brachioradialis
C7	*M. triceps brachii*; Fingerextensoren; M. opponens pollicis; M. pronator teres; M. abductor pollicis longus; M. pectoralis major
C8	Fingerflexoren; M. abductor digiti V; M. abductor pollicis brevis; *kurze Handmuskulatur* (Mm. interossei).
L3	*M. quadriceps femoris*, Hüftadduktoren
L4	Vastus medialis et lateralis des M. quadriceps; M. adductor longus; *M. tibialis anterior*; M. tibialis posterior
L5	M. glutaeus medius; Mm. peronaeus longus et brevis; *M. extensor hallucis longus*; *M. tibialis posterior*; M. tibialis anterior; *M. extensor digitorum brevis*
S1	*M. gastrocnemius medialis*; Mm. peronaeus longus et brevis; Zehenflexoren; kleine Fußmuskulatur (bis auf den M. extensor digitorum brevis).

Kernig-Test

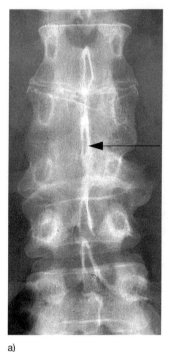
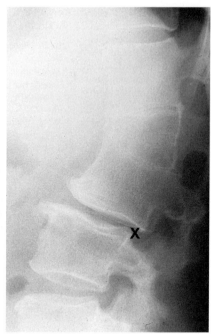

a) b)

Postinfektiöse Keilwirbelbildung Th12-L2 im Nativ-Röntgenbild (→):
a) a.p.-Ebene
b) seitliche Ebene (hier zusätzliche Pseudoretrolisthese L2/L3 nachweisbar) (×).

Kernig-Test: Klinischer Untersuchungstest bei Verdacht auf Vorliegen einer lumbalen Wurzelreizsymptomatik: Der Patient befindet sich in Rückenlage auf einer Untersuchungsliege, er soll das Bein der betroffenen Seite im Hüft- und Kniegelenk anbeugen. Der Untersucher versucht nun, das Kniegelenk des Patienten passiv schrittweise zu strecken; anschließend soll der Patient die Kniestreckung selbst aktiv durchführen. Treten hierbei Schmerzen im unteren Bereich der LWS

Tab. 61: Signalintensität einzelner Körpergewebestrukturen im Kernspintomogramm

Körpergewebe	von Signalintensität abhängiger Abbildungston
Wasserhaltiges Gewebe (z.B. Fett)	weiß
Knochenmark spongiöser Knochen, nervöse Strukturen	hellgrau
Muskulatur, hyaliner Gelenkknorpel	grau
Faserknorpel (z.B. Menisken), kortikaler Knochen, Sehnen, Bänder, Faszien, Luft	dunkelgrau bis schwarz
Flüssigkeitsansammlungen (Synovia, Liquor, Zysteninhalte, Abszeß); entzündlich infiltriertes Gewebe, Ödem, Hämatom; Tumorgewebe	variabel (T1-gewichtet mit dunkler, T2-gewichtet mit heller Darstellung).

oder radikuläre Irritationen im Bein auf, so spricht dies für eine Spinalnervenreizung durch einen → Bandscheibenvorfall oder einen tumorösen Wirbelsäulenprozeß. engl.: Kernig's test.

Kernig-Zeichen: Zunahme des → Ischiasschmerzes in liegender Körperhaltung im Zuge des Anhebens des Kopfes als Hinweis auf eine erhebliche Irritation einer unteren lumbalen → Nervenwurzel. engl.: Kernig's sign.

Kernspin(resonanz)tomographie: Syn.: Magnetresonanz-Tomographie, nuclear magnetic resonance, magnetic resonance imaging. Abkürzungen: KST, MRT, MRI, NMR, MR.
Spezielles, nichtinvasives bildgebendes Verfahren zur Vermittlung eines überlagerungsfreien morphologischen Gewebebildes in jeder gewünschten (transversalen, sagittalen oder koronaren) Raumebene. *Technik:* Ausnutzung der sog. Kernspinresonanz (unterschiedliche magnetische Eigenschaften der Körpergewebe); gemessen wird die elektrische Spannung, die nach Abschaltung eines Hochfrequenzimpulses mit nachfolgender Umorientierung von Protonen der (wasserreichen) Gewebe auftritt; T1-Wichtung mit guter anatomischer Detailauflösung, T2-Wichtung mit guter Kontrastgebung bei pathologischen Prozessen (*Tab. 61*). *Untersuchungsgang:* Lagerung des Patienten in einer Magnetspule (Röhre), die zu untersuchende Körperregion wird einem hochfrequenten Störimpuls durch ein starkes Magnetfeld (0,2-1,5 Tesla) ausgesetzt; der Leitscan orientiert über die Lage der gewählten Schnittführung; nach Abschaltung des Magnetfeldes erfolgt die Bestimmung der Wasserstoffprotonenverteilung in der jeweiligen Körperschnittebene, nach Aufzeichnung und Zuordnung der Einzelsignale werden diese über einen Rechner ihrem Entstehungsort zugeordnet, anschließende digitale bildliche Wiedergabe auf einem Monitor (weiße Areal belegen eine hohe, schwarze eine niedrige Signalintensität); Kontrastoptimierung durch apparative Manipulation; durch Gabe eines Kontrastmittels (→ Gadolinium-DTPA) bessere Differenzierbarkeit zwischen Tumor und Umgebung möglich. Routinemäßig verwendet man im Bereich der *HWS* sagittal 3 mm starke Schichten, axial 5 mm; im Bereich der *BWS* und *LWS* beträgt die Schichtdicke in der Sagittal- und in der Axialebene jeweils 5 mm mit einem 1 mm breiten Zwischenraum (*Tab. 62*).

Tab. 62: Klinische Wertigkeit der Kernspintomographie der Wirbelsäule (nach CASTRO und JEROSCH, 1996)

• Knochenstruktur	++
• Facettenarthrose	++
• Bandscheibenvorfall	+++
• Symptomatische Bandscheibe ohne Vorfall	(+)
• Trauma	++
• Spondylitis	+++
• Deformitäten	-
• Tumor	+++
• Spinale Stenose (zentral)	+++
• Laterale Stenose	+++

-	keine Aussagekraft
(+)	geringe Aussagekraft
+	mäßige Aussagekraft
++	hohe Aussagekraft
+++	sehr hohe Aussagekraft

Vorteile: nicht-invasiv, risikolos ohne irgendeine Strahlenbelastung; freie Wählbarkeit einer beliebigen Schnittebene ohne Notwendigkeit der Patientenumlagerung; hervorragende morphologische Weichteildifferenzierung (Neoplasien, Ödeme, Blutungen oder Nekrosen gegenüber der gesunden Umgebung). *Nachteile:* aufwendig, kostenintensiv, lange Untersuchungsdauer, Auflösung bei der Knochendarstellung nicht optimal, begrenzte Spezifität, Artefaktanfälligkeit. *Indikationen im Bereich der Wirbelsäule (s. Tab. 63):* Nachweis tumoröser, aber auch entzündlicher und zum Teil infektiöser Weichteilveränderungen (sensibler als die → Computertomographie); V.a. degenerative Bandscheibenveränderungen v.a. der Hals- und Lendenwirbelsäule. *Kontraindikationen:* einliegender Herzschrittmacher, einliegende metallische Implantate wie Osteosynthesematerialien, hochschmerzhafte Zustände mit dem Problem einer ruhigen Lagerung des Patienten. engl.: (computed) nuclear spin resonace tomography; (N)MR-tomography.

KG: Abkürzung für Körpergewicht und für → Krankengymnastik.

KI: Abkürzung für → Keilindex.

Kibler-Hautfaltentest: Unspezifischer klinischer Test mit palpatorischer Untersuchung der Weich-

Tab. 63: Übersicht über die zu wählenden Sequenzen und der Ebenen bei der Kernspintomographie der Wirbelsäule (nach CASTRO und JEROSCH, 1996)

Fragestellung	Sequenz	Ebene
Bandscheibenvorfall	Phasenkontrast T1-gewichtet*, z.B. Partialsaturation mit Phasenkontrast PS 500/10	transversal, sagittal
Differentialdiagnostik Bandscheibenvorfall / Narbengewebe	Phasenkontrast T1-gewichtet, Spinecho T1-gewichtet (-/+ Gd-DTPA)**	transversal, sagittal, koronar
Spinalkanalstenose	Spinecho T1-gewichtet, Gradientenecho T2-gewichtet	sagittal, koronar
Laterale Stenose	Spinecho T1-gewichtet, Gradientenecho T2-gewichtet, Phasenkontrast T1-gewichtet	transversal, koronar, schräg
Tumor	Spinecho T1-gewichtet (-/+ Gd-DTPA)**, Short-Time Inversion Recovery (STIR), Gradientenecho T2-gewichtet	sagittal, transversal, koronar
Spondylitis	Short-Time Inversion Recovery (STIR)	sagittal
	Spinecho T1-gewichtet (-/+ Gd-DTPA)**	sagittal, transversal, koronar
Intramedulläre Pathologie	Spinecho T1-gewichtet (-/+ Gd-DTPA)**, Gradientenecho T2-gewichtet	sagittal, transversal, (koronar)

* Gd-DTPA-Gabe bei zusätzlicher Frage nach: Ödemzone, Granulationen, venöser Stase
** (-/+ Gd-DTPA): einmal *ohne und* anschließend *mit* Gabe von Gadolinium-DTPA.

teile des Rückens zur Erfassung muskulärer Verspannungen und vegetativer Dysfunktionen: Der Patient liegt hierbei flach ausgestreckt auf dem Bauch mit locker zurückgelegten Armen; der Untersucher hebt nun eine Hautfalte zwischen Daumen und Zeigefinger nach oben und rollt diese den Rumpf entlang nach kaudal ab. Beurteilt wird dabei die lokale unterschiedliche „Abhebbarkeit" bzw. die Konsistenz (ödematös, teigig, verhärtet) der Hautfalte, lokale Hyperalgesien bzw. eine schlechte, widerstandgebende oder gar fehlende Verschieblichkeit, besser tast- als sichtbare zonale Hyperhidosis (verstärkte Klebrigkeit). Lokal begrenzte, v.a. seitendifferente Störungen sprechen für ein → Wirbelsäulensyndrom im Bereich der Facetten- bzw. Interkostalgelenke.
Kielstrang: Syn.: → Fasciculus cuneatus (*lat.*).
Kimmerlesche Anomalie: Syn.: → Foramen arcuale (*lat.*).
Kinästhesie: Syn.: Bewegungs- und Lagesinn, Tiefensensibilität.
Fähigkeit zur Empfindung der Richtung und der Geschwindigkeit verschiedener Bewegungen der Gliedmaßen zueinander sowie der Körper- und Gelenkstellung im Raum als koordinierte Sinnesleistung. Zentripetale somatotopisch gegliederte Erregungsleitung im → Funiculus dorsalis medullae spinalis sowie im → Tractus dorsolateralis. engl.: kinesthesia.
Kinästhesiometrie: Bestimmung der kleinsten, gerade noch wahrgenommenen Muskelbewegung bzw. der Stellungsänderung eines Gelenkes mit anschließendem Wiederholenlassen einer willkürlich durchgeführten Bewegung unter Leitung nur des Muskelsinnes.
Kinesi(o)therapie: Syn.: → Bewegungstherapie, → Krankengymnastik. engl.: kinesitherapy.
kinetisch: Die Bewegung bzw. die Bewegungsabläufe betreffend. engl.: kinetic.
Kinderlähmung: 1.) K., epidemische spinale: Syn.: → Poliomyelitis. 2.) K., zerebrale: Syn.: infantile Zerebralparese.
King-Klassifikation: Einteilung der idiopathischen rechtskonvexen thorakalen → Skoliosen in Abhängigkeit von ihrer röntgenologischen Ausformung in 5 verschiedene Typen (I-V; s. *Tab. 64; s. Abb. S. 228*). engl.: King's classification (of thoracal scoliosis).

Tab. 64: Klassifikation der rechtskonvexen thorakalen Skoliosekrümmungen (nach KING et al.,1983)

Skoliosetyp	röntgenologische Kriterien	Häufigkeit
Typ I	Doppelbogige Skoliose, wobei die thorakalen und die lumbalen Krümmungen jeweils die Mittellinie überschreiten; lumbale Krümmung größer und rigider als die thorakale Krümmung; „echte" doppelbogige Skoliose	13%
Typ II	Doppelbogige Skoliose, wobei die thorakalen und die lumbalen Krümmungen jeweils die Mittellinie überschreiten; thorakale Krümmung größer und rigider als die lumbale Krümmung; „falsche" doppelbogige Skoliose.	33%
Typ III	Thorakale Skoliose, wobei die lumbale Nebenkrümmung die Mittellinie nicht überschreitet.	33%
Typ IV	Langbogige thorakale Skoliose, wobei der vorletzte lumbale Wirbel in die Krümmung gekippt ist.	9%
Typ V	Doppelbogige strukturelle thorakale Skoliose mit einem in der Konvexität der oberen Krümmung gekippten 1. Brustwirbel (positiver T1-Tilt).	12%

Kinn-Akromion-Abstand: Maß für die Rotationsfähigkeit der Halswirbelsäule. Erfaßt wird die minimale Distanz zwischen Kinnspitze und Oberrand der Schulterhöhe in cm jeweils im Seitenvergleich.
Kinn-Jugulum-Abstand: Syn.: Kinn-Sternum-Abstand.
Maß für die Ante- und Reklinationsfähigkeit der Halswirbelsäule. Erfaßt werden der minimale und der maximale Abstand zwischen Kinnspitze und → Drosselgrube (in Re- und Inklinationshaltung des Kopfes) in cm. *Normalwert:* 0-1/19-22 cm.
Kino-Reflex: Syn.: → Trömner-Reflex.
KISS-Syndrom: Abkürzung für Kopfgelenk-induzierte Symmetriestörung. Auftreten atypischer Gesichts-, Zahn- und Kopfschmerzen im Falle einer Funktionsstörung der Kopfgelenke. *Symptomatik:* Häufiger im (Klein-)Kindesalter auftretend mit → Schiefhals, C-förmiger → Skoliose und asymmetrischer Entwicklung der Motorik und des Reflexverhaltens. *Therapeutischer Ansatz:* → Manualtherapie, → physikalische Therapie.
kissing spine: *engl.;* Syn.: → Baastrup-Syndrom.
Klapp, R.: 1873-1949; deutscher Chirurg und Orthopäde aus Marburg und Berlin. → Klappsches Kriechverfahren.
Klappmesserbewegung: Typischer biomechanischer Bewegungsablauf einer → Schleuder-

verletzung der Halswirbelsäule mit Distraktion und gleichzeitiger Hyperflexion bzw. Hyperextension. → Peitschenschlagphänomen, → Wirbelsäulendistorsion.
Klappsches Kriechverfahren: Spezielle konservative krankengymnastische Behandlungsart bei Fehlformen und Fehlhaltungen der Wirbelsäule (v.a. bei einer → Skoliose): der junge Patient befindet sich im Vierfüßlerstand (auf Händen und Knien) und führt hierbei aktive Kraftwiderstandsübungen durch wie Vierfüßlergang, Tiefkriechen mit gestreckten Armen und Beinen, Durchziehen der gestreckten Arme und Beine, Horizontalkriechen, Rutschen, Kniegänge u.ä. engl.: Klapp's creeping (treatment).
Klaudikation: Syn.: Hinken. → Claudicatio (*lat.*).
Klein-Vogelbach Bewegungslehre: Syn.: funktionelle Bewegungslehre. Abkürzung: FBL. Erfassung von Abweichungen des Idealkörperbaues (optimale Gewichtsverteilung, Rumpf- und Extremitätenlängen, Ökonomie der Bewegungsabläufe) mit hieraus resultierenden Beschwerdebildern; spezielle therapeutische Konzepte bei Funktionsdefiziten im Bereich der Wirbelsäule mit mobilisierenden Massagen, widerlagernder Mobilisation, hubfreier bzw. hubarmer Mobilisation u.a. aus einer bestimmten Ausgangsstellung heraus.
Kleinwuchs: Syn.: → Minderwuchs, Mikrosomie.

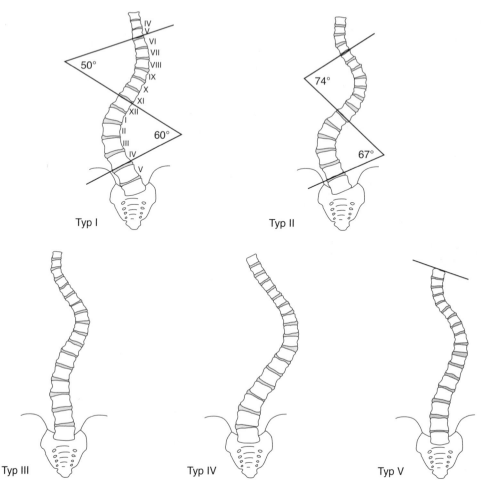

Klassifikation der idiopathischen rechtskonvexen thorakalen Skoliosen nach KING et al. (1983): Typen I -V.

Unterschreiten des altersgemäßen durchschnittlichen Körperlängenwachstums um 20-40%, d.h. das Längenalter liegt unter dem 10. Perzentile. → Zwergwuchs. engl.: microsomia.

Klimatherapie: Langzeitige gezielte Anwendung bestimmter Klimaeigenschaften (Schonklima, Reizklima) fern eines evtl. schädigenden Heimatklimas (mit Allergenen, Wärmestau, Luftverunreinigungen u.a.) zur Förderung der Rekonvaleszenz. *Anwendungsformen*: Terrainkur, Heliotherapie, Freiluft(liege)kur. *Indikationen*: allergisch bedingte Krankheitsbilder, psychosomatische Erkrankungen u.a. engl.: climatotherapy.

Klippel, M.: 1858-1942; französischer Neurologe aus Paris.

Klippel-Deformität: Angeborener Schulterblatthochstand in Verbindung mit Wirbel- und Rippenanomalien.

Klippel-Feil Krankheit, Klippel-Feil Syndrom: Syn.: Synostosis cleidocranialis (*lat.*).

Hereditäre kongenitale → Segmentationsstörung der Halswirbelsäule (→ Dysraphie) infolge frühembryonaler Verschmelzung zweier oder

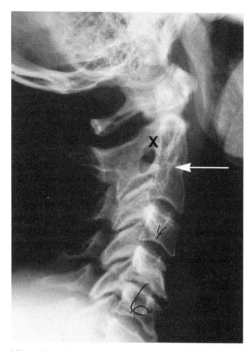

Klippel-Feil-Syndrom mit Blockwirbel C2/C3 (→) sowie Foramen interarcuale (X) im seitlichen Röntgenbild der HWS.

mehrerer Halswirbel, evtl. mit gleichzeitiger → Spina bifida. *Klinische Symptomatik*: Kurzhals (sog. → „Froschhals"), Tiefstand der Ohren und der Nackenhaargrenze, evtl. Schulterhochstand, → Rundrücken, Faßthorax; bei kurzstreckiger Fusion kaum Beschwerden, bei mehrsegmentaler Störung u.U. deutliche konzentrische Funktionseinschränkung der HWS mit hypermobilen benachbarten Gelenken bis hin zur Instabilität und Entwicklung vorzeitiger degenerativer Aufbrauchserscheinungen; häufigere migräneartige Kopfschmerzen, evtl. Ausbildung eines → Pterygium colli, Parästhesien im Bereich der Arme und Hände; in schweren Fällen zunehmende spastische Paraplegie („Pseudoparalyse") mit Sphinkterstörungen; sehr selten Ausbildung einer neurogenen (trophischen) Arthropathie. Nicht selten kombiniert mit anderen Mißbildungen wie → Skoliose, Sprengelscher Deformität, Taubheit, Zahnstörungen, Gaumenspalte, Herz- und/oder Nierenerkrankungen u.a.m. engl.: Klippel-Feil syndrome.

klonisch: *griech.* für mit ruckartigem Ablauf, einen → Klonus betreffend. engl.: clonic. **k.er Krampf:** Auftreten unkoordinierter Kontraktionen einiger Körpermuskeln oder aber der gesamten Körpermuskulatur. engl.: clonic seizure.

Klonus: Syn.: Myoklonus.
Griech. für Schüttelkrampf. Rascher Wechsel von Muskelkontraktionen und Muskelerschlaffungen in unregelmäßiger oder rhythmischer (sakkadierter) Folge; Auslösung durch einen Dehnungsreiz, Daueranregung über den dazugehörenden monosynaptischen (Eigen-)Reflexbogen. Ein *unerschöpfbarer* (d.h. konstanter) und auch ein seitendifferenter *erschöpfbarer* K. gelten als → Pyramidenbahnzeichen. engl.: clonus.

Kluger, P.: Zeitgenössischer deutscher Orthopäde (Wirbelsäulenchirurgie) aus Ulm.

Kluger-Fixateur: Typ eines → Fixateur interne zur kurzstreckigen dorsalen Instrumentation der Wirbelsäule; klinisch eingeführt 1986. engl.: Kluger's internal fixation.

KM: Abkürzung für → Kontrastmittel.

Kneifzangenbruch: Typ A 2.3 eines → Spaltbruches eines Wirbelkörpers (Kompressionsfraktur). → Wirbelbruch.

Kneipp, S.: 1821-1897; deutscher Naturheilkundler und Pfarrer aus Wörishofen.

Kneipp-Kur: Konservative Behandlungsstrategie, zusammengesetzt aus 5 Wirkprinzipien: → Hydrotherapie, → Bewegungstherapie, → Phytotherapie, Diätetik und Ordnungstherapie. engl.: Kneipp cure.

Knickbruch: Syn.: → Infraktion.

Knie-Ellenbogen-Lage: Spezielle Körperlagerung zu diagnostischen Zwecken, aber auch zur → Bandscheibenoperation (→ Mekka-Lagerung), wobei der Patient mit den Ellenbogen und den Kniegelenken auf der Unterlage ruht. engl.: genucubital position, knee-elbow position.

Knie-Hacken-Versuch: Klinischer Test zur Überprüfung der Koordination: Der Patient befindet sich in Rückenlage und soll zunächst mit offenen, dann mit geschlossenen Augen mit der Ferse das kontralaterale streckseitige Knie berühren. Eine Störung der Ziel- und Richtungssicherheit weist auf das Vorliegen einer → Ataxie hin. engl.: heel-knee test.

Kniehocktest: Klinischer Test zur Verifizierung einer → Ischialgie bei Verdacht auf Simulation oder psychogene Überlagerung: Kann sich ein Patient, trotz Entspannung des Ischiasnerven und der ischiokruralen Muskulatur, auf einem Stuhl kniend nicht nach vorne beugen (Hüftflexion), so ist eine nichtorganische Ursache der vorgebrachten Bewegungsstörung anzunehmen. → Langsitz-Reklinations-Kniehocktest (Abkürzung: LRK).

Kniekehlenandrücktest: Klinischer Test zur Überprüfung auf Vorliegen einer → Ischialgie: Der Untersucher hebt das gestreckte Bein bei dem Rücken liegenden Patienten bis zum Schmerzpunkt von der Unterlage ab; anschließend wird das Bein im Knie gebeugt und auf die Schulter des Untersuchers gelegt; ein Daumendruck in die Kniekehle ruft einen plötzlichen Ischiasschmerz hervor, wenn der Nerv unter Spannung steht.

Kniekußphänomen: Unvermögen, bei angewinkelten Beinen die Knie mit dem Mund zu berühren. *Vorkommen* bei einer → Meningitis. engl.: spine sign.

Kniest, W.: Deutscher Pädiater aus Naumburg.

Kniest-Dysplasie: Komplexes klinisches Fehlbildungssyndrom mit autosomal-dominantem Erbgang. *Klinik:* Beginn im Säuglingsalter; disproportionierter → Minderwuchs; thorakale → Kyphoskoliose, verkürzte Extremitäten, Myopie, Schwerhörigkeit, Gaumenspalte. Im *Röntgenbild* → Platyspondylie mit ventralen Ausbuchtungen, Einkerbungen der Grund- und Deckplatten der Wirbelkörper v.a. im lumbalen Bereich, metaphysäre Auftreibungen. engl.: Kniest' dysplasia.

Knochenbruch: Syn.: → Fraktur.

Knochendichtemessung: Syn.: → Osteodensitometrie, Osteodensimetrie, Osteodensometrie, Densitometrie. engl.: (osteo)desitometry, (osteo)densimetry.

Knochendübel: Autologer Knochenspan, verwendet für die interkorporale ventrale → Spondylodese v.a. im Bereich der Halswirbelsäule. → Cloward-Operation. engl.: bone plug.

Knochenerweichung: Syn.: → Osteomalazie, → Osteoporose.

Knochenhämangiom: Im allgemeinen benigner kapillärer oder kavernöser Knochentumor. In 40% Lokalisation im Bereich der Wirbelsäule. *Röntgenologisch* typisch vergröberte Spongiosastruktur, im → Konchenszintigramm keine Speicheraktivität. In Einzelfällen multipel auftretend (→ Hämangiomatose). engl.: haemangioma of (the) bone. **malignes K.:** Syn. für ein von der Intima der Gefäße ausgehendes Hämangioendotheliom.

Knochenkern: Syn.: → Ossifikationskern. engl.: ossification center.

Knochenspan: Autologes (körpereigenes), homologes (allogenes, der gleichen Spezies entstammend) oder xenogenes (heterologes, artfremdes denaturiertes) Knochenstück, verwendet zur Transplantation; unterschieden werden kortikale, spongiöse und kortiko-spongiöse Späne. *Im Bereich der Wirbelsäule* Anwendung als freier Anlege- (→ Onlayspan) oder Einlegespan (→ Inlayspan) bei kurz- oder langstreckigen dorsalen Spondylodesen, aber auch zur interkorporalen ventralen Defektauffüllung, z.B. nach Wirbelkörper(teil)resektion im Falle einer tumorösen oder entzündlichen Destruktion. engl.: bone graft.

Knochenspanplastik: Autologe oder homologe Knochentransplantation zur Beschleunigung einer knöchernen Ausheilung und Besserung der Stabilität. → Knochenspan. engl.: bone plasty.

Knochentuberkulose: Syn.: Ostitis tuberculosa.
Meist durch hämatogene Streuung eines pulmonalen Herdes entstandener metastatischer Prozeß im 2. Stadium einer Lungentuberkulose, wobei die Wirbelsäule (→ Spondylitis tuberculosa) am häufigsten betroffen ist. → Tuberkulose. engl.: tuberculosis of bones (and joints).

Knochentumor: → Wirbelkörpertumor, → Wirbelkörpermetastase (*Tab. 65 und 66*).

Knochenzement: Künstliches Polymerisat aus Polymethylmethacrylat (Abkürzung: PMMA) zur intraoperativen Fixation von Endoprothesen, auch zur stabilen Überbrückungsosteosynthese (z.B. *im Bereich der Wirbelsäule* nach Tumorresektion). → Knochenzementplombe. engl.: bone cement.

Knochenzementplombe: Körperfremdes nichtbiologisches alloplastisches Implantat aus PMMA-(Polymethylmethacrylat) Knochenzement zur intraoperativen Defektauffüllung und Stabilisierung; *im Bereich der Wirbelsäule* in erster Linie verwendet zur ventralen (evtl. zusammen mit einer Osteosyntheseplatte = → Verbundosteosynthese) oder auch dorsalen Spondylodese im Falle einer tumorösen Destruktion;

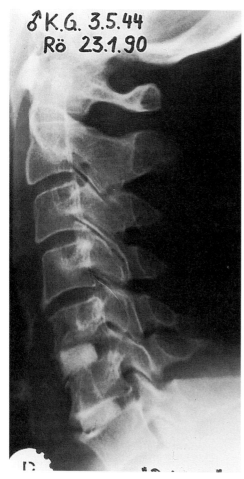

Knochenzementdübel zur Fixation einer ventralen interkorporalen Spondylodese C5/C6 und C6/C7 im seitlichen Röntgenbild der HWS.

im Bereich der HWS teilweise als Alternative zum autologen → Knochenspan im Rahmen einer monosegmentalen ventralen Versteifungsoperation (z.B. nach zervikaler → Nukleotomie) eingesetzt (→ Knochendübel).
Knochenzyste: Unphysiologische Hohlraumbildung innerhalb eines Knochens, meist glattwandig, mit Gallertflüssigkeit angefüllt. engl.: bone cyst. **aneurysmatische K.:** tumorähnliche Erkrankung, meist bei Kindern und jungen Erwachsenen vorkommend; *im Bereich der Wirbelsäule* häufiger im Korpus-, seltener im Bogenbereich lokalisiert. Oft aggressives, lokal exzentrisch verdrängendes Wachstum; Druckschädigungen des Rückenmarks sind nicht selten. Im *Röntgenbild* typischerweise schmale muschelartige Periostreaktion. *Therapie:* möglichst radikale Extirpation, evtl. nach vorausgegangener selektiver angiographischer Embolisierung (Rezidive nicht selten) → Wirbeltumor. engl.: aneurysmatic bone cyst. **solitäre K.:** Wird den sog. tumorähnlichen Läsionen zugeordnet; benigne Dignität; Wirbelsäule nur selten befallen.
Knöringer-Schraube: Spezielle Osteosyntheseschraube zur Stabilisierung von → Densfrakturen der HWS mit zwei verschiedenen Ganghöhen an Spitze und Basis, um an der Frakturfläche einen möglichst hohen Anpreßdruck zu erreichen.
Knorpelknötchen: Syn.: → Schmorlsches Knötchen. engl.: Schmorl's nodule.
Knodt-Instrumentation: Spezielles Distraktionssystem mit Laminahaken und Gewindestab zur kurzstreckigen dorsalen Wirbelsäulenfusion und gleichzeitiger Erweiterung der → Foramina intervertebralia. engl.: Knodt instrumentation.
Knudsonsches Zeichen: Typische, röntgenologisch auffällige, konsolenartige Verbreiterung an der vorderen oberen und unteren Wirbelecke als Symptom einer juvenilen → Osteochondrose. engl.: Knudson's sign.
von Kölliker, R. A.: 1817-1905; deutscher Anatom und Zoologe aus Zürich und Würzburg.
Kölliker-Kern: Bezeichnung für die → Substantia grisea, die den → Zentralkanal des Rückenmarks umgibt. engl.: Kölliker's nucleus.
Körperhaltung: Physiologisch aufrechte Haltung des menschlichen Körpers mit den normalen Krümmungen der Wirbelsäule. → Haltungsfehler, → Haltungsschaden. engl.: posture.
Körperalignment: Syn.: Körperbalance. Lotgerechter Aufbau der Wirbelsäule, bei dem die → Protuberantia occipitalis bzw. die Mitte des 7. HWK über der Mitte des → Os sacrum steht (→ Körperlot).
Körperbalance: Syn.: → Körperalignment.
Körpergröße: Syn.: → Körperlänge, Stehhöhe. engl.: height.
Körperhaltung: Syn.: → Haltung. engl.: posture.
Körperlänge: Syn.: Körpergröße, Stehhöhe. Gesamtlänge des menschlichen Körpers vom

Tab. 65: Benigne Knochentumoren der Wirbelsäule

Tumorart	Häufigkeit	Hauptmanifestationsalter – Geschlechtsverteilung	Bevorzugte Lokalisation	Typische Klinik	Typische röntgenologische Veränderungen
Hämangiom	häufigster benigner Wirbelsäulen-Tumor; 40% aller Knochenhämangiome	Erwachsenenalter; Frauen häufiger betroffen als Männer	meist solitär im Wirbelkörper sitzend, seltener im Wirbelbogen	oft stumm	in der Regel solitär; Trabekelzeichnung longituinal verstärkt, horizontal vermindert; keine Speicheraktivität im Knochenszintigramm
Osteochondrom (kartilaginäre Exostose)	Wirbelsäule selten betroffen	Jugendliche, junges Erwachsenenalter	isoliert oder multipel auftretend, vor allem im Bereich des lumbosakralen Überganges	nur bei Kompressionssymptomatik auffällig, sonst klinisch stumm	auf dem Knochen aufsitzender, glatt begrenzter, homogen strukturierter Tumor
Osteoidosteom	selten im Bereich der Wirbelsäule auftretend	Jugendliche; junge Erwachsene	vor allem im Bereich der Wirbelbögen	Nachtschmerz; gutes Ansprechen auf Azetylsalizylsäure	klein, zentraler Nidus mit umgebender reaktiver Sklerose
Osteoblastom	selten im Bereich der Wirbelsäule lokalisiert	Jugendliche, junge Erwachsene	Bogenwurzeln, Wirbelbögen, Wirbelkörperquerfortsätze	uncharakteristisch	größer als Osteoidosteome; gut abgrenzbare Osteolyse, teilweise mit zentraler Ossifikation
aneurysmatische Knochenzyste	Wirbelsäule in 20% betroffen	Kinder, Jugendliche	meist thorakale Wirbelkörper, seltener im Bereich der Wirbelbögen	uncharakteristisch	lokales aggressives Wachstum, jedoch gut abgrenzbare Osteolyse (in 20% postoperative Rezidive)
eosinophiles Granulom	häufiger im Bereich der Wirbelsäule lokalisiert	Kinder, Jugendliche, junge Erwachsene; keine Geschlechtsbevorzugung	isoliert oder systemisch auftretend, vor allem im BWS-/LWS-Übergangsbereich	häufiger akute Schmerzen	umschriebene Osteolysen, Vertebra plana (oft spontane Remission)
Osteoklastom (Riesenzelltumor)	selten im Bereich der Wirbelsäule auftretend	15. - 40. Lebensjahr	vor allem im Sakrumbereich	semimaligne; häufiger stärkere lokale Beschwerden	oft destruierendes Wachstum

Scheitel bis zum Boden, gemessen in stehender Position. engl.: height, body lenght.

Körperlot: Meßmethode zur Bestimmung einer Seitabweichung der Dornfortsatzreihe aus der Lotebene und damit indirekt der Wirbelsäule (→ Skoliose). Am → Vertebra prominens (Dornfortsatz des 7. HWK) wird ein gewichtbelastetes Seil fixiert gehalten, dabei wird physiologischerweise die Analfalte tangiert.

kokzygeal: Das Steißbein (→ Os coccygis) betreffend, vom Steißbein ausgehend. engl.: coccygeal.

Kokzygealteratom: griech.; Syn.: Steiß(bein)-teratom.

Am Beckenende lokalisiertes, nicht selten kongenital vorkommendes Teratom. engl.: coccygeal teratoma.

Kokzygodynie: lat.: coccygodynia; Syn.: Coccygodynie.

Keine eigenständige Erkrankung sondern lediglich Sammelbegriff für Auftreten von Schmerzen im Bereich des Steißbeines (→ Os coccygis), evtl. auch des Rektums. Vorkommen: in über 80 % der Fälle sind Frauen betroffen. Ursachen: Verletzungen (v.a. Frakturen) des Steißbeins, Funktionsstörungen lumbaler Wirbelbogen- oder der Iliosakralgelenke, Neuralgien des → Plexus sacralis bzw. coccygeus (viszero-kokzygealer Reflex bei

Tab. 66: Maligne Knochentumoren der Wirbelsäule

Tumorart	Häufigkeit	Hauptmanifestationsalter – Geschlechtsverteilung	Bevorzugte Lokalisation	Typische Klinik	Typische röntgenologische Veränderungen
Plasmozytom	häufigster primär maligner Wirbelsäulentumor	> 50. Lebensjahr; Männer häufiger betroffen als Frauen	Wirbelkörper	oft starke Rückenschmerzen; BSG, γ-Globuline erhöht, evtl. Hyperkalzämie	häufiger multipel, seltener solitär auftretend; Osteolyse, ähnlich einer Metastase
Ewing-Sarkom	Wirbelsäule nach den Extremitäten und dem Becken dritthäufigste Lokalisation	Kindes- und Jugendalter	Wirbelkörper	starke Rückenschmerzen, Fieber, Leukozytose	mottenfraßähnliche Osteolyse
Retikulumzellsarkom (malignes Lymphom; zentroplastisches oder immunolytisches Non-Hodgkin Lymphom)	selten im Bereich der Wirbelsäule	junges Erwachsenenalter; Männer häufiger betroffen als Frauen	Wirbelkörper	uncharakteristische Symptomatik	solitäre Osteolyse
Osteosarkom	2-4% im Bereich der Wirbelsäule: auch beim M. Paget	Jugendliche, junge Erwachsene; ältere Erwachsene	Wirbelkörper	uncharakteristische Smptomatik	Nebeneinander von osteolytischer Symptomatik und osteoblastischer Veränderungen
Chondrosarkom	Becken häufiger betroffen als Wirbelsäule	30.-60. Lebensjahr; Männer häufiger betroffen als Frauen	untere Lendenwirbelsäule/Sakrum	uncharakteristische Symptomatik, da sehr langsam wachsend	ausgeprägte Osteolysen mit kleinen kalkdichten Einlagerungen
Chordom	häufigster maligner Tumor im Sakrumbereich	50.-60. Lebensjahr	obere Halswirbelsäule, Sakrum ($^2/_3$ präsakral), Os coccygis (insgesamt 85%); in 10% Metastasierung!	langsam wachsend, uncharakteristische Beschwerden (bis hin zur Querschnittssymptomatik)	ausgedehnte Osteolysen ohne wesentliche Knochenreaktion; in 40% intratumorale Kalzifikation

Störungen der Beckenorgane), aber auch chronische Obstipation, postpartal mit jeweils meist chronischer → Insertionstendopathie der Mm. coccygeus, levator ani bzw. piriformis, evtl. auch des M.gluteus maximus; häufiger kombiniert mit einem → Zervikal- und/oder → Lumbalsyndrom (Nervenwurzelirritation L5 bzw. S1), nicht selten auch psychosomatische Komponente. *Klinik*: stechende, helle Schmerzen im Bereich der Steißbeinspitze oder am Übergang Kreuzbein/Steißbein mit lokaler Druckdolenz, verstärkt beim längeren Sitzen; evtl. hypermobil palpables Steißbein; typischer Triggerpunkt im Bereich des M. gluteus maximus. *Therapie*: lokale Analgesie (medikamentös, physikalische Maßnahmen), probatorische lokale oder epidurale Infiltration, Druckentlastung durch Hohlbettung beim Sitzen (z.B. durch einen aufblasbaren → Sitzring); Chirotherapie; bei Hypermobilität und konservativ refraktärem Schmerzbild als ultima ratio → Steißbeinresektion. engl.: coccygodynia, coccyalgia.

Kollagenase: Proteolytisches Enzym, das in der Lage ist, natives Kollagen abzubauen. *Therapeutisch eingesetzt* bei der → Chemonukleolyse

Kollagenose

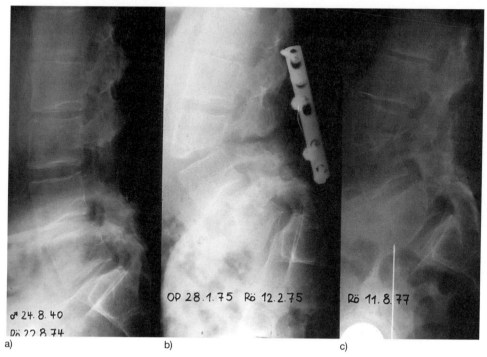

Kolumnotomie der Lendenwirbelsäule im Falle einer Spondylitis ankylosans (Röntgenbilder in der seitlichen Ebene):
a) präoperative Ausgangssituation (noch keine wesentlichen Längsbandverknöcherungen nachweisbar)
b) frühes postoperatives Bild nach Osteotomie von L3 vom dorsalen Zugang sowie Plattenosteosynthese im Bereich der Dornfortsätze
c) Ausheilungsergebnis nach 2,5 Jahren in Hyperlordose.

der Bandscheibe (→ PLIT); bisher keine allergischen Reaktionen beobachtet. Aufgrund der geringen therapeutischen Breite (nicht nur der → Nucleus pulposus sondern auch der → Anulus fibrosus werden aufgelöst, so daß aus einer → Bandscheibenprotrusion ein freier → Sequester wird) heutzutage vom → Chymopapain weitgehend verdrängt. engl.: collagenase.

Kollagenose: Oberbegriff für Krankheitsbilder des rheumatischen Formenkreises mit systemischer Beteiligung des Bindegewebes; häufige Mitbeteiligung peripherer Körpergelenke, seltener der Wirbelsäule (→ Sklerodermie, → Polymyalgia rheumatica). engl.: collagen disease.

Kolumnotomie: Syn.: Osteotomie der Wirbelsäule, Rhachiotomie.
Keilresektion zweier benachbarter Wirbelkörper einschließlich der zwischenliegenden Bandscheibe, Abtragen der Dornfortsätze, von Teilen der Gelenkfortsätze und der hinteren Längsbandstrukturen mit nachfolgender Stellungskorrektur der Gesamtwirbelsäule (z.B. Aufrichten einer fixierten Kyphose); zusätzliche Stabilisierung durch → Metallimplantat (z.B. → Fixateur interne, Osteosyntheseplatte u.ä.) und → Knochenspanplastik erforderlich. *Hauptindikation:* subjektiv erheblich beeinträchtigender fixierter Rundrücken im Falle einer → Spondylitis ankylosans (hier Vorgehen meist in Höhe L2/L3; s. *Abb.*). engl.: osteotomy of the vertebral column, spinal osteotomy.

Komminutivfraktur: Syn.: Trümmerfraktur, Berstungsfraktur. engl.: Comminuted fracture.

Kommissur: → Commissura (*lat.*).

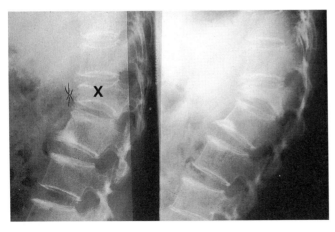

Osteoporotische Kompressionsfraktur (X) des Wirbelkörpers L1 (links) mit ventraler Zusammensinterung und konsekutiver Hohlrundrückenbildung innerhalb von nur 4 Wochen (rechts) bei nicht ausreichender Immobilisation.

Kommotio(n): → Commotio *(lat.)*.
Kompression: → Compressio *(lat.)*. engl.: compression.
Kompressionsbruch: Syn.: Kompressionsfraktur. Vollständige oder nur teilweise Zusammensinterung v.a. eines platten Knochens (z.B. eines → Wirbelkörpers), bedingt durch axiale Stauchung oder Quetschung (meist im Sinne einer → Anteflexion oder auch einer → Lateroflexion). Im Bereich des thorakalen und lumbalen Achsenorgans wird hierbei die sog. vordere → Säule geschädigt, die mittlere Säule bleibt intakt und wirkt als Scharnier, auch dann wenn die hintere Säule in schweren Fällen ebenfalls Schaden nehmen kann. Ursächlich *im Bereich der Wirbelsäule* ist meist ein Sturz aus mittlerer Höhe auf das Gesäß, inadäquates Trauma oder spontane Genese bei Vorliegen einer → Osteopenie oder → Osteoporose *(s. Abb.)*. engl.: compression fracture.

Kompressionshaken: Spezieller (im Gegensatz zum → Laminahaken) scharfer Haken zur Aufnahme des mit einem Außengewinde versehenden Kompressionsstabes im Rahmen der dorsalen Instrumentation der Wirbelsäule im Falle einer → Thorakalskoliose; wird in den Rippenansatz direkt neben dem Wirbelkörper eingehängt. → Harrington-Operation, → Wisconsin-System. engl.: compression hook.

Kompressionsstab: Teil des → Harrington-Instrumentariums zur operativen Korrektur der → Thorakolumbalskoliose; Stabsystem eingesetzt auf der Konvexseite der Fehlkrümmung.

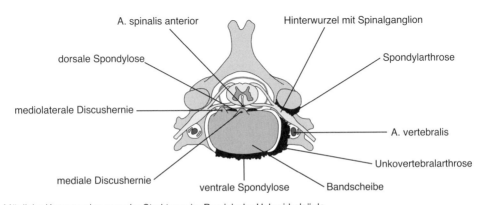

Mögliche Kompression neuraler Strukturen im Bereich der Halswirbelsäule.

Kompressionssyndrom: Oberbegriff für klinische Beschwerdebilder, die mit einer druckbedingten Störung v.a. nerval leitender Strukturen einhergehen. → Kaudasyndrom, → Konussyndrom, → Nonne-Froin-Syndrom, → Skalenussyndrom, → Thoracic-outlet-Syndrom, → Wurzelkompressionssyndrom. engl.: compression syndrome. **subforaminales K.:** Stenose im subokzipitalen Bereich mit Störung des Liquordruckausgleiches mit nachfolgenden Kopfschmerzen. *Ursachen:* kongenitale Verkürzung des → Atlasbogens, Fehlstellungen des → Atlas, → Atlasassimilation, anguläre Denslordose, → Basilarimpression, → Grisel-Syndrom. *Klinik:* häufige Kopfschmerzattacken mit Erstmanifestation im Nacken-Okzipitalbereich, Vertigo; Schmerzprovokation durch Anteklination, Pressen, Streß. Im *Röntgenbild* auffälliger → Clivus-Dens-Winkel (evtl. Schichtuntersuchung ratsam). *Therapie:* bei oft gegebenem Versagen konservativer Maßnahmen operative subforaminale Dekompression durch Laminektomie des dorsalen Atlasbogens. engl.: subforminal compression syndrom.

Kompressionszange: Spezialinstrument zur dorsalen Skoliosekorrektur im Zuge der Reposition und Stabilisierung. → MPDS. engl.: compression tongs.

komprimieren: Zusammenpressen, zusammendrücken. engl.: to compress.

Kondylus: → Condylus (*lat.*).

konkav: *lat.* für nach innen gewölbt, hohlgekrümmt. *Gegenteil* von → konvex. engl.: concave.

kontra: *lat.* für gegen; erster Bestandteil eines Wortes mit der Bedeutung „gegen" bzw. „gegenüberliegend".

Kontraindikation (zu einem operativen Eingriff im Bereich der Wirbelsäule): → Operationskontraindikation. engl.: contraindication for surgery.

Kontraktur: *lat.:* contractura. 1.) Bleibende Fehlstellung eines Gelenkes mit Funktionsdefizit. 2.) Dauerhafte unwillkürliche Verkürzung und Schrumpfung von Weichteilen, insbesondere der Muskulatur mit resultierender Zwangsstellung der betroffenen Gelenke; *im Bereich der Wirbelsäule* z.B. als Narbenkontraktur der Haut nach schweren Verbrennungen, als Folge einseitiger Lähmungen (z.B. nach durchgemachter → Poliomyelitis) mit nachfolgender → Skoliose. engl.: contracture.

Kontra-Skoliose: Meist fixierte Seitausbiegung der (unteren) Wirbelsäule bei Beckentiefstand aufgrund einer deutlichen Beinverkürzung mit seltener Konvexität zur Seite der längeren Extremität; in der Literatur beschrieben in erster Linie bei Oberschenkelamputierten, die über Jahrzehnte eine zu kurze Beinprothese getragen haben. *Gegensatz:* → Idem-Skoliose. engl.: contra scoliosis.

Kontrastdarstellung: Invasives röntgenologisches Verfahren zur Darstellung von Hohlräumen (*im Bereich der Wirbelsäule* des → Spinalkanales) mit Hilfe eines → Kontrastmittels. → Myelographie, → Myelo-CT. engl.: contrast radiograph, contrast roentgenography.

Kontrastmittel: Abkürzung: KM. In den Körper eingeführte, für Röntgenstrahlen nicht durchlässige und daher auf dem Röntgenbild schattengebende Flüssigkeit zur negativen Darstellung von Hohlräumen; *im Bereich der Wirbelsäule* Verwendung im Zuge der → Myelographie zur Diagnostik von Engpaßsyndromen des → Spinalkanales. engl.: contrast medium.

Kontrastmittelallergie: Überschießende körperliche Allgemeinreaktion aufgrund einer Überempfindlichkeit (Unverträglichkeit) gegenüber der chemischen Substanz eines → Kontrastmittels. engl.: contrast medium allergy.

Kontusion: → Contusio (*lat.*). engl.: contusion.

Konus: → Conus (*lat.*). engl.: cone.

Konusentfesselung: Neurochirurgische Lösung von Adhäsionen im Bereich des → Conus medullaris im Falle eines → tethered-cord- Syndromes.

Konussyndrom: Klinisches Bild bei Vorliegen einer Schädigung des Rückenmarkes in Höhe des → Conus medullaris, z.B. infolge eines Traumas (→ Wirbelfraktur, → Hämatomyelie), eines sequestrierten → Bandscheibenvorfalles oder einer tumorösen Kompression; sensible Empfindungsstörung ab S3 (→ Reithosenanästhesie, evtl. dissoziert vorliegend), Funktionsstörungen von Harnblase, Mastdarm, Geschlechtsorganen, evtl. auch motorische Ausfälle (v.a. der → Mm. glutaei mit erloschenem → Glutealreflex); später häufiger Ausbildung eines Dekubitus infolge persistierender Beeinträchtigung der Trophik, nicht selten mit einem → Kaudasyndrom kombiniert. Zur Differentialdiagnostik s. *Tab. 58.* engl.: pressure cone syndrome, medullary cone syndrome.

Kordsamtstoff-Zeichnung

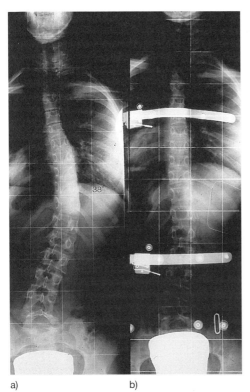

a) b)

Idiopathische großbogige C-förmige Thorakolumbalskoliose von 38° Cobb (a) mit weitgehender Ausgradung durch korrekt sitzendes Rumpfkorsett (b) in der a.p.-Projektion (Wirbelsäulenganzaufnahme).

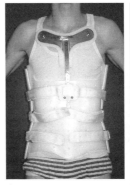 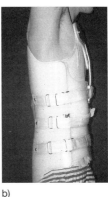

a) b)

Starres Rumpfkorsett aus Kunststoff in Schalenbautechnik mit Sternumpelotte und seitlichen Klettverschlüssen zur weitgehenden Immobilisation der LWS
a) Ansicht von vorne
b) Seitansicht.

konvex: *Lat.* für nach außen gewölbt. *Gegenteil* von → konkav. engl.: convex.

Koordination: Physiologische Abstimmung und Zusammenspiel v.a. motorischer Funktionen und Bewegungsabläufe. Störungen der K. können auftreten bei Schädigungen des Gehirns oder des Rückenmarks, z.B. im Sinne einer → Ataxie, einer → Gangstörung u.ä. engl.: coordination.

Kopfgelenk: Obere beiden Gelenke der → Halswirbelsäule. → Articulatio atlantooccipitalis, → Articulatio atlantoaxialis.

Kopfrotationstest: Klinischer Test zur Überprüfung der Halswirbelsäulenfunktion: Der Untersucher steht hierfür hinter dem sitzenden Patienten und umfaßt mit der einen Hand dessen Hinterkopf, mit der anderen dessen Kinn. Anschließend werden sowohl in maximaler → Anteklination (→ Verriegelung der Facettengelenke unterhalb von C2) sowie in mittlerer Reklination des Kopfes (→ Entriegelung der Facettengelenke) Rotationsbewegungen nach beiden Seiten durchgeführt. Eine Bewegungseinschränkung in Entriegelung mit Schmerzen ist Ausdruck einer segmentalen Dysfunktion, meist aufgrund degenerativer Veränderungen; treten Schwindelsymptome auf, kann eine Minderdurchblutung der → A. vertebralis zugrunde liegen. Eine Mobilitätstörung in Verriegelung ist ebenfalls meist Ausdruck einer segmentalen Dysfunktion vor allem der oberen HWS, besteht aber auch bei degenerativen, entzündlichen und instabilitätsbedingten Veränderungen.

Kopfschmerz, vertebragener: Syn.: → Zephalgie. engl.: vertebrogenic headache.

Korakopektoral-Syndrom: Sonderform des → Thoracic outlet-Syndromes bei anatomischer Stenose mit Engpaßsymptomatik im Bereich des korakopektoralen Raumes. engl.: coracopectoral syndrome.

Kordsamtstoff-Zeichnung: Syn.: Bienenwabenmuster-Zeichnung. Anschauliche Beschreibung für die typischen röntgenologischen Veränderungen im Falle eines → Hämangiomwirbels. → Wirbelsäulentumor.

Koronarebene: Syn.: → Frontalebene. engl.: frontal plain, coronar plain.

Korporektomie: Syn.: Vertebrektomie. Operative Entfernung eines Wirbelkörpers über den ventralen Zugang; *Indikation* bei destruierender → Spondylitis oder tumorösem Befall, v.a. bei bestehender neurologischer Ausfallssymptomatik. engl.: vertebrectomy, corporectomy.

Korpus: → Corpus (*lat.*).

Korsett: Syn.: Stützkorsett, Rumpfapparat. Starr gearbeitete, teilweise oder vollständig fixierende bzw. korrigierende Rumpf- bzw. Wirbelsäulenorthese, die auf einem individuell angepaßten festen Beckenkorb (meist aus modellierbarem und schnell aushärtenden Kunststoff) aufgebaut ist und für die einzelnen Wirbelsäulenabschnitte Führungsschienen oder → Pelotten besitzt, evtl. mit zusätzlichen Kopf- und Armstützen. *Indikation* zur Entlastung (z.B. im Falle einer → Spondylitis), Fixation (Ruhigstellung) und Stabilisierung (z.B. bei einer Instabilität) sowie zur redressierenden Korrektur von Wirbelsäulendeformitäten (z.B. bei einer → Skoliose oder → Kyphose). *Verschiedene Typen:* → Boston-K., → Charleston-Bending-Brace, → Cheneau-K., → Ducroquet-K., → Hepp-K., → Hessing-K., → Milwaukee-K., → Stagnara-K. → Orthese. engl.: (supporting orthopedic) corset, brace.

Kortikalisosteoid: Syn.: → Osteoidosteom. engl.: osteoid osteoma.

Kortikoid: Hormon der Nebennierenrinde mit Beeinflussung des Kohlehydratstoffwechsels und des Mineralhaushaltes. → Glukokrotikoid. engl.: corticoid.

Kortikosteroid: Steroide (auch synthetisch hergestellte) mit der Wirkung der Nebennierenrindenhormone. → Glukokortikoid. engl.: corticosteroid.

kostal: → costal (*lat.*). engl.: costal.

Kostalstigma: Syn.: Stiller Zeichen. Fluktuierende 10. Rippe als pathognomonisches

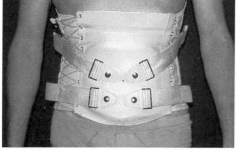

a)

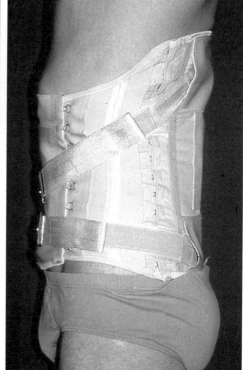

b)

Teilweise flexibles Rumpfkorsett in Miedertechnik aus elastischen Stoffanteilen mit eingearbeiteten Metallstreben:
a) Ansicht von vorne
b) Seitansicht.

Symptom eines → Stiller Syndromes. engl.: Stiller's sign.

Kostobrachial-Syndrom: Syn.: → Kostoklavikular-Syndrom. engl.: costoclavicular syndrome.

Kostoklavikular-Syndrom: Syn.: Kostobrachial-Syndrom. Sonderform des → Thoracic outlet-Syndroms; *ursächlich* ist ein anatomisches Engpaßsyndrom zwischen der 1. Rippe und dem Schlüsselbein (z.B. nach unter hypertropher Kallusbildung verheilten Brüchen, aber auch bei Thoraxdeformitäten im Zuge einer → Thorakalskoliose) mit Kompression der → A. subclavia und nachfolgenden typischen peripheren Symptomen. → Allen-Handgriff. engl.: costoclavicular syndrome.

kostotransversal: *lat.* für die Rippe und den Querfortsatz (des Brustwirbelkörpers) betreffend. engl.: costotransversal.

Kostotransversalgelenk: Syn.: → Articulatio costotransversalis *(lat.)*. engl.: costotransversal joint.

Kostotransversalgelenkssyndrom: Klinisches Beschwerdebild aufgrund einer entzündlichen, degenerativ oder stellungsbedingten Irritation eines → Kostotransversalgelenkes. *Symptomatik*: uncharakteristische, bei forcierter und vertiefter Atmung sich verstärkende, im Rippenverlauf ziehende Schmerzen; plötzlich einsetzende blitzartige Atemsperre. engl.: costotransversal syndrome.

Kostotransversektomie: Syn.: Kastert-Zugang. Dorsolateraler → Zugangsweg zur Brustwirbelsäule mit operativer Entfernung eines Wirbelquerfortsatzes samt Rippenköpfchen ohne Eröffnung der Pleura, z.B. zur Ausräumung eines aktiven entzündlichen Prozesses bzw. zur hinteren seitlichen Freilegung des → Wirbelkanales. engl.: Kastert's approach, costotransversectomy.

kostovertebral: *lat.* für die Rippe und den (Brust-)Wirbelkörper betreffend. engl.: costovertebral.

Kostovertebralgelenk: Syn.: → Articulatio costovertebralis *(lat.)*. *engl.*: costovertebral joint.

kostozervikal: *lat.* für die Rippe(n) und die Halswirbelsäule(nregion) betreffend. engl.: costocervical.

Kozlowski(-Maroteaux-Spranger) Syndrom: Syn.: → Dysplasia spondylometaphysaria. Fehlbildung der Wirbelkörpermetaphysen.

Krabbe-Krankheit: Syn.: → Globoidzellen-Leukodystrophie, Galaktozerebrosidlipoidose. engl.: globoid cell leukodystrophy, Krabbe's disease.

Krämer, J.: geb. 1939; zeitgenössischer deutscher Orthopäde aus Düsseldorf und Bochum mit dem Schwerpunkt Wirbelsäulenerkrankungen. Doktorvater des Autors.

Krämer-Flexionsorthese: Dynamische (entlordosierende) → Flexionsorthese der LWS; Weiterentwicklung des → Hohmannschen Überbrückungsmieders. engl.: Krämer's lumbar flexion orthosis.

Krämer-Klassifikation: Klinische und röntgenologische Einteilung der → Distorsionsverletzungen der Halswirbelsäule (→ Schleudertrauma, → Peitschenhiebphänomen, → Beschleunigungsverletzung) in verschiedene Schweregrade (I-IV) in Anlehnung an die → ACIR-Verletzungsskala (s. *Tab. 67*). → Erdmann-Stadien. engl.: Krämer classification.

Kraftgrad: Einteilung der motorischen Kraftentfaltung der Muskulatur in fünf Kategorien zur Differenzierung des Schweregrades einer neurologischen oder muskulären Störung.

kranial: *lat.:* cranialis. Nach dem oberen Körperende gelegen, am oberen Ende eines Organs oder Körperteiles gelegen. In der neuen anatomischen Literatur meist durch → superior ersetzt. engl.: cranial.

Kranialvariante, Kranialvariation, Kranialverschiebung: Im Bereich der physiologischen Norm liegende Wirbelsäulenvariante im Sinne einer kopfwärts gerichteten Verschiebung der Abschnittsgrenzen. Der 1. Wirbelkörper des nächst höher gelegenen Wirbelsäulenabschnittes zeigt Merkmale des tiefergelegenen Abschnittes (z.B. Ausbildung eines → Halsrippenpaares am 7. HWK, → Sakralisation des 5. Lumbalwirbels). Gegenteil von → Kaudalvariante. engl.: cranial variant.

Kraniorhachischisis: *griech.* für kongenitale Spaltbildung am Schädel und an der Wirbelsäule. engl.: craniorhachischisis.

Kraniotabes: Federnd-elastische bis pergamentartig sich anfühlende Erweichung und spätere Abplattung des Hinterhauptbeines (→ Os occipitale), in erster Linie in der Nähe der Lambdanaht; frühes Zeichen der → Rachitis. *Vorkommen* im Säuglingsalter, auch bei der → Osteogenesis imperfecta. engl.: craniotabes.

Tab. 67: Klassifikation der Schweregrade von Beschleunigungsverletzungen der Halswirbelsäule (nach KRÄMER, 1994; in Anlehnung an die ACIR-Verletzungsskala)

Schweregrad	Morphologischer Befund	Klinischer Befund	Röntgenbefund	Neurologischer Befund	Beschwerdefreies Intervall
I leicht verletzt	Leichte Distorsion der HWS	Nacken-Hinterkopf-Schmerz, geringe Bewegungseinschränkung der HWS	unauffällig	unauffällig	> 1 Stunde
II nicht gefährlich verletzt	Gelenkkapsel-/Bänderrisse ohne Bandscheibenruptur, Muskelzerrungen, retropharyngeales Hämatom	Starke Beschwerden, Nackensteife, Schluckbeschwerden	Steilstellung der HWS, evtl. kyphotischer Knick	unauffällig	< 1 Stunde
III gefährlich verletzt	Isolierter Bandscheibenriß, Rupturen im dorsalen Bandapparat, Frakturen, Luxationen	Zwangshaltung der HWS, Kopf- und Armschmerzen	abnorme Aufklappbarkeit (Funktionsaufnahmen), Fehlstellung, Frakturzeichen	Wurzel- und Rückenmarksymptome	sofort einsetzende starke Beschwerden
IV tödlich verletzt	∅	∅	∅	∅	∅

Krankengymnastik: Syn.: Heilgymnastik, Kinesiotherapie, Übungsbehandlung.
Zusammenfassung aller zielgerichteten konservativen bewegungstherapeutischen Maßnahmen zum Erhalt bzw. zur Wiederherstellung eines Höchstmaßes an Leistungsfähigkeit und Funktionalität der Haltungs- und Bewegungsorgane. Dosierung der einzelnen Strategien abhängig von der aktuellen Krankheitsaktivität und der individuellen Belastungsgrenze, kontinuierliches Vorgehen sinnvoll. Mit Ausnahme des Treppensteigens sowie des Arbeitens gegen erheblichen mechanischen Widerstand wird die Leistungsanforderung von 25 Watt/min. im allgemeinen nicht überschritten. Unterschieden werden assistive, aktive isotonische (dynamische) sowie isometrische (statische) Übungen, → Quengelbehandlungen, Kräftigung von Antagonisten. *Einzeltherapie* bei erheblichen Beeinträchtigungen mit besserer Möglichkeit der Berücksichtigung der individuellen Schmerzschwelle, Anleitung zum Selbsttraining, medizinische → Trainingstherapie; → Klappsches Kriechen, Maßnahmen auf neurophysiologischer Grundlage (Bobath, Vojta), PnF (propriozeptive neuromuskuläre Förderungstechniken), Behandlung im Wasser (→ Hydrotherapie). *Gruppentherapie* und *therapeutisches* Turnen mit zusätzlichem stimulativem Effekt. *Ziele im Bereich der Wirbelsäule*: schmerzfreie Mobilisation funktionsbeeinträchtigter Wirbelsäulenabschnitte; Prävention bzw. Beseitigung eines Defizites der Bauch- und Rückenmuskulatur; Stabilisierung hypermobiler oder instabiler Wirbelsäulenabschnitte; Korrektur von Fehlhaltungen; Verbesserung der Kraftentfaltung, Ausdauer, Ökonomie, Koordination und Geschicklichkeit; Erlernen von Ersatzfunktionen (kompensatorische Bewegungsmuster). engl.: kinesitherapy, therapeutic exercises.

Kraus-Weber-Test: Klinischer Untersuchungstest in 6 Schritten zur Überprüfung der muskulä-

ren Haltungsleistungsfähigkeit der Rumpf- und Beckenmuskulatur:
Test A: Rückenlage des Patienten mit ausgestreckten Beinen, die Hände liegen hinter dem Nacken; in dieser Position sollen die gestreckten Beine 25 cm oberhalb der Unterlage über 10 sec. gehalten werden (*abdominale Muskulatur*). *Test B*: Rückenlage des Patienten, die Hände liegen hinter dem Nacken, die Unterschenkel sind vom Untersucher auf der Unterlage fixiert; aus dieser Position muß sich der Patient zum Sitzen in die 90°-Stellung aufrichten (*abdominale Muskulatur*). *Test C*: Rückenlage des Patienten, die Hände liegen hinter dem Nacken, die Beine sind in den Hüft- und Kniegelenken angebeugt, die Unterschenkel wiederum vom Untersucher auf der Unterlage fixiert; aus dieser Position muß der Patient sich aufsetzen (*gesamte abdominelle Muskulatur ohne Wirkung des → M. iliopsoas*). *Test D*: Bauchlage des Patienten mit einem Kissen unter dem Abdomen, die Hände hinter dem Nacken gehalten, die Unterschenkel werden vom Untersucher auf der Untersuchungsliege fixiert; der Patient soll aus dieser Position seinen Oberkörper nach dorsal reklinieren und ihn in dieser Stellung 10 sec. halten (*obere Rückenmuskulatur*). *Test E*: Bauchlage des Patienten mit einem Kissen unter dem Becken, der Untersucher fixiert Oberkörper und Becken auf der Untersuchungsliege; der Patient soll aus dieser Position die Beine mit gestreckten Unterschenkeln nach hinten führen und für 10 sec. halten (*untere Rückenmuskulatur*). *Test F*: stehender Patient mit leicht gespreizten Beinen, die Hände in den Seiten; aus dieser Haltung Durchführung einer maximalen Anteklination des Oberkörpers mit gestreckten Kniegelenken und Messung des minimalen → Finger-Boden-Abstandes in cm.

Krawattenschleifen-Bild: Syn.: → Fledermausflügel-Bild.
Typisches Zeichen einer → Facettenblockade der Halswirbelsäule im seitlichen Röntgenbild.

Kreatinin: Abbauprodukt des Kreatins (Zwischenprodukt des intermediären Stoffwechsels, nahezu konstante Bildung in der Leber; Ablagerung zu 95% im Muskelgewebe). Erhöhte Werte im Serum deuten u.a. auf eine akute Muskelzellnekrose hin. → Muskelenzyme. engl.: creatinine.

Kreatininkinase, Kreatininphosphokinase: Abkürzung: CK, CPK. ATP-spezifisches Enzym (3 Isoenzyme wie MM, MB); wichtiger diagnostischer Parameter bei Herz- und Skelettmuskelerkrankungen. → Muskelenzyme.

Kremasterreflex: → Fremdreflex; Auslösung einer Kontraktion des M. cremaster mit nachfolgendem Hochziehen des homolateralen Hodens nach Setzen eines Hautreizes an der Innenseite des Oberschenkels. engl.: cremasteric reflex.

Kretinismus: Dauerhafte Entwicklungsstörung des knöchernen Skeletts, der Haut und des Nervensystems bei fetal aufgetretenem Schilddrüsenhormon-Mangel. *Symptomatik im Bereich der Wirbelsäule*: dysproportionierter → Minderwuchs, evtl. → Zwergwuchs. engl.: cretinism.

Kreuz: Umgangssprachliche Kurzbezeichnung für die Kreuzbeingegend (→ Regio sacralis), evtl. einschließlich des lumbalen Bereiches. engl.: sacrum, sacral region.

Kreuzbein: Syn.: → Os sacrum. engl.: sacral aplasia.

Kreuzbeinaplasie: Seltene kongenitale Mißbildung mit völligem Fehlen des → Os sacrum. engl.: sacral aplasia.

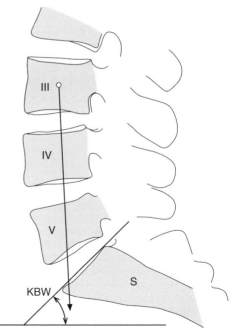

Kreuzbeinbasiswinkel mit Lotgerade von L3.

Kreuzbeinbasiswinkel: Abkürzung: KBW. Neigung der Basis des → Os sacrum gegen die Horizontale im seitlichen Röntgenbild der Lendenwirbelsäule, angegeben in Winkelgraden (s. *Abb. 241*). *Normalwerte*: bei Männern 39° (Streuung 20-52°), bei Frauen 32° (Streuung 22-43°). Die lumbale Wirbelsäule steht dann ausgeglichen, wenn das Lot von der Mitte des 3. LWK auf die vordere Kante der Kreuzbeindeckplatte fällt.

Kreuzbein-Darmbein-Gelenk: Syn.: → Articulatio sacroiliaca (*lat.*), Iliosakralgelenk. engl.: sacroiliac joint, SI joint.

Kreuzbeinfraktur: Syn.: Sakrumfraktur. Knöcherne Verletzung des → Os sacrum; Verlauf der Frakturlinie typischerweise quer, schräg oder vertikal. Tief kaudal lokalisierte Brüche sind meist harmlos, *Querfrakturen* in Höhe S2 können allerdings ein → Cauda equina-Syndrom verursachen. Einteilung der Kreuzbein*längsfrakturen* nach DENIS (s. *Abb.*), wobei hier transforaminale und v.a. zentrale Brüche in 40-50 % zu Verletzungen der sakralen Nervenwurzeln führen. engl.: sacrum fracture, sacral fracture.

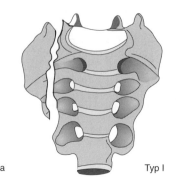

a   Typ I

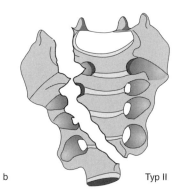

b   Typ II

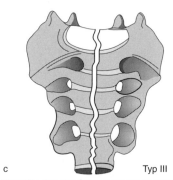

c   Typ III

Klassifikation der Sakrumlängsfrakturen (nach DENIS):
a) Transaläre Sakrumlängsfraktur (Typ I)
b) Transforaminale Sakrumlängsfraktur (Typ II)
c) Zentrale Sakrumlängsfraktur (Typ III)

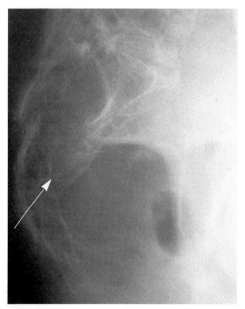

Sakrumquerfraktur (→) bei Osteoporose im seitlichen Röntgenbild.

Kreuzbeingrübchen: Syn.: Venusgrübchen. Anatomischer Orientierungspunkt des Skeletts:

Tab. 68: Differentialdiagnose bei Kreuzschmerzen (nach KRÄMER, 1994)

	Ursache	lokaler Kreuzschmerz	Ischialgie	Positionsabhängigkeit	Bewegungseinschränkung der LWS	Muskelverspannung	Extensionstest	Diagnosesicherung
vertebrale Genese	Bandscheibendegeneration	++	+++	+++	+++	+++	+++	Röntgen, CT, NMR
	Spondylolisthesis	++	+++	+++	+++	+++	+	Röntgen
	Spondylitis	+++	+	-	+++	+++	+	Tomogramm, Labor
	Tumor (Metastase)	+++	+	-	+++	+++	+	Tomogramm, Labor, Szintigramm, CT
	Spondylitis ankylosans	+	-	+	+++	++	-	Röntgen, Labor
	Morbus Baastrup	+++	-	+++	+	+	+++	Lokalanästhesie, Röntgen
	Muskelinsuffizienz	+	-	+++	-	++	-	
	Osteoporose	+	-	-	+++	+++	-	Röntgen
	Fraktur	+	+	+	+++	+++	+	Röntgen, Anamnese
	Kokzygodynie	+++	-	+++	-	-	-	Lokalanästhesie
extravertebrale Genese	gynäkologische Störung	--	+	+	-	-	-	Labor, gynäkologische Untersuchung, Sonogramm
	urologische Störung	+	+	-	-	-	-	Labor, Ausscheidungsurogramm, Sonogramm
	Darm, Magen, Pankreas, Galle	+	-	-	-	-	-	Labor, Kontrastdarstellungen, Sonogramm

vor allem beim schlanken Menschen in stehender Position sich deutlich abzeichnende, normalerweise auf gleicher Höhe parallel stehende Hauteindellungen des Kreuzbereiches etwa in Höhe der oberen dorsalen Beckenkammspinen. Die Bestimmung ihrer (horizontalen) Lage zueinander ermöglicht eine Aussage über den Stand des Kreuzbeines und damit über ein mögliches Vorliegen eines → Beckentiefstandes, z.B. bei einer Beinverkürzung. Anatomischer Endpunkt der → Michaelis-Raute.

Kreuz-Darmbeingelenk: Syn.: → Articulatio sacroiliaca, Iliosakralgelenk. Amphiarthrose zwischen → Os sacrum und Os ileum. engl.: sacroiliac joint, SI joint.

Kreuz-Darmbeingelenk-Einblickaufnahme: Syn.: Einblickaufnahme, Spaltenaufnahme. Spezialröntgenaufnahme des Iliosakralgelenkes zur besseren Früherfassung möglicher entzündlicher Veränderungen (→ Spondylitis ankylosans): der Patient befindet sich in Rückenlage, die zu untersuchende Seite wird um 15-22° hochgekippt, der Zentralstrahl ist um 10-12° nach kranial geneigt. Auf dem Röntgenbild spaltenfömig dargestellt wird der oberhalb der Linea terminalis liegende Bereich der Gelenkverbindung.

Kreuzschmerz: Unspezifischer Begriff für Schmerzen, die ein- oder beidseitig im Bereich des Kreuzbeines, evtl. auch der unteren → Lenden-

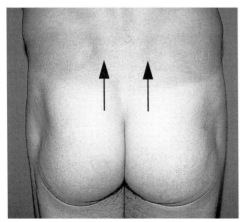

Kreuzdarmbeingrübchen (→) beim stehenden Patienten.

Kreuzstützmieder

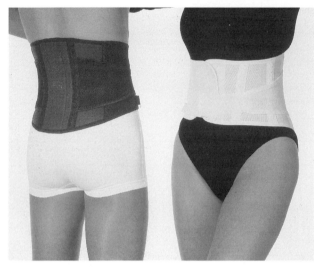

Konfektioniertes Kreuzstützmieder mit eingearbeiteter Rückenpelotte (gerader Schnitt für Männer, tailliert geschnitten für Frauen) zur Teilimmobilisation des lumbosakralen Überganges. (Fa. Sporlastik, Nürtingen. Mit freundlicher Genehmigung).

wirbelsäule und der → Iliosakralgelenke auftreten. *Klinik:* sehr variables Beschwerdebild, teilweise dumpf, tiefsitzend und schlecht lokalisierbar, andererseits aber auch punktuell oder mit Ausstrahlung in die Leiste oder die untere Extremität verbunden. Ein *diskogener* Schmerz tritt plötzlich und unvermittelt auf, ist meist positions- bzw. lageabhängig mit Erleichterung unter Hüft- und Kniebeugehaltung und Zunahme bei Betätigen der Bauchpresse; ein *arthroligamentärer* Schmerz zeigt oft einen chronisch-rezidivierenden Verlauf und ist abends häufig stärker als morgens. K. im *Kindesalter* ist sehr selten und dann meist Ausdruck einer schweren Erkrankung (→ Rückenmarkstumor, → Spondylitis, → Epiduralabszeß). *Ursachen: vertebrale Genese* z.B. als muskulärer Ermüdungsschmerz der langen Rückenstrecker aufgrund verstärkter isometrischer Halteleistung (z.B. nach langem monotonen Stehen, bei vorbestehendem → essentiellem oder posttraumatischem Haltungsfehler u.a.), bei Störungen der unteren → Bewegungssegmente (→ Blockierung, → Instabilität, Zerrung, Irritation eines → Spinalnerven), bei → Spondylolisthesis, bei entzündlichen Prozessen (→ Spondylarthritiden, → Radikultis), bei tumorbedingten Krankheitsbildern, bei → Osteoporose; nicht selten aber auch bei *extravertebralen Erkrankungen* der Baucheingeweide (z.B. bei Bauchaortenaneurysma, Nierenfunktionsstörungen, Urolithiasis, Pankreas- oder Gallenblasenaffektionen, Divertikulitis u.a.) sowie bei gynäkologischen Reizzuständen (z.B. im Sinne einer graviditätsbedingten Lockerung der Wirbelsäulen- und Beckenligamente, Ovarialtumoren, Endometriose u.a.m.); letztendlich *psychische* Ursachen (→ Fibromyalgiesyndrom) *(Tab. 68)*. engl.: low back pain, sacro-iliac pain.

Kreuzstützmieder: Konfektionierte Lumbalorthese aus Stoff, evtl. dorsal verstärkt durch vertikal verlaufende „Stahlrippen"; sollte nach proximal bis zum unteren Rippenrand reichen, nach kaudal das Kreuzbein gut umfassen (*s. Abb.*). *Indikationen*: lumbale Schmerzbilder ohne neurologische Ausfälle, z.B. → Lumbago, → Postnukleotomiesyndrom, lumbale Instabilitäten u.a. → Leibbinde. engl.: lumbar orthosis.

Kriechübungen: → Klappsches Kriechen.

Krümmungsscheitel: Im Falle einer → Skoliose der am stärksten seitlich deformierte Wirbelkörper im a.p.-Röntgenbild der Wirbelsäule. → Scheitelwirbel.

Kryästhesie: *griech.* für Kälteüberempfindlichkeit der Haut. *Vorkommen* bei → Tabes dorsalis. engl.: cryesthesia.

Kryotherapie: Syn.: → Kältetherapie. engl.: cryotherapy.

KST: Abkürzung für: → Kernspintomographie.

Kümmell, H.: 1852-1937; deutscher Chirurg aus Hamburg.

Kümmell-Buckel: Gibbusbildung der unteren BWS oder der oberen LWS im Rahmen einer → Kümmell-Verneuil-Erkrankung.

Kümmell-Verneuil Erkrankung, Kümmell-Verneuil Syndrom: Syn.: Spondylopathia traumatica, traumatische Spondylomalazie.
Langsam progredientes Auftreten einer Gibbusbildung v.a. der unteren Brust- oder der oberen Lendenwirbelsäule einige Wochen bis Jahre nach einer (oft nur geringgradigen) Wirbelsäulentraumatisierung; Genese nicht eindeutig geklärt, vermutet wird eine zweizeitige oder Dauerfraktur. *Klinischer Verlauf* mit zunehmenden heftigen Spontan- und lokalen Druckschmerzen; es kommt zu einem plötzlichen Wirbelkollaps, zunächst lediglich im Sinne eines → Deckplatteneinbruches, anschließend Ausbildung einer Wirbelkörperkeil- oder -biskuitform mit Aufweitung des Zwischenwirbelraumes (→ Ballonierung) und typischen Sklerosierungen (als Ausdruck einsetzender Reparationsvorgänge). engl.: Kümmell's disease.

Kugelbauch: Rundlich vorgewölbtes Abdomen im Falle einer chronisch verstärkten Zwerchfellatmung, z.B. im Rahmen einer → Spondylitis ankylosans; *Vorkommen* auch bei einer ausgeprägten → Osteoporose der Wirbelsäule mit hyperlordotischer Einstellung der LWS sowie insuffizienter Bauchmuskulatur (s. *Abb.*).

Kugelberg-Welander-Syndrom: Juvenile Form der progressiven spinalen → Muskelatrophie; unregelmäßig-dominanter Erbgang. *Klinik:* typische Atrophie und Lähmungen der rumpfnahen Beinmuskulatur mit Faszikulationen, in späteren Stadien ist auch die Muskulatur des Schultergürtels, der Arme und Hände betroffen. engl.: Kugelberg-Welander syndrome.

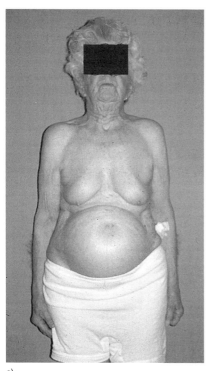
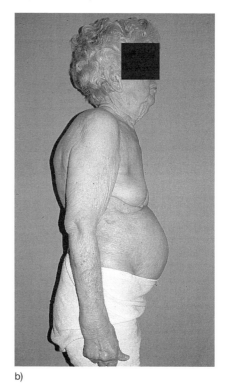

a)
b)

Kugelbauch bei Osteoporose der thorakalen und lumbalen Wirbelsäule:
a) Ansicht von vorn
b) Seitansicht.

Kurzhals: Syn.: → Froschhals, hommes sans cou. Pathognomonisches klinisches Zeichen im Falle eines → Klippel-Feil Syndromes.

Kurzwellentherapie: Form der → Elektrotherapie unter Einsatz spezieller hochfrequenter Ströme (27,12 MHz); *Wellenlänge:* 11,062 m. Aufgrund der nur kurzen Impulsdauer besteht keine Stromwirkung mehr, lediglich ein chemischer Reiz mit anschließendem Wärmeeffekt (→ Diathermie), ein unmittelbarer Hautkontakt von Elektroden wird nicht erforderlich. *Technik*: Verwendung eines hochfrequenten elektrischen Wechselfeldes durch 2 Plattenelektroden (Kondensatorfeld), das zu therapierende Körperteil (Erwärmung v.a. von wasserarmen Strukturen wie Knochen und Fettgewebe) liegt dazwischen; je größer der Abstand des Kondensatorfeldes, desto besser ist die Tiefenwirkung (Längs- und Querdurchflutung möglich), bei anatomischen Querschnittsverengungen (z.B. im Bereich der Extremitäten) besteht eine höhere Stromdichte mit entsprechend stärkerer Erwärmung des Gewebes. *Indikationen*: degenerative Wirbelsäulensyndrome mit muskulären Verspannungen und paravertebralen Weichteilirritationen, Myalgien, Myogelosen, Tendopathien. *Kontraindikationen*: floride entzündliche Prozesse, fieberhafte Allgemeinerkrankungen, gestörte Schmerz- und Temperaturempfindung, im Körper einliegende Metallimplantate, Blutungsneigung, dekompensierte Herzinsuffizienz. engl.: short-wave therapy.

Kux-Operation: Syn.: thorakale → Sympathektomie in Höhe Th2-Th3. engl.: thoracic sympathectomy.

KW: Abkürzung für → Keilwinkel.

Kyphometer: Spezielles klinisches Meßinstrument zur Tiefenbestimmung der → Lordose der Hals- und Lendenwirbelsäule (in cm) und damit zur indirekten quantitativen Erfassung des Ausmaßes der → Kyphose der Brustwirbelsäule und Bestimmung des → Rückenindex.

Kyphose: *griech.* für Buckel. Physiologische flachbogige, nach rückwärts gerichtete, d.h. dorsal-konvexe Krümmung der Brustwirbelsäule. *Röntgenologischer Normalwert:* 25-45° nach Cobb. *Gegensatz*: → Lordose. Pathologisch im Bereich der Hals- und Lendenwirbelsäule (z.B. → Sitzbuckel der LWS als Spätfolge einer frühkindlichen Rachitis); unphysiologische Übersteigerung im Bereich der BWS (→ Kyphosierung) (*Tab. 69*). engl.: kyphosis.

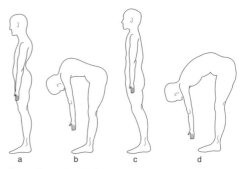

Beurteilung der BWS-Kyphose: Erst bei der Anteklination wird die exakte klinische Lokalisation in der seitlichen Ansicht deutlich:
a/b Kyphose der BWS
c/d Kyphose der oberen LWS (sog. Flachrücken).

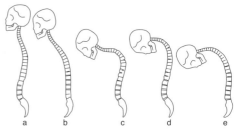

Schematische Darstellung der verschiedenen Kyphoseformen:
a Normale Wirbelsäule mit physiologischen sagittalen Schwingungen
b Lumbale Kyphose (Streckhaltung)
c Thorakale Kyphose
d Zervikothorakale Kyphose
e Kyphose der gesamten Wirbelsäule.

Kyphosebecken: Abgeflachtes und trichterartig ausgeformtes knöchernes Becken mit Längs- und Querverengung des Beckenausganges (Krümmung des Geburtskanales, mögliches Geburtshindernis) im Falle einer tiefsitzenden → Kyphose der Lendenwirbelsäule. *Vorkommen* als Spätfolge einer → Rachitis, nach abgelaufener → Spondylitis tuberculosa. engl.: kyphotic pelvis.

Kyphoseknick: Syn.: → Gibbus.

Kyphosewinkel: *Klinisches* Ausmaß der Brustwirbelsäulenkyphose; bestimmt zwischen den Tangenten an Th2/Th3 und Th12/L1 (s. *Abb.*),

Kyphosierung

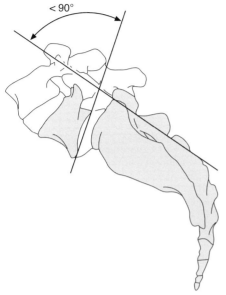

Schematische Darstellung des lumbosakralen Kyphosewinkels bei Spondylolisthesis L5/S1.

exakt gemessen mit dem → Kyphometer, das auf den Dornfortsätzen Th2 (oder Th3) sowie Th12 (oder L1) plaziert wird (s. Abb.). Im seitliche Röntgenbild der Brustwirbelsäule Winkelausmaß zwischen der Grundplatte des 4. und der Deckplatte des 12. BWK; *physiologischer Durchschnittswert* nach Stagnara: 37°; normale Spannweite nach Cobb: 20-40°; der thorakolumbale Übergang sollte im Normalfall insgesamt neutral ausgerichtet sein. **lumbosakraler K.:** Winkel im seitlichen Röntgenbild des lumbosakralen Überganges im Falle einer → Spondylolisthese: gemessen wird zwischen der Tangente, angelegt an der Hinterkante des → Os sacrum und der Grundplatte des abgeglittenen Wirbels (s. Abb.).

Kyphosezug: Durchführung einer → Traktion (meist der HWS) in kyphotischer Einstellung des Wirbelsäulenabschnittes zur dorsalen Druckentlastung von Bewegungssegmenten und bandscheibenbedingten Beschwerdebildern. → Glisson-Extension.

kyphosiert: Im Sinne einer → Kyphose gekrümmt oder gehalten. engl.: kyphotic.

Kyphosierung: 1.) Syn.: Hyperkyphose. Verstärkte Ausbildung einer → Kyphose der Wirbelsäule mit einem → Rückenindex >1,2. *Anatomische Kyphoseformen*: s. Abb. S. 246. Ursachen (s.

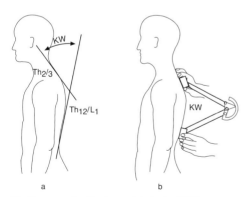

Bestimmung des Kyphosewinkels der BWS:
a) grobklinisch (Tangenten Th2/TH3 sowie Th12/L1)
b) exakt klinisch mit dem Kyphometer.

Tab. 69: Ursachen für eine Kyphose

kongenital im allgemeinen mit schweren progredienten Verläufen • Fehler der Wirbelkörperbildung (ventraler Defekt) • Fehler der (ventralen) Segmentation (dorsaler Halb- oder Blockwirbel)

erworben
• Folgen einer Myelomeningozele
• generelle Entwicklungsstörungen des Skeletts (kindliche Rachitis, Chondrodysplasien, Dysostosen, Mukopolysaccharidosen u.a.)
• primäre Myopathien
• Haltungsschäden (postural)
• Scheuermannsche Krankheit
• traumatische bzw. posttraumatische Genese (nach stabilen oder instabilen Frakturen)
• entzündliche Genese
  - abakteriell (Spondylitis ankylosans)
  - bakteriell (v.a. Spondylitis tuberculosa)
• iatrogen
  - nach Laminektomie (Wegfall der dorsalen Zuggurtung)
  - nach Spondylektomie (z.B. bei Tumoren)
  - nach lokaler Bestrahlung (z.B. bei Neuroblastom, Wilms-Tumor)
• metabolische Genese
  - juvenile oder senile Osteoporose
  - Osteogenesis imperfecta
• neurogene Genese (Poliomyelitis u.a.)
• Wirbelsäulentumor und -metastasen
• Neurofibromatose v. Recklinghausen.

Tab. 69): kongenital (z.B. bei → Halb- oder → Blockwirbelbildung), bei Wachstumsstörungen der Wirbelkörper in der Jugend- und Adoleszentenzeit (arkuäre → Adoleszentenkyphose, → Scheuermannsche Erkrankung), bei Elastizitätsverlust der Haltemuskulatur im höheren Lebensalter, hier meist kombiniert mit einer → Bandscheibendegeneration und einer → Osteoporose (→ Alterskyphose, → Witwenbuckel), auch bei Systemerkrankungen des Knochenskeletts (enchondrale → Dysostose, → Osteomalazie, → Chondrodystrophie), als Folge einer Entzündung (→ Spondylitis ankylosans, → Osteomyelitis, → Spondylitis tuberculosa), einer aseptischen Nekrose (→ Vertebra plana) oder posttraumatisch nach einer in Fehlstellung (Zusammensinterung) verheilten → Wirbelfraktur. Im Adoleszentenalter durch zunehmende Überlastung der Wirbelkörper im ventralen Bereich mit Neigung zur Progredienz und evtl. Deformierungen. Ein spitzwinkliger (sog. angulärer) Kyphoseknick wird als → Gibbus bezeichnet. engl.: hyperkyphosis. **2.)** Der Begriff wird gleichfalls verwendet im Sinne der Herbeiführung einer kyphotischen Haltung (z.B. der Lendenwirbelsäule im Zuge der → Anteklination des Oberkörpers).

Kyphoskoliose: Gleichzeitiges Bestehen einer übersteigerten → Kyphose der Brustwirbelsäule (oft durch den torsionsbedingten → Rippenbuckel nur vorgetäuscht!) und einer → Skoliose. engl.: kyphoscoliosis.

Kyphoskoliosethorax: Schwere Deformierung des Brustkorbes bei Vorliegen einer → Kyphoskoliose. Es resultieren eine meist deutliche Verminderung der Atemkapazität sowie eine Verlagerung der Thoraxorgane mit nachfolgender pulmonaler Hypertonie und Überlastung des rechten Herzens.

kyphotisch: Im Sinne einer Kyphose gekrümmt, buckelig, an einer (übersteigerten) Kyphose leidend. engl.: kyphotic.

L

L: Abkürzung für die 5 → Lendenwirbel (L 1, L 2, L 3 usw.) bzw. für die lumbalen → Rückenmarkssegmente (L1, L2, L3 usw.); auch Abkürzung für → Lues.
Labium: *lat.* für Randleiste, Lippe, lippenförmiger Rand. **L. externum:** äußere Randleiste der → Christa iliaca. **L. internum:** innere Randleiste der → Christa iliaca.
Lähmung: Syn.: → Paralyse.
Totaler Ausfall der motorischen Funktion eines oder mehrerer Nerven (im Gegensatz zum Begriff der → Parese, die lediglich lähmungsbedingte Schwäche bedeutet). *Ätiologie:* toxische, entzündliche oder mechanisch-traumatische Schädigung eines Nerven oder des ZNS (*neurogene L.*), muskuläre Störung im Sinne einer → Myopathie (*myogene L.*) u.a. *Klinik:* je nach Lokalisation der Schädigung wird eine *schlaffe (periphere)* von einer *spastischen (zentralen)* L. mit Beteiligung der → Pyramidenbahn unterschieden; nach Lokalisation der Ausfallsymptomatik werden → Monoplegie, → Diplegie, → Hemiplegie, → Paraplegie und → Tetraplegie differenziert. engl.: paralysis, palsy.
Lähmungsbecken: Anatomisch platte Ausformung des Beckens infolge einer vor Abschluß des Knochenwachstums aufgetretenen → Querschnittslähmung.
Lähmungshinken: Unphysiologische Gangabwicklung aufgrund einer peripheren oder zentralen Nervenlähmung.
Lähmungsluxation, Lähmungssubluxation: Sekundär aufgetretene vollständige bzw. unvollständige Verrenkung (meist der Hüft-, seltener der Knie- und Fußgelenke) im Falle einer → Lähmung (v.a. beim → Querschnittssyndrom) aufgrund der erschlafften Muskulatur oder einer spastischen Kontraktur. engl.: paralytic luxation, paralytic subluxation.
Längsband, vorderes, hinteres: Syn.: → Ligg. longitudinale anterius et posterius (*lat.*).
Laer-Söldersche (Begrenzungs-)Linien: Zwiebelschalenartig angeordnete Linien zur Begrenzung der → Lharaschen Zonen im Gesichts- und kranialen Schädelbereich (s. *Abb.*), die den sensiblen Projektionen der Trigeminuskerne des Halsmarkbereiches entsprechen.
Laguerre-Test: Klinischer Untersuchungstest zur Differenzierung zwischen einem Hüftschmerz und einer Irritation des Kreuzdarmbeingelenkes: Der Patient befindet sich auf einer Untersuchungsliege in Rückenlage, der seitlich stehende Untersucher beugt dessen Hüft- und Kniegelenk um jeweils etwa 90°; anschließend wird das Bein im Hüftgelenk abduziert und außenrotiert, wodurch der Femurkopf dem ventralen Anteil der Gelenkkapsel angenähert wird. Das Auftreten eines Leistenschmerzes spricht für eine coxalgische Symptomatik oder aber für eine Kontraktur des → M. iliopsoas; dorsale Beschwerden in Höhe des ISG legen eine hier lokalisierte Funktionsstörung oder ein entzündliches Krankheitsbild nahe.
Laktatdehydrogenase: Abkürzung: LDH. Nicht organspezifisches zytoplasmatisches Gewebeenzym (5 Isoenzyme bekannt); erhöhte Serum-

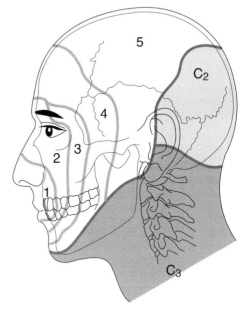

Lharasche Zonen
Laer-Söldersche Linien begrenzen die Lharaschen Zonen 1–5 (sensible Versorgungsgebiete der Trigeminus-Nerven). Die occipitale, mediale und zervikale sensible Versorgung erfolgt durch Spinalnerven des oberen Halsmarkes.

werte weisen auf einen Zellschaden, z.B. im Bereich der Skelettmuskulatur hin (bei entzündlichen Veränderungen: Isoenzym 4 und 5; bei Muskeldystrophien: Isoenzym 1 und 2) hin. → Muskelenzyme.

Laminahaken: Spezieller, im Gegensatz zum → Kompressionshaken stumpfer metallischer Haken (s. *Abb.*) zur dorsalen → Instrumentation der Wirbelsäule (Aufnahme des → Distraktionsstabes), der in den Wirbelbogen „eingehangen" wird (z.B. bei der Spondylodese nach → Harrington, beim → MPDS u.a). engl.: lamina hook.

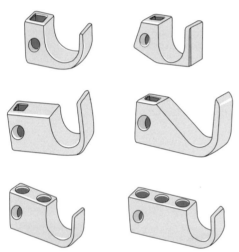

Sortiment stumpfer Laminahaken zur Aufnahme eines Distraktionsstabes im Zuge der dorsalen Instrumentation der Wirbelsäule bei Thorakalskoliose.

laminar: *lat.* für die Lamina (gemeint ist im Bereich der Wirbelsäule der → Wirbelbogen) betreffend. engl.: laminar.

Laminektomie: Komplette Resektion eines Wirbelbogens einschließlich des Dornfortsatzes zur Freilegung und v.a. Entlastung des Rückenmarkes, z.B. bei Vorliegen eines operativ schwer zugängigen → Bandscheibenvorfalles, bei knöcherner → Spinalkanalstenose (s. *Abb.*), nach dislozierten → Wirbelfrakturen mit neurologischen Ausfallserscheinungen u.a.m. engl.: laminectomy.

Laminoplastik: Operative Teilabtragung eines Wirbelbogens an der engsten Stelle im Bereich einer lumbalen → Spinalkanalstenose zur lokalen Dekompression. engl.: laminoplasty.

Laminotomie: Entfernung von kranialen oder kaudalen Teilen eines Wirbelbogens ohne dessen Kontinuitätsunterbrechung; erfolgt meist im Zuge einer lumbalen → Fenestration zur besseren Übersicht. → Hemilaminektomie (einseitige vollständige Resektion eines Wirbelbogens). engl.: laminotomy.

Lamy, M.: Zeitgenössischer französischer Kinderarzt aus Paris.

Lamy-Maroteaux-Syndrom: 1.) Syn.: Dysplasia spondyloepiphysaria tarda. Geschlechtsgebunden-rezessiv vererbte Skelettreifungsstörung (bei Männern) mit typischem Wachstumsrückstand der Wirbelsäule aufgrund einer generalisierten → Platyspondylie ohne wesentliche Kyphose. *Klinisch* besteht ein leicht faßförmig ausgebildeter Thorax mit Vorwölbung des Sternums, evtl. bleibende Dysostose auch der peripheren Gliedmaßenepiphysen; im Spätstadium Entwicklung einer multiplen → Spondylarthrose und

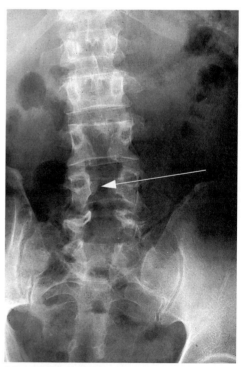

Röntgenbild der LWS (a.p.-Ansicht) nach Laminektomie L3-L5 (→) bei lumbaler Spinalkanalstenose.

einer Koxarthrose. 2.) Syn.: diastrophischer Zwergwuchs. Autosomal-rezessiv vererbte → Chondrodystrophie mit abnormer Kürze der rumpfnahen Gliedmaßenabschnitte und des Rumpfes selbst; *im Bereich der Wirbelsäule* häufiger thorakale → Skoliose. 3.) Syn.: Pyknodysostose. Kongenitale, rezessiv vererbte generalisierte Osteosklerose mit Wachstumsverzögerung von Schädel- und Röhrenknochen; Neigung zu Spontanfrakturen. engl.: Maroteaux-Lamy syndrome, diastrophic dwarfism.

Landry, J.B.O.: 1826-1865; französischer Neurologe aus Paris.

Landry-Paralyse: Syn.: Landry-Lähmung, Paralyse Typ Landry, Paralysis spinalis acuta ascendens.
Akute, oft tödliche Verlaufsform des → Guillain-Barré Syndromes. *Klinisches Bild* mit rasch auftretenden Lähmungen der unteren Gliedmaßen und des Rumpfes mit foudroyantem Übergreifen auf die Atem- und Schlundmuskulatur (Mitbeteiligung der unteren Hirnnerven). *Vorkommen* auch bei → Myelitiden sowie bei → Poliomyelitis. engl.: Landry's paralysis.

Lange, M.: 1899-1975; deutscher Orthopäde aus Bad Tölz und München. Autor der Monographie: Die Wirbelgelenke.

Lange-Methode, Lange-Operation: Arthrodese des → Iliosakralgelenkes mit autologem kortikospongiösen Knochenspan. engl.: Lange's procedure, Lange's operation.

Langerscher-Achselbogen: Syn.: → Fibrae falciformes axillares (*lat*).
Sichelförmige muskulöse oder auch bindegewebige Verbindung zwischen dem → M. latissimus dorsi und dem M. pectoralis major (oder auch einem anderen Muskel). engl.: Langer's axillary arch.

Langsitz: Klinische Überprüfung des → Lasègueschen Zeichens in sitzender Haltung des Patienten durch Aufrichten des Oberkörpers bei in den Kniegelenken gestreckt gehaltenen Beinen (vor allem bei gutachterlichen Untersuchungen zusätzlich zum Ausschluß einer Simulation durchgeführt). → Langsitz-Reklinations-Kniehocktest (LRK).

Langsitz-Reklinations-Kniehocktest: Abkürzung: LRK. Differenzierte klinische Untersuchung zur objektiven Erfassung einer → Ischialgie, wobei der → Langsitz, der → Reklinationstest sowie der → Kniehocktest durchgeführt werden.

Laparoskop: Syn.: → Endoskop.
Optisches Instrument zur Untersuchung der Bauchhöhle, auch zur endoskopisch durchgeführten operativen → Spondylodese des präsakralen Zwischenwirbelraumes. engl.: laparoscope.

laparaskopisch: Mit Hilfe des → Laparoskops erfolgend. engl.: laparascopic.

LARSI: Abkürzung für lumbar anterior root stimulator implant. In Großbritannien von Donaldson entwickeltes batteriebetriebenes Gerät zur Implantation in den → Spinalkanal im Bereich der → Spinalnerven im Falle einer → Paraplegie; ermöglicht ein kontrolliertes Stehen und teilweise auch ein Gehen.

Lasègue, E.C.: 1816-1883; französischer Internist aus Paris.

Lasèguescher Differentialtest: Klinischer Test zur Differenzierung zwischen einer lumbalen → Nervenwurzelreizung und einer Affektion des homolateralen Hüftgelenkes: Der Patient liegt auf dem Rücken, der Untersucher umgreift mit einer Hand dessen Ferse, mit der anderen den ventralen Kniebereich; das im Kniegelenk gestreckte Bein wird nun wie beim → Lasègueschen Zeichen langsam unter Beugung der Hüfte von der Unterlage abgehoben bis zu dem Punkt, an dem der Patient Schmerzen angibt; beim zweiten Untersuchungsgang wird das Kniegelenk kurz vor Erreichen der gerade eben noch schmerzfreien Winkelstellung gebeugt. Im Falle einer → Ischiasreizung kommt es hierdurch zu einer deutlichen Abnahme der Beschwerden, bei Vorliegen eines Hüftleidens verstärken sich meist die Schmerzen (dann oft Lokalisation in den Leistenbereich).

Lasèguescher Loslaßtest: Klinischer Test zur Differenzierung lumbaler Schmerzbilder: Der Patient liegt auf dem Rücken, der Untersucher hebt das im Knie gestreckte Bein des Patienten an bis zum Auftreten von Schmerzen; aus der geführten Stellung wird anschließend das Bein fallengelassen. Der Untersuchungsgang bewirkt ein reflektorisches Anspannen der Rücken- und Gesäßmuskulatur (Anspannen des → M. iliopsoas mit Zugwirkung an den → Querfortsätzen der LWS). Typisch bei → Spondylarthrose, → Spondylitis oder auch lumbalem → Bandscheibenprolaps sowie bei Auffälligkeiten der → Iliosakralgelenke (→ Psoaszeichen). Auch im Falle einer Appendizitis Schmerzverstärkung.

Lasèguescher Test, Lasèguesches Zeichen, Lasèguesches Phänomen: Syn.: Straight-leg-raising-Test (*engl.*).
Klinischer Test zur Überprüfung auf Vorliegen einer (unteren) lumbalen → Nervenwurzelreizung: Der Patient liegt auf dem Rücken, der Untersucher hebt das im Kniegelenk gestreckte Bein des Patienten langsam von der Unterlage an (zunehmende Beugung im Hüftgelenk) bzw. führt eine schrittweise Streckung im Kniegelenk durch bei zuvor angebeugtem Hüftgelenk, bis der Patient Schmerzen angibt (Dehnung des → N. ischiadicus um 2-4 % bzw. Verschiebung der Spinalnerven L4, L5 und S1 um jeweils bis zu 5 mm). Ein heftiger Schmerz im Kreuz-Gesäß-Oberschenkelbereich (evtl. mit reflektorischem Bewegungswiderstand) spricht für eine Reizung einer (unteren) lumbalen → Nervenwurzel (z.B. bei Vorliegen einer → Bandscheibenprotrusion oder eines → -prolapses, evtl. auch einer intraspinalen tumorösen Raumforderung oder Hirndrucksteigerung im Falle einer → Meningitis). Eindeutig positiv ist der Test nur, wenn der angegebene Schmerz nahezu blitzartig in das Bein einschießt, u.U. intensivierbar durch gleichzeitige Innenrotation des Beines (sog. *verstärktes L. Zeichen*); der Patient versucht oft, dem Schmerz durch Anheben der homolateralen Beckenseite auszuweichen.

Der Test kann auch beim sitzenden Patienten durchgeführt werden: Auf dem Rand einer Liege sitzend soll er das gestreckte Bein im Hüftgelenk beugen; im Falle einer lumbalen Nervenwurzelreizung weicht der Patient dem Schmerz aus, indem er in Rückenlage geht und sich mit den Armen abstützt (als Alternativtest bei Verdacht auf Aggravation sinnvoll).

Als „*verfeinertes*" L. Zeichen gelten das → Bragard-Zeichen und das → Gowers-Zeichen. Nehmen die Schmerzen im Zuge des Beinanhebens im LWS- und Sakralbereich nur langsam zu und treten Schmerzausstrahlungen in die Oberschenkelrückseite auf, so liegen i.a. ein → Facettensyndrom oder eine Ligamentose im Beckenbereich bzw. eine vermehrte Spannung der ischiocruralen Muskulatur vor (sog. → Pseudo-Lasègue-Zeichen). Als *umgekehrtes L. Zeichen* wird die schmerzfreie Beugung des gestreckten Beines im

Hüftgelenk bei Vorliegen einer Koxarthrose bezeichnet. engl.: Lasègue's sign.

Lasègue - Moutard - Martin - Zeichen: Syn.: Moutard-Martin-Zeichen, „gekreuzter Lasègue". Klinischer Test zur Überprüfung auf Vorliegen einer (unteren) lumbalen → Nervenwurzelreizung: Der Patient liegt auf dem Rücken, der → Lasèguesche Test ist bereits durchgeführt; jetzt wird vom Untersucher das im Kniegelenk gestreckte, primär nicht schmerzhafte Bein von der Unterlage langsam abgehoben. Im Falle einer ausgeprägten → Bandscheibenprotrusion oder eines → -prolapses mit Irritation einer → Nervenwurzel kann durch Übertragung der Bewegung auf das betroffene Wirbelsäulensegment der → Ischiasschmerz auch auf der kranken Seite schon beim Anheben des Beines auf der gesunden Seite ausgelöst werden; ebenfalls positiv bei medialem oder kaudal im Bereich der → „Achselhöhle" der Nervenwurzel lokalisiertem Prolaps (s. *Abb.*).

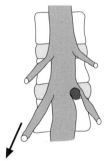

Kontralaterales Lasèguesches Zeichen bei lumbalem Bandscheibenvorfall im Bereich der "Achselhöhle" der Nervenwurzel.

Laser: *engl.* Abkürzung für light amplification by stimulated emission of radiation; Lichtverstärkung durch angeregte Strahlungsemission. Gerät zur Erzeugung von kohärentem Licht einer bestimmten Wellenlänge bzw. zur Erzeugung eines scharf gebündelten Lichtstrahles; in der operativen Medizin verwandt zur Verdampfung krankhaft veränderten Gewebes (z.B. im Rahmen einer → Bandscheibenoperation).

Laserdiskektomie, Laserdiskotomie, Laservaporisation: Minimal invasive → Bandscheibenoperation unter Einsatz eines → Lasers; indiziert lediglich im Falle des Erhalts der Kontinuität

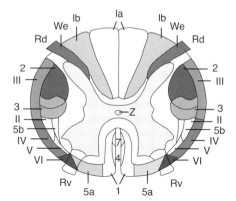

Leitungsbahnen des Rückenmarkes im Querschnitt: links: aufsteigende Bahnen; rechts: absteigende Bahnen; graue Substanz dicht punktiert; Grundbündel fein punktiert; Ia: Fasciculus gracilis (Goll); Ib: Fasciculus cuneatus (Burdach); II: Tr. spinothalamicus lateralis; III: Tr. spinocerebellaris dorsalis (Flechsig), IV:Tr. spinocerebellaris ventralis (Gowers); V: Tr. spinotectalis; VI: Tr. spinoolivaris.1: Tr. corticospinalis anterior; 2: Tr. corticospinalis lateralis; 3: Tr. rubrospinalis; 4: Tr. tectospinalis medialis; 5: Tr. vestibulospinalis ventralis (a) und lateralis (b); 6: Tr. olivospinalis; 7: Fasciculus longitudinalis medialis.
Rd: Radix dorsalis; Rv: Radix ventralis; We: Wurzeleintrittszone; Z: Zentralkanal.

des → Anulus fibrosus (→ Nukleusprotrusion ohne Sequester). *Inaugurator:* → Choy. → PLLD.

Lateralsklerose, amyotroph(isch)e oder **myatrophe:** Systemerkrankung des Rückenmarkes (Seitenstränge) mit Symptomen einer → Muskelatrophie und einer → Pyramidenbahnläsion infolge einer Degeneration des 1. und 2. motorischen Neurons; meist handelt es sich um einen symmetrischen Schwund der Ganglienzellen im Bereich der Vorderhörner und der motorischen Hirnnervenkerne. *Klinik:* Beginn meist zwischen dem 40. und 60. Lebensjahr mit zunehmenden schlaffen Paresen, faszikulären Zuckungen an Armen und Beinen sowie muskulären Atrophien (sog. intialatrophische Form; brachial- bzw. lumbosakralmyatrophischer Typ); teilweise auch spastische Beinlähmung mit positiven → Pyramidenbahnzeichen (sog. initial-spastische Form, *spastischer Typ,* → Erb-Sklerose) oder mit Bulbärparalyse einhergehend (v.a. bei Frauen; sog. *bulbärer Typ*). Typischerweise bestehen keine Sensibilitäts- oder Koordinationsstörungen. Meist unauffälliger *Liquorbefund*; pathognomonisch sind frühzeitige pathologische Spontanaktivitäten im → EMG. Chronisch progredienter Verlauf mit Tod nach 2-7 Jahren durch (Pseudo-)Bulbärparalyse. engl.: amyotrophic lateral sclerosis.

Lateroflexion: *lat.* für Seitwärtsneigung in der → Frontalebene (z.B. des Rumpfes und damit der Wirbelsäule) nach rechts und links; physiologischerweise im Bereich der HWS in beiden Richtungen um etwa 45-50°, im Bereich der LWS um jeweils 30-40° möglich; für den Rumpf erfolgt diese Bewegung aufgrund der anatomischen Stellung der → Wirbelbogengelenke im unteren Anteil der BWS und im oberen Anteil der LWS. engl.: lateroflexion.

latissimus: *lat.* für sehr breit. → M.latissimus dorsi.

Lavy-Palmer-Merritt Syndom: → Polydysspondylie. engl.: polydysspondylism, syndrome of bizarre vertebral anomalies.

LBH-Region: Abkürzung für Lenden-Becken-Hüftregion; diese Einteilung erfolgt im Rahmen der manuellen Medizin überwiegend unter differentialdiagnostischen Gesichtspunkten.

LCS: internationale Abkürzung für lokales → Zervikalsyndrom mit auf die Region der → HWS beschränkten Beschwerden. engl.: local cervical syndrome.

LDH: Abkürzung für → Laktatdehydrogenase.

Leatherman-Haken: Spezieller stumpfer → Lamina(distraktions)haken zur dorsalen Instrumentation der Wirbelsäule. → Harrington-Operation. engl.: Leatherman hook.

Leeraufnahme: Syn.: → Röntgennativaufnahme, Übersichtsaufnahme, Summationsaufnahme, Topogramm. engl.: scout film, scout view.

Legerscher Winkel: Winkel zwischen der Horizontalen und der Tangente durch die Sakrumbasis im seitlichen Röntgenbild der Lendenwirbelsäule. *Normalwert:* 15-25°. → Lumbosakralwinkel, → Lumbo-lumbal-Winkel, → Promontoriumwinkel.

Leibbinde: → Rumpforthese aus Drell-Stoffen, die zirkulär v.a. Leib und Becken flächenmäßig umfassen; gefertigt mit ventralem Schnür- oder Klettverschluß, evtl. versehen mit zusätzlich eingearbeiteten, vertikal verlaufenden stützenden Metallstreben zur externen Wirbelsäulen- und

Rumpfstabilisierung; meist individuelle Maßfertigung. *Funktion*: dient lediglich der „Leibstütze" ohne wesentliche Bewegungseinschränkung. *Indikationen*: unterstützende Behandlung bei lumbaler Instabilität (z.B. im Falle einer → Osteoporose), in der frühen postoperativen Phase nach lumbaler Bandscheibenoperation oder Spinalkanalerweiterung. engl.: lumbar orthosis.

Leitungsanästhesie: Form der → Lokalanästhesie mit perineuraler Applikation von → Lokalanästhetika. Im Bereich des Rückenmarks werden an sog. zentralen Blockaden unterschieden: → Spinalanästhesie, → Periduralanästhesie. engl.: anesthetic block.

Leitungsbahnen: Syn.: Nervenbahnen, → Tractus (*lat.*).
Lage und Verlauf der einzelnen durch Synapsen hintereinandergeschalteten Neurone im Bereich des Rückenmarks (s. Abb. S. 253). Unterschieden werden efferente *motorische* L. (zentrales Neuron der → Pyramidenbahnen und extrapyramidale subkortikale Bahnen; von den Vorderhornzellen ausgehendes peripheres Neuron als gemeinsame Endstrecke des motorischen Apparates) von afferenten *sensiblen* L. im Bereich der hinteren Wurzeln für sämtliche Empfindungsqualitäten wie Druck, Berührung, Schmerz, Temperatur, Tiefensensibilität, Lokalisationsempfindung). engl.: pathways.

Lende: *lat.*: Lumbus. Syn.: → Regio lumbalis.
Anatomische Körperregion zwischen der Lendenwirbelsäule, der 11. und 12. Rippe und dem Darmbeinkamm. engl.: loin.

Lenden-Becken-Bein-Winkel: Maß für die korrekte → Sitzhaltung, wobei der Winkel, den die Lendenwirbelsäule mit dem Becken und schließlich mit den unteren Extremitäten bildet, bestimmt wird: eine Hüftstreckung geht mit einer → Lordosierung, eine Hüftbeugung mit einer → Kyphosierung der LWS einher; in der vorderen und mittleren Sitzhaltung sollten daher zur Entlastung der lumbalen Bandscheiben die Hüftgelenke weniger stark angebeugt gehalten werden, die Knie sollten tiefer stehen als die Hüften.

Lendenbruch: *lat.*: Hernia lumbalis. → Grynfeld-Hernie, → Petit-Hernie. engl.: lumbar hernia.

Lendendreieck: Syn.: → Trigonum lumbale (*lat.*). engl.: lumbar trigone. **oberes L.:** Syn.: → Grynfelt-Dreieck. engl.: Grynfelt-Lesshaft triangle. **unteres L.:** Syn.: → Petit-Dreieck. engl.: Petit's triangle.

Lenden-Kreuzbein-Winkel: Syn.: → Lumbosakralwinkel.

Lendenlordose: Physiologische Hohlkrümmung (→ Lordose) der → Lendenwirbelsäule. engl.: lumbolordosis, lumbar lordosis.

Lendenraute: Syn.: → Michaelis-Raute.

Lendenrippe: Syn.: Stummelrippe.
Harmlose kaudale → Wirbelsäulenvariation des thorakolumbalen Überganges mit meist bilatera-

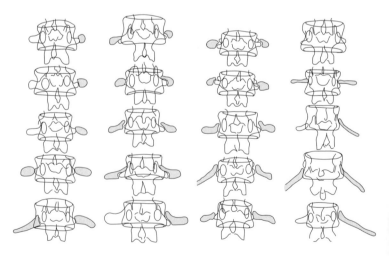

Pathologisch-anatomische Formvarianten der Lendenrippen im a.p.-Röntgenbild der LWS (schematische Darstellung).

ler rudimentärer Rippenausbildung am 1. LWK (oft bei Übergröße der 12. Rippe); *Vorkommen:* 7-8% (s. *Abb.*). Keine wesentliche klinische Bedeutung. engl.: lumbar rib.
Lendenschnitt: Syn.: → Lumbotomie, Flankenschnitt. engl.: lumbotomy.
Lendenstich: Syn.: → Lumbalpunktion. engl.: lumbar puncture, spinal puncture.
Lendenstrecksteife: Steifheit der Lendenwirbelsäule im Sinne einer krankhaft fixierten → Lendenlordose mit sog. → Brettsyndrom aufgrund reaktivem muskulärem Hartspann, vor allem beim Durchführen einer → Anteklination des Oberkörpers oder beim Prüfen des → Lasègueschen Zeichens; stampfendes Gangbild (→ Schiebergang). Typisches *klinisches Symptom* bei intradiskaler Massenverlagerung mit Irritation des hinteren → Längsbandes oder bei → Bandscheibenvorfall. → Hüft-Lendenstrecksteife.
Lendental: Klinisch faßbare einseitige (jeweils auf der Konkavseite liegende) paravertebrale Einmuldung der lumbalen Rückenstreckmuskulatur bei einer → Skoliose mit Scheitelpunkt im Bereich der → Lendenwirbelsäule; auf der kontralateralen Seite besteht ein → Lendenwulst; ursächlich hervorgerufen durch die → Wirbelkörpertorsion mit Ventralverlagerung der lumbalen → Querfortsätze.
Lendenwirbel, Lendenwirbelkörper: Syn.: Lumbalwirbel(körper), Bauchwirbel; *Symb.:* L (L1-L5); *Abkürzung:* L, LW; *lat.:* vertebra lumbalis.
Größte aller freien Wirbel des zentralen Achsenorgans mit massig breitem, in der Querrichtung deutlich stärker ausgebildetem Körper als im ventrodorsalen Durchmesser und sehr kräftigem und hohem Wirbelbögen; relativ enges, abgerundetesdreieckiges → Foramen vertebrale. Die Gelenkflächen der → Processus articulares superiores et inferiores stehen nahezu sagittal, am hinteren Rand liegt der Processus mammillaris, lateral und unterhalb davon der Processus accessorius. Die langen abgeplatteten → Querfortsätze (Processus costarii) stellen rudimentäre Rippenansätze dar und sind fast genau seitwärts ausgerichtet; von ihrer Basis entspringt ein kurzer, spitzer, dorsalwärts gerichteter Processus accessorius als eigentlicher, jedoch nur rudimentär angelegter Querfortsatz. Der → Dornfortsatz des L. (Processus spinosus) ist sehr massig und relativ lang, seitlich stark abgeplattet und steht exakt nach dorsal gerichtet. Größe, Höhe und auch Dicke der L. nehmen von kranial nach kaudal zu, LWK 5 ist leicht keilförmig (vorne etwas höher als hinten); der 3.LWK hat i.a. den längsten → Querfortsatz, der 4. LWK einen solchen, der lateral leicht nach oben an-

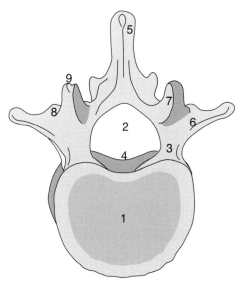

Knöcherne Anatomie eines Lendenwirbels (Ansicht von oben):
1 Corpus
2 Wirbelbogen
3 Pedikel
4 Foramen vertebrale
5 Processus spinosus
6 Processus costalis
7 Processus articularis superior
8 Processus accessorius
9 Processus mamillaris

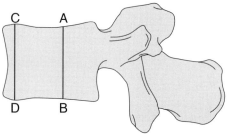

Lendenwirbelindex (AB/CD) nach BARNETT-NORDIN.

steigt; LWK 1 besitzt oft eine gelenkige Verbindung zu seinem Querfortsatz. engl.: lumbar vertebra.
Lendenwirbelindex (nach Barnett-Nordin): Röntgenologisch (im seitlichen Strahlengang) bestimmter Parameter zur Beurteilung der Formgebung eines Lendenwirbels und Graduierung einer möglicherweise bestehenden Keilbildung (s. Abb. 255). Normalwert: 1.
Lendenwirbelsäule: Abkürzung: LWS. Von normalerweise 5 → Lendenwirbeln gebildeter unterer Wirbelsäulenabschnitt zwischen → BWS und → Os sacrum mit physiologischer ventralkonvexer Krümmung (→ Lordose). engl.: lumbar spine.
Lendenwirbelsäulenfunktion: → Wirbelsäulenfunktion.
Lendenwirbelsäulensyndrom: Syn.: Lumbalsyndrom.
Abkürzung: LWS-Syndrom. Unspezifischer Sammelbegriff für akutes oder chronisches, von der Lendenwirbelsäule selbst und/oder ihren anatomischen Strukturen ausgehendes Schmerzbild oder das den Lendenwirbelsäulenbereich betrifft. *Ätiologie*: degenerative Veränderungen der → Bandscheibenstrukturen (z.B. → Bandscheibenprotrusion oder → -prolaps) und/oder der kleinen Wirbelgelenke, → Funktionsstörungen, statisch-muskulär bedingte Störungen (z.B. durch Fehlbelastung), lokale → Insertionstendopathien oder auch lumbale Instabilitäten. *Sehr variable klinische Symptome*: meist dumpfe, schlecht lokalisierbare Wirbelsäulenschmerzen, Steifigkeitsgefühl, Funktionseinschränkung (Rotation, Seitneigung, Anteklination), Druck- oder Klopfdolenz der Dornfortsatzreihe, segmentale muskuläre Verspannung, Hartspann, Sensibilitätsstörungen bis hin zur segmentalen → Wurzelirritation (→ Ischialgie). engl.: *(segmental) lumbar spine syndrome, low back pain*.
Lendenwulst: Klinisch deutlich faßbare einseitige (jeweils auf der Konvexseite liegende) paravertebrale Vorwölbung der lumbalen Rückenstreckmuskulatur im Falle einer → Skoliose mit Scheitelpunkt im Bereich der → Lendenwirbelsäule; auf der kontralateralen Seite besteht ein → Lendental; ursächlich hervorgerufen durch die → Wirbelkörpertorsion mit Dorsalverlagerung der lumbalen → Querfortsätze.
LEOS: Abkürzung für laterale elektrische Oberflächenstimulation. → Elektrostimulation.

Leptomeningitis: Entzündung der weichen Hirn- bzw. Rückenmarkshaut und damit auch der → Arachnoidea. engl.: leptomeningitis, piarachnitis.
Leptomeninx: Weiche Hirnhaut bzw. Rückenmarkshaut als bindegewebige Hülle des Gehirns und des Rückenmarkes; *anatomisch* zusammengesetzt aus der → Pia mater und der → Arachnoidea. engl.: leptomeninx.
Léri, A.: 1875-1930; französischer Nervenarzt aus Paris.
Léri-Layani-Weill Syndrom: Syn.: Dyschondrosteose.
Dominant vererbte frühkindliche enchondrale → Dysostose mit disproportioniertem → Minderwuchs sowie symmetrischer Mikromelie (Verkürzung der Diaphysen). *Im Bereich der Wirbelsäule* → Keilwirbelbildung der HWS, evtl. auch zusätzliche lordotische Rumpfdeformierung.
Léri-(Vorderarm)Zeichen: Physiologische Mitbeugung des homolateralen Ellenbogengelenkes bei maximaler passiver Flexion von Handgelenk und Fingern. Eine fehlende oder einseitig abgeschwächte Ellenbogenmitbewegung kann als → Pyramidenbahnzeichen gewertet werden. engl.: Léri's sign.
Leriche, R.: 1879-1955; französischer Chirurg aus Lyon, Paris und Straßburg.
Leriche-Fontainesche Blockade: Seitliche (laterale) Injektion eines → Lokalanästhetikums im Bereich des → Foramen intervertebrale zur reversiblen Blockade einer mechanisch gereizten zervikalen Spinalnervenwurzel. engl.: Leriche-Fontaine's block(ade).
Leriche-Operation: 1.) Anterolaterale, retroperitoneale, lumbale Sympathektomie im Falle arterieller Durchblutungsstörungen der unteren Extremitäten. **2.)** Resektion oder Ausschaltung durch Alkoholinjektion des linken → Ganglion stellatum. *Indikation* gegeben z.B. bei Raynaud-Syndrom, sonstig therapieresistenter hochschmerzhafter Schulterperiarthopathie u.a.m. Modifiziertes Vorgehen nach Fontaine mit operativer Durchtrennung der Stellatum-Äste.
Lermoyez, M.: 1858-1929; französischer Ohrenarzt aus Paris.
Lermoyez-Anfall: Atypisches symptomatisches Menière-Syndrom. Beginn mit Ohrensausen und Schwerhörigkeit, nach deren Abklingen zunehmende Schwindelanfälle. *Vorkommen* bei dege-

nerativen Veränderungen der Halswirbelsäule (evtl. als Teilerscheinung des zervikalen Sympathikussyndroms). engl.: Lermoyez's syndrome.

Letterer, E.: 1895-1982; deutscher Pathologe. → Abt-Letterer-Siwe Syndrom.

Leukämie: Oberbegriff für alle Reifungsstörungen weißer Blutzellen (Leukozyten, Lymphozyten) mit Auftreten unreifer Formen im Blut und in den inneren Organen. *Einteilung* unter morphologischen und immunochemischen Kriterien der veränderten Zellen (Lymphoblasten-L., Myeloblasten-L., Promyeloblasten-L.,Monozyten-L., Erythro-L.), weiterhin in akute und chronische Formen. In 75 % besteht eine Mitbeteiligung des knöchernen Skeletts, dann häufig im Bereich der *Wirbelsäule*, v.a. bei Kindern und im Falle einer lymphatischen Form. *Klinik:* meist uncharakteristische, teilweise heftige rezidivierende lokal begrenzte Schmerzen. *Typische Röntgenbefunde:* Osteoporose als Frühsymptom mit dann diffuser Entkalkung; sehr selten diffuse Osteosklerose; im weiteren Verlauf → Keilwirbelbildung, Spontanfrakturen, v.a. im Bereich des thorakolumbalen Überganges. engl.: leucaemia.

Leukozytenszintigraphie: Bildgebendes nuklearmedizinisches Verfahren zur Entzündungsdiagnostik unter Verwendung Tc-radioaktiv markierter monoklonaler Antigranulozytenantikörper (Abkürzung: MAK). Ziel ist die möglichst frühzeitigen Erfassung bakteriell bedingter Knochen- und Weichteilprozesse. *Im Bereich der Wirbelsäule* im Gegensatz zur Körperperipherie mit nur ganz begrenzter Aussagekraft einsetzbar.

Levade: Klinischer Test mit passivem Anheben beider Beine bei Bauchlage des Patienten; bei Affektionen im Lendenwirbelsäulenbereich als schmerzhaft empfunden.

Lharasche Zone: Von den sog. → Laer-Sölderschen Linien begrenzte Hautareale im Bereich des Gesichtsschädels und der kranialen Schädelkalotte (s. *Abb. S. 249*), die bei intramedullären Prozessen des oberen Halsmarks aufgrund der speziellen Topographie der sensiblen Trigeminuskerne als zwiebelschalenartig angeordnete Projektionen auftreten. engl.: Lhara's zone.

Lhermitte, J.: 1877-1959; französischer Neuropathologe aus Paris.

Lhermitte-Zeichen: Syn.: → Nackenzeichen. Auftreten von Dysästhesien (empfunden wie elektrische Entladungen) entlang der Wirbelsäule als Ausdruck eines Reizzustandes der Hinterstrangareale. engl.: Lhermitte's sign, neck sign.

Lichtenstein, L.: 1906-1977; US-amerikanischer Pathologe aus Los Angeles.

Lichtenstein-Syndrom: → Jaffé-Lichtenstein-Syndrom. engl.: Lichtenstein's syndrome.

Lidocain: → Lokalanästhetikum. *Konzentrationen:* 0,5-1,0 %; in erster Linie eingesetzt zur Infiltrations- und Leitungsanästhesie.

Liegeschale: Aus festem Material (z.B. Gips; → Gipsliegeschale) in Bauchlage des Patienten hergestelltes schalenförmiges Negativ vor allem des Rückens und Rumpfes für dessen fixierte Lagerung; z.b. zur konservativen Behandlung instabiler → Wirbelfrakturen, → Spondylitiden, aber auch zur postoperativen Ruhigstellung nach längerstreckiger → Spondylodese im Falle einer erfolgten Korrektur einer → Thorakolumbalskoliose.

Lig.: *Abk.* für → Ligamentum (*lat.*).

Ligament: → Ligamentum (*lat.*). *Abk.:* Lig. engl.: ligament.

Ligamenta: *pl.* von → Ligamentum. Abkürzung: Ligg. *engl.*: ligaments.

Ligamentitis: *lat.* für entzündliche Veränderung einer Bandstruktur. *Vorkommen* v.a. bei Erkrankungen des rheumatischen Formenkreises (im Wirbelsäulenbereich z.B. bei → Spondylitis ankylosans).

Ligamentose, Ligamentosis: *lat.* für degenerative Veränderung einer Bandstruktur. **L. supraspinalis:** Schrumpfung des → Lig. supraspinale infolge langdauernder oder unsymmetrischer Dauerbeanspruchung, auch als Folge einer Erkrankung des rheumatischen Formenkreises (z.B. einer → Spondylitis ankylosans).

ligamentosus: *lat.* für bandartig, bänderartig, mit Bändern versehen.

Ligamentotaxis: Intraoperative spontane Reposition eines ausgesprengten Wirbelkörperhinterkantenfragmentes im Falle eines Berstungsbruches mit erhaltener Struktur des hinteren Längsbandes durch Distraktion und Relordosierung.

Ligamentum: *lat.* für Band, Binde; *Abk.:* Lig.; *pl.:* ligamenta. Festes sehnenähnliches Band aus Bindegewebe zur Verbindung gegeneinander beweglicher Teile des menschlichen Körpers, v.a. im Bereich der Gelenke; zusätzliche stabilisierende Aufgabe, indem die Bewegungsfunktion auf ein sinnvolles Maß beschränkt wird. engl.: ligament, band. **L. alare:** Paarig angelegtes Band zwischen dem → Dens axis und dem lateralen Rand des → Foramen occipitale magnum; hemmt die Kopfrotation. **L. anococcygeum:** dünner Sehenstreifen, mit dem der äußere Analsphinkter an der Spitze des → Os coccygis befestigt ist. **L. apicis dentis:** Bandverbindung zwischen der Spitze des → Dens axis und dem Vorderrand des → Foramen occipitale magnum. **L. atlantooccipitale posterius:** Syn.: Ponticulus atlantis posterior. Schräg verlaufenden Band, das den → Sulcus arteriae vertebrae des → Atlas überbrückt; im Falle seiner Verkalkung entsteht ein → Foramen arcuale (sog. Kimmerlesche Anomalie). **L. capitis costae intraarticulare:** Bandverbindung zwischen der → Christa capitis costae und dem → Discus intervertebralis; teilt das Rippengelenk in zwei Kammern. **L. capitis costae radiatum:** strahlenförmiges Faserband, das sich vom Köpfchen jeder Rippe zu beiden benachbarten Wirbelkörpern und Bandscheiben erstreckt. **L. costotransversarium laterale:** Syn.: Bichat-Band. Äußeres Verstärkungsband der Rippengelenke zwischen Rippenhals zum nächst höheren → Querfortsatz des Brustwirbelkörpers. **L. costotransversarium superius:** oberes Verstärkungsband der Rippengelenke zwischen Rippenhals und → Querfortsatz des Brustwirbelkörpers. **L. cruciforme atlantis:** Kreuzband des → Atlas, gebildet vom → L. transversum atlantis und den → Fasciculi longitudinales; verläuft zwischen der → Membrana tectoria und dem → Dens axis, fixiert den Dens am vorderen → Atlasbogen. **L. denticulatum:** zarte frontale Bindegewebsplatte von der → Pia mater zur Innenfläche der → Arachnoidea ziehend als Haltevorrichtung für das Rückenmark im → Liquor cerebrospinalis; Ansatz am Rückenmark jeweils in der Mitte zwischen den beiden → Spinalnervenwurzeln; anatomische Aussparungen in Höhe der → Spinalwurzeln. **L. flavum:** Syn.: gelbes Band, Lig. interarcuale. Elastisches Bindegewebsband zwischen zwei benachbarten → Wirbelbögen; kleidet den hinteren Anteil des → Wirbelkanales aus und zieht, die → Foramina interarcualia überspannend, von einem Wirbelbogen zum anderen; im LWS-Bereich zweischichtig (dorsales und ventrales Blatt mit zwischenliegender Spalte) angelegt; von der HWS nach kaudal stetig an Dicke zunehmend. **L. iliolumbale:** Verstärkungsband im Bereich des Beckens; zieht vom 5. Lendenwirbelkörper zur → Christa iliaca und zum → Iliosakralgelenk; auch als röntgenologisch faßbare Verkalkung (→ Brückenbildung) zwischen dem → Querfortsatz des 5. LWK und dem Os ileum auftretend. **L. interarcuale:** veraltete Bezeichnung für das → Lig. flavum. **L. interspinale:** breites plattes Band zwischen zwei benachbarten → Wirbelkörperdornfortsätzen. **L. intertransversarium:** Bindegewebsband zwischen zwei benachbarten Wirbelkörperquerfortsätzen (v.a. im Bereich der BWS). **L. longitudinale anterius:** vorderes, fest mit den einzelnen Wirbelkörpern verbundenes Längsband der Wirbelsäule; verläuft an der Vorderfläche der Wirbelkörper vom → Os occipitale bis zur Mitte des → Os sacrum; ist fest mit dem Periost des Wirbelkörpers verbunden, ebenso mit dem → Anulus fibrosus, auf der → Randleiste sitzt es hingegen nur locker auf. **L. longitudinale posterius:** Hinteres, fest mit den → Zwischenwirbelscheiben verbundenes und den Wirbelkörper selbst überspringendes Längsband der Wirbelsäule; zieht an der Hinterfläche der Wirbelkörper bis zum → Os sacrum mit anatomischer Verjüngungstendenz von kranial nach kaudal (s. *Abb. S. 259*), was das häufigere Auftreten mediolateraler → Bandscheibenprotrusionen in Höhe L3-L5 mit erklärt. **L. lumbocostale:** bogenförmig verlaufendes Verstärkungsband zwischen den unteren Rippen und den → Querfortsätzen der Lendenwirbelkörper. **L. nuchae:** dreiseitige Bandplatte als anatomische Verbreiterung des → L. supraspinale; zieht von den → Dornfortsätzen der HWS zur → Protuberantia occipitalis externa. **L. sacralis durae matris:** anatomische Verbindung zum → Lig. longitudinale posterius innerhalb des → Sakralkanales. **L. sacrococcygeum anterius:** Syn.: → Lig. sacrococcygeum ventrale. **L. sacrococcygeum dorsale (bzw. posterius) profundum:** kaudales Endstück des hinteren Längsbandes der Wirbelsäule. **L. sacrococcygeum dorsale (bzw. posterius) superficiale:** Bandverbindung zwischen dem → Os sacrum und dem → Os coccygis; anatomische Fortsetzung des → L. supraspinale. **L. sacrococcygeum laterale:** ligamentäre Bindegewebsverbindung zwischen dem unteren Anteil des → Os sacrum und dem ersten Steißbeinwirbel; trägt zum Verschluß des Foramens für den 5. Sakralnerven bei. **L. sacrococcygeum ventrale:** Syn.: Lig. sacrococcygeum anterius. Fibröse Bandverbindung von der Vorderseite des → Os

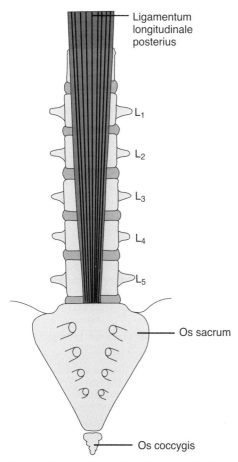

Kaudale Verschmälerung des Lig. longitudinale posterius als Mitursache für die Begünstigung mediolateraler Bandscheibenvorfälle in der Region L3 - L5.

sacrum zum → Os coccygis; vereint mit dem → L. longitudinale anterius. **Ligg. sacroiliaca anteriora:** Syn.: → Ligg. sacroiliaca ventralia. **Ligg. sacroiliaca dorsalis:** zahlreiche starke Bandstrukturen mit Verlauf von der → Tuberositas iliaca und den hinteren Darmbeinstacheln zur → Christa sacralis intermedia. **Ligg. sacroiliaca interossea:** zahlreiche kurze starke Bandstrukturen zwischen den benachbarten Gelenkflächen des → Os sacrum und des → Os ileum. **Ligg. sacroiliaca ventralia:** Syn.: Ligg. sacroiliaca anteriora. Relativ dünne fibröse Bandstrukturen von der Vorderfläche des → Os sacrum zu benachbarten Stellen des → Os ileum verlaufend. **L. sacrospinale:** trianguläre Bandverbindung zwischen der → Spina ischiadica und den Seitenrändern des → Os sacrum sowie des → Os coccygis; trennt das Foramen ischiadicum majus vom Foramen ischiadicum minus. **L. sacrotuberale:** starke breite Bandverbindung zwischen dem unteren hinteren Anteil des Tuber ischiadicum und den Seitenrändern des → Os sacrum sowie des → Os coccygis. **L. spinodurale:** lumbosakrale Bindegewebsstränge ab L3 dorsal und lateral zwischen der harten Hirnhaut und der Wand des → Wirbelkanales. **L. supraspinale:** Bandverbindung, die ab den beiden Spitzen der Dornfortsätze des 7. Halswirbels bis zum → Os sacrum nach kaudal zieht; hemmt die → Anteklination der Gesamtwirbelsäule. **L. transversum atlantis:** wichtige Bandverbindung des unteren → Kopfgelenkes; anatomischer Verlauf zwischen den beiden → Massae laterales des → Atlas.

Ligg.: Abkürzung für Ligamenta (*pl.* von → Ligamentum). engl.: ligaments.

Lightwood, R.: britischer Pädiater aus London.

Lightwood(-Butler)-Albright Syndrom: Syn.: idiopathische renale (tubuläre) Azidose mit Nephrokalzinose.

Klinische Symptomatik im Bereich der Wirbelsäule: hochgradige hypophosphatämische Spätrachitis mit Zwergwuchs, Spontanfrakturen. engl.: Lightwood-Albright Syndrome.

Lindemann, K.: 1901-1966; deutscher Orthopäde aus Heidelberg.

Lindemann-Krankheit: Sog. Pubertätsosteoporose junger Menschen, die auf die Wirbelsäule beschränkt bleibt und hier zu → Fischwirbelbildungen führt. engl.: osteoporosis in adolescence, osteoporosis in puberty.

Lindemann-Mieder: Entlordosierende halbelastische Rumpforthese. engl.: Lindemann's corset.

Lindseth/Stelzer-Operation: Ventrale Kyphosekorrektur bei jungen Patienten mit → Myelomeningozele (Frühoperation im 2.-3. Lebensjahr) mit Wirbelkörper(teil)resektion unter Belassung des vorderen Längsbandes.

Linea: *lat.* für Linie, Strich, Streifen, Kante, (Knochen-)Leiste. engl.: line, linea. **L. interscapularis:** gedachte Verbindungslinie zwischen beiden Trigona scapulae; schneidet den Dornfortsatz

Th3. **L. nuchae inferior:** knöcherne Leiste an der hinteren Fläche der Schuppe des → Os occipitale.
L. nuchae superior: knöcherne Leiste an der hinteren Fläche der Schuppe des → Os occipitale; verläuft bogenförmig von der Protuberanz zum Rand hin. **L. paravertebralis:** Vertikale am lateralen Rand des M. erector spinae, über den → Querfortsätzen. **L. transversa (ossis sacri):** vier parallele Knochenleisten auf der Facies pelvina des → Os sacrum zwischen den Foramina sacralia pelvina; stellen Verschmelzungslinien der Kreuzbeinwirbelkörper dar.
linksanliegend: Bei Fertigung einer → Röntgenschrägaufnahme der Wirbelsäule liegt die linke Körperseite der Röntgenkassette an.
Lipochondrodystrophie: Syn.: → v. Pfaundler-Hurler Syndrom. engl.: lipochondrodystrophy.
Lipoid-Derematoarthritis: Syn.: multizentrische Retikulohistiozytose. Seltene, ätiologisch ungeklärte Hauterkrankung (Lipoidspeicherung?) mit Ausbildung multipler erbsgroßer papulonodulärer Haut- und Schleimhautveränderungen; evtl. begleitende ankylosierende →Sakroileitis. Die *Wirbelsäule* ist in seltenen Fällen mitbeteiligt: Ersionsbildung der processus articulares der Wirbelbogengelenke, ventrale Dislokation des → Atlas, → Densarrosion.
Lipoidkalkgicht: Syn.: → Teutschländer-Syndrom.
Lipo(id)kalzinogranulomatose: Syn.: → Teutschländer-Syndrom.
Lippmann-Cobb-Maß, Lippmann-Cobb-Methode: → Cobb-Maß, → Cobb-Methode. → Skoliosimetrie.
Lippmann-Cobb-Winkel: → Cobb-Winkel. → Skoliosimetrie.
Liquor (cerebrospinalis): Lymphähnliche wasserklare, eiweißarme, nahezu zellfreie Flüssigkeit, abgesondert von den Plexus chorioidei des Gehirns; Verbreitung in den Hirnventrikeln, in den Subarachnoidalräumen und auch im Rückenmark; dient als Schutz der empfindlichen neurogenen Strukturen vor mechanischem Druck und Verformung, auch zum schnellen Druckausgleich. Gewinnung z.B. durch → Lumbalpunktion. *Zusammensetzung sowie typische krankheitsspezifische Veränderungen s. Tab. 70 und 71.* engl.: cerebrospinal fluid (CSF).
Liquorblock(ade): Syn.: Liquorstop. Behinderung der physiologischen Zirkulation des → Liquor (cerebrospinalis), z.B. durch tumoröse Verlegung, lokalen entzündlichen Prozeß der → Arachnoidea, aber auch durch einen Massenvorfall einer Bandscheibe. Im Falle einer L. im Bereich der Wirbelsäule evtl. Auftreten einer → Querschnittssymptomatik. → Queckenstedt-Zeichen. engl.: cerebrospinal block.

Liquordissoziation: Unterschiedliches Verhalten der Bestandteile des → Liquor (cerebrospinalis). engl.: cerebrospinal dissociation. **albuminokolloidale L.:** Vermehrung der Gammaglobuline bei normalem Gesamteiweiß im Liquor, z.B. im Falle eines Gehirntumors oder einer Neurosyphillis. **albuminozytologische L.:** Vermehrung des Gesamteiweißes, v.a. der Albumine im Liquor bei normaler oder nur gering erhöhter Zellzahl, z.B. bei stenosierendem Tumor des ZNS, beim → Guillain-Barré-Syndrom.

Liquordruck: Hydrostatischer Druck des → Liquor (cerebrospinalis) in den Hirnventrikeln und im → Subarachnoidalraum, normalerweise bestimmt nach dem Steigrohr-Prinzip; abhängig von der Körperposition, vom Puls und von der

Tab. 70: Normalbefunde des lumbal gewonnenen Liquors

Aussehen	wasserklar ohne Gerinnsel (Trübung erst ab 400-600/3 Zellen gegeben)
spezifisches Gewicht	1003-1009
Viskosität	1,01 - 1,06
pH-Wert	7,31 - 7,35
Zellzahl	4/3 - 12/3
Lymphozyten	50 - 70 %
Monozyten	30 - 50 %
Gesamteiweiß	0,15 - 0,25 g/l
Globuline	2,5 - 6,0 mg%
Rest-N	11,0 - 19,0 mg%
Lipoide	1,1 - 1,3 mg%
Laktat	1,5 - 1,9 mmol/l
Chlorid	116 - 133 mmol/l
Natrium	142 - 154 mmol/l
Kalium	2,3 - 4,6 mmol/l

Tab. 71: Differentialdiagnostik der Liquorbefunde

Krankheit	Aussehen	Blutgehalt	Zellzahl	Eiweißgehalt	Glukosegehalt	Laktatgehalt	Chloridgehalt	Hirndruck	Mikrobiologische Untersuchung
Virale Meningitis	klar	Ø	mäßig erhöht	leicht erhöht	normal	evtl. leicht erhöht	normal	evtl. leicht erhöht	Echo-Viren oft isolierbar
Tuberkulöse Meningitis	evtl. opaleszent	Ø	mäßig erhöht	mäßig erhöht	evtl. erniedrigt	leicht erhöht	stark erniedrigt	leicht erhöht	evtl. direkter Nachweis von Tuberkelbakterien im Direktpräparat (Ziehl-Neelson-Färbung)
Bakterielle Meningitis	trüb	(+)	stark erhöht	stark erhöht	deutlich erniedrigt	stark erhöht	evtl. leicht erniedrigt	deutlich erhöht	oft positives Direktpräparat (Gramfärbung)
Enzephalitis	evtl. leicht trüb	(+)	mäßig erhöht	mäßig erhöht (Globuline)	erhöht	evtl. leicht erhöht	evtl. erhöht	leicht erhöht	oft positives Direktpräparat (Gramfärbung)
Multiple Sklerose	klar	Ø	normal	evtl. leicht erhöht (Globuline)	normal	normal	normal	normal	negativ
Hirntumoren	klar	Ø	normal	mäßig erhöht, evtl. auch stärker erhöht	normal	normal	evtl. erniedrigt	evtl. erhöht	negativ

Atmung (rhythmische Schwankungen bis zu 20 mm H$_2$O). *Normalwerte in Höhe L3-L4:* im Sitzen 150-250 mm H$_2$O, im Liegen 70-220 mm H$_2$O. engl.: cerebrospinal pressure.
Liquoreiweiß: Gesamteiweißgehalt des → Liquor (cerebrospinalis). *Normalwert:* 15-25 mg/dl.
Liquoreiweiß-Index: Verhältnis Globuline/Albumin im → Liquor (cerebrospinalis). *Normalwert:* 1,0.
Liquorelektrophorese: Differenzierung der Eiweißfraktionen des → Liquor (cerebrospinalis) nach dem Prinzip der → Eiweißelektrophorese; auch Untersuchungen im Sinne der Immunelektrophorese möglich. Im Gegensatz zum Blutserum besteht die Fraktion der schneller als Albumin wandernden Präalbumine (4-5 rel.%), darüber hinaus relativ hoher β- und niedrigerer γ-Globulinanteil. engl.: cerebrospinal electrophoresis.
Liquorfistel: Pathologische, z.B. iatrogen postoperativ aufgetretene Verbindung vom → Subarachnoidalraum an die Körperoberfläche mit Sezernierung von → Liquor (cerebrospinalis); Liquorrhoe). engl.: cerebrospinal fluid (CSF) fistula.
Liquorpassage: Physiologische Zirkulation des → Liquor (cerebrospinalis) innerhalb der → Liquorräume im Bereich des Gehirns und des Rückenmarks. engl.: cerebrospinal fluid circulation.
Liquorpleozytose: Erhöhter Zellgehalt (> 11/3 Zellen pro mm^2) im → Liquor (cerebrospinalis), v.a. bei entzündlichen Veränderungen. Vermehrung der *Granulozyten* bei akuter bakterieller Infektion im Bereich des Liquorraumes, der *Lymphozyten* bei chronisch-entzündlichen Prozessen, Virus- und Pilzinfektionen, *Eosinophilie* bei parasitären Erkrankungen. engl.: cerebrospinal pleocytosis.
Liquorpumpen: Nach erfolgter → Lumbalpunktion Ansaugen und sofortiges Zurückspritzen von etwa 10 ml → Liquor (cerebrospinalis), etwa 15-20mal hintereinander; umstrittene Methode zur Behandlung des rheumatischen Fiebers, der rheumatoiden Arthritis und auch des Tetanus sowie des Asthma bronchiale.
Liquorpunktion: Syn.: → Lumbalpunktion. engl.: lumbar punction.
Liquorraum: Syn.: → Subarachnoidalraum. engl.: subarachnoid space.
Liquorrhö, Liquorrhoe: Ausfluß von → Liquor aus Nase und Ohren bei Schädelverletzungen bzw. aus Fisteln (z.B. aufgrund postoperativ persistierendem mangelhaftem Verschluß des Liquorraumes; → Liquorfistel). engl.: liquorrhea.

Liquorsediment: Anteile fester Bestandteile des → Liquor (cerebrospinalis) nach dessen Zentrifugieren, Filtrieren und Sedimentieren mit anschließender mikroskopischer oder immunohistologischer Differenzierung. *Normalwerte*: 70-100 % Lymphozyten, 10-20 % Monozyten, 0-2 % Ependymzellen, 0-2 % Plexuszellen. Angabe in „Drittelzellen" pro mm^2.

Liquorstop: Syn.: → Liquorblock(ade). engl.: cerebrospinal fluid stasis.

Liquorsyndrom: Krankheitstypische Befunde des → Liquor (cerebrospinalis); s. *Tab. 71*.

Liquorverlustsyndrom: Pathologischer chronischer Verlust von → Liquor (cerebrospinalis) über eine äußere → Liquorfistel.

Liquorxanthochromie: Gelbfärbung des → Liquor (cerebrospinalis) nach einer → Subarachnoidalblutung (nach etwa 6 Stunden) mit erheblicher Eiweißvermehrung und evtl. schwerem Ikterus.

Liquorzellen: → Liquorsediment.

Liquorzucker: Glukosegehalt des → Liquor (cerebrospinalis). *Normalwert: 50-80 mg/dl* (abhängig vom Blutzuckerspiegel), im lumbal gewonnenen L. etwa 50% des Blutwertes. Pathologische Abweichungen s. *Tab. 71*.

Liquorzyste: Pathologischer, mit → Liquor (cerebrospinalis) angefüllter Hohlraum, geschlossen oder mit dem → Liquorraum kommunizierend; z.B. im Sinne einer postoperativen oder posttraumatischen → Meningozele, extradural bei einer → Spina bifida occulta u.ä. engl.: cerebrospinal cyst.

LISS: Abkürzung für *less invasive spine surgery* (*engl.*). Bandscheibenchirurgie über einen kleinen Operationszugang mit Darstellung des Situs über ein Mikroskop.

Lissauer, H.: 1861-1891; deutscher Neurologe aus Breslau.

Lissauer-Paralyse: Seltene Sonderform der progressiven Paralyse (→ Lues), bei der neuropsychologische Herdsymptome wie Apraxie, Aphasie u.a. im Vordergrund stehen. engl.: Lissauer's paralysis.

Lissauer-Randbündel: Syn.: Lissauer-Tractus, → Fasciculus dorsolateralis (*lat.*). Gruppe von Nervenfasern zwischen der Spitze des Hinterhorns und der Oberfläche des Rückenmarks; führt Neuriten von den → Hinterwurzelzellen und den Zellen der → Substantia gelatinosa zur Vermittlung der Oberflächensensibilität sowie der Temperatur- und Schmerzempfindung. engl.: Lissauer's column.

Lissauer-Zone: Syn.: Zona terminalis medullae spinalis (*lat.*). Weiße Substanz zwischen dem → Hinter- und dem → Vorderseitenstrang; Bestandteil des Eigenapparates des Rückenmarks. engl.: Lissauer's marginal zone.

LLS: Abkürzung für lokales → Lumbalsyndrom. engl.: localized lumbar syndrome.

Lobstein, J.G.F.: 1777-1835; deutscher Chirurg aus Straßburg.

Lobstein-Krankheit: Syn.: Hoeve-Syndrom, → Osteogenesis imperfecta Typ II (tarda). engl.: Lobstein's syndrome.

Lochphänomen: Syn.: schwarzes Loch. Röntgenologischer Begriff im a.p.-Bild der Lendenwirbelsäule bei → Bandscheibendegeneration. → telescoping subluxation.

locked-in Syndrom: *engl.*; klinische Symptomatik im Rahmen einer → atlanto-okzipitalen Luxation. Operationsindikation im Sinne der okzipito-zervikalen Fusion über den dorsalen Zugang.

Lokalanästhesie: Syn.: Regionalanästhesie, örtliche lokale Betäubung. Regionale Schmerzausschaltung unter Verwendung von → Lokalanästhetika bei erhaltenem Bewußtsein. Unterschieden werden: → Oberflächenanästhesie, → Infiltrationsanästhesie und → Leitungsanästhesie. → Paravertebralblockade, → Grenzstrangblockade. engl.: regional anesthesia, local anesthesia.

Lokalanästhetika: Chemische Substanzen, die eine reversible, örtlich begrenzte, teilweise oder vollständige Blockade der Erregungsleitung in Nervenfasern bewirken. *Stoffgruppen*: Aminoester mit Metabolisierung durch die Cholinesterase (Procain, Tetracain); Aminoamide mit Verstoffwechselung in der Leber (Lidocain, Bupi-

Tab. 72: Wirkungsdauer von Lokalanästhetika

Substanz	Wirkungsdauer
Procain	30- 60 Minuten
Lidocain, Mepivacain	60-120 Minuten
Bupivacain	300-400 Minuten

Zur Verlängerung der Wirkungsdauer evtl. Zusatz von Adrenalin

vacain, Mepivacain, Prilocain, Etidocain). *Wirkungsdauer*: s. *Tab. 72. Nebenwirkungen* als Folge einer systemischen Resorption wie zentrale Erregung, Hemmung der Erregungsleitung am Herzen sowie des Atemzentrums, evtl. Allergien (Procain). engl.: local anesthetics.

Lokalizer: *engl.*; spezielle Filz-Gips-Pelotte eines → Risser-Gipses mit Ansatz am → Rippenbuckel und am → Lendenwulst zur konservativen → Quengelbehandlung einer kontrakten → Thorakolumbalskoliose.

Lokomotion: *lat.* für den menschlichen Gang, Fortbewegung von einer Stelle zur anderen. engl.: locomotion.

lokomotorisch: Den menschlichen Gang, die Fortbewegung betreffend.

longitudinal: *lat.*; längsgerichtet, in Längsrichtung verlaufend. engl.: longitudinal.

Looser, E.: 1877-1936; Schweizer Chirurg aus Zürich.

Looser-Syndrom: Allgemeiner Oberbegriff für lokale Knochendemineralisierung im Rahmen eines Krankheitsbildes wie z.B. beim → Milkman-Syndrom, bei der → Osteogenesis imperfecta congenita Typ Vrolik u.a. engl.: Looser's syndrome.

Looser-Umbauzonen: Röntgenologisch sichtbare quere Aufhellungslinie (sog. Looser-Milkman-Linie) v.a. im Bereich eines langen Röhrenknochens mit lokaler Demineralisation und Ersatz durch Osteoidgewebe in Höhe einer schleichenden Fraktur; an den Frakturrändern findet sich ein verstärkter An- und Umbau der Knochenstruktur (kalkloser Kallus). → Looser-Syndrom, → Milkman-Syndrom. engl.: Looser's transformation zone.

Lordose: *lat.:* lordosis. Physiologische, nach vorne gerichtete, d.h. ventral-konvexe Krümmung der Hals- und Lendenwirbelsäule; eine verminderte Ausprägung (Abflachung) wird als → Steilstellung oder → Streckhaltung, eine verstärkte Ausbildung als → Lordosierung oder → Hyperlordose bezeichnet. *Gegensatz:* → Kyphose. engl.: lordosis.

Lordosewinkel: Winkelausmaß der Lendenwirbelsäulenlordose, dargestellt im Röntgenbild im seitlichen Strahlengang; die Messung erfolgt dabei zwischen der Deckplatte des 1. und der Grundplatte des 5. LWK. *Physiologischer Durchschnittswert nach Cobb:* -44° (physiologische Spannweite -20° bis - 60°); der thorakolumbale Übergang sollte im Normalfall insgesamt neutral ausgerichtet sein. engl.: lordosis angle.

Lordosezug: Durchführung einer → Traktion (meist der HWS) in lordotischer Einstellung des Wirbelsäulenabschnittes; führt im Falle eines bandscheibenbedingten Beschwerdebildes zu einer dorsalen Druckerhöhung im betroffenen Bewegungssegment mit Verstärkung der subjektiven Schmerzen. → Kyphosezug, → Traktion, → Extensionstest, → Glisson-Extension. engl.: lordotic traction.

Lordosierung: Syn.: Hyperlordose, Hyperlordosierung.
Unphysiologische übersteigerte Lordosebildung der *Lendenwirbelsäule* im Sinne einer nach vorne gewölbten Verbiegung der gesamten Wirbelsäule, z.B. beim → Hohlrundrücken, auch bei verminderter → Kyphose der BWS, als Kompensation einer → Anteklination des Beckens im Falle einer → Hüftbeugekontraktur; physiologisch während der Schwangerschaft. Der Begriff wird auch gebraucht im Sinne der Durchführung einer gesteigerten Lordosehaltung der Wirbelsäule, z.B. im Zuge der → Reklination des Rumpfes. Auch im Bereich der *Halswirbelsäule* vorkommend, z.B. als Kompensation eines erheblichen → Rundrückens oder im Rahmen einer → Spondylitis ankylosans. engl.: lordosis, hyperlordosis.

Lordosis: *lat.* für → Lordose. engl.: lordosis.

Lordoskoliose: Kombination einer ausgeprägten → Lendenlordose mit einer lumbalen → Skoliose. engl.: lordoscoliosis.

lordotisch: Im Sinne einer → Lordose verkrümmt, durch die Lordose bedingt. engl.: lordotic.

Lorenz, A.: 1854-1946; österreichischer Orthopäde aus Wien.

Lorenz-Gips: Von etwa Brustwarzenhöhe nach kaudal bis zu den Knöcheln reichender, die Lendenwirbelsäule mit einschließender Becken-Bein-Gipsverband in Hüftabduktion zur konservativen Behandlung (Retention) der kongenitalen Hüftluxation. engl.: Lorenz's plaster (spica).

Lorenz-Reklinationsbett: Spezielles → Gipsbett zur therapeutischen → Lordosierung und Ruhigstellung der Brust- und Lendenwirbelsäule. *Indikationen:* v. a. bei lokaler Instabilität zur Verhinderung eines Zusammensinterns eines Wirbelsäulenabschnittes mit → Gibbusbildung und Rückenmarkskompression, z.B. im Fall einer tuberkulösen → Spondylitis. Bei Lokalisation des Prozesses im oberen Bereich der BWS mit einem Kopfteil, bei Herdlage im Bereich der LWS mit zusätzlichem Beinteil versehen. engl.: Lorenz's reclining bed.

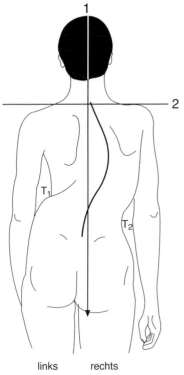

Abweichung der Wirbelsäule aus der Lotebene (1) bei Thorakolumbalskoliose mit verstärktem Taillendreieck (T_1) links und abgeflachtem Taillendreieck (T_2) rechts. Horizontalebene (2) mit Dokumentation eines Schultertiefstandes links.

Lotebene: Senkrechte abwärts des → Vertebra prominens, gefällt mit Hilfe eines Lotes, die sich physiologischerweise mit der → Dornfortsatzreihe der BWS und LWS deckt; eine Abweichung aus der L. führt zu einer → Skoliose (s. Abb.). → Okzipitalachse.

Lotabweichung: Unphysiologischer statischer Aufbau der Wirbelsäule, bei der die Linie der → Dornfortsatzreihe in stehender Position aus der → Lotebene abweicht. *Bestimmung des Ausmaßes:* Messung des seitlichen Abstandes des von C7 gefällten Lotes in cm in Höhe des Dornfortsatzes S1. Ist die L. ausgleichbar (z.B. durch Korrektur eines Beckenschiefstandes im Falle einer einseitigen Beinverkürzung), so spricht man von einer → Skoliosierung der Wirbelsäule, im Falle der bestehenden Fixation der L. von einer „echten" → Skoliose.

Louis-Zugang: Vorderer transpleuraler → Zugangsweg zu Th3-Th11. engl.: Louis' approach.

Love-Haken: Syn.: Wurzelhaken. Vorne rechtwinklig gebogenes stumpfes Spezialinstrument zum schonenden Beiseitehalten des → Spinalnerven oder des → Spinalganglions bei intraoperativer Präparation im Rahmen einer → Nukleotomie.

LP: Abkürzung für → Lumbalpunktion.

LRK: Abkürzung für → Langsitz-Reklinations-Kniehocktest.

LSDS: Abkürzung für lumbosakrale Distraktionsspondylodese. Posterolaterale → Fusion mit zusätzlicher dorsaler interspinaler Knochenspanimplantation (aus der → Spina iliaca posterior unter Distraktion zwischen die Dornfortsätze L4-S1 geklemmt). *Indikationen:* therapieresistente lumbale Schmerzzustände mit degenerativ bedingter Instabilität, v.a. wenn sie mit einer → Hyperlordose einhergehen, → Postnukleotomiesyndrom, posttraumatische Instabilitäten, → Spondylolisthesis Meyerding I und II. engl.: lumbosacral distraction spondylodesis.

LSPA: Abkürzung für lumbale segmentale paravertebrale Anästhesie. Spezielle Form einer lumbalen → Wurzelblockade (Spinalnerv und Rami communicantes in Höhe der → Foramina intervertebralia) bei einer hartnäckigen radikulären Irritation, z.B. im Falle einer → Nukleusprotrusion mit 10 ml Scandicain 0,5 %. engl.: segmental lumbar paravertebral anesthesia.

Ludloff, K.L.: 1864-1954; deutscher Chirurg aus Breslau.

Ludloff-Zeichen: Eigenname für klinisches Zeichen bei LWS- → Querfortsatzfraktur mit Schmerzauslösung beim Anheben des homolateralen gestreckten Beines in die Horizontale. engl.: Ludloff's sign.

Lückenschädel: Schädel mit kongenitalen knöchernen Defekten aufgrund einer Hemmungsmißbildung. *Vorkommen:* Hydrocephalus internus, → Spina bifida, → Meningomyelozele sowie → Osteogenesis imperfecta. engl.: fenestrated skull.

Lues: Abkürzung : L. Syn.: → Syphilis. engl.: lues, syphilis.

Luftsichel: Meist sichelförmige oder längliche Aufhellung im seitlichen Röntgenbild einer → Bandscheibe (→ Vakuumphänomen) als Ausdruck eines degenerativen Prozesses.

Lumbago: *lat.* für Lendenlähmung. Syn.: Hexenschuß, spasmus lumborum, akutes lokales Lumbalsyndrom.
Meist akut auftretender, zunächst segmentaler heftiger, stechender Kreuzschmerz ohne Irritation der Ischiaswurzeln, ausgelöst durch die sensible Eigeninnervation der Lendenwirbelsäule (vorwiegend sensible Fasern des → R. meningeus und des R. dorsalis des → Spinalnerven, z.B. im Rahmen einer intradiskalen Massenverschiebung mit Kompression und Reizung des hinteren Längsbandes). *Klinische Symptomatik*: positionsabhängiger Kreuzschmerz, Zwangshaltung im Sinne der Streckstellung mit aufgehobener Lendenlordose, Bewegungssperre, muskulärer Hartspann, Klopfschmerzempfindlichkeit des betroffenen Dornfortsatzes, evtl. Lähmungsgefühl; segmentale Ausstrahlungen in die unteren Extremitäten fehlen. Übergang in chronische Form nach vorübergehendem schmerzfreien oder -armen Intervall möglich. *Therapie*: hochdosierte Analgesie, Applikation von → Myotonolytika, Bettruhe auf harter Unterlage, evtl. Hochlagerung der Beine zum Ausgleich der Lendenlordose (→ Stufenbett), lokale Wärmebehandlung, evtl. → Infiltrationstherapie.→ Lendenwirbelsäulensyndrom, → Ischiassyndrom. engl.: lumbago, low back pain.

lumbal: *lat.*: lumbalis. Zu den Lenden gehörend, die Lenden betreffend. engl.: lumbar.

Lumbalanästhesie: Form der → Regionalanästhesie, bei der das Betäubungsmittel in den → Liquorraum der unteren Lendenwirbelsäule injiziert wird. engl.: spinal anesthesia.

Lumbalgie: *lat.* für Lendenschmerz. Im weitesten Sinne verwendet als allgemeiner Begriff für → Kreuzschmerz, im engeren Sinn Syn. für → Lumbago. → Lendenwirbelsäulensyndrom, → Ischiassyndrom. engl.: low back pain.

lumbalgieform: In Form von Lenden(wirbelsäulen)schmerzen auftretend.

lumbalis: *lat.*; → lumbal. engl.: lumbar.

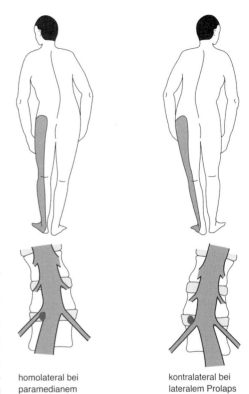

homolateral bei paramedianem (achsillärem) Prolaps

kontralateral bei lateralem Prolaps

Lumbalshift als ischiatische Fehlhaltung

Lumbalisation: Lumbosakrale → Übergangsstörung (→ Assimilationsstörung) mit kompletter (d.h. symmetrischer) oder inkompletter (d.h. asymmetrischer) Einbindung des 1. → Sakralwirbels in die bewegliche lumbale Gliederkette (es existieren 6 freie → Lumbalwirbel); evtl. kombiniert mit einer Hyperplasie der Kostalfortsätze. engl.: lumbarization.

Lumbalisationsstörung: Lumbosakrale → Übergangsstörung. → Lumbalisation, → Sakralisation.

Lumbalmark: Lumbaler Anteil des → Rückenmarkes; endet anatomisch in Höhe L1-L2. engl.: lumbar cord.

Lumbalpunktion: Abkürzung: LP. Punktion des → Wirbelkanales bzw. des → Liquorraumes zur diagnostischen Gewinnung von Rückenmarksflüssigkeit (→ Liquor) bzw. zur Injektion von Medikamenten, lokalen Betäubungsmitteln (z.B. im Rahmen einer → Spinalanästhesie) oder eines Röntgenkontrastmittels (zur Durchführung einer → Myelographie). engl.: lumbar puncture, spinal puncture.

Lumbalsegment: Lendenwirbelsäulensegment des Rückenmarkes. *Anatomisch* handelt es sich um die 5 Spinalnervenpaare LI-LV mit den dazugehörenden → Headschen und → MacKenzie-Zonen. engl.: lumbar segment.

Lumbalshift: Syn.: Shift(ing), Oberkörpershift(ing).
Laterales Abweichen des Oberkörpers im Zuge der → Anteklinationsbewegung des Rumpfes aufgrund der Intensivierung einer lumbalen radikulären Irritation (z.B. bei einem → Bandscheibenvorfall). Der Shift erfolgt als schmerzbedingte Ausweichbewegung bei paramedialer (achsillärer) Kompression zur *betroffenen* (homolateralen) Seite, im Falle einer lateralen Kompression der Nervenwurzel zur *kontralateralen* Seite (s. Abb. S. 265). engl.: lumbal shift(ing).

Lumbalspasmus: Dauerhaft bestehender oder bei gewissen Rumpfbewegungen reflektorisch einsetzender Hartspann der lumbalen Rückenstreckmuskulatur mit Teilfixation der LWS im Falle einer radikulären Irritation. engl.: lumbar spasm.

Lumbalstenose: Syn.: → Spinalkanalstenose. engl.: stenosis of spinal canal.

Lumbalsyndrom: Syn.: → Lendenwirbelsäulensyndrom. engl.: lumbar spine syndrome. **lokales L.:** Abkürzung: LLS. Oberbegriff für alle bandscheibenbedingten Beschwerden im Bereich der LWS, die nicht mit segmentalen Reizerscheinungen der → Spinalnervenwurzeln einhergehen. → Lumbago (sog. *akutes* lokales Lumbalsyndrom). engl.: low back pain.

Lumbalwirbel: Syn.: → Lendenwirbel, Bauchwirbel. engl.: lumbar vertebra.

Lumbocruralgie: Klinisches Bild bei monoradikulärer Affektion der Lumbalwurzeln in Höhe L2/L3 oder L3/L4 mit typischer Schmerzausstrahlung diagonal vom Trochanter major über den ventralen Oberschenkel bis zur Innenseite des Knies (L3) bzw. von der lateralen Oberschenkelseite über das Knie entlang der medialen Seite des Unterschenkels bis hin zum Innenknöchel (L4); im Gegensatz zur → Lumboischialgie häufige nächtliche Schmerzanfälle, → Lasèguesches Zeichen immer negativ; Schmerzprovokation durch Überstreckung des homolateralen Hüftgelenkes (sog. → Femoralisdehnungsschmerz). Ähnliche Schmerzausstrahlung auch im Falle einer diabetischen Polyneuropathie. engl.: lumbocruralgia.

lumbodorsal: *lat.*; Syn.: → dorsolumbal. engl.: dorsolumbar.

Lumbodorsalsyndrom: → Thorakolumbalsyndrom, Dorsolumbalsyndrom. engl.: dorsolumbar syndrome.

lumbokostal: *lat.* für zur Lendengegend und zu den Rippen gehörend. engl.: lumbocostal.

Lumbo-lumbal-Winkel: Winkel zwischen den Tangenten der Deckplatte des 2. und der Bodenplatte des 5. Lendenwirbels im seitlichen Röntgenbild der LWS. *Normalwert:* 20-40°. → Lumbosakralwinkel, → Legerscher Winkel, → Promontoriumwinkel.

lumbosakral: *lat.* für die Lendengegend und das Kreuzbein betreffend. engl.: lumbosacral. **l.er Übergang:** Anatomische Körperregion der unteren Lendenwirbelsäule und des oberen Kreuzbeinbereiches (präsakrale Bandscheibe).

Lumbosakralwinkel: Syn.: Lenden-Kreuzbein-Winkel.
Lat.: angulus sacrolumbalis. Im seitlichen Röntgenbild der unteren Lendenwirbelsäule gemessener Winkel, gebildet zwischen den Senkrechten durch den Mittelpunkt des 5. Lendenwirbels und des 1. Kreuzbeinwirbels (s. Abb.). Die Winkelhalbierende entspricht physiologischerweise der Sa-

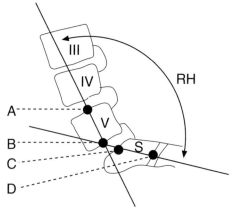

Lumbosakralwinkel im seitlichen Röntgenbild der Lendenwirbelsäule (AB/CD):

gittalachse der präsakralen Bandscheibe. *Normalwert*: ca. 135°; Schwankungsbreite: 115-160°. Vereinfachte Messung zwischen den Tangenten durch die Deckplatte des 2. LWK und der Sakrumbasis (*Normalwert*: 25-45°. *Verkleinert* bei Vorliegen eines → Hohlkreuzes, bei einem → Sacrum acutum (arcuatum), *vergrößert* bei einer übersteigerten Beckenaufrichtung. → Promontonriumwinkel, → Legerscher Winkel, → Lumbolumbal-Winkel. engl.: lumbosacral angle. **L. nach Ferguson**: Syn.: → Ferguson-Lumbosakralwinkel. engl.: Ferguson's lumbosacral angle.

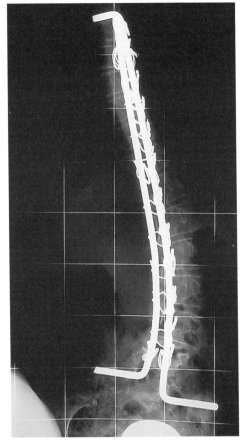

Luque-Spondylodese mit dorsaler Instrumentation bei großbogiger linkskonvexer Thorakolumbalskoliose im a.p.-Röntgenbild.

Lumbotomie: Syn.: Lendenschnitt, Flankenschnitt.
Antero-lateraler retroperitonealer → Zugangsweg zur ventralen Lendenwirbelsäule: Der Patient befindet sich in Seitenlagerung, der Hautschnitt liegt parallel zum unteren Rippenbogen, die quere Bauchmuskulatur wird durchtrennt. *Indikationen*: ventrale Herdausräumung (lumbale → Spondylitis), ventrale Stabilisierung der Wirbelsäule bei schwerer lumbaler → Skoliose oder Tumorosteolyse u.a. engl.: lumbotomy.

Lumbus: *lat.* für Lende. Anatomischer Abschnitt der seitlichen Bauchwand zwischen dem Darmbeinkamm und der 11. und 12. Rippe. engl.: loin, lumbus.

Lungenfunktionsprüfung: Apparative Bestimmung der → Vitalkapazität, der totalen Lungenkapazität sowie des Lungenresidualvolumens; erforderlich im Falle einer schweren → Thorakolumbalskoliose mit ausgeprägter → Rotationskomponente. engl.: pulmonary function test.

Luque, E. R.: Zeitgenössischer mexikanischer Wirbelsäulenchirurg aus Mexico-City; Ausbildung in Stanford/USA.

Luque-Operation: Abkürzung: SSI (segmental spinal instrumentation). Operative dorsale segmentale Instrumentation v.a. der Brust- aber auch der Lendenwirbelsäule zur → Spondylodese im Falle einer → Thorakolumbalskoliose. Verwendung zweier auf der Konvex- und der Konkavseite der Wirbelsäulenverkrümmung nach vorausgegangener dreidimensionaler Biegung eingesetzter Distraktiosstäbe; die Korrektur der Deformität erfolgt durch Drahtfixation der beiden Stäbe jeweils segmental um die Wirbelbögen (s. Abb.) nach Resektion der → Ligg. flava. Eine postoperative orthetische Rumpfruhigstellung ist nicht erforderlich. *Indikation*: v.a. Lähmungsskoliosen. engl.: Luque's spondylodesis.

v. Luschka, H.: 1820-1875; deutscher Anatom aus Tübingen.

Luschka-Gelenk: Syn.: → Unkovertebralspalt des → Anulus fibrosus, Hemiarthrosis lateralis (*lat.*), → Horizontalspalt. engl.: uncovertebral gap (of anulus fibrosus).

Luxation: *lat.* für (vollständige) Verrenkung oder Ausrenkung zweier gelenkig miteinander verbundenen Knochen aus ihrer funktionsgerechten Stellung mit nachfolgender Zerreißung der umgebenden Kapsel- und Bandstrukturen, Ge-

Luxationsfraktur

lenkschwellung, schmerzbedingter Funktionseinschränkung und abnormer anatomischer Stellung; ursächlich ist meist eine übermäßige Gewalteinwirkung. **atlanto-axiale L.:** Verrenkung im unteren Kopfgelenk infolge Hyperextension oder -flexion, z.B. als Folge eines sog. → Peitschenschlagtraumas; Zerreißung des → Lig. transversum atlantis. Bei der ventralen L. reißen das → Lig. transversum atlantis sowie die → Ligg. alaria, so daß der → Dens axis transligamentär nach dorsal luxiert und eine neurologische Ausfallsymptomatik verursachen kann. In diesen Fällen besteht eine Operationsindikation im Sinne der Reposition und dorsalen Fusion oder einer direkten Verschraubung der atlanto-okzipitalen Gelenke. engl.: atlanto-axial luxation. **atlantookzipitale L.:** traumatische Abtrennung der Schädelbasis von der Halswirbelsäule; Verletzung, die nur selten überlebt wird, da es meist zu einer erheblichen Mitverletzung des Rückenmarks und beider → Aa. vertebrales kommt; wird die L. überlebt, resultiert ein → locked-in-Syndrom; Operationsindikation zur dorsalen okzipito-zervikalen Fusion. engl.: atlanto-occipital luxation. **reitende L.:** Verhakte Subluxationsstellung zweier Wirbelkörper im Bereich der Halswirbelsäule bei gleichzeitig bestehender Bogenfraktur (s. Abb.).

Luxationsfraktur: Knochenbruch mit gleichzeitiger Verrenkung eines Fragmentes oder eines benachbarten, nicht frakturierten Knochens. Im Bereich der *Wirbelsäule* im Gegensatz zur → Berstungs- oder → Stauchungsfraktur mit einer Verschiebung zweier benachbarter Wirbel (und daher oft mit einer → Querschnittssymptomatik) einhergehend. Beim sog. *Flexions-Rotations-Typ* werden die mittlere und hintere → Säule zerrissen, die vordere Säule weist evtl. eine leichte Keilform auf; die Hinterkante des luxierten Wirbelkörpers kann hierbei intakt bleiben, wenn sich die Verrenkung in Höhe der Bandscheibe abgespielt hat. Beim sog. *Abschertyp* (in dorsoventraler oder ventrodorsaler Richtung) zerreißen alle

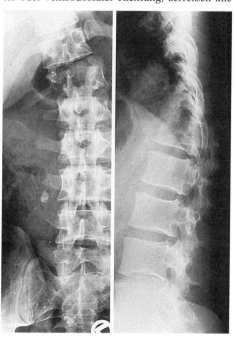

Reitende Subluxation C2/C3 im seitlichen Röntgenbild der HWS bei bilateralem Bogenbruch C2.

Traumatische Luxationsfraktur Th12/L1 im Röntgen-Nativbild.

drei Säulen einschließlich des vorderen Längsbandes. Beim *Flexions-Distraktionstyp* sind die hintere und mittlere Säule betroffen, wobei hier zusätzlich der gesamte Anulus fibrosus mit zerrissen ist. engl.: luxation fracture.
LW: Abkürzung für → Lendenwirbel. engl.: lumbar vertebra.
LWK: Abkürzung für → Lendenwirbelkörper. engl.: lumbar vertebral body.
LWS: Abkürzung für → Lendenwirbelsäule. engl.: lumbar spine.
LWS-Syndrom: Abkürzung für → Lendenwirbelsäulensyndrom. engl.: lumbar spine syndrome.
Lymphogranulomatose: Syn.: malignes Hodgkin-Lymphom, M. Hodgkin.
Maligne Erkrankung der lymphatischen Gewebe mit tumorartiger Wucherung des retikuloendothelialen Systems unter Bildung von Granulomen aus Lymphozyten, eosinophilen Granulozyten und Histiozyten. Nach hämatogener miliarer Aussaat bisweilen auch Absiedelung im Bereich der *Wirbelsäule* (*Hauptlokalisation*: Dorsolumbalgegend). *Klinik*: teilweise heftiges, lokal begrenztes Schmerzbild; bei nicht seltenem Einwachsen der Granulome in die → Foramina intervertebralia segmentäre, hochschmerzhafte Neuritiden bis hin zur → Paraplegie. *Typischer Röntgenbefund*: in 50-65% rein osteolytische, in nur 10% rein sklerotische Destruktionen, sonst Mischformen; die übliche Höhe der Bandscheiben bleibt lange erhalten; häufiger Verkalkungen des vorderen und hinteren Längsbandes (v.a. im Bereich der LWS); bisweilen → Elfenbeinwirbel. engl.: Hodgkin lymphoma, lymphogranulomatosis.
Lymphom, malignes: Syn.: → Retikulumzellsarkom, Retothelsarkom.
→ Non-Hodgkin-Lymphom, → Lymphosarkom. engl.: reticulum cell sarcoma, reticulosarcoma.
Lymphosarcoma, Lymphosarkom: Maligner Tumor des lymphatischen Systems, den sog. → Non-Hodgkin-Lymphomen zugerechnet; unterschieden werden ein undifferenzierter *lymphoblastischer* und ein differenzierter *lymphozytischer* Typ; nicht selten Mitbeteiligung des Knochenskeletts. Im Bereich der *Wirbelsäule* bei Befall in 85 % osteolytische Destruktionen, häufiger multipel und ausgedehnter als in anderen Knochen mit Neigung zu pathologischen Frakturen. engl.: lymphosarcoma.
Lyoner Korsett: Individuell gefertigte fixierende Rumpforthese aus Kunststoff mit Beckenabstützung und speziellen seitlichen Pelotten sowie dorsalem Verschluß zur postoperativen Ruhigstellung einer spondylodedisierten → Thorakolumbalskoliose. engl.: Lyon brace, Lyon corset.

M

M: Abkürzung für → Morbus; Abkürzung für → Musculus.

Mach, E.: 1838-1916; österreichischer Physiker aus Wien.

Mach-Phänomen, Mach-Täuschung: Subjektive Empfindung einer Kontrastverstärkung als sog. Nachbareffekt an Hell-Dunkel-Übergängen, z.B. auch in einer Röntgenaufnahme zwischen Feldern verschiedener Schwärzung (*s. Abb.*). engl.: Mach's phenomenon.

MacKenzie, Sir S.: 1844-1909; schottischer Chirurg. → MacKenzie-Zone.

MacKenzie-Zone: Muskuläre → Reflexzone mit schmerzhafter Muskelhypertonie (sog. Sperrtonus) und Maximalpunkten, evtl. auch → Myogelosen. → Headsche-Zone. engl.: MacKenzie's zone.

MADS: Abkürzung für Münsteraner anteriores Doppelstab (doublerod) System. Universell einsetzbares, polysegmental angreifendes System zur dreidimensionalen Wirbelsäulenkorrektur; technische Weiterentwicklung des primär oft nicht ausreichend stabilen → VDS-Systemes. Kombination des dynamischen VDS-Prinzips mit einem soliden, rotationsstabilen, längsgerifften Profilstab zur ventralen Korrektur und Stabilisierung v.a. der Brustwirbelsäule (z.B. im Falle einer → Kyphose, einer → Skoliose oder eines Wirbelsäu-

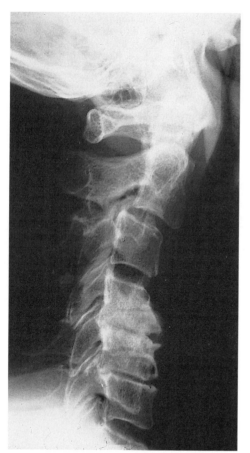

Machsches Zeichen in Höhe C4/C5 im seitlichen Röntgenbild der HWS bei ausgeprägtem degenerativen Bandscheibenschaden.

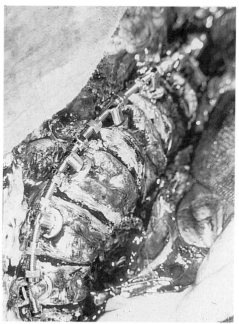

Intraoperativer Situs nach ventraler thorakaler Instrumentation mit dem MADS bei Skoliose.

Maitland-Methode

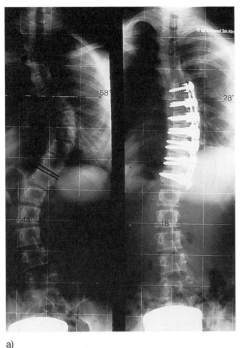
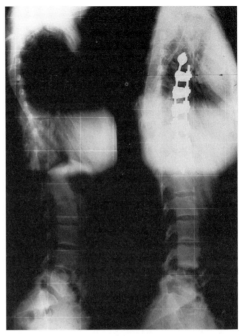

a)   b)

MADS-Instrumentation der Wirbelsäule im Röntgenbild der BWS und LWS bei linkskonvexer Thorakalskoliose:
a) a.p.-Ansicht (Fehlkrümmung präoperativ 58°, postoperativ 28°)   b) Seitansicht (prä- und postoperativ).

lentumors), u.a. mit CANEDA-Hakenplatten, die zur besseren Fixation mit kleinen „Dornenfüßchen" versehen sind. → MPDS (zur dorsalen Korrektur).

Magerl, F.: Zeitgenössischer Schweizer Orthopäde aus St. Gallen.

Magerl-Platte: → Hakenplatte (nach Magerl).

Magnesium: 12. chemisches Element im Periodensystem, Erdalkalimetall; *chem. Zeichen*: Mg; *Atomgewicht* 24,306. Für den Menschen (Enzymreaktionen des Phosphatstoffwechsels) zwingend erforderlich (*Tagesbedarf*: etwa 300-400 mg). *Serumnormalwert*: 1,6-2,2 mval/l (0,8-1,1 mg%). *Erhöhter Serumwert (Hypermagnesiämie)* bei: Niereninsuffizienz, Antazidamißbrauch, Laxantien-Therapie u.a. *Erniedrigter Serumwert (Hypomagnesiämie)* bei: Malabsorption, Hyperparathyreoidismus, Alkoholismus, Diarrhöen, forcierter Diurese, Antikörpermangel-Syndrom, Strahlentherapie, Zytostatikagabe, Steroid-Therapie u.a. Orale therapeutische Verabreichung als Salze (Magnesiumaspartat, -hydrogenkarbonat, -hydrogenphosphat, -karbonat, -zitrat). Überdosierung führt zu narkoseähnlichen Zustandsbildern. engl.: magnesium.

Magnetresonanztomographie: Abkürzung: MRT, NMR, MR. Syn.: → Kernspintomographie.

Maitland, G. D.: Zeitgenössischer Manual- und Physiotherapeut aus Adelaide/Australien.

Maitland-Methode: Manualtherapeutisches Konzept mit passiven Testbewegungen zur Untersuchung, Beurteilung und auch mobilisierenden Behandlung von Schmerzbildern und Funktionsstörungen der Extremitäten und der Wirbelsäule. Bei der Behandlung ist der gegebene Bewegungsausschlag des betreffenden Gelenkes von grundlegender Bedeutung, weiterhin der Kraftaufwand, mit dem diese Bewegung durchgeführt werden soll; zusätzliche oszillierende Bewegungen zur För-

Majorkurve

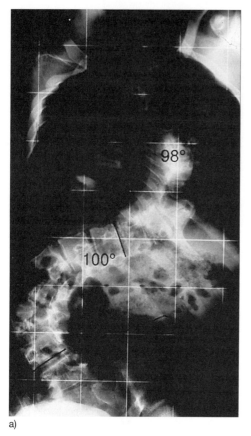 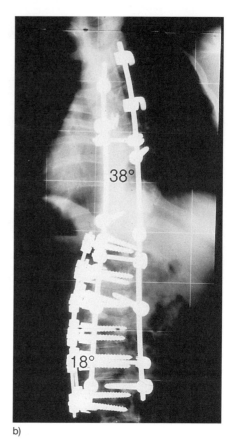

a)   b)

Schwere Thorakolumbalskoliose von 98 bzw. 100° Cobb im a.p. Röntgenbild der BWS und LWS mit anschließender Korrektur durch kombinierte ventrale und dorsale Instrumentation mit dem MPDS und dem MADS:
a) präoperativer Ausgangsbefund im a.p.-Röntgenbild
b) postoperatives Korrekturergebnis im a.p.-Röntgenbild (Skoliosewinkel nach Cobb 38° thorakal und 18° lumbal).

derung der Mobilisation. *Indikationen*: degenerative Wirbelsäulensyndrome ohne Kompressionssymptomatik. engl.: Maitland's method.
Majorkurve: Syn.: → Hauptkrümmung (einer → Skoliose). engl.: major curve.
MAK: Abkürzung für monoklonale Antigranulozytenantikörper. → Leukozytenszintigraphie.
Makrosomie: Syn.: → Großwuchs. → Hochwuchs, → Riesenwuchs. engl.: macrosomia.
Mal perforant: → Malum perforant.
Malum: *lat.* für Krankheit (→ Morbus), Leiden.

engl.: disease. **M. perforant:** meist bis zum Knochen reichendes Fußsohlengeschwür vor allem über den Köpfchen des 1. und 5. Mittelfußknochens aufgrund einer gestörten Gewebeernährung und einer sensorischen Empfindungsstörung. *Grunderkrankung:* z.B. Diabetes mellitus, → Syringomyelie, → Tabes dorsalis, → Dysraphie. engl.: perforating ulcer of the foot, neurotrophic ulcer of the foot. **M. Potti:** Syn.: → Pottsche Trias. **M. suboccipitale:** *lat.;* röntgenologischer Ausdruck einer tuberkulösen Infektion (→ Spondylitis tuberculosa) des okzipitozervikalen Überganges mit Beteiligung der Hinterhauptskondylen, des → Atlas und des → Axis sowie der Gelenk- und Bandstrukturen in dieser Region.

Manipulation, Manipulationstherapie, Manipulativtherapie, Manualtherapie: Syn.: Chiropraxis, → Chirotherapie, → manuelle Medizin. **manuell:** *lat.* für mit der Hand (manus) bzw. mit den Händen ausgeführt. engl.: manual. **manuelle Medizin:** Syn.: → Chirotherapie. Lehre der Diagnostik und Therapie von → Funktionsstörungen der Haltungs- und Bewegungsorgane mit Hilfe spezieller Handgriffe. engl.: manual medicine.

Marchesani, O.: 1900-1953; deutscher Augenarzt aus Hamburg.

Marchesani-(Weil-)Erb Syndrom: Rezessiv vererbte mesodermale Dystrophie (→ Brachymorphie) mit → Minderwuchs (kurze Gliedmaßen mit eingeschränkter Beweglichkeit, gedrungener „brachymorpher" Thorax), Brachyzephalie und Fehlbildungen der Augenlinse.

Marfan, J.B.A.: 1858-1942; französischer Internist und Pädiater aus Paris.

Marfan-Syndrom: Syn.: Achard-Marfan Syndrom, Arachnodaktylie (Dolichostenomelie), Dystrophia mesodermalis congenita.
Autosomal-dominant vererbte mesoektodermale Dysplasie mit primären Wachstumsstörungen des Knochens und der Muskulatur. *Klinische Symptomatik*: Pathognomonische lange schmale Finger (sog. Spinnenfingrigkeit), graziler → Hochwuchs mit relativer Überlänge der Extremitäten (v.a. der Hände und Füße), Überstreckbarkeit der Gelenke, Vogelgesicht, Anomalien der Zahnstellung, Unterentwicklung der Muskulatur und des Unterhautgewebes. *Im Bereich der Wirbelsäule*: Fakultatives Auftreten einer → Thorakalskoliose in etwa 40-60 % der Fälle bereits im infantilen oder jugendlichen Alter mit typischerweise schwerer Progression; unregelmäßige Deckplattenaufbaustörungen (ähnlich wie bei einem → M. Scheuermann), auch Einbuchtungen der Dorsalkanten der Wirbelkörper. engl.: Marfan's syndrome.

Marie, P.: 1853-1940; französischer Neurologe aus Paris. → Spondylitis ankylosans.

Marie-Bamberger Krankheit, Marie-Bamberger Syndrom: Eigenname der hypertrophischen → Osteoarthropathie bzw. Osteopathie.

Marie-Foix Zeichen: Syn.: Gonda-Zeichen. Durchführung einer Beugung der homolateralen Hüfte und des homolateralen Kniegelenkes nach passiver Plantarflexion der Zehen. → Pyramidenbahnzeichen. engl.: Marie-Foix sign.

Marie-Strümpell Krankheit: Syn.: → Spondylitis ankylosans.

Marksubstanz: Die aus markhaltigen Nervenfasern aufgebaute weiße Substanz (→ Substantia alba) des Gehirns und Rückenmarks. engl.: medullary substance.

Marmorknochenkrankheit: Syn.: → Osteopetrose, Albers-Schönberg Krankheit. engl.: osteopetrosis, marble bone disease, disseminated condensing osteopathy.

Marmorwirbel: Syn.: → Elfenbeinwirbel. → Osteopetrose. engl.: marble vertebra, ivory vertebra, eburnated vertebra.

Marney-Zwischenwirbelendoprothese: Zweiteilige, in den USA entwickelte Alloplastik zum künstlichen Ersatz einer lumbalen Bandscheibe. → Bandscheiben(endo)prothese.

Maroteaux, P.: Französischer Kinderarzt. → Lamy-Maroteaux-Syndrom.

Mason/Urist-Operation: Monosegmentale dorsale Lordosierungsspondylodese im Bereich der Hals- und oberen Brustwirbelsäule im Falle einer hochthorakal liegenden kyphotischen Wirbelsäulendeformität, insbesondere mit Behinderung der Mundöffnung durch zu geringen Kinn-Sternum-Abstand (→ Spondylitis ankylosans). Keine Instrumentation, postoperative Fixation in einem Halo-Rumpfgips. engl.: Mason-Urist's procedure, Mason-Urist's operation.

Massa: *lat.* für Masse, Portion, substanzverstärkter Abschnitt. **M. lateralis (atlantis):** Massenverstärkter seitlicher Anteil des → Atlas zwischen dessen vorderem und hinterem Wirbelbogen; anatomische Basis für den → Processus transversus, der kranial die Gelenkanteile für die → Articulatio atlantooccipitalis, kaudal für die → Articulatio atlantoaxialis trägt.

Massage: Besondere Art der → Physiotherapie im Sinne der Anwendung bestimmter gezielter Handgriffe (Ausübung unspezifischer Reize durch Druck, Zug, Verschiebungen und Erschütterungen) auf Haut- und Unterhautgewebe u.a. mit Reizung der Exterozeptoren der Haut sowie tiefergelegener Propriozeptoren von Sehnen, Bändern, Gelenkkapseln und Muskeln; hierbei entspannte Lagerung des Patienten erforderlich, umgebende Raumtemperatur vorzugsweise 22-24 °C; Kombination der Behandlung mit feuchter oder trockener Wärme (→ Wärmetherapie) bzw. mit Gleitmitteln (Paraffinöl, Vaseline) möglich. *Behandlungsarten*: *Muskelmassage* (Streichung, Zirkelung, Reibung, Knetung, Rollung, Klopfen, Vibration, punktförmige Kompression, Friktion u.a.) zur lokalen Lockerung und Herabsetzung der Abwehrspannung (analgetischer Effekt) und zur Verbesserung der Durchblutung (Kapillarerweiterung), Stoffwechselaktivierung, Ödementstauung, Lösung von Verklebungen, Muskeldetonisierung; Behandlungsdauer etwa 30 min; je akuter der Prozeß, desto „leichthändiger" die Behandlung. *Mechanische Massage* (Bürstungen, Stäbchenmassage, Vakuumsaugung) zur lokalen Hyperämisierung und Stoffwechselsteigerung; manuelle Lymphdrainage (von distal nach proximal). *Unterwassermassage* mit Wasserdruckstrahl aus 10-20 cm Entfernung (1,5-4,0 atü bzw. 150-400 Kpa) in Spezialwanne oder Bassin (Wassertemperatur 32-38 °C) mit dem Effekt der lokalen Hyperämisierung und Muskeldetonisierung; Behandlungsdauer 10-20 min. *Reflexzonenmassage* (Bindegewebs-, Vibrations-, Periost-, Münz- oder Nervenpunktmassage) zur reflektorischen Beeinflussung eines entfernt liegenden Zielorganes (Erregung, Hemmung) über kutisviszerale Reflexe (z.B. bei primären oder sekundären weichteilrheumatischen Schmerzbildern). → *Akupressur* bzw. *Shiatsu* durch Ausübung eines Fingerdruckes. *Elektromassage* im Sinne der Reizstromtherapie (→ Elektrotherapie). *Indikationen*: großflächige schmerzhafte muskuläre Verspannungen, → Myogelosen im Gefolge statischer und degenerativer Erkrankungen der Wirbelsäule, Tiefenmassage bei Enthesopathien, Klopfmassage zur Beseitigung muskulärer Spasmen bzw. als einleitende Behandlung vor einer krankengymnastischen Mobilisation. *Kontraindikationen*: entzündliche Haut- und Muskelerkrankungen, Muskeldystrophien, schwere → Osteoporosen, Frakturen, Blutungen bzw. Blutungsgefahr, dekompensierte Herzerkrankungen, Lungenstauung, Algodystrophien, Thrombophlebitiden, floride Osteomyelitiden, maligne Tumorerkrankungen. engl.: massage, masso-therapy.

Massenverschiebung, intradiskale: Syn.: dérangement interne *(franz.)*. Verlagerung von → Bandscheibengewebe innerhalb eines → Zwischenwirbelabschnittes (v. a. des → Nucleus pulposus innerhalb des → Anulus fibrosus), ohne daß es hierbei zu einer wesentlichen Vorwölbung der Bandscheibenkonturen nach außen kommt. *Klinisches Korrelat* im Falle einer druckbedingten Irritation des → Lig. longitudinale posterius ist eine → Lumbago. → Bandscheibendegeneration, → Bandscheibenprotrusion, → Bandscheibenprolaps.

Matthiaß, H. H: geb. 1925; zeitgenössischer deutscher Orthopäde aus Münster/Westfalen. → Haltungstest, Vorhaltetest.

Matzen, K. A.: Zeitgenössischer deutscher Orthopäde mit dem Schwerpunkt Wirbelsäulenchirurgie aus Augsburg.

Matzen-Platte: Spezielle Osteosyntheseplatte zur interkorporalen ventralen Fusion im Bereich der Halswirbelsäule. → HWS-Kompressionsplatte. engl.: Matzen plate.

Maximalpunkt: Syn.: → Triggerpunkt. **muskulärer M.:** Pathognomonischer Hauptdruckschmerzpunkt im Bereich der Hautoberfläche bei → Blockierungen der Wirbelbogengelenke bzw. des → Iliosakralgelenkes. → Hackett-Punkte.

MCD: Abkürzung für **m**ikrochirurgisch offene → **D**iskektomie. → Mikro-Diskektomie, → Nukleotomie.

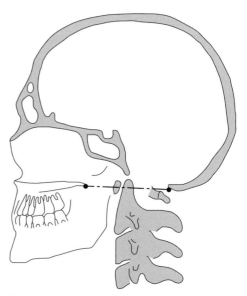

McGregor-Linie im seitlichen Röntgenbild des Schädels zwischen dem Oberrand des harten Gaumens und dem tiefsten Punkt des Os occipitale.

McGregor-Linie: Röntgenologische Bezugs- oder Hilfslinie auf einer seitlichen Röntgenaufnahme des Schädels (Verbindung zwischen hartem Gaumen und tiefstem Punkt des → Os occipitale; *s. Abb.*). Diese Linie wird normalerweise von der Spitze des → Dens axis um etwa 3-4,5 mm überragt; höhere Meßwerte deuten auf eine → Basilarimpression hin. → Chamberlain-Linie, → McRae-Linie. *engl.:* McGregor's line.

McKenzie, R.: geb. 1931; Physiotherapeut aus Neuseeland.

McKenzie-Therapie: Konservatives krankengymnastisches Untersuchungs- und Behandlungsprogramm bei akuten und chronischen Wirbelsäulenbeschwerden, auch bei radikulären Syndromen; es handelt sich hierbei um besondere aktive Übungen, die die Stoffwechselsituation der Weichteilgewebe einschließlich der Bandscheibenstrukturen bessern sollen; auch im Sinne der Eigenbehandlung möglich. McKenzie definiert unterschiedliche Syndrome, die Schmerzzustände oder Bewegungseinschränkungen verursachen können wie das *Haltungssyndrom* (Überdehnung normaler gesunder Strukturen), das *Dysfunktionssyndrom* (Bewegungseinschränkung durch adaptiv verkürzte Strukturen) und das *Derangementsyndrom* (Verlagerung oder veränderte Position von Gelenkstrukturen mit nachfolgender mechanischer Deformierung schmerzempfindlicher Strukturen und veränderter Stellung der Gelenkflächen zueinander). *engl.:* physiotherapy acc. to McKenzie, McKenzie's physiotherapy.

McRae-Linie: Röntgenologische Bezugs- oder Hilfslinie auf einer seitlichen Röntgenaufnahme des Schädels (Ebene des → Foramen magnum zwischen → Basion und → Opisthion; *s. Abb.*). Diese Linie wird normalerweise von der Spitze des → Dens axis nicht oder nur in Ausnahmefällen um etwa 1-2 mm überragt; höhere Meßwerte deuten auf eine → Basilarimpression hin. → Chamberlain-Linie, → McGregor-Linie. *engl.:* McRae's line.

MdE: Abkürzung für **M**inderung **d**er **E**rwerbsfähigkeit (*Tab. 73*). → Erwerbsminderung. → Schwerbehinderung (→ GdB).

MED: Abkürzung für **m**ikro**e**ndoskopische **D**iskektomie.

Medianebene: Syn.: → Sagittalebene, Mediansagittalebene. *engl.:* median plane, midsagittal plane.

Medianlinie: Gedachte Linie, in der die → Medianebene die Oberfläche des Körpers schneidet. *engl.:* median line.

Mediansyndrom: Klinische Symptomatik nach heftiger Traumatisierung der Stirn und/oder des Hinterhauptes mit nachfolgender Schädigung des Hirnstammes und der sensiblen → Spinalnervenwurzeln des oberen → Halsmarkes sowie Stauchung und Quetschung des 2. Spinalganglions. *Ursächlich* ist meist ein Aufprall des Kopfes auf der Windschutzscheibe bzw. ein → Peitschenschlagtrauma der Halswirbelsäule im Zuge eines PKW-Unfalles. *Klinik:* Nach Abklingen einer evtl. bestehenden commotionellen Symptomatik Auftreten von Hinterkopfschmerzen, Schlafstörungen, Beeinträchtigungen des Geruchssinnes, evtl. (bei Schädigung des Hypothalamus) auch Gewichtsverlust; bisweilen Übergang in ein Zwischenhirnsyndrom möglich. *engl.:* → whiplash syndrome, wind-screen syndrome.

Medin,K.O.: 1847-1927; schwedischer Pädiater. → Heine-Medin-Krankheit, → Poliomyelitis epidemica.

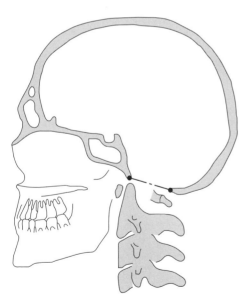

Mc Rae-Linie im seitlichen Röntgenbild des Schädels vom Vorderrand des Foramen occipitale magnus (Basion) zu seinem Hinterrand (Opisthion).

Medulla: *lat.* für Mark, Knochenmark. engl.: medulla. **M. oblongata:** *lat.* für verlängertes Rückenmark; Abschnitt des Zentralnervensystems zwischen Gehirn und → Medulla spinalis. engl.: medulla oblongata, medulla bulb. **M. spinalis:** *lat.* für: Rückenmark. Syn.: Myelon. Kleinfingerdicker querovaler Strang, der im → Wirbelkanal vom → Atlas bis zum 2. Lendenwirbel reicht und wichtige motorische und sensible Nervenfasern enthält; läuft kaudal von L2 konisch in das → Filum terminale und dann in der Cauda equina aus; weist *anatomisch* zwei Verdickungen (→ Intumescentiae cervicalis et lumbalis) sowie je 2 seitliche und eine seitlich-hintere flache Furche (→ Sulci ventrolateralis et dorsolateralis), weiterhin den hinteren → Sulcus intermedius dorsalis auf; wird durchzogen vom geschlossenen Zentralkanal (→ Canalis centralis) und ist von den Rückenmarkshäuten (→ Dura mater, → Pia mater, → Arachnoidea) bedeckt. *Morphologisch* besteht es zentral aus der grauen (ganglienzellen- und gefäßreichen) Substanz (→ Substantia grisea) sowie außen aus der weißen Substanz (→ Substantia alba), die die jeweiligen Leitungsbahnen (→ Tractus) des → Vorder-, → Seiten- und → Hinterstranges (→ Funiculi ventralis, lateralis et dorsalis) enthält; im horizontalen Schnitt bildet die graue Substanz eine Schmetterlingsfigur mit einem → Cornu anterius, laterale et posterius (*s. Abb. S. 278*). Zur segmentalen nervösen Versorgung des Körpers entläßt das Rückenmark ventral sowohl im Hals- als auch im Brust-, Lenden- und Sakralbereich motorische Fasern und nimmt dorsal entsprechende sensible Fasern zur Reizweiterleitung und -verarbeitung auf. → Ascensus virtualis medullae spinalis. engl.: spinal cord.

Tab. 73: Minderung der Erwerbsfähigkeit (MdE) im Rahmen der gesetzlichen (Berufsgenossenschaft) und der privaten Unfallversicherung bei Affektionen im Bereich der Wirbelsäule

	Gesetzliche Unfallversicherung (MdE in %)	private Unfallversicherung (MdE in %)
Fraktur der Dorn- bzw. Querfortsätze		
- verheilt, nur unwesentliche Funktionsbehinderung	0	0
- mit Defekt verheilt, nur unwesentliche Funktionsbehinderung	0-10	0
- deutliche Funktionsbehinderung	10-20	10
Wirbelkörperfraktur		
- stabil verheilt, keine wesentliche statische Deformität		
- im 1. Jahr	20	10-20
- im 2. Jahr	0-10	
- stabil verheilt, deutliche statische Deformität	20	20
- verbliebene Instabilität, keine neurologischen Defizite	30	30
- verbliebene Instabilität, bleibende neurologische Defizite	40	40
Kreuzbeinfraktur	0	5-10
Steißbeinfraktur	0	0-10

Tab. 73: (Fortsetzung)

	Gesetzliche Unfallversicherung (MdE in %)	private Unfallversicherung (MdE in %)
Traumatische Bandscheibenverletzung		
- völlige Stabilität, keine wesentliche Funktionsstörungen, keine neurologischen Defizite	0	0
- völlige Stabilität, deutliche Funktionsstörungen, keine neurologischen Defizite	10-20	20
- völlige Stabilität, deutliche Funktionsstörungen, bleibende neurologische Defizite	20-40	30-50
- segmentale Instabilität, keine wesentlichen Funktionsstörungen, keine neurologischen Defizite	10-30	20-30
- segmentale Instabilität, deutliche Funktionsstörungen, keine neurologischen Defizite	20-40	30-40
- segmentale neurologische Defizite	30-50	40-60
Rückenmarkslähmungen		
- vollständige Halsmarkschädigung mit vollständiger Lähmung beider Beine und Arme und Störungen der Blasen- und Mastdarmfunktion	100	100
- vollständige Brustmark-, Lendenmark- oder Kaudaschädigung mit vollständigen Lähmungen des Stammes und der Beine, mindestens von Segment L1 an abwärts und Störungen der Blasen- und Mastdarmfunktion	100	100
- unvollständige leichte Halsmarkschädigung mit gewichtigen Teillähmungen beider Arme und Beine und Störungen der Blasen- und Mastdarmfunktion	80-100	80-100
- unvollständige leichte Halsmarkschädigung mit beidseits geringen peripheren motorischen und sensiblen Ausfällen ohne Störungen der Blasen- und Mastdarmfunktion	30-60	30-60
- unvollständige Brustmark-, Lendenmark- oder Kaudaschädigung mit Teillähmung beider Beine und Störungen der Blasen- und Mastdarmfunktion	60-80	60-80
- unvollständige Brustmark-, Lendenmark- oder Kaudaschädigung mit Teillähmung beider Beine ohne Störung der Blasen- und Mastdarmfunktion.	30-60	30-60

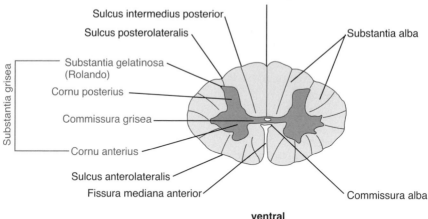

Anatomischer Querschnitt durch das Rückenmark mit grauer und weißer Substanz.

Megakauda: Sackförmige Auftreibung des → Duralsackes in Höhe der → Cauda spinalis, oft kombiniert mit gleichzeitiger Erweiterung der Wurzelscheiden (s. Abb. S. 279).

Mekka-Lagerung: Syn.: Häschenstellung. Spezielle → Knie-Ellenbogenlagerung des Patienten auf dem Operationstisch mit hierdurch bedingter kyphotischer Einstellung der Lendenwirbelsäule (s. Abb.) zur Erleichterung des Zugangsweges im Zuge einer lumbalen → Nukleotomie.

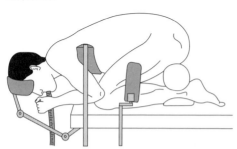

Mekka-Lagerung (bzw. Häschenstellung) auf dem Operationstisch zur lumbalen Bandscheibenoperation.

Membran, membrana: *lat.* für zarte, dünne Haut; auch als Grenzfläche von Organen. engl.: membrane. **M. atlantooccipitalis anterior:** Syn.: → Lig. atlantooccipitale anterius. Vordere Membran des oberen → Kopfgelenkes zwischen → Os occipitale und dem → Atlasbogen. engl.: atlantooccipital anterior membrane. **M. atlantooccipitalis posterior:** Syn.: Lig. atlantooccipitalis posterior. Hintere Membran des oberen → Kopfgelenkes zwischen → Os occipitale und dem → Atlasbogen. engl.: atlanto-occipital posterior membrane. **M. tectoria:** Starkes Bindegewebsband, das von hinten das → Lig. cruciforme atlantis und den → Dens axis bedeckt.

memory pain: *engl.;* Auslösung der typischen segmentalen Schmerzausstrahlung zu diagnostischen Zwecken, z.B. im Rahmen einer perineuralen lumbalen Kontrastmittelauffüllung oder einer → Diskographie.

Mendel, K.: 1874-1946; deutscher Neurologe aus Berlin.

Mendel-Bechterew-Reflex: Syn.: → Bechterew-Mendel-Reflex, Fußrückenzeichen. → Pyramidenbahnzeichen. engl.: Mendel-Bechterew sign.

Meningea: *pl.* von → Meninx.

meningeal(is): Die Hirnhäute betreffend. engl.: meningeal.

Meningeom: Syn.: → Meningiom.

Meningeosis carcinomatosa: Diffuse Metastasierung eines Karzinoms (meist eines Bronchialkarzinoms) in die Meningen, hier v.a. in den Subarachnoidalraum mit typischen zytologischen Veränderungen des → Liquor cerebrospinalis.
Meningeosis leucaemica: Diffuse Infiltration der Meningen mit Tumorzellen im Falle einer Leukämie (v.a. bei der akuten lymphatischen Form) mit typischen Veränderungen des → Liquor cerebrospinalis.
Meningeosis sarcomatosa: Sarkomatöse Veränderungen der Meningen infolge einer Metastasierung eines Sarkoms.
meningeus: Zu den Hirnhäuten gehörend.

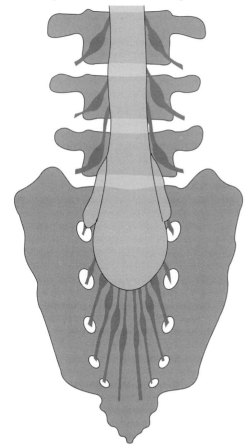

Schematische Darstellung einer Megakauda mit Auftreibung des Duralsackes.

Meningiom(a): Meist intrakraniell, seltener intraspinal im Wirbelsäulenbereich gelegener, langsam wachsender, gutartiger Tumor, ausgehend von Deckzellnestern der → Arachnoidea (aus den sog. Ligg. denticulata). *Prädilektionsalter:* 35.-50. Lebensjahr. *Makroskopischer Befund:* Weiche oder knollige Konsistenz; sehr häufig breitflächig der → Dura anhaftend; expansiv lokal verdrängend gegen das Hirn- und Rückenmarkgewebe, infiltrierend in das umgebende mesodermale Gewebe wachsend; maligne Entartung möglich. *Klinik:* In Abhängigkeit von der anatomischen Lokalisation besteht eine mehr oder weniger stark ausgeprägte neurologische Ausfallssymptomatik. engl.: meningioma.
Meningismus: Syn.: meningeales Syndrom. Klinischer Reizzustand der Hirn- und auch Rückenmarkshäute im Anfangsstadium akuter Infektionen, aber auch bei Allgemeinkrankheiten, Vergiftungen und Intoxikationen. engl.: meningism, meningismus, pseudomeningismus.
Meningitis: Hirn- bzw. Rückenmarkshautentzündung, hervorgerufen z.B. durch Meningokokken. engl.: meningitis. **M. cerebrospinalis epidemica:** Syn.: epidemische Genickstarre; mit schmerzhafter Nackensteifigkeit, Erbrechen, Fieber sowie einer Flexionskontraktur der unteren Extremitäten und auch Muskelzittern einhergehende infektiöse Entzündung der Hirn- und Rückenmarkshäute. **M. tuberculosa:** Metastatische Absiedlung eines meist primär pulmonalen tuberkulösen Herdes im Bereich der Hirn-, seltener auch der Rückenmarkshäute.
Meningitiskurve: Pathologische Kolloidreaktion im → Liquor cerebrospinalis infolge einer erheblichen Erhöhung des Eiweißgehaltes, z.B. bei Vorliegen einer → Meningitis. engl.: meningitis curve.
Meningocele: Syn.: → Meningozele. engl.: meningocele.
Meningomyelitis: Syn.: → Myelomeningitis. Primäre infektiöse Entzündung der Rückenmarkshäute mit Übergreifen auf das Rückenmark. engl.: meningomyelitis.
Meningomyelozele: Kurzform aus → Meningozele und → Myelozele. → Myelomeningozele. engl.: meningomyelocele.
Meningeomyelozystozele: → Myelozystomeningozele. engl.: meningomyelocystocele.
Meningozele: Syn.: Meningocele.

Tab. 74: Wichtige Muskeleigenreflexe

Bezeichnung Synonyme	Segmentale Zuordnung (Nebensegment in Klammern)	peripherer Nerv	A = Auslösung E = Effekt
Obere Extremität			
Skapulohumeralreflex	C_4-C_6	N. suprascapularis N. axillaris	A: Schlag auf den medialen Rand der unteren Skapula E: Adduktion und Außenrotation des herabhängenden Arms
Bizepssehnenreflex (BSR)	C_5/C_6	N. musculocutaneus	A: bei leicht adduziertem Oberarm und angewinkeltem Unterarm Schlag auf die Sehne des M. biceps brachii (bzw. den dort positionierten Finger des Untersuchers) E: Beugung im Ellenbogengelenk
Radiusperiostreflex (RPR) Brachioradialreflex	C_5/C_6	N. radialis	A: Schlag auf das distale Ende des Radius E: Beugung im Ellenbogengelenk
Trizepssehnenreflex (TSR)	$C_6/C_7/C_8/(Th_1)$	N. radialis	A: Schlag auf die Sehne des M. triceps brachii oberhalb des Olekranons bei angewinkeltem Unter- und abgewinkeltem Oberarm E: Streckung im Ellenbogengelenk
Pronatorenreflex	$C_6/C_7/C_8$	N. medianus	A: Schlag auf die Vorderfläche des distalen Radiusendes bei angewinkeltem Unterarm E: Pronation der Hand und des Unterarms
Fingerbeugereflex Trömner-Zeichen, Knipsreflex, Kino-Reflex	$C_7/C_8/(Th_1)$	Nn. medianus et ulnaris	A: 1. Der Untersucher legt seinen Zeigefinger auf die locker und leicht angebeugten Finger des Patienten und schlägt mit dem Reflexhammer auf seinen Zeigefinger (Wartenberg-Reflex) 2. Bei Dorsalextension der Hand schlagen die Finger des Untersuchers schnell und kräftig auf die Fingerbeeren des Patienten (Trömner-Variante) 3. Bei Dorsalextension der Hand werden das Endglied des Mittel- oder Zeigefingers des Patienten von unten flektiert, die Nägel der genannten Finger werden vom Daumen des Untersuchers nach volar durch eine schnellende Bewegung „geknipst" (Hoffmann-Reflex, Knipsreflex). E: Beugung der Finger I-V.

Tab. 74: Wichtige Muskeleigenreflexe (Fortsetzung)

Bezeichnung Synonyme	Segmentale Zuordnung (Nebensegment in Klammern)	peripherer Nerv	A = Auslösung E = Effekt
Untere Extremität			
Quadrizepssehnenreflex (PSR) Patellarsehnenreflex	$(L_2)\ L_3/L_4$	N. femoralis	A: Schlag auf die Sehne des M. quadriceps femoris unterhalb der Patella bei leicht angebeugtem Kniegelenk E: Streckung im Kniegelenk
Adduktorenreflex (ADR)	$(L_2)\ L_3/L_4$	N. obturatorius	A: Schlag auf den Epicondylus medialis des Femur E: Adduktion des Beines
Achillessehnenreflex (ASR) Triceps-surae-Reflex	$(L_5)/S_1/(S_2)$	N. tibialis	A: Schlag auf die Achillessehne bei abgewinkeltem Bein E: Plantarflexion des Fußes und leichte Beugung im Kniegelenk
Tibialis-posterior-Reflex	$(L_4)/L_5$	N. tibialis	A: Schlag unter den Malleolus medialis E: Supination des Fußes
Zehenbeugereflex Rossolimo-Zeichen	S_1/S_2	N. tibialis	A: Der Untersucher schlägt mit seinen Fingern auf die Zehenkuppen. E: Beugung der Zehen II-V.

Hirnhautbruch bzw. Vorfall der Rückenmarkshäute mit Flüssigkeitsansammlung, ohne daß das Myelon mitprolabiert ist; *klinisch* daher nur selten begleitende neurologische Störungen. *Vorkommen* bei anatomischen Defekten eines oder mehrerer Wirbelbögen oder auch des knöchernen Schädels (→ Bogenschlußstörung, → Dysraphie). engl.: meningocele.

Meningozystozele: → Meningozele mit Ausbildung einer Pseudozyste. engl.: meningocystocele.

Meninx: *griech.* für Hirn- und Rückenmarkshaut; *pl.*: Meningen. Oberbegriff für → Dura mater, → Pia mater und → Arachnoidea des Gehirns und des Rückenmarkes.

Mennell, J.B.: geb. 1880; englischer Orthopäde.

Mennell-Zeichen: Klinischer (Provokations)Test des → Iliosakralgelenkes: Der Untersucher steht seitlich neben dem in Bauchlage (nach Gaensslen) befindlichen Patienten, fixiert mit der linken Hand dessen Kreuzbein, umfaßt mit der rechten Hand das linke gestreckt liegende Bein und führt dieses ruckartig in eine dorsale Hüftüberstreckung (sog. *1. Zeichen*).
Weitere Testmöglichkeit in Rückenlage des Patienten (sog. *2. Zeichen*) durch senkrecht applizierten Druck auf beide Darmbeine; bei Seitenlage des Patienten (dieser liegt auf der Gegenseite) fixiert dieser das im Hüft- und Kniegelenk gebeugte rechte Bein mit beiden Händen, der Untersucher steht hinter ihm, hält mit der rechten Hand dessen Becken und führt mit der linken Hand den linken Oberschenkel ruckartig in die Hüftüberstreckung. Lokale Schmerzen im ISG deuten auf eine Funktionsstörung, evtl. aber auch auf eine Entzündung (z.B. im Rahmen einer → Spondylitis ankylosans) hin. engl.: Mennell's sign.

Mepivacain: → Lokalanästhetikum mit mittlerer Wirkungsdauer. *Konzentrationen:* 1,0-3,0 %; in erster Linie eingesetzt zur Infiltrations- und Leitungsanästhesie (→ Paravertebralanästhesie), aber auch zur Sympathikusblockade und zur lokalen Schmerztherapie.

MER: Abkürzung für Muskeleigenreflex (*Tab. 74*). → Eigenreflex.

Merkzeichen: Syn.: → Nachteilsausgleich. Begriff aus dem Schwerbehindertenrecht (s. *Tab. 75*).

Meror(h)achischisis: Kongenitale Mißbildung der Wirbelsäule im Sinne eines Rückgrates mit teilweise offenem Wirbelkanal.

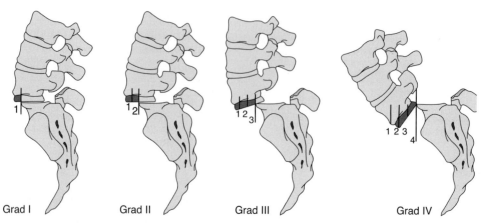

Grad I   Grad II   Grad III   Grad IV

Einteilung der Schweregrade einer lumbalen Spondylolisthesis nach MEYERDING (1932):
Grad I: Ventralverschiebung um bis zu 25%;
Grad II: Ventralverschiebung um bis zu 50%;
Grad III   Ventralverschiebung um bis zu 75%;
Grad IV: Völliges Abrutschen im Sinne einer Spondyloptose.

Metamerie: *griech.*; entwicklungsgeschichtliche Gliederung des embryonalen Körpers in hintereinanderliegende, horizontal geschichtete Abschnitte; hieraus erklären sich die typischen Innervationsmuster: postnatale metamere bzw. segmentäre Innervation der Hautbezirke aus bestimmten → Rückenmarksegmenten. engl.: metamerism.

Metastase: → Wirbelkörpermetastase. engl.: metastasis.

Metasyphilis: Syn.: Paralues, Parasyphilis. Ältere zusammenfassende Bezeichnung für die → Tabes dorsalis und die → Paralysis progressiva als zerebrospinale Spätmanifestationen der → Syphilis. engl.: metasyphilis.

Methotrexat: Syn.: Amethopterin. Zytostatikum (Antimetabolit) aus der Reihe der Folsäureantagonisten. U.a. eingesetzt bei schweren, sonstig therapierefraktären Verläufen einer rheumatoiden → Arthritis oder einer → Spondylitis ankylosans. engl.: methotrexate.

Meyerding, H. W.: 1884-1969; US-amerikanischer Orthopäde aus Rochester/Minnesota.

Meyerding-Klassifikation: Einteilung einer lumbalen → Spondylolisthese aufgrund des Ausmaßes ihres Abgleitens im seitlichen Röntgenbild in 4 Grade (I-IV; s. *Abb.*). engl.: Meyerding's classification.

MFR: Abkürzung für Muskelfremdreflex. → Fremdreflex.

Mg: chem. Zeichen für → Magnesium.

MIASPAS: Abkürzung für minimal invasive anterior spine approaches. Hierfür wird z.B. das → Promontorium über eine Minilaparatomie mit Hilfe eines 4-Blatt-Rahmenspreizers dargestellt.

Michaelis, G. A.: 1798-1848; deutscher Gynäkologe aus Kiel.

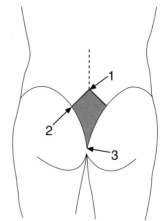

Physiologische Michaelis-Raute mit den anatomischen Begrenzungen:
1   Dornfortsatz LWK 5
2   Spina iliaca posterior superior (sog. Venusgrübchen)
3   Rima ani.

Michaelis-Raute: Syn.: Lendenraute. Rautenförmig-symmetrische anatomische Region im Bereich des Rückens und Kreuzes; ihre Eckpunkte werden durch den → Dornfortsatz des 5. LWK, die beiden hinteren oberen Darmbeinstacheln (→ Kreuzbein- bzw. Venusgrübchen) und die Spitze der Analfalte gebildet (s. *Abb. S. 282*). Die Breite der M. läßt Rückschlüsse auf die Weite des Beckens (Geburtshilfe) zu. Eine unregelmäßige asymmetrische Gestaltung tritt bei → Lumbalskoliosen auf, kann außerdem auf eine Beckenanomalie (z.b. im Gefolge einer → Rachitis) hinweisen.

Mictio: *lat.*: für Harnlassen. → Miktion.

Mieder: Individuell maßgeschneiderte, teilfixierende orthopädische → Rumpforthese, die Brust und Oberleib umschließt und aus schnürbarem oder straff-elastischem (flexiblem) Textil gefertigt ist; reicht idealerweise von der Leistengegend bis in die Achselhöhlen; partielle Verstärkung durch Stäbe, Rahmenkonstruktionen oder Pelotten. *Indikationen*: Bindegewebsschwäche, Neigung zur muskulären Dekompensation. → Bandage, → Leibbinde, → Überbrückungsmieder. → Korsett. engl.: bodice.

Migräne, Migraine: Anfallsweise (v.a. morgens) auftretender, pulsierender, oft einseitiger Kopfschmerz mit begleitenden vegetativen Symptomen wie Übelkeit, Erbrechen, Licht- und Lärmscheu u.a. engl.: migraine. **M. cervicale:** *franz.*; Syn.: → Barré-Liéou-Syndrom, zerviko-zephales Syndrom. → Zervikobrachialsyndrom mit Irritation der → A. vertebralis und des Halssympathikus infolge einer degenerativen Spondylose oder postakzidentell nach einem → Schleudertrauma. *Klinische Symptomatik*: anfallsartig auftretender, rasch an Intensität zunehmender okzipitaler Kopfschmerz mit sehr variabler vegetativer Begleitsymptomatik (Schwindel, Übelkeit, Brechreiz, Hör- und Sehstörung u.a.m.). *Diagnostik*: → deKleijnscher Hängeversuch, → Doppler-Ultraschallsonographie der A. vertebralis. *Therapie*: konservativ symptomatisch mit therapeutischer → Lokalanästhesie, Chirotherapie. engl.: cervical migraine.

Mikro-Diskektomie, Mikro-Diskotomie: Weichteilschonende lumbale → Bandscheibenoperation (→ Nukleotomie), die unter dem Operationsmikroskop durchgeführt wird. Die betroffene Bandscheibenetage wird zuvor unter Bildwandlerkontrolle markiert; nach dem Hautschnitt (1,0-1,5 cm) und Präparation der subkutanen und subfaszialen Gewebeschichten bis zum → Lig. flavum wird ein trichterförmiger → Retraktor eingesetzt, durch den dann die Operationsinstrumente geführt werden. engl.: micro-discotomy.

Tab. 75: Nachteilsausgleich (Merkzeichen) im Rahmen des Schwerbehindertenrechts

aG - außergewöhnliche Gehbehinderung
Aufgrund der Schwere des Leidens (beide unteren Gliedmaßen und Wirbelsäule betroffen) dauernd nur mit fremder Hilfe oder nur mit großer Anstrengung außerhalb eines Kraftfahrzeuges bewegungsfähig; die Gehleistung liegt unter 100 m; Zubilligung von Parkerleichterungen.
G - erhebliche Gehbehinderung
Starke Beeinträchtigung der Bewegungsfähigkeit (Geh- und Stehleistung) im Straßenverkehr; nicht ohne erhebliche Schwierigkeiten oder nicht ohne Gefahr für sich oder andere in der Lage, Wegstrecken im Ortsverkehr zurückzulegen, die üblicherweise noch zu Fuß zurückgelegt werden können. Die Voraussetzungen sind erfüllt, wenn der GdB aufgrund von Beeinträchtigungen der unteren Gliedmaßen sowie der Wirbelsäule 50% und mehr beträgt; es ist dem Behinderten nicht mehr möglich, etwa 2000 m in 30 min. zu bewältigen.
B - Notwendigkeit ständiger Begleitung
Der Behinderte ist bei der Benutzung öffentlicher Verkehrsmittel zur Vermeidung von Gefahren für sich oder andere regelmäßig auf fremde Hilfe angewiesen.
H - Hilflosigkeit
Der Behinderte ist aufgrund seiner Leiden so beeinträchtigt, daß er für die gewöhnlichen und regelmäßig wiederkehrenden Verrichtungen im Ablauf des täglichen Lebens (An- und Auskleiden, Nahrungsaufnahme, Körperpflege, Verrichten der Notdurft) in erheblichem Umfang auf fremde Hilfe angewiesen ist; Gewährung einer Pflegezulage (Stufe I-V).
RF - Befreiung von der Rundfunkgebührenpflicht
Der Behinderte ist aufgrund seiner Leiden (z.B. einer schweren Bewegungsstörung) ständig an die Wohnung gebunden ohne die Möglichkeit der Teilnahme an öffentlichen Veranstaltungen; der GdB muß zumindest 80 % betragen.

Mikromyelie: Kongenitale Mißbildung mit Hypoplasie des Rückenmarks. engl.: micromyelia.

Mikrowellentherapie: Spezielle → Elektrotherapie mit hochfrequenten Strömen (2450 MHz); *Wellenlänge*: 12,25 cm. Aufgrund der nur kurzen Impulsdauer erfolgt keine direkte Reaktion der Nerven- und Muskelzellen: es besteht keine elektrische Stromwirkung mehr sondern lediglich ein chemischer Reiz mit anschließendem Wärmeeffekt durch elektromagnetische Wellen (sog. → Diathermie). Es werden hohe Stromstärken toleriert, ein unmittelbarer Hautkontakt durch Elektroden ist nicht erforderlich (Verwendung sog. Distanz- oder Kontaktstrahler). Im Gegensatz zu anderen Wärmeapplikationen besteht nur eine geringe Kreislaufbelastung; aufgrund der Aufheizgefahr sollten alle Metallgegenstände in der Nähe des Wirkungsbereiches entfernt werden. Im Strahlungsbündel bei Halbwertsdicke von 2,5 cm nur relativ geringe Tiefenwirkung, daher überwiegend bei oberflächlich liegenden Prozessen eingesetzt. *Effekt*: Hyperämisierung (v.a. im flüssigkeitsreichen Gewebe, nicht im Fettgewebe), Muskelrelaxation, Analgesie, Stoffwechselsteigerung, Bindegewebsauflockerung. *Indikationen*: degenerative und chronische Prozesse des Haltungs- und Bewegungsapparates (in erster Linie Wirbelsäulensyndrome mit muskulären Verspannungen und paravertebralen Weichteilirritationen, Tendinosen, Tendinopathien, Neuralgien, Myalgien, Myogelosen). *Kontraindikationen*: floride entzündliche Prozesse, fieberhafte Allgemeinerkrankungen, Ödeme, Thrombophlebitiden, gestörte Schmerz- und Temperaturempfindung, im Körper einliegende Metallimplantate, Blutungsneigung, dekompensierte Herzinsuffizienz. engl.: microwave diathermy.

Miktion: *lat.* für Harnlassen.

Miktionszentrum: Syn.: → Blasenzentrum.

Miliartuberkulose: Generalisierte Tuberkulose mit Erregerstreuung über den Blutweg mit Auftreten hirsekorngroßer Tuberkelknötchen in allen Organen. → Spondylitis tuberculosa. engl.: miliary tuberculosis.

Milkman, L.A.: 1895-1951; US-amerikanischer Röntgenologe.

Milkman-Syndrom: Knochenerkrankung v.a. im Bereich der langen Röhrenknochen, seltener auch der Wirbelsäule mit übersteigerter lokaler Demineralisation, Ersatz durch Osteoidgewebe (sog. → Looser-Umbauzonen) und nachfolgenden ermüdungsbedingten Spontan- und Dauerfrakturen. *Klinisch* bestehen meist rheumaähnliche Beschwerdebilder. *Ätiologie*: idiopathische Genese, Mineralstoffwechselstörung, systemische Skeletterkrankungen wie → Rachitis, → Osteodystro-

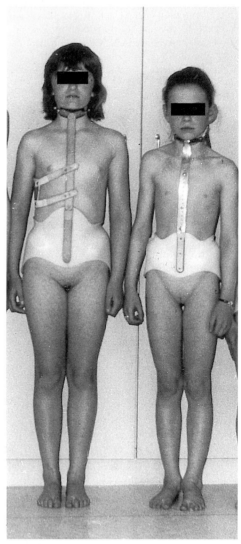

Milwaukee-Korsett zur konservativen Behandlung der progredienten idiopathischen juvenilen Thorakalskoliose.

phia fibrosa v. Recklinghausen u.a.m. engl.: Milkman's syndrome.

Milwaukee-Korsett: Syn.: Blount-Korsett. Korrigierende, distrahierende, nach dem Prinzip der sog. Dreipunktabstützung wirkende Rumpf-(quengel)orthese, individuell gefertigt nach Gipsabdruck zur konservativen Behandlung einer progredienten idiopathischen → Thorakal- oder → Thorakolumbalskoliose bei noch ausreichender Wachstumspotenz des Knochenskeletts. Es besteht aus einem → Beckenkorb, einer verstellbaren Hals-/Hinterhauptspelotte sowie einem ventralen und zwei dorsalen Stäben, die die kranialen und kaudalen Orthesenanteile miteinander verbinden (sog. Mahnkorsett); zusätzlich eingearbeitet sind individuell fehlkrümmungsbezogene seitliche Pelotten zur Druckausübung auf die Konvexseiten der skoliotischen Deformität. *Indikation*: v.a. hochsitzende thorakale Fehlkrümmungen im Kleinkindes- und Kindesalter; das Korsett muß Tag und Nacht getragen und darf nur zur Körperhygiene und Durchführung krankengymnastischer Übungen abgenommen werden. engl.: Blount's corset.

Minderwuchs: Syn.: → Kleinwuchs, → Zwergwuchs.
Primäres oder sekundäres Zurückbleiben des Körperlängenwachstums im Vergleich zum Altersdurchschnitt. *Ursachen*: konstitutionell (familiäre Anomalie), alimentär (hypokalorisch, Vitamin D-arme Kost u.ä.), intestinal (Malabsorption, Maldigestion), kongenital-hereditär dysostotisch/dyschondral (→ Chondrodystrophie, → Dysostosen), endokrin (hypophysär, Hypothyreose, hypogonadal u.a.), genetisch (z.B. bei Chromosomenaberration), dyszerebral (gestörte Entwicklung des Gehirns im Rahmen einer Enzephalopathie), hypoxisch (Anämie, Herzfehler), metabolisch (Stoffwechselerkrankungen, → Rachitis u.a.), primordial (bei Geburt vorhanden, konstitutionell bedingt), kyemopathisch (Erkrankung in utero, psychosozial (ungünstige äußere Umgebung). *Formen*: proportioniert (Körperproportionen gewahrt), dysproportioniert (dyschondral, mikromelen, dysostotisch mit unterschiedlichen Proportionen der Extremitäten im Verhältnis zum Körperstamm; → Sitzriese, → Sitzzwerg). engl.: hyposomia.

Minerva-Gips: Syn.: → Gipskrawatte.

MiniALIF: Abkürzung für **mi**nimal invasive **a**nterior **l**umbar **i**nterbody **f**usion (*engl*.). → Fusionsoperation im Bereich der Lendenwirbelsäule. → PLIF, MIASPAS.

minimalinvasiv: Operatives Vorgehen über einen kleinen Zugangsweg; *im Bereich der Wirbelsäule* v.a. im Rahmen der Bandscheibenchirurgie unter Verwendung einer Fernsehkette oder unter direkter Sicht (→ Endoskop) durchgeführt. → APLD, → NAPLD, → PLIF, → MIASPAS u.a. engl.: minimal invasive.

MiniTTA: Abkürzung für **mi**nimally invasive **t**rans**t**horacal **a**pproach (*engl*.). Minimal invasiver transthorakaler Zugang zur Brustwirbelsäule, z. B. zum anterioren → Release.

Minor, L. S.: 1855-1942; russischer Neurologe aus Moskau. → Minor-Zeichen.

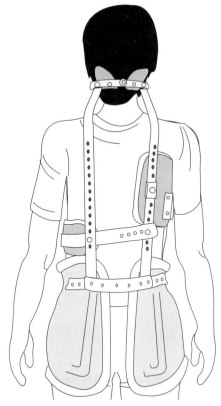

Milwaukee-Korsett (Ansicht von dorsal)

Minorkurve: Syn.: → Nebenkrümmung (einer → Skoliose). engl.: minor curve.

Minor-Zeichen: Klinisches Zeichen bei → Ischiassyndrom: der Patient belastet beim Aufstehen aus liegender Körperposition ausschließlich das gesunde, nicht betroffene Bein; im Falle einer → Lumbago klettert er hingegen an beiden Beinen in die aufrechte Haltung. engl.: Minor's sign.

Mirbaha-Zugang: Thorakolumbaler retroperitoneal-extrapleuraler → Zugangsweg zur Wirbelsäule (Th11-L5). engl.: Mirbaha's approach.

MISS: Abkürzung für → minimally invasive spine surgery (*engl.*); minimalinvasive Bandscheibenchirurgie (z.B. durch perkutane → Diskektomie).

Mißbildung: Anatomische Veränderung von Form und/oder Größe eines Organes oder Gliedmaßenabschnittes, auch des gesamten Körpers, die phänotypisch außerhalb der physiologischen Variationsbreite liegt. *Ursache* ist eine genetische oder intrauterine (pränatale) Störung. engl.: malformation, deformity.

Mittellinienkomplex: Embryonale ventrale bzw. dorsale Verschlußstörung der Mittellinie des menschlichen Körpers mit nachfolgenden einzelnen oder kombinierten Spaltbildungen im Bereich des Schädels (Gesicht, Kiefer), des ZNS, der Wirbelsäule, des Thorax und des Abdomens. engl.: midline syndrome.

Mixtaphyt: Röntgenologischer Begriff für die Mischform eines → Syndesmophyten und eines → Spondylophyten. *Vorkommen* typischerweise bei der → Spondylitis ankylosans (*s. Abb.*).

Mm.: Abkürzung für Musculi (*pl.* von → Musculus).

Mobilisation: Syn.: Mobilisierung. 1.) Krankengymnastische Maßnahme mit dem Ziel der Wiedererlangung der Gehfähigkeit motorisch beeinträchtigter, evtl. bettlägriger Patienten. 2.) Aktive konservative oder auch operative sowie passive Maßnahme zur Wiederherstellung der Funktionalität eines bewegungsgestörten peripheren oder auch Wirbelsäulengelenkes (z.B. nach längerer Ruhigstellung) oder im Falle einer → Blockierung wie translatorisches Gleiten im Sinne der → manuellen Medizin. → Quengelbehandlung, Brisement (forcé), offene Arthrolyse. engl.: mobilization.

Mobilisationstherapie: Begriff aus der → manuellen Medizin. Einsatz spezieller Grifftechniken zur → Mobilisation peripherer oder auch von Wirbelgelenken bei funktionellen, v.a. schmerzhaften Störungen; auch Gesamtheit aller krankengymnastischen Geh- und Bewegungsübungen in der postoperativen Frühphase bzw. bei bettlägerigen Patienten zur Kreislaufanregung sowie zur Thrombose-, Embolie- und Pneumonieprophylaxe. engl.: mobilizing physiotherapy.

Mobilisierung: Syn.: → Mobilisation.

Moe-Haken: Spezieller stumpfer → Lamina(distraktions)haken zur dorsalen Instrumentation der Wirbelsäule. → Harrington-Operation. engl.: Moe hook.

von Monakov, C.: 1853-1930; Schweizer Neurologe aus Zürich.

Monakov-Bündel: Syn.: → Tractus rubrospinalis.

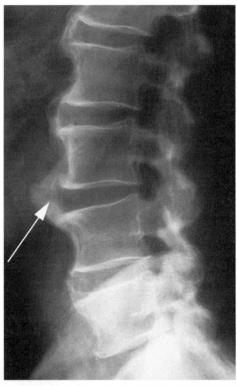

Ventral überbrückender lumbaler Mixtaphyt L3/L4 (→) im seitlichen Röntgen-Nativbild der LWS; in den übrigen lumbalen Segmenten finden sich ventrale Syndesmophyten.

Monakov-Reflex: Syn.: → Monakov-Zeichen.
Monakov-Zeichen: Syn.: Monakov-Reflex. Hebung des lateralen Fußrandes nach dessen Bestreichen. → Pyramidenbahnzeichen. engl.: Monakov's sign.
Mongolismus: Syn.: → Down-Syndrom, Trisomie 21. engl.: Down's syndrome.
Monoparalyse: Vollständige Lähmung nur einer Gliedmaße oder eines Gliedmaßenabschnittes (im Gegensatz zur → Monoparese). engl.: monoparalysis.
Monoparese: Syn.: Monoplegie. Unvollständige Lähmung nur einer Gliedmaße oder eines Gliedmaßenabschnittes (im Gegensatz zur → Monoparalyse). engl.: monoparesis, monoplegia.
Monoplegie: Syn.: → Monoparese. engl.: monoplegia, monoparesis.
monoradikulär: *lat.* für nur eine → Spinalnervenwurzel betreffend. engl.: monoradicular.
Moorbad, Moorpackung: Form der → physikalischen Therapie im Sinne eines → Voll- oder → Teilbades bzw. einer Packung unter Verwendung des natürlichen organischen → Peloids Torf (als Brei, Extrakt oder Suspension). Torf enthält kohlenstoffreiche Substanzen wie Zellulose, Pektin, Bitumen, Silikate, Kalk u.a.m. mit hoher Wärmespeicherkapazität und geringer Wärmeleitung (sog. thermophysikalischer Effekt); zusätzliche chemische und mechanische Wirkung der Einzelbestandteile auf den Organismus durch Ionenaustausch, hormonelle Beeinflussung u.a. *Indikationen*: chronische Bindegewebserkrankungen, degenerative Wirbelsäulensyndrome mit muskulär-irritativen Begleiterscheinungen. engl.: moor bath, mudpack.
M. Bang: Syn.: Febris undularis Bang (*lat.*). Krankheitsbild aufgrund einer Infektion mit Brucella abortus mit nachfolgenden undulierenden Fieberschüben. In seltenen Fällen *Mitbeteiligung der Wirbelsäule* mit minimal-spondylitischen Veränderungen; die früh erscheinenden Destruktionsherde sitzen meist im vorderen Wirbelteil, v.a. in den ventralen subchondralen Anteilen der Deckplatten; Weiterleitung der entzündlichen Prozesse entlang des → Lig. longitudinale anterius. Evtl. früh einsetzende sklerotisch-spondylotische Reparationsvorgänge mit Blockwirbelbildung im Spätstadium. engl.: Bang's disease.

M. Bechterew: Syn.: → Spondylitis ankylosans, Spondylarthritis ankylopoetica.
M. Behçet: → Behçet-Syndrom.
M. Crohn: Syn.: Enteritis regionalis, Ileitis terminalis. Unspezifische, schubweise verlaufende, meist segmental begrenzte granulomatöse Entzündung des terminalen Ileums, seltener des Kolons. *Ätiologie* bisher nicht geklärt, genetische Faktoren bzw. Autoimmunerkrankung vermutet. *Klinische Symptomatik im Bereich der Wirbelsäule*: asymptomatische → Sakroileitis in 10-20% der Fälle (nicht HLA-B 27 assoziiert); Vollbild einer → Spondylitis ankylosans in etwa 5%, dann meist HLA-B 27 assoziiert (unabhängig vom Verlauf der Darmerkrankung). Im Falle eines positiven HLA-B 27 ist in 70% eine entzündliche Mitbeteiligung des Achsenskeletts gegeben. engl.: Crohn's disease, regional ileitis.
M. Forestier: Syn.: → Spondylosis hyperostotica, Forestier Syndrom. engl.: senile vertebral ankylosing hyperostosis.
M. Hodgkin: Syn.: Hodgkin-Lymphom, → Lymphogranulomatose. engl.: Hodgkin lymphoma, lymphogranulomatosis.
M. Gaucher: Syn.: Gaucher Krankheit, Lipidspeicherkrankheit (Sphingolipidose). *Ätiologie*: hereditäres, autosomal-rezessiv vererbtes Leiden, Enzymdefekt (Glukozerebrosidase) mit abnormer Speicherung von Zerebrosiden im retikuloendothelialen System, ZNS und Knochenmark mit sekundären Osteonekrosen. *Klinik*: unterschieden werden eine schwere *infantile* (sehr früh letal), eine *spätinfantile* milder verlaufende und eine *Erwachsenenform* mit massiver Hepatosplenomegalie, Lymphknotenschwellungen und Hautveränderungen. *Im Bereich der Wirbelsäule* Zwergwuchs, Symptome sonst nur bei Auftreten von Wirbelkörperspontanfrakturen. *Röntgenbefunde*: uncharakteristische Osteoporose; häufiger pathologische Wirbelfrakturen mit dann meist umschriebenem Gibbus (spitze Keilform). engl.: Gaucher's disease, cerebroside lipoidosis.
M. Kahler: Syn.: → Plasmozytom, multiples Myelom. engl.: plasmocytoma, plasma cell tumor.
M. Paget: Syn.: Osteodystrophia deformans, Ostitis deformans, Paget Syndrom. Schleichend beginnende, dann chronisch progrediente, mono- oder polyostotische Knochener-

krankung mit lokalisierten osteoklastisch-osteoplastischen Umbaureaktionen. *Ätiologie*: bisher nicht eindeutig geklärt, Slow-virus Infektion vermutet. *Klinik*: Betroffen sind überwiegend Männer, meist zwischen dem 60.-70. Lebensjahr. Sehr häufig symptomlos; in nur 5 % der Fälle bei ausgeprägten Befunden lokale Schmerzbilder, die bei Belastung und unter Kälteeinfluß zunehmen können; Auftreten von Knochenverformungen mit Verdickungen (v.a. am Schädel und an der Tibia), später bisweilen Spontanfrakturen mit dann guter Heilungstendenz; keine Weichteilveränderungen; neurologische Symptome wie Wurzelschmerzen und evtl. Lähmungen bei Wirbelsäulenbefall nicht selten. In 5-10 % der Fälle sarkomatöse Entartung. *Hauptlokalisationen im Bereich der Wirbelsäule*: → Os sacrum, Wirbelkörper der LWS, seltener auch der BWS. *Typischer Röntgenbefund*: Pachy- und Periostose, Größenzunahme der betroffenen Wirbelkörper, „Aufblättern" der Kompaktastrukturen, „sklerosierende Atrophie" der Spongiosa mit strähnig-porotischer Vergröberung, → Ostitis condensans ilei. → Mosaikstruktur im Bereich der Wirbel mit streifenförmigen Verkalkungen, teilweise auch dicht gedrängte → „Elfenbeinzeichnung" (*s. Abb.*). Im Spätstadium Auftreten von Spontanfrakturen mit meist guter Heilungstendenz, seltener → Fisch-, → Keil- oder → Plattwirbelbildung (→ Paget-Wirbel). *Typische Laborbefunde*: alkalische Phosphatase im Serum regelmäßig, im Schub teilweise extrem erhöht, BSG erhöht, Kalzium- und Phosphatspiegel jedoch im Normbereich. *Therapie*: medikamentöse Abdeckung mit NSAR meist ausreichend; evtl. Gabe von Kalzitonin bzw. von Biphosphonaten; operative Intervention nur in Ausnahmefällen erforderlich. engl.: Paget's disease (of bone).

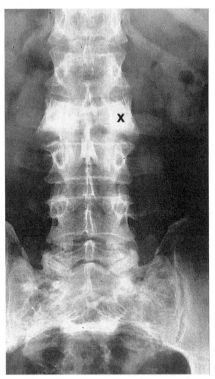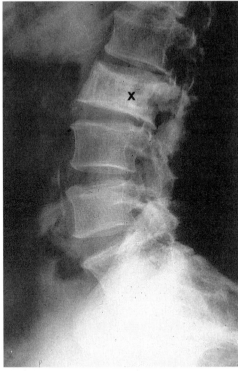

M. Paget mit isoliertem Befall von L2 (x): ausgeprägte Hypersklerose und leichte Zusammensinterung des Wirbelkörpers im a.p.- (links) bzw. seitlichen (rechts) Röntgenbild.

M. Reiter: Syn.: Reiter Syndrom, Konjunktivo-urethro-synoviales Syndrom, Okulo-urethro-Synovitis, Ruhrrheumatismus, M. Fissinger-Leroy-Reiter (FLR-Syndrom).
Akute reaktive postenteritische seronegative Olig- oder Polyarthritis in Verbindung mit einer Urethritis, Konjunktivitis (Trias) sowie evtl. Schleimhautbefall (Tetrade); den sog. seronegativen → Spondylarthritiden zugerechnet. *Ätiologie*: genetische Prädisposition (gehäuftes familiäres Vorkommen), hohe Assoziation zum HLA-B 27 (80-85 %); maßgebliche Auslösung des Krankheitsbildes durch pathologisch ablaufende Immunantwort auf enteritische oder venerische Infektionen. *Klinik*: Morbidität 0,25-1,5 % nach dysenterischen Infektionen, 2 % aller Patienten mit unspezifischer Urethritis betroffen; bevorzugte Erstmanifestation in der 4. Lebensdekade; bei der postenteritischen Form ausgeglichenes Geschlechtsverhältnis, bei der postvenerischen Form Männer etwa 20 mal häufiger betroffen als Frauen. Die Erkrankung bleibt nahezu immer auf die Lenden-Becken-Hüftregion beschränkt. Im *Frühverlauf* typische enteritische oder venerisch-urethritische Infektion mit entzündlichen Allgemeinsymptomen (Fieber, Schweißausbruch, Krankheitsgefühl u.a.) mit nachfolgender Latenzperiode von einigen Tagen bis Wochen.; dann in 95-100 % hochakute Gelenksymptomatik über bis zu 3 Wochen, später evtl. schubweiser, in 20% primär *chronischer Verlauf*. *Symptomatik im Bereich der Wirbelsäule*: Tiefsitzende Kreuzbeschwerden in etwa 70 % der Fälle, nicht selten morgendliches Schmerzbild mit Steifigkeitsgefühl; echte → Spondylarthritiden in 30-35 % der chronischen Verläufe; anfänglich in 5% einseitige oder bilaterale → Sakroileitis, bei chronischen Verläufen in 50 % nachweisbar (v.a. bei HLA-B 27 positiven Patienten). *Röntgenologisch* im Bereich der Wirbelsäule atypische, nicht marginale asymmetrische → Syndesmophyten und meist solitäre → Parasyndesmophyten (v.a. im Bereich der LWS, aber auch der unteren BWS); nach jahrelangem Verlauf ähnliches Bild wie im Falle einer → Spondylitis ankylosans. *Laborbefunde*: BSG nur im akuten Stadium erhöht, Rheumafaktor negativ; evtl. serologischer Erregernachweis möglich. Günstige *Prognose*, in 25-30 % chronisch-progredienter Verlauf, hierbei sind über 10 % Patienten mit ausgeprägtem Wirbelsäulenbefall; Mortalität 1% (v.a. bei viszeralen Komplikationen). engl.: Reiter's syndrome.

M. Scheuermann: Syn.: → Scheuermannsche Krankheit. engl.: juvenile kyphosis, Scheuermann's disease.

M. Teutschländer: → Teutschländer-Syndrom. engl.: Teutschlaender's syndrome.

M. Whipple: Syn.: intestinale Lipodystrophie, lipophage Intestinalgranulomatose, Whipple Krankheit. Sehr seltene, chronisch verlaufende Jejunitis mit sekundärem multizystischen Bild. *Ätiologie*: → HLA-B 27 assoziiert; Auslösung wahrscheinlich durch eine Infektion mit Corynebakterien. *Klinik*: familiäre Häufung, Männer 5-10 mal häufiger betroffen als Frauen; Beginn meist zwischen dem 40. und 50. Lebensjahr. Unspezifisches *Prodromalstadium* über mehrere Jahre (Fieber, Myalgien, Arthralgien u.a.); hochakutes *Voll-*

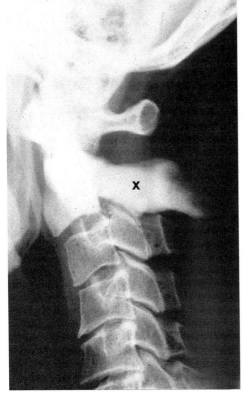

M. Paget mit isoliertem Befall von C2: hypertrophierter und hypersklerosierter Dornfortsatz (x) im seitlichen Röntgenbild.

bild mit schweren Sprue-ähnlichen gastrointestinalen Symptomen. *Wirbelsäulensymptomatik*: häufiges Auftreten einer → Sakroileitis, in 5-6 % der Fälle seronegative → Spondylarthritis. *Therapie*: langfristige antibiotische Abdeckung (zumindest ein Jahr), Basistherapeutika unwirksam. engl.: Whipple's disease, intestinal lipodystrophy.

Morquio, L.: 1867-1935; uruguayischer Kinderarzt aus Montevideo.

Morquio(-Brailsford) Syndrom: Syn.: spondylopepiphysäre Dysplasie, Dysplasia spondyloepiphysaria intermedia. Autosomal-rezessiv vererbte enchondrale Chondro-Osteodystrophie, die den → Mukopolysaccharidosen (Typ IV) zugerechnet wird. *Ätiologie*: Mangel an N-Azetyl-Galaktosamin-6-Sulfat-Sulfatase (Typ A) bzw. an β-Galaktosamin (Typ B) mit nachfolgender Aufbaustörung von Keratansulfat. *Klinisches Bild*: Manifestation im 2. Lebensjahr mit Störung der Entwicklung der Epi- und Metaphysen der Knochen, völliger Wachstumsstillstand etwa ab dem 10. Lebensjahr mit dysproportioniertem → Minder- und → Zwergwuchs (s. *Abb.*); pathognomonisch sind ein verkürzter Rumpf, eine Brustkorbdeformität mit Protrusion des Sternums (Pectus carinatum), ein kurzer Hals mit leicht rekliniertem Kopf, Überstreckbarkeit der Körpergelenke, evtl. ausgeprägte X-Bein-Fehlstellung; Intelligenz meist normal, Lebenserwartung i.a. nicht beeinträchtigt. *Typische Wirbelsäulenbefunde*: Frühzeitige Entwicklung einer → Thorakal- bzw. → Thorakolumbalskoliose mit → Rippenbuckel; röntgenologisch abgeflachte Wirbelkörper bis hin zur generalisierten → Platyspondylie (s. *Abb.*), evtl. → Denshypoplasie, → atlanto-okzipitale bzw. → atlanto-axiale Instabilität. engl.: Morquio's syndrome A (galactosamine-6-sulfatase deficiency); Morquio's syndrome B (β-galactosidase deficiency).

Morscher, E.: Zeitgenössischer Schweizer Orthopäde aus Basel. → Morscher-(Verriegelungs)platte, → Hakenschraube (nach Morscher).

Morscher-(Verriegelungs-)Platte: Doppel-T-förmige Osteosyntheseplatte aus Titan mit star-

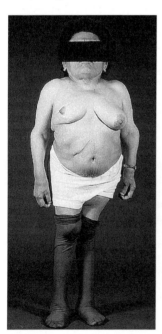 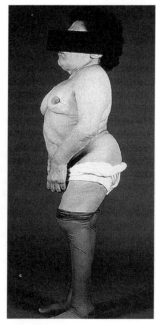 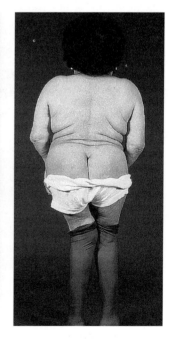

Körperstatur beim Morquio-Brailsford Syndrom:

a) Vorderansicht　　　b) Seitansicht　　　c) Rückansicht

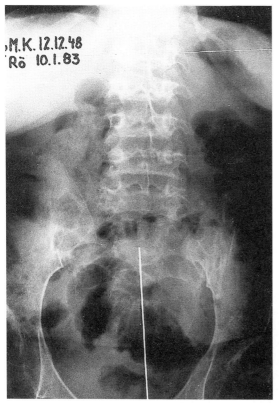 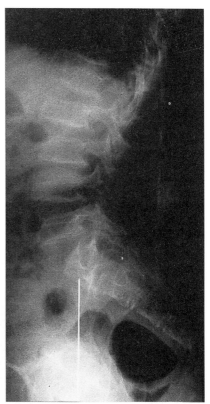

Typische Röntgenmorphologie der LWS beim Morquio-Brailsford-Syndrom:

a) a.p.-Strahlengang
b) seitlicher Strahlengang.

rer Schrauben-Platten-Verbindung und Rückdrehsicherung durch Verklemmen des geschlitzten Schraubenkopfes in der Plattenbohrung (sog. Aufspreizschraube) zur ventralen interkorporalen → Fusionsoperation im Bereich der Halswirbelsäule. → Caspar-Platte, → Orozco-Platte. engl.: Morscher's plate.

Mosaikstruktur: Typische röntgenologische Zeichnung eines Wirbelkörpers im Falle eines → M. Paget mit dem Nebeneinander einer vergröberten, strähnig-porotischen Knochenbälkchenzeichnung und lokalen Verdichtungen im Sinne eines → Elfenbeinwirbels. engl.: mosaic structure.

Motoneuron: Letztes efferentes Neuron zur willkürlichen Innervation der Skelettmuskulatur (sog. motorische Endstrecke der Leitungsbahn); Ursprung in den motorischen → Vorderhornzellen des Rückenmarks; Verlauf als α-M. zu den motorischen Endplatten der quergestreiften Muskulatur, als γ-M. zu den intrafusalen Muskelspindeln (Tonussteuerung). Eine Schädigung des α-M. führt zu einer spinalen → Muskelatrophie, eine Schädigung des γ-M. zu einer → Ataxie. engl.: motoneuron, motor neuron.

Motorik: Gesamtheit aller aktiven, willkürlich durchgeführten Bewegungsvorgänge; Steuerung über die motorische Hirnrinde sowie das → pyramidal-motorische System, Modulation über das → extrapyramidal-motorische System. engl.: motoricity, motor function.

motorisch: Die → Motorik betreffend, der Bewegung dienend. engl.: motor, motorial. **m.e Bahn:** Nervale Leitungsbahn (→ Tractus); hierzu gehören die efferenten Fasern des sog. 1. Neurons der → Pyramidenbahn ausgehend von der Hirnrinde zu den → Motoneuronen des Rückenmarks (2. Neuron), die dann als meist gemischte Bahnen zum (muskulären) Zielorgan verlaufen; Ergänzung durch extrapyramidale Fasern, z.B. aus dem Kleinhirn. engl.: motorial tract. **m.e. Wurzel:** Syn.: → Radix ventralis. engl.: motorial root.

Mottenfraßwirbel: Pathognomonische röntgenologische Veränderung eines Wirbelkörpers beim → Plasmozytom mit erheblicher, unscharf begrenzter → Osteolyse.

Moutard-Martin Zeichen: Syn.: → Lasègue-Moutard-Martin Zeichen, gekreuzter Lasègue. engl.: crossed Lasègue's sign.

MPDS: Abkürzung für Münsteraner posteriores Doppelstab (doublerod) System. Instrumentation zur dorsalen Korrektur und Stabilisierung v.a. der Brustwirbelsäule (z.B. im Falle einer → Kyphose oder → Skoliose); aufgebaut auf den Korrekturprinzipien polysegmental angreifender haken- und schraubentragender Doppelstabsysteme mit speziellen → Pedikelschrauben sowie → Lamina- und → Transversalhaken (s. Abb.). Die Korrektur einer → Skoliose erfolgt nach dem Prinzip von → Cotrel und → Dubousset (→ CD-Instrumentation) oder über speziell entwickelte Repositionsinstrumente durch Zug an den sog. strategischen Wirbeln. → MADS.

MPS: Abkürzung für → Mukopolysaccharide und für → Mukopolysaccharidose. engl.: mucopolysaccharides, mucopolysaccharidoses.

MRI: Abkürzung für **m**agnetic **r**esonance **i**maging (engl.). → Kernspintomographie.

MR(T): Abkürzung für **m**agnetic **r**esonance **t**omography (engl.) bzw. **M**agnetresonanztomographie. → Kernspintomographie.

MS: Abkürzung für → Multiple Sklerose.

MSF: Abkürzung für **m**odular **s**pine **F**ixator (engl.). Typ eines → Fixateur interne speziell zur monosegmentalen dorsalen Instrumentation der Wirbelsäule.

MTT: Abkürzung für **m**edizinische → Trainingstherapie.

Mukopolysaccharide: Abkürzung: MPS. Hochpolymere chemische Substanzen des Stütz- und Bindegewebes (Proteoglykane, Glukosaminoglykane); Bedeutung für den Zusammenhalt der Kollagenfibrillen u.v.a. Abbaustörungen führen zum Krankheitsbild einer → Mukopolysaccharidose. engl.: mucopolysaccharides.

Mukoploysaccharidosen: Abkürzung: MPS. Kongenitale, hereditäre lysosomale Speicherkrankheiten aufgrund einer enzymatisch defizitären Abbaustörung einzelner saurer → Mukopolysaccharide; gehen mit meist typischen Veränderungen des Skeletts (s. Tab. 76) einher; ZNS, viszerale Organe, Haut u.a. sehr oft mitbeteiligt. → Hunter Syndrom, → Sanfilippo Syndrom, → Morquio-Brailsford Syndrom, → Maroteau-Lamy Syndrom. engl.: mucopolysaccharidoses.

Müller-Zeichen: Ermüdungsbruch eines Dornfortsatzes im seitlichen Röntgenbild der BWS im Falle einer pathologischen → Kyphose, z.B. bei einer schweren → Scheuermannschen Erkrankung. engl.: Müller's sign.

Multifidus: lat. für vielspaltig. Umgangssprachlich für → M. multifidus.

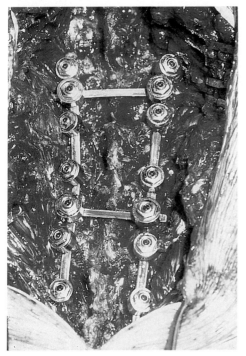

Intraoperativer Situs nach dorsaler lumbaler Instrumentation mit dem MPDS.

Tab. 76: Mukopolysaccharidosen und Mukolipidosen (nach WYNNE-DAVIES und FAIRBANK, 1976)

Typ der Erkrankung	Enzymdefekt	Vererbungsmodus	Krankheitsbeginn	klinische Befunde im Bereich des Skeletts	Mukopolysaccharidausscheidung im Urin
MPS I-H Hurler Syndrom	α-L-Iduronidase	autosomal-rezessiv	erste Lebensmonate	schwere Skelettveränderungen (Dysmorphie, Dysostosen), Zwergwuchs, geistige Retardierung. Tod zwischen dem 10.-15. Lebensjahr	Dermatan- und Heparansulfat
MPS I-S Scheie Syndrom (Prützer Typ V)	α-L-Iduronidase	autosomal-rezessiv	erste Lebensmonate	normale Intelligenz; in der späteren Kindheit Gelenkkontrakturen; normale Lebenserwartung	Dermatan- und Heparansulfat
MPS II Hunter Syndrom	L-Iduronosulphat-Sulfatase	geschlechtsgebunden rezessiv	6.-12. Lebensmonat	ähnlich wie beim Hurler Syndrom, jedoch weniger stark ausgeprägt; alle Patienten sind männlich	Dermatan- und Heparansulfat
MPS III Sanfilippo Syndrom (Untertypen A-D)	N-Heparansulfatase oder α-Azetylglukosaminidase	autosomal-rezessiv	frühe Kindheit	geistiger Defekt; Gelenkkontrakturen mit oder ohne radiologische Zeichen	Heparansulfat
MPS IV Morquio-Brailsford Syndrom	Typ A N-Azetylhexosaminidase-SO$_4^-$ Sulfatase	autosomal-rezessiv	2.-4. Lebensjahr	normale Intelligenz; Zwergwuchs mit Platyspondylie; Gelenklaxität.	Keratansulfat
	Typ B-Galaktosidase	autosomal-rezessiv	2.-4. Lebensjahr	mildere Verlaufsform wie Typ A	Keratansulfat
MPS VI Maroteaux-Lamy Syndrom	Arylsulphatase B	autosomal-rezessiv	frühe bis späte Kindheit	normale Intelligenz; Skelettveränderungen wie beim schweren Hurler Syndrom	Dermatansulfat, bisweilen Heparansulfat
MPS VII Sly Syndrom	β-Glukosamidase	autosomal-rezessiv	frühe Kindheit	mäßige Dysmorphie und Skelettdeformitäten; Intelligenz evtl. eingeschränkt	-
Mukolipidose I	?	autosomal-rezessiv	nach Säuglingsalter bis frühe Kindheit	geringe Hurler-ähnliche Erscheinung mit progressiver neurologischer Degeneration und kirschroten Hautflecken; retardierte psychomotorische Entwicklung	keine
Mukolipidose II I-Zell-Erkrankung	?	autosomal-rezessiv	frühe Kindheit	entsprechend Typ I, nur schwerer; Tod in früher Kindheit	keine
Mukolipidose III	?	autosomal-rezessiv	nach dem 2. Lebensjahr	leichte oder keine Skelettveränderungen mit nur langsamer Progredienz	keine
GM Gangliosidose I	β-Galaktosidase	autosomal-rezessiv	Geburt und frühe Kindheit	Skelettveränderungen wie beim Hurler Syndrom, jedoch mit ausgesprochen periostaler Verdickung der langen Röhrenknochen	keine

Multifidusdreieck: Anatomische Rückenregion zwischen der Lendenwirbelsäule und dem oberen hinteren Darmbeinstachel im Bereich der gefiedert liegenden → Mm. multifidi. engl.: multifidus triangle.

Multifidusdreieck-Syndrom: Neuralgieformes Beschwerdebild, lokalisiert im → Multifidusdreieck der LWS, teilweise mit Ausstrahlung in das Gesäß und den Oberschenkel; oft kombiniert mit einem lokalen Muskelhartspann bei normaler Beweglichkeit der Wirbelsäule. *Ursächlich* ist meist eine Funktionsstörung der kleinen → Wirbelgelenke L2 und/oder L3, eine Fehlhaltung der LWS oder eine Nervenwurzelirritation. engl.: multifidus-triangle syndrome.

Multiple Sklerose: Abkürzung: MS. Syn.: Encephalomyelitis disseminata, Charcot-Krankheit, Polysklerose.
Relativ häufige Entmarkungskrankheit des Gehirns und des Rückenmarks mit herdförmigem, regellos verteiltem Markscheidenzerfall, perivaskulären Infiltraten und gliösen Proliferationen. *Ätiologie*: vermutet wird eine Slow-Virus-Infektion im Kindesalter mit nachfolgender Autoaggressionskrankheit. *Klinik*: Manifestation meist zwischen dem 20.-50. Lebensjahr; pseudoneurasthenisches bzw. rheumaähnliches *Prodromalstadium*; im *floriden Stadium* Hirnnervenausfälle (Sprach- und Sehstörungen), Kleinhirnsymptomatik, spastische Lähmungen, Sensibilitätsstörungen, Beeinträchtigung der Blasen- und Mastdarmfunktion, euphorische Zustände; im *Spätstadium* Demenz. Verlauf schubweise mit längeren Remissionen oder chronisch-progredient. *Liquorbefund*: leichte → Pleozytose, albuminokolloidale Dissoziation. *Diagnosesicherung*: durch akustisch- und visuell-evozierte Potentiale, → CT und → NMR. engl.: multiple sclerosis, disseminated sclerosis.

Musculus: *lat.* für Muskel, Mäuschen; Abkürzung: M.; *pl.*: Musculi (Abkürzung: Mm.).
Muskulatur der Wirbelsäule mit Angaben zum Ursprung, Ansatz und zur Innervation s. *Tab. 105*. Unterschieden werden *posturale tonische* M. mit nur langsamer Ermüdbarkeit, rascher Aktivierungsmöglichkeit und Neigung zur Verkürzung von den *phasischen* M. mit rascher Ermüdbarkeit, langsamer Aktivierbarkeit und Neigung zur Abschwächung. engl.: muscle. **M. coccygeus:** Muskel an der Innenfläche des → Lig. sacrospinale. engl.: coccygeal muscle. **Mm. coccygei:** die zum Steißbein gehörenden Muskeln. **Mm. colli:** Gesamtheit der → Halsmuskeln, zu denen das → Platysma, der M.sternocleidomastoideus, die Mm. supra- et infrahyoideus, scaleni, longus colli, longus capitis et rectus capitis anterior gehören (s. a. *Tab. 41, S. 164*). engl.: muscles of the neck. **Mm. dorsi:** → Rückenmuskeln, zu denen die *spinohumerale Gruppe* (u.a. → M. latissimus dorsi), die *spinokostale Gruppe* (u.a. → Mm. serratus posterior superior et inferior, die spinoskapularen Muskeln, die → M. trapezius, die → Mm. rhomboideus major et minor und der → M. levator scapulae), in der Tiefe die → *autochthone Rückenmuskulatur* und schließlich die → Mm. intertransversarii laterales lumborum und der → M. transversus nuchae gehören (s. a. *Tab. 105*). engl.: muscles of the back. **M. erector spinae:** Summe aller → autochthonen Rückenmuskeln bzw. lateraler Trakt (→ Mm. longissimus et iliocostalis). engl.: erector muscle of spine. **M. iliococcygeus:** vom Sehnenbogen des M.levator ani zum → Os coccygis verlaufender Muskel. **M. iliocostalis (cervicis, lumborum et thoracis):** seitlicher Teil des → M. erector spinae zervikal bis lumbal (im sog. sakrospinalen Anteil der → autochthonen Rückenmuskulatur). engl.: iliocostal muscle. **M. iliopsoas:** Vereinigung des M. iliacus und des → M. psoas mit gemeinsamem Ansatzort am Trochanter minor femoris; Beuger und Außenrotator im Hüftgelenk, Aufrichter des Beckens in Rückenlage bei gestreckten Beinen. engl.: iliopsoas muscle. **Mm. intercostales:** Zwischenrippenmuskulatur; unterschieden werden die **Mm. i. externi,** die **Mm. i. interni** und die **Mm. i. intimi;** jeweils segmentale nervale Versorgung durch die → Nn. intercostales. engl.: intercostal muscles. **Mm. interspinales (cervicis, thoracis et lumborum):** paarig angelegte Rückenmuskulatur des sog. Interspinalsystems. engl.: interspinal muscles. **Mm. intertransversarii anteriores cervicis, posteriores cervicis, i. thoracis et i. mediales lumborum :** 3 paarig angelegte → autochthone Rückenmuskeln des sog. intertransversalen Systems. engl.: intertransversal muscles. **Mm. intertransversarii laterales lumborum:** rudimentäre Interkostalmuskeln seitlich der medialen Anteile. **M. latissimus dorsi:** großer Rückenmuskel, u.a. als oberflächliches Blatt der → Fascia thoracodorsalis; evtl. Verbindungszügel zum M. pectoralis major (sog. → Langerscher Achselbogen). engl.: latissimus dorsi. **Mm. levatores costarum breves et longi:** sakrospinaler Anteil der → autochthonen Rückenmuskulatur. **M. longissimus (capitis, cervicis et thoracis):** medialer Anteil des → M. erector spinae. **M. longus capitis:** langer Kopfmuskel, vor der Wirbelsäule verlaufend. **M. longus colli:** langer Halsmuskel. **Mm. multifidi:** → autochthone Rückenmuskulatur des sog. transversospinalen Systems, jeweils 2-3(4) Wirbel überspringend. engl.: multifidi muscles. **Mm. obliquus capitis superior et inferior:** oberer und unterer schräger Kopfmuskel; Bestandteil der → autochthonen Rückenmuskulatur. **M. psoas:** Lendenmuskel, bestehend aus dem M. psoas ma-

Tab. 77: Formen der spinalen Muskelatrophie

Typ		Erkrankungsalter	Lebenserwartung	Lokalisation	Vererbung
1.	**Typ Werdnig-Hoffmann** akut (Typ I)	0-12 Monate	2-3 Jahre	proximal	autosomal-rezessiv
	chronisch (Typ II)	0-2 Jahre	10 Jahre und mehr	proximal	autosomal-rezessiv
2.	**Typ Kugelberg-Welander** (Typ III)	3-18 Jahre und Erwachsenenalter	30 Jahre	Beckengürtel	autosomal-rezessiv
3.	**skapulo-humeraler Typ** (Vulpian-Bernhardt)	Jugend- und Erwachsenenalter	nicht bzw. nur leicht verkürzt	Schultergürtel	sporadisch
	faszio-skapulo-humeraler Typ	Jugendalter	nicht bzw. nur leicht verkürzt	Gesicht und Schultergürtel	autosomal-dominant
	skapulo-peronealer Typ	30-50 Jahre	30 Jahre und mehr	Schultergürtel und Unterschenkel	autosomal-dominant
4.	**distaler Typ** Duchenne-Aran	30-40 Jahre	30 Jahre und mehr	Unterarm, Hand	sporadisch
	peronealer Typ	Kindheit, Erwachsenenalter	nicht bzw. nur leicht verkürzt	Unterschenkel, Fuß	sporadisch, autosomal-dominant und -rezessiv
5.	**bulbospinale Form** (Typ Kennedy)	Erwachsenenalter	nicht bzw. nur leicht verkürzt	proximale Extremitäten, Gesicht, Zunge	X-chromosomal-rezessiv.

jor und fakultativ aus dem inkonstant angelegten inneren M. psoas minor. engl.: psoas muscle. **M. quadratus lumborum**: viereckiger Lendenmuskel. **M. rectococcygeus**: Längsmuskelschicht der Rektumwand. **M. rectus capitis**: gerader Kopfmuskel mit vier Anteilen: **anterior, lateralis, posterior major et posterior minor**. **Mm. rhomboideus major et minor**: Rhomboideus- oder Rautenmuskel. **Mm. rotatores**: Drehmuskeln der transversospinalen Anteile der → autochthonen Rückenmuskulatur. engl.: rotator muscles. **M. sacrococcygeus dorsalis**: inkonstanter Muskel von der Hinterfläche des → Os sacrum zum → Os coccygis. **M. sacrococcygeus ventralis**: inkonstanter Muskel mit sehnigen Anteilen zwischen der seitlichen unteren Vorderfläche des → Os sacrum zum → Os coccygis. **M. sacrospinalis**: ältere Bezeichnung für den → M.erector spinae. **M. scalenus**: 3 verschiedene Einzelmuskeln (**anterior, medius et posterior**) der tiefen Halsmuskeln; ein M. scalenus minimus ist nur inkonstant vorhanden. → Halsmuskulatur. **M. semispinalis**: 3 verschiedene Muskeln (**M. s. capitis, cervicis et thoracis**) des sog. transversospinalen Systems der → autochthonen Rückenmuskulatur. engl.: semispinal muscle. **M. serratus**: Sägemuskel; unterschieden werden ein **M. s. anterior**, ein **M. s. posterior superior** und ein **M. s. posterior inferior**. engl.: serratus muscle. **M. spinalis (capitis, cervicis et thoracis)**: 2-3teiliger Dornfortsatzmuskel als interspinaler Anteil der → autochthonen Rückenmuskulatur von Dornfortsatz zu Dornfortsatz, evtl. mehrere Wirbel überspringend, ziehend. engl.: spinal muscle. **M. splenius**: Beidseits als Anteile des sog. spinotransversalen Systems der → autochthonen Rückenmuskulatur verlaufend; unterschieden werden jeweils ein **M. s. capitis** und ein **M. s. cervicis** im Kopf- bzw. Halsbereich. engl.: splenius muscle. **Mm. subcostales**: Hintere Zwischenrippenmuskulatur. engl.: subcostal muscles. **M. transversospinalis**: → autochthone Rückenmuskulatur, auch als sog. tranversospinales System bezeichnet, zu dem die → Mm. semispinales, die → Mm. multifidi und die → Mm. rotatores gehören. engl.: transversospinal muscles. **M. transversus nuchae**: Rudimentärer Nacken-

Tab. 79: Skala der Muskelkraft (subjektive Schätzung der Kraftentfaltung eines maximal angespannten Muskels durch den untersuchenden Arzt)

Definierte Kraftstufe	Charakterisierung der Muskelkraftentfaltung
0 - Null	Komplette Lähmung, keine Muskelkontraktion spürbar
1 - Spur	Spürbar (sicht- oder tastbar); Muskelaktivität gegeben, jedoch keine Wirkung (keine Gelenkbewegung möglich)
2 - sehr schwach	Geringe Kraftentfaltung der Muskulatur; volles horizontales Bewegungsausmaß des Gelenkes bei aufgehobener Schwerkraft möglich
3 - schwach	Mäßige Kraftentfaltung der Muskulatur, volles Bewegungsausmaß des Gelenkes gegen die Schwerkraft möglich
4 - gut	Kraftentfaltung der Muskulatur herabgesetzt, volles Bewegungsausmaß des Gelenkes, auch gegen leichten Widerstand (Hand des Untersuchers) möglich
5 - sehr gut	Volle Muskelkraft; vollständiges Bewegungsausmaß des Gelenkes auch gegen starken Widerstand möglich.

quermuskel; Fortsetzung des M. auricularis posterior. **M. trapezius:** Kapuzenmuskel. engl.: trapezius muscle.
Muskel: → musculus (lat.). engl.: muscle.
Muskelatrophie: Syn.: Myatrophie. Verminderung an Skelettmuskelmasse, einerseits durch Verschmächtigung der Faseranteile oder numerisch durch Abnahme der Faserzahl. *Mögliche Ursachen*: myogene oder myopathische Störungen (z.B. primär bei Muskelstoffwechselerkrankungen und -dystrophien, sekundär bei Myositiden), pseudohypertrophisch (→ Duchenne-Griesinger Krankheit); neurogene oder neuropathische Störungen durch Schädigung des → Motoneurons oder der peripheren Versorgung (→ Poliomyelitis, → Syringomyelie, → Hämatomyelie, alle Formen der spinalen → M., → Radikulitiden, myatrophe → Lateralsklerose u.a.); bei Kachexie, Hunger und auch im hohen Lebensalter (sog. braune M.) (*Tab. 77*). engl.: amyotrophy, muscular atrophy.
Muskeldehnungsreflex: Reflektorische, durch Längendehnung eines quergestreiften Muskels ausgelöste Kontraktion im Rahmen eines monosynaptischen Reflexbogens; für die aufrechte Körperhaltung (sog. *statischer M.*) und zur Feinabstimmung der Willkürmotorik (sog. *dynamischer M.*) unerläßlich. engl.: muscle strech reflex.
Muskeldystrophie: Oberbegriff für Erkrankungen, die mit Schwund der Skelettmuskulatur einhergehen ohne neurogene Ursache. engl.: myodystrophia, muscular dystrophy.

Muskeleigenreflex: Abkürzung: MER. → Eigenreflex.

Tab. 78: Laborserologische Normalwerte der Muskelenzyme

Enzym	Männer	Frauen
Kreatinin	0,7-0,9 mg% (70-90 µmol/l)	
Kreatinkinase (CK, CPK)	10-80 IE/l	10-70 IE/l
Laktatdehydrogenase (LDH)	80-240 IE/l	80-240 IE/l
Aldolase (Isoenzym A)	0,3-5,0 IE/l	0,3-5,0 IE/l

Muskelenzyme: Zellgebundene Enzyme (→ Kreatinin, → Kreatinkinase, → Laktatdehydrogenase, Isoenzym A der → Aldolase), die bei krankhaften Veränderungen des Muskelgewebes (Entzündungen, Nekrosen u.a.) freigesetzt werden und dann im Serum nachgewiesen werden können. *Normalwerte*: s. *Tab. 78*. engl.: muscle enzymes.
Muskelfremdreflex: Abkürzung: MFR. → Fremdreflex.
Muskelhärte: Syn.: → Myogelose. engl.: muscular induration, myogelosis.
Muskelhartspann: Reflektorisch ausgelöste Daueranspannung eines quergestreiften Muskels; im Gegensatz zur lokal begrenzten → Myogelose

Tab. 80: Zentral wirkende Muskelrelaxantien

Chemischer Wirkstoff	Name des Präparates	Tageshöchstdosis Indikationen
Baclofen	Baclofen-ratiopharm LEBIC Lioresal	einschleichende Dosierung bis zu 30-75 mg v.a. bei spastischen Zustandsbildern
Fenyramidol	Cabra	2400 mg v.a. bei Lumbago
Dantrolen	Dantamacrin	langsame individuelle Einstellung bis zu 400 mg v.a. bei zentral bedingten Muskelspasmen
Mephenesin	Dolo-Visano M	2000 mg v.a. bei Zervikal- und Lumbalsyndrom
Tetrazepam	Mobiforton Musapam Musaril Muskelat-Tabletten Myospasmal Rilex Tepam-BASF Tethexal Tetramdura Tetra-saar Tetrazepam-ratiopharm tetracep von ct	einschleichende Dosierung bis zu 400 mg v.a. bei schmerzhaften muskulären Verspannungen im Bereich der Wirbelsäule
Tolperison	Mydocalm	300 mg v.a. bei schmerzreflektorischen muskulären Verspannungen im Bereich der Wirbelsäule
Orphenadrin-dihydrogencitrat	Norflex	200 mg v.a. bei schmerzhaften muskulären Spasmen im Rahmen von Wirbelsäulensyndromen und Ischialgien
Methocarbamol	Ortolon	4500 mg v.a. bei schmerzhaften muskulären Spasmen im Rahmen von Wirbelsäulensyndromen und Ischialgien
Carisoprodol	Sanoma	2100 mg v.a. bei schmerzhaften muskulären Spasmen im Rahmen eines Zervikal- und Lumbalsyndromes
Tizanidin	Sirdalud	36 mg v.a. bei peripher bedingten schmerzhaften Muskelverspannungen.

ist hier der gesamte Muskelbauch betroffen. engl.: indurative myitis.
Muskelkraft: Definierte Kraftentfaltung der willkürlich innervierten Skelettmuskulatur, subjektiv vom Untersucher eingeschätzt in Kraftgrade 0-5 (s. *Tab. 79*). *engl.:* muscle power.

Muskellähmung: Syn.: → Paralyse, → Parese. Funktionsausfall eines Muskels oder einer Muskelgruppe aufgrund myogener oder neurogener Ursachen. engl.: motor paralysis, myoparalysis, (myo)paresis.

Muskelperkussion: Syn.: Perkussionspalpation. Begriff aus der manuellen Medizin; äußerst zartes Beklopfen subjektiv empfindlicher Muskelbezirke (v.a. im Bereich des Rückens) aus dem Fingergrundgelenk heraus zur Erfassung von Spannungsdifferenzen. Verspannte Muskelpartien geben dabei einen leiseren und höheren Schall ab oder bleiben im Falle eines ausgeprägten Hartspannes stumm. engl.:muscle percussion.
Muskelrelaxans: Syn.: Myotonolytikum. Chemischer Wirkstoff, der zu einer Muskelentspannung führt. Unterschieden werden *peripher* im Synapsenbereich angreifende Substanzen aus der Curare-Reihe von *zentral* wirkenden Präparaten (Glyzerinäther), die im Rückenmark- und Stammhirnbereich die Reflexabläufe dämpfend beeinflussen. Letztere werden häufig bei hartnäckigen schmerzhaften muskulären Verspannungen im Bereich der Wirbelsäule sowie bei zentral bedingter → Spastik eingesetzt (s. *Tab. 80*). engl.: muscle relaxans.
Muskelsteifigkeit: Syn.: → Rigor.
Muskeltonus: Spannungszustand eines Muskels; abhängig vom Ausmaß der passiven Vordehnung und der aktiven Kontraktion; Messung durch → Elektromyographie. engl.: (muscle)tone, tonicity.
Muskelverhärtung: Syn.: Muskelhärte. → Myogelose. engl.: muscular induration.
Muskulatur: Gesamtheit aller kontraktilen Gewebeanteile des Körpers. Unterschieden wird die von den → Spinalnerven versorgte, willkürlich steuerbare *somatische* Skelettmuskulatur von der vegetativ innervierten *viszeralen* M. engl.: musculature.
Myago: Syn.: → Myalgie. engl.: myalgia, myodynia.
Myalgie: Syn.: Myago, Myodynie. Lokal begrenzter oder diffus auftretender Muskelschmerz unterschiedlicher Genese. → Fibromyalgie. engl.: myalgia, myodynia.
Myastasie: Syn.: amyostatischer Symptomenkomplex. Allgemeiner Begriff für Störungen des statischen Zusammenspiels der Muskulatur. engl.: amyostatic syndrome.
Myatonia, Myatonie: Fehlen oder pathologische Verminderung des physiologischen Muskeltonus, Muskelerschlaffung. Der Begriff wird auch für Krankheitsbilder verwendet, die mit einer Muskeltonusminderung als Leitsymptom einhergehen. engl.: myatonia, amyotonia. **M. congenita (Oppenheim-Tobler):** Angeborene Muskelschlaffheit (Tonusminderung) v.a. der unteren Extremitäten; *ursächlich* ist eine erbliche Entwicklungsstörung im Rückenmark; von der progressiven spinalen → Muskelatrophie Typ → Werdnig-Hoffmann nicht sicher abgrenzbar. *Klinik:* Bereits intrauterine Bewegungsarmut, beim Neugeborenen muskuläre Hypotonie im Sinne sog. „Hampelmann-Gliedmaßen"; → Areflexie bei erhaltener Sensibilität, keine nervale Entartungsreaktion; keine Progredienz, evtl. sogar Rückbildungstendenz. engl.: congenital amyotonia, Oppenheim type. **M. congenita Minor-Oppenheim:** Syn.: Haematomyelia centralis. Meist im Zuge des Geburtsvorganges aufgetretene (also traumatische, erworbene) Muskelatrophie v.a. der unteren Extremitäten. **M. congenita Prader-Willi:** Genetisch bedingte hochgradige muskuläre Hypotonie mit Stimm- und Trinkschwäche, extremer Bewegungsarmut sowie Hyporeflexie beim sog. → Prader-Willi Syndrom. engl.: congenital amyotonia, Prader-Willi type.
Myatrophie: Syn.: → Muskelatrophie, Muskelschwund. Rückbildung der Muskulatur infolge längerer Schonung oder aber degenerativer Veränderungen der erregungsleitenden (peripheren und zentralen) Bahnen. engl.: myatrophy.
myatrophisch: Mit Myatrophie einhergehend, auf einer Myatrophie beruhend. engl.: myatrophic.
Myelenzephalitis: Syn.: → Enzephalomyelitis, Myeloenzephalitis. engl.: encephalomyelitis.
Myelin: Oberbegriff für eine Stoffgruppe von sog. Membranlipiden (Zerebroside, Sphingomyeline, Kephaline), die von der Oligodendroglia oder in den → Schwannschen Zellen gebildet werden und die → Myelinscheiden der nervös leitenden Strukturen aufbauen. engl.: myelin.
Myelinscheide: Syn.: Markscheide. Aus → Myelin aufgebaute Umhüllung der → Axone eines → Neurons; wird in Abständen von etwa 1 mm durch sog. → Ranvierssche Schnürringe unterbrochen. engl.: myelin sheath.
Myelitis: Rückenmarksentzündung, ausgelöst durch verschiedene Erreger; betroffen sind kleinere oder größere Rückenmarksabschnitte mit je

nach Lokalisation und Ausdehnung unterschiedlich ausgeprägtem klinischen Krankheitsbild. engl.: myelitis.

Myelo-CT: Kombination einer → Myelographie mit einer anschließend durchgeführten → Computertomographie zur optimaler Kontrastdarstellung und exakten Differenzierung von Weichgeweben im → Spinalkanal (Abgrenzung intra- und extraduraler raumfordernder Prozesse). Wichtigstes bildgebendes Verfahren zur exakten Abklärung einer → Spinalkanalstenose.

Myelodegeneratio: Schädigung bzw. Degeneration des Rückenmarks. -**M. carcinotoxaemica:** Schädigung der Gewebestrukturen des Rückenmarkes durch Karzinommetastasen.

Myelodelese: Zerstörung der Rückenmarksubstanz mit sekundärer Höhlenbildung; meist traumatische Genese. engl.: myelodelesis.

Myelodiskographie: → Myelographie mit anschließender → Diskographie. engl.: myelodiscography.

Myelodysplasie: Kongenitale Rückenmarksmißbildung; rudimentäre Form einer → Spina bifida occulta. engl.: myelodysplasia.

myelodysplastisch: Im Zusammenhang mit einer Mißbildung des Rückenmarks stehend. engl.: myelodysplastic.

Myeloenzephalitis: Syn.: → Enzephalomyelitis, Myelenzephalitis. engl.: encephalomyelitis.

Myelofibrose: Syn.: → Osteomyelofibrose. engl.: (osteo)myelofibrosis.

Myelogramm: Bildgebendes Dokument (spezielles Röntgenbild) nach Durchführung einer → Myelographie (s. Abb.). engl.: myelogram.

Myelographie: Röntgenkontrastdarstellung des spinalen → Epi-, → Subdural- oder → Subarachnoidalraumes und seiner Inhalte nach vorausgegangener Subokzipital- oder → Lumbalpunktion mit Instillation eines öligen bzw. wasserhaltigen Kontrastmittels (KM; positiv) oder mit Luft (negativ). *Technik*: Im Bereich der Halswirbelsäule erfolgt die Punktion des Spinal-

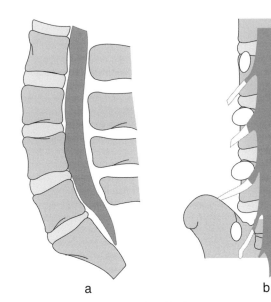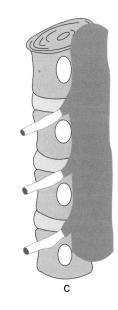

Schematische Darstellung eines Myelogramms:
a) Seitansicht
b) a.p.- Ansicht mit Darstellung der Nervenwurzeltaschen
c) Schrägbild
Der kontrastmittelgefüllte Subduralraum wirkt schattengebend.

kanales (stets unter sterilen Bedingungen) in Höhe C1/C2, im Bereich der Lendenwirbelsäule (Patient in Seitlagerung mit angebeugten Hüft- und Kniegelenken mit maximaler Kyphosierung der Wirbelsäule bzw. in sitzender Position mit extremer Vornüberneigung) in Höhe des Zwischenwirbelraumes L2/L3 oder L3/L4. Lumbal wird in erster Linie wasserlösliches Kontrastmittel verwendet (sog. → Radikulo-Sakkographie, da das Myelon bereits bei Th12/L1 endet). Vermischung des Kontrastmittel mit dem → Liquor; aufgrund des höheren spezifischen Gewichtes des KM erfolgt dessen Aufsteigen bzw. Absinken im Duralsack unter Schwerkrafteinfluß, zu seiner besseren Verteilung Umlagerung und evtl. Kippung des Patienten erforderlich; nach Kontrastmittelapplikation erfolgt unter Bildwandlerkontrolle die Darstellung der gewünschten Wirbelsäulenabschnitte in mehreren Ebenen (hierfür ebenfalls jeweils spezielle Lagerung notwendig; s. Abb.), auch → Funktions- und → Schichtaufnahmen sind möglich. Nach der Untersuchung möglichst 24stündige Bettruhe mit 20-30° angehobenem Kopf und leicht erhobenem Oberkörper zur Verhinderung eines Aufsteigens der Kontrastmittelsäule (ärztliche Kontrolle über diesen Zeitraum erforderlich). Kombination mit → Computertomogramm (sog. → Myelo-CT) möglich. Das Verfahren ist heutzutage durch die nichtinvasive → Computer- und → Kernspintomographie weitgehend abgelöst. *Typische Befunde*: Eindellungen und Abbrüche des Kontrastmittelschattens, evtl. sogar subtotaler oder totaler Kontrastmittelstop als Ausdruck einer intra-spinalen Raumforderung. *Indikationen* (s. *Tab. 81)*: Neurologisch nachweisbare radikuläre Ausfallsymptomatik mit möglicher operativer Konsequenz (z.B. lumbale Wurzelkompression infolge einer → Bandscheibenprotrusion oder eines → -prolapses); Verdacht auf raumfordernden tumorösen Prozeß, anatomische Variation bzw. knöcherne Mißbildung, entzündlich bedingte Verwachsungen oder degenerativ bedingte Enge des Spinalkanales. Laterale Stenosen und auch lateral gelegene Bandscheibenvorfälle entziehen sich häufig einer myelographischen Diagnostik, da die Nervenwurzelkompression außerhalb ihrer Scheide erfolgt. *Nebenwirkungen und Komplikationen*: seltene spinale meningeale Reizsyndrome mit Übelkeit, Schwindelgefühl, Erbrechen, Kopfschmerzen, Faszikulieren, Muskelkrämpfen; Infektion, Liquorfistel, Blutung; sehr selten anaphylaktischer Schock oder Spätschäden aufgrund einer → Diszitis bzw. einer Narbenbildung. *Kontraindikationen*: vermehrte Blutungsbereitschaft (absolut), Neigung zu epileptischen Anfällen, Jodallergie (relativ). engl.: medullography.

Tab. 81: Klinische Wertigkeit der Myelographie (nach CASTRO und JEROSCH, 1996)

• Knochenstruktur	-
• Facettenarthrose	-
• Bandscheibenvorfall	++
• Symptomatische Bandscheibe ohne Vorfall	-
• Trauma	+
• Spondylitis	-
• Deformitäten	-
• Tumor	+
• Spinale Stenose (zentral)	+++
• Laterale Stenose	
-	keine Aussagekraft
(+)	geringe Aussagekraft
+	mäßige Aussagekraft
++	hohe Aussagekraft
+++	sehr hohe Aussagekraft

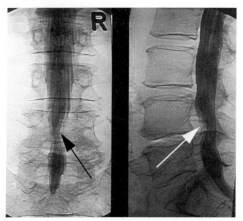

Lumbale Myelographie bei deutlichem Bandscheibenprolaps in Höhe L4/L5 mit Wurzelamputation rechts (→).

Myelom, endotheliales: Syn.: → Ewing-Sarkom. **multiples M.:** Syn.: → Plasmozytom, M. Kahler. engl.: plasmocytoma, plasma cell tumor.
Myelomalazie: Rückenmarkserweichung. Degenerative Veränderung (Nekrose) des Rückenmarks als Folge lokaler Durchblutungsstörungen, Entzündungen oder mechanischer Einwirkungen (z.B. Druck durch spondylophytäre Ausziehungen; → Spinalkanalstenose). engl.: myelomalacia.
Myelomeningitis: Syn.: Meningomyelitis. Entzündung des Rückenmarks sowie der umgebenden Hirnhäute. engl.: meningomyelitis.
Myelomeningozele: Hernienartige Ausstülpung eines (meist lumbalen) Rückenmarksabschnittes einschließlich der den Bruchsack umgebenden Meningen nach dorsal aufgrund eines kongenitalen Wirbelsäulendefektes; häufig mit begleitender neurologischer Ausfallsymptomatik (→ Querschnittssymptomatik) verbunden. *Ursächlich* ist eine → Bogenschlußstörung (→ Rhachischisis, → Spina bifida). Der → Zentralkanal des Rückenmarks ist evtl. gleichzeitig zystenartig aufgetrieben (→ Myelozystomeningozele), in Extremfällen auch mit „Aufklappung" des Rückenmarks. Aufgrund der nach außen abdeckenden, nur sehr dünnen Haut besteht stets die Gefahr der Ruptur mit nachfolgender Infektion, aber auch einer Hydrozephalusausbildung. engl.: myelomeningocele.
Myelon: *griech.* für Rückenmark. Syn.: → Medulla spinalis (*lat.*). engl.: spinal cord.
Myelopathia, Myelopathie: Allgemeine Bezeichnung für eine Erkrankung des Rückenmarks, Rückenmarksleiden. engl.: myelopathy.
zervikale M.: degenerative, meist druckbedingte Schädigung des Halsmarks mit *klinisch* nachfolgender typischer peripherer Ausfallsymptomatik meist ohne scharfe segmentale Zuordnung (v.a. im Bereich der oberen Extremitäten); evtl. auch Gangstörung im Sinne einer spastischen → Paraparese kombiniert mit positiven → Pyramidenbahnzeichen; Auslösung bzw. Verstärkung der klinischen Symptomatik durch Reklination der Halswirbelsäule. *Klinische Klassifikation* nach NURICK (s. *Tab. 82*). *Ursächlich* sind meist → Bandscheibenvorfälle bzw. dorsomediane spondylophytäre Ausziehungen oder unkovertebralarthrotische Veränderungen. *Diagnosesicherung* durch kernspintomographische Untersuchung. *Therapie:* konservativer Behandlungsversuch mit Ruhigstellung der HWS in → Halskrawatte aus Schaumstoff, segmentale therapeutische → Lokalanästhesie; neurochirurgische Intervention mit knöcherner Dekompression bei persistierenden Beschwerdebildern. engl.: cervical myelopathy.

Tab. 82: Klassifikation des klinischen Schweregrades einer zervikalen Myelopathie (nach NURICK, 1972)

Schweregrad	Klinisches Bild
0	unauffällig
1	keine wesentlichen Beschwerden; geringe spinale Symptomatik, keine Gangstörung
2	leichte Gangstörung
3	deutliche Gangstörung; keine fremde Hilfe erforderlich
4	gehfähig nur mit fremder Hilfe oder im Gehwagen
5	rollstuhlbedürftig oder bettlägrig.

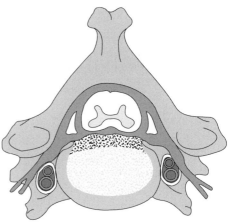

Schematische Darstellung einer zervikalen Myelopathie aufgrund einer medialen Kompression des Myeloms bei dorsaler Spondylophytenbildung eines Wirbelkörpers.

myelopathisch: Die → Myelopathie betreffend, auf einer → Myelopathie beruhend. engl.: myelopathic.
Myelose: Allgemeine Bezeichnung für eine degenerative Herderkrankung des Rückenmarks.

engl.: myelosis. **funikuläre M.:** Syn.: funikuläre Spinalerkrankung, Dana-Lichtheim Krankheit. Unsystemische Entmarkung von Rückenmarksfasern, v.a. im Bereich der → Seiten- und → Hinterstränge. *Ätiologie*: Vitamin B 12(Cobalamin)-Mangel (meist gastrointestinale Resorptionsstörung) mit nachfolgender Beeinträchtigung der Synthese des → Myelins. *Klinische Symptomatik*: perniziöse Anämie, Störungen der Sensibilität (v.a. der Propriozeption, aber auch Parästhesien), Ataxie, motorische Ausfälle mit Reflexabschwächungen und positiven Pyramidenbahnzeichen, Polyneuropathie. engl.: funicular myelosis.

Myelosklerose: Syn.: → Osteomyelosklerose. → Osteomyelofibrose. engl.: (osteo)myelosclerosis.

Myelotomie: Operativer Einschnitt in das Rückenmark (z.B. bei Tumoren des Rückenmarks, bei → Syringomyelie, als → Chordotomie zur Schmerzausschaltung u.a.). engl.: myelotomy.

Myelozele: „Rückenmarksbruch". Dorsale Prolabierung von Rückenmarksubstanz aus dem Wirbelkanal im Falle einer → Spina bifida. → Myelomeningozele. engl.: myelocele.

Myelozysto(meningo)zele: → Myelomeningozele mit zystenartiger Ausbildung des → Zentralkanales des Rückenmarkes. engl.: myelocysto(meningo)cele.

Myitis: Syn.: → Myositis. engl.: myitis.

Myodynie: Syn.: → Myalgie, Muskelschmerz. engl.: myodynia, myalgia.

Myogelose: Syn.: → Muskelhärte. *Klinik*: Spindelig-knotige, im Gegensatz zum Hartspann lokal begrenzte druckschmerzhafte Muskelverhärtung, die auch unter Narkoseeinflüssen fortbestehen bleibt; oft verbunden mit dumpfem Spontanschmerz. *Ursächlich* sind einerseits kolloidchemische Veränderungen oder aber eine Spannungszunahme einzelner Muskelfasern, v.a. nach längerer Fehl- oder Überbeanspruchung (hier häufig im Bereich der Rückenstreckmuskulatur). *Therapie*: lokale Physiotherapie (Kälte, Wärme), Quaddelung mit → Lokalanästhetika, systemische Antiphlogese. engl.: myogelosis.

myogen: Von der Muskulatur ausgehend, auf primären muskulären Prozessen beruhend. engl.: myogenic.

Myogramm: Graphische Darstellung des Kurvenbildes muskulärer Zuckungen mit Hilfe eines Myographen im Zuge einer Mechano- bzw. → Elektromyographie. engl.: myogram.

Myoklonie: Syn.: Schüttelkrampf. Anfallsweise auftretende, unwillkürliche, kurze, blitzartige, arrhythmische Einzelzuckungen eines Muskels (sog. **parzelläre M.**) oder ganzer Muskelgruppen (sog. **massive M.**) der Extremitäten und auch der Wirbelsäule. Zugrunde liegt meist eine Erkrankung des ZNS, z.B. im Rahmen einer Vergiftung, nach Geburtstrauma oder frühkindlichem Hirnschaden, im Früh- und Spätstadium einer Enzephalitis und auch einer → Multiplen Sklerose. engl.: myoclonus.

Myoklonus: Syn.: → Klonus. engl.: muscle clonus.

Myoparalyse: Im Gegensatz zur → Myoparese vollständige Muskellähmung. engl.: myoparalysis.

Myoparese: Im Gegensatz zur → Myoparalyse unvollständige Muskellähmung. engl.: myoparesis.

Myopathie: Entzündliche (→ Myositis) oder degenerative Muskelerkrankung; meist systemartig auftretend. engl.: myopathy.

Myositis: Primär entzündliche Erkrankung eines einzelnen Muskels oder einer Muskelgruppe unterschiedlicher Ätiologie. engl.: myositis. **M. ossificans:** Auftreten spontaner Verknöcherungen im Bereich der Skelettmuskulatur der Extremitäten, seltener des Rumpfes; z.B. im Gefolge eines Traumas (**M. o. traumatica**).

Myotom: Entwicklungsgeschichtlich aus den → Ursegmenten vorgegebene segmentale Anlage der Rumpfmuskulatur mit strahlenförmiger Gliederung; differenziert sich in einen *ventralen* Abschnitt, aus dem sich die sog. Bauchfortsätze entwickeln, sowie in einen *dorsalen* Abschnitt für die genuine Rückenmuskulatur. → Dermatom, → Segment. engl.: myotome.

Myotonolytikum: Syn.: → Muskelrelaxans. engl.: muscle relaxans.

Myxödem: Primäre Anreicherung proteingebundener Polysaccharide und saurer Mukopolysaccharide in der Leder- und Unterhaut. *Vorkommen* kongenital bei Unterfunktion der Schilddrüse, aber auch strahleninduziert. Im *Röntgenbild der Wirbelsäule* häufiger anguläre thorakolumbale → Kyphosen mit inkompletter Keilform der Wirbelkörper, hier v.a. LWK 2 betroffen; teilweise fleckige Entkalkungen. engl.: myxedema.

Myxom(a): Benigner, meist gefäßreicher mesenchymaler Tumor mit knolligem, polypösem oder fungösem Aussehen; enthält zwischen den Zellen muzinhaltige Grundsubstanz (schleimartig). *Vorkommen* z. B. als → Myxomwirbel. engl.: myxoma.

Myxomwirbel: Von einem → Myxom befallener Wirbelkörper mit typischer aufgelockerter Knochenbälkchenstruktur. → Wirbelsäulentumor, → Knochentumor. engl.: myxoma vertebra.

N

N.: Abkürzung für → Nervus.
Nachlaßtest: Klinischer Untersuchungstest zur Differenzierung lumbaler und sakroiliakaler Beschwerdebilder: Der Patient befindet sich hierbei auf einer Untersuchungsliege in Bauchlage, der Untersucher steht an dessen Fußende und beugt das Knie des Patienten, wobei er versucht, dessen Ferse möglichst maximal dem Gesäß zu nähern; der Patient soll hierbei zunächst der Beugebewegung nachgeben, dann jedoch einen aktiven Widerstand gegen den Druck des Untersuchers aufbauen. Im Verlauf der Bewegung kommt es zunächst zu einem Spannungsgefühl im Bereich des Kreuzdarmbeingelenkes, dann in Höhe des lumbosakralen Überganges und schließlich im Bereich der LWS. Lokale Beschwerden sprechen für eine Irritation ligamentärer Strukturen, zunehmende radikuläre Schmerzen für einen degenerativen Bandscheibenschaden.
Nachteilsausgleich: Syn.: → Merkzeichen.
Begriff aus dem → Schwerbehindertenrecht. Neben dem Gesamtgrad der Behinderung (→ GdB; in % bewertet) erfolgt in Einzelfällen die Zubilligung weiterer Vergünstigungen (s. Tab. 75).
Nacken: Syn.: → Nackenregion. *lat.:* nucha. engl.: nape.
Nackenband: *lat.:* → Ligamentum nuchae. engl.: nuchal ligament.
Nackenbeugezeichen: Syn.: Nackenzeichen, → Lhermitte-Zeichen. engl.: neck sign.
Nackenmigräne: Syn.: Zerviko-zephales Syndrom. Unterschieden werden hier das → Bärtschi/Rochaix Syndrom und das → Barré-Liéou Syndrom.
Nackenmuskulatur: Gruppe tief gelegener kurzer → Halsmuskeln (sog. interspinale Gruppe mit den → Mm. rectus capitis posterior major et minor, dem schräg verlaufenden → M. obliquus capitis inferior sowie dem → M. obliquus capitis superior aus der intertransversalen Gruppe), die zur Bewegung der Kopfgelenke dienen. engl.: neck muscles.
Nackenphänomen: Syn.: → Nackenzeichen. engl.: neck sign.

Nackenreflex: Syn.: tonischer → Halsstellreflex. engl.: neck-righting reflex.
Nackenregion: *lat.:* Regio nuchae. → Regio colli posterior. Anatomische Region des Körpers im Bereich des rückwärtigen (dorsalen) Halses einschließlich der angrenzenden unteren Kopfpartie. Begrenzung kranial durch eine Horizontale durch die → Protuberantia occipitalis externa, kaudal bis zum Dornfortsatz des 7. HWK (→ Vertebra prominens) reichend. engl.: back of neck, nape.
Nackenrolle: Hartes, zylindrisch geformtes Kissen zur stabilen Fixation der Halswirbelsäule in liegender Körperhaltung in der physiologischen Lordose (Rückenlage) bzw. zur Vermeidung einer Lateroflexion (Seitlage). Einsatz v.a. bei chronischem → Zervikalsyndrom. engl.: neck roll.
Nackenschuß: Syn.: → Torticollis (*lat.*), Halsschuß, akutes lokales Zervikalsyndrom. engl.: acute cervical spine syndrome.
Nackenstarre, Nackensteife: *Klinik:* Tonischer Krampf der → Nackenmuskulatur mit Geradehaltung bis leichter Reklination des Kopfes sowie Auslösung heftiger Schmerzen und von Widerstand im Zuge der Anteklination des Kopfes bis hin zum → Opisthotonus; typisches Symptom einer meningealen Reizung, z.B. im Falle einer Meningitis, aber auch eines Tumors im Bereich der hinteren Schädelgrube; gelegentlich vorgetäuscht bei der → Myastasie, bei Myalgien sowie beim akuten HWS-Syndrom (→ Torticollis). engl.: stiff neck, nuchal rigidity.
Nackenstütze: Obligater Teil des Fahrer- und Beifahrersitzes in einem PKW, die dem → Okziput unmittelbar anliegen sollte; kann im Zuge einer → Beschleunigungsverletzung der Halswirbelsäule die erste Phase des → Retroflexionstraumas abbremsen, ein → Anteflexionstrauma der HWS ist bei Fixation des Rumpfes im Sicherheitsgurt jedoch nur durch ein Airbag-System zu vermeiden. engl.: nape support.
Nackenzeichen: 1.) Syn.: → Lhermitte-Zeichen. Nackenwurzelsymptom. *Klinik:* Auslösen elektrisierender Mißempfindungen vom Nacken nach kaudal bis in den Rücken, evtl. auch bis in die unteren Gliedmaßen ausstrahlend durch aktive oder passive Anteklination des Kopfes als Ausdruck eines Reizzustandes der Hinterstränge. *Vorkommen:* z.B. im Falle einer chronischen Ent-

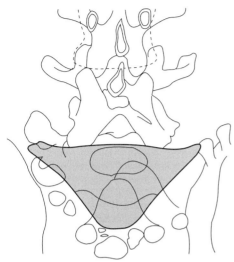

Schematische Darstellung des umgekehrten „Napoleonshutes" im a.p.-Röntgenbild des lumbosakralen Überganges im Falle einer Spondyloptose.

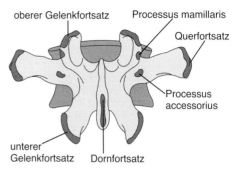

Nebenknochenkerne im Bereich eines Lendenwirbels.

zündung der zervikalen Rückenmarkshäute, bei → Multipler Sklerose, → Syringomyelie. engl.: neck sign, Lhermitte's sign. **2.)** Syn.: Nackenphänomen, → Brudzinski Zeichen. engl.: Brudzinski's sign, neck sign. **3.)** tonischer Nackenreflex; → Halsstellreflex. engl.: tonic neck reflex.

Naegelisches Becken: Kongenitale Beckenmißbildung bei einseitigem Defekt der → Massae laterales des → Os sacrum.

Naffziger, H.C.: 1884-1956; US-amerikanischer Chirurg aus San Francisco.

Naffziger-Syndrom: Syn.: → Halsrippensyndrom. engl.: cervical rib syndrome.

Naffziger-Test: Durchführung einer äußeren Kompression der Halsvenen im Falle zervikaler radikulärer Schmerzbilder; eine Steigerung der subjektiven Schmerzempfindung deutet auf eine intradurale Ursache des Wurzelschmerzes (z.B. Tumor) hin, nicht auf eine extradurale Störung (z.B. eine → Nukleusprotrusion). engl.: Naffziger's test.

Nagel-Patella-Syndrom: Syn.: → Osteo-Onychodysplasie, Turner-Kieser Syndrom. engl.: osteo-onychodysplasia.

Nanismus: *griech.*; Stillstand des Längenwachstumes bei etwa 150 cm. → Zwergwuchs.

Nanosomie: Syn.: → Zwergwuchs.

NAPLD: Abkürzung für nichtautomatisierte perkutane lumbale Diskektomie. Syn.: mechanische arthroskopische Mikrodiskektomie. Perkutane → Nukleotomie im lumbalen Bereich über einen posterolateralen Zugang und einen Trokar, wobei die Ausräumung der Bandscheibe im Gegensatz zur → APLD manuell mit speziellen Stanzzangen erfolgt. *Inaugurator*: → Hijikata.

Napoleonshut, umgekehrter: Pathognomonisches röntgenologisches Zeichen im a.p.-Bild der Lendenwirbelsäule bei Vorliegen einer → Spondyloptose (*s. Abb.*).

Narkosemobilisation: Syn.: brisement forcé (*franz.*).

Kraftvolles Durchbewegen eingesteifter Körpergelenke unter Kurzzeitnarkose. *Im Bereich der Wirbelsäule* heutzutage nur noch selten gebräuchliches Verfahren mit Durchführung v.a. einer maximalen → Anteklination in Rückenlage mit gebeugten Hüft- und Kniegelenken (→ Paketstellung) bei sonstig konservativ therapierefraktären Bewegungsstörungen. engl.: mobilization under anesthesia.

Nasion: Schnittpunkt der Nasenwurzel (Sutura frontonasalis) mit der Median-Sagittal-Ebene im seitlichen Röntgenbild. → Boogard-Linie. engl.: nasion, nasal point.

Nativaufnahme: → Röntgennativaufnahme. engl.: scout film.

Navigationssystem: CT-gesteuertes Wirbelsäulen-Instrumentarium zur optimalen Plazierung von → Pedikelschrauben. → Stealth-System.

Navy-Track: *engl.*; spezielles → Navigationssystem (CT-Steuerung) zur optimalen Plazierung von → Pedikel-Schrauben bei der dorsalen Instrumentation der Wirbelsäule.

Tab. 83: Nervenleitungsgeschwindigkeit

Nerventyp	Durchmesser (μm)	Myelinscheide	Leitungsgeschwindigkeit (m/s)
motorische Nervenfaser	ca. 20	ja	ca. 120
Afferenz von Mechanorezeptoren	ca. 10	ja	ca. 50
Afferenz von Thermorezeptoren	ca. 5	ja	ca. 15-25
Afferenz von Schmerzrezeptoren – A-δ-Faser (heller, scharf lokalisierbarer Schmerz) – C-Faser (dumpfer, schlecht lokalisierbarer Schmerz)	ca. 5 ca. 1	ja nein	5-25 0,6-2,5

Nearthrose: *griech.*; krankhafte Neubildung eines (falschen) Gelenkes im Falle eines pathologischen Kontaktes zweier primär nicht in Verbindung stehender Knochen(anteile). Im Bereich der Wirbelsäule als Osteoarthrosis interspinalis (→ Baastrupsches Phänomen der Dornfortsätze der LWS) vorkommend. engl.: nearthrosis.

Nebenknochenkern: Syn.: → Spätapophyse. → Apophyse (s. Abb.).

Nebenkrümmung: Syn.: → Minorkurve. Geringgradige Fehlkrümmung einer skoliotischen Wirbelsäule, die i.a. flexibler ist als die → Hauptkrümmung. → Skoliose. engl.: minor curve.

Neck dissection: *engl.* für Halsdissektion. Operative Durchtrennung der Halsnerven zur Schmerzausschaltung; auch subtotale Ausräumung der Halsweichteile im Falle einer tumorösen Erkrankung.

Nemectrodyn: Syn.: → Interferenzstrom. → Elektrotherapie.

Neodyn-YAG-Laser: Speziallaser, eingesetzt zur lumbalen → Laservaporisation. → Holmium-YAG-Laser, → PLLD.

Nerv: *dt.* für → Nervus.

nerval: *lat.* für den Nerv bzw. die Nerventätigkeit betreffend, durch Nervenfunktion ausgelöst. engl.: nerval.

Nervenbahnen: Syn.: → Leitungsbahnen, → Tractus (*lat.*). engl.: pathways.

Nervenblockade: Therapeutische Unterbrechung der Nervenleitung, z.B. durch → Lokalanästhesie. engl.: nerve block.

Nervendruckpunkte: Palpatorisch ermittelte Punkte eines Nervenstammes, die infolge einer herabgesetzten Reizschwelle, z.B. bei Vorliegen einer → Neuralgie oder einer → Neuritis auf von außen ausgeübten Druck schmerzempfindlich reagieren; im Bereich des → N. ischiadicus als → Valleixsche (Druck-)Punkte bezeichnet. engl.: nerve pressure points, Valleix points.

Nervenentzündung: *dt.* für → Neuritis. engl.: neuritis.

Nervenfaser: Bis zu 1 m langer Fortsatz einer Nervenzelle, bestehend aus dem → Axon und der umgebenden → Myelinscheide; dient der Erregungsleitung. engl.: nerve fibre.

Nervengeflecht: Netzartige Verknüpfung mehrerer → Nerven. → Plexus. engl.: nerve plexus.

Nervengeschwulst: *dt.* für → Neurom. engl.: neuroma.

Nervenknoten: → Ganglion (*griech.*). engl.: ganglion.

Nervenleitungsgeschwindigkeit: Abkürzung: NLG. Geschwindigkeit, mit der ein Reiz in einer Nervenfaser weitergeleitet wird; abhängig vom jeweiligen Faserdurchmesser und dem Vorhandensein einer → Myelinscheide (s. *Tab. 83*); Bestimmung mittels → Elektroneurographie. engl.: nerve conduction velocity.

Nervenwurzel: Ein- bzw. Austrittsstelle eines peripheren Nerven am Rückenmark (→ Radix ventralis, → Radix dorsalis); Wurzel der → Spinalnerven am ZNS. engl.: nerve root.

Nervenzelle: Syn.: → Neuron. engl.: neuron.

Nervus: *lat.* für Nerv; Abkürzung: N; *pl.*: nervi (Abkürzung: Nn.). Aus parallel gerichteten Nervenfasern bestehender, von einer Bindegewebshülle umschiedener Strang zur Reizleitung zwischen ZNS und den peripheren Erfolgsorganen bzw. zur Übermittlung sensorischer Impulse aus der Peripherie an das ZNS. engl.: nerv. **N. accessorius:** XI. Hirnnerv; erhält auch spinale Wurzeln (bis C6) aus einer kaudal bis in das Halsmark auslaufenden Zellsäule des Nucleus n. accesorii); motorische Innervation des → M. sternocleidomastoideus sowie des → M. trapezius (über den Ramus externus). engl.: accessory nerv. **Nn. anococcygei:** sensible Endäste des → N. coccygeus; sensible Versorgung der Hautoberfläche im Bereich des Steißbeines bis zum Anus. **Nn. cervicales:** Sammelbezeichnung für die 8 motorischen und sensiblen Halsnervenpaare (C1-C8), die zu den Rückenmarksnerven gehören. *Anatomischer Verlauf* von C1 zwischen → Os occipitale und → Atlas, von C2-C8 durch die → Foramina intervertebralia; Aufteilung in rami dorsales und ventrales, wobei der erste dorsale Ast als → N. suboccipitalis motorische, alle übrigen auch sensible Funktionen besitzen; die ventralen Äste bilden den → Plexus cervicalis und den → Plexus brachialis. **Nn. clunium medii:** Rami cutanei laterales von S1-S3; sensible Versorgung der medialen Gesäßhaut. **Nn. clunium superiores:** Rami cutanei dorsales laterales von L1-L3; sensible Versorgung der kranialen und lateralen Gesäßhaut. **N. coccygeus:** Syn.: Steißbeinnerv; unterster (31.) motorischer und sensibler Rückenmarksnerv; Versorgung der Haut im Bereich des → Os coccygis. **N. iliohypogastricus:** Syn.: Hüft-Becken-Nerv; motorischer und sensibler Ast aus dem → Plexus lumbalis (L4-S1); versorgt die Haut über der Hüfte und des Leistenringes sowie die queren Bauchmuskeln. *Anatomischer Verlauf* aus dem kleinen Becken durch das Foramen infrapiriforme; im Falle einer Lähmung Auftreten eines Watschelganges mit positivem Trendelenburgschen Zeichen. **Nn. intercostales:** ventrale Äste der → Nn. thoracici (sog. thorakale Spinalnerven). *Anatomischer Verlauf* in den Interkostalräumen unterhalb der Rippen, zunächst im Sulcus costae; Abgabe je eines sensiblen seitlichen und vorderen Hautastes zur segmental-gürtelförmigen Versorgung der Rumpfwand (Thorax, Bauch) sowie motorischer Äste für die → Mm. intercostales et subcostales, den → M. transversus thoracis sowie die innere schräge und quere Bauchmuskulatur; sensible Äste des 4. Nerven als Rami mammarii laterales et mediales zur Brust ziehend. **N. intercostobrachialis:** seitlicher paariger Hautast des 2. Interkostalnerven, zum medialen Oberarm verlaufend. **Nn. lumbales:** Spinalnervenpaare des Lendenmarks; Versorgung der Haut und der Muskulatur der Lendenregion und der oberen Gesäßgegend. **N. occipitalis major:** Syn.: großer Hinterhauptsnerv; dorsaler Ast des 2. Halsnerven; motorische Innervation der kleinen Nackenmuskeln, sensible Versorgung der Haut des Hinterkopfes. **N. occipitalis minor:** Syn.: kleiner Hinterhauptsnerv; sensibler Ast aus dem → Plexus cervicalis; versorgt die Haut hinter dem Ohr bis zum Hinterhaupt. **N. occipitalis tertius:** Syn.: dritter Hinterhauptsnerv; entstammt dem 3. Halsnerven; sensible Versorgung der Haut im Bereich des Hinterhauptshöckers. **Nn. sacrales:** Sammelbezeichnung für die 5 motorischen und sensiblen Kreuznervenpaare (S1-S5) des Rückenmarks. *Anatomischer Verlauf* der Rami dorsales durch die → Foramina sacralia dorsales bzw. (der unterste) durch den → Hiatus sacralis zum distalen Abschnitt des → M. multifidus; sensible Versorgung der Haut des Gesäßes sowie der Kreuz- und Steißbeinregion; die Rami ventrales ziehen durch die → Foramina sacralia pelvina und bilden dann den → Plexus sacralis. **Nn. spinales:** Syn.: Rückenmarksnerven; Sammelbezeichnung für die 31 aus dem Rückenmark stammenden Nervenpaare; nicht mehr von der → Dura mater spinalis bekleidet (somit ohne Beziehung zur → Cavitas subarachnoidalis); zusammengesetzt aus den → Nn. cervicales (8), den → Nn. thoracici (12), den → Nn. lumbales (5), den → Nn. sacrales (5) und dem → N. coccygeus. *Anatomisch* sehr kurzer Verlauf, bestehend aus Fasern der motorischen → Radix ventralis und sensiblen Anteilen aus der → Radix dorsalis; variable Länge (zervikal 6-8 mm, lumbal bis zu 13 mm); Vereinigung der beiden Anteile ab dem → Ganglion spinale zum gemischt sensibel-motorischen Nerven; nach nahezu horizontalem Verlauf Durchtreten durch die → Foramina intervertebralia und Abgabe des rückläufigen → Ramus meningeus sowie Abgabe und Aufnahme je eines Ramus communicans zum Grenzstrang; es erfolgt dann die weitere Aufteilung in je einen Ramus dorsalis und ventra-

lis, deren dorsale sowie die ventralen thorakalen Äste segmental bleiben, die übrigen Fasern bilden Plexus. engl.: spinal nervs. **N. subcostalis:** ventraler motorisch-sensibler Ast des 12. thorakalen Spinalnerven; *anatomischer Verlauf* unterhalb der 12. Rippe. **N. suboccipitalis:** motorischer Ast des 1. Halsnerven; Versorgung der tiefen Nackenmuskulatur. **Nn. thoracici:** Sammelbezeichnung für die 12 motorischen und sensiblen Brustnervenpaare des Rückenmarks. **N. thoracicus longus:** Syn.: langer Brustkorbnerv; motorischer Ast aus dem → Plexus brachialis; versorgt den → M. serratus anterior. **N. thoracodorsalis:** motorischer Nervenast aus dem → Plexus brachialis; versorgt den → M. latissimus dorsi. **N. vertebralis:** unterster R. communicans des Halsgrenzstranges; entstammt dem → Ganglion cervicothoracicum und verläuft gemeinsam mit der → A. vertebralis durch das Foramen des → Processus transversus der Halswirbel; verbindet sich schließlich mit den vorderen Wurzeln von C3 bis C5 sowie den nächst höheren R. communicantes des Halsgrenzstranges; gibt Äste zum → Plexus vertebralis ab.
neural: Vom Nervensystem ausgehend, auf einen Nerv bezogen. engl.: neural
Neuralgia, Neuralgie: Syn.: Nervenschmerz. Anfallsweises Auftreten „heller" Schmerzen im Ausbreitungsgebiet eines sensiblen oder gemischten Nerven ohne nachweisbare Beeinträchtigung der → Sensibilität oder entzündliche Veränderungen. Fehlverwendung des Begriffes z.B. als Ischiasneuralgie (→ Ischiassyndrom) und → Interkostalneuralgie, da es sich bei diesen Krankheitsbildern um jeweils organisch begründbare Schmerzen handelt. engl.: neuralgia. **N. brachialis:** Syn.: → Zervikobrachialsyndrom, Brachialgie. **N. (cervico)occipitalis:** Syn.: → Okzipitalissyndrom.
neuralgieform: Neuralgieähnlich, neuralgieartig. engl.: neuralgiform.
neuralgisch: In Form einer → Neuralgie (auftretend), mit Nervenschmerzen verbunden. engl.: neuralgic.
Neuralleiste: Syn.: → Ganglienleiste. Embryonale Nahtstelle zwischen Hautektoderm und → Neuralplatte. engl.: neural crest.
Neuralplatte: Dorso-mediane Verdickung des Ektoderms in der frühen Embryonalphase, aus der sich im weiteren Verlauf das ZNS entwickelt. engl.: neural plate.

Neuralrinne: Während der frühen Embryonalphase durch seitliche Aufwulstung der → Neuralplatte entstehende dorso-mediane Rinne, die sich im weiteren Verlauf durch mediane Vereinigung der → Neuralwülste zum → Neuralrohr schließt (mit nur für kurze Zeit offenbleibendem Neuroporus anterior und posterior); weiteres Auswachsen nach kranial (Entwicklung des Gehirns) und nach kaudal (Entwicklung des Rückenmarks). engl.: neural groove.
Neuralrohr: Entwicklungsgeschichtliche Auswanderung der → Sklerotome nach dorsal mit Bildung der beiden seitlichen Wirbelbogenanlagen, aus deren Zusammenwachsen ein abgeschlossener Kanal resultiert; bleibt die Vereinigung dieser primär paarigen Anlage unvollständig, kommt es zu einer → Dysraphie (→ Spina bifida, Zelenbildung u.a.). engl.: neural tube.
Neuralrohrdefekt: Entwicklungsgeschichtliche Fehlbildung durch unvollständiges Zusammenwachsen der beiden Anteile der → Sklerotome mit Ausbildung einer → Dysraphie. engl.: neural tube defect.
Neuralsegment: Syn.: Spinalsegment. Rückenmarksabschnitt mit dazugehörenden vorderen und hinteren Wurzel- und → Spinalnervenpaaren. engl.: spinal segment.
Neuraltherapie: Konservative Heilmethode zur neuralen Beeinflussung von Krankheitsbildern; Versuch, durch gezielte Injektionen von Lokalanästhetika (i.c. im Sinne der → Quaddelung, i.m., i.v., i.a., periartikulär, perineural u.a.) im Bereich eines „Störfeldes" wieder normale, d.h. physikalische Bedingungen und vor allem Schmerzfreiheit herzustellen (sog. „Entblockierung"). → Segmenttherapie. engl.: neural therapy.
Neuralwulst: In der frühen Embryonalphase seitliche Aufwulstung der → Neuralplatte, aus dem sich im weiteren Verlauf das → Neuralrohr entwickelt. engl.: neural fold.
Neurapraxie: Vorübergehende Funktionsstörung eines Nerven aufgrund einer Erschütterung. engl.: neurapraxia.
Neuraxon: Syn.: → Neurit. engl.: neuraxon, axon.
Neurektomie: Teilresektion eines Nerven im Sinne der Denervierung. engl.: neurectomy.
Neurexhärese, Neurexhairese: Operative Teilentfernung eines freigelegten peripheren Ner-

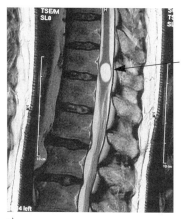 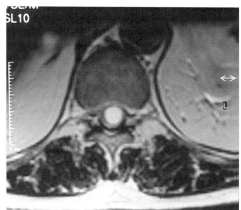

a) b)
Intraspinales lumbales Neurinom (→) im Kernspintomogramm
a) seitliches Schnittbild   b) horizontales Schnittbild.

ven zur Behandlung therapierefraktärer → Neuralgien. engl.: neurexeresis.
Neurilemm: Syn.: → Neurolemm, Schwannsche Scheide. engl.: neurilemma, neurolemma, Schwann's sheath.
Neurinom: Benigner Nervenfasertumor, ausgehend von den Zellen der → Schwannschen Nervenscheide. *Vorkommen* im gesamten Bereich des Rückenmarkskanales (s. Abb.) und auch im peripheren Nervensystem. engl.: neurinoma.
Neurit: *griech.* für Sehne, Flechse. Syn.: Neuraxon, Axon.
Meist lang ausgezogener Fortsatz des Achszylinders einer Nervenzelle; Bauelement der Nervenstränge; dient der efferenten Reizleitung. engl.: neurite, neuraxon, axon.
Neuritis: Syn.: Nervenentzündung.
Akute oder chronische Erkrankung eines Nerven mit entzündlichen Veränderungen, teilweise einhergehend mit degenerativen Veränderungen des abhängigen, vom betroffenen Nerven versorgten Gewebes und evtl. auch (partiellen) Ausfallserscheinungen. Der Begriff wird teilweise auch für die nichtentzündliche → Neuropathie verwendet. engl.: neuritis. **N. ascendens:** Syn.: → Guillain-Barré Syndrom, → Landry Paralyse. **N. hypertrophicans:** Syn.: → Déjerine-Sottas Syndrom. engl.: hypertrophic neuropathy.
neuritisch: Mit Symptomen einer → Neuritis einhergehend, durch eine Neuritis bedingt. engl.: neuritic.

Neurochirurg: Facharzt auf dem Gebiet der → Neurochirurgie.
Neurochirurgie: Spezialgebiet der Chirurgie, das alle operativen Eingriffe im Bereich des → Zentralnervensystemes sowie seiner Hüllen umfaßt. engl.: neurosurgery.
Neuroepithel: Dickes mehrschichtiges Epithel der → Neuralplatte bzw. des → Neuralrohres; spätere Ausdifferenzierung zu Neuro- und Glioblasten sowie Ependymzellen. engl.: neuroepithelium.
Neurofibrae: *lat.* für: Nervenfasern. engl.: nerve fibres.
Neurofibrom: Benigner, mäßig zellreicher Tumor aus → Schwannschen Zellen sowie Elementen des endo- und perineuralen Bindegewebes; gelegentlich als langsam wachsendes Neoplasma auch intraspinal vorkommend mit Initiierung chronischer Kreuzschmerzen. engl.: neurofibroma.
Neurofibromatose (v. Recklinghausen): Unregelmäßig autosomal-dominant vererbte, komplexe Mißbildung ektodermaler und mesodermaler Strukturen mit den *klinischen Kardinalsymptomen*: Nervengeschwülste, multiple weiche, knotige Neurofibrome der Haut sowie milchkaffeebraune Hautpigmentierungen. In etwa 50% der Fälle kommen auch osteodysplastische Knochenveränderungen vor wie Kortikalisdefekte, Knochenzysten, Deformitäten und Spontanfrakturen, evtl. Pseudarthrosen. *Sympto-*

matik im Bereich der Wirbelsäule: Typische Einbuchtungen der Dorsalkanten der Wirbelkörper; Skoliosehäufigkeit 26-43%, typischerweise mit vielfach kurzen, knickartigen Verkrümmungen, evtl. mit Dislokationen und Subluxationen der Wirbelkörper; i.a. schwere Progression der → Skoliose, auch noch im Erwachsenenalter; in etwa 15 % schwere, ebenfalls progrediente → Kyphosen; nicht selten begleitende neurologische Ausfallserscheinungen. engl.: neurofibromatosis.

neurogen: *lat.* für vom Nervensystem ausgehend, mit dem Nervensystem zusammenhängend, nervös bedingt. engl.: neurogenous.

Neuroglia: *Kurzbez.*: Glia; bindegewebige Stützsubstanz des ZNS. engl.: neuroglia.

Neurogliom: Benigner Tumor, ausgehend vom → Neuroglia-Gewebe. engl.: neuroglioma.

Neurolemm: Syn.: Neurilemm, Schwannsche Scheide.
Gliöse Hülle einer Nervenfaser, gebildet aus einzelnen Zellen, die durch einen → Ranvierschen Schnürring voneinander abgegrenzt sind. engl.: neurolemma, neurilemma, Schwann's sheath.

Neurolemm-Zelle: Syn.: → Schwannsche Zelle. engl.: Schwann's cell.

Neurologe: Facharzt auf dem Gebiet der Nervenheilkunde (→ Neurologie). engl.: neurologist.

Neurologie: Lehre vom Aufbau, der Funktion sowie der Erkrankungen (Entstehung und Behandlung) des zentralen und peripheren Nervensystemes sowie seiner Hüllen. engl.: neuro-logy.

neurologisch: Die → Neurologie betreffend. engl.: neurologic.

Neurolues: Syn.: Neurosyphilis.
Bezeichnung für syphilitische Prozesse im Bereich des Nervensystems.

Neurolyse: Operative Freilegung eines Nerven, der eingeklemmt oder mit seiner Umgebung verbacken ist. engl.: neurolysis.

Neurom(a): Syn.: → Ganglioneurom, (echtes) Neurom.
Gutartiger Tumor aus Nervenzellen und Nervenfasern. → Rückenmarkstumor. engl.: neuroma, ganglioneuroma.

Neuron, Neuronum: *griech.* für Sehne, Flechse.
Bezeichnung für die strukturelle Einheit aus Nervenzellen und deren Fortsätzen (→ Neurit), die ein sog. Reizleitungsglied darstellen. Unterschieden werden zentralwärts leitende *afferente* von peripherwärts leitenden *efferenten* N. engl.: neuron, nerve cell. **periphermotorisches N.:** Syn.: → Motoneuron, Vorderhornzelle des Rückenmarks. **postganglionäres** bzw. **präganglionäres N.:** Im Bereich des ZNS gelegenes N. des vegetativen Systems. **sensibles N.:** Afferentes N., ausgehend von spezialisierten Sinneszellen oder sensiblen Endaufzweigungen. **zentralmotorisches N.:** Kortikospinales oder extrapyramidales N. als Efferenz höhergelegener ZNS-Abschnitte für die nachgeschalteten → Motoneurone.

Neuronitis: Entzündung eines → Neurons. engl.: neuronitis.

Neuronolyse: Degenerativer Zerfall eines → Neurons. engl.: neuronal degeneration.

Neuroparalyse: Lähmung, die von einer genuinen Erkrankung des Nervensystemes ausgeht. engl.: neuroparalysis.

neuroparalytisch: Die → Neuroparalyse betreffend, auf einer Neuroparalyse beruhend. engl.: neuroparalytic.

Neuropathie: Allgemeiner Begriff für eine nicht-entzündliche Erkrankung der peripheren und zentralen Nerven. *Ätiologie*: *para*- oder *postinfektiös* im Gefolge vieler Krankheitsbilder; *vaskulär* v.a. im Rahmen entzündlicher Erkrankungen des rheumatischen Formenkreises, aber auch beim Diabetes mellitus; *metabolisch* bei der Porphyrie; *endokrin* bei der Hyperthyreose; *nephrogen* bei der Urämie; *enteropathisch* beim Malabsorptions-Syndrom; *alimentär* bei Vitamin B-Mangel; *allergisch* z.B. postvakzinal; *toxisch* bei Alkoholabusus sowie bei Blei-, Quecksilber- und Thalliumvergiftungen; *medikamentös* nach Gabe von Isoniazid, Antibiotika, Phenytoin u.a. sowie bei Krankheitsbildern mit herabgesetzter Tiefensensibilität (z.B. → Tabes dorsalis, → Syringomyelie u.a.). engl.: neuropathy.

neuropathisch: Die → Neuropathie betreffend, infolge einer Neuropathie auftretend. engl.: neuropathic.

Neuropathologie: Lehre von den Erkrankungen des Nervensystems als Teilgebiet der Pathologie. engl.: neuropathology.

Neuropharmakologie: Teilgebiet der Pharmakologie, das sich mit der Wirkungsweise spezieller chemischer Substanzen auf das zentrale und periphere Nervensystem sowie auf neurosekretorisch beeinflußte Gewebe befaßt. engl.: neuropharmacology.

Neurophysiologie: Teilgebiet der Physiologie, das sich mit den Funktionsweisen des peripheren und zentralen Nervensystems befaßt. engl.: neurophysiology.

Neuroradiologie: Teilgebiet der Radiologie, das sich mit der Diagnostik und auch Therapie von Erkrankungen des peripheren und zentralen Nervensystemes befaßt. → Angiographie, → Computertomographie, → Kernspintomographie, → Myelographie. engl.: neuroradiology.

Neurosyphilis: Syn.: → Neurolues. engl.: neurosyphilis.

Neurotabes: Syn.: → Pseudotabes.

Neurotomie: Operative Durchtrennung eines Nerven mit dem Ziel der Schmerzausschaltung, z.B. im Falle einer sonstig therapierefraktären → Neuralgie. engl.: neurotomy.

Neurotonie: 1.) Therapeutische Dehnung eines Nerven, z.B. im Falle einer → Ischialgie. engl.: neurotony, nerve stretching. 2.) Neurovegetative Dystonie. engl.: neurotonia.

neurotonische Reaktion: Pathologisch-verlängerte tetanische Muskelzuckung nach einer Nervenstammreizung. *Vorkommen* z.B. bei einer

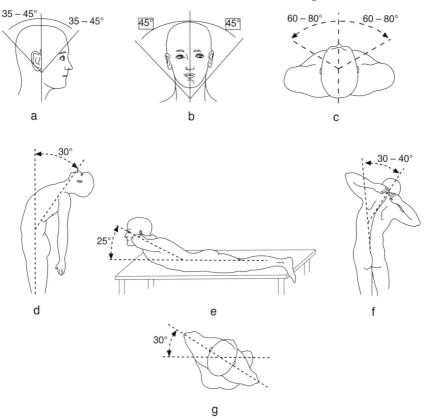

Physiologisches Bewegungsspiel der Wirbelsäule, standardisiert erfaßt nach der Neutral-0-Methode:

Halswirbelsäule
a) Anteklination/Reklination
b) Rechts- und Linksseitneigung
c) Rechts- und Linksrotation.

Brust- und Lendenwirbelsäule
d) Reklination in stehender Position
e) Reklination in liegender Position
f) Rechtsseitneigung
g) Rechtsrotation.

→ Syringomyelie, bei einer kongenitalen → Myotonie u.a. engl.: neurotonic reaction.
Neurotoxikose: Schädigung des peripheren und/oder zentralen Nervensystemes durch endo- oder exogen einwirkende giftige Substanzen. engl.: neurotoxia.
neurotoxisch: Schädigend auf das periphere und zentrale Nervensystem. engl.: neurotoxic.
Neurotoxizität: Gifteffekt auf das periphere und zentrale Nervensystem. engl.: neurotoxicity.
Neurotripsie: Operativ durchgeführte Nervenquetschung. engl.: neurotripsy, surgical nerve crushing.
neurotrop: Auf das Nervensystem einwirkend (z.B. neurotrope Medikation); eine besondere Affinität zum Nervensystem besitzend. engl.: neurotropic, neurophilic.
Neurotrophie: 1.) Ernährung des Nervengewebes. 2.) Nervaler Einfluß auf den Stoffwechsel der Gewebe. engl.: neurotrophy.
Neurotropie: Besondere Affinität zum Nervensystem. engl.: neurotropy.
Neurozyt: Syn.: Nervenzelle. Zellelement des Nervengewebes, bestehend aus einem meist im ZNS liegenden Zellkörper sowie aus afferenten und efferenten Fortsätzen (→ Dendrit, → Neurit). engl.: neurocyte.
Neurozytom: Syn.: → Gangliozytom. engl.: neurocytoma.
Neutral-Null-Methode: Syn.: Nulldurchgangsmethode.
Gemäß Richtlinien der DGOT Messung und reproduzierbare Dokumentation des maximal möglichen aktiven und passiven Bewegungsausschlages eines Gelenkes oder auch der Hals- (s. Abb.) oder der Rumpfwirbelsäule (s. Abb.) aus der anatomischen Ausgangslage, d.h. aus ihrer Nullstellung heraus in allen möglichen Raumebenen; Angabe in Winkelgraden, wobei eine Meßgenauigkeit von 5° ausreichend ist.
Neutralwirbel: Syn.: Endwirbel.
Röntgenologische Bezeichnung für den Wirbelkörper im a.p.-Bild der Brust- oder Lendenwirbelsäule am kranialen oder kaudalen Ende einer Fehlkrümmung in der Frontalebene (→ Skoliose) bzw. im Wendepunkt zweier gegensätzlicher Krümmungen. Seine obere und auch untere ebener planparallele Fläche sowie seine quere Achse sind am stärksten gegen die Konkavseite der Krümmung geneigt bzw. gekrümmt; sie weisen bei einer Skoliose den ausgeprägtesten Schrägstand (d.h. Neigung gegen die Horizontale) und die geringste → Torsion auf. → Skoliosimetrie. engl.: neutral vertebra.
Nicholson-Methode: Durchführung einer dorsalen → Spondylodese durch Anlagerung eines → Knochenspanes im Bereich der angefrischten → Dornfortsätze. engl.: Nicholson's spondylodesis.
Night-time bracing: *engl.*; nächtliche Korsettversorgung über zumindest 8 Stunden im Falle einer → Thorakolumbalskoliose. Die → Orthese hält den Patienten in der maximalen Seitneigung der zu behandelnden Fehlkrümmung; durch Druck auf deren Apex und das axilläre Widerlager wird eine langbogige Umkrümmung der Skoliose erreicht. → Charleston-Bending-Brace.
NLG: Abkürzung für → Nervenleitgeschwindigkeit.
NMR: Abkürzung für nuclear magnetic resonance. → Kernspintomographie.
Nn.: Abkürzung für Nervi (*pl.* von → Nervus).
Nodus: *lat.* für Knoten; *pl.*: nodi. **Nodi lymphatici:** *lat.* für Lymphknoten. **N. l. cervicales profundi:** tiefe Halslymphknoten; Verlauf entlang der V. jugularis interna. **N. l. cervicales superficiales:** oberflächliche Halslymphknoten im Bereich der V. jugularis externa für Ohr, Parotis, Kieferwinkel, oberflächliche Halsweichteile. **N. l. intercostales:** Lymphknoten paravertebral in den Interkostalräumen verlaufend zur Versorgung der Thoraxwand und der Pleura. **N. l. lumbales:** Lymphknoten im Bereich der Aorta abdominalis und der Vena cava inferior. **N. l. occipitales:** Lymphknoten im Bereich des Hinterhauptes zur Versorgung der Nackengegend. **N. l. sacrales:** Lymphknoten zwischen Rektum und Kreuzbein. **N. l. subscapulares:** Lymphknoten im Bereich des M. subscapularis zur Versorgung des unteren Nackenbereiches, der Schulter sowie der Dorsalfläche des Thorax.
Non-Hodgkin-Lymphom: Malignes → Lymphom mit Ausnahme der → Lymphogranulomatose (sog. M. Hodgkin); unterteilt in weniger maligne lymphozytische und hochmaligne lymphoblastische Formen. → Lymphosarkom, → Retikulumzellsarkom. engl.: non-Hodgkin lymphoma.
Nonne, M.: 1861-1959; deutscher Neurologe aus Hamburg.
Nonne-Apelt-Schumm Reaktion: Reaktion zum Nachweis von Eiweiß im → Liquor (cerebro-

neurotonische Reaktion

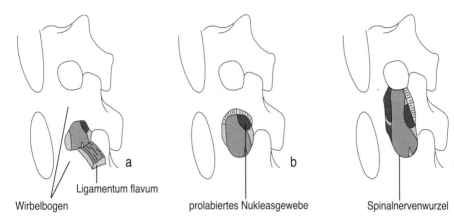

Anatomischer Status bei makroinvasiver lumbaler Nukleotomie:
a) Flavektomie (Fenestration)
b) Laminotomie (kaudale und kraniale partielle Hemilaminektomie)
c) Hemilaminektomie

spinalis). Versetzung des L. mit einigen ml gesättigter Ammoniumsulfatlösung; im Falle einer Globulinvermehrung Auftreten einer Trübung der Flüssigkeit nach etwa 2-3 min. engl.: Nonne-Apelt reaction.

Nonne-Froin Syndrom: Spinales (Liquor-) Blocksyndrom durch lokale, meist tumoröse Kompression mit charakteristischen → Liquorveränderungen unterhalb des Blockadebereiches (z.B. Albuminvermehrung, Druck-Konstanz beim → Queckenstedt-Versuch u.a.). engl.: Froin's syndrome.

Nonne-Syndrom: Syn.: → Halsrippensyndrom. engl.: cervical rib syndrome.

Notalgie: Allgemeine Bezeichnung für Rückenschmerz, Schmerz im Bereich des Rückens. engl.: back pain.

Notenzephalus: Mißgeburt mit freiliegendem, dem Rücken aufliegendem Gehirn.

Notochordom: → Chordom. engl.: chordoma.

Nozisensorik, Nozizeption: *lat.* für Wahrnehmung eines Schmerzreizes. engl.: nociception.

Nozizeptor: *lat.* für Schmerzrezeptor; sensibles Empfängerorgan, das bei Verletzungen gereizt wird und die Schmerzempfindung vermittelt. engl.: nociceptor.

NSAR: Abkürzung für nichtsteroidale → Antirheumatika zur symptomatischen medikamentösen Behandlung. engl.: NSAID (non-steroidal-antiinflammatory drugs).

Nucha: *arab.* für Rückenmark. Anatomische Bezeichnung für Nacken, nach dorsal gewölbter Anteil des Halses. engl.: nucha, (nape of) neck.

nuchal: Zum Nacken gehörend, im Bereich des Nackens liegend. engl.: nuchal.

Nucleus: → Nukleus. N. dorsalis bzw. dorsolateralis: Gruppe von Nervenzellen am Hinterhorn des Rückenmarks. N. intermediolateralis: Syn.: → Columna intermediolateralis. Nervenzellgruppe im Seitenhorn des Rückenmarks (C8 -L3); Beginn des 1. Sympathikusneurons. N. intermediomedialis: Syn.: → Columna intermediomedialis. Nervenzellgruppe zwischen Vorderhorn und Hinterhorn des Rückenmarks; Beginn des 1. Parasympathikusneurons. N. pulposus: Syn.: Gallertkern. Leicht exzentrisch in der → Bandscheibe gelegener, quellfreudiger, aus strukturarmem, wasserreichen Gewebe bestehender Kern, der Knorpelzellen enthält (→ Discus intervertebralis), umgeben vom → Anulus fibrosus. Wassergehalt im 1. Lebensjahr über 90 %, sinkt bis zum 8. Lebensdezennium schrittweise bis auf 74 % ab. Kollagengehalt der Matrix 44-51% des Trockengewichts; *Hauptbestandteile*: Glycin (30%), Prolin (12%) und Hydrxyprolin (12-14%). engl.: pulpy nucleus. **N. spinalis nervi accessorii:** 2. tiefer gelegener Kern des XII. Hirnnerven im Bereich des Halsmarks. **N. spinalis nervi trigemini:** sensibler Endkern des V. Hirnnerven in der Medulla oblongata, bis ins obere Halsmark reichend. → Laer-Söldersche Linien, → Lhara-Zone.

Nukleogramm: Röntgenbild nach Kontrastdarstellung einer Bandscheibe, wobei die wäßrige Flüssigkeit sich lediglich im → Nucleus pulposus, nicht jedoch im → Anulus fibrosus ausbreitet. → Diskographie. engl.: nucleogram.

Nukleographie: → Diskographie. engl.: discography.

Nukleolyse: → Chemonukleolyse. engl.: nucleolysis.

Nukleotomie: Syn.: Bandscheibenoperation. Operative Entfernung von Bandscheibengewebe im Falle einer klinisch deutlich beeinträchtigenden → Nukleusprotrusion oder eines → Nukleusprolapses; im eigentlichen Sinne wird lediglich der mobile → Nucleus pulposus extirpiert. *Vorgehensweise: makrochirurgisch offen, mikrochirurgisch offen* unter Einsatz eines Operationsmikroskopes oder gedeckt *perkutan* (→ PTN) unter Bildwandlerkontrolle. → APLD, → NAPLD. engl.: nucleotomy.

Nukleus: *lat.* für Zellkern, Nervenkern (Anhäufung von Nervenzellen bestimmter Funktion im Bereich des ZNS; auch Kurzbezeichnung für den → Nucleus pulposus. engl.: nucleus.

Nukleusfaßzange: Spezielles Operationsinstrument zur Ausräumung eines degenerativ veränderten → Nucleus pulposus; zur optimalen Bedienung in der Tiefe besitzt es eine lange schlanke Führung, das vordere scharfe „Maul" ist ausgehöhlt zur Aufnahme des resezierten Gewebes. Die N. existiert in unterschiedlichen Abwinkelungen des Greifteiles (nach vorne und hinten bzw. zur rechten und linken Seite gebogen), was ausladende rotierende Bewegungen des Operateurs mit dem Instrument erübrigt. → Froschmaul.

Nukleusprolaps: Syn.: → Bandscheibenprolaps.

Nukleusprotrusion: Syn.: → Bandscheibenprotrusion.

Nukleus-pulposus-Prothese: Abkürzung: PDN (Prosthetic Disc Nucleus). Alloplastik zum Ersatz eines degenerativ geschädigten Nukleus pulposus einer → Bandscheibe; gefertigt aus einem Kern von Hypan (hygrostatisches polymeres Hydrogel) mit einer Hülle aus Polyäthylen (s. *Abb.*). → Bandscheiben(endo)prothese.

Nulldurchgangsmethode: Syn.: → Neutral-Null-Methode.

Nutation: Minimalbewegungsmöglichkeit im Bereich der → Synchondrose des → Kreuzdarmbeingelenkes; die Prüfung erfolgt im Stehen im Hilfe des → Spine-Testes im Einbeinstand bzw. durch Anteklination des Oberkörpers (→ Vorlaufphänomen).

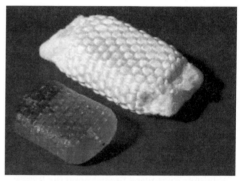

Nukleus-pulposus-Arthrose (PDN = Prosthetic Disc Nucleus) zum alloplastischen Ersatz einer Bandscheibe.

O

Oberflächenanästhesie: Form der → Lokalanästhesie mit Blockade der sensiblen Nervenfasern der Haut durch Applikation von → Lokalanästhetika. engl.: topical anesthesia.

Oberflächenanästhetika: → Lokalanästhetika, die in erster Linie zur → Oberflächenanästhesie eingesetzt werden wie → Lidocain, Tetracain, Cocain, Benzocain u.a. engl.: surface anesthetics.

Oberflächensensibilität: Syn.: exterozeptive Sensibilität, Berührungssinn.
Taktile Reizwahrnehmung im Bereich der Körperoberfläche; afferente Leitung über sensible Nervenfasern zum Rückenmark, dort dann weiter über die → Hinterstrangsysteme sowie den → Tractus spinothalamicus zur zentralen Verarbeitung. Gegensatz zur → Somatosensibilität. engl.: sense of touch.

Oberflächenstimulation: Syn.: laterale → Elektrostimulation.

Oberkörpershift(ing): Syn.: → Lumbalshift.

Obersteiner, H.: 1847-1922; österreichischer Neurologe aus Wien. → Redlich-Obersteiner-Zone.

occipital(is): *lat.* für → okzipital. engl.: occipital(is).

Occiput: *lat.* für → Okziput. engl.: occiput.

Ochronose: Syn.: → Alkaptonurie.
Kongenitale erbliche Enzymstörung des Phenylalanin-Tyrosin-Stoffwechsels; typischer, durch Alkapton braungefärbter Urin. engl.: ochronosis.

O'Donoghues-Test: Klinischer Untersuchungstest zur Differenzierung zwischen muskulär oder ligamentär ausgelösten Nackenschmerzen: Der Untersucher steht hinter dem sitzenden Patienten und neigt mit seinen Händen zunächst dessen Kopf passiv nach beiden Seiten; anschließend wird der Patient aufgefordert, seinen Kopf unter isometrischem Einsatz der paravertebralen Halsmuskulatur gegen die Widerstandsgebung durch die Hand des Untersuchers seitlich zu neigen. Schmerzen beim *passiven* Untersuchungsgang sprechen eher für eine ligamentäre oder degenerative (Facetten-)Funktionsstörung, Schmerzen bei der *aktiven* Anspannung für eine paravertebrale muskuläre Dysfunktion. engl.: O'Donoghues' (cervical spine) test.

Ohrensausen: Syn.: → Tinnitus (aurium). engl.: tinnitus, ringing in the ear.

Ohrläppchen: Anschaulicher röntgenologischer Begriff für den hinteren Anteil des → Iliosakralgelenkes (Facies articulares ossis ilii et sacri).

okulovertebrales Syndrom: Syn.: Weyers-Thier Syndrom.
Frühembryonale Entwicklungsstörung mit Auftreten von Fehlbildungen im Bereich der Augen (einseitige Mikro- bis Anophthalmie, Gesichtsasymmetrie im Bereich des Os frontale, insbesondere des Orbitadaches), der Wirbelsäule (Ausbildung von → Keilwirbeln, v.a. im Bereich der HWS) auch von Rippenanomalien. engl.: oculovertebral dysplasia, Weyers-Thier's syndome.

okzipital: *lat.* für das Hinterhaupt(-sbein) betreffend, am oder zum Hinterkopf gelegen. → Okziput. engl.: occipital. **o.e Dysplasie:** kongenitale knöcherne Fehlbildung des → atlanto-okzipitalen Überganges. engl.: occipital dysplasia.

Okzipitalachse: Lotgerade, gefällt von der Mitte des → Okziputs, die sich physiologischerweise mit der Dornfortsatzreihe der BWS und LWS deckt und in die Rima ani ausläuft. → Lotebene. engl.: occipital axis.

Okzipitalisation: Atlanto-okzipitale → Übergangsstörung (→ Atlasassimilation) mit kongenitaler Verschmelzung des 1. Halswirbelkörpers mit dem Hinterhauptsbein. engl.: occipitalization.

Okzipitalneuralgie: Syn.: → Okzipitalsyndrom.
Der Begriff sollte nur im Falle einer echten Neuralgie des → N. occipitalis major, z.B. im Falle einer → Zoster-Erkrankung verwendet werden. engl.: occipital neuralgia.

Okzipitalpunkt: Triggerpunkt im okzipitalen Bereich; typische Druckdolenz bei funktionellen Störungen der oberen HWS. engl.: occipital point.

Okzipitalsyndrom: Syn.: Neuralgia (cervico)occipitalis, Okzipitalneuralgie (häufig gebrauchter Begriff, obwohl es sich hier nicht um eine echte Neuralgie handelt!).
Pseudoradikuläres Schmerzbild als Folge einer Blockierung der → Kopfgelenke bzw. des Facettengelenkes C2/C3 oder einer Wurzelirritation des 2. und 3. → Zervikalsegmentes, meist auf-

grund einer hyperostotischen → Spondylose oder einer → Spondylarthrose. *Klinisches Bild*: dumpfe, schlecht lokalisierbare Hinterhauptsschmerzen im Versorgungsgebiet von C2, oft druckschmerzhafte Okzipitalispunkte A, B und C in Höhe der nuchalen Bandansätze nach → Hackett; evtl. begleitende vegetative Symptomatik mit Übelkeit, Ohrensausen und Schwindel. *Therapie*: Chirotherapie, therapeutische → Lokalanästhesie. engl.: cervical radicular syndrome.

Okzipitalwirbel: Seltene okzipito-zervikale → Übergangsstörung mit Ausbildung eines zusätzlichen freien Halswirbels. engl.: occipital vertebra.

Okziput: *lat.*: Occiput. Hinterhaupt, mit dem → Os occipitale als Skelettbestandteil. engl.: occiput.

OLE: Abkürzung for osteoligamentäre Entlastung. Operativer dorsaler Eingriff ohne Instrumentation zur lokalen → Dekompression des Rückenmarks, z. B. bei → Spinalkanalstenose.

Oligarthritis: *lat.* für → Arthritis, die im Gegensatz zur → Polyarthritis nur einige (wenige) Gelenke befällt. engl.: oligarthritis.

Oligodendroglia: Die aus den → Oligodendrozyten der grauen und weißen → Substanz des Gehirns und des Rückenmarks bestehende → Glia mit kleinen, wenig verzweigten Zellen; bildet als sog. Satellitenzellen der Nervenzellen die Nervenscheiden. engl.: oligodendroglia.

Oligodendrogliom: Zellreicher, benigner, teilweise aber auch infiltrativ wachsender Hirn-, seltener auch → Rückenmarkstumor; *Hauptmanifestationsalter*: 30.-45. Lebensjahr; *feingeweblich* aufgebaut aus → Oligodendrozyten mit honigwabenähnlicher Struktur aus dicht gelagerten monomorphen Rundzellen mit perinukleärer Vakuolenbildung und spärlichem Protoplasma; häufiger Satellitenbildung um Nervenzellen. engl.: oligodendroglioma.

Oligodendrozyt: Zelle der → Oligodendroglia. engl.: oligodendrocyte.

Olisthesis: *griech.* für Ausgleiten, Sturz. → Spondylolisthese. → Pseudospondylolisthese. engl.: spondylolisthesis.

OMF: Abkürzung für → Osteomyelofibrose. engl.: osteomyelofibrosis.

Omovertebraknochen: Syn.: Os omovertebrale (*lat.*), Os omocervicale (*lat.*). Brückenartiges Knochenelement (uni- oder bilateral) von der Skapula oder ihrer näheren Umgebung zum Dornfortsatz, Bogen oder Querfortsatz eines oder mehrerer unterer Halswirbel verlaufend.

Onik, G.: Zeitgenössischer US-amerikanischer Wirbelsäulenchirurg. Inaugurator der → APLD (automatisierte perkutane lumbale Diskektomie) unter Einsatz von → Saugstanzen.

Onlay-Span: Syn.: für → Anlegespan als freies homologes oder meist autologes Transplantat, z.B. zur Durchführung einer dorsalen → Spondylodese im HWS-Bereich. engl.: onlay bone graft.

Operationsindikation: Rechtfertigung des operativen Vorgehens. Eine *absolute* O. besteht im Bereich der Wirbelsäule im Falle einer traumatischen Verletzung mit inkompletter, während der Beobachtungszeit zunehmender → Querschnittssymptomatik sowie bei hochgradig instabilen Schädigungen, die mit erheblichen Deformitäten einhergehen, soweit sie sich mit konservativen Maßnahmen nicht ausreichend reponieren und retinieren lassen; weiterhin im Falle einer → Konus- oder → Kaudasymptomatik im Zuge einer intraspinalen Kompression (→ Bandscheibenvorfall, → Hämatomyelie u.a.). Eine *relative* O. ist dann gegeben, wenn im Falle einer traumatischen Verletzung eine konservative Therapie prinzipiell zwar möglich, unter einem operativen Management jedoch eine vollständigere oder raschere Restitution der Verhältnisse erwartet werden kann; im Falle einer radikulären Störung im Zuge eines degenerativen Prozesses erst dann, wenn konservative Maßnahmen ausgeschöpft sind und ein subjektiv befriedigendes Ergebnis nicht eingetreten ist. Bei Haltungsschäden und Deformitäten (→ Kyphosen, → Skoliosen) ist ein operatives Vorgehen dann zu überlegen, wenn eine Progredienz des Leidens zu erwarten ist und durch einen korrigierenden Eingriff eine rasche Zunahme sekundär degenerativer Veränderungen vermieden werden kann. Eine *kosmetische* O. ohne Aussicht auf Besserung funktioneller Parameter besteht bei ausgeprägtem → Rippenbuckel im Falle einer → Thorakalskoliose. Von einer → *Kontraindikation* zu einem operativen Eingriff im Bereich der Wirbelsäule ist - neben den allgemeinen K. - dann auszugehen, wenn unter physiologischen Belastungsbedingungen stabile, schmerzfreie Verhältnisse ohne neurologische Ausfälle und ohne bleibende Deformität vorliegen oder erwartet werden können. engl.: operative indication, indication for surgery.

operativer Zugangsweg: → Zugangsweg. engl.: surgical approach.

Opisthion: *griech.*; hinteres Ende des → Foramen occipitale magnum im seitlichen Röntgenbild des Schädels. → Basilarimpression, → McRae-Linie, → Basion. engl.: opisthion.

Opisthotonus: *griech.*; Hypertonus im Bereich der Rückenmuskulatur mit bogenförmiger Überstreckung des Rumpfes nach hinten; meist Ausdruck einer entzündlichen meningealen Reizung. engl.: opisthotonos.

Oppenheim, H.: 1858-1919; deutscher Neurologe aus Berlin.

Oppenheim-Krankheit: Syn.: Oppenheim-Syndrom, Oppenheim-Werdnig-Hoffmann Krankheit, → Myatonia congenita Typ Oppenheim-Dobler. engl.: congenital amyotonia.

Oppenheim-Reflex: Syn.: → Oppenheim-Zeichen. engl.: Oppenheim's sign.

Oppenheim-Syndrom: Syn.: Oppenheim-Krankheit, Oppenheim-Werdnig-Hoffmann Krankheit, → Myatonia congenita Typ Oppenheim-Dobler. engl.: congenital amyotonia.

Oppenheim-Zeichen: Auslösung einer tonischen Dorsalextension der Großzehe (und evtl. Plantarflexion und Spreizung der Langzehen 2-5) durch kräftiges Entlangstreichen am inneren Schienbeinrand mit Daumen und Zeigefinger; gehört zu den → Pyramidenbahnzeichen. Modifikation des → Babinski-Reflexes. engl.: Oppenheim's sign.

Oppenheim-Ziehen Syndrom: Syn.: → Torsionsdystonie. engl.: torsion dystonia.

Orozco-Platte: Doppel-T-förmige Osteosyntheseplatte zur ventralen interkorporalen → Fusionsoperation im Bereich der Halswirbelsäule. → Morscher-Platte, → Caspar Platte. engl.: Orozco's plate.

Orthese: Stützender, haltungskorrigierender oder (teil-)entlastender, evtl. auch immobilisierender orthopädischer Apparat oder Hilfsmittel zur Behandlung funktioneller Störungen der Gelenke und der Wirbelsäule. Je nach gewünschter Wirkung werden *starre*, einem Apparat ähnliche O. unterschieden, die im wesentlichen abstützende Funktionen des Bewegungsapparates aushalten bzw. übernehmen, von *dynamischen* O., die durch ihre Funktion einen korrigierenden Einfluß ausüben. → Flexionsorthese, → Rumpforthese → Leibbinde, → Mieder, → Korsett. engl.: orthosis.

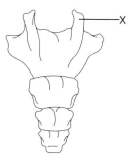

Knöcherne Anatomie des Os coccygis (Ansicht von dorsal); x = cornu coccygeum

Orthetik: Wissenschaft und Lehre, die sich mit der Herstellung und Anpassung orthopädischer Apparate und → Orthesen beschäftigt.

orthetisch: Die → Orthetik betreffend.

orthodrom: Syn.: gleichläufig, v.a. im Sinne der Erregungsleitung in einem Nerven entsprechend der natürlichen Leitungsrichtung. *Gegensatz* von → antidrom. engl.: orthodromic.

orthograd: *lat.* für (in physiologischer Richtung) voranschreitend. *Gegensatz* zu: → retrograd. *Röntgen:* in der Strahlenrichtung liegend. engl.: orthograde.

Orthopädie: Fachgebiet der Medizin, das sich mit der Erkennung, Behandlung und Vorbeugung angeborener und erworbener Störungen und Anomalien der Haltungs- und Bewegungsorgane beschäftigt. engl.: orthopedics.

Os: *lat.* für Knochen; *pl.:* ossa. engl.: os, bone.

Os coccygis: *lat.* für Steißbein, Kuckucksbein. Platter distaler Endabschnitt der Wirbelsäule des Menschen; Synostose aus 4-5 nach kaudal an Größe und Differenzierung abnehmenden Wirbeln, nicht selten gelenkige Verbindung zwischen 1. und 2. Kokzygealwirbel erhalten; auch der 1. Steißbeinwirbel ist mit dem 5. Sakralwirbel über eine Zwischenwirbelscheibe verbunden (bei Männern bisweilen hier Synostosierung); cornua coccygea als Gelenkfortsatzreste (*s. Abb.*). engl.: coccygeal bone. **Os costale:** *lat.* für den knöchernen Teil der Rippe; anatomisch gegliedert in Caput, Collum, Corpus, Tuberculum und Angulus; zweifache bilaterale gelenkige Verbindung mit den Brustwirbelkörpern. engl.: bony rib. **Os odontoideum:** Syn.: dritter Kondylus. Seltene kongenitale Fehlbildung des → Dens axis; aufgrund eines selbständigen Knochenkernes proxi-

Os

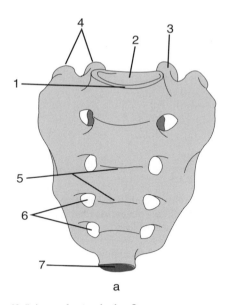
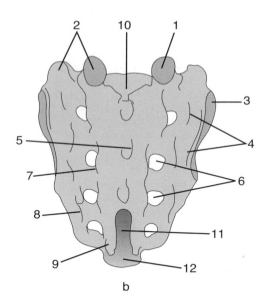

Knöcherne Anatomie des Os sacrum:
a) Vorderansicht (Facies pelvina)
1 Promontorium
2 Basis ossis sacri
3 Processus articularis superior
4 Pars lateralis
5 Lineae transversae
6 Foramina sacralia pelvina
7 Apex ossis sacri

b) Hinteransicht (Facies dorsalis)
1 Processus articularis superior
2 Pars lateralis
3 Facies articularis
4 Tuberositas sacralis
 (Ansatzstelle der Sakralbänder)
5 Crista sacralis mediana
6 Foramina sacralia dorsalia
7 Crista sacralis intermedia
8 Crista sacralis lateralis
9 Cornu sacrale
10 Canalis sacralis
11 Hiatus sacralis
12 Apex ossis sacri

mal des Axiskörpers entwickelt sich der Zahnfortsatz als eigenständiger Knochen; operative Behandlung im Sinne der dorsalen Fusion C1/C2 im Falle einer persistierenden Instabilität mit begleitender neurologischer Störung Therapie der Wahl. **Os occipitale:** *lat.* für Hinterhauptsbein. Unterer hinterer schalenförmiger Anteil der Schädelkalotte zwischen Keil-, Schläfen- und Scheitelbein; gelenkige Verbindung mit der oberen Halswirbelsäule über die → Articulatio atlantooccipitalis; *anatomisch* gegliedert in die pars lateralis und basilaris mit dem → Foramen occipitale magnum, der → Protuberantia occipitis externa, der → Linea nuchae u.a.m. engl.: occipital bone. **Os omocervicale:** Syn.: → Os omovertebrale. **Os omovertebrale:** Syn.: Os omocervicale. → Omovertebralknochen. Anormale knöcherne Verbindung (z.T. segmentiert ausgebildet) zwischen der seitlichen Halswirbelsäule (meist in Höhe C5 und C6) und dem Oberrand der → Skapula. *Vorkommen*: isoliert; bei der → Sprengelschen Deformität. engl.: omovertebral bone. **Os sacrum:** *lat.* für → Kreuzbein. Unterer Anteil der knöchernen Wirbelsäule; dreieckig, schaufelförmig; entwicklungsgeschichtlich entstanden aus der Fusion (Synostosierung) von 5 Wirbeln und Rippenrudimenten; gelenkige Verbindung kranial zum 5. Lumbalwirbel und kaudal zum 1. Steißbeinwirbel durch Zwischenwirbelscheiben. *Anatomisch* stellt die → Crista sacralis mediana die Verschmelzung der Dornfortsätze dar, der oberste Sakralwirbel besitzt häufig → Processus transversi; Umrandung des → Hiatus sacralis kaudal durch die → Cornua sacralia, die den Cornua → coccygea des Steißbeines entgegenragen; die → Crista sacralis lateralis ist Ausdruck der Verschmelzung der rudimentären → Querfortsätze, die → Crista sacralis intermedia die der → Gelenkfortsätze (s. *Abb.*). Bei der Geburt sind normalerweise die Körper der 1.-5., die Bögen der 1.-4. und die Rippenrudimente der 1.-2. Kreuzbeinwirbel verknöchert; die knöcherne Verschmelzung der Körper beginnt etwa ab dem 6. Lebensjahr und ist oft erst im Alter von 25-30 Jahren ganz abgeschlossen. Häufige Formvarianten mit sog. lumbosakralen → Übergangsstörungen (symmetrische oder asymmetrische → Assimilationsstörungen, → Lumbalisation, → Sakralisation). engl.: sacrum.

Ossa: *lat.* für die Knochen (*pl.* von → Os).

Ossiculum: *lat.* für Knöchelchen, kleiner Knochen. **O. terminale persistens:** *lat.;* Syn.: O. Bergmann, Bergmannsches Knöchelchen. Seltener kerbenförmiger Einschnitt an der Spitze des → Dens axis; Ausdruck einer → Apophysenstörung (sog. Doppelanlage).

Ossifikation: *lat.* für die physiologische Knochenbildung, aber auch für die pathologische Verknöcherung von Binde- und Knorpelgewebe. Der physiologische Vorgang der O. im Bereich der *Wirbelkörper* beginnt im unteren thorakalen Abschnitt und schreitet von dort nach kranial und kaudal fort; im Bereich der *Wirbelbögen* beginnt die O. im oberen zervikalen Abschnitt und schreitet nach kaudal weiter. → Ossifikationskern. engl.: ossification.

Ossifikationskern: Syn.: Knochenkern. Ossifikationszentrum innerhalb des Bindegewebsknochens bzw. der Epiphyse; entsteht für jeden einzelnen knöchernen Skelettabschnitt zu einem charakteristischen Zeitpunkt. Beim Wirbelkörper des Neugeborenen zeigen sich ein großer zentraler O. und zwei weitere links und rechts im Wirbelbogen (sog. dreikerniger Wirbelkörper im Röntgenbild); um das 1. Lebensjahr sind dann die Dornfortsätze durch Synostose der Bogenkerne verknöchert. engl.: ossification center.

Ossovenographie: Phlebographie der venösen Gefäße der Wirbelkörper; heutzutage durch die → Computertomographie weitgehend ersetzt. engl.: ossovenography.

Osteitis: Syn.: → Ostitis. engl.: osteitis.

Osteoarthritis: Vom Knochen auf ein Gelenk übergreifende Entzündung. engl.: osteoarthritis.

Osteoarthropathie: → Osteopathie mit krankhafter Mitbeteiligung eines oder mehrerer Gelenke. engl.: osteoarthropathy. **hypertrophische O.:** Syn.: Marie-Bamberger Krankheit. Auftreten einer generalisierten periostalen Knochenneubildung mit Pachydermie, meist im Gefolge thorakaler Erkrankungen (z.B. Bronchial-CA, Tuberkulose u.a.); *Lokalisation* überwiegend im meta- und epiphysären Bereich der Finger (sog. Trommelschlegel mit Uhrglasnägeln); *röntgenologisch* deutlich aufgetriebene kortikale Strukturen, auch Spongiosabälkchen verdickt; Wirbelkörperstruktur ähnlich einem → Hämangiom. engl.: hypertrophic osteoarthropathy.

osteoartikulär: Knochen und Gelenk betreffend. engl.: osteoarticular.

Osteoblastom: Benigner, stark vaskularisierter Knochentumor mit knöcherner und bindegewebiger Proliferation; *Lokalisation* in 30-40 % im Bereich der Wirbelsäule, hier v.a. in den Bogenwurzeln und Wirbelbögen sowie im → Os sacrum; *morphologisch* ähnlich einem → Osteoid-osteom mit Nidusbildung von > 2 cm. *Auftreten* meist zwischen dem 10.-30. Lebensjahr; im Röntgenbild deutliche Osteolyse mit lobulärer, gut abgrenzbarer Kontur und umgebender reaktiver Sklerose, selten destruierendes Wachstum. *Klinisch* im Gegensatz zum ähnlichen → Osteoid-osteom kein

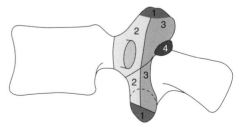

Schematische Darstellung der isoliert auftretenden Knochenkerne (1–3) an den Gelenkfortsätzen eines Wirbelkörpers im seitlichen Röntgenbild; außerdem sind die Spaltlinien eingezeichnet. 4 = Isthmusknöchelchen.

Ansprechen auf Azetylsalizylsäureapplikation, auch kaum nächtliche Schmerzen; evtl. Kompressionssymptomatik, dann operative Exkochleation erforderlich. engl.: osteoblastoma.

Osteochondritis: Lokal umschriebene Knochen-Knorpel-Entzündung meist im epiphysären oder Gelenkbereich, aber auch im Bereich der Wirbelsäule. engl.: osteochondritis. O. deformans juvenilis: *lat.;* Syn.: → Scheuermannsche Krankheit.

Osteochondrodysplasie: Syn.: enchondrale → Dysostose.

Allgemeiner Oberbegriff für Dysplasien der knorpeligen und knöchernen Anteile des Skeletts, teilweise isoliert lokalisiert, teilweise als systemische Störungen auftretend. *Ursachen:* kongenital (z.B. → Ellis-van Crefeld Syndrom), erworbene Wachstums- und Entwicklungsstörungen (z.B. → Jaffé-Lichtenstein Syndrom), hormonell (z.B. bei Störungen der Schilddrüse, der Hypophyse u.a.), Stoffwechselstörungen (z.B. → Mukopolysaccharidosen), chromosomale Aberrationen (z.B. → Down Syndrom). engl.: osteochondrodysplasia.

Osteochondrodystrophie: Kongenitale Störung der Knochen- und Knorpelbildung mit typischen syndromhaften Krankheitsbildern. Im Schrifttum wird vor allem der Begriff der → Osteochondrodysplasie verwendet. engl.: osteochondrodystrophy.

Osteochondrom: Syn.: kartilaginäre → Exostose. engl.: cartilaginous exostosis.

Osteochondropathia, Osteochondropathie: Allgemeiner Begriff für alle Erkrankungen, die sowohl knöcherne als auch knorpelige Gewebestrukturen betreffen. → Osteochondrose. engl.: osteochondropathia, osteochondropathy.

Osteochondrose, Osteochondrosis: Röntgenologischer Begriff für pathomorphologische degenerative, nicht entzündliche Veränderungen der knorpeligen und knöchernen Strukturen im Bereich eines Gelenkes, an der Wirbelsäule im Bereich der Bandscheibenstrukturen sowie der angrenzenden → Deck- und → Grundplatten. engl.: osteochondrosis. O. alcaptonurica: Degenerative Bandscheibenveränderungen mit Ablagerung von Alkapton bei der → Ochronose (→ Alkaptonurie). engl.: ochronotic osteochondrosis. O. (inter)vertebralis: Syn.: Spondylochondrose. Typisches Korrelat eines degenerativen Aufbrauchs eines → Zwischenwirbelsegments mit Höhenminderung des → Intervertebralraumes und welliger Konturierung der benachbarten → Abschlußplatten sowie gleichzeitiger verstärkter subchondraler → Sklerosierung (von Spongiosastrukturen). Primär im Bereich des zervikothorakalen und lumbosakralen Überganges, sekundär (besonders ausgeprägt) bei Deformitäten der Wirbelsäule. Auftreten v.a. in den mechanisch am meisten beanspruchten Bereichen der Wirbelsäule (HWS, LWS). *Ursachen:* degenerativer Bandscheibenschaden mit nachfolgender statisch-dynamischer Fehlbelastung der kleinen Wirbelgelenke, hieraus resultierende vermehrte Zugbeanspruchung der ligamentär verspannenden Strukturen. *Klinik:* evtl. Irritation sensibler und vegetativer Nerven mit reflektorischem Muskelhartspann, segmentale Myogelosen mit Funktionsbeeinträchtigung. engl.: intervertebral osteochondrosis. O. sacri: *lat.;* ein- oder doppelseitiges Auftreten einer aseptischen Nekrose der Apophyse des Kreuzbeinflügels meist zwischen dem 16. und 20. Lebensjahr; im Röntgenbild zeigen sich fragmentierte, unscharf konturierte Apophysenkerne im Bereich beider → Iliosakralgelenke bei glatter Iliumkontur.

Osteodensimetrie, Osteodensometrie: Syn.: → Osteodensitometrie.

Osteodensitometrie: Syn.: Osteodensimetrie, Osteodensometrie, Densometrie, Densitometrie, Knochendichtemessung, Knochendensitometrie. Oberbegriff für verschiedene nichtinvasive Verfahren zur quantitativen Bestimmung des Knochenmineralsalzgehaltes, der konventionell röntgenologisch ja erst ab einem Verlustausmaß von etwa 30-40 % faßbar wird. Zur Anwendung kommt in erster Linie eine photoelektrische Registrierung mit direkter Messung der Knochendichte an speziellen Skelettabschnitten; → Photonenabsorptiometrie (→ SPA mit einer, → DPA mit zwei radioaktiven Quellen; Untersuchungsdauer etwa 60 min.), bei der Kompakta- und Spongiosastrukturen nicht getrennt voneinander beurteilt werden können; Weiterentwicklung zur single und dualen Röntgenabsorptiometrie (SXA, DRA bzw. DXA, DEXA) mit Messungen an der LWS und am proximalen Femur, bei der eine bessere Auflösung und eine kürzere Untersuchungsdauer von nur 10 min. gegeben ist (Strahlenbelastung etwa 0,02 mGy); modernste Methode der quantitativen Computertomographie (→ Q-CT für isolierte Messungen im Bereich der Lendenwirbelsäule (s. *Tab. 84*). *Indikationen*: Objektivierung (Früherfassung) der Knochendichte zur Quantifizierung und Verlaufskontrolle einer → Osteoporose („slow" bzw. „fast looser"), Erfassung des Frakturrisikos (Wirbelkörper), Abklärung von Tumoren mit diffusem Skelettbefall (z.B. → Plasmozytom). engl.: (osteo)densitometry, (osteo)densimetry.

Tab. 84: Übersicht über die unterschiedlichen Verfahren zur Osteodensitometrie

- Single und dual Photonabsorptiometrie (SPA und DPA)
- Single und dual X-ray Absorptiometrie (SXA und DXA)
- Quantitative Computertomographie (Q-CT).

Osteodysplasie: Allgemeiner Begriff für eine Fehlbildung im Bereich des knöchernen Skelettsystems. Hierzu werden → Dysostosen, → Osteodystrophien und vielfältige Mißbildungskomplexe gerechnet. engl.: osteodysplasia.
Osteodystrophia, Osteodystrophie: Syn.: Knochendystrophie.
Allgemeiner Begriff für eine Knochenerkrankung, die mit einer Störung der Knochenneubildung und/oder des Knochenabbaues einhergeht und eine Deformierung des Knochens zur Folge hat. engl.: osteodystrophia, osteodystrophy. **O. deformans**: Syn.: → M. Paget. engl.: Paget's disease, osteitis deformans. **O. fibrosa:** Krankheitsbild mit lokal auftretender mangelhafter Mineralsalzeinlagerung in das Osteoid des Knochens. Juvenile Form des → Jaffé-Lichtenstein Syndromes. → M.Paget. **O. fibrosa cystica generalisata:** Syn.: Engel-v.Recklinghausen Syndrom, Osteoklastose. Sekundäre Knochenerkrankung bei primärer Störung des Mineralstoffwechsels. Auftreten einer generalisierten Entkalkung des Knochens, gleichzeitiger Knochenneubildung sowie Hyperplasie der Parathormon-produzierenden Epithelkörperchen (primärer Hyperparathyreoidismus). *Klinik*: heftige Knochenschmerzen, Neigung zu Spontanfrakturen. *Typische Röntgenbefunde*: Osteoklastome (Knochenzysten und -pseudozysten), allgemeine knöcherne, v.a. kortikale Atrophie mit subperiostaler Resorption. **renale O.:** Syn.: renale Osteopathie. Sekundäre → Osteomalazie, → Osteoporose oder → Osteosklerose im Falle einer primär vorliegenden chronischen Niereninsuffizienz mit nachfolgender Störung des Kalzium- und Phosphatstoffwechsels (sog. sekundärer Hyperparathyreoidismus). engl.: renal osteodystrophy.
Osteofibrom: Syn.: nicht ossifizierendes Fibrom, fibröser Kortikalisdefekt.
Häufigster benigner „Tumor", bestehend aus Knochen- und Bindegewebe; meist randständig, ovalär scharf begrenzt im Bereich der kortikalen Struktur. *Klinisch* symptomlos, als Zufallsbefund entdeckt (10.-20. Lebensjahr); spontane Rückbildung möglich. *Im Bereich der Wirbelsäule* nur als Rarität vorkommend. engl.: osteofibroma.
Osteofibrose, Osteofibrosis: Auftreten bindegewebiger Knochenveränderungen infolge einer Zunahme der Faserelemente v.a. im Bereich des Knochenmarks. → Osteomyelofibrose. engl.: osteofibrosis. **O. deformans juvenilis (Uehlinger):** Syn.: → Jaffé-Lichtenstein Syndrom. engl.: fibrous dysplasia of Jaffé-Lichtenstein.
Osteogenesis imperfecta: Syn.: Glasknochenkrankheit, Hoeve-Syndrom (Tarda-Form), Lobstein-Krankheit (Tarda-Form), → Vrolik-Krankheit (kongenitale Form).
Hereditäre Bindegewebserkrankung, die zu einer vermehrten Knochenbrüchigkeit führt aufgrund multipler Defekte in der Kollagenbiosynthese. *Formen* und *klinische Symptomatik*: s. *Tab. 85*. engl.: osteogenesis imperfecta, brittle bone disease.
Osteoidose: Allgemeine Bezeichnung für das feingewebliche Erscheinungsbild einer → Osteomalazie; differenziert wird eine leichte Oberflächenosteoidose von der schweren Volumenosteoidose. engl.: osteoidosis.
Osteoidosteom: Syn.: Kortikalisosteoid.
Gutartige tumorähnliche Neubildung des Knochens mit kleiner Höhlenbildung der kortikalen Struktur und umgebenden Verdichtungen von Osteoidgewebe (sog. Nidus) mit Verdickung. *Lokalisation*: v.a. im metaphysären Bereich der langen Röhrenknochen; nach Femur und Tibia ist die Wirbelsäule am dritthäufigsten betroffen, hier ganz überwiegend im Bereich der Wirbelbögen (dann evtl. Entwicklung einer sekundären skoliotischen Fehlhaltung) sowie im Bereich des dorsalen Pfeilers. *Klinik*: 10 % aller benignen Knochentumoren; Altersgipfel in der 2. Lebensdekade; heftige lokale Schmerzen, in der Regel

Osteoidosteom

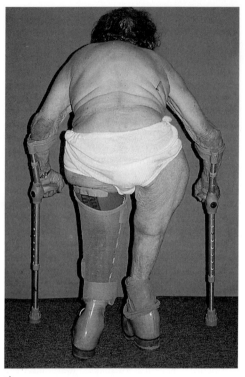
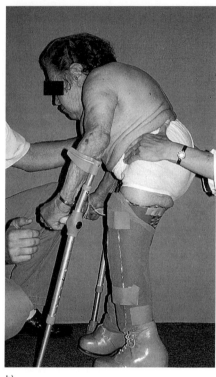

a) b)

Klinisches Bild einer Osteogenesis imperfecta tarda mit ausgeprägtem Minderwuchs und Kyphoskoliose:
a) Ansicht von dorsal   b) Seitansicht.

Tab.85: Formen der Osteogenesis imperfecta

Typ	Erbgang	Allgemeine Klinik	Auffälligkeiten im Bereich der Wirbelsäule	Prognose
I Hoeve-Syndrom, Lobstein-Krankheit (sog. Tarda-Form)	autosomal- dominant; 1:20.000	Störung der *periostalen* Osteogenese: knollige Kallusbildung. Zahnreifungsstörung, blaue Skleren, Schwerhörigkeit; normale Intelligenz	Auftreten erst im Kindesalter; Kyphoskoliose; Fisch-, Platt- und Keilwirbelbildungen, Osteoporose; Trichterbrust	milder, sehr variabler Verlauf
II a, b, c Vrolik-Krankheit (sog. kongenitale Form)	genetisch heterogen (rezessiv?); 1:50.000	Störung der *endostalen* Osteogenese: schon bei der Geburt deutliche Verkürzung der Röhrenknochen und der Rippen mit starken Verbiegungen	nach anfänglich normaler Wirbelform zunehmende Platt-, Fisch- und Keilwirbelbildungen, Kyphose und Skoliose (50-70%) mit Rumpfverkürzung	meist letal im Kindesalter
III	autosomal-rezessiv	dünne gebogene Knochen; anfänglich bläuliche, später weiße Skleren	starker Minderwuchs; kaum Unterschiede zu Typ II	schwerer Verlauf, jedoch etwas günstiger als Typ II
IV	autosomal-dominant	bei Geburt weitgehend unauffällig	ähnlich Typ I	variabler Verlauf.

Tab. 86: Ätiologie der Osteomalazien

1. **Vitamin D-Mangel**
   - Mangelernährung (Umwelt, vegetarische Kost, Senium)
   - Maldigestion (Z.n. Gastrektomie, Pankreasinsuffizienz, verminderte Gallensekretion u.a.)
   - Malabsorption (Z.n. Dünndarmresektion, Sprue, Pankreasinsuffizienz u.a.)
   - Bildungsstörung (ungenügende UV-Licht-Exposition)
2. **Gestörter Vitamin D-Stoffwechsel**
   - Leberzirrhose (Aufbaustörung)
   - Niereninsuffizienz (sog. Pseudo-Vitamin D-Mangel)
3. **Störungen des Phosphatstoffwechsels**
   - kongenitaler Phosphatdiabetes (Phosphaturie).
   - Debré-DeToni-Fanconi Syndrom (Phosphaturie, Glukosurie, Aminoazidurie)
   - kongenitale renal-tubuläre Azidose (Lightwood-Butler-Albright Syndrom)
   - bei Knochen- und mesenchymalen Tumoren
4. **Phosphatasemangel**
   - kongenitale Hypophosphatasie.

v.a. zur Nacht auftretend; gutes Ansprechen auf Gabe von Azetylsalizylsäure (pathognomonisch). *Diagnostik*: Tomographie hilfreich, deutliche Aktivitätsanreicherung im Knochenszintigramm. *Therapie*: operative Resektion des Nidus. → Knochentumor (der Wirbelsäule). engl.: osteoid osteoma.

Osteoklastom: Syn.: Riesenzelltumor, brauner Tumor.
Im Wirbelsäulenbereich relativ selten auftretender (etwa in 7 % der Fälle) semimaligner Tumor, bevorzugte *Manifestation* zwischen dem 15.-40. Lebensjahr. *Klinisch* zunächst uncharakteristische lokale Schmerzen, bei progressivem Wachstum teilweise erhebliche Destruktionen, Spontanfrakturen und evtl. auch aufscheinende neurologische Ausfälle. *Therapie*: En-bloc-Resektion mit anschließender Defektauffüllung mit autologem Knochenmaterial. → Knochentumor (der Wirbelsäule). engl.: osteoclastoma, giant cell tumor.

Osteoklastose: Syn.: → Osteodystrophia fibrosa cystica generalisata. engl.: osteoclastosis.

Osteolyse: Auflösung und Abbau von Knochensubstanz infolge eines osteoklastischen Geschehens; *im Bereich der Wirbelsäule* z.B. bei deutlich aktiven entzündlichen Prozessen (→ Spondylitis), als → Looser-Umbauzone (→ Osteomalazie), bei chronischer Traumatisierung (selten) sowie bei metastatischer Absiedlung (häufig). engl.: osteolysis.

Osteom(a): Benigner Knochentumor aus reifem Gewebe; *klinisch* meist symptomlos und nur als Zufallsbefund entdeckt; seltene Lokalisation im Bereich der Wirbelsäule, dann meist röntgenologisch als Zone stark verdichteter Knochenstruktur nachweisbar. Bei Auftreten im Wirbelbogen bzw. an dessen Fortsätzen evtl. Bewegungsbehinderung, Schmerzen und Fehlhaltung. engl.: osteoma.

Osteomalacia, Osteomalazie: Knochenerweichung; generalisierte Erkrankung des knöchernen Skelettsystems mit unzureichender Mineralisation der Grundsubstanz (sog. qualitative Strukturschädigung des Knochens). *Ursachen*: Minderangebot oder Entzug an Kalzium und Phosphaten bei Vitamin D-Mangel, glomerulärer Niereninsuffizienz, Vitamin D-Resistenz (Phosphatdiabetes), Malabsorption (s. Tab. 86). *Klinik*: Muskelschmerzen, rasche Ermüdbarkeit, Glockenthorax, Beinachsenfehler; *im Bereich der Wirbelsäule* skoliotische und hyperkyphotische Fehlkrümmungen. *Typische Röntgenbefunde der Wirbelsäule*: verminderte Dichte mit Konturunschärfe sowie → Looser-Umbauzonen, Auftreten multipler Kompressionsfrakturen bis hin zur → Keil- und → Fischwirbelbildung mit deutlichen Achsabweichungen. *Laborbefunde*: Kalziumspiegel normal bis leicht vermindert, Phosphatwert deutlich erniedrigt, alkalische Phosphatase deutlich erhöht. engl.: osteomalacia.

Osteomyelitis: Syn.: Knochenmarksentzündung. **O. vertebrae:** Syn.: Wirbelosteomyelitis. Zentro- bzw. exzentrosomatisch lokalisierte bakterielle Infektion des knöchernen Wirbels (Wirbelkörper, Wirbelbogen, Wirbelfortsätze) ohne Mitbeteiligung der benachbarten → Bandscheiben. *Im Röntgenbild* evtl. zarter Verdichtungssaum um den osteolytischen Bezirk. → Spondylitis.

Osteomyelofibrose: Abkürzung: OMF; Syn.: Myelofibrose, myeloische Metaplasie.
Progredienter bindegewebiger Ersatz des Knochenmarks mit Zunahme kollagener und später auch retikulärer Fibrillen mit gleichzeitiger Verdrängung des blutbildenden Knochenmarks. Kompensation durch sog. extramedulläre Hämatopoese mit Hepatosplenomegalie. *Ätiologie*: Primäre tumorähnliche Erkrankung (Typ Hueck-Assmann mit schmaler Kortikalisstruktur und diffus verdichteter Spongiosa sowie Typ Harrison-Vaughan), sekundär bei Karzinommetastasen, chronisch myeloischer Leukämie, toxischen Einflüssen (z.B. ionisierende Strahlung) u.a. *Klinik*: fast ausschließlich im Erwachsenenalter auftretend; schleichender Beginn mit Mattigkeit und Rückenschmerzen; typische Zeichen der Anämie, evtl. Blutungsneigung, Ikterus, Arthralgien; protrahierter Verlauf über 10-20 Jahre. *Röntgenbefunde*: verdichtete Knochenstruktur, z.T. fleckenhaft-netzartig, bisweilen ähnlich wie bei einem → M. Paget. *Im Bereich der Wirbelsäule* sind v.a. die BWS, LWS sowie das → Os sacrum, sonst auch die Rippen, das Becken und das Sternum häufiger betroffen. *Laborbefunde*: anfängliche Erythrozytose, dann Anämie, Erythroblastose, leukämieähnlicher Ausstrich, Erhöhung der alkalischen Leukozytenphosphatase; Diagnosestellung durch Knochenmarksbiopsie. engl.: osteomyelofibrosis.

Osteomyelosklerose: Syn.: Myelosklerose. Osteopathie mit nahezu identischem Bild wie bei einer → Osteomyelofibrose; der verdrängende Ersatz des Knochenmarks geht hier mit sklerosierenden Veränderungen einher. *Klinisch* bestehen nicht selten sehr starke lokale Knochenschmerzen. engl.: osteomyelosclerosis.

Osteo-Onychodysplasie: Syn.: Nagel-Patella-Syndrom, Turner-Kieser Syndrom.
Seltener autosomal-dominant vererbter Fehlbildungskomplex. *Klinik*: Nageldysplasie, Patellahypo- oder -aplasie, Exostosenbildung der Darmbeinschaufeln (sog. Beckenhörner), → Minderwuchs, Radius-, Skapula und Fußmißbildungen, Nephropathie mit Proteinurie. *Symptomatik im Bereich der Wirbelsäule*: → Sacrum arcuatum. engl.: osteo-onychodysplasia.

Osteopathia, Osteopathie: Allgemeiner Oberbegriff für meist systemisch auftretende, nichtentzündliche Erkrankungen des Knochengewebes. → Osteodystrophie, → Osteomalazie, → Osteoporose, → Osteosklerose. Sehr variable *Ursachen*: alimentäre Störungen (z.B. Hunger), hormonelle Störungen (z.B. Diabetes mellitus, Hypothyreose), renale Störungen (Niereninsuffizienz, Dialysepflichtigkeit), toxische Genese (Fluor, Aluminium, Blei, Vitamin A, Vitamin D) u.a.m. engl.: osteopathy. **O. hypertrophica toxica:** Syn.: hypertrophe → Osteoarthropathie, Marie-Bamberger Syndrom. engl.: toxic hypertrophic osteopathy. **O. striata Voorhoeve:** autosomal-dominant vererbte Sonderform der → Osteopoikilie bzw. der → Osteopetrose mit Auftreten längsstreifenförmiger Sklerosierungen im Bereich des Knochenskeletts; differenziert werden ein *Typ Hammer* mit Beteiligung der Epiphysen von einem *Typ Carcassone* mit ausschließlicher Symptomatik im Bereich des Beckens, der Wirbelsäule und des Schulterblattes.

Osteopenie: Abnahme an Knochengewebe, die im Gegensatz zur → Osteomalazie in etwa gleichmäßig sowohl die organischen als auch die anorganischen Bestandteile betrifft; die spongiösen Strukturen sind hiervon stärker betroffen als die kortikalen. Ausdruck eines typischen Alterungsprozesses des knöchernen Skeletts. → Osteoporose. engl.: osteopenia.

Osteopetrose: Syn.: Marmorknochenkrankheit, Albers-Schönberg Krankheit.
Klinisch meist in der 2. Lebensdekade erkennbare Knochenbildungsstörung mit seitensymmetrischer auftreibender Verdichtung (→ Sklerose) der Kortikalisstrukturen der Röhren- und platten Knochen und sekundärer Einmauerung der Markhöhlen (Steigerung der extramedulläre Hämatopoese mit Milztumor); es resultiert eine vermehrte Knochensprödigkeit mit Neigung zu relativ rasch ausheilenden Frakturen. *Typische Wirbelsäulenbefunde im Röntgenbild*: Verdichtung in den deck- und grundplattennahen Anteilen der Wirbelkörper (sog. → „Sandwichform"),

Tab. 87: Einteilung der Osteoporosen

Primäre Osteoporosen
1. idiopathisch (juvenil, adult, prämenopausal, präsenil)
2. postmenopausal (Typ I)
3. senil (Typ II)

Sekundäre Osteoporosen
1. endokrin-metabolisch (Hyperparathyreoidismus, Hyperthyreose, Akromegalie, Cushing-Syndrom, Diabetes mellitus, Homozystinurie, Hypogonadismus u.a.)
2. parainfektiös-immunogen (rheumatoide Arthritis, Spondylitis ankylosans u.a.)
3. myelogen-onkologisch (Plasmozytom, lymphoproliferative Erkrankungen, diffuse Knochenmarkskarzinose u.a.)
4. Inaktivität-Immobilisation (lange Bettruhe, Paraplegie u.a.)
5. iatrogen-medikamentös (längere Glukokortikoidgabe, Laxantienabusus, lange Einnahme von Thyroxin u.a.)
6. im Gefolge komplexer Osteopathien (renale Osteopathie, intestinale Malabsorption, Osteogenesis imperfecta u.a.).

teilweise mit bandartiger Sklerose; die zentrale Zone des Wirbels weist hierbei eine Einschnürung auf (sog. → „Fadenspulenform" des Wirbelkörpers). engl.: osteopetrosis, marble bone disease, disseminated condensing osteopathy.
Osteophthise: Syn.: → Gorham-Syndrom.
Osteophyt: → Spondylophyt. engl.: osteophyte.
Osteophytosis maligna: *lat.*; spikula- oder hahnenkammartiger, vom Wirbelperiost gebildeter → Spondylophyt bei (sub)periostaler Absiedlung oder Entstehung maligner Tumoren.
Osteopoikilie, Osteopoikilose: Syn.: Osteopathia (bzw. Ostitis) condensans disseminata. Harmlose, *klinisch* völlig stumme autosomal-dominant vererbte Störung mit Auftreten kleiner Skleroseherde im spongiösen Knochen unterschiedlicher Größe und Form (rund, oval, linsenförmig); Entstehung während des Wachstums. *Lokalisation*: Becken, Meta- und Epiphysen langer Röhrenknochen, Tarsalia, Karpalia; *im Bereich der Wirbelsäule* absolute Rarität. engl.: osteopoikilosis, spotted bone.
Osteoporomalazie: Mischbild aus einer → Osteoporose und einer → Osteomalazie mit einem röntgenologischen Nebeneinander von Zonen verstärkter Knochenresorption und gleichzeitiger Osteoidose. engl.: osteoporomalacia.
Osteoporose, Osteoporosis: Quantitative, über die Geschlechts- und Altersnorm hinausgehende Minderung der Gesamtknochenmasse, wobei der Verlust an anorganischen Bestandteilen etwas ausgeprägter ist als der an organischen Strukturen; nachfolgende Neigung zur vermehrten Knochenbrüchigkeit. Einteilung in primäre und sekundäre Genese (s. *Tab. 87*). Manifestation der *Typ-I-Osteoporose* der Postmenopause überwiegend im Bereich der Wirbelkörper der BWS und oberen LWS mit häufigen Spontanfrakturen (trabekulärer Knochen), der *Typ-II-Osteoporose* des Seniums v.a. auch im kompakten Röhrenknochen (Schenkelhals, Radius). *Vorkommen*: sehr häufig; jede 4. Frau über 60 Jahre hat eine manifeste O. *Klinik im Bereich der Wirbelsäule*: akute lokale (segmentale) Beschwerden im Falle einer Fraktur; bei chronisch schleichendem Verlauf zunehmender Rundrücken (→ Witwenbuckel) mit Größenabnahme und scheinbarer Überlänge der Arme aufgrund der Rumpfverkürzung; zunehmender → Haltungsverfall, evtl. mit → Baastrup-Syndrom; chronische, schlecht lokalisierbare, ermüdungsbedingte ubiquitäre Rückenschmerzen mit muskulären Verspannungen und → Insertionstendopathien, Auftreten von Beschwerden im Falle der → Lateralflexion (Kontaktierung des Rippenbogens mit dem Beckenkamm; sog. → Rippen-Becken-Kontaktsyndrom), → Tannenbaumeffekt durch Ausbildung schlaffer querer Hautfalten im Rückenbereich, kompensatorische hyperlordotische Einstellung der HWS. *Typische Röntgenbefunde*: Verminderung der Knochendichte erst ab etwa 30–40 % erkennbar, daher zur Frühdiagnose ungeeignet (Diagnosesicherung durch → Osteodensitometrie); akzentuierte verschmälerte Kompakta mit Rarefizierung der Spongiosatrabekel (sog. → Rahmenwirbel); im *Spätstadium* Ausbildung kompressionsbedingter → Keil-, bikonkaver → Fisch- oder → Flachwirbel; skoliotische Seitausbiegungen, → Rotationslisthese, evtl. sekundäre → Spinalkanalstenose. *Röntgenologische Klassi-*

fikation nach YASHIRO et al. (s. *Tab. 88). Laborbefunde*: meist keine Auffälligkeiten, auch Kalzium- und Phosphatwerte oft im Normbereich (s. *Tab. 89). Therapierichtlinien*: medikamentöse Maßnahmen (s. *Tab. 90)*, tiefe topische Infiltrationen, milde krankengymnastische Aufschulung der Rückenmuskulatur, evtl. orthetische Versorgung. engl.: osteoporosis.

Tab. 88: Radiologische Klassifikation der Osteoporose (nach YASHIRO et al., 1991)

Stadium	Röntgenologische Veränderungen
initial	generell herabgesetzter Knochenkalksalzgehalt der Wirbelkörper mit Ausdünnung der Trabekelstrukturen
I	Herabsetzung der transversalen Trabekelstrukturen; prominente longitudinale Trabekelstrukturen
II	Herabsetzung der transversalen Trabekelstrukturen; unregelmäßige longitudinale Trabekelstrukturen
III	vollständiger Verlust der transversalen Trabekelstrukturen; erheblich herabgesetzte longitudinale Trabekelstrukturen; „Rahmenstruktur" der Wirbelkörper.

Tab. 89: Differentialdiagnose des Mineralsalzgehaltes des Knochens

- **Osteopenie:** Quantitative Verminderung des Knochengewebes (anorganische und organische Strukturen gleichmäßig betroffen) mit erhöhter Strahlentransparenz.

- **Osteoporose:** Überproportionaler Verlust der anorganischen Knochensubstanz mit zahlenmäßiger Reduktion der Spongiosabälkchen (grobsträhnige Zeichnung) außerhalb der Zug- und Drucklinien (Spongiolyse; eindeutig nachweisbar, wenn ein Spongiosastrukturverlust von mehr als 30 % besteht!); zunehmende Strahlentransparenz („Bleistiftstruktur"); Ausdünnung der Knochenkortikalis von innen her (Spongiosierung), verstärktes optisches Hervortreten der Kortikalis (z.B. „Rahmenstruktur" der Wirbelkörper); Infraktionen der Wirbelkörperdeckplatten mit sekundären Deformierungen (Keil- bzw. Fischwirbelbildung im Bereich der BWS und LWS); physiologische Altersosteoporose mit Verschmälerung der kortikalen Struktur, sekundärer Erweiterung der Markhöhle und deutlicherer strähniger Trabekelzeichnung der Spongiosa.

- **Osteomalazie:** Neben den typischen Zeichen der Osteoporose zusätzliche Looser-Umbauzonen (Pseudofrakturen, inkomplette Ermüdungsfrakturen) an Becken, Rippen, Schenkelhals (bei einer Vielzahl an Herden spricht man hier von einem Milkman-Syndrom!); Knochenverbiegungen (Glockenform des Thorax, Kartenherzform des Beckens, Skoliose der Wirbelsäule); verwaschene Konturunschärfe der Spongiosabälkchen.
Bei Hyperparathyreodismus zusätzliche subperiostale Knochenresorptionen (als typisches Frühsymptom im Bereich der Radialseite des II. und III. Fingers); Akroosteolysen, Ausbildung brauner Tumoren; (Chondrokalzinose); bandförmige Sklerosen im Bereich der Wirbelkörper.

- **Osteolyse:** Entzündliche oder tumoröse (auch metastatische) Destruktionen des Knochengewebes; überwiegende Beteiligung der Spongiosa mit oft unscharfer Abgrenzung; Kompakta meist erst sekundär betroffen.

- **Osteonekrose:** Lokale Knochendestruktion aufgrund einer Ischämie mit Änderung der Knochendichte (erhöhte Strahlendurchlässigkeit) sowie umgebender Reparation (Sklerose); evtl. fleckförmiges Bild (zystisch-sklerotische Umbaustörung).

- **Osteosklerose:** Knochenneubildung mit Zunahme der Dichte und hierdurch bedingter verminderter Strahlendurchlässigkeit (funktionell als Anpassungsvorgang; reaktiv bei Fehlbelastung; reparativ nach Trauma; teilweise auch bei Entzündungen, seltener bei Tumoren oder osteoplastischen Metastasen); die Knochenschatten sind strukturiert, Verkalkungsschatten jedoch eher verwaschen.

Tab. 90: Differentialtherapie der Osteoporose

Postmenopausale Osteoporose	
• erste 10 Jahre postmenopausal: (high turn-over anzunehmen)	hormonelle Substitution mit Östrogenen, bei erhaltenem Uterus zusätzlich Gestagene; bei Kontraindikation: Bisphosphonate, Fluoride mit Kalziumpräparaten bzw. Calcitonine oder Vitamin D-Metabolite Sonderfall Mammakarzinom: Antiöstrogene wirken osteoprotektiv!
• mehr als 10 Jahre postmenopausal: (low turnover anzunehmen)	Fluoride und Kalziumpräparaten oder Bisphosphonate mit Vitamin D-Metabolite
Senile Osteoporose	
• nach dem 70. Lebensjahr: (low turnover anzunehmen)	Fluoride mit Kalziumpräparaten
• nach dem 70. bis 75. Lebensjahr: (häufig Vitamin D-Mangel)	Kalziumpräparate mit Vitamin D_3
• progredient und/oder schmerzhaft:	Bisphosphonate mit Kalziumpräparaten
Kortikoid-induzierte Osteoporose (Gesteigerte Knochenresorption und verminderte Knochenformation)	
• Prävention und Frühform:	Kalziumpräparate mit Vitamin D_3
• Progredienter Verlauf:	Kalziumpräparate mit Vitamin D_3 evtl. zusätzlich Bisphosphonate
Osteoporose des Mannes	
• bis zum 70. Lebensjahr:	Fluoride oder Bisphosphonate mit Kalziumpräparaten
• nach dem 75. Lebensjahr:	Kalziumpräparate mit Vitamin D_3.

osteoporotisch: Mit → Osteoporose einhergehend, die → Osteoporose betreffend. engl.: osteoporotic.

Osteopsathyrose: Abnorme Knochenbrüchigkeit, z.B. im Rahmen einer schweren alimentären → Osteopathie oder einer → Osteogenesis imperfecta. engl.: osteopsathyrosis.

Osteosarkom: Nach dem → Plasmozytom häufigster maligner Knochentumor; etwa 15 % aller bösartigen Knochentumoren, *Erkrankungsgipfel* in der Pubertät; im mittleren Lebensalter häufig strahleninduziert, bei älteren Menschen im Zusammenhang mit einem → M. Paget auftretend; im Gegensatz zum → Chondrosarkom eher langsam wachsend. *Hauptlokalisation:* kniegelenksnaher Metaphysenbereich (> 50 %), nur in etwa 2-4 % im Bereich der Wirbelsäule. Uncharakteristische *Klinik* mit lokalen und ausstrahlenden Beschwerden; *röntgenologisch* keine einheitliche, sondern „gemischte" Knochenreaktion mit destruktiven osteolytischen und reparativen osteoblastischen Arealen, Spikulabildung, häufige periostale Reaktionen. Im → CT und im → NMR ist die Tumorausdehnung oft erheblich ausgeprägter, als es das Röntgenbild vermuten läßt, evtl. auch Durchführung einer → Angiographie bei Wirbelsäulenbefall sinnvoll. Ungünstige *Prognose*, da bei Diagnosestellung in über 50 % Mikrometastasierung in der Lunge; bei frühzeitiger Polychemotherapie 5-Jahresüberlebensrate von über 60 %. engl.: osteosarcoma.

Osteose, Osteosis: Knöcherne Verbindung, einhergehend mit einer Knochenneubildung. engl.: osteosis. O. condensans ilii: Syn.: → Ileitis condensans, Ostitis condensans, Hyperostosis triangularis ilii. engl.: condensing ileitis.

Osteosklerose, Osteosclerosis: Meist röntgenologisch verwendeter Begriff für eine Verdichtung (und damit Verhärtung) der Knochensubstanz infolge vermehrten Knochenan- und verminderten Knochenabbaues; z.B. als Reaktion auf eine übersteigerte Belastung. *Im Bereich der Wirbelsäule* meist als Ausdruck der Reparation eines entzündlichen Prozesses, auch im Gefolge eines schweren degenerativen Bandscheibenschadens mit deutlicher Höhenminderung des Zwischenwirbelraumes. Eine O. der *Wirbelsäule* kommt vor bei der → Osteopetrose, aber auch bei Phosphor-, Fluor- oder Kryolithvergiftungen, isoliert z.B. bei → Metastasen eines Prostatakarzinomes. engl.: osteosclerosis. **O. congenita diffusa:** *lat.;* Syn.: → Osteopetrose, Marmorknochenkrankheit.

Osteosynthese: Operatives Verfahren zur schnellstmöglichen Wiederherstellung der Belastbarkeit und Funktionstüchtigkeit eines frakturierten Knochens durch möglichst anatomische Reposition und anschließende Retention durch meist metallischen Kraftträger. *Im Bereich der Wirbelsäule* kommen in Frage: kurzstreckig ein → Fixateur interne, eine Osteosyntheseplatte, längerstreckig die → Harrington-Instrumentation u.a.m. engl.: osteosynthesis.

Osteotomie: Gezielte operative Durchtrennung eines Knochens mit anschließender Stellungskorrektur. *Im Bereich der Wirbelsäule* als → Kolumnotomie bezeichnet. *Hauptindikation* im Falle einer fixierten Kyphose bei einer → Spondylitis ankylosans. engl.: osteotomy.

Ostitis: Syn.: Osteitis. Allgemeine Bezeichnung für Knochen(gewebs)entzündung. engl.: osteitis. **O. condensans: 1.)** *lat.;* Syn.: Ostitis (bzw. Osteopathia) condensans disseminata, → Osteopoikilie. **2.)** *lat.;* überschießender reparativer Knochenneu- und -umbau (→ Osteosklerose) im Falle einer Osteomyelitis, → Osteoporose, → Osteomalazie, knöchernen Fraktur u.a. engl.: sclerosing ostitis. **3.)** *lat.;* Syn.: → Iliitis condensans. engl.: condensing ostitis, sclerosing ostitis. **O. cystica:** *lat.;* Syn.: → Osteodystrophia fibrosa generalisata (Recklinghausen). **O. deformans:** *lat.;* Syn.: → M. Paget. engl.: Paget's disease (of bone). **O. fibrosa cystica:** *lat.;* Syn.: → Osteodystrophia fibrosa generalisata (Recklinghausen). **O. fibrosa disseminata:** *lat.;* Syn.: → Jaffé-Lichtenstein Syndrom. **O. fungosa:** *lat.;* produktive → Tuberkulose des Knochens. **O. gummosa:** *lat.;* syphilitische Knochenentzündung des Spätstadiums (→ Spondylitis syphilitica) mit Gummenbildung im Knochenmark und in der Spongiosa mit unregelmäßigen Knochenan- und -abbauten; abnorme Knochenbrüchigkeit mit nicht seltenen Spontanfrakturen; *klinisch* typisch sind bohrende nächtliche Schmerzen. **hyperplastische O.:** *lat.;* Syn.: → Marie-Bamberger Syndrom. **O. ossificans:** *lat.;* Syn.: → Hyperostose. **O. purulenta:** *lat.;* unspezifische eitrige Knochenentzündung. **O. pycnotica:** *lat.;* Syn.: → Sicard Ostitis (pycnotica). **O. rareficans:** *lat.;* Knochenentzündung mit Auftreten einer lakunären Resorption als Ausdruck eines aseptischen Knochenabbaues; z.B. posttraumatische oder degenerative Genese, aber auch bei Osteomyelitis. engl.: rarefying ostitis. **O. tuberculosa:** *lat.;* Syn.: Knochentuberkulose. engl.: tuberculous ostitis. **O. typhosa:** *lat.;* Knochenentzündung im Gefolge einer Typhuserkrankung (v.a. am Sternum und an den Rippen), oft noch nach Jahren auftretend.

Oswestry-Klammer: Spezialklammer aus Reintitan mit zwei spitzen Branchen und zentraler runder Öffnung zur Aufnahme der Wirbelkörperschraube (s. Abb.) im Rahmen der → Dwyer-Operation; dient der Vergrößerung der knöchernen Oberfläche und zur besseren Stabilisierung der Schrauben (Verhinderung eines Ausbrechens im Zuge des Spannvorganges). engl.: Oswestry staple.

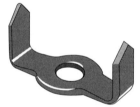

Oswestry-Klammer.

Ott, V.R.: Deutscher Orthopäde und Rheumatologe.

Ottsches Zeichen: Syn.: Dornfortsatz-Entfaltungstest der BWS. Maß für die anatomische Entfaltbarkeit der Brustwirbelsäule in der → Medianebene: Am stehenden Patienten wird in Höhe des 7. HWK-Dornfortsatzes eine Hautmarkierung aufgetragen, anschließend 30 cm kaudal davon eine zweite; Messung des Hautabstandes zwischen diesen beiden Markierungspunkten in maximaler → Anteklination und maximaler → Reklination des Patienten. *Normalwert:* 28-29 cm/30 cm/32-34 cm. Degenerative, vor allem entzündliche Veränderungen der Wirbelsäule (→ Spondylitis ankylosans) führen zu einer Entfaltungsstörung der Dornfortsatzreihe und damit zu einer Einschränkung des Ottschen Zeichens. engl.: Ott's sign.

Outtrigger: *engl.;* Instrument zur intraoperativen Aufdehnung einer → Skoliose. Nach Einbringen der → Distraktionshaken im konkaven Bereich der Wirbelsäulenverkrümmung erfolgt nach Einklinken des O. die Aufdehnung der Skoliose durch schrittweise durchgeführtes Spannen und anschließende temporäre Fixation der Korrektur, bis der → Distraktionsstab fest etabliert ist (Op. nach → Harrington).

Oxaceprol: Nichtsteroidales → Antirheumatikum.

Oxikam: Nichtsteroidales → Antirheumatikum mit langer Halbwertzeit (z.B. Piroxicam, Tenoxicam).

P

P: Chem. Zeichen für → Phosphor.
p.a.: Abkürzung für → posterior-anterior (*lat.*); Strahlengang bei einer Röntgenuntersuchung von dorsal nach ventral.
PAB: Abkürzung für → p-Aminobenzoesäure.
Pachymeningitis: Entzündung der harten Hirnhaut (→ Dura mater). **P. cervicalis hypertrophica:** Chronisch proliferative P. mit Hyperplasie des Bindegewebes der Dura mater im Bereich des zervikalen Rückenmarks: *Vorkommen*: bei der Lues cerebrospinalis, posttraumatisch, im Zuge einer tuberkulösen → Spondylitis. *Klinische Symptomatik*: → Wurzelirritationssyndrom, im Extremfall bis zur → Querschnittsymptomatik. engl.: pachymeningitis, perimeningitis.
Pachymeningose, Pachymeningeosis: Nichtentzündliche Irritation der harten Hirnhaut (→ Dura mater). engl.: pachymeningiosis.
Pachymeninx: Syn.: → Dura mater. Harte Hirnhaut. engl.: pachymeninx, dura mater.
Packung: Form der externen trockenen oder feuchten → Kälte- oder → Wärmetherapie bei lokalen Gewebereizzuständen. *Im Bereich der Wirbelsäule* in erster Linie bei chronisch degenerativen Prozessen mit muskulären Irritationen und Dysfunktionen eingesetzt. Verwendung von → Peloiden, Quark, → Wickeln u.a.m.. → Physikalische Therapie. engl.: hot (wet or dry) pack, cold (wet or dry) pack, package.
Paget, Sir J.: 1814-1899; englischer Chirurg aus London.
Paget-Syndrom: Syn.: → M. Paget, Osteodystrophia deformans, Ostitis deformans. engl.: Paget's disease of bone, ostitis deformans.
Paget-Wirbel: Typische röntgenmorphologische Veränderungen eines Wirbelkörpers im Falle eines → M. Paget mit streifenförmigen Verkalkungen; es besteht insgesamt eine grobsträhnige Struktur mit rahmenähnlicher kortikalisnaher Verdichtungszone; im *Endstadium* Ausbildung eines → Elfenbeinwirbels.
painful arc: *engl.*; Auftreten lumbaler Schmerzen im Zuge der → Anteklination des Oberkörpers bei durchgestreckten Kniegelenken in Abhängigkeit von der Winkelstellung bei Vorliegen einer lumbalen → Wurzelreizung; beim Erreichen des kritischen Anteklinationsausmaßes kommt es zu einer rotatorischen Ausweichbewegung des Rumpfes (sog. → Lumbalshift).
Paketstellung: Maximale Überkyphosierung von Brust- und Lendenwirbelsäule in Rückenlagerung, wobei die vollständig gebeugten Kniegelenke zum Kinn geführt werden. → Narkosemobilisation.
Pal, J.: 1863-1936; österreichischer Internist.
Pal-Krisen: Anfallsweise auftretende spastische Gefäßkrisen mit starkem Blutdruckanstieg; Vorkommen bei der Arteriosklerose, aber auch bei der → Tabes dorsalis.
Pallästhesie: Vibrationsgefühl als Teil der Tiefensensibilität. engl.: pallesthesia.
Pallanästhesie: Fehlendes Vibrationsempfinden, z.B. bei diabetischer Polyneuropathie. engl.: pallanesthesia.
Pallhypästhesie: Herabgesetztes Vibrationsempfinden, z.B. bei diabetischer Polyneuropathie. engl.: pallhypesthesia.
Pancake-Form: Anschauliche Beschreibung für einen physiologischen Befund des → Nucleus pulposus im → Diskogramm. engl.: pancake shaped nucleus.
Panchondritis: Syn.: → Polychondritis.
Pancoast, H.: 1875-1939; US-amerikanischer Röntgenologe.
Pancoast-Syndrom: Besondere Form und Lokalisation des Bronchialkarzinoms mit Verschattung im Bereich der Lungenspitze, Knochendestruktionen im Bereich der oberen Rippen oder auch einzelner Brustwirbel; *klinische Zeichen* einer → Brachialgie mit →Hornerschem Symptomenkomplex. engl.: Pancoast syndrome.
Pancoast-Tumor: Im Lungenspitzenbereich lokalisiertes Bronchialkarzinom mit infiltrativem Wachstum in die umgebenden Weichteile und den Knochen (wie obere Rippenanteile und Brustwirbelkörper). → Pancoast-Syndrom. engl.: Pancoast's tumor.
Panplegie: Allgemeine vollständige Lähmung der Muskulatur. engl.: panplegia.
Papain: Eiweißbruchstücke hydrolysierende Proteinase im Milchsaft der Papayapflanze; therapeutischer Einsatz der gereinigten Substanz (→ Chymopapain) zur → Chemonukleolyse bei hartnäckigen → Ischialgien infolge einer Bandschei-

benprotrusion ohne morphologische Verletzung des hinteren → Längsbandes. engl.: papain.

Parästhesie: Syn.: Fehlempfindung, Mißempfinden.
Störung des Hautsinnes in Form einer anormalen Körperwahrnehmung wie „Kribbeln", „Pelzigsein", „Ameisenlaufen", „Einschlafen" u.ä., evtl. mit zusätzlichem Schmerzcharakter. *Vorkommen* bei peripheren neurologischen, aber auch bei radikulären Störungen. engl.: paresthesia.

parästhetisch: Die → Parästhesie betreffend, von anormalen subjektiven Gefühlswahrnehmungen begleitet. engl.: paresthetic.

Paraffin-Packung: Konservative Behandlungsstrategie unter Einsatz von feuchter Wärme (50-52 °C) bei lokalen, oberflächlich gelegenen Gewebereizzuständen; *im Bereich der Wirbelsäule* z.B. bei → Myogelosen eingesetzt. → Wärmetherapie. engl.: paraffin pack(age).

Paralgesie: Syn.: Paralgie. Empfindungsstörung. engl.: paralgesia.

Paralgie: Syn.: → Paralgesie. engl.: paralgia.

Paralues: Syn.: Parasyphilis, → Metasyphilis.

Paralyse, Paralysis: *griech.*; komplette periphere oder zentrale Unterbrechung der nervalen Versorgung mit nachfolgender lokalisationsabhängiger motorischer Lähmung (→ Diplegie, → Hemiplegie, → Tetraplegie). engl.: paralysis. **P. acuta ascendens spinalis:** Syn.: → Landry-Paralyse. **P. epidemica infantum:** Syn.: → Poliomyelitis epidemica.

Paralytiker: Gelähmter Patient, der an den Folgen einer → Poliomyelitis oder an einer → Hemiplegie leidet.

paralytisch: Gelähmt. engl.: paralytic.

paramedial: *lat.* für zwischen der medialen und lateralen Zone liegend (z.B. im Falle eines → Bandscheibenprolapses). engl.: paramedial.

Paramyoklonus multiplex: Syn.: Polyklonie, Friedreich-Syndrom.
Ätiologisch ungeklärte extrapyramidale neurologische Erkrankung mit anfallsartigem Auftreten blitzartiger Zuckungen verschiedener, oft symmetrischer Extremitäten- und Rumpfmuskeln (Myoklonien); die Schultermuskulatur ist häufiger betroffen. In Ruhe ist die Symptomatik stärker, bei beabsichtigten Bewegungen läßt sie nach. engl.: paramyoclonus.

Paraosteoarthropathie: Syn.: ossifizierende Fibromyopathie, Myositis ossificans.
Hüft- und kniegelenknahe Weichteilverkalkung mit teilweise erheblichem Funktionsdefizit; kommt in etwa 50 % der Fälle mit einer → Paraplegie vor. → Querschnittslähmung. engl.: secondary joint affection in paraplegics (paraplegia).

Paraparese: Unvollständig ausgeprägte schlaffe oder spastische Lähmung der (meist unteren) Extremitäten; im Gegensatz zur → Hemiparese sind beide Körperhälften gleichmäßig betroffen. *Klinisch* typisch ist das langsame, schleppende Gangbild, bei dem die Füße am Boden schleifen. → Querschnittssymptomatik, → Paraplegie. engl.: paraparesis.

paraparetisch: An einer → Paraparese leidend, auf einer → Paraparese beruhend bzw. mit ihr einhergehend. engl.: paraparetic.

Paraplegia, Paraplegie: Vollständig ausgeprägte schlaffe oder spastische Lähmung der (meist unteren) Extremitäten; im Gegensatz zur → Hemiplegie sind beide Körperhälften gleichmäßig betroffen, fast immer mit Blasen- und Mastdarmstörungen einhergehend. Klassifikation der neurologischen Ausfallsymptomatik nach FRANKEL et al. (s. *Tab. 148*). → Querschnittssymptomatik, → Diplegie, → Tetraplegie, → Paraparese. engl.: paraplegia.

paraplegisch: An einer → Paraplegie leidend, auf einer Paraplegie beruhend bzw. mit ihr einhergehend. engl.: paraplegic, paraplectic.

parasakral: Neben dem Kreuzbein (→ os sacrum) liegend, in der Umgebung des Kreuzbeins lokalisiert. engl.: parasacral.

Parasakralanästhesie: Anästhesie durch Einspritzung eines Anästhetikums in die Kreuzbeingegend. engl.: parasacral anesthesia.

Paraspasmus, Paraspastik: → Spasmus, der in korrespondierenden Muskeln oder Muskelgruppen beider Körperhälften gleichzeitig auftritt. → Querschnittssymptomatik. engl.: paraspasm.

paraspinal(is): Neben der Wirbelsäule lokalisiert. engl.: paraspinal.

Paraspinallinie: Syn.: → Paravertebrallinie.

Parasyndesmophyt: Paraspinale Ossifikationen mit parallelem Verlauf zum Wirbelbogen, teilweise mit ihm verschmolzen, ohne daß der gesamte Zwischenwirbelraum überbrückt wird (im Gegensatz zum → Syndesmophyten); pathognomonische *röntgenologische* Veränderung im Falle einer → Spondylarthritis bei → Psoriasis, sel-

tener auch bei der → Spondylitis ankylosans oder beim → M. Reiter. engl.: parasyndesmophyte.
Parasyphilis: Syn.: Paralues, → Metasyphilis.
paravertebral: Neben einem Wirbel liegend, in der Umgebung eines Wirbels gelegen. engl.: paravertebral.
Paravertebralanästhesie: Syn.: Paravertebralblockade, Paravertebralinjektion.
Form der örtlichen Betäubung, bei der das → Lokalanästhetikum außerhalb des Wirbelkanales unmittelbar neben den Wirbelkörper in die Umgebung der Austrittsstelle des zugehörigen Spinalnerven in Höhe der → Spinalnervenwurzel und der → Rami communicantes des Grenzstranges injiziert wird (s. *Abb.*). Ziel ist eine regionale Unterbrechung der sensomotorischen und vegetativen Bahnen für die Körperwand und die inneren Organe (Injektion im Bereich der BWS) bzw. die temporäre Schmerzausschaltung im Falle einer hartnäckigen → Lumboischialgie (Injektion im Bereich der LWS; → LSPA). *Therapeutisch* eingesetzt werden meist 10 ml → Mepivacain 0,5 %. → Lokalanästhesie, → Grenzstrangblockade. engl.: paravertebral anesthesia, paravertebral block.

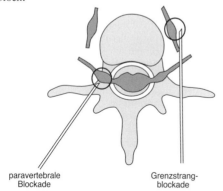

paravertebrale Blockade   Grenzstrangblockade

Schematische Darstellung der therapeutischen Lokalanästhesie bei paravertebraler Blockade (links) sowie Grenzstrangblockade (rechts).

Paravertebralblockade: Syn.: → Paravetebralanästhesie, Paravertebralinjektion. engl.: paravertebral block.
Paravertebralinjektion: Syn.: → Paravetebralanästhesie, Paravetebralblockade. engl.: paravertebral injection.

Paravertebrallinie: Syn.: Paraspinallinie. Röntgenologischer linearer Schatten im a.p.-Bild der BWS senkrecht parallel zu den Wirbelkörpern (4. - 12. BWK); linksseitig ausgeprägter als rechtsseitig. Die P. spiegelt die tangential getroffene Grenze zwischen dem posteromedialen Rand der (linken) Lunge und der sie bedeckenden Pleura auf der einen Seite und dem dichteren perivertebralen Bindegewebe auf der anderen Seite wider. *Verbreiterung* bei tumorösen mediastinalen Lymphknotenvergrößerungen, bei Abszessen im Verlauf bakterieller → Spondylitiden sowie bei perivertebralen Hämatomen infolge einer Wirbelverletzung.
Parese: *griech.;* leichte, unvollständige periphere Lähmung oder auch nur motorische Schwäche eines Muskels, einer Muskelgruppe oder einer ganzen Extremität. *Klinisch* besteht meist eine Einschränkung des aktiven Bewegungsumfangs, eine Herabsetzung der Kraftentfaltung und evtl. auch der Sensibilität. engl.: paresis.
Parrot, J.M. J.: 1839-1883; französischer Pädiater aus Paris.
Parrot-Krankheit, Parrot Syndrom: Syn.: Parrot-Kaufmann Syndrom, → Chondrodystrophia fetalis Kaufmann, → Achondroplasie. engl.: achondroplasia.
Pars: *lat.* für Teil, Abschnitt; *pl.:* partes. **P. cephalica systematis autonomici:** *lat.;* Im Kopfbereich gelegener Anteil des vegetativen Nervensystems. **P. cervicalis (medullae spinalis):** *lat.;* Halsteil des Rückenmarks. **P. cervicalis systematis autonomici:** *lat.;* im Halsbereich gelegener Anteil des vegetativen Nervensystems. **P. costovertebralis:** *lat.;* Syn.: Pleura costalis. **P. infraclavicularis:** *lat.;* unterer Abschnitt des → Plexus brachialis, der am Oberrand des Schlüsselbeines beginnt. **P. lateralis (fasciculi dorsalis):** *lat.;* Syn.: → Fasciculus cuneatus. **P. lumbalis (medullae spinalis):** *lat.;* Lendenteil des Rückenmarks. **P. medialis (fasciculi dorsalis):** *lat.;* Syn.: → Fasciculus gracilis. **P. supraclavicularis:** *lat.;* oberer Abschnitt des → Plexus brachialis, der bis zum Oberrand des Schlüsselbeines reicht. **P. thoracica (medullae spinalis):** *lat.;* thorakaler Abschnitt des Rückenmarks vom 1.-12. Brustsegment. **P. vertebralis:** *lat.;* Teil der Lungenoberfläche, die dem Diaphragma zugewandt ist und die Wirbelsäule berührt.
Patellarklonus: Rhythmische Zuckungen der nach kaudal geschobenen und dort mit der Hand

des Untersuchers fixierten Kniescheibe; nachweisbar bei Erkrankungen der → Pyramidenbahn. engl.: patellar clonus, clonic knee-jerk.
Patellar(sehnen)reflex: Abkürzung: PSR. Monosynaptischer Eigenreflex (sog. Dehnungsreflex) des M. quadriceps femoris, wobei es bei einer entspannten Haltung des Beines etwa 30 msec nach Beklopfen des Lig. patellae zu einer phasischen Muskelkontraktion mit Streckung des homolateralen Kniegelenkes und Unterschenkels kommt. Herabgesetzt oder fehlend (→ Erb-Westphal-Zeichen) bei Schädigung im Reflexbogen (v.a. der Wurzel L4, aber auch bei einer→ Tabes dorsalis); gesteigert bei erhöhter Erregbarkeit der spinalen Motoneurone, v.a. bei einer → Spastik. engl.: knee-jerk reflex, patellar reflex. **gekreuzter P.:** Auslösen einer Streckung des kontralateralen Kniegelenkes und Unterschenkels bei Beklopfen des Lig. patellae als Ausdruck einer koordinierten Massenbewegung bzw. eines gekreuzten Streckreflexes. → Pyramidenbahnzeichen. engl.: crossed knee-jerk reflex.
Patrick, H. T.: 1860-1939; US-amerikanischer Neurologe aus Chicago.
Patrick-(Kubis-)Test: Syn.: Viererzeichen. Klinischer Test zur Differenzierung zwischen einer Hüftgelenks- und einer Iliosakralgelenksirritation: Der Patient befindet sich in Rückenlage, ein Bein ist gestreckt, das andere im Kniegelenk gebeugt; hierbei liegt der Außenknöchel des gebeugten Beines oberhalb der Patella des anderen Beines. Der Untersucher setzt den Fuß des gebeugten Beines innen am Knie des anderen Beines auf, anschließend wird das gebeugte Bein nach außen gedrückt (Adduktion und Außenrotation im Hüftgelenk); das gestreckte Bein muß hierbei vom Untersucher über das Becken fixiert werden, um eine Mitbewegung zu vermeiden. Im Normalfall berührt das abduzierte Bein nahezu die Unterlage; eine Funktionseinschränkung deutet auf eine vermehrte Spannung der Abduktorenmuskulatur hin, im Falle einer Koxalgie Schmerzauslösung im Hüftgelenk (Leistenbereich), im Falle einer Funktionsstörung des ISG weicher Bewegungstop mit dorsal lokalisiertem Schmerzbild. engl.: Patrick's test.
Payr, E: 1871-1946; deutscher Chirurg aus Greifswald und Leipzig.
Payr-Zeichen: Eigenname für klinisches Zeichen bei einer LWS- → Querfortsatzfraktur mit Schmerzauslösung beim Rumpfneigen zur nicht verletzten Seite. engl.: Payr's sign.

PBD: Abkürzung für **p**erkutane **b**ipolare **D**iskektomie. Von → Jerosch entwickeltes mikroinvasives perkutanes Operationsverfahren zur Behandlung lumbaler Bandscheibenprotrusionen unter Einsatz einer bipolaren Hochfrequenz-Elektrode (Kombination von Koagulation und Vaporisation). Mittlerer Gewichtsverlust des Bandscheibengewebes bei Energiezufuhr über 5 min: 300-700 mg. *Indikationsspektrum*: wie bei der → LASER-Diskektomie. engl.: percutaneous bipolar discectomy.

PcP: Abkürzung für primär (oder progredient) chronische Polyarthritis; aktuell durch den Begriff „rheumatoide → Arthritis" (Abkürzung: RA) abgelöst. engl.: rheumatoid arthritis.
PDK: Abk. für → **P**eridural-**K**atheter.
PDN: Abkürzung für Prosthetic Disc Nucleus. → Nuklues-pulposus-Prothese, → Bandscheiben(endo)prothese.
PDS: Abkürzung für **P**ost**d**iskotomie-**S**yndrom. Syn.: → Postnukleotomiesyndrom. engl.: → FBSS.
Pediculus: *lat.* für Füßchen. Pedikel. engl.: pedicle. **P. arcus vertebrae:** *lat.;* Bogenwurzel. Ansatz oder Fuß des → Wirbelbogens am Wirbelkörper zwischen dem oberen und unteren Einschnitt. Sehr stabile knöcherne Struktur, die daher zur Aufnahme der sog. → Pedikelschrauben im Rahmen der segmentalen Spondylodese mit einem → Fixateur interne verwendet wird. engl.: (vertebral) pedicle.
Pedikel: → Pediculus *(lat.);* engl.: pedicle.
Pedikelaplasie: Fehlende Anlage der → Bogenwurzel im BWS- oder LWS-Bereich; im a.p.-Röntgenbild Auslöschung der Bogenwurzelzeichnung. engl.: pedicle aplasia.
Pedikel-CT: Spezielles postoperativ gefertigtes → Computertomogramm der Wirbelsäule zur Überprüfung der anatomisch exakten Lage der → Pedikelschrauben (z.B. im Falle des postoperativen Auftretens neurologischer Ausfallserscheinungen). engl.: computertogram of pedicle.
Pedikelhaken: Metallhaken zum Einsatz in die → Pedikel der BWS und LWS zur späteren Aufnahme eines Stabes im Rahmen der operativen Skoliosekorrektur durch polysegmental angreifende Doppelstabsysteme (→ MPDS). engl.: pedicle hook.

Pedikelplatte: Spezielle Osteosyntheseplatte mit transpedikulärer Schraubenfixation zur dorsalen Instrumentation der Wirbelsäule; eingesetzt v.a. im lumbalen Bereich bei längerstreckigen → Instabilitäten als Alternative zum → Fixateur interne. engl.: pedicle plate.

Pedikelschraube: Spezielle Osteosyntheseschraube mit durchgehendem Gewinde zum intraoperativen Einbringen in die → Pedikel der Brust- und Lendenwirbelkörper; der Schraubenkopf ist zur Aufnahme einer dorsalen Instrumentation ausgelegt (→ Fixateur interne, → MPDS, → CD-Instrumentation u.a.m.). → transpedikulär. engl.: pedicel screw.

pedikulär: Den → Pedikel (eines Wirbelkörpers) betreffend. engl.: pedicular.

Pedriolle-(Rotations)Messung: Methode der röntgenologischen Bestimmung des Ausmaßes der Wirbelsäulentorsionskomponente. → Rotationsmessung.

Peitschenhieb-Syndrom, Peitschenschlag-Phänomen: Syn.: Schleudertrauma (der HWS). Traumatische Distorsions- und Stauchungsverletzung der Halswirbelsäule bei erheblicher auf den Körper einwirkender unvorhergesehener dorsaler Impulsgebung, ohne daß reflektorische muskuläre Schutzmechanismen greifen und die Gewalteinwirkung abbremsen können. Es kommt pathomechanisch zu einer raschen Abfolge eines Hyperextensions- und dann eines Hyperflexionstraumas der HWS. Beim klassischen P. im Rahmen eines PKW-Auffahrunfalles erfolgt aufgrund des Fehlens einer Kopfstütze keine Bremsung der Reklinationsbewegung des Kopfes, die Anteklinationsbewegung des Kopfes wird schließlich vom Sicherheitsgurt abrupt limitiert. *Klinische Folgen* sind neben einer Zerrung ligamentärer und von Gelenkkapselstrukuren evtl. Frakturen der Wirbelbögen und -körper, nicht selten auch Quetschungen von → Spinalnervenwurzeln (v.a. in Höhe C2 und C3) sowie der → A. vertebralis und auch des Halsmarks, im Extremfall ein → Mediansyndrom. Bei Verletzungen leichteren Grades besteht ein sog. symptomfreies postakzidentelles Intervall von einigen Stunden; auch primär eher mäßige Verletzungen können zu oft hartnäckig persistierenden funktionellen Schmerzsyndromen der Halswirbelsäule führen. Klassifikation nach → Erdmann bzw. → Krämer. engl.: whiplash injury.

PELD: Abkürzung für perkutane (manuelle und) endoskopische LASER-Diskektomie.

Peloid: Anorganische mineralische (Kreide, Fango, Lehm, Sand) und auch organische Stoffe (z.B. Heilschlamm, Torf, Moorerde, Schlick, Lockersedimente, Naturfango u.a.) zur Verwendung für schlamm- oder breiförmige Bäder; Einsatz als natürlich feinkörnige Substanzen oder künstlich zerkleinert zur Vermittlung von feuchter Wärme (geringe Wärmehaltung, höhere Wärmeleitung). *Indikationen:* v.a. bei chronisch entzündlichen Prozessen im Gefolge degenerativer Gelenkerkrankungen und Wirbelsäulensyndrome mit sekundären Myalgien. engl.: peloid.

Pelose: Natürlicher Heilschlamm aus Seen der Mark Brandenburg; therapeutisch eingesetzt zur großflächigen lokalen Physiotherapie (→ Fango, → Peloid).

Pelotte: Druckpolster, eingearbeitet in ein → Korsett, → Mieder oder auch Bruchband zur Ausübung oder Übertragung eines lokalen Druckes, (z.B. zur konservativen Stellungskorrektur). engl.: pad.

Pelotteneffekt: Druckeffekt einer Pelotte in einem → Korsett oder → Mieder mit hierdurch erzielter Stellungskorrektur.

Pelottierung, Pelottierungseffekt: Beschreibender Befund (scharf begrenzte harmonische Vorwölbung) im Rahmen einer Röntgenkontrastdarstellung bzw. einer computer- oder kernspintomographischen Untersuchung bei Vorliegen eines lokalen Kompressioneffektes, z.B. durch eine → Bandscheibenprotrusion.

Pelvic belt: *engl.* für → Beckengurt. Dynamische → Orthese zur Stabilisierung des Beckens und der unteren Lendenwirbelsäule; Mahnwirkung gegen Fehlhaltung und Fehlbewegungen durch punktuell einsetzende, lokal wirkende Kräfte (etwa 4-5 kp) aufgrund zweier → Pelotten im Bereich der Symphyse und des Kreuzbeines in Höhe von S2; anatomischer Verlauf des P. von der Spina iliaca ant. sup. über den Trochanter major bds. bis zum → Os sacrum. → Bandage, → Mieder, → Korsett.

Pelvic Index: Neigung der Sakrumbasis gegenüber dem Beckenring als Maß für die Kreuzbeinstellung und damit sekundär für die Ausprägung der → Lendenlordose.

Pelvis: *lat.* für Schüssel, Becken. Anatomische Bezeichnung für das knöcherne Becken, bestehend aus den beiden Sitz-, Scham- und Darmbeinen sowie dem → Kreuzbein. **P. obtecta:** im hinteren Anteil verengte Beckeneingangslichtung, bedingt durch eine hochgradige → Hyperlordose der Lendenwirbelsäule. **P. spondylolisthetica:** anatomisch verengte Beckenhöhle aufgrund einer → Spondylolisthese des lumbosakralen Überganges.

D-Penicillamin: → Basistherapeutikum zur Behandlung schwerer Verlaufsformen von Erkrankungen des rheumatischen Formenkreises. engl.: D-penicillamine.

Penning-Funktionsdiagnostik: Röntgenologische → Funktionsdiagnostik der Halswirbelsäule im seitlichen Strahlengang zur Erfassung der segmentalen Beweglichkeit C0-C2 bzw. C0-C7: die einzelnen Wirbelkörper werden in der Flexions- und Extensionsaufnahme jeweils isoliert zur Deckung gebracht, anschließend wird für jedes einzelne Segment der Verschiebungswinkel gemessen.

peridural: In der Umgebung der → Dura mater gelegen; → epidural. engl.: peridural.

Periduralanästhesie: Syn.: → Epiduralanästhesie. engl.: peridural anesthesia.

Peridural-Katheter: Abkürzung: PDK. Verweilkatheter zur länger dauernden Rückenmarksanästhesie, z. B. bei hartnäckigen Beschwerden infolge eines → Bandscheibenvorfalles. → Epiduralanästhesie.

Periduralraum: Syn.: → Epiduralraum. engl.: peridural space.

Peridurographie: Röntgenologische Untersuchung bzw. Darstellung des → Epiduralraumes mit Hilfe eines Kontrastmittels. → Myelographie.

Perikaryon: Bezeichnung für das um den Zellkern gelegene Zytoplasma einer Nervenzelle.

perineural: *lat.* für um einen Nerven herum gelegen. engl.: perineural, perineurial. **p.e Infiltration:** → Epidurale Infiltrationstechnik von → Spinalnervenwurzeln im Wirbelkanal über den interlaminaren Zugang. *Hauptindikationen*: → Postnukleotomiesyndrom, klinische Dekompensation bei lumbaler → Spinalkanalstenose.

Perineurium: Bezeichnung für das um die einzelnen Faserbündel eines Nerven gelegene Bindegewebe.

Periostreflex: Reflektorische Muskelkontraktion, ausgelöst durch Beklopfen des Knochens; physiologischer, wahrscheinlich durch Muskeldehnung ausgelöster propriozeptiver Reflex. engl.: periostal reflex.

Peripachymeningitis: Entzündung der Oberfläche der → Dura mater. engl.: peripachymeningitis.

Perkussionspalpation (der Muskulatur): Syn.: → Muskelperkussion.

Perkussionstest (der Wirbelsäule): Obligater Teil eines standardisierten klinischen Untersuchungsganges der Wirbelsäule. Beklopfen der Dornfortsätze der HWS, BWS und LWS des Patienten mit dem Mittelgelenk des gebeugten Zeige- oder Mittelfingers bzw. mit einem Reflexhammer in leichter Anteklinationshaltung des Patienten; hierbei auftretende lokale, nicht radikuläre Schmerzbilder sind hinweisend auf eine muskuläre bzw. ligamentäre Dysfunktion, einen entzündlichen Prozeß oder eine Fraktur; eine radikulär fortgeleitete Symptomatik spricht für eine degenerative → Bandscheibenschädigung mit Irritation der → Spinalnervenwurzel. → Dornfortsatz-Klopftest. engl.: percussion test of the spine.

perkutan: *lat.;* durch die (unverletzte) Haut hindurch (z.B. Applikation von Substanzen, aber auch von Operationsinstrumenten zum gedeckten, semiinvasiven Vorgehen). engl.: percutaneous.

Perlsches Gerät: Orthopädischer → Extensionsapparat zur Behandlung bandscheibenbedingter lumbaler Schmerzsyndrome.

Perlschnurmuster, Perlschnurzeichnung: Anschauliche Beschreibung für den klassischen Röntgenbefund des Kreuzdarmbeingelenkes im Falle einer floriden → Spondylitis ankylosans.

Peronealtyp: Sonderform der neuralen Muskelatrophie vom Typ → Charcot-Marie-Tooth-Hoffmann und auch der myatrophischen → Lateralsklerose mit frühzeitigem Auftreten eines Stepperganges aufgrund eines Ausfalles der Peronealmuskulatur. engl.: peroneal type.

Peroneusfeder: Syn.: Fibularisschiene, Heidelberger Winkel.
Spezielle Orthese zur Kompensation einer Peroneuslähmung mit → Steppergang: Kombination einer harten Schuheinlage (aus Metall oder Kunststoff) mit einer Unterschenkelschiene, die um die Wade mit einem Klettverschluß oder einer Bandage fixiert wird. engl.: peroneal orthosis.

Peroneuslähmung: Syn.: Fibularislähmung. Funktionsausfall der vom N.peroneus (hier v.a. vom tiefen Ast) versorgten Streckmuskulatur des

Fußes und der Zehen mit klinisch typischem → Steppergang und sog. Lähmungsspitzfuß. Ursächlich sein können lokale Druckschäden des Nerven, aber auch eine bandscheibenbedingte Kompression der 1. Sakralwurzel. engl.: peroneal paralysis, peroneal nerve palsy.

Perzeption: *lat.* für Wahrnehmung, Empfindung. Vorgang der Reizaufnahme durch ein Sinnesorgan. engl.: perception.

PET: Abkürzung für → Positronenemissionstomographie. engl.: position emission tomography (PET).

du Petit, F. P.: 1664-1771; französischer Augenarzt aus Paris. → Petit-Syndrom.

Petit, J.L.: 1674-1760; französischer Anatom und Chirurg aus Paris. → Petit-Dreieck, → Petit-Hernie.

Petit-Dreieck: Syn.: unteres → Lendendreieck. Muskellücke, *anatomisch* gebildet vom M. obliquus externus abdominis, dem → M. latissimus dorsi sowie dem Beckenkamm; Bruchpforte der → Petit-Hernie. engl.: Petit's triangle.

Petit-Hernie: *lat.:* Hernia lumbalis inferior. Syn.: untere Lumbalhernie.
Bauchwandbruch im Bereich des unteren Lendendreiecks (→ Petit-Dreieck). engl.: Petit's hernia.

Petit-Syndrom: Sog. umgekehrter → Hornerscher Komplex; okulopupillärer Symptomenkomplex mit einseitiger Mydriasis, Lidspaltenerweiterung und Exophthalmus infolge Irritation des homolateralen Halssympathikus; hervorgerufen z.B. durch spondylogene Ausziehungen im Bereich der Halswirbelsäule.

v. Pfaundler, M.: 1872-1947; deutscher Kinderarzt aus München.

v. Pfaundler-Hurler Syndrom: Syn.: Hurler Syndrom, Gargoylismus, Dysostosis multiplex, Lipochondrodystrophie, Mucopolysaccharidose Typ I-H.
Autosomal-rezessiv vererbte Stoffwechselerkrankung mit Ablagerung von Dermatan- und Heparansulfat in Mesenchym- und Ganglienzellen. *Klinik:* Manifestation am Ende des 1. Lebensjahres; charakteristischer dysproportionierter → Minderwuchs, großer plumper Schädel mit eingezogener Nasenwurzel, kurzer Hals, wulstartige Lippen (sog. „Wasserspeiergesicht"), kurze, gedrungen wirkende Hände (sog. „Tatzenhände"), Hepatosplenomegalie, geistige Retardierung u.a.m. *Symptomatik im Bereich der Wirbelsäule:* Ausbildung einer Lendenkyphose bis hin zum thorakolumbalen → Gibbus; Verbreiterung der Rippen im vorderen und mittleren Anteil; anterosuperiore Ossifikationsstörung der Wirbelkörper im unteren BWS- und oberen LWS-Bereich mit ovoider Formgebung. Ungünstige *Prognose* mit Tod meist zwischen dem 10.-15. Lebensjahr. engl.: Pfaundler-Hurler syndrome, alpha-L-iduronidase-deficiency.

Pfeileraufnahme (der Halswirbelsäule): Spezielle röntgenologische Einstelltechnik der Halswirbelsäule im a.p.- oder im schrägen Strahlengang zur optimalen Darstellung der knöchernen

a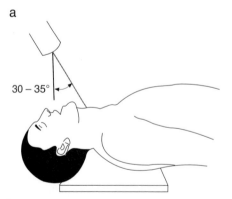

b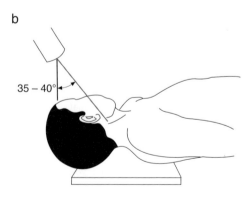

Patientenlagerung zur Durchführung einer Pfeileraufnahme der Halswirbelsäule in orthograder Kopflage (a) und in Kopfrotation (b) mit jeweiligem Zentralstrahl.

Pfeiler (sicherer Frakturausschluß): Der Patient liegt hierbei mit überstrecktem Hals auf dem Untersuchungstisch, entweder mit Geradhaltung oder in 45° Seitdrehung des Kopfes; der Zentralstrahl ist um 30-35° fußwärts gerichtet und zielt auf den Schildknorpel bzw. unterhalb des Ohrläppchens seitlich auf den Hals (s. Abb.).

Phantomgelenk: Typischer röntgenologischer Spätbefund des → Iliosakralgelenkes im Falle einer → Spondylitis ankylosans; nach eingetretener knöcherner Versteifung bleiben Anteile der Gelenkkonturen noch sichtbar.

Phantomknochen: Syn.: → Gorham-Syndrom.

Phelps, A.: 1851-1902; deutscher Orthopäde.

Phelps-Stehbett: Früher häufig verwendete Bettform zur konservativen Behandlung einer → Wirbelsäulentuberkulose. Es erfolgte über viele Wochen die konsequente Rückenlagerung des Patienten in Reklination der Wirbelsäule zur Verhinderung einer Ausheilung mit verbleibender ungünstiger Wirbelsäulenstatik.

Philadelphia-Stütze: Spezielle, aus stabilem Kunststoff gefertigte → Zervikalstütze zur weitgehenden Immobilisierung der Halswirbelsäule. engl.: Philadelphia collar.

Phlebalgia ischiadica: Ischiassymptomatik, hervorgerufen durch den Druck gestauter Venen auf den N. ischiadicus.

Phonoiontophorese: Form der physikalischen Therapie : Kombination einer → Iontophoresebehandlung (diadynamische Ströme) mit gleichzeitiger Applikation von → Ultraschall.

Phosphat: Oberbegriff für anorganische und organische Phosphorverbindungen, die für den menschlichen Energiestoffwechsel sowie Knochenbau essentiell sind (wichtigstes Anion; *Vorkommen* v.a. in der Knochenhartsubstanz). → Phosphor. engl.: phosphate.

Phosphatase(n): Enzyme (Hydrolasen) zur Spaltung von Phosphorsäureestern. engl.: phosphatase. **alkalische P.:** Abkürzung: AP. *Vorkommen* v.a. in Osteoblasten; kann somit zur Beurteilung des Knochenstoffwechsels herangezogen werden. *Normalwert*: 60-200 mU/ml. *Erhöhte Werte*: bei etwa 70 % aller Knochenmetastasen, Osteosarkom, Akromegalie, M. Paget (aktivitätsabhängig), Rachitis, Osteomalazie, Plasmazytom, Osteomyelitis, aseptische Knochennekrose; aber auch bei tubulärer Niereninsuffizienz, Cholestase sowie bei Erkrankungen des rheumatischen Formenkreises u.a.. *Erniedrigte Werte:* bei Hypothyreose, Hypophosphatämie, hypophysärem Zwergwuchs, Achondroplasie. engl.: alkaline phophatase. **saure P.:** Abkürzung: SP, SEP. Spezielles Enzym zur Abklärung von Stoffwechselstörungen des Knochens, des RES, der Thrombozyten und der Prostata. *Normalwert*: 4,8-13,5 IE/l. *Erhöhte Werte*: bei Prostatakarzinom, Osteopathien (M. Paget, Knochentumoren und -metastasen, Hyperparathyreoidismus), Thrombozytopenien mit erhöhtem Plättchenzerfall, Thrombose, Embolie. engl.: acid phosphatase. **tartrat-resistente saure P.:** Spezielles Enzym der Osteoklasten. *Erhöhte Werte* sprechen für einen gesteigerten Knochenabbau.

Phosphatgicht: Syn.: → Chondrokalzinose.

Phospholipid: Syn.: Phosphatid. Komplexes Lipid, das Phosphor als Ester enthält (Glyzerinphosphatid, Sphingophospholipid); wichtiger Baustein der Zellmembranen, des ZNS sowie der nervalen Myelinscheiden. engl.: phospholipid, phosphatide.

Phosphor: 15., nichtmetallisches Element im Periodensystem; *chem. Zeichen*: P; *Atomgewicht*: 30,9738. Im menschlichen Organismus als Mineral (Apatit) sowie als organisches Phosphat vorkommend. *Tagesbedarf*: 0,5-1,0 g (Erwachsener), 1,2-1,5 g (Kinder und Jugendliche); die Aufnahme erfolgt über den Darm, gefördert durch → Vitamin D, gehemmt durch komplexe Verbindungen mit Kalzium und Magnesium; überwiegende renale Ausscheidung, verstärkt bei metabolischer Alkalose, hohem Vitamin D-Spiegel, durch Parathormon. *Plasmaspiegel*: 1,35-2,75 mval/l in Form dissoziierter anorganischer Phosphate sowie als organische Verbindungen (Phosphatide); Blutwert quantitativ dem Kalziumwert entgegengesetzt. *Erhöhte Blutwerte (Hyperphosphatämie)*: bei → Osteoporose, → M. Paget, endokrinen Störungen (Hypoparathyreoidismus, sekundärer und tertiärer Hyperparathyreoidismus, Hyperthyreose, Akromegalie), Azidose, Niereninsuffizienz, → Knochentumoren und → -metastasen u.a. *Erniedrigte Blutwerte (Hypophosphatämie)*: bei Malabsorption, → Osteomalazie, renalen bzw. gastrointestinalen Verlusten, endokrinen Störungen (primärer Hyperparathyreoidismus, Vitamin D-resistente Rachitis, STH-Mangel), Vitamin D-Mangel-Rachitis, Hyperkalzämie, Hypomagnesiämie u.a. engl.: phosphorus.

Photon-Absorptiometrie: Spezielle apparative Meßmethode zur Erfassung der Knochendichte; gemessen wird die Photonendichte nach Emission aus einer radioaktiven Quelle und Durchdringen des zu untersuchenden Skelettanteiles. Unterschieden werden die SPA (single-photon-absorptiometry mit Photonen nur einer Aktivität) von der DPA (dual-photon-absorptiometry mit Photonen zweier Aktivitäten). → Osteodensitometrie. engl.: photon absorptiometry.

physikalische Therapie: Allgemeiner Oberbegriff für die Anwendung physikalischer Faktoren wie → Kälte- und → Wärmetherapie, → Hydro-, → Balneo- und → Klimatherapie, → Elektro-, → Magnetfeld- sowie von → Ultraschalltherapie und schließlich der → Massagetherapie (Mechanotherapie), → Reflextherapie und Pneumotherapie (Inhalationen) zur Prävention, Behandlung und Rehabilitation von Erkrankungen der Haltungs- und Bewegungsorgane. Im weitesten Sinne werden auch die Bewegungstherapie (→ Krankengymnastik) mit der manuellen Therapie sowie die → Ergotherapie (Beschäftigungstherapie) hinzugerechnet. → Physiotherapie. engl.: physiotherapy, physical therapy.

Physiotherapeut: Oberbegriff für medizinischen Hilfsberuf (z.B. → Krankengymnast, → Masseur u.a.) in der konservativen Therapie meist orthopädischer, aber auch neurologischer Krankheitsbilder. engl.: physiotherapist, physical therapist.

Physiotherapie: Oberbegriff für die Gesamtheit konservativer krankengymnastischer und physikalischer Behandlungsmaßnahmen. engl.: physiotherapy, physiotherapeutics.

Phytotherapeutikum: Natürliche Arzneisubstanz aus Heilpflanzen ohne definierten Wirkstoffgehalt.

Phytotherapie: Lehre von der medizinischen Anwendung der Heilpflanzen (oder Teilen davon) in getrocknetem oder einfach aufbereitetem Zustand wie Extrakte, Aufgüsse oder von isolierten pflanzlichen Inhaltsstoffen zur Vorbeugung und Behandlung von Krankheiten und Befindlichkeitsstörungen. engl.: phytotherapy.

p.i.: Abkürzung für post injectionem.

Pia: Abkürzung für die → Pia mater. **P. mater:** *lat.* für die weiche Haut des Gehirns und des Rückenmarks. **P. mater spinalis:** *lat.* für die weiche Rückenmarkshaut, die dem Rückenmark direkt anliegt und die ernährenden Blutgefäße enthält; dringt in die → Fissura mediana anterior und auch in die Sulci ein und umhüllt die → Spinalnervenwurzeln und die → Spinalganglien; geht in Höhe L1/L2 in das → Filum terminale über; lateral steht sie jederseits durch das frontal gestellte → Lig. denticulatum mit der → Dura mater in Verbindung. *Anatomisch* innerer Anteil der → Leptomeninx (äußerer Anteil: → Arachnoidea).

Pierre, M.: 1853-1940; französischer Neurologe aus Paris.

Pierre-Marie-Strümpell-Bechterew Krankheit: Syn.: → Spondylitis ankylosans.

Pilonidalsinus: Syn.: Sinus pilonidalis (*lat.*), Steißbeinfistel, Steißbeinzyste. engl.: sacrococcygeal fistula, pilonidal fistula.

Piotrowski, A.: geb. 1878; polnischer Neurologe.

Piotrowski-Reflex: Reflektorische Plantarflexion des Fußes beim Beklopfen des Muskelbauches des M. tibialis anterior; Hinweis auf Schädigung der → Pyramidenbahn. engl.: Piotrowski's reflex.

Piriformis-Syndrom: Syn.: → Bonnet-Zeichen. Pseudo-Ischialgie, ausgelöst durch eine Tonuserhöhung des M. piriformis, z.B. im Falle eines degenerativen homolateralen Hüftprozesses oder einer Kreuzbein- bzw. Kreuzdarmbeingelenksirritation. *Klinisch* bestehen eine auffällige Druckschmerzempfindlichkeit des M. piriformis mit deutlich schmerzhafter Innenrotation (Dehnung) sowie Beschwerden bei Außenrotation und Abduktion gegen Widerstand im betroffenen Hüftgelenk. engl.: sciatic pain due to piriform muscle spasm.

Piroxicam: Nichtsteroidales → Antirheumatikum aus der Stoffgruppe der → Oxikame mit langer Halbwertzeit.

Plantarreflex: Langsame Plantarflexion der Zehen, evtl. verbunden mit einem gleichzeitigen Spreizen als physiologischer Fremdreflex beim Bestreichen der Fußsohlenhaut. Ein einseitiges Fehlen deutet auf eine → Pyramidenbahnläsion oder eine → Wurzelschädigung hin.

Plasmozytom: Syn.: Multiples Myelom, Plasmom, Immunozytom, M. Kahler(-Bazzolo). Schubweise verlaufende Systemerkrankung mit neoplastischer Vermehrung der Plasamazellen, v.a. im medullären Bereich der platten Knochen (Schädel, Wirbelkörper, Rippen), seltener im Bereich der Lymphknoten und der Milz sowie

Bildung von Paraproteinen. *Klinik*: häufigster primär maligner „Knochentumor"; 2-3 Neuerkrankungen/100.000; Männer häufiger betroffen als Frauen; Beginn meist erst nach dem 40. Lebensjahr. Persistierende unklare Knochenschmerzen, v.a. im Bereich des Rückens, evtl. im Sinne einer → Lumbago; unklare Infektanfälligkeit, Anämie; Müdigkeit, Schwäche; nicht selten pathologische Frakturen (im Bereich der Wirbelsäule, dann häufigere → Ischialgien bis hin zur → Querschnittsymptomatik). Im *Finalstadium* Auftreten einer Plasmazellleukämie, Tod durch Urämie. *Stadieneinteilung*: s. *Tab. 91*. *Typische Röntgenbefunde*: Auftreten multipler, meist scharf abgegrenzter („ausgestanzter") osteolytischer Knochenbezirke im gesamten Skelettbereich („Lücken"- „Landkarten"- bzw. „Schrotschußschädel", „Mottenfraß" der Wirbelkörper ohne Sklerosierungssaum, der Rippen und des Sternums); progrediente diffuse → Osteoporose mit Sinterung der Wirbelkörper und oft mehretagigen Kompressionsfrakturen und z.T. reaktiven Sklerosierungen. Die Bogenwurzeln sind im Frühstadium der Erkrankung wegen ihres relativ geringen Anteiles an blutbildendem Knochenmark eher selten befallen. *Laborbefunde*: BSG meist drastisch beschleunigt mit extremem Ein-Stunden-Wert, erhöhtes Gesamteiweiß (> 8 g/l), Erhöhung der β- und γ-Fraktion in der → Elektrophorese; evtl. Hyperkalzämie. Paraproteinurie (sog. Bence-Jones Protein); *Diagnosesicherung* durch Knochenmarkspunktion. *Therapie*: externe oder interne (osteosynthetische) Stabilisierung bei drohender Spontanfraktur; orthetische Versorgung der Wirbelsäule; evtl. Chemotherapie, evtl. Strahlentherapie. engl.: plasmocytoma.

Tab. 91: Stadieneinteilung beim Plasmozytom

I	• Hämoglobin > 10 g/dl	
	• Kalzium im Serum < 12 mg/dl	
	• röntgenologischer Normalbefund des Skeletts oder nur eine solitäre Knochenläsion	
	• niedrige Konzentration von Paraproteinen IgG < 5 g/dl IgA < 3 g/dl leichte Ketten im Urin < 4 g/24h	
II	• weder Stadium I noch Stadium III	
III	• Hämoglobin < 8,5 g/dl	
	• Kalzium im Serum > 12 mg/dl	
	• fortgeschrittene osteolytische Knochendefekte	
	• hohe Konzentration von Paraproteinen IgG > 7 g/dl IgA > 5 g/dl leichte Ketten im Urin > 12 g/24 h	
Tumorzellmasse (x 10^{12} Zellen/m² Körperoberfläche):		
Stadium I	< 0,6	
Stadium II	0,6 - 1,2	
Stadium III	> 1,2	
Subklassifikation:		
A	Kreatinin im Serum < 2 mg	
B	Kreatinin im Serum > 2 mg	

Plattrücken: Syn.: → Flachrücken. engl.: flat back.
Plattwirbel: Syn.: → Vertebra plana, → Platyspondylie. engl.: platyspondylia.
Platybasie: Kongenitale (z.B. mit → Basilarimpression) oder erworbene (z.B. im Gefolge eines → M. Paget) Abplattung der Schädelbasis mit hierdurch bedingter Vergrößerung des → Basiswinkels. engl.: platybasia.
Platyspondylie: Syn.: Vertebra plana, Flachwirbel, Plattwirbel.
Höhenminderung eines Wirbelkörpers (röntgenologisch Zusammensinterung auf etwa ein Drittel seiner physiologischen Höhe bei gleichzeitiger Verbreiterung). Im Gegensatz zum bikonkaven → Fischwirbel besteht ein zusätzliches Nachgeben der Wirbelkörpervorder- und -hinterkanten. *Kongenitale Ursachen:* (selten) isoliertes Vorkommen; multiples Auftreten z.B. bei → Chondrodystrophie, polytoper → Dysostose; generalisierte Störungen wie z.B. beim → Dreyfus Syndrom, → Morquio-Brailsford Syndrom. *Erworbene Ursachen*: solitär als → Vertebra plana Calvé bei einer Tumormetastase, multipel bei der → Hand-Schüller-Christian Krankheit, bei der → Marmorknochenkrankheit, bei der → Osteomalazie u.a. *Klinisches Bild*: Rückenschmerzen, Rückenmuskelschwäche, frühzeitige Verstärkung der → BWS-Kyphose und der → LWS-Lordose.

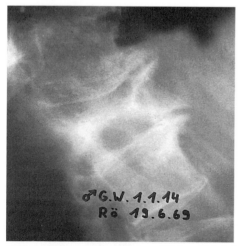

Platyspondylie L1 im seitlichen Röntgenbild bei knochendestruktivem Prozeß.

engl.: platyspondylia, congenital platyspondylysis.
PLD: Abkürzung für perkutane lumbale Diskotomie. Minimal invasives Verfahren zur lumbalen Bandscheibenoperation (→ Nukleotomie): Der Patient befindet sich in Seit- oder Bauchlage; Punktion eines lumbalen Zwischenwirbelraumes in Lokalanästhesie unter Bildwandlerkontrolle über einen posterolateralen Zugang mit anschließender Entfernung degenerativ veränderten Bandscheibengewebes mit speziellen Faßzangen bzw. mit Saugfräsen über ein besonderes Kanülensystem (Durchmesser 5-7 mm). Zwischen den Arbeitsgängen kann ein Langschaftweitwinkelarthroskop mit einer 0-Grad-Optik eingeführt und der Bandscheibeninnenraum inspiziert werden. *Indikationen*: → Bandscheibenprotrusionen 1. und 2. Grades, die noch nicht wesentlich über die Wirbelkörperhinterkante hinausragen.→ APLD, → NAPLD.
PLDD: *Abk.* für → perkutane LASER-Disk-Dekompression. → PLLD. Minimal invasives operatives Verfahren zur Behandlung diskogener Erkrankungen der LWS, aber auch der HWS mit herbeigeführter Verdampfung (→ Vaporisation) von Anteilen des → Nucleus pulposus (Volumen- und Druckminderung) sowie Ausschaltung schmerzsensibler Strukturen. Durchgeführt unter sterilen OP-Bedingungen unter Röntgenkontrolle.
Plegie: *griech.* für Schlag. Vollständige Lähmung. engl.: plegia.
Pleozytose: Zellvermehrung im → Liquor cerebrospinalis als Hinweis auf einen entzündlichen Prozeß (z.B. → Meningitis).
Plexus: *lat.* für Geflecht; netzartige Verknüpfung von Nerven oder von Blutgefäßen. *pl.*: Plexus (Abkürzung: Pll.). engl.: plexus (*pl.*: plexuses). *P.* **brachialis:** Syn.: Armnervengeflecht. *Anatomisch* im Bereich der Klavikula gelegen; von ihm gehen die einzelnen peripheren Nerven für die Versorgung der oberen Extremitäten und den Schultergürtel ab; anatomische Vereinigung der vorderen Äste des 5.-8. Halsnerven sowie des 1. (und evtl. 2.) Brustnerven; Verlauf durch die → Skalenuslücke zur Achselhöhle; unterteilt in eine *pars supraclavicularis* und eine *pars infraclavicularis*. engl.: brachial plexus. **P. cervicalis:** Syn.: Halsnervengeflecht. Gebildet aus den vorderen Ästen des 1.-4. Halsnerven; *anatomische Lage* im seitlichen Halsdreieck neben den HWK-Querfort-

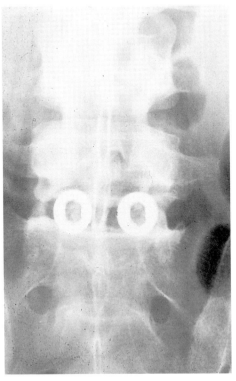
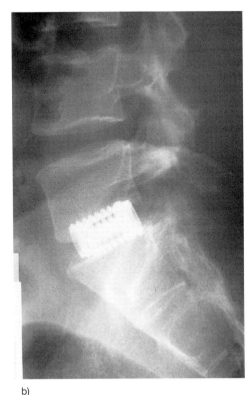

a)
b)

Posterolaterale interkorporale Spondylodes (PLIF) L5/S1 mit Titandübeln bei Instabilität im Röntgenbild der LWS:
a) a.p.-Strahlengang
b) seitlicher Strahlengang.

sätzen; sensible Hautäste für das Hinterhaupt, die hinteren Wangenanteile sowie den vorderen und seitlichen Halsabschnitt bis zur Mamille. engl.: cervical plexus. **P. coccygeus:** Syn.: Steißbeinnervengeflecht. *Anatomisch* gebildet aus kleinen, sehr dünnen Ästchen der Sakralnerven und des → N. coccygeus. engl.: coccygeal plexus. **P. lumbalis:** Syn.: Lendennervengeflecht. *Anatomisch* gebildet aus den vorderen Ästen der 4 obersten Lumbalnerven für die sensible und motorische Versorgung der unteren Extremitäten; Lage zwischen der vorderen und hinteren Schicht des großen Lendenmuskels. engl.: lumbar plexus. **P. lumbosacralis:** zusammenfassender Oberbegriff für die anatomischen Strukturen des → P. lumbalis, → P. sacralis, → N. pudendus und des → P. coccygeus.

engl.: lumbosacral plexus. **P. nervorum spinalium:** *lat.* für: Spinalnervengeflecht. **P. sacralis:** Syn.: Hüftnervengeflecht. *Anatomisch* gelegen im Bereich des → Os sacrum; gebildet aus den vorderen Ästen des 4. und 5. Lumbal- sowie des 1.-4. Sakralnerven. engl.: sacral plexus. **P. subclavius:** Geflecht aus den sympathischen Nervenfasern im Bereich der A. subclavia, die dem → Ganglion cervicothoracicum (stellatum) entstammen. **P. venosi vertebrales externi:** äußeres Venengeflecht der Wirbelsäule, außerhalb des Wirbelkanales gelegen. → Gefäßversorgung. **P. venosi vertebrales interni:** Inneres Venengeflecht des Wirbelkanales zwischen den beiden Schichten der harten Rückenmarkshaut. → Gefäßversorgung. **P. venosus sacralis:** Venengeflecht an der Vorderfläche des →

Plexuslähmung

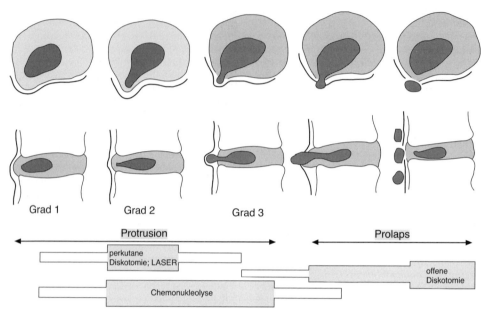

Differentialindikation
der perkutanen lumbalen intradiskalen Therapie (PLIT) zur Chemonukleolyse und zur offenen Diskotomie.

Os sacrum. **P. venosus suboccipitalis:** Venengeflecht im Bereich des → Foramen occipitale magnum. **P. vertebralis:** autonomes Nervengeflecht aus kleinen Ästen des → Ganglion cervicothoracicum; *anatomisch* gelegen im Bereich der → A. vertebralis, Verlauf bis in die Schädelhöhle; versorgt die hintere Schädelgrube mit sympathischen Nervenfasern.

Plexuslähmung: Kombinierte komplette oder inkomplette sensible und motorische Ausfallserscheinungen im Bereich der oberen bzw. der unteren Extremitäten bei Verletzungen oder Schädigung des zugehörigen Nervengeflechts. engl.: plexus paralysis.

Plexusneuralgie: Klinisches Auftreten neuralgischer Nervenschmerzen ohne sensible oder motorische Ausfälle aufgrund einer meist mechanischen Irritation eines Plexus. → Schulter-Arm-Syndrom, → Skalenussyndrom, → Zervikalsyndrom. engl.: plexus neuralgia.

PLIF: Abkürzung für posterolateral interbody fusion. Dorsale interkorporale → Spondylodese.

PLIT: Abkürzung für perkutane lumbale intradiskale Therapie (über einen posterolateralen Zugang); hierzu gehören die lumbale intradiskale Injektion (→ Chemonukleolyse), die perkutane lumbale → Diskotomie (PLD) sowie die perkutane lumbale → Laserdiskotomie (PLLD). *Indikation* zu diesen Verfahren nur bei geschlossener Bandscheibe (→ Anulus fibrosus nicht perforiert) gegeben, d.h. bei Protrusionen 1. und v.a. 2. Grades (s. *Abb.*); die Integrität des osmotischen Systems Bandscheibe bleibt ungestört. *Komplikation:* → Flaschenkorkeneffekt.

PLLD: Abkürzung für perkutane lumbale Laserdiskotomie. Entfernung von degenerativ verändertem Bandscheibengewebe durch Laservaporisation. Ähnlich wie bei einer perkutanen mechanischen Diskotomie (→ PLD, → APLD, → NAPLD) wird ein Defekt ventral vor der Bandscheibenprotrusion gesetzt (Kanülensystem mit Außendurchmesser von 1,5 mm), das nach dorsal dislozierte Gewebe schiebt sich zentralwärts, so daß der Druck auf die → Spinalnervenwurzel nachläßt; verwendet werden ein → Neodym-YAG-Laser bzw. ein → Holmium-YAG-Laser. *Indikationen:* Bandscheibenprotrusionen 1. und 2. Grades ohne wesentliche Verlagerung von Bandscheibenmaterial über die dorsale Wirbelkörperhinterkante hinaus.

PnF: Abkürzung für → propriozeptive neuromuskuläre Faszilation.

POI: Abkürzung für prophylaktische → Osteoporose Intervention. Syn.: → PROFI. engl.: prophylactic intervention in osteoporosis.

Pokerrücken: Fixierte Hyperkyphose der Brustwirbelsäule mit konsekutiver kompensatorischer anteklinierter Haltung der Halswirbelsäule, z.B. im Falle einer → Spondylitis ankylosans. engl.: poker spine.

Polio: Kurzbezeichnung für → Poliomyelitis.

Poliomyelitis: Entzündung der grauen Rückenmarksubstanz. engl.: poliomyelitis. **P. anterior acuta:** Syn.: → P. epidemica. **aparalytische P.:** im Falle einer epidemischen Verbreitung einer P. auftretende milde Verlaufsform mit lediglich katarrhalischem Bild, typischem Liquor- und serologischen Befund, jedoch ohne neurologische Störungen. engl.: non-paralytic poliomyelitis. **P. epidemica** Syn.: P. anterior acuta, epidemische oder spinale Kinderlähmung, Paralysis epidemica infantum, Heine-Medin-Krankheit.
Entzündung der grauen Rückenmarksubstanz (hier v.a. der motorischen Ganglienzellen) mit nachfolgenden Störungen der abhängigen peripheren Muskulatur. *Epidemiologie*: sporadisch oder epidemisch auftretend; typischer Sommer-Herbst-Gipfel; betroffen sind in erster Linie Klein- und Schulkinder, nur selten Erwachsene; hochgradig ansteckend, schon der Verdacht einer Erkrankung ist meldepflichtig. *Erreger*: Poliomyelitis-Virus Typ I (90%); übertragen v.a. durch Schmierinfektion (Faeces), seltener durch Tröpfcheninfektion. *Inkubationszeit*: 7-14(20) Tage; in 90-95 % inapparenter oder abortiver Verlauf (4-8 % nur Initialstadium ohne auffällige Liquorveränderungen); lebenslängliche Immunität. *Klinik*: unspezifisches *Initialstadium* über 1-2 Tage mit Fieber und allgemein-katarrhalischen Erscheinungen, Brechdurchfall, Gliederschmerzen; anschließendes symptomloses *Latenzstadium* über 1-9 Tage, dann sog. *präparalytisches Stadium* über 2-4 Tage mit erneutem Fieberanstieg und Zeichen einer abakteriellen Meningitis, allgemeiner muskulärer Schwäche, Tremor; nur in 0,5-1% der Fälle kommt es zum sich dann anschließenden *paralytischen Stadium* mit innerhalb von wenigen Stunden bis zu 2-5 Tagen auftretenden schlaffen Lähmungen der unteren Extremitäten, des Diaphragmas und der interkostalen Muskulatur (sog. asymmetrische spinale Form) oder zu bulbopontinen, pyramidalen oder extrapyramidalen zentralen Störungen (sog. Polioenzephalitis). *Erregernachweis* im Rachenspülwasser und im Stuhl, evtl. im Liquor; *Antikörpernachweis* (z.B. durch KBR) ab dem Ende der virämischen Phase. *Liquordiagnostik*: → Pleozytose, erhöhter Glukosewert, nur geringe Eiweißvermehrung. *Spätfolgen*: Spontanheilung nach 6 Monaten möglich; oft bleibende Atrophie und Lähmungen der betroffenen Muskelgruppen, Zurückbleiben des Längenwachstums der Extremität; bei zerebraler Mitbeteiligung oder Zwerchfellbefall oft letal. Keine kausale Therapiemöglichkeit. engl.: acute anterior poliomyelitis.

Polyarthritis: Veralteter Begriff für rheumatoide → Arthritis. engl.: rheumatoid arthritis.

Polychondritis (chronica atrophicans): Syn.: (rheumatische) Panchondritis, systemische Chondromalazie, diffuse Chondrolyse, Meyenburg (-Altherr-Uehlinger) Syndrom, Askanazy Syndrom u.a.
Sehr seltene, ätiologisch nicht geklärte (Autoimmungenese mit Vaskulitis ?), schubweise verlaufende, entzündliche und degenerative Knorpel- und Bindegewebserkrankung mit progredienter Lyse der Knorpelmatrix im gesamten Bereich des Körpers und nachfolgendem fibrösen Ersatz; neben den Knorpelstrukturen von Ohren, Nase, Larynx, Trachea, Gelenke sind auch die Wirbelsäule und die Iliosakralgelenke betroffen. *Klinik*: Beginn meist in der 4. oder 5. Lebensdekade; *Prodromalerscheinungen* eines fieberhaften Infektes, *schubweiser Verlauf* rezidivierender Entzündungen und Knorpeldeformierungen, evtl. viszerale Begleitsymptomatik; in 80 % der Fälle auffällige Reizzustände im Sinne einer subakuten asymmetrischen Polyarthritis. Ungünstige *Prognose*. *Röntgenbefunde*: lediglich im Spätstadium der Erkrankung auffällige Destruktionen. *Laborbefunde*: Entzündungsparameter im akuten Schub positiv, sonst unauffällig; häufiger Eosinophilie. engl.: relapsing polychondritis.

Polydysspondylie: Syn.: Lavy-Palmer-Meritt Syndrom.
Kombinierte kongenitale Mißbildung mit Fehlbildungen der Wirbelkörper, → Zwergwuchs,

Tab. 92: Schweregrade beim Postnukleotomiesyndrom (nach KRÄMER, 1994)

Schweregrad	Klinisches Bild	Lasèguesches Zeichen	Medikamentenbedürftigkeit	Leistungsfähigkeit	Gesetzliche Rentenversicherung	GdB (Schwerbehinderung)
I	kein Ruheschmerz, leichter Belastungsschmerz	negativ	gelegentlich	eingeschränkt für Schwerarbeit und Leistungssport	arbeitsfähig, keine Schwerarbeit	< 20%
II	leichter Ruheschmerz, starker Belastungsschmerz	positiv	regelmäßig, gelegentlich starke	keine wirbelsäulenbelastende Arbeiten, kein Sport	häufige Arbeitsunfähigkeiten, berufsunfähig für wirbelsäulenbelastende Tätigkeiten	30-80%
III	starker Dauerschmerz	unter 30°	dauernd starke	Gehhilfen erforderlich, Hilfsperson erforderlich	erwerbsunfähig	100%

Untergewicht und geistiger Retardierung. engl.: polydysspondylism.
Polyklonie: Syn.: → Paramyoklonus multiplex, Friedreich-Syndrom. engl.: polyclonia.
Polymethyl-Siloxan: Spezieller Silikon-ähnlicher Kunststoff, eingesetzt zum alloplastischen Bandscheibenersatz. → Bandscheiben(endo)prothese.
Polymyalgia rheumatica: Syn.: Polymyalgia arteriitica.
Zu den Kollagenosen gerechnete Erkrankung des rheumatischen Formenkreises; chronisch-entzündliche Multiorganerkrankung mit fakultativen vaskulären Komplikationen (Untertyp der Riesenzellarteriitis). *Ätiologie:* Zellvermittelte Immunstörung, genetische Disposition vermutet. *Inzidenz:* 20-30 Neuerkrankungen/100.000 und Jahr, etwa 1,5-4 % aller rheumatischen Erkrankungen. *Klinik:* Erkrankungsgipfel im 6. Lebensjahrzehnt, Frauen 2-3 mal häufiger betroffen als Männer. In 40% der Fälle akuter Beginn mit plötzlich einsetzenden unerträglichen stammnahen Gliederschmerzen (symmetrisch im Schulter-, Nacken- und Beckenbereich), bisweilen auch Rückenmuskulatur betroffen; invalidisierende Morgensteifigkeit bei passiv ungestörter Bewegungsfunktion; öfters Begleitarthritiden; in seltenen Fällen röntgenologisch nachweisbare erosive Mitbeteiligung der Iliosakralgelenke. *Laborbefunde:* BSG erheblich erhöht, Dysproteinämie, CRP erhöht bei unauffälligen Rheumafaktoren. *Therapie:* körperliche Schonung, Langzeitgabe von Glukokortikoiden.
Polyneuropathia, Polyneuropathie: Globales Auftreten einer peripheren → Neuropathie. engl.: polyneuropathy.

Polyosteochondritis: Syn.: → Silfverskiöld Syndrom. engl.: polyosteochondritis.
polyradikulär: *lat.* für mehrere (mehr als eine) → Spinalnervenwurzeln betreffend. engl.: polyradicular.
Polyradikulitis: Syn.: → Polyradikuloneuritis. engl.: polyradiculitis.
Polyradikuloneuritis: Syn.: Polyradikulitis. Entzündung mehrerer Spinalnervengebiete unter Mitbeteiligung ihrer Nervenwurzeln. *Vorkommen:* bei Diphtherie, → Syphilis oder idiopathisch beim → Guillain-Barré-Syndrom. engl.: polyradiculitis.
Ponticulus atlantis posterior: *lat.;* Syn.: → Lig. atlantooccipitale posterius *(lat.).*
Positronenemissionstomographie: Abkürzung: PET. Spezielles Röntgenschichtverfahren, das die Strahlung von Positronen zur Bildgebung ausnutzt. engl.: positron emission tomography.
postakzidentell: Syn.: → posttraumatisch. engl.: posttraumatic.
Postdiskotomiesyndrom: Abkürzung: PDS. Einteilung der Schweregrade *s. Tab. 92.* Syn.: → Postnukleotomiesyndrom.
posterior-anterior: Abkürzung: p.a. Bezeichnung für die Richtung des sagittalen Strahlenganges (von hinten nach vorne) bei Röntgenuntersuchungen.
posterior cervical line: *engl.;* röntgenologische Hilfslinie im seitlichen Bild der oberen Halswirbelsäule *(s. Abb.).* Dorsale Begrenzung des Spinalkanales in Höhe C1-C3; dient als radiodiagnostischer Parameter zur Differenzierung einer Pseudosubluxation C2/C3 von pathologischen Subluxationen, auch zur Verdeutlichung pathologischer Zustände der kranialen HWS bei Kin-

dern wie z.B. → atlanto-axiale sagittale Instabilitäten oder Rotationsfehlstellungen.

Postfusionsyndrom: Persistierendes klinisches Schmerzbild nach erfolgter (und röntgenologisch geglückter) lumbaler → Fusion. Mögliche *Ursachen*: veränderte Statik und Dynamik der LWS, benachbarte Segmentinstabilitäten, Irritationen der Iliosakralgelenke, Narbenbeschwerden. engl.: failed back (surgery) syndrome (FBSS).

postganglionär: Bezeichnung für efferente vegetative Nervenfasern nach synaptischer Umschaltung in einem peripheren → Ganglion. *Gegensatz* zu: → präganglionär. engl.: postganglionic.

Posthemilaminektomiesyndrom: Persistierendes Schmerzbild im Bereich der Wirbelsäule nach lumbaler → Bandscheibenoperation, bei der gleichzeitig eine einseitige → Hemilaminektomie durchgeführt wurde; ursächlich ist meist eine lokale Instabilität (sog. → Rotationsspondylolisthese), die zu vermehrten muskulären Kompensationen Anlaß gibt. → Postnukleotomiesyndrom. engl.: failed back (surgery) syndrome (FBSS).

Postnukleotomiesyndrom: Syn.: Postdiskotomie-Syndrom, Postdiskektomie-Syndrom (Abkürzung: PDS).
Bezeichnung für alle anhaltenden starken klinischen Beschwerden nach einer lumbalen Bandscheibenoperation. *Ätiologie*: Segmentinstabilität, Verwachsungen im Wirbelkanal mit → Arachnoiditis, → Rezidivprolaps, Disposition. *Häufigkeit*: 15-30 %. *Klinik*: Bilaterale → Lumbalgien und → Sakralgien mit pseudoradikulären Ausstrahlungen (Schmerzbild selten scharf begrenzt); lumbale Beweglichkeit bis auf anfängliche frühe postoperative Phase meist nicht wesentlich eingeschränkt; teilweise starke Verspannungen der paravertebralen lumbalen Rückenstrecker, häufig auftretende Funktionsstörungen. *Diagnostik*: Abgrenzung epiduralen Narbengewebes von einem → Reprolaps im → Kernspintomogramm mit → Gadoliniumkontrastdarstellung (kapillarisertes Narbengewebe zeigt gegenüber dem nicht durchbluteten Prolapsgewebe eine Signalzunahme). *Therapie*: möglichst konservativ durch therapeutische → Lokalanästhesie, epidurale Injektionen (evtl. unter Kortikoidzusatz), Chirotherapie, Palette der → physikalischen Therapie, → Orthesenversorgung. → Posthemilaminektomiesyndrom. engl.: failed back (surgery) syndrome (FBSS).

posttraumatisch: Syn.: postakzidentell. Als Folge eines Unfallgeschehens, nach einer Verletzung (auftretend). engl.: posttraumatic.

Posturalhaltung: Fehlhaltung des Rumpfes und damit der Wirbelsäule in der Sagittalebene (übersteigerte Kyphose der BWS und Lordose der LWS). → Haltungsschwäche, → Haltungsschaden.

Pott, P.: 1714-1788; englischer Chirurg aus London.

Pott-Buckel: Gibbusbildung der Wirbelsäule im Rahmen einer → Spondylitis tuberculosa.

Pott-Krankheit: Syn.: → Spondylitis tuberculosa. engl.: tuberculous spondylitis, Pott's disease.

Pottsche Trias: 3 Spätfolgen einer → Spondylitis tuberculosa: Ausbildung eines → Gibbus (Spitzbuckel), Abszeßbildung, Lähmung. engl.: Pott's triad.

Prader-(Labhart-)Willi(-Fanconi) Syndrom: Abkürzung: HHHO (syndrome of hypotonia-hypomentia-hypogonadism-obesity). Wahrscheinlich kongenitale hypothalamische Störung (evtl. auch postnatal asphyktisch) mit → Minderwuchs (v.a. Akromikrie), Adipositas, neonataler Muskelhypotonie, Hypogonadismus, geistiger Retardierung, Diabetes mellitus. *Typische Wirbelsäulenveränderungen*: → Skoliose, später → Osteoporose, verzögerte Skelettreife. engl.: Prader-Willi syndrome.

präganglionär: Bezeichnung für efferente vegetative Nervenfasern vor ihrer synaptischer Umschaltung in einem peripheren → Ganglion. *Gegensatz* zu: → postganglionär. engl.: preganglionic.

prävertebral, praevertebralis: Vor der Wirbelsäule befindlich, vor der Wirbelsäule liegend, vor einem Wirbel liegend. engl.: prevertebral.

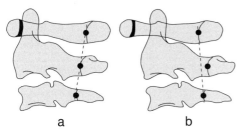

Posterior Cervical Line:
a) Normalbefund
b) Pathologischer Befund bei Anterolisthese des Atlas

Prießnitz, V.: 1799-1851; deutscher Naturheilkundler und Landwirt aus Gräfenberg/Schlesien.
Prießnitz-Umschlag, Prießnitz-Wickel: Methode aus der Naturheilkunde; Umschlag aus Lagen kalter, feuchter Leinwandtücher, die sich unter Umhüllung trockener Flanell- und Wolltücher langsam erwärmen; nach anfänglichem Kältereiz auf der Haut kommt es zu einem langsam zunehmenden Wärmereiz über dem zu behandelnden Körperteil (z.B. der Rückenmuskulatur).
Prilocain: Spezielles → Lokalanästhetikum.
Primärkrümmung: Die erste von zwei oder mehreren skoliotischen Fehlkrümmungen der Wirbelsäule; ihre Identifikation erfolgt anhand früherer a.p.-Röntgenaufnahmen im zeitlichen Längsschnitt. → Skoliose. engl.: primary curve.
Proatlas: Begriff für ventral des vorderen → Atlasbogens gelegene, oft konisch verlaufende Verkalkungsplatte im seitlichen Röntgenbild der oberen Halswirbelsäule; meist Ossifikation der → Membrana atlantooccipitalis anterior. engl.: proatlas.
Probefusion: Temporäre dorsale monosegmentale lumbale → Spondylodese mit → Fixateur interne ohne interkorporale Knochenspaninterposition zur Überprüfung der Effizienz einer Versteifungsoperation in indikatorisch nicht eindeutigen Fällen; bei deutlicher subjektiver Beschwerdereduktion wird die interkorporale knöcherne Verblockung im Zuge eines Zweiteingriffes später nachgeholt, bei unveränderter Symptomatik das Implantat wieder entfernt. engl.: exploratory (lumbar) fusion.
Probemiederung: Probatorischer Einsatz einer lumbalen → Orthese (→ Mieder) zur Überprüfung ihrer therapeutischen Effizienz.
Probepunktion: Syn.: → Wirbelkörperpunktion. engl.: punction of vertebra, exploratory puncture.
Probezug: Probeweises Durchführen einer Extension im Bereich der Halswirbelsäule im Rahmen der Chirotherapie vor der eigentlichen Manipulation zur Überprüfung der Effizienz des Handgriffes und zur Vermeidung möglicher unerwünschter Begleiterscheinungen wie vasaler Phänomene u.a.
Procain: Spezielles → Lokalanästhetikum mit kurzer Wirkungsdauer. *Konzentration:* 0,5-2,0%; eingesetzt zur → Neuraltherapie und lokalen Schmerztherapie.

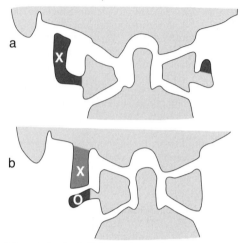

Inkomplette Assimilationsstörung des Atlas mit verschiedenen röntgenologischen Varianten im a.p.-Bild des okzipito-zervikalen Überganges:
a) Processus epitransversarius (X)
b) Processus infratransversarius (O)

Processus: *lat.* für Vorsprung, Fortsatz. engl.: process(us). **P. accessorius (vertebrarum lumbalium):** *lat.;* kurze rauhe Zacke an der Rückseite der Wurzel jedes Lendenwirbelquerfortsatzes (muskulärer Ansatzpunkt). **P. articularis inferior vertebrae:** *lat.;* Syn.: Zygoapophysis. Unterer Gelenkfortsatz eines Wirbelbogens (HWS, BWS, LWS). **P. articularis superior (ossis sacri):** *lat.;* oberer Gelenkfortsatz des → Os sacrum. **P. articularis superior vertebrae:** *lat.;* Syn.: Zygoapophysis. Oberer Gelenkfortsatz eines Wirbelbogens (HWS, BWS, LWS). **P. costalis** bzw. **costarius:** *lat.;* Syn.: → Querfortsatz eines Lendenwirbels. **P. epitransversarius:** *lat.;* Sonderform einer → Atlasassimilation mit kranialer knöcherner Ausziehung im Bereich eines Atlasbogens, auf das → os occipitale zulaufend, jedoch nicht mit ihm verbunden (s. *Abb.*). **P. infratransversarius:** *lat.;* unphysiologische kaudale knöcherne Ausziehung des → P. transversus atlantis; in seltenen Fällen im a.p.-Röntgenbild des okzipito-zervikalen Überganges nachweisbar (s. *Abb.*). **P. intrajugularis (ossis occipitalis):** *lat.;* vorspringender Zacken am vorderen Ende des → Os occipitalis. **P. jugularis:** *lat.;* Vorsprung seitlich vom Foramen jugulare; entspricht dem → Querfortsatz eines Wirbels. **P. ma-**

millaris: *lat.;* Vorsprung oben am Gelenkfortsatz eines Lendenwirbels. **P. paracondyloideus:** *lat.;* Syn.: P. paramastoideus. Sonderform einer → Atlasassimilation mit kaudaler knöcherner Ausziehung des → Os occipitale, auf den → Atlasquerfortsatz zulaufend, jedoch nicht mit ihm verbunden (s. *Abb.).* **P. paramastoideus:** *lat.;* Syn.: → P. paracondyloideus. **P. spinosus:** *lat.;* → Dornfortsatz; nach dorsal gerichteter unpaarer Fortsatz am hinteren medianen Wirbelbogenabschnitt (HWS, BWS, LWS). engl.: spinous process(us). **P. transversus:** *lat.;* paarig angelegter, seitlich zwischen den Gelenkfortsätzen des Wirbelbogens abgehender, in etwa frontal stehender → Querfortsatz der Wirbel im HWS- und BWS-Bereich. engl.: transverse process(us). **P. transversus atlantis:** *lat.;* antomische Varietät des → Atlas, bei der sich ein von der → Massa lateralis getrennter, eigenständiger Knochen entwickelt hat. **P. uncinatus:** *lat.;* hakenförmiger Fortsatz der Deck- und Abschlußplatte eines Halswirbelkörpers (→ Unkovertebralgelenk); entspricht entwicklungsgeschichtlich einem Rippenköpfchen.
PROFI: Abkürzung für **p**rophylactic **o**steoporosis **f**racture **i**ntervention (*engl.*). Syn.: → POI. Minimal invasives operatives Vorgehen zur Stabilisierung osteoporotischer Knochenstrukturen in Fällen einer drohenden → Spontanfraktur. *Im Bereich der Wirbelsäule* einsetzbar über einen → posterolateralen Zugang mit Einbringen von → PMMA-Knochenzement. ASG-Fellow-Projekt der → DGOT.
Progredienz, Progression: *lat.* für Voranschreiten, Zunehmen. *Im Bereich der Wirbelsäule* Charakteristikum einer idiopathischen juvenilen → Thorakolumbalskoliose. engl.: progression.
Progressionskurve: Graphische Darstellung einer skoliotischen Wirbelsäulenverkrümmung im zeitlichen Längsschnitt (*s. Abb. S. 428*). → Skoliose. engl.: progression curve.
Prolaps: → Bandscheibenprolaps. engl.: prolapse.
Prolapsischialgie: Auftreten einer ischialgieformen Schmerzsymptomatik infolge eines → Bandscheibenvorfalles.
Promontorium: *lat.* für Vorgebirge, Bergvorsprung. engl.: promontory. **P. ossis sacri:** *lat.* für den ventral am meisten vorspringenden Punkt des → Os sacrum an der Grenze zwischen seiner Basis und seiner Vorderfläche; *anatomisch* bedingt infolge der abgewinkelten Verbindung von Kreuzbein zum 5. Sakralwirbel. Als Varietät auch als falsches oder zweites P. des 5. Lumbalwirbels (sog. → Promontorium-Hochstand) oder des 2. Sakralwirbels bezeichnet bei Vorliegen einer → Assimilationsstörung oder einer verstärkten Beckenneigung. engl.: promontory of sacrum.
Promontorium-Hochstand: Im Vergleich zur anatomischen Norm höherstehendes (sog. falsches) → Promontorium im Falle einer lumbosakralen Übergangsstörung.
Promontoriumwinkel: Im seitlichen Röntgenbild der unteren Lendenwirbelsäule gemessener Winkel, gebildet aus den Tangenten an den Ventralkanten des 5. Lendenwirbelkörpers und des 1. Sakralwirbels (s. *Abb.). Normalwert:* 120-135°. → Lumbosakralwinkel, → Lumbo-lumbal-Winkel, → Legerscher Winkel. engl.: promontory angle.

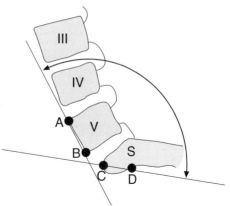

Promontoriumwinkel im seitlichen Röntgenbild der Lendenwirbelsäule (AB/CD).

Proprio(re)zeption: Syn.: → Tiefensensibilität. engl.: proprioceptive sensibility.
proprio(re)zeptiv: Zur Tiefensensibilität gehörend. engl.: proprio(re)ceptive.
Proprio(re)zeptive neuromuskuläre Faszilation: Abkürzung: PnF. Syn.: Kabat-Methode. Krankengymnastische Behandlungsmethode auf neurophysiologischer Grundlage mit Bahnung von Bewegungen über die funktionelle Einheit von Nerv und Muskel unter Ausnutzung exterozeptiver (Haut, Auge, Gehör) sowie propriozepti-

ver Reize auf den Bewegungsapparat (Dehnung, Gelenkstimulation über Traktion oder Approximation). *Elemente*: Pattern (komplexe Bewegungsmuster), aktiver Widerstand (des Therapeuten), Irradiation (overflow), sukzessive Induktion. *Ziele*: Koordinierung physiologischer Bewegungsabläufe, Abbau pathologischer Bewegungsmuster, Normalisierung des Muskeltonus, Muskeldehnung, muskuläre Kräftigung. *Indikationen*: → Spondylitis ankylosans, degenerative Wirbelsäulensyndrome, nach operativen Eingriffen im Bereich der Wirbelsäule, Muskeldystrophien u.a.

Prothese: Aus körperfremdem, unbelebtem, jedoch gut bioverträglichem Material hergestelltes „Ersatzstück" zur möglichst vollkommenen Substitution eines geschädigten und daher operativ entfernten Körperteiles (Syn.: Endoprothese, Alloplastik) bzw. eines äußeren Defektes (Syn.: Exoprothese). → Bandscheibenprothese. engl.: prosthesis.

Protrusion: *lat.* für Vorschieben, Fortstoßen. → Bandscheibenprotrusion. engl.: protrusion.

Protuberantia: *lat.* für Knochenvorsprung, hervorragende Stelle am Knochen. engl.: protuberance. **P. occipitalis externa:** *lat.*; kurze stumpfe, durch die Haut meist gut tastbare knöcherne Erhebung in der Mitte der äußeren Fläche des → Os occipitale, weitergeführt als → crista occipitalis externa (*lat.*).

Protuberanz: → Protuberantia. engl.: protuberance.

Psathyrose: Sprödigkeit, abnorme Brüchigkeit. → Osteopsathyrose. engl.: psathyrosis.

Pseudoachondroplasie: Hereditäre, autosomal-rezessive polyepiphysäre enchondrale Dysplasie mit extremem → Minderwuchs (ab dem 2.-3. Lebensjahr) und rhizomeler Verkürzung der Extremitäten. *Im Bereich der Wirbelsäule* bikonvexe Flachwirbelbildung, zungenförmig ausladende Wirbelkörpervorderkanten. engl.: pseudoachondroplasia.

Pseudoerweiterung: Röntgenologisch im a.p.-Bild des Beckens aufscheinende Erweiterung des Gelenkspaltes der iliosakralen Amphiarthrose als Frühzeichen eines entzündlichen Prozesses (→ Spondylitis ankylosans).

Pseudoerweiterung: Typischer Röntgenbefund der → Iliosakralgelenke im Falle einer → Spondylitis ankylosans mit Aufweitung des Ge-

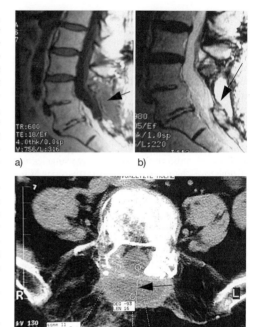

Pseudomeningozele im NMR in Höhe L4-S1 nach lumbaler Bandscheibenoperation mit durchgeführter Hemilaminektomie (→):
a) seitlicher Strahlengang (T1-Wichtung)
b) seitlicher Strahlengang (T2-Wichtung)
c) horizontaler Strahlengang.

lenkspaltes aufgrund des entzündungsbedingten marginalen Knochenabbaues; es resultiert der Aspekt einer Girlande.

Pseudoischialgia myalgica: *lat.*; klinisch einer → Ischialgie ähnelndes Schmerzbild; keine neurogene sondern vielmehr muskuläre Ursache.

Pseudolähmung: Syn.: → Pseudoparalyse, Pseudoparalysis. engl.: pseudoparalysis.

Pseudomeningozele: Ausbildung einer liquorgefüllten Duralsackausstülpung als seltene Komplikation einer lumbalen Bandscheibenoperation mit erfolgter iatrogener Schädigung der → Dura mater (s. *Abb.*). engl.: pseudomeningocele.

Pseudoparalyse, Pseudoparalysis: Syn.: Pseudolähmung. **1.)** Klinisch ähnliches Bild wie bei einer progressiven → Paralyse mit schleichend zunehmender Symptomatik, Verblödung. Im Gegensatz zur „echten" Paralyse früher auftretend, öfters längere Stillstandsphasen, kaum auffälliger Liquorbefund. 2.) Nicht auf neurologische sondern auf muskuläre oder rheumatische Störungen zurückzuführende Bewegungsunfähigkeit. engl.: pseudoparalysis.

pseudoparalytisch: Mit einer → Pseudoparalyse einhergehend. engl.: pseudoparalytic.

Pseudoparaplegie: Scheinbare → Paraplegie der Extremitäten, meist infolge einer muskulären Schwäche im Falle einer → Rachitis; regelrechtes Reflexgeschehen. engl.: pseudoparaplegia.

Pseudorachitis: Syn.: → Dysostosis enchondralis metaphysaria Typ Schmid.

pseudoradikulär: Nicht dermatomgebundene, eher diffuse Schmerzausstrahlungen oder Gefühlsmißempfindungen, ausgehend von der Hals- oder Lendenwirbelsäule in die oberen bzw. unteren Extremitäten, die hier jedoch im Gegensatz zu der klassischen dermatombezogenen → radikulären Störung nur selten über das Ellenbogen- bzw. das Kniegelenk hinausreichen; Fehlen jeglicher sensibler oder motorischer Defizitsymptomatik. *Vorkommen:* bei → Funktionsstörungen der kleinen Wirbelgelenke, beim → Facettensyndrom u.a. Effektor der Pseudoradikularität ist die auf Nozizeptorreizung (z.B. im Bereich der Wirbelbogengelenke, Ligamente und muskulären Ansatzpunkte) empfindlich reagierende segmental zugeordnete Muskulatur (s. *Abb.*). engl.: pseudoradicular.

Pseudoretrolisthese, Pseudoretroliosthesis: Pseudoform einer → Spondyloretrolisthese mit Verringerung des Abstandes zwischen der Gelenkfortsatzspitze des kaudalen und dem Bogen des kranialen Wirbels im seitlichen Röntgenbild der LWS (s. *Abb. S. 350*). *Vorkommen* bei Assimilation des 1. Sakralwirbels mit überdurchschnittlicher Verringerung seines Tiefendurch-messers. engl.: pseodoretrolisthesis.

Pseudospondylolisthese, Pseudospondylolisthesis: Meist nur relativ geringes ventrales (im jüngeren Lebensalter auch dorsales) → Wirbelgleiten (→ Spondylolisthese) im HWS- (s. *Abb. S. 350*) und unteren LWS-Bereich (am häufigsten in Höhe L4/L5 beobachtet) von maximal 5-6 mm ohne Defektbildung der knöchernen Interartikularportion (→ Spondylolyse) und klinisch nur schwach ausgebildetem → Sprungschanzenphänomen; → Dornfortsatzzeichen typischerweise unterhalb des Wirbelgleitens (s. *Abb.*). Ursächlich ist fast immer ein degenerativer → Bandschei-

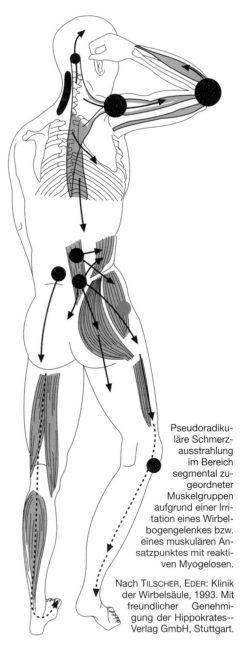

Pseudoradikuläre Schmerzausstrahlung im Bereich segmental zugeordneter Muskelgruppen aufgrund einer Irritation eines Wirbelbogengelenkes bzw. eines muskulären Ansatzpunktes mit reaktiven Myogelosen.

Nach TILSCHER, EDER: Klinik der Wirbelsäule, 1993. Mit freundlicher Genehmigung der Hippokrates--Verlag GmbH, Stuttgart.

benschaden mit nachfolgender Instabilität des → Bewegungssegmentes. Im Gegensatz zur echten Spondylolisthesis, bei der nur der Wirbelkörper nach ventral rutscht, gleitet bei der P. der ganze Wirbel nach vorne. engl.: pseudospondylolisthesis.

Pseudotabes: Krankheitsbild mit klinischer Symptomatik, die einer → Tabes dorsalis ähnelt; es bestehen allerdings keinerlei dissoziierte Empfindungsstörungen. **P. gliomatosa:** Sonderform der → Syringomyelie mit Höhlenbildung des Rückenmarks bis in die → Hinterstränge. engl.: spinal gliomatosis-induced pseudotabes. **P. peripherica:** Auftreten einer → Polyneuritis bzw. einer → Polyneuropathie, z.B. im Rahmen einer Arsenvergiftung, eines Alkoholabusus, bei Diphtherie oder Diabetes mellitus mit Beeinträchtigung der → Tiefensensibilität (akute → Ataxie) und Reflexausfällen (aber meist ohne Pupillenstörung). engl.: pseudotabetic polyneuropathy.

Psoas: *umgangssprachl.* Kurzform für den → M. psoas major.

Psoasabszeß: Ventraler → Senkungsabszeß in der Psoasloge mit Durchbruch ober- oder häufiger unterhalb des Leistenbandes, seltener in der Adduktorenloge weiter nach kaudal bis zum Kniegelenk absinkend. *Ätiologisch* liegt meist eine tuberkulöse → Spondylitis der LWS oder eine Tbc des Iliosakralgelenkes, seltener auch eine Nierentuberkulose zugrunde. *Im Röntgenbild* verbreiterter unscharfer Psoasschatten (sog. Psoaszeichen). engl.: psoas abscess.

Psoasarkade: Syn.: → Arcus lumbocostalis medialis (*lat.*).

Psoassyndrom: Klinisches Beschwerdebild bei Auftreten von Verspannungen im Bereich des → M. iliopsoas. *Ursachen*: Funktionsstörungen der kleinen Wirbelgelenke Th12-L4/5; viszero-reflektorische Antwort auf Organerkrankungen im Bereich der kleinen Beckens; extradurale Raumforderungen im Bereich der unteren LWS; direkte Reizung, z.B. im Rahmen einer sportlichen Über- oder Fehlbeanspruchung. *Klinisches Bild*: Subjektiv empfundene Schmerzen im oberen LWS-

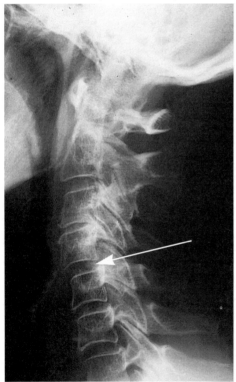

Pseudospondylolisthese in Höhe C4/C5 (→) bei Osteochondrose C3/C4 sowie mehrsegmentaler Spondylarthrose im seitlichen Röntgenbild der HWS.

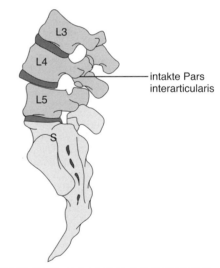

Schematische Darstellung einer degenerativ bedingten Pseudospondylolisthesis L4/L5 mit intakter Interartikularportion. Dornfortsatzzeichen unterhalb der Höhe des Wirbelgleitens.

Bereich mit einseitiger seitlicher Ausstrahlung zur Hüfte und/oder Leiste, evtl. auch bis in die Oberschenkelvorderseite; Druckdolenz des Psoasmuskels bei pararektaler Tastung durch die Bauchdecke, Schmerzverstärkung beim Anheben des gestreckten Beines (v.a. gegen den Widerstand des Untersuchers); Druckempfindlichkeit der Muskelinsertion am Trochanter minor, Überstreckung des Hüftgelenkes (→ Thomas-Handgriff) eingeschränkt (sog. Verkürzungstest); Funktionsstörungen der Beckenmechanik. *Therapie*: therapeutische → Lokalanästhesie, Chirotherapie des thorakolumbalen Überganges, Krankengymnastik mit postisometrischen Relaxationstechniken. engl.: psoas syndrome.

Psoaszeichen: Klinischer Untersuchungstest zur Abklärung lumbaler Beschwerdebilder: Der Patient befindet sich auf einer Untersuchungsliege in Rückenlage, der seitlich stehende Untersucher hebt dessen gestrecktes Bein an und übt anschließend einen plötzlichen Druck auf die Vorderseite des Oberschenkels aus, was zu einem reflektorischen Anspannen des → M. iliopsoas und damit zu einem Zug in seinem Ursprungsgebiet in Höhe der lumbalen → Querfortsätze führt. Das Auftreten lokaler Beschwerdebilder spricht für das Vorliegen degenerativer Veränderungen im lumbalen Wirbelsäulenabschnitt (→ Bandscheibendegeneration, → Spondylarthrose), evtl. auch für eine → Spondylitis oder eine Funktionsstörung des Kreuzdarmbeingelenkes. engl.: psoas sign.

Psoriasis (vulgaris): *griech.* für Krätze, Räude. Syn.: Schuppenflechte.
Chronische Systemerkrankung mit typischen Veränderungen der Haut und Nägel; in 20 % der Fälle gleichzeitiges Auftreten einer seronegativen Polyarthritis (sog. → Arthritis psoriatica), die Wirbelsäule ist von den entzündlichen Veränderungen in etwa 20-30 % der Fälle (sog. → Psoriasis-Spondylarthritis) mitbetroffen. *Ätiologie*: bisher nicht völlig geklärt, genetische Faktoren (Penetranz eines autosomal-dominanten Erbganges in 80 %) belegt; multifaktorielle Einflüsse zur Auslösung des Krankheitsbildes diskutiert. *Klinik*: Morbidität der Hauterkrankung: 0,5-1,0 %, keine Geschlechtsbevorzugung, Hauptmanifestation zwischen dem 20.-40. Lebensjahr. Nagelveränderungen mit partieller oder totaler Onycholyse, Brüchigkeit und kalkartigen Verdickungen; Haut an Prädilektionsstellen (Streckseiten der Ellenbogen- und Kniegelenke, behaarte Kopfhaut) mit scharf begrenzter, geröteter Schuppung und Sklerosierungen, nach Abkratzen punktförmige Blutung. *Therapie*: lokale Applikation von Teerpräparaten, Photochemotherapie. engl.: psoriasis.

psoriaticus, psoriatisch: Im Zusammenhang mit einer → Psoriasis auftretend. engl.: psoriatic.

Psoriasis-Spondylarthritis: Häufige Mitbeteiligung der Wirbelsäule bei vorliegender Grunderkrankung einer → Psoriasis; wird den sog. seronegativen → Spondylarthritiden (→ Spondylitis ankylosans. → M. Reiter) zugerechnet. *Ätiologie*: Genetische Disposition belegt; im Falle einer Symptomatik der Iliosakral- und kleinen Wirbelsäulengelenke positiver HLA-B 27 in 60-70 %, HLA-B 13 in über 70 % der Fälle nachweisbar (bei einer Psoriasis ohne Achsenskelettbefall nur in etwa 25%). *Klinik*: Mitbeteiligung der Wirbelsäule im Rahmen einer Psoriasis in 20-30 %; Männer 3-5 mal häufiger betroffen als Frauen; Morbidität 0,01 %. In 15 % doppelseitiges Auftreten einer → Sakroiliitis, seltener einer → Spondylitis mit dann nur segmentaler, lediglich in Ausnahmefällen mit völliger Wirbelsäuleneinsteifung einhergehend; Bild einer → Dorsalgie oder → Lumbalgie mit (morgendlichem) begleitenden Steifigkeitsgefühl und tiefsitzenden Kreuzschmerzen; in 40 % Enthesiopathien des plantaren Fersenbeines mit typischem → Fersenschmerz; evtl. Myositis und/oder Iridozyklitis (5-10 %). *Typische Röntgenbefunde der Wirbelsäule*: Entzündliche Veränderungen der Kreuzdarmbeingelenke weniger stark ausgebildet als bei der → Spondylitis ankylosans, nur selten ausgeprägtere Destruktionen; im Bereich der Lendenwirbelsäule typische stierhornartige, plumpe, klobige paravertebrale Ossifikationen (→ Syndesmophyten), die von den Wirbelkörpern ausgehen; in weitem Bogen verlaufende, grazile → Parasyndesmophyten der unteren BWS und der oberen LWS ohne Kontaktierung des benachbarten Wirbelkörpers; bisweilen auch → atlanto-dentale Subluxationen zu beobachten. *Laborbefunde*: BSG aktivitätsabhängig erhöht, übrige Entzündungsparameter oft normal; evtl. hypochrome Anämie; Gesamteiweiß erhöht; Harnsäurewert in 15-25 % erhöht (gesteigerter Purinstoffwechsel); IgM-Rheumafaktoren nahezu immer negativ. *Therapie*: symptomatische und krankengymnastisch-

funktionelle Behandlung meist ausreichend. engl.: psoriatic spondylarthritis.
PSR: Abkürzung für → Patellarsehnenreflex. engl.: patellar reflex, knee-jerk reflex.
Psychosomatik: Lehre von den Beziehungen zwischen Leib und Seele, d.h. von den psychischen Einflüssen auf das Körpergeschehen (die bei keiner somatischen Krankheit fehlen) und umgekehrt. Auch bei *Wirbelsäulenerkrankungen* werden organische von psychosomatische Beschwerdebilder differenziert (s. *Tab. 93*). engl.: psychosomatic medicine.
PTCBS: Abkürzung für posttraumatisches zervikobrachiales Syndrom. → Halswirbelsäulensyndrom.
PTCCS: Abkürzung für posttraumatisches zervikozephales Syndrom. → Halswirbelsäulensyndrom.
PTCMS: Abkürzung für posttraumatisches zervikomedulläres Syndrom. → Halswirbelsäulensyndrom.
PTCS: Abkürzung für posttraumatisches Zervikalsyndrom. → Halswirbelsäulensyndrom.
Pterygium colli: Flügelfell; unphysiologische Hautfalte vom Mastoid zum Akromion verlaufend; *Vorkommen* z.B. beim → Klippel-Feil-Syndrom. engl.: pterygium.
PTLCS: Abkürzung für posttraumatisches lokales Zervikalsyndrom: → Halswirbelsäulensyndrom.
PTN: Abkürzung für perkutane transforaminale Nukleotomie. Syn.: ETD (endoskopische transforaminale Diskektomie). Gedecktes Operationsverfahren (epiduraler Zugang zur Nervenwurzel) zur → Nukleotomie unter direkter Sichtkontrolle (Verwendung eines → Spinescops); Die Entwicklung des Verfahrens erfolgte im Klinikum Balgrist/Zürich. *Vorgehen:* Patient in Seitlagerung; Einführen einer dünnen Spinalnadel 12-14 mm von der Mittellinie über das Facettengelenk in die Bandscheibe, das → Lig. flavum wird nicht eröffnet; Durchführung einer → Diskographie. Dann Einführen eines dünnen Kirschnerdrahtes durch die Spinalnadel; Aufbohren des Foramens nach dem Kronenbohrprinzip in zunehmenden Größen über verschiedene, über den Kirschnerdraht gesteckte Kanülen bis zu 7,5 mm; Inspektion der Sequestration mit dem Endoskop und Entfernen des ausgestoßenen Bandscheibengewebes mit feinen gebogenen Zangen. *Vorteile:* geringere Instabilitätsgefahr; hinterer → Anulus fibrosus und → Lig. longitudinale posterius bleiben erhalten; vollständige → Nukleotomie nicht erforderlich; Eingriff in örtlicher Betäubung ambulant möglich; direkte Schmerzlinderung in 90% der Fälle erreichbar. *Indikation:* eindeutiger, auch sequestrierter, lateral gelegener lumbaler Bandscheibenvorfall, der nicht mehr als etwa 1,0 cm ober- oder unterhalb des Bandscheibenniveaus liegt. engl.: ETD (endoscopic transforaminal discectomy).
Pubertätsosteoporose: Syn.: → Lindemann-Krankheit. engl.: osteoporosis in adolescence, osteoporosis in puberty.
Pulposus: Kurzbezeichnung für den → Nucleus pulposus. engl.: nucleus pulposus.
Pulposushernie: Syn.: → Bandscheibenprolaps. engl.: (nucleus) pulposus hernia.

Tab. 93: Differenzierung organischer und psychosomatischer Wirbelsäulenbeschwerden

organische Ursache	psychosomatische Ursache
positionsabhängig	nicht positionsabhängig
meist exakt lokalisierbar	ungenau lokalisiert
plausible Kausalität in Abhängigkeit von exogenen Faktoren	anhaltend, von äußeren Faktoren unabhängig
wechselhafter, auf Behandlung nachlassender Schmerz	unerträgliches Schmerzbild, das auch auf physikalische und medikamentöse Behandlung kaum anspricht
Abmilderung bei Ablenkung	Verschwinden bei Ablenkung
wacht nachts schmerzbedingt auf (in Abhängigkeit von der Körperposition)	kein schmerzbedingtes Aufwachen

Punktion: *lat.:* punctio. Perkutanes Einführen einer Kanüle in einen anatomisch präformierten oder pathologisch entstandenen Körperhohlraum mit Aspiration von Flüssigkeit oder Gewebeanteilen zur weiteren Diagnostik oder Entlastung bzw. zur therapeutischen Injektion von medikamentösen Substanzen. → Liquorpunktion. engl.: punction.

Putti, V.: 1880-1940; italienischer Orthopäde aus Bologna.

Putti-Syndrom: Auslösung einer → Ischialgie durch eine Arthrose oder seltener eine Arthritis eines kleinen → Wirbelgelenkes mit nachfolgender ossärer Einengung des → Foramen intervertebrale (→ Spinalkanalstenose). engl.: Putti's syndrome.

Puusepp, L.M.: 1875-1942; estnischer Neurochirurg.

Puusepp-Operation: Operative Eröffnung des Rückenmarkskanales zur Entleerung der Rückenmarksflüssigkeit im Falle einer → Syringomyelie. engl.: Puusepp's operation.

Puusepp-Reflex: Reflektorische Abspreizung der Kleinzehe beim Bestreichen des hinteren lateralen Fußrandes; Hinweis auf Schädigung der → Pyramidenbahn, u.U. auch des extrapyramidalen Systems. engl.: Puusepp's reflex.

PV: Abkürzung für paravertebrale Injektion. Injektion von → Lokalanästhetika neben das Foramen intervertebrale, womit der hier austretende → Spinalnerv und auch der → R. meningeus

Tab. 94: Pyramidenbahnzeichen (pathologische Reflexmuster)

Bezeichnung	Auslösung	Wirkung
Léri-Vorderarmzeichen	passive maximale Beugung der Finger und des Handgelenkes	Mitbewegung des Ellenbogens; physiologisch; einseitige Abschwächung pathologisch
Wartenberg-Zeichen (Daumenzeichen)	aktive oder passive Beugung des 2.-5. Fingers gegen Widerstand	Beugung des Daumens
Marie-Foix-Zeichen (Gonda-Zeichen)	passive Plantarflexion der Zehen	Beugung des homolateralen Knies und der Hüfte
Monakow-Zeichen	Bestreichen des lateralen Fußrandes	Hebung des lateralen Fußrandes
Bing-Reflex	Beklopfen des Fußrückens am Fußgelenk	Plantarflexion des Fußes
Strümpell-Zeichen (Tibialiszeichen)	Beugung des Knies gegen Widerstand	Supination des Fußes
Babinski-Zeichen (Großzehenzeichen)	Bestreichen des lateralen Fußsohlenrandes	Dorsalextension der Großzehe, Plantarflexion und Spreizung der 2.-5. Zehe
Chaddock-Zeichen	Druck auf den Malleolus lateralis oder Berühren des Fußaußenrandes	Dorsalextension der Großzehe, Plantarflexion und Spreizung der 2.-5. Zehe
Clauß-Zeichen	Beugung des Knies gegen Widerstand	Dorsalextension der Großzehe, Plantarflexion und Spreizung der 2.-5. Zehe
Gordon-Zehen-Zeichen	„Kneten" oder Kneifen der Wadenmuskulatur	Dorsalextension der Großzehe, Plantarflexion und Spreizung der 2.-5. Zehe
Mendel-Bechterew-Zeichen (Fußrückenzeichen)	Beklopfen des lateralen fersennahen Fußrandes	Plantarflexion und Spreizung der Zehen
Oppenheim-Zeichen	Bestreichen der inneren Tibiakante	Dorsalextension der Großzehe, Plantarflexion und Spreizung der 2.-5. Zehe.

und der R. dorsalis (zur Wirbelgelenkkapsel und den segmentalen Rückenstreckmuskeln ziehend) erreicht werden: Der Patient befindet sich in sitzender Körperhaltung in leichter Anteklinationsstellung des Oberkörpers, der Einstich der 10 cm langen Nadel erfolgt etwa 6-8 cm seitlich der Medianlinie (s. *Tab. 52*). *Indikation*: diskogene und arthroligamentär ausgelöste lumbale Schmerzbilder. → Injektionsbehandlung. engl.: paravertebral injection.

PVA: Abkürzung für perkutane vertebrale Augmentation. Minimalinvasive prophylaktische Stabilisierung eines lumbalen Wirbelkörpers mit Knochenzement im Falle einer frakturgefährdeten → Osteoporose. → PROFI. engl.: percutaneous vertebral augmentation.

Pyknodysostose: Syn.: → Lamy-Maroteaux Syndrom. engl.: Lamy-Maroteaux's syndrome.

Pyle-(Bakwin-Krida-Cohn) Syndrom: Seltene, familiäre, metaphysäre Modulationsdysplasie der langen Röhrenknochen mit gestörter Umformung des fetalen zu schlanken Erwachsenenknochen. *Röntgenologisch* typisch sind Kompaktasklerose, Osteoporose mit Verbreiterung der Markspongiosa; *im Bereich des Achsenorganes* Wirbelkörperdeformierungen. engl.: Pyle's syndrome.

pyramidal, pyramidalis: *griech.*; pyramidenförmig, zu einer Pyramide gehörend; zum Pyramidensystem gehörend. engl.: pyramidal.

Pyramidenbahn: Syn.: → Tractus pyramidalis (medullae spinalis), Tractus corticospinalis. Motorische Bahn (1. Neuron) von der Großhirnrinde (Gyrus praecentralis) zu den motorischen → Vorderhornzellen des Rückenmarks zur Steuerung der Willkürmotorik. engl.: pyramidal tract.

Pyramidenbahnschädigung: Traumatisch, entzündlich, degenerativ oder kompressionsbedingte Beeinträchtigung der → Pyramidenbahn mit nachfolgenden charakteristischen klinischen Symptomen. → Paramidenbahn-Syndrom. engl.: lesion of the pyramidal tract, pyramidal tract lesion.

Pyramidenbahn-Syndrom: Krankheitsbild bei Schädigung des 1. motorischen Neurons der → Pyramidenbahn. *Klinik*: Störung der Feinmotorik und -koordination, Schwäche der Willkürmotorik, spastische Tonussteigerung (nur im Falle einer zusätzlichen Schädigung des → Tractus reticulospinalis), Massenbewegungen, Steigerung der → Eigenreflexe, Abschwächung der → Fremdreflexe, Auftreten pathologischer → Reflexe (sog. → Pyramidenbahnzeichen). engl.: pyramidal tract syndrome. **spinales P.:** Läsion der Pyramidenbahn im Bereich des Rückenmarks mit schlaffer, später dann spastischer → Mono-, → Di-, → Hemi- oder → Tetraplegie, muskulären Kontrakturen und pathologischem Reflexmuster. engl.: spinal pyramidal tract syndrome. **zentrales P.:** Läsion der Pyramidenbahn zwischen der motorischen Großhirnrinde und der Brücke (pons) mit Auftreten typischer Ausfälle motorischer kortikaler Nervenbahnen. engl.: central pyramidal tract syndrome.

Pyramidenbahnzeichen: Syn.: Pyramidenzeichen.
Typische klinische Symptome im Falle einer Läsion der → Pyramidenbahn (→ Pyramidenbahn-Syndrom). Hierzu zählt insbesondere das Auftreten pathologischer Reflexmuster (→ Babinski-Reflex, → Bechterew-Mendel-Reflex, → Gordon-Reflex, → Rossolimo-Reflex, → Trömner-Reflex, → Wartenberg-Reflex u.a.m.; s. *Tab. 94*). engl.: pyramid(al) sign.

Pyramidenseitenstrangbahn: Syn.: → Tractus pyramidalis lateralis (medullae spinalis), Tractus corticospinalis lateralis.

Pyramidenstrang: Oberbegriff für die beiden Pyramidenbahnen (→ Tractus anterior et lateralis). engl.: pyramidal fascicle.

Pyramidenvorderstrangbahn: Syn.: → Tractus pyramidalis anterior (medullae spinalis), Tractus corticospinalis anterior.

Pyramidenzeichen: Syn.: → Pyramidenbahnzeichen. engl.: pyramid(al) sign.

Q

Q-CT: Abkürzung für quantitative → Computertomographie. Methode der → Osteodensitometrie, bei der mit Hilfe eines CT getrennt die Knochengewebedichte der Kompakta- und Spongiosastrukturen im Bereich der Lendenwirbelsäule bestimmt und anschließend mit Phantombildern verglichen werden; hohe Genauigkeit und Sensibilität, aber auch hohe Strahlenbelastung.

Quaddel: Kleines, eng begrenztes, intra- bzw. subkutanes Ödem als primäre Hautefforeszenz oder sekundär nach Injektion einer Flüssigkeit zu diagnostischen oder therapeutischen Zwecken. *engl.:* urticaria, wheal.

Quaddeltherapie, Quaddelung: Therapeutisches Setzen mehrerer intra- bzw. subkutaner Quaddeln durch Injektion eines → Lokalanästhetikums, v.a. im Bereich des Rückens zur segmentbezogenen → Reflextherapie (therapeutische → Lokalanästhesie). *Indikationen:* schmerzhafte Myogelosen, Irritationen innerhalb von → Headschen Zonen u.ä. → Infiltrationsanästhesie, → Oberflächenanästhesie.

Quadrantensyndrom: Neurovegetativ bedingtes Krankheitsbild aufgrund einer Irritation des → Halssympathikus. *Klinik:* einseitige Schmerzsensationen und/oder neurovaskuläre Dysregulationen des oberen Körperviertels (Schulter-Armbereich, ipsilaterale Hals- und Gesichtsseite), unterschiedlichste vegetative Begleitreaktionen. *engl.:* quadrant syndrome.

quadratus, ... ta, ... tum: *lat.* für viereckig, quadratisch. → M. quadratus lumborum. *engl.:* quadrate.

Quadratusarkade: Syn.: → Arcus lumbocostalis lateralis *(lat.)*.

Quadratus-lumborum-Syndrom: Schmerzhafte Verspannung des → M. quadratus lumborum. *Ursachen:* Blockierungen im Bereich des thorakolumbalen Überganges, Fehlhaltungen des Rumpfes im Falle einer → Skoliosierung, Beckenschiefstand. *Klinisches Bild:* einseitige Schmerzen, die vom Beckenkamm sowie von der untersten Rippe zur Flanke, im weiteren Verlauf auch in das Gesäß und die Oberschenkelaußenseite ausstrahlen; typische Schmerzverstärkung bei Oberkörperneigung zur Gegenseite; lokale Druckdolenz der Beckenkamminsertionsstellen, der lumbalen Querfortsätze und der betroffenen Rippen. *Therapie:* therapeutische → Lokalanästhesie, chirotherapeutische Manipulation, Krankengymnastik mit postisometrischen Relaxationstechniken. *engl.:* quadratus lumborum syndrome.

Quadriplegie: *lat.* für Lähmung aller vier Extremitäten. → Tetraplegie. *engl.:* quadriplegia, tetraplegia.

Quadrizepsschwäche: Motorisches Defizit in der Kraftentfaltung des M. quadriceps femoris als möglicher Ausdruck einer Kompression der 3., evtl. auch noch der 4. lumbalen → Spinalnervenwurzel. → Kennmuskel. *engl.:* motoric weakness of quadriceps muscle.

Quadrizepssehnenreflex: → Patellarsehnenreflex (Abkürzung: PSR). *engl.:* knee-jerk reflex, patellar reflex.

Queckenstedt, H.H.G.: 1876-1918; deutscher Neurologe aus Rostock.

Queckenstedt-Zeichen: Ausbleiben der Steigerung des Liquordruckes und seines schnelleren Abtropfens bei ein- oder besser doppelseitiger Kompression der V. jugularis; Hinweis auf Passagehindernis im → Rückenmarkskanal oberhalb der Punktionsstelle. *engl.:* Queckenstedt's sign.

Quengelkorsett: → Korsett zur schrittweisen passiven Mobilisation (Aufrichtung) einer muskulär kontrakten → Skoliose durch allmählich gesteigerte Zug- oder Dehnkräfte. Einsatz vor allem zur konservativen Behandlung progredienter → Thorakal-, Thorakolumbal- und Lumbalskoliosen im Ausmaß von 20-45° Cobb (→ Boston-Brace, → Cheneau-Korsett, → Milwaukee-Korsett). Früherer Einsatz (u.a. auch als → Gipskorsett) vor einer geplanten Wirbelsäulenversteifungsoperation (→ Spondylodese); aufgrund deutlich verbesserter → Wirbelsäuleninstrumentationen heutzutage veraltet.

Querfortsatz: *lat.:* Processus transversus. In allen drei Wirbelsäulenabschnitten (HWS, BWS, LWS) paarig seitlich zwischen den Gelenkfortsätzen vom Wirbelbogen abgehender frontal stehender Knochenvorsprung; dient als Ansatzpunkt der → autochthonen Rückenmuskulatur. *engl.:* transverse process.

Querfortsatzbruch, Querfortsatzfraktur: Meist traumatisch bedingter querer oder schräger Abriß eines → Wirbelsäulenquerfortsatzes, vor allem im Bereich der → Lendenwirbelsäule. Durch den Muskelzug des → Erector trunci kommt es stets zu einer Kaudalverlagerung des lateralen Fragmentes. *Klinisches Bild*: heftiger Lokalschmerz mit halbgürtelförmiger Ausstrahlung, Schonhaltung mit Rumpfneigung zur verletzten Seite, Schmerzauslösung durch Rumpfneigung zur Gegenseite (→ Payr-Zeichen) sowie beim Heben des homolateralen gestreckten Beines in die Horizontale (→ Ludloff-Zeichen). *Therapie*: konservativ durch lokale Analgesie, vorübergehende Schonung, Kryotherapie. *engl.*: tranverse process fracture.

Querfortsatzbrücke: Spangenartige, teilweise grotesk aussehende Verknöcherung zwischen zwei benachbarten Querfortsätzen, v.a. im LWS-Bereich; meist idiopathisch, seltener traumatisch bedingt. *Klinisch* nur selten mit relevanten Beschwerdebildern verbunden. *engl.*: transverse process bridging.

Querfortsatzloch: *lat.:* → Foramen costotransversarium. Im Bereich der → HWS verschmelzen die Rippenrudimente mit dem Querfortsatz zum → Processus costotransversarius; zwischen beiden verbleibt als Öffnung das Qu., in welchem ab dem 6. → HWK die → A. vertebralis kranialwärts zum Schädel verläuft.

Querfortsatzspalte: Kongenitale → Spaltbildung im Bereich eines Wirbelquerfortsatzes.

Querschnittsblase: Harnblasenautomatie bei Querschnittslähmung oberhalb Th11 mit erhaltenem spinalem Reflexbogen. → Blasenautomatie.

Querschnittsdiagnostik: Neurologische klinische und apparative Diagnostik zur Segmentlokalisation (→ Höhendiagnostik) eines Rückenmarksprozesses (z.B. im Falle einer → Querschnittsläsion, eines Rückenmarktumors u.ä.); klassische Landmarken der vorderen Rumpfwand zur globalen Höhenorientierung (s. Abb.) *engl.*: niveau diagnosis.

Querschnittslähmung: Syn.: → Paraplegie. *Klinisches Lähmungsbild* mit Ausfall motorischer, sensibler sowie extrapyramidal-motorischer Leitungsbahnen des → Rückenmarks; Ausmaß abhängig von der Höhe der Schädigung. Oft bestehen gleichzeitig Reflexsynergismen (Eigentätigkeit spinaler Schaltzellen bei Fehlen übergeordneter inhibitorischer Impulse); → Blasen- und → Mastdarmlähmung (Ausfall übergeordneter supraspinaler Zentren; → Blasenautomatie), Verlust der Potenz sowie trophische und Durchblutungsstörungen. Klassifikation der neurologischen Ausfallssymptomatik nach FRANKEL et al. (s. Tab. 148). → Querschnittssyndrom. *engl.*: paraplegia.

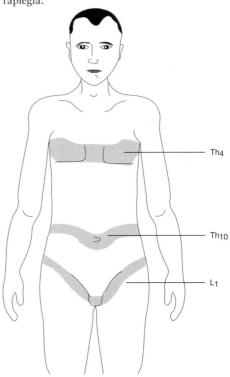

Klassische Landmarken an der vorderen Rumpfwand zur globalen Höhenorientierung im Falle einer Querschnittslähmung.

Querschnittsläsion: Komplette oder inkomplette Schädigung eines oder mehrerer → Rückenmarkssegmente. *Ursachen*: Kontinuitätsdurchtrennung durch Scherkräfte, direkte Kontusion, Kompression durch Tumor oder intraspinale raumfordernde Entzündung oder Blutung. *Klinisches Bild*: → Querschnittssyndrom. *engl.*: transverse lesion of the spinal cord.

Querschnittsmyelitis: *lat.:* Myelitis transversa. Diffus über den ganzen Querschnitt des Rükkenmarkes ausgedehnter entzündlicher Prozeß. *engl.:* transverse myelitis.

Querschnittssyndrom: Komplexe neurologische Ausfallssymptomatik bei einer → Querschnittsläsion des Rückenmarkes. *Klinische Symptomatik*: bei totaler Schädigung zunächst spinaler → Schock mit nachfolgenden typischen, von der Läsionshöhe abhängigen Störungen: z.B. **hohes zervikales Qu.** mit → Tetraplegie und durch den Phrenikusausfall bedingter Atemmuskellähmung; **unteres zervikales Qu.** mit → inkompletter Tetraplegie durch Ausfälle des → Plexus brachialis, der → Interkostalmuskulatur und des → Centrum ciliospinale (→ Horner-Komplex); **oberes thorakales Qu.** mit → Paraplegie und Ausfällen der Interkostalmuskulatur; **mittleres thorakales Qu.** mit → Paraplegie und Ausfällen der unteren Interkostalmuskeln und Anteilen der oberen Bauchmuskeln; **unteres thorakales Qu.** (unterhalb von Th6) mit → Paraplegie und Ausfall infraumbilikaler Bauchmuskelanteile und des von den Nn. splanchnici major et minor versorgten oberen Intestinaltraktes; **lumbales** und **sakrales Qu.** mit → Epikonus-, → Konus- und → Kauda-Syndrom. Bei nur halbseitiger Läsion klinisches Bild des → Brown-Séquard-Syndromes. engl.: transverse spinal cord syndrome.

de Quervain, F.: 1868-1940; Schweizer Chirurg aus Bern.

de Quervain-Kopfstütze: Orthese mit Abstützung an Kopf und oberem Thorax zur Ruhigstellung der Halswirbelsäule.

Quetschung: → compressio (*lat.*); engl.: bruise, contusion.

Quotientenberechnung: Nach der ROI-Methode (regions of interest) durchgeführte → szintigraphische Artdiagnose von Wirbelsäulentumoren: Ermittlung des Impulsverhältnisses in einer über einem Tumor plazierten ROI zu seiner Referenz-ROI; *maligne* Tumoren weisen z. B. einen höheren Quotienten auf als *benigne*.

R

R: *Kurzbezeichnung* für → Röntgen.
R.: Abkürzung für → Ramus bzw. → Radix.
RA: Abkürzung für rheumatoide → Arthritis. engl.: rheumatoid arthritis.
Rachi(o)anästhesie: Syn.: → Rhachi(o)anästhesie.
Rachischisis: Syn.: → Rhachischisis. engl.: r(h)achischisis, → Spina bifida.
Rachitis: Syn.: D-Avitaminose, Englische Krankheit.
Ätiologie: Alimentärer Mangel an → Vitamin D und auch unzureichende UV-Licht-Exposition im Säuglingsalter; beim heranwachsenden Skelett kommt es aufgrund der verzögerten Verkalkung der Knochengrundsubstanz zu typischen Osteoidwucherungen im meta- und epiphysären Bereich, beim Erwachsenen zu einer → Osteomalazie. *Pathogenese*: verminderte Kalzium-Resorption im Darm, kompensatorischer Hyperparathyreoidismus mit Absinken des Serumphosphatspiegels, Steigerung der Osteoblastentätigkeit. *Klinik*: Auftreten meist im 3.-6. Lebensmonat, als *fetale* oder *angeborene* R. bei Kindern fehlernährter Mütter; eine *Spät-R.* (*R. tarda, R. adolescentium*) nach dem 1.Lebensjahr ist verdächtig auf eine renale bzw. Vitamin D-resistente Ursache. In Abhängigkeit von der Schnelligkeit des Knochenwachstums sind zunächst der Schädel, dann der Rumpf und schließlich die Extremitäten betroffen. Pastöser Habitus, muskuläre Hypotonie, Obstipation, → Kraniotabes, Auftreibung der Knochenenden mit rachitischem Rosenkranz des Brustkorbes, Einziehung der Rippen am Zwerchfellansatz (sog. Harrison-Furche), Glockenthorax, Kielbrust, Kartenherzform des Beckens, Säbelbeinfehlstellung, verspäteter Fontanellenschluß. *Klassische Befunde im Bereich der Wirbelsäule*: Typische Verkrümmung im Sinne eines rachitischen → Sitzbuckels und einer rachitischen → Skoliose, bei schwerem Verlauf rachitischer → Zwergwuchs; im *Röntgenbild* Kalkarmut, Ausdünnung der Kortikalis, evtl. → Looser-Umbauzonen und Wirbelkörperdeformierungen. *Laborwerte*: Hypophosphatämie bei normalem oder leicht erniedrigtem Kalziumspiegel, vermehrte Phosphorausscheidung im Urin. engl.: rickets, rachitis.
rachitisch: An → Rachitis leidend, auf Rachitis zurückzuführen. engl.: rachitic.
rachitogen: Zu einer → Rachitis führend, eine Rachitis auslösend. engl.: rachitogenic.
Rad.: Abkürzung für → Radix (Wurzel).
radicularis: Syn.: → radikulär. engl.: radicular.
Radiculitis: → Radikulitis. engl.: radiculitis.
Radiektomie: *lat.* für operative Teilentfernung einer → Spinalnervenwurzel. → Radikulotomie. engl.: partial radiculotomy.
Radikolyse: Operative Dekompression einer spinalen → Nervenwurzel. engl.: radicolysis.
Radikotomie: Syn.: → Radikulotomie, → Rhizotomie. engl.: radiculotomy, rhizotomy.
Radikualgie: Syn.: Wurzelneuralgie.
Neuralgie im Ausbreitungsgebiet eines Rückenmarksnerven infolge einer traumatischen oder Druckschädigung bzw. einer Entzündung der zugehörigen → Spinalnervenwurzel. engl.: radicualigia.
radikulär: *lat.* für eine → Spinalnervenwurzel betreffend. engl.: radicular. **r.e Ausstrahlung:** streng dermatombezogene Schmerzausstrahlung bzw. Gefühlsmißempfindung, evtl. kombiniert mit einem motorischen Kraftverlust; wird klinisch der → pseudoradikulären Ausstrahlung gegenübergestellt. **r. es Syndrom:** Syn.: → Wurzel(reiz)syndrom. engl.: radicular syndrome.
Radikulitis: *lat.* für Wurzelentzündung. Syn.: → Radikuloneuritis. engl.: radiculitis.
Radikulogramm: Bezeichnung für ein im Zuge einer → Radikulographie gewonnenes Röntgenbild. engl.: radiculogram.
Radikulographie: Röntgenologische Darstellung der lumbosakralen Nervenwurzeln der Cauda equina sowie des → Subarachnoidalraumes nach Verabreichung eines → Röntgenkontrastmittels. → Myelographie. engl.: radiculography.
Radikulomyelitis: *lat.* für entzündlichen Reizzustand einer Spinalnervenwurzel mit Übergreifen auf das Rückenmarksgewebe. → Radikulitis, → Radikuloneuritis. engl.: radiculomyelitis.
Radikuloneuritis: *lat.* für → Wurzelneuritis. Syn.: → Radikulitis.
Entzündlicher Reizzustand im Bereich einer → Spinalnervenwurzel, bei Mitbeteiligung des Rük-

kenmarks auch als → Radikulomyelitis bezeichnet. Im medizinischen Sprachgebrauch nicht zwingend für ein echtes entzündliches Zustandsbild verwendet, sondern im weitesten Sinne auch für jedwelches radikuläres Schmerzsyndrom. → Guillain-Barré-Syndrom. engl.: radiculoneuritis.
Radikulotomie: Syn.: Radikotomie, Rhizotomie. Operative Durchtrennung einer → Spinalnervenwurzel. Im Falle einer intraduralen → Rhizotomia posterior sind ausschließlich sensible Fasern (→ Foerster-Operation) betroffen, bei der ebenfalls intraduralen → Rhizotomia anterior nur motorische Fasern. engl.: radiculotomy, rhizotomy.
Radikulo-Sakkographie: Syn.: lumbale → Myelographie.
Radiogramm: Syn.: → Röntgenogramm. engl.: radiogram.
Radiographie: Syn.: → Röntgenographie. engl.: radiography, roentgenography.
Radiologie: Syn.: Strahlenheilkunde. Wissenschaft und Lehre der medizinischen Nutzbarmachung bestimmter Strahlungsarten zur Diagnostik und Therapie verschiedener Erkrankungen. *Teilgebiete:* → Röntgendiagnostik einschließlich → CT- und → NMR-Diagnostik, → Strahlentherapie, → Nuklearmedizin. engl.: radiology.
Radiometrie: Abklärung der physiologischen und pathologischen Formvarianten des Skelettsystemes bei Kindern und Erwachsenen durch Vergleich der röntgenologisch ermittelten Meßgrößen mit denen eines Normalkollektives anhand spezieller Tabellen unter Berücksichtigung der physiologischen Streubreite; *im Bereich der Wirbelsäule* v.a. zur Beurteilung der sagittalen Krümmungen (→ Rückenindex) eingesetzt. engl.: radiometry.
Radiusperiostreflex: Abkürzung: RPR. Physiologischer → Eigenreflex. Nach Beklopfen der Seitenkante des distalen Radiusendes bei leicht angebeugtem Unterarm und Hand in Mittelstellung kommt es zu einer Kontraktion der Mm. biceps brachii, brachialis et brachioradialis mit nachfolgender Beugung des Unterarmes im Ellenbogengelenk, evtl. auch zu einer gleichzeitigen Beugung von Hand und Fingern. Als *dissoziierter* RPR unterschieden wird eine ausschließliche Beugung der Hand und der Finger als Hinweis auf eine → Pyramidenbahnschädigung in Höhe des Reflexzentrums von Bizeps und Brachioradialis, hier meist gleichzeitige Steigerung des → Trizepssehnenreflexes (TSR). Eine einseitige Abschwächung des RPR deutet auf eine radikuläre Störung in Höhe C5, evtl. auch noch C6 hin. engl.: radial reflex, radioperiostal reflex.
Radix: *lat.* für Wurzel; *pl.*: radices. engl.: radix, root. **R. anterior:** *lat.*; Syn.: → R. ventralis (nervorum spinalium). **R. dorsalis (nervorum spinalium):** *lat.*; Syn.: R. posterior s. sensoralis. Hintere → Spinalnervenwurzel; von einer Markscheide umhülltes afferentes somatosensibles Neuritenbündel eines → Spionalganglions, das seitlich in das Rückenmark eintritt. engl.: dorsal root (of spinal cord). **R. inferior (plexus cervicalis):** *lat.*; untere, aus dem 1.-3. Zervikalsegment entspringende Fasern der Spinalnervenschlinge für die Versorgung der Unterzungenmuskulatur. **R. motoria:** *lat.*; älterer Name für die → R. ventralis der Spinalnerven. **R. posterior:** *lat.*; Syn.: → R. dorsalis. **R. sensoria:** *lat.*; älterer Name für die → R. dorsalis. **Radices spinales nervi accessorii:** *lat.*; untere Wurzeln des N. accessorius aus der Vorderhornbasis der Rückenmarksegmente C1-C6; ihre Fasern ziehen als Ramus externus zu den Mm. sternocleidomastoideus et trapezius. **R. superior (plexus cervicalis):** *lat.*; obere, aus dem 1.-3. Zervikalsegment entspringende Fasern der Spinalnervenschlinge für die Versorgung der Unterzungenmuskulatur. **R. ventralis (nervorum spinalium):** *lat.*; Syn.: R. motoria s. anterior. Vordere → Spinalnervenwurzel, Vorderwurzel; von einer Markscheide umhülltes Nervenfaserbündel mit efferenten somatosensorischen Neuriten der Motoneurone des Vorderhorns des Rückenmarks sowie visceromotorischen Neuriten der sympathischen Seitensäulenzellen mit seitlichem Austritt aus dem Rückenmark. engl.: ventral root (of spinal cord).
Rahmenwirbel: Röntgenologischer Begriff für die Wirbelkörperzeichnung im Frühstadium einer → Osteoporose oder → Osteomalazie: Rarefizierung der Spongiosatrabekelstruktur, Verschmälerung und Ausdünnung der kortikalen Wirbelkörperränder bei erhaltener Kontur.
Ramus: *lat.* für Ast eines Gefäßes oder eines Nerven. engl.: ramus, branch. **R. communicans albus:** *lat.*; präganglionäre markhaltige sympathische Efferenz, ausgehend von der sympathischen Kernsäule, der das Rückenmark über das

Rahmenwirbel

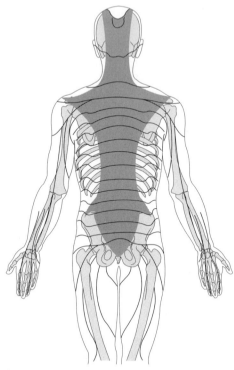

Sensible, streng monosegmentale Versorgungsgebiete der Rr. dorsales der Spinalnerven.

Vorderhorn verläßt und zum entsprechenden → Grenzstrangganglion weiter zu verlaufen, dort umgeschaltet wird, um dann als postganglionäre Faser über den → R. communicans griseus zurück zum Spinalnerven oder mit einem peripheren Nerven zum Erfolgsorgan weiter zu verlaufen; plurisegmentale Versorgung. **R. communicans griseus:** *lat.;* postganglionäre marklose Afferenz, ausgehend vom → Grenzstrangganglion mit Verlauf zum Rückenmark (Eintritt über das Hinterhorn); streng segmentgebundene Versorgung. **R. dorsalis:** *lat.;* hinterer Ast der Interkostal- und Lumbalarterien zur Versorgung der Rückenmuskulatur und der medianen Rückenhaut. **Rami dorsales:** *lat.;* hintere Äste der → Spinalnerven des Rückenmarks als gemischte Nerven für die streng segmental ausgerichtete sensible Versorgung der Haut des Nackens und des Rückens, der → Wirbelbogengelenke und der → Ligg. interspinalia (s. *Abb.*) sowie für die motorische Versorgung der Hinterhaupt-, Nacken- und autochthonen Rückenmuskulatur (s. *Abb.*); sie werden besonders reichlich von sympathischen Fasern ebenfalls segmentspezifischer Zuordnung begleitet. Die beiden ersten Äste des Halsteiles heißen → N. suboccipitalis und → N. occipitalis. **R. lumbalis:** *lat.;* zum Lendengebiet ziehender Gefäßast der Hüft-Lenden-Arterie. **R. meningeus:** *lat.;* einer der die → Hirnhaut versorgenden Äste mehrerer Arterien und Nerven. **R. meningeus (nervorum spinalium):** *lat.;* kleiner Ast des → Spinalnerven, der durch das → Zwischenwirbelloch rückläufig in den Wirbelkanal verläuft und dort die → Meningen und das Rückenmark versorgt (s. *Abb.*). **R. spinalis:** *lat.;* arterieller Spinalast mit anatomischem Verlauf durch das jeweilige → Zwischenwirbelloch zur Versorgung des Rückenmarks und seiner Häute sowie des Wirbelkanales. Äste der → A. vertebralis zur Versorgung von C1-C7, Äste der → A. cervicalis ascendens für die Segmente C4-C6, Äste der obersten Interkostalarterie für Th1-Th3, Äste der hinteren Interkostalarterie für Th3-Th12, Äste der → Aa. lumbales für die Segmente L1-L5, Äste der → A. iliolumbalis für L5 und S1, Äste der Sakralarterie für den Bereich des

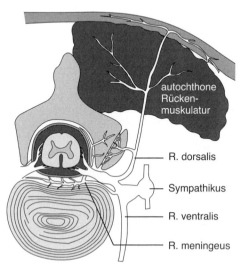

Darstellung der Versorgung der Gelenkkapsel des kleinen Wirbelgelenkes und der autochthonen Rückenmuskulatur durch den R. dorsalis des Spinalnerven.

Kreuzbeinkanales und, nach Verlauf durch die hinteren Kreuzbeinlöcher, auch für die lange Rückenstreckmuskulatur, den M. glutaeus maximus und die Haut der Kreuzbeingegend. engl.: spinal branch. **R. ventralis (nervorum spinalium):** *lat.*; vorderer, nach ventral laufender motorisch-sensibler Ast der 31 → Spinalnervenpaare; im Bereich des Brustkorbes werden die thorakalen Äste als → Interkostalnerven bezeichnet, in den übrigen Wirbelsäulenabschnitten als Äste für die Plexus cervicalis, brachialis, lumbalis, sacralis, pudendus und coccygeus. engl.: ventral branch.

Rammverletzung: Kontakttrauma der HWS und des Vorderschädels mit zervikaler Knickverletzung (z.B. Bremsverletzung des Auffahrers beim PKW-Unfall); wird dem → Schleudertrauma der HWS gegenübergestellt.

Ranawat-Bestimmungsmethode: Röntgenologisches Meßverfahren zur Erfassung eines Hochstandes des → Dens axis und damit einer → Basilarimpression: im seitlichen Nativbild der Halswirbelsäule erfolgt zunächst die Bestimmung der koronaren Atlasachse (Verbindung des Zentrums des vorderen mit der des hinteren → Atlasbogens; anschließend wird das Zentrum des sklerosierten Ringes des → Axis (dessen Bogenwurzeln) markiert, wobei die hier startende Linie längs zur Densachse auf die Atlasachsenlinie zuläuft (s. *Abb.*). *Normalwert*: Die normale Distanz zwischen → Atlas und Axis beträgt bei Männern im Durchschnitt 17 mm, bei Frauen 15 mm; eine verminderte Distanz spricht für ein Höhertreten des 2. Halswirbels. engl.: Ranawat's method.

Randleiste: Randbereich der Wirbelkörperabschlußplatten. Es handelt sich hier um hufeisenförmig der oberen und unteren Wirbelkörperfläche anliegende Epiphysenleisten, die bis zum 6.-9. Lebensjahr zunächst noch knorpelig angelegt sind, dann ab dem 10. Lebensjahr verknöchern; für das Höhenwachstum der Wirbelkörper ohne Bedeutung. *Röntgenologisch* zeigt sich im Seitbild im Kindesalter eine stufenförmige Aussparung, nach ihrer Ossifikation dann eine kugelige Vorwölbung; der knöcherne Verschmelzungsprozeß (ist er unvollkommen, so spricht man von einer → Randleistenstörung) beginnt lumbal etwa ab dem 15.-17. Lebensjahr und ist i.a. mit dem 25. Lebensjahr abgeschlossen.

Randleistenanulus: Syn.: → Anulus fibrosus.

Randleistenstörung: Klinisch nur sehr selten bedeutungsvolle Wachstumsstörung im Bereich der kranialen und kaudalen Abschlußplatten der Wirbelkörper (→ Deckplatte, → Grundplatte), meist im Sinne der unvollkommenen knöchernen Verschmelzung der Epiphysenleiste mit dem Wirbelkörper (lumbal beginnend, etwa mit dem 25. Lebensjahr abgeschlossen). → Kantenisolierung.

Randleistenverkalkung: Physiologische vorübergehende überschießende Knochenneubildung, nachweisbar im seitlichen Röntgenbild der Wirbelsäule etwa um das 12.-13. Lebensjahr; Auftreten in Höhe der ventralen und dorsalen → Randleisten der Wirbelkörper (im Bereich der *HWS* flachscheibig und evtl. punktförmig, im Bereich der *BWS* triangulär-scheibenförmig, im Bereich der *LWS* triangulär).

Randwulst: Syn.: Randzacke. Wulst- bzw. zackenförmiger → Osteophyt im Be-

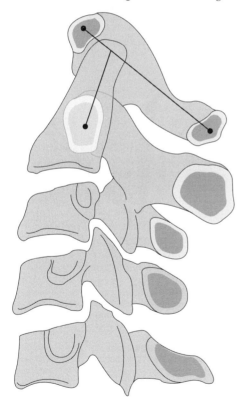

Bestimmung eines Hochstandes des Dens axis nach RANAWAT.

reich eines Gelenkflächenrandes oder an einem Wirbelkörperrand als morphologischer Ausdruck einer Arthrosis deformans bzw. einer → Spondylosis deformans. → Spondylophyt. engl.: bony spur.

Randzacke: Syn.: → Randwulst, → Spondylophyt. engl.: bony spur.

Raney'sche Entlastungsorthese: Spezielle → Flexionsorthese der LWS, eingesetzt v.a. in der frühen postoperativen Phase nach lumbaler → Fusionsoperation.

Rathke, M.H.: 1793-1860; deutscher Anatom.

Rathke-Schädelbalken: Paarig angeordnete längliche Knorpel am vorderen Ende der → Chorda dorsalis.

Rauchfuß, K.: 1835-1915; deutsch-russischer Internist aus St. Petersburg.

Rauchfuß-Schwebe(lage): Konservative Behandlungsstrategie bei isolierten Kompressionsfrakturen der unteren Brust- und oberen Lendenwirbelsäule (auch bei einer Symphysensprengung) mit schonender Wiederaufrichtung des infrakturierten Wirbelkörpers im sog. → Durchhang: Der Patient wird bei proximal und distal fest aufliegendem und fixierten Rumpf mit dem betroffenem Wirbelsäulenabschnitt auf einem breiten Band oder Tuch in übersteigerter Lordose gelagert, wodurch eine Reklination auf die Wirbelsäule ausgeübt wird.

Recessus: *lat.* für Vertiefung, Mulde, Einbuchtung. → Rezessus. engl.: recessus.

rechtsanliegend: Bei Fertigung einer → Röntgenschrägaufnahme der Wirbelsäule liegt die rechte Körperseite der Röntgenkassette an.

v. Recklinghausen, F.D.: 1833-1910; deutscher Pathologe.

v. Recklinghausen Krankheit: Syn.: → Neurofibromatose (v. Recklinghausen). engl.: neurofibromatosis.

Reclinatio: *lat.;* → Reklination. engl.: reclination, retroversion.

Redlich, R.: 1866-1930; österreichischer Psychiater aus Wien.

Redlich(-Obersteiner)-Zone: Eintrittsstelle der → Hinterwurzeln der → Spinalnerven in das Rückenmark; Grenze zwischen peripherem und zentralem Nervensystem. engl.: Obersteiner-Redlich areal.

Redressement: *franz.* für unblutige Wiedereinrenkung oder -aufrichtung von Knochenbrüchen oder Verrenkungen, auch von Deformitäten (→ Redression). engl.: redressment.

Redression: Unblutige Korrektur einer Körperdeformität, im Bereich der Wirbelsäule z.B. im Falle einer → Skoliose oder eines → Schiefhalses. → Redressement. engl.: redressment.

referred pain(-Zone): *engl.;* Begriff aus der manuellen Medizin. Im Gegensatz zum → radikulären Schmerz sog. → pseudoradikuläres Beschwerdebild ohne jegliche neurologische Defizitsymptomatik; ursächlich sind meist → Funktionsstörungen der → Facettengelenke der Wirbelsäule (s. *Abb.*) bzw. des → Kreuz-Darmbeingelenkes (→ Blockierung).

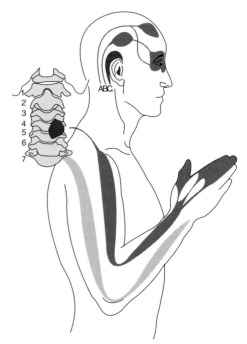

Referred pain-Zonen im Falle einer Funktionsstörung des rechtsseitigen Facettengelenkes C4/C5:
A: M. semispinalis capitis
B: M. splenius capitis
C: M. sternocleidomastoideus.

reflektorisch: Als → Reflex ablaufend, durch einen Reflex bedingt. engl.: reflex.

Reflex: Neurogene Sofortantwort eines Organgewebes (meist eines Muskels) auf einen von außen einwirkenden Reiz; dessen Perzeption erfolgt über einen → Rezeptor, Weiterleitung über einen → Reflexbogen zum Erfolgsorgan mit automatischer (unmittelbarer und unwillkürlicher), im allgemeinen stets reproduzierbaren Antwort; dient der schnellen und adäquaten Anpassung des Organismus an die Umwelt sowie der optimalen Koordination seiner Einzelelemente. Differenziert werden → Eigenreflexe von → Fremdreflexen, physiologische (natürliche) von pathologischen (nur bei krankhaften Veränderungen vorhanden) R. engl.: reflex. **alternierender R.:** auf die reflektorische Aktion des Agonisten erfolgt die spontane Reaktion des Antagonisten; Vorkommen bei einer → Querschnittslähmung. engl.: alternating reflex. **bedingter R.:** R., der im Gegensatz zu angeborenen (→ unbedingten) R.en an gewisse Umweltbedingungen gebunden ist. engl.: conditioned reflex. **diagonaler R.:** Syn.: → gekreuzter R., konsensueller R. engl.: crossed reflex, consensual reflex, indirekt reflex. **direkter R.:** Syn.: homolateraler R., homonymer R. Reizort und Reflexantwort liegen auf derselben Körperseite. engl.: direct reflex. **exterozeptiver R.:** R. mit Reizort an der Körperoberfläche; Gegensatz zum → viszeralen R. engl.: exteroceptive reflex. **gekreuzter R.:** Syn.: diagonaler R., konsensueller R. Reizort und Reizantwort liegen auf gegenseitigen Körperhälften. engl.: crossed reflex, consensual reflex, indirect reflex. **homolateraler R.:** Syn.: → direkter R., homonymer R. engl.: direct reflex. **homonymer R.:** Syn.: → direkter R., homolateraler R. *engl.:* direct reflex. **klonischer R.:** rhythmischer Dauerreflex über den monosynaptischen → Reflexbogen; Vorkommen bei → spastischen Lähmungen. → Klonus. engl.: clonic reflex. **kutisviszeraler R.:** Reizort ist die Körperoberfläche, Erfolgsorgan sind Eingeweideorgane. → Headsche Zone, → Reflextherapie. **paradoxer R.:** Antagonistenreaktion beim Versuch, eine Agonistenreaktion auszulösen. engl.: paradoxical reflex. **pathologischer R.:** nicht physiologischer, krankhafter R.; als Folge einer Erkrankung des ZNS. → Pyramidenbahnzeichen, → Hyperreflexie. engl.: pathologic reflex. **propriozeptiver R.:** Syn.: → Eigenreflex. **reziproker R.:** Syn.: → Reflexumkehr. **spastischer R.:** präspastischer oder klonischer R. im Falle einer → spastischen Lähmung bei Schädigung der → Pyramidenbahn. engl.: spastic reflex. **spinaler R.:** Reflexablauf auf (unterer) Rückenmarksebene ohne Beteiligung höherer Strukturen des ZNS. engl.: spinal reflex. **tonischer R.:** R. ohne Adaptation der Reizantwort. engl.: tonic reflex. **unbedingter R.:** meist angeborener, nicht an bestimmte äußere Bedingungen geknüpfter R. engl.: unconditioned reflex. **vegetativer R.:** R. mit Reflexbogen im vegetativen Nervensystem, Umschaltung im ZNS oder in vegetativen Ganglien. engl.: vegetative reflex. **viszeraler R.:** R. mit Reizort im Körperinneren im Bereich der Eingeweideorgane; Erfolgsorgan Herz (viszerokardial), Haut (viszerocutan) u.a. engl.: visceral reflex.

Reflexanomalie: Nicht regelhafter Ablauf eines Reflexes (Abschwächung, Ausfall, Übersteigerung, Seitendifferenz) bzw. Auftreten eines → pathologischen Reflexes. → Pyramidenbahnzeichen. engl.: reflex anomaly.

Reflexabschwächung: Syn.: Hyporeflexie. Verminderte Auslösbarkeit eines → Reflexes im Vergleich zur Gegenseite, z.B. im Falle einer Teilschädigung des → Reflexbogens (→ Pyramidenbahnschädigung, radikulärer Kompression durch einen → Bandscheibenvorfall u. a.), aber auch bei verminderter zentraler Erregbarkeit. engl.: hyporeflexia.

Reflexbahnung: Förderung eines Reflexablaufes im ZNS durch zusätzliche räumliche oder zeitliche Impulsgebung. → Jendrassik-Handgriff. engl.: facilitation of reflex, reflex facilitation.

Reflexblase: Syn.: → Rückenmarksblase. → Blasenautomatie, → Blasenautonomie. engl.: reflex bladder.

Reflexbogen: Gesamtkette an Funktionsabläufen, die zusammengenommen einen → Reflex bilden; z.B. → Muskeldehnungsreflex mit Reizaufnahme über die Muskelspindeln, Weiterleitung über afferente Nervenfasern zum Rückenmark, dort monosynaptische Umschaltung auf efferente Fasern mit anschließender Auslösung einer Kontraktion des zuvor gedehnten Muskels (sog.→ Eigenreflex). Beim mehrsynaptischen → Fremdreflex stimmen Perzeptor- und Erfolgsorgan nicht überein. *(s. Abb. S. 364)* engl.: reflex arc.

Reflexdepression: Anfänglicher völliger Verlust der Reflexe (→ Areflexie) nach einer totalen → Querschnittsläsion des Rückenmarks. engl.: areflexia.

Reflexhemmung

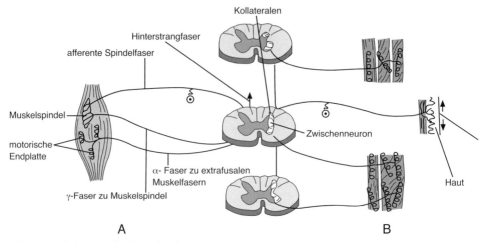

Reflexbögen (schematische Darstellung):
A Eigenreflex
B Fremdreflex

Reflexhemmung: Beeinträchtigung des physiologischen Ablaufes eines → Reflexes aufgrund einer Störung des → Reflexbogens. engl.: reflex inhibition.
Reflexinkontinenz: Harninkontinenz bei → Reflexblase. *Vorkommen*: → Querschnittsläsion, → Myelomenigozele u.a. engl.: reflex incontinence.
Reflexkette: Syn.: → Reflexbogen. engl.: reflex chain.
Reflexkontraktur: Reflektorische muskuläre Hypertonie mit → Kontraktur im Falle eines chronischen Schmerzzustandes, evtl. in Kombination mit einer Lähmung und vasomotorischen Störungen. engl.: reflex contracture.
Reflexkrampf: Auftreten tetanischer oder klonischer Muskelzuckungen bei Enthemmung der → Reflexbögen, z.B. bei Blockade der → Renshaw-Zellen durch Strychnin. engl.: reflex spasm.
saltatorischer R.: Syn.: v. Bamberger Krankheit. Durchführung tanzender und hüpfender Körperbewegungen (sog. Springtic) durch klonische Zuckungen v.a. der Wadenmuskulatur, ausgelöst bei der Bodenberührung der Fußsohlen. engl.: saltatory spasm.
Reflexmuster: Charakteristische Form und auch typischer zeitlicher Ablauf eines komplexen Reflexgeschehens. engl.: reflex pattern.

reflexogen: Durch einen → Reflex entstanden. engl.: reflexogenic.
Reflexologie: Lehre von der Neurophysiologie der Reflexe (Typen, mechanische Abläufe, zentrale Verschaltung u.a.m.). engl.: reflexology.
Reflexsteigerung: Syn.: → Hyperreflexie. engl.: hyperreflexia.
Reflexstörung: Unphysiologische Beeinträchtigung eines Reflexablaufes infolge einer Störung des → Reflexbogens.
Reflextherapie: Spielart der konservativen nichtmedikamentösen → Physiotherapie; Beeinflussung von Nozireaktionen innerer Organe über von außen einwirkende kutiviszerale → Reflexe zur Reduktion bzw. Verhinderung der zentralen Summation pathogener Reize bzw. Unterbrechung einer chronifizierten Fehlreflektorik durch gezielte Reizsetzung. *Behandlungsformen*: therapeutische → Lokalanästhesie (TLA), → Chirotherapie, → Akupunktur und → Akupressur, bestimmte Formen der → Massage (→ Bindegewebsmassage, → Reflexzonenmassage, → Periostmassage), → Elektrostimulation (→ TENS), → Thermotherapie, → Segmenttherapie. Prinzipiell erfolgen in der *Akutsituation* Maßnahmen zum Reizabbau, Ruhigstellung, Kryotherapie, therapeutische Lokalanästhesie; unterstützende analgetische Medikation; hier sind bei belastungsab-

hängigem Schmerzverlauf Verordnungen von Massagen und unterschiedliche Wärmeanwendungen nicht angezeigt; bei *Chronizität* erfolgt meist eine Reizsetzung; strukturspezifisches Vorgehen entsprechend der klinischen Symptomatik. engl.: reflexotherapy.

Reflexumkehr: Syn.: reziproker → Reflex, paradoxer Reflex.
Umwandlung eines Reflexerfolges in einen gegensätzlichen Endeffekt; *Ursache* ist meist eine gleichzeitige (parallele) Auslösung zentraler Erregung und Hemmung. engl.: inversion of reflex.

Reflexverzögerung: Verzögerte Reflexantwort bei verlängerter → Reflexzeit. engl.: lag of reflex.

Reflexzeit: Zeitraum vom Beginn des auslösenden Reizes bis zum Eintreten der Reflexantwort; abhängig von der Anzahl der zwischengeschalteten Synapsen. Pathologisch *verlängert* bei Hypokaliämie, Hypothyreose; pathologisch *verkürzt* bei Hyperthyreose. engl.: reflex latency, reaction time.

Reflexzentrum: Strukturen des ZNS innerhalb eines → Reflexbogens, wo die Umschaltung von den → Afferenzen auf die → Efferenzen erfolgt; im Bereich des Rückenmarks werden das Centrum ciliospinale des Sympathikus sowie das Centrum anospinale und vesicospinale zur Steuerung der Defäkation und der Blasenentleerung unterschieden. engl.: reflex center.

Reflexzone: Definiertes Areal der Körperoberfläche (Bindegewebszone; s. *Abb. S. 366),* das einem bestimmten → Rückenmarksegment zugeordnet ist und das bei Vorliegen eines Reizzustandes eines inneren (isosegmentalen) Organes, welches dieser Zone zugeordnet ist, reflektorisch ebenfalls in einen Erregungszustand gerät. Eine pathologische Verbreiterung der R. beim Auslösen von → Eigen- oder Muskeldehnungsreflexen weist auf eine → Pyramidenbahnschädigung hin. → Headsche Hautzone, → Voglersche Periostzone, → MacKenzie-Muskelzone. engl.: reflex zone.

Reflexzonenmassage: Spezielle Form der → Physiotherapie mit → Massage von → Reflexzonen zur gezielten Beeinflussung der diesen Hautarealen zugeordneten inneren Organen. → Bindegewebsmassage.

Regio, Region: *lat.* für Bezirk, Gebiet, Abschnitt; *pl.:* regiones. **R.es colli:** *lat.;* Bezirke des Halses. **R.es dorsi:** *lat.;* Regionen des → Rückens (s. *Abb. S. 367).* **R. infrascapularis:** *lat.;* Gebiet unterhalb des Schulterblattes. **R. lumbalis:** *lat.;* Körperbezirk unterhalb der Rippen bis zum Darmbeistachel. **R. nuchae (nuchalis):** *lat.;* Syn.: → Nackenregion. **R. occipitalis:** *lat.;* Körperbezirk über dem Hinterhauptsbein. **R. es paravertebrales:** *lat.;* seitliche Partien des Rückens (regio scapularis, infrascapularis et lumbalis). **R. sacralis:** *lat.;* Syn.: → Sakralregion, Kreuz. Körperbezirk über dem Kreuzbein. **R. scapularis:** *lat.;* Körperbezirk über dem Schulterblatt. **R. vertebralis (cervicalis posterior, thoracalis et lumbalis):** *lat.;* Bezeichnung für den schmalen Körperbezirk über der Wirbelsäule.

Regionalanästhesie: Syn.: → Lokalanästhesie. engl.: regional anesthesia.

Rehabilitation: Gesamtheit aller medizinischen, beruflichen und sozialen Maßnahmen zur bestmöglichen Wiedereingliederung eines körperlich oder geistig-seelisch beeinträchtigten Patienten. Im Falle von Behinderungen im Bereich der Haltungs-und Bewegungsorgane: konservative orthopädische Behandlungsstrategien (→ physikalische Therapie, → Krankengymnastik), optimale apparative, orthetische oder exoprothetische Versorgung, Berufs- und Sozialberatung (evtl. Umschulung), operative Minderung von Restschäden, evtl. psychologische Mitbetreuung. engl.: rehabilitation.

Reinnervation: Aussprossung der Axone aus dem zentralen Nervenstumpf als Ausdruck der Wiederherstellung der nervalen Leitungsfunktion nach vorausgegangener Durchtrennung. engl.: reinnervation.

Reischauer, F.: geb. 1896; deutscher Chirurg aus Essen.

Reischauer-(Wurzel)Blockade: Paravertebrale (dorsale) Injektion eines → Lokalanästhetikums im Bereich des → Foramen intervertebrale zur reversiblen Blockade einer mechanisch gereizten zervikalen oder lumbalen Spinalnervenwurzel. engl.: Reischauer's block(ade).

Reiter, H.: geb. 1881; deutscher Bakteriologe.

Reiter-Krankheit, Reiter-Sydrom: Syn.: → M. Reiter. engl.: Reiter's syndrome.

Reiter Spondylarthritis: Typische Mitbeteiligung des Achsenskeletts im Falle eines → M. Reiter.

Reiter Spondylarthritis

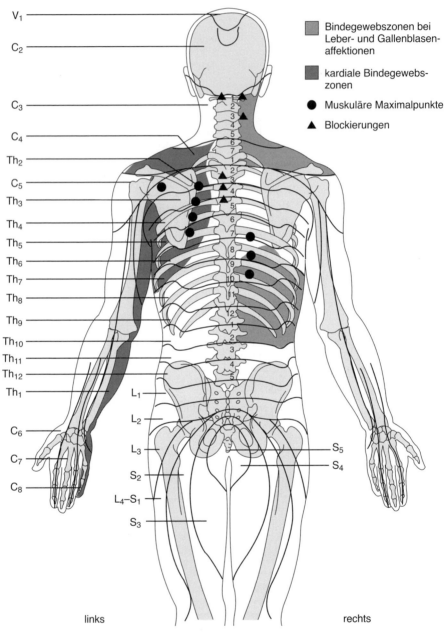

Segmentalreflektorisches Störungsmuster im Bereich des Rückens (sog. Reflexzonen) bei kardialen (links) bzw. Leber- und Gallenblasenerkrankungen (rechts); (nach EDER und TILSCHER, 1995).

Reiter Spondylarthritis

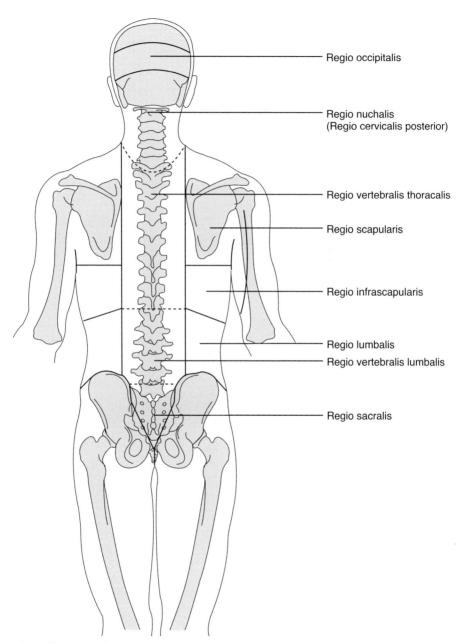

Schematische Darstellung der Regionen des Rückens.

Reithosenanästhesie: 1.) Syn.: → Sakralanästhesie, Sattelblock. engl.: sacral anesthesia, saddle block. **2.)** Herabsetzung bzw. Ausfall der Berührungs- und/oder der Schmerzempfindung in einem Hautareal des After-Damm-Geschlechts- und inneren Oberschenkelbereiches (Dermatome S3-S5), das in seiner Ausdehnung in etwa dem Lederbesatz einer Reithose entspricht (s. *Abb.*); Vorkommen bei Erkrankungen des → Conus medullaris des Rückenmarks, z.B. bei einem Massenvorfall einer lumbalen Bandscheibe. engl.: saddle block anesthesia.

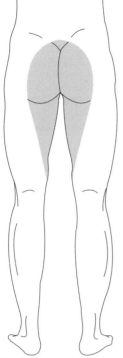

Typischer anatomischer Hautbezirk (Dermatome S3 - S5) im Falle einer Reithosenanästhesie.

Reizstromtherapie: Therapeutische Anwendung niederfrequenter Gleichströme im Falle einer peripheren Nervenlähmung (Faradisation, Galvanisation, Rechteckstrom, Exponentialstrom) zu Heilzwecken, z.B. von Einzelimpulsen zur Auslösung muskulärer Kontrakturen im Falle einer → Atrophie oder leichten → Parese. → Elektrotherapie. engl.: electro-physiotherapy.

Reklination: *lat.* für Rückneigen, Zurückbiegen. Syn.: Retroversion, Retroflexion.
Im *Bereich der Wirbelsäule* Rückneigung des Oberkörpers (in der sagittalen Ebene) im Stehen bei durchgedrückten Kniegelenken, seltener in Bauchlage des Patienten überprüft. Der Bewegungsvorgang erfolgt ganz überwiegend durch die Lendenwirbelsäule aufgrund der hier nahezu horizontal ausgerichteten → Wirbelbogengelenke. *Normalwert*: Physiologischerseits für den Rumpf bis maximal etwa 30°, für die Halswirbelsäule bis 35-45° möglich. engl.: reclination, retroversion.

Reklinationsbehandlung: Konservative funktionelle Behandlungsstrategie mit Reklination der Wirbelsäule: z.B. im Falle einer Wirbelfraktur mit stehender Hinterkante und deutlicher ventraler Einstauchung (→ Rauchfuß-Schwebelage, → Durchhang), aber auch bei einer Kyphose der Wirbelsäule (im sog. Reklinationsgipsbett mit im Kyphosescheitel eingearbeitetem Hypomochlion); aktive krankengymnastische Aufspannungsübung bei schlaffem haltungslabilen → Rundrücken oder beginnender → Adolenszentenkyphose; passive Versorgung durch ein Reklinationskorsett (nach → Hohmann). engl.: functional reclination treatment.

Reklinationskorsett, Reklinationsorthese: Spezielle Leichtgewichts-Rumpforthese zur konservativen Behandlung eines → Rundrückens jugendlicher Patienten bzw. zum Einsatz in allen Stadien der → Osteoporose; Abstützung am Beckenkamm, zusätzlich ventral im Bereich des Brustbeines sowie dorsal in Höhe der mittleren BWS. engl.: reclination brace.

Reklinationstest: → Ischiasdehnungsschmerz in sitzender Körperhaltung des Patienten: Der Untersucher hebt den Unterschenkel des unangelehnt aufrecht sitzenden Patienten an; im Falle einer Ischialgie weicht dieser schmerzbedingt mit dem Oberkörper nach hinten aus. → Langsitz-Reklinations-Kniehocktest (LRK). engl.: reclination test.

Rekonstruktionsaufnahme: Vom Computer aus hortizontalen Schichtuntersuchungen gefertigte seitliche Bildwiedergabe im → Computertomogramm; Anwendung z.B. im Bereich der Lendenwirbelsäule zur anschaulichen Darstellung

eines lumbalen → Bandscheibenvorfalles. engl.: reconstructive CT-scan.
Rektosakropexie: Operative Fixation des Mastdarmes an das Kreuzbein.
Relaps: Zurückverlagerung dorsal in den lumbalen → Spinalkanal protrudierten Bandscheibengewebes durch spezielle → Traktion, Lagerung oder krankengymnastische Übungen (→ McKenzie-Therapie). *engl.*: relapse.
Relaxation: *lat.* für Entspannung. Erschlaffung kontraktiler oder dehnbarer Gewebe nach aktivem oder passivem Spannungszustand. **postisometrische R.:** krankengymnastische Behandlungstechnik zur Dehnung verkürzter oder verspannter Einzelmuskeln; nach einer Phase einer willkürlichen isometrischen Anspannung eines bestimmten Muskels für einige Sekunden erfolgt nach Entspannung dessen passives Nachdehnen durch den Therapeuten; angewendet v.a. im Bereich der HWS-Muskulatur im Falle chronischer muskulärer Irritationen auf dem Boden von Funktionsstörungen der kleinen Wirbelgelenke. engl.: postisometric relaxation.
Release: *engl.* für Freisetzung, Loslösung; im Zuge eines operativen Eingriffes: Lösung von kontrakten Gewebeanteilen. *Im Bereich der Wirbelsäule* wird das (evtl. thorakoskopisch durchgeführte) Lösen kontrakter vorderer ligamentärer Strukturen der BWS im Falle einer → Kyphose oder → Skoliose als **ventrales R.** bezeichnet, das gleichartige offene Vorgehen im Zuge einer dorsalen → Spondylodese als **dorsales R.**
Remak, E.J.: 1849-1911; deutscher Neurologe.
Remak-Zeichen: Syn.: Femoralisreflex.
Reflektorische Beugung des homolateralen Hüft- und Kniegelenkes sowie Dorsalextension des homolateralen Fußes (im Sinne eines primitiven Abwehrreflexes) auf kräftiges Bestreichen der Oberschenkelinnenseite. → Pyramidenbahnzeichen. engl.: Remak's reflex.
Renshaw, B.: 1911-1948; Neurophysiologe.
Renshaw-Zellen: Besondere Zwischenneurone (Interneurone) im Bereich des → Vorderhorns des Rückenmarkes, die hemmend-modulierend (über die Antagonisten) die willkürlichen Bewegungsabläufe koordinieren. Krampfgifte wie z.B. das Strychnin blockieren ihre Funktion und führen so zu Muskelkrämpfen. engl.: Renshaw cells.
Reparationsosteophyt: Multiformer → Spondylophyt als röntgenologischer Ausdruck eines Reparationsprozesses nach entzündlicher oder traumatischer Zerstörung von Diskus- und/oder Wirbelkörpergewebe.
reponibel: Syn.: reponierbar.
In die ursprüngliche Form oder Lage zurückbringbar. engl.: reductible.
reponierbar: Syn.: → reponibel. engl.: reductible.
reponieren: In die ursprüngliche Form oder Lage zurückbringen, z.B. Wiedereinrichten eines Knochenbruches. engl.: to reduct.
Reposition: Wiedereinrichten eines frakturierten Knochens, entweder manuell, apparativ oder instrumentell, auch *im Bereich der Wirbelsäule* (z.B. im → Durchhang). engl.: reduction, reposition.
Reprolaps: Rezidivbandscheibenvorfall im selben Wirbelsäulensegment und auch auf derselben Seite nach vorausgegangener Intervention im Sinne einer → Chemonukleolyse oder einer → Nukleotomie. *Ursächlich* ist meist eine primär zu sparsam erfolgte Ausräumung degenerativ veränderten Nukleusgewebes.
Reserveraum (des Spinalkanales): Abstand zwischen dorsaler Bandscheibenbegrenzung und → Duralsack innerhalb des → Spinalkanales; in Höhe L5/S1 wesentlich weiter als in den beiden darüberliegenden Etagen. engl.: reserve space (of spinal canal).
Residualharn: Syn.: Restharn.
Diejenige Menge an Harn, die nach willkürlicher → Miktion in der Harnblase verbleibt; liegt z.B. vor im Falle einer → Blasenentleerungsstörung bei → Bandscheibenprolaps oder bei einer inkompletten → Querschnittsymptomatik. engl.: residual urine.
Restharn: Syn.: → Residualharn. engl.: residual urine.
Retikulumzellsarkom: Syn.: Retothelsarkom, malignes Lymphom.
Sehr seltenes, bösartiges Non-Hodgkin-Lymphom des lymphoretikulären Gewebes (Lymphknoten, Knochenmark), nicht selten frühzeitige Generalisierung. *Vorkommen* v.a. bei jungen Erwachsenen, Männer häufiger betroffen als Frauen; Hauptlokalisation im Bereich der Diaphysen der langen Röhrenknochen. An der *Wirbelsäule* ist am häufigsten solitär ein Wirbelkörper betroffen. *Klinik*: uncharakteristische Rückenschmerzen, nicht selten pathologische Fraktur mit dann neurologischer Ausfallssymptomatik. Im *Röntgenbild* osteolytische

Läsionen, häufig mit Einbruch in den Wirbelkanal. Diagnosesicherung durch Knochenbiopsie. *Therapie*: lokale Herdbestrahlung, evtl. in Kombination mit einer Chemotherapie. engl.: reticulosarcoma, reticulum cell sarcoma.

Retinaculum, Retinakulum: *lat.* für Halteband. engl.: retinaculum. R. caudale cutis: *lat.;* Reste der → Chorda dorsalis zwischen → Steißbein und → Steißbeingrübchen (→ Foveola coccygea) aus bandförmigem Bindegewebe.

Retothelsarkom: Syn.: → Retikulumzellsarkom, malignes Lymphom. engl.: reticulum cell sarcoma, reticulosarcoma.

Retraktor: Selbstspannender Operationshaken zum Beseitehalten der Haut und der subkutanen Gewebeschichten; im Falle einer unter dem Mikroskop durchgeführten → Mikro-Diskototomie trichterförmig angelegt. engl.: retractor.

Retrocollis (spasmodicus): *lat.;* doppelseitiger spastischer → Schiefhals (→ Torticollis) mit Rückwärtsbeugung des Kopfes. engl.: spastic retrocollis.

Retroflexion: *lat.;* Syn.: → Reklination, Retroversion. engl.: reclination, retroversion.

Retroflexionstrauma: Syn.: Extensionsbeschleunigungsverletzung. Der Kopf erfährt eine erhebliche Beschleunigung nach hinten mit gleichzeitiger Überstreckung der Halswirbelsäule (z. B. bei einem Schlag gegen das Kinn); ein gleichartiger Bewegungsablauf erfolgt, wenn der Rumpf einen plötzlichen Impuls in ventraler Richtung erhält (z. B. bei einer plötzlichen Beschleunigung eines Fahrzeugs). *Mögliche Folgen*: Überdehnung der ventralen Halsweichteile und Bandscheibenabschnitte (*s. Abb.*), retropharyngeales Hämatom mit Schluckbeschwerden (obligat bei einem mittelschweren und schweren Trauma); eine maximale → Reklination der HWS wird durch die horizontal stehenden kleinen Wirbelgelenksfacetten verhindert (im Falle eines schwersten Traumas kann es zu Gelenkfortsatzfrakturen mit möglicher Wirbelluxation kommen). *Klinisch* besteht die Symptomatik eines lokalen → Zervikalsyndromes, bei Quetschung der → Mm. occipitale majores auch hartnäckige posttraumatische → Okzipitalisneuralgien. → Anteflexionstrauma, → Beschleunigungsverletzung. engl.: retroflexion trauma.

retrograd: *lat.* für entgegen der physiologischen Richtung verlaufend, rückläufig. *Gegensatz* zu: → orthograd. engl.: retrograde.

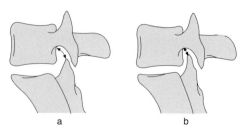

Schematische Darstellung einer Spondyloretrolisthese (a) sowie einer Pseudoretrolisthese (b); die Differenzierung erfolgt anhand der Bestimmung des Abstandes zwischen der Gelenkfortsatzspitze des kaudalen und dem Bogen des kranialen Lumbalwirbels (↔) im seitlichen Röntgenbild der LWS.

Retrolisthese, Retrolisthesis: Rückwärtsversetzung zweier benachbarter Wirbelkörper gegeneinander als Ausdruck einer (meist auf degenerativen Veränderungen beruhenden) Instabilität; auch als seltene Folge eines Wirbelbogendefektes im Sinne einer → Spondylolisthese. engl.: retrolisthesis.

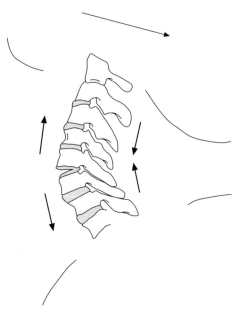

Schematische Darstellung eines Retroflexionstraumas (Hyperextensionstrauma) der HWS mit ventraler Distraktion und dorsaler Kompression der mittleren und unteren zervikalen Bewegungssegmente.

retroperitoneal: *lat.* für hinter dem Bauchfell (Peritoneum) gelegen wie z.B. die Lendenwirbelsäule. engl.: retroperitoneal. **r.er Zugangsweg:** Operativer Zugang zur ventralen Darstellung der Lendenwirbelsäule durch eine → Lumbotomie, z.B. zur Ausräumung einer → Spondylitis, einer Tumormetastase oder zur Korrektur einer → Lumbalskoliose. engl.: retroperitoneal approach.
Retropharyngealbreite: Weichteilparameter im seitlichen Röntgenbild der HWS; gemessen von der unteren vorderen Ecke des → Axis bis zur Pharynxrückwand. *Normalwert:* beim Kind und Erwachsenen: bis zu 7 mm.
Retrospondylose: Auftreten einer → Spondylosis deformans im Bereich der dorsalen Wirbelkörper-Bandscheibengrenze. engl.: retrospondylosis.
Retrotrachealbreite: Weichteilparameter im seitlichen Röntgenbild der HWS; gemessen von der unteren vorderen Ecke des 6. HWK bis zur Trachearückwand. *Normalwerte:* bei Kindern bis zum 15. Lebensjahr bis zu 14 mm, beim Erwachsenen bis zu 22 mm.
Retroversion: *lat.;* Syn.: → Reklination, Retroflexion. engl.: retroversion, reclination.
Rezeptor: Empfangsorgan für jeweils spezifische äußere Reize innerhalb eines Organes (z.B. für Druck, Berührung, Temperatur als sog sensorische Exterorezeptoren der Haut), das dann die Empfindung zur zentralen Verarbeitung weiterleitet. engl.: receptor.
Rezessus: *lat.:* → recessus. Vertiefung, Mulde, Einbuchtung. engl.: recessus.
Rezessusstenose: Laterale → Spinalkanalstenose, meist aufgrund degenerativer, knöchern-hypertropher Veränderungen der kleinen → Wirbelgelenke. engl.: recessus stenosis of the spinal canal.
Rezidivprolaps, Rezidivvorfall: Syn.: → Reprolaps.
RF: Abkürzung für → Rheumafaktor. engl.: RA-factor.
Rhachialgie: *griech.* für Wirbelsäulenschmerz, Rückenschmerz. Syn.: Rhachiodynie. engl.: rachialgia, back pain.
Rhachi(o)anästhesie: Syn.: Rückenmarksnarkose. → Spinalanästhesie. Periphere Schmerzausschaltung durch Instillation eines → Lokalanästhetikums in den → Rückenmarkkanal bzw. in den → Subduralraum. engl.: rhachioanesthesia.

Tab. 95: Häufigkeit der IgM-Rheumafaktoren

Krankheitsbild	Relative Häufigkeit
Rheumatoide Arthritis	75-85 %
Juvenile chronische Arthritis	10-20 %
Systemischer Lupus erythematodes	30-40 %
Progressive systemische Sklerose	25-40 %
Dermatomyositis	10-15 %
Polymyositis	25-30 %
Panarteriitis nodosa	15-40 %
Mischkollagenose Typ Sharp	45-60 %
Wegenersche Granulomatose	45-50 %
Sjögren-Syndrom	70-90 %
Eosinophile Fasziitis	10-12 %
Arthritis bei Spondylitis ankylosans	**10-12 %**
Arthritis bei Psoriasis	**10-15 %**
Arthritis beim M. Reiter	**3- 5 %**
Gesunde Normalbevölkerung	3- 5 %
Ältere Menschen über 60 Jahre	10-20 %
Endokarditis lenta	25-30 %
Leberaffektionen	20-25 %
Lungenaffektionen	5-10 %
Nierenaffektionen	5-10 %
Multiples Myelom	25-30 %
Maligne Lymphome, Leukämien	10-12 %
ZNS-Störungen (Psychosen, endogene Depression u. a.)	5-10 %
Chronisch bakterielle Infekte (Tbc, Lues)	15-20 %
Virale Infekte	5-10 %
Diabetes mellitus	5-10 %

Rhachiodynie: Syn.: → Rhachi(o)algie. engl.: rachiodynia.
Rhachi(o)pagus: *griech.*; Doppelmißgeburt, bei der beide Feten an der Wirbelsäule zusammengewachsen sind. engl.: rachiopagus.
Rhachi(o)tomie: *griech.*; operative Eröffnung der Wirbelsäule bzw. des → Rückenmarkskanales zur Durchführung eines knöchernen Korektureingriffes bzw. einer → Bandscheibenoperation. → Kolumnotomie. engl.: rachiotomy, spinal osteotomy.

Rhachisagra: *griech.* Syn.: → Gicht der Wirbelgelenke.
Rhachischisis: *griech.;* auch Rachischisis; Syn.: → Dysraphie, Spina bifida.
Oberbegriff für eine kongenitale Hemmungsmißbildung der Wirbelsäule mit → Spaltbildung der dorsal liegenden Wirbelbögen (sog. **R. posterior;** *s. Abb.*) oder der ventralen Wirbelkörperanteile (sog. **R. anterior**). engl.: r(h)achischisis, spina bifida. **R. partialis:** Lokal begrenzte, meist im Bereich der LWS lokalisierte angeborene Wirbelkörperspaltbildung, häufig kombiniert mit einer → Meningozele oder einer → Myelomeningozele. → Spina bifida.
Rhachitis: → Rachitis. engl.: rickets, rachitis.
Rheuma: *umgangssprachl.* Kurzbezeichnung für → Rheumatismus. engl.: rheumatism.
Rheumafaktor: Abkürzung: RF. Heterogene Gruppe von Autoantikörpern (Anti-γ-Globuline IgM, IgG, seltener IgA, IgE und IgD), die nach Anregung durch polyklonale Aktivatoren sowie Immunkomplexe mit autologem IgG durch B-Lymphozyten und Plasmazellen gebildet werden. *Nachweis* durch Waaler-Rose-Test, Latextropfen-Test, durch Radioimmunoassay oder durch Laser-Nephelometrie. Relative Häufigkeit bei Erkrankungen des rheumatischen Formenkreises: *s. Tab. 95 u. 96.* engl.: rheumatoid factor.

Tab. 96: Häufigkeit der IgA-Rheumafaktoren

Krankheitbild	Relative Häufigkeit
• Rheumatoide Arthritis	
- seropositiv	75-100%
- seronegativ	30- 35 %
• Systemischer Lupus erythematodes	30- 35 %
• Primäres Sjögren-Syndrom	80- 90 %
• **Spondylitis ankylosans**	10- 12 %
• Endokarditis lenta	75- 80 %

Rheumarthritis: Syn.: Rheumatoide → Arthritis, Rheumatoidarthritis, chronische Polyarthritis (veraltet). engl.: rheumatoid arthritis.
Rheumatiker: Patient, der an einer Erkrankung des rheumatischen Formenkreises leidet. engl.: rheumatic, person suffering from rheumatism.
rheumatisch: Durch → Rheumatismus bedingt. engl.: rheumatoid, rheumatic.
Rheumatismus: Syn.: Rheuma (*umgangssprachl.*).
Allgemeiner Sammelbegriff für Krankheitsbilder des sog. rheumatischen Formenkreises mit ähnlicher Symptomatologie im Bereich der Haltungs- und Bewegungsorgane; hierzu gehören v.a. die → Rheumatoide Arthritis (u.a. mit häufigerer Mitbeteiligung der oberen Halswirbelsäule) sowie die sog. seronegativen → Spondylarthritiden (→

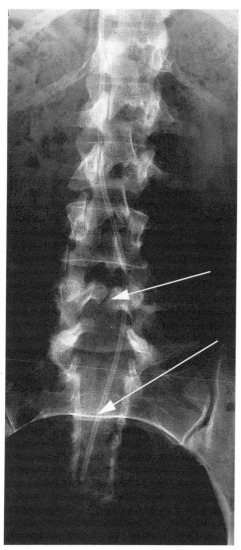

Spina bifida aperta L4-S5 (→) im a.p.-Röntgenbild.

Spondylitis ankylosans, → M. Reiter, → Psoriasis), weiterhin auch die Kollagenosen und einzelne Vaskulitiden. engl.: rheumatism.
rheumatoid: Rheumaähnlich; im angloamerikanischen Schrifttum: rheumatisch.
Rheumatoid: Rheumaähnliche Erkrankung im Gefolge schwerer allgemeiner oder Infektionskrankheiten. engl.: rheumatoid.
Rheumatoidarthritis: Syn.: Rheumatoide → Arthritis, Rheumarthritis, chronische Polyarthritis (veraltet). engl.: rheumatoid arthritis.
Rheumatologe: Orthopädischer bzw. Internistischer Facharzt mit Weiterbildung im Teilgebiet „Rheumatologie", der sich insbesondere mit den Krankheitsbildern des rheumatischen Formenkreises beschäftigt. engl.: rheumatologist.
Rheumatologie: Wissenschaft und Lehre von der Entstehung, Behandlung und Prophylaxe von Erkrankungen des rheumatischen Formenkreises. engl.: rheumatology.
Rhizotomie: Bilaterale intradurale Resektion der hinteren Spinalnervenwurzeln. → Foerster-Operation. → Radikulotomie. engl.: rhizotomy. **chemische R.:** selektive Blockade einer hinteren Spinalnervenwurzel durch örtliche Injektion eines Leitungsblockers (z.B. Phenolglyzerinlösung) im Falle sonstig therapierefraktärer Schmerzbilder (z.B. bei tumoröser Grunderkrankung). engl.: chemical rhizotomy. **R. anterior:** intradurale Durchtrennung einer vorderen Spinalnervenwurzel zur selektiven motorischen Ausschaltung. engl.: anterior rhizotomy. **R. posterior:** intradurale Durchtrennung einer hinteren Spinalnervenwurzel zur selektiven sensiblen Ausschaltung (→ Foerster-Operation). engl.: posterior rhizotomy.
Ribbing, S.: geb. 1902; schwedischer Röntgenologe.
Ribbing Krankheit: Syn.: Müller-Ribbing-Clement Syndrom, Ribbing Syndrom, multiple epiphysäre Dysplasie, Fairbanksche Erkrankung, Fairbank-Dysostose.
Familiär auftretende enchondrale Dysostose mit vermehrtem Knochenumbau und Knochenerweichung vor allem im Epiphysenbereich der langen Röhrenknochen. *Klinik*: mit zunehmendem Lebensalter Auftreten von Schmerzbildern im Bereich der großen Körpergelenke mit Funktionseinschränkung. *Typische Befunde im Bereich der Wirbelsäule*: in etwa 60 % der Fälle leichtere Veränderungen im Sinne einer verstärkten thorakalen Kyphose mit gelegentlichen Rückenschmerzen; evtl. leichter proportionierter Minderwuchs; *röntgenologisch* häufiger Abbflachung der Wirbelkörper mit unregelmäßiger Begrenzung der Grund- und Deckplatten (ähnlich einer → Scheuermannschen Erkrankung). engl.: Ribbing-(Müller) disease, multiple hereditary epiphyseal dysplasia.
Riesenwuchs: Syn.: → Großwuchs, → Hochwuchs, Gigantismus, Makrosomie.
Wachstumsstörung mit erheblichem Überschreiten der „normalen" Körperlänge; evtl. auch nur übermäßiges Längenwachstum einzelner Körperteile. *Ursachen*: *eunuchoid* im Falle einer präpubertären Kastration (dysproportioniert mit Überwiegen der Oberlänge), *hypophysär* (präpubertäre STH-Überproduktion bei HVL-Adenom; extrem lange Gliedmaßen; → Akromegalie) *zerebral* (z.B.bei Hydrocephalus internus) oder *essentiell* (primordial). engl.: giantism, gigantism.
Riesenzelltumor: Syn.: → Osteoklastom, brauner Tumor. engl.: giant cell tumor, osteoclastoma.
rigid(e): *lat.* für starr, steif, derb, fest (insbesondere der Muskulatur). engl.: rigid.
Rigiditas dorsalis myopathica: *lat.* für muskuläre Versteifung des Rückens im Falle einer primären → Myositis.
Rigidität: Versteifung, Starre, Steifheit (insbesondere der Muskulatur). engl.: rigidity.
Rigidspine-Syndrom: *engl.;* Bezeichnung für eine sehr seltene, ätiologisch bisher nicht geklärte, in der ersten Lebensdekade auftretende Flexionsbehinderung der Wirbelsäule mit hyperextendiertem Standbild, hochgezogenen Schultern und Atemstörung.
Rigor: Bezeichnung für eine gesteigerte Grundspannung der Skelettmuskulatur, die sowohl Agonisten als auch Antagonisten betrifft; charakteristische Steifigkeit bzw. Starre bei Durchführung einer passiven Bewegung mit gleichmäßigem (sog. „wächsernen" bzw. „teigigen"), im Gegensatz zur → Spastik nicht federndem Widerstand, oft mit einem sog. → Zahnradphänomen verbunden. *Vorkommen* bei Erkrankungen des extrapyramidal-motorischen Systems (v.a. beim M.Parkinson). engl.: rigor, rigidity.
Rippe: *lat.*: costa, *pl.*: → costae. engl.: rib.
Rippenbogen: *lat.*: Arcus costalis. engl.: costal arch.

Rippenbuckel

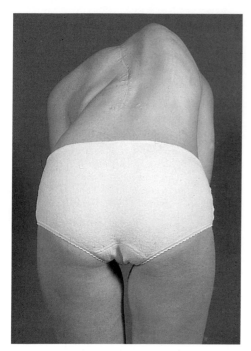

Rechtsseitiger Rippenbuckel als Folge einer starken Torsionskomponente im Falle einer juvenilen Thorakolumbalskoliose.

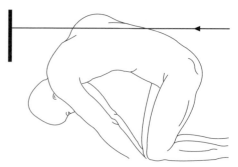

Strahlengang bei tangentialer Röntgenaufnahme zur Darstellung eines Rippenbuckels.

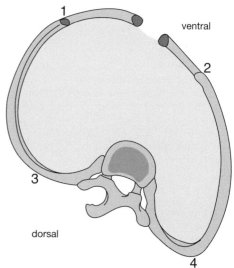

Topographische Anatomie (Horizontalquerschnitt durch den Brustkorb) bei einer Thorakolumbalskoliose mit torsionsbedingter Rippenbuckelbildung:
1 Thoraxbuckel
2 Thoraxtal
3 Rippental
4 Rippenbuckel.

Rippenbuckel: Einseitige dorsale Vorwölbung des Brustkorbes im Falle einer → Thorakalskoliose (auf der konvexen Seite), bedingt durch die gleichzeitig bestehende Torsion der Wirbelkörper mit nachfolgender Rückdrehung der hier lokalisierten Rippenursprünge (s. *Abb.*). Messung der absoluten Höhe in Anteklination des Oberkörpers mit einer Wasserwaage. Kontralateral liegt das → Rippental; im ventralen Bereich entspricht der R. dem → Thoraxtal, das → Rippental dem → Thoraxbuckel. Anatomisch resultiert eine Einengung der Thoraxorgane mit Beeinträchtigung der Lungenfunktion. *Röntgenologische* Messung durch tangentiale Spezialaufnahme (s. *Abb.*). engl.: rib hump.

Rippenbuckelresektion: Kosmetischer operativer Eingriff im Bereich des Rückens zur Korrektur eines ästhetisch sehr störenden → Rippenbuckels im Falle einer schweren → Thorakalskoliose; bleibt ohne Einfluß auf vorbestehende restriktive Ventilationsstörungen. *Indikation* nur dann gegeben, wenn in der tangentialen Röntgenaufnahme die betroffenen Wirbelkörper nicht direkt unter den Rippen zu liegen kommen (s. *Abb.*). *Operationstechnisch* erfolgt unter Vermeidung einer Thoraxeröffnung die subperiostale Darstellung des Rippenbuckels im Bereich seines Grates mit anschließender Resektion und kaudaler Seg-

Rippenkompressionstest

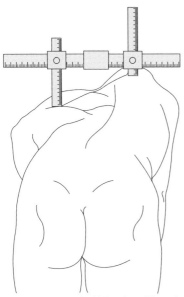

Klinische Bestimmung der Höhe eines Rippenbuckels (in cm) in Anteklinationsstellung des Oberkörpers.

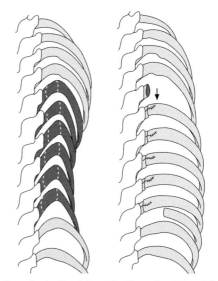

Schematische Darstellung der Rippenbuckelresektion (sog. kaudale Segmentverschiebung).

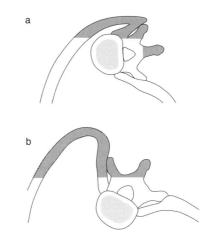

Indikationsstellung zur Rippenbuckelresektion:

Liegt der thorakale Wirbelkörper aufgrund einer erheblichen Torsionsfehlstellung direkt unterhalb der Rippe (a), ist kosmetisch kaum eine Verbeserung durch eine operative Intervention zu erreichen. Ist allerdings der Rippengrat selbst die wesentliche Ursache des Bukkels (b), ist durch knöcherne Resektion ein zumindest zufriedenstellendes Ergebnis zu erzielen.

mentverschiebung der Rippen sowie Osteosynthese des lateralen Rippenanteils mit dem medialen Anteil der nächst tiefer gelegenen Rippe (s. *Abb.*). engl.: rib hump resection.

Rippengelenk: Syn.: Rippen-Wirbel-Gelenk. Bewegliche Verbindung zwischen Thorax (Rippen) und der Wirbelsäule. → Articulatio costotransversaria (*lat.*), → Articulatio costovertebralis (*lat.*).

Rippenhöckerchen: *lat.*: tuberculum costae. Dient der gelenkigen Verbindung mit den → Querfortsätzen der Wirbelkörper der BWS.

Rippenköpfchen: *lat.*: caput costae. Dient der gelenkigen Verbindung mit den Wirbelkörpern der BWS.

Rippenkompressionstest: Klinischer Test zur Erfassung einer Rippen/Wirbel- bzw. einer Rippen/Sternumblockierung, auch einer Rippenfraktur: Der Untersucher steht hinter dem sitzenden Patienten und umgreift dessen Thorax von der Seite her mit den Armen mit anschließender Durchführung einer Kompression des Brustkorbes in sagittaler und horizontaler Richtung. Durch diesen Druck kommt es zu einer verstärkten Bewegung in den kostovertebralen, kostotransversalen und sternokostalen Gelenken, im Falle einer isolierten Funktionsstörung dann zu

Rippenraspatorium

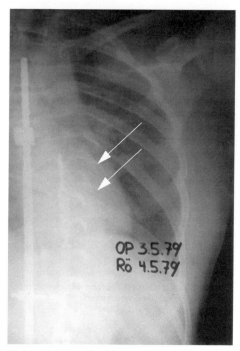

Röntgenbild eines Hemithorax a.p. nach Rippenbuckelresektion mit kaudaler Segmentverschiebung um 2 Etagen (→). Die Spondylodese nach HARRINGTON war in erster Sitzung erfolgt.

Rippenraspatorium: Spezielles, in etwa halbkreisförmig gebogenes Operationsinstrument mit scharfkantigem Endteil; dient der schonenden subperiostalen Freilegung der Rippen. → Doyen. engl.: rib raspatory.

Rippenresektion: *lat.:* Kostektomie. Operative (Teil-)Entfernung der Rippen, meist im Sinne der subperiostalen Resektion unter Belassen des umgebenden Weichteilmantels und Schonung der → Interkostalgefäße und -nerven; durchgeführt im Rahmen einer → Thorakotomie, → Thorakoplastik, → Rippenbuckelresektion. engl.: costal resection, costectomy.

Rippental: Konkavseitige dorsale Abflachung des Brustkorbes im Rahmen einer → Thorakalskoliose, hervorgerufen durch die Torsionskomponente der Wirbelkörper und damit auch des knöchernen Brustkorbes; Pendant des → Rippenbuckels auf der konvexen Seite der skoliotischen Wirbelsäule.

Rippen-Wirbel-Gelenk: Syn.: → Rippengelenk, → Articulatio costotransversaria (*lat.*), → Articulatio costotransversalis (*lat.*).

Rippen-Wirbel-Gelenkblockierung: → Funktionsstörung im Bereich der gelenkigen Verbindungen zwischen Rippen und den Wirbelkörpern der BWS. *Klinik:* meist akut einsetzender Schmerz, der zunächst umschrieben halbseitenorientiert im Rückenbereich auftritt mit Zunahme bei tiefer Inspiration; im weiteren Verlauf ubiquitäre Schmerzlokalisation; örtliche Druckdolenz der betroffenen Gelenkverbindung mit Dysfunktion in Exspiration. *Therapie:* chirotherapeutische Mobilisation und Manipulation, lokale Analgesie.

lokalen stechenden Schmerzen; ein Schmerz im Verlauf einer oder zweier Rippen spricht für eine Fraktur oder eine → Interkostalneuralgie. engl.: thorax compression test.

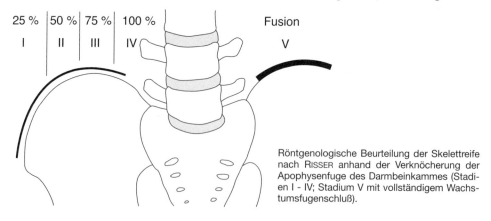

Röntgenologische Beurteilung der Skelettreife nach RISSER anhand der Verknöcherung der Apophysenfuge des Darmbeinkammes (Stadien I - IV; Stadium V mit vollständigem Wachstumsfugenschluß).

Tab. 97: Röntgen-Standardaufnahmen der Wirbelsäule

Aufnahme	Technische Besonderheiten	Spezielle klinische Fragestellung (wichtigste Auszüge)
HWS in 2 Ebenen	a.p.: durch den geöffneten Mund zur besseren Darstellung der Kopfgelenke; Zentralstrahl auf HWK 4 entsprechend dem Adamsapfel seitlich: Schädelbasis sowie C1-C7 müssen dargestellt werden, Zentralstrahl in Höhe des 4. HWK	Globale oder segmentale Fehlstellung; Form und Konturen der Wirbelkörper; Veränderung der kleinen Wirbelgelenke; seitliche atlanto-dentale-Distanz (<3mm); Zwischenwirbelraumhöhe (C2<C3<C4<C5<C6>C7; normalerweise kontinuierliche harmonische Diskushöhensequenz); Weite des Spinalkanales.
Schrägaufnahmen der HWS	möglichst bei sitzenden/oder stehenden Patienten durchführen in 45°-Seitdrehung des Körpers; R und L beziehen sich auf die filmnah gelegene Körperseite (abgebildet werden dann jeweils die gegenseitigen Zwischenwirbellöcher!)	Weite der Foramina intervertebralia (ossäre Einengung); Beurteilung der Wirbelbögen (bei VD auf Fraktur).
Dens-Spezialaufnahme	a.p. durch den geöffneten Mund	Beurteilung des atlanto-axialen Überganges.
BWS in 2 Ebenen	Zentralstrahl etwa 3 cm oberhalb des Processus Xyphoideus Aufnahme möglichst *im Stehen* zur Beurteilung der statischen Verhältnisse (hierbei werden die Arme hochgehoben); bei Durchführung der a.p.-Aufnahme *im Liegen* leichte Anbeugung von Hüft- und Kniegelenken zur Korrektur der physiologischen Kyphose. In der *seitlichen* Aufnahme liegt der Zentralstrahl in Höhe von BWK 6 und ist dabei um etwa 10° nach kranial gekippt.	Globale oder segmentale Fehlstellung (Kyphose-Winkel, Skoliose-Winkel, Keilwirbel-Winkel); äußere Form und Konturen der Wirbelkörper; Bogenwurzelabgänge (oft Mitbeteiligung bei Tumoren!); Kostotransversal- und -vertebralgelenke. Kyphosewinkel nach Stagnara: 25° (zwischen BWK 3 und BWK 11); Kyphose-Winkel nach Cobb: 27° (21-33°; gemesen zwischen BWK 5 und BWK 12).
LWS in 2 Ebenen	Möglichst *im Stehen* zur Beurteilung der statischen Verhältnisse; bei Durchführung der *a.p.-Aufnahme im Liegen* leichte Anbeugung von Hüft- und Kniegelenken zur Korrektur der physiologischen Lordose. (Zentralstrahl auf der Mitte des Adomens in Höhe der Darmbeinkämme). In der *seitlichen* Aufnahme liegt der Zentralstrahl in Höhe von LWK 3.	Globale oder segmentale Fehlstellung; bei der statischen Achse fällt das Lot in der seitlichen Aufnahme normalerweise von der Mitte des 3. LWK auf die Vorderkante von S1; Erfassung von Übergangsstörungen (Lumbalisation von L5); Lumbo-Sakral-Winkel: 26-56°; äußere Form und Konturen der Wirbelkörper; Zwischenwirbelraumhöhe (L1<L2<L3<L4>L5; normalerweise kontinuierliche Diskuskőhensequenz); Bogenwurzelabgänge (oft Mitbeteiligung bei Tumoren!) Nearthrosenbildung der Dornfortsätze (kissing spines; M. Baastrup); Wirbelgleiten (Spondylolyse, Spondylolisthesis); Weite des knöchernen Spinalkanales.

Aufnahme	Technische Besonderheiten	Spezielle klinische Fragestellung (wichtigste Auszüge)
LWS a.p. geneigt	Becken nach hinten gekippt (Teschendorff, Barsony)	Bessere Darstellung des lumbosakralen Überganges.
Schrägaufnahmen der LWS	Strahlengang meist p.a.; R und L beziehen sich auf die filmnah gelegene Körperseite (abgebildet werden die gleichseitigen Interartikular-Portionen!)	Beurteilung der Gelenkfacetten bzw. der Zwischenwirbelgelenke und der Foramina intervertebralia; Abklärung einer Spondylolyse.
Wirbelsäulen-Ganzaufnahme	a.p. im Stehen mit Raster (Gehörgang bis Sakrum!)	Beurteilung der statischen Situation der Gesamtwirbelsäule (z.B. bei Skoliosen; Winkelmessung nach LIPPMANN-COBB).

Risser, J. C.: geb. 1882; US-amerikanischer Chirurg aus New York.

Risser-Gips: Spezieller → Quengel- oder → Umkrümmungsgips zur konservativen Korrektur einer kontrakten → Thorakolumbalskoliose; die Fertigung erfolgt in Extensionslagerung, z.B. in einem → Cotrel-Rahmen. → Risser-Lokalizer-Verfahren. engl.: turnbucklecast.

Risser-Lokalizer-Verfahren: Quengelverfahren zur schrittweisen Aufdehnung einer kontrakten → Thorakolumbalskoliose mit Hilfe eines → Umkrümmungsgipses; dieser besteht aus einem quergeteilten, mit einer Quengelschraube versehenen Gipskorsett und zusätzlicher Filz-Gips-Pelotte, die am → Rippenbuckel und am → Lendenwulst ansetzt (sog. → Lokalizer).

Risser-Operation, Risser-Spondylodese: Dorsale längerstreckige Versteifung der thorakalen Wirbelsäule mit autologer Knochenspanplastik ohne Instrumentation im Falle einer progredienten → Skoliose nach erfolgter bestmöglicher präoperativer Aufdehnung der Fehlkrümmung. In den 60er Jahren durch das Verfahren nach → Harrington, später durch die →CD-Instrumentation u.a. weitgehend abgelöst. → Spondylodese. engl.: Risser's spondylodesis.

Risser-Zeichen: Syn.: Darmbeinapophysenzeichen.
Röntgenologisches Maß zur Bestimmung der knöchernen Skelettreife anhand der Ossifikation der Apophyse des Darmbeinkammes, die normalerweise kontinuierlich von lateral nach medial abläuft; Einteilung in 4 Stadien (*s. Abb. S. 376*), im Stadium 5 ist die vollständige Schließung der → Apophysenfuge eingetreten. engl.: Risser's sign.

RM: Abkürzung für: → Rückenmark. engl.: spinal cord.

Robert, H.L.F.: 1814-1874; deutscher Gynäkologe aus Wiesbaden.

Robert-Becken: Quer verengtes, ankylotisches Becken infolge kongenitalen Fehlens beider Kreuzbeinflügel.

Robinson-Operation: Operativer Eingriff im Bereich der → Halswirbelsäule mit interkorporaler ventraler Verblockung zweier benachbarter Wirbelkörper durch Einbringen eines längsausgerichteten autologen corticospongiösen Knochenspanes. *Indikationen*: durchgeführt vor allem zur Entlastung bei mechanisch bedingten lokalen medullären Reizzuständen (z.B. bei degenerativen Bandscheibenerkrankungen, spondylogen bedingten Irritationen), auch bei traumatischen oder posttraumatischen Zustandsbildern; nur in Ausnahmefällen einer verbliebenen Instabilität ist eine zusätzliche innere Fixation durch eine ventrale → Schmetterlingsplatte erforderlich. → Bailey-Spondylodese, → Cloward-Spondylodese. engl.: Robinson's procedure.

Rod-Pusher: Spezialinstrument zur Erleichterung des Einsatzes der Stabsysteme im Rahmen der operativen Skoliosekorrektur. → MADS, → MPDS.

Röntgen, W.C.: 1845-1923; deutscher Physiker.

Röntgen: Abkürzung: R. Gesetzlich heutzutage nicht mehr zulässige Einheit der Röntgen- und γ-Strahlung (Ionendosis); definiert als diejenige Strahlenmenge, die in 1,293 mg Luft Ionen der Ladung $3,3356 \times 10^{-10}$ C erzeugt. engl.: Roentgen.

Tab. 98: Röntgenologische Standard- und Spezialaufnahmen zur Beurteilung von Halswirbelsäulenverletzungen

Einstellung	Darstellung/Nachweis von
Anterior-posterior	Frakturen der Wirbelkörper C3 - C7 Anomalien der – Bandscheiben – Unkovertebralgelenke (Luschka-Gelenke)
• mit geöffnetem Mund	Frakturen – Massae laterales atlantis – Dens axis (Processus odontoideus) – Halswirbelkörper C2 – Jefferson-Fraktur
• Aufnahme nach Fuchs	Anomalien der Atlantoaxialgelenke Densfrakturen
Seitaufnahme	Frakturen – Vorderer und hinterer Atlasbogen – Dens – Wirbelkörper C2 - C7 – Dornfortsätze – Hangman's Fraktur (Erhängungsfraktur) – Berstungs-(Kompressions-)Fraktur – Teardrop-Fraktur – Schaufelarbeiterfraktur – Einfache Keilfraktur – Ein- und beiderseitige Facettengelenkblockade Anomalien – Bandscheiben – Prävertebrale Weichteile – Atlas-Dens-Abstand
Flexionsaufnahme	Atlantoaxiale Subluxation
Schrägaufnahme	Anomalien – Foramina intervertebralia – Kleine Wirbelgelenke
Pfeileraufnahme (a.-p. oder schräg)	Frakturen der Seitmassen (Pfeiler)
Schwimmeraufnahme	Frakturen von C7, Th1 und Th2.

röntgen: Einen Patienten mit → Röntgenstrahlen durchleuchten, ein → Röntgenbild anfertigen. engl.: to perform a X-ray.
Röntgenaufnahme, Röntgenbild: Syn.: Röntgenogramm, Röntgenographie.
Negatives „Schattenbild" (umgewandeltes Röntgen-Srahlenrelief), fixiert auf einem speziellen photographischen Film oder Papier (s. Tab. 97; s. a. Tab. 98, 99, 100). engl.: X-ray (image), radiography, roentgenogram, roentgenography.
Röntgenbildverstärker: Elektronischer Bildverstärker für eine Röntgendurchleuchtung und Schirmbilddarstellung zur Dosisreduktion. engl.: x-ray image amplifier.

Röntgendiagnostik: Form der bildgebenden Darstellung von Körperregionen, insbesondere von knöchernen Skelettanteilen zu diagnostischen Zwecken unter Einsatz von → Röntgenstrahlen. → Röntgenstandardaufnahmen. *Indikationen*: s. Tab. 99. engl.: radiodiagnostics.
Röntgenfunktionsdiagnostik: Spezielle Form der → Röntgendiagnostik unter Verwendung spezieller Serienaufnahmen bzw. außerhalb der → Röntgenstandartaufnahmen liegender Einstelltechniken in extremen Funktionsausschlägen (→ Funktionsaufnahme) zur Erfassung und Dokumentation spezieller physiologischer und evtl. pathologischer Funktionsabläufe (*s. Tab. 102, S. 388*).

Röntgenkinematographie

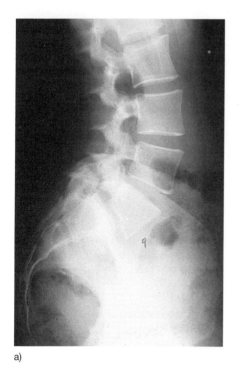
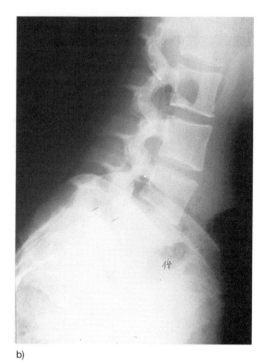

a) b)

Röntgenfunktionsaufnahmen der LWS im seitlichen Strahlengang mit Dokumentation einer Instabilität in Höhe L5/S1 (Spondylolisthese mit Mobilität um 5 mm):
a) Reklinationsaufnahme
b) Anteklinationsaufnahme.

Röntgenkinematographie: Besondere Art der → Röntgenfunktionsdiagnosik mit rascher Aufnahmefolge von Durchleuchtungsbildern zur Erfassung und Dokumentation pathologischer Funktionsabläufe; *im Bereich der Wirbelsäule* nur selten eingesetztes Verfahren, z.B. zur Überprüfung der Entfaltung im Zuge der → Reklination, → Anteklination und → Lateralflexion bzw. zur Erfassung von Instabilitäten. engl.: roentgenocinematography.

Röntgenkontrastdarstellung: Bildgebendes semiinvasives röntgenologisches Verfahren speziell zur Darstellung von Hohlräumen unter Vewendung eines injizierbaren schattengebenden → Kontrastmittels. → Myelographie, → Myelo-CT.

Röntgenkontrastmittel: → Kontrastmittel. engl.: contrast medium.

Röntgennativaufnahme: Syn.: Leeraufnahme, Übersichtsaufnahme, Summationsaufnahme, Topogramm. Standardisiertes Röntgenbild; *Gegenteil* zur → Röntgenkontrastdarstellung. engl.: scout film, scout view.

Röntgenogramm, Röntgenographie: Syn.: → Röntgenaufnahme, Röntgenbild. engl.: X-ray (image), radiography, roentgenogram, roentgenography.

Röntgenschichtverfahren: Syn.: → Tomographie, Röntgentomographie. engl.: tomography.

Röntgenstandardaufnahme: Normiertes Röntgenbild mit standardisierter Lagerung des Patienten in vorgegebenen Ebenen (meist im a.p.- und im seitlichen Strahlengang; s. *Abb.*) als im Bereich der Wirbelsäule am häufigsten eingesetztes bildgebendes Verfahren zur Diagnostik sowie zur Verlaufsdokumentation mit bisher noch unübertroffenem Auslösungsvermögen; hohe Spezifität bei teilweise begrenzter Sensibilität. R. der Wirbelsäule s. *Tab. 97.* engl.: standard X-ray.

Röntgenzielaufnahme

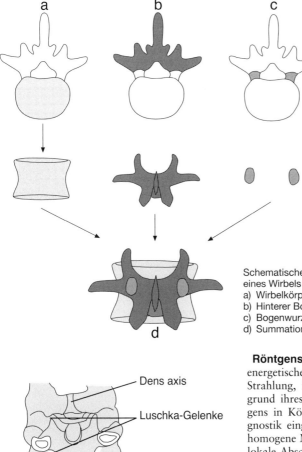

Schematische Darstellung der wichtigsten Elemente eines Wirbels im a.p.- Röntgenbild:
a) Wirbelkörper
b) Hinterer Bogenanteil
c) Bogenwurzel
d) Summationsbild von a-c.

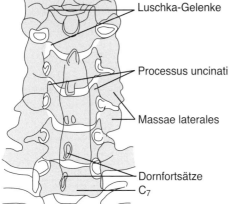

Schematische Darstellung der Röntgenanatomie der HWS im a.p.- Strahlengang.

Röntgenstrahlen, Röntgenstrahlung: Hochenergetische, kurzwellige, elektromagnetische Strahlung, in einer Röntgenröhre erzeugt; aufgrund ihres besonderen Durchdringungsvermögens in Körpergeweben zur bildgebenden Diagnostik eingesetzt. Beim Durchgang durch eine homogene Materie erfolgt unterschiedlich starke lokale Abschwächung (Absorption), das Durchdringungsvermögen steigt mit zunehmender Energie und abnehmender Wellenlänge (Hart- bzw. Weichstrahltechnik); Streustrahlung umso geringer, je größer der Abstand zwischen untersuchtem Objekt und Filmkassette ist. → Röntgenbild, → Röntgendiagnostik. engl.: X-rays, roentgen rays.

Röntgenzielaufnahme: Exakte Festlegung des Strahlenganges, evtl. unter Bildwandlerkontrolle (zur Verhinderung einer Verprojezierung der Peripherie außerhalb des Zentralstrahles, wie bei den konventionellen Summationsaufnahmen üblich) im Falle einer speziellen Fragestellung (z.B. zur Beurteilung einzelner Wirbelkörper u.ä.). engl.: spotfilm.

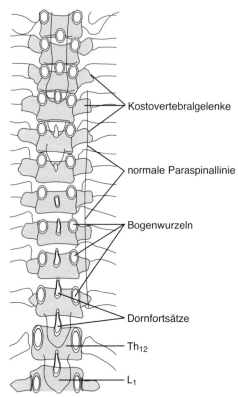

Schematische Darstellung der Röntgenanatomie der BWS im a.p.- Strahlengang.

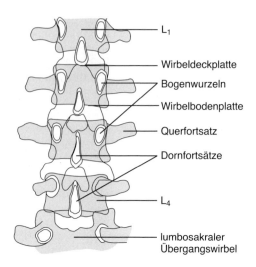

Schematische Darstellung der Röntgenanatomie der LWS im a.p.- Strahlengang.

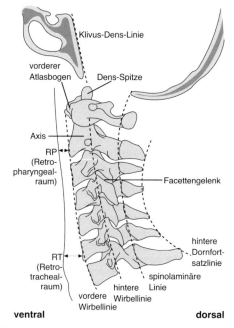

Röntgenanatomie im seitlichen Bild der HWS.

ROI: Abkürzung für region(s) of interest. → Osteodensitometrie, → Szintigraphie, → Quotientenberechnung.

Rokitanski, C. Frh. v.: 1804-1878; österreichischer Pathologe aus Wien.

Rokitanski-Kilian-Prager Becken: Typisches (eingeengtes) Becken im Falle einer lumbalen → Spondylolisthese. engl.: Rokitansky's pelvis.

Rolando, L.: 1773-1831; italienischer Anatom aus Turin.

Rolando-Substanz: Syn.: → Substantia gelatinosa (medullae spinalis).

Romanus-Läsion: Syn.: → Spondylitis anterior.

Romberg, M.H.: 1795-1873; deutscher Internist und Pathologe aus Berlin.

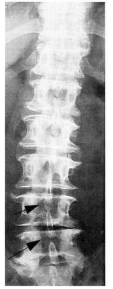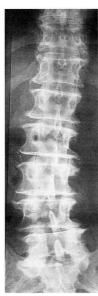

Progrediente lumbale Rotationslisthese L4/L5 innerhalb von 6 Wochen nach rechtsseitiger Hemilaminektomie L4 und L5 (→) im a.p.-Röntgenbild.

Romberg-Krankheit, Romberg-Syndrom: Syn.: → Tabes dorsalis.

Romberg-Zeichen: Auftreten einer starken Oberkörperschwankung mit Fallneigung beim Stehen mit geschlossenen Augen (Fersen und Fußspitzen stehen dabei dicht nebeneinander) als Ausdruck einer starken → Ataxie; typisches klinisches Zeichen bei Kleinhirnerkrankungen, auch bei verschiedenen Rückenmarksaffektionen (z.B. → Hinterstrangläsion). engl.: Romberg's sign.

Rossolimo, G.J.: 1860-1928; russischer Neurologe.

Rossolimo-Reflex: Syn.: → Trömner-Reflex. engl.: Rossolimo's reflex.

Rotation: Drehung eines Körpers um eine wirkliche oder gedachte Achse, *im Bereich der Wirbelsäule* um die Längsachse; im Bereich der *HWS* in beiden Richtungen physiologischerweise um jeweils 60-80°, für den *Rumpf* bis etwa 30° möglich. Für die Gesamtwirbelsäule erfolgt diese Bewegung v.a. im unteren Bereich der *BWS* und im oberen Anteil der *LWS*; im unteren Anteil der *LWS* aufgrund der besonderen anatomischen Situation (sagittal ausgerichtete → Wirbelbogengelenke) kaum ausgeprägt. engl.: rotation.

Rotationslisthese: Syn.: Drehgleiten. Form der lumbalen → Spondylolisthese bei einseitiger → Spondylolyse.

Rotationsmessung: Röntgenologische Bestimmung der Rotationskomponente einer → Skoliose durch Messung der Relation der Abweichung der Bogenwurzelprojektion zum Wirbelkörperrand bzw. zur Mittellinie in der a.p. Röntgenaufnahme; Einteilung in 4 Grade (nach NASH und MOE, 1969; *s. Abb. S. 430*). Nach PEDRIOLLE (1979) wird ebenfalls in der a.p.-Röntgenaufnahme der Wirbelsäule eine vertikale Linie durch die Mitte der im Rahmen der Torsion nach medial gewanderten Bogenwurzel gezogen, weiterhin werden die Wirbelkörpertaillen markiert; mit Hilfe einer Schablone kann das Rotationsausmaß dann abgelesen werden (s. *Abb. S. 430*). → auch Drerup-Methode. → Skoliosimetrie. engl.: rotation measurement, rotation measuring.

Rotationsscherbruch: Typ C3 eines → Wirbelbruches (Rotationsverletzung).

Rotator: Übliche Kurzbezeichnung für den → M. rotator. engl.: rotator.

Rovsing, T.: 1862- 1927; dänischer Chirurg aus Kopenhagen.

Rovsing-Syndrom: Klinisches Zeichen bei Vorliegen einer Hufeisenniere: Auftreten von Schmerzen im Nabelbereich, die sich bei Dorsalextension der Lendenwirbelsäule verstärken. engl.: Rovsing's sign.

RPR: Abkürzung für → Radiusperiostreflex.

Rr.: Abkürzung für Rami (*pl.* von → Ramus).

Rudiment: *lat.* für nicht mehr vollständig ausgebildete bzw. verkümmerte Ausgangsform eines Körperteils; im Bereich der Wirbelsäule z.B. als Rippenr. am 7. HWK oder 1. LWK (→ Halsrippe, → Lendenrippe). engl.: rudiment.

rudimentär: *lat.* für unvollständig angelegt, nur als → Rudiment angelegt. engl.: rudimentary.

Rucksacklähmung: Syn.: → Serratuslähmung. engl.: serratus palsy.

Rücken: *lat.:* dorsum. Anatomische → Region, kranial begrenzt von der Spitze des 7. HWK-Dornfortsatzes (→ Vertebra prominens), seitlich durch die Ränder des → M. trapezius, die Ausdehnung des Schulterblattes und die Lendengegend (mit fließendem Übergang in die laterale Rumpfwand) sowie kaudal durch die beiden → Cristae iliacae posteriores. Kranial grenzt die Region des R. an die → Nackenregion, kaudal an die → Sakralregion. engl.: back.

Tab. 99: Röntgenologische Standard- und Spezialaufnahmen zur Beurteilung einer BWS- und LWS-Verletzung

Einstellung	Darstellung/Nachweis von
Anterior-posterior	Frakturen – Wirbelkörper – Wirbelabschlußplatten – Bogenwurzeln – Querfortsätze
	Luxationsfrakturen Anomalien der Bandscheibenräume Paraspinale Vorwölbung Zeichen des umgekehrten Napoleonshutes
Seitaufnahme	Frakturen – Wirbelkörper – Wirbelabschlußplatten – Bogenwurzeln – Dornfortsätze
	Chance-Fraktur (Sicherheitsgurtfrakturen) Anomalien – Foramina intervertebralia – Bandscheibenräume
	Limbus vertebrae Schmorl-Knötchen Spondylolisthesis Dornfortsatzzeichen
Schrägaufnahme	Anomalien – Gelenkfacetten (kleine Wirbelgelenke) – Pars interarticularis
	Spondylolyse „Scotchterrierfigur".

Tab. 100: Klinische Wertigkeit einer nativen Röntgenuntersuchung der Wirbelsäule (nach CASTRO und JEROSCH, 1996)

• Knochenstruktur		++
• Facettenarthrose		+++
• Bandscheibenvorfall		-
• Symptomatische Bandscheibe ohne Vorfall		-
• Trauma		+++
• Spondylitis		++
• Deformitäten		+++
• Tumor		+++
• Spinale Stenose (zentral)		+
• Laterale Stenose		(+)
-	keine Aussagekraft	
(+)	geringe Aussagekraft	
+	mäßige Aussagekraft	
++	hohe Aussagekraft	
+++	sehr hohe Aussagekraft	

Rückenform: Anatomische Ausformung und Haltung des Rückens (z.B. harmonisch, dysharmonisch). → Körperhaltung, → Haltungfehler.

Rückenfurche: Mediane Linie im Bereich des → Rückens, deckungsgleich mit der → Dornfortsatzreihe; beginnt anatomisch in Höhe des → Vertebra prominens und reicht kaudal bis in die → Sakralregion.

Rückenindex: Metrische Erfassung der Rückenform (nach NEUGEBAUER, 1972) mit Hilfe eines → Kyphometers durch Bestimmung der Tiefe der HWS- und der LWS-Lordose sowie der Distanz beider Meßpunkte in der Lotlinie (s. *Abb.*); der R. kann dann in einem Diagramm (*s. Tab. 103*) abgelesen werden. engl.: back index.

< 0,8 --- Flachrücken
0,8 - 1,2 --- Normalrücken
1,2 - 1,6 --- mittelschwerer → Rundrücken
> 1,6 --- starker Rundrücken.

Rückenlage: Flachlagerung auf dem Rücken, Gegenteil von → Bauchlage. engl.: supine position, dorsal position.

Rückenleiden: Allgemeiner unspezifischer Begriff für das Auftreten von Beschwerden im Bereich des Rückens. Gemäß Statistiken der Krankenkassen neben den banalen Infektionen des Nasen-Rachenraumes häufigster Grund für ambulanten Arztbesuch (20-25 % aller Behandlungsfälle); wird als Volkskrankheit Nr. 1 bezeichnet, da über 80 % aller Deutschen im Laufe ihres Lebens zumindest einmal, weiterhin über 30% sogar unter chronischen Schmerzbildern des Rückens leiden (Angaben für das Kalenderjahr 1993). Laut Mitteilung der gesetzlichen Rentenversicherung (BfA, LVA) erfolgt jeder zweite vorzeitige Rentenantrag aufgrund eines R., jedem 6. dieser Anträge wird dann auch tatsächlich entsprochen (Angaben für das Kalendenderjahr 1995). Altersabhängig werden unterschiedlich häufige *Ursachen* für R. (s. *Tab. 104*) gefunden. engl.: dorso(lumbar) pain.

Rückenparcours: Zusammenstellung spezieller Aktivitäten des täglichen Lebens (ADL) wie Autofahren, Wäscheaufhängen, Anheben von Getränkekisten u.a.m. zur standardisierten Erfassung der Wirbelsäulenfunktion und muskulären Belastbarkeit.

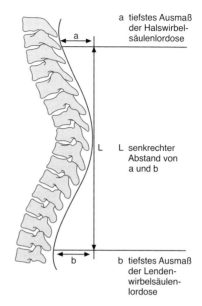

Metrische Erfassung des Rückenindex (nach NEUGEBAUER 1972).

Typische radiologische Befunde bei der Beurteilung von Röntgenaufnahmen (Verlust von Knochensubstanz; modifiziert nach NIETHARD/PFEIL, 1989).

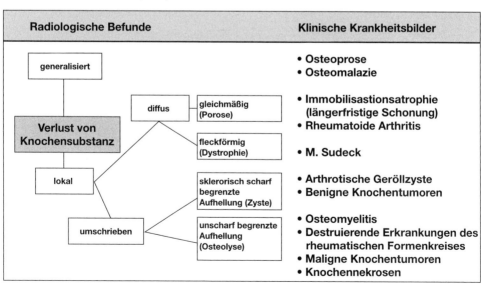

Tab. 101: Weiterführende Abbildungstechniken zur Beurteilung von Verletzungen der Hals-, Brust- und Lendenwirbelsäule

Technik	Darstellung/Nachweis von
Tomographie	Frakturen, insbesondere des Dens Lokalisation von fehlgestellten Fragmenten Behandlungsverlauf – Bruchheilung – Zustand einer Wirbelfusion
Myelographie	Verlegung oder Kompression des Durasacks Verlagerung oder Kompression des Rückenmarkes Anomalien – Spinale Nervenwurzelscheiden – Subarachnoidalraum Bandscheibenvorfall
Diskographie	Limbus vertebrae Schmorl-Knötchen Bandscheibenvorfall
Computertomographie (allein oder kombiniert mit Myelographie und/oder Diskographie)	Anomalien – Recessus laterales und Foramina intervertebralia – Rückenmark Komplexe Wirbelfrakturen Lokalisation von in den Spinalkanal verlagerten Fragmenten Spondylolyse Bandscheibenvorfall Paraspinale Weichteilverletzung (z. B. Hämatom) Behandlungsverlauf – Frakturheilung – Zustand einer Spondylodese/Wirbelfusion
Skelettszintigraphie	Subtile oder stumme Frakturen Unterscheidung zwischen frischer und alter Fraktur Frakturheilung
Magnetresonanztomographie	Wie Kombination von Myelographie und Computertomographie.

Rückenmark: Abkürzung: RM; *lat.*: → medulla spinalis; Myelon. engl.: spinal cord. **akutes R.:** Akuter Rückenmarksprozeß, meist mit rasch progredienten neurologischen Ausfallserscheinungen, die eine zügige operative Intervention erforderlich machen. engl.: acute spinal (cord) syndrome.
Rückenmark(s)anästhesie: Syn.: → Spinalanästhesie. engl.: spinal anesthesia.
Rückenmark(s)bahn: Syn.: → Tractus spinalis. engl.: spinal tract.
Rückenmarksblase: Syn.: Reflexblase. Funktionelle → Blasenautonomie bzw. → Blasenautomatie als später Folgezustand einer → Querschnittslähmung des Rückenmarkes. engl.: reflex bladder.
Rückenmark(s)blutung: Syn.: → Hämatomyelie. engl.: hematomyelia.
Rückenmark(s)entzündung: Syn.: → Myelitis. engl.: myelitis.

Rückenmark(s)erschütterung: Syn.: Rückenmark(s)kontusion, → Contusio spinalis (*lat.*). engl.: spinal (cord) contusion.
Rückenmark(s)freilegung: Operative Freilegung des Rückenmarkskanales durch eine → Laminektomie, z.B. im Falle einer massiver Kompression im Zuge einer traumatischen Läsion oder eines intraspinalen Tumors. → Vertebrotomie. engl.: laminectomy.
Rückenmark(s)häute: Syn.: spinale → Meningen; beinhalten anatomisch die → Dura mater spinalis sowie die → Pia mater spinalis und die → Arachnoidea (→ Leptomeninx). engl.: meninges.
Rückenmark(s)kompression: Akute oder chronische Quetschung oder Pressung des Rückenmarkes infolge Verlegung des → Rückenmarkskanales, z.B. durch einen → Massenvorfall einer rupturierten Bandscheibe, einen → Tumor, eine intraspinale Blutung (→ Hämato-

Typische radiologische Befunde bei der Beurteilung von Röntgenaufnahmen (überschießende Knochenneubildung; modifiziert nach NIETHARD/PFEIL, 1989).

Radiologische Befunde	Klinische Krankheitsbilder
generalisiert	• Osteoprose • Generalisierte Erkrankungen
überschießende Knochenneubildung — diffus (Hypertrophie) — grobsträhnige Zeichnung	• M. Paget
diffus (Hypertrophie) — Spongiosaverdichtung (Sklerose)	• Degenerative Erkrankungen • Knochennekrosen • Mechanische Überlastung
lokal / umschrieben — randständige Gelenkflächenausziehungen (Osteophyten/Spondylophyten)	• Degenerative Gelenk- und Wirbelsäulenerkrankungen
umschrieben — Knochengrenzen überschreitend	• Benigne und maligne Knochentumoren • Kallusbildung bei Frakturheilung
Kalkdichte Verschattungen des Gelenkbinnenraumes	• Freie Gelenkkörperbildung (Osteochondrosis dissecans)
extraartikuläre Lokalisation kalkdichter Verschattungen	• Paraartikuläre Ossifikationen • Myositis ossificans

myelie) oder knöcherne Anteile eines frakturierten Wirbelkörpers; geht meist mit einer → segmentalen sensiblen und/oder motorischen Ausfallssymptomatik, in schweren Fällen auch mit einer → Querschnittsymptomatik einher. engl.: spinal cord compression, compression myelitis.

Rückenmark(s)kontusion: Syn.: Rückenmark(s)erschütterung, → Contusio spinalis (lat.). engl.: spinal (cord) contusion.

Rückenmark(s)nerven: Syn.: → Nervi spinales. engl.: spinal nerves.

Rückenmark(s)schwindsucht: Syn.: für → Tabes dorsalis.

Rückenmarkssegment: Fiktive horizontalscheibenförmige Unterabschnitte (8 zervikale, 12 thorakale, 5 lumbale, 5 sakrale und ein cokzygealer Teil) des Rückenmarkes, die über Fasern gemischter peripherer Nerven für die motorische, sensible und vegetative Versorgung der entwicklungsgeschichtlich zugehörigen meso- und ektodermalen Segmente des Körpers zuständig sind. engl.: spinal (cord) segments.

Rückenmark(s)tumor: Einteilung nach der Lokalisation in: intramedulläre R. wie das → Asterozytom, → Gliom, spinales → Angiom; extramedulläre intradurale R. wie das → Meningeom und → Neurinom (sog. Sanduhrgeschwulst); extramedulläre extradurale R., hier in erster Linie → Metastasen anderer Primärtumoren (insbesondere Bronchialkarzinom, Mammakarzinom, Prostatakarzinom, Schilddrüsenkarzinom). Klinische Syymptomatik: Rückenschmerzen, evtl. → Wurzelkompressionssyndrome, dissoziierte Empfindungsstörung, → Brown/Séquart-Syndrom, → Querschnittsymptomatik, → Kaudasymptomatik. engl.: tumor of the spinal cord, spinal cord tumor.

Rückenmark(s)wurzeln: Syn.: → Spinalnervenwurzeln. engl.: spinal roots.

Rückenmark(s)wurzeln

Tab. 102: Spezielle Indikationen für Röntgenfunktionsaufnahmen der Wirbelsäule

- **Halswirbelsäule in Ante- und Retroflexion (seitlicher Strahlengang):** Darstellung einer möglichen Bandscheibenverletzung oder Kapselruptur eines Wirbelbogengelenkes (posttraumatische Störung); Dokumentation einer ventralen Atlasdislokation (Instabilität im Rahmen einer Erkrankung des rheumatischen Formenkreises, aber auch posttraumatische Genese); Nachweis segmentaler Blockierungen (Arlen-Technik).
- **Halswirbelsäule in Seitneigung und Rotation (a.p.-Strahlengang):** Nachweis segmentaler Blockierungen; Dokumenation einer transversalen Instabilität, v.a. im Bereich der Kopfgelenke (posttraumatische bzw. rheumatische Genese).
- **Lendenwirbelsäule in Ante- und Retroflexion (seitlicher Strahlengang):** Beurteilung posttraumatischer Instabilitäten; Erfassung eines mobilen Wirbelgleitens (Spondylolisthese); Nachweis einer segmentalen Blockierung.
- **Lendenwirbelsäule in Rechts- und Linksseitneigung (a.p.-Strahlengang; sog. Bending-Aufnahmen):** Erfassung von Bewegungssperren (z.B. einer möglichen Ausgleichbarkeit skoliotischer Fehlkrümmungen).

Tab. 103: Bestimmung des Rückenindex (nach NEUGEBAUER 1972)

a+b ↑																															
20	4,5	4,4	4,2	4,1	4,0	3,9	3,8	3,7	3,6	3,5	3,4	3,3	3,2	3,1	3,0	3,0	2,9	2,9	2,8	2,8	2,7	2,6	2,6	2,5	2,5	2,4	2,4	2,3	2,3	2,2	2,2
19	4,3	4,2	4,1	4,0	3,9	3,7	3,7	3,5	3,4	3,3	3,3	3,2	3,1	3,0	2,9	2,9	2,8	2,8	2,7	2,6	2,6	2,5	2,4	2,4	2,3	2,3	2,3	2,2	2,2	2,1	2,1
18	4,2	4,1	4,0	3,8	3,7	3,6	3,5	3,4	3,3	3,2	3,1	3,0	3,0	2,9	2,8	2,8	2,7	2,6	2,5	2,5	2,4	2,4	2,3	2,3	2,2	2,2	2,2	2,1	2,1	2,0	2,0
17	4,1	3,9	3,8	3,7	3,5	3,4	3,3	3,2	3,1	3,1	3,0	2,9	2,8	2,7	2,7	2,6	2,5	2,5	2,4	2,4	2,3	2,3	2,2	2,2	2,1	2,1	2,0	2,0	2,0	1,9	1,9
16	3,9	3,7	3,6	3,5	3,4	3,3	3,2	3,1	3,0	2,9	2,8	2,7	2,7	2,6	2,5	2,5	2,4	2,4	2,3	2,2	2,2	2,1	2,1	2,1	2,0	2,0	2,0	1,9	1,9	1,8	1,8
15	3,7	3,6	3,5	3,3	3,2	3,1	3,0	2,9	2,8	2,8	2,7	2,6	2,5	2,4	2,3	2,3	2,2	2,2	2,1	2,1	2,0	2,0	2,0	1,9	1,9	1,8	1,8	1,7	1,7	1,7	1,7
14	3,5	3,4	3,3	3,1	3,0	3,0	2,9	2,8	2,7	2,6	2,5	2,4	2,4	2,3	2,2	2,2	2,1	2,1	2,0	1,0	1,9	1,9	1,9	1,8	1,8	1,7	1,7	1,7	1,6	1,6	1,6
13	3,3	3,2	3,1	3,0	2,9	2,8	2,7	2,6	2,5	2,4	2,4	2,3	2,2	2,2	2,1	2,0	2,0	1,9	1,9	1,9	1,8	1,8	1,7	1,7	1,6	1,6	1,6	1,5	1,5	1,5	1,5
12	3,1	3,0	2,9	2,8	2,7	2,6	2,5	2,4	2,3	2,2	2,1	2,1	2,0	2,0	1,9	1,9	1,8	1,8	1,7	1,7	1,6	1,6	1,6	1,5	1,5	1,4	1,4	1,4	1,4	1,4	1,4
11	2,9	2,8	2,7	2,6	2,5	2,4	2,3	2,2	2,2	2,1	2,0	2,0	1,9	1,9	1,8	1,8	1,7	1,7	1,6	1,6	1,5	1,5	1,5	1,4	1,4	1,4	1,4	1,3	1,3	1,3	1,3
10	2,7	2,6	2,5	2,4	2,3	2,2	2,1	2,0	2,0	1,9	1,9	1,8	1,7	1,7	1,6	1,6	1,6	1,5	1,5	1,4	1,4	1,4	1,3	1,3	1,3	1,3	1,2	1,2	1,2	1,2	1,1
9	2,4	2,3	2,2	2,2	2,1	2,0	2,0	1,9	1,8	1,7	1,7	1,6	1,6	1,5	1,5	1,5	1,4	1,4	1,3	1,3	1,3	1,3	1,2	1,2	1,2	1,1	1,1	1,1	1,1	1,1	1,0
8	2,2	2,1	2,0	2,0	1,9	1,8	1,7	1,7	1,6	1,6	1,5	1,5	1,4	1,4	1,3	1,3	1,3	1,2	1,2	1,2	1,1	1,1	1,1	1,1	1,0	1,0	1,0	1,0	1,0	0,9	0,9
7	1,9	1,9	1,8	1,7	1,6	1,6	1,5	15	1,4	1,4	1,3	1,3	1,2	1,2	1,2	1,1	1,1	1,1	1,1	1,0	1,0	1,0	1,0	0,9	0,9	0,9	0,9	0,9	0,8	0,8	0,8
6	1,7	1,6	1,5	1,5	1,4	1,4	1,3	1,3	1,2	1,2	1,1	1,1	1,1	1,0	1,0	1,0	1,0	0,9	0,9	0,9	0,8	0,8	0,8	0,8	0,8	0,8	0,7	0,7	0,7	0,7	0,7
5	1,4	1,3	1,3	1,2	1,2	1,1	1,1	1,1	1,0	1,0	0,9	0,9	0,8	0,8	0,8	0,8	0,7	0,7	0,7	0,7	0,7	0,7	0,6	0,6	0,6	0,6	0,6	0,6	0,6	0,6	0,6
4	1,1	1,1	1,0	1,0	1,0	0,9	0,9	0,9	0,8	0,8	0,8	0,7	0,7	0,7	0,7	0,7	0,6	0,6	0,6	0,6	0,6	0,6	0,6	0,5	0,5	0,5	0,5	0,5	0,5	0,5	0,5
3	0,9	0,8	0,8	0,8	0,7	0,7	0,7	0,6	0,6	0,6	0,6	0,6	0,5	0,5	0,5	0,5	0,5	0,5	0,4	0,4	0,4	0,4	0,4	0,4	0,4	0,4	0,4	0,4	0,4	0,4	0,4
2	0,7	0,6	0,5	0,5	0,5	0,5	0,4	0,4	0,4	0,4	0,4	0,4	0,4	0,3	0,3	0,3	0,3	0,3	0,3	0,3	0,3	0,3	0,3	0,3	0,3	0,3	0,3	0,3	0,3	0,2	0,2
1	0,3	0,3	0,3	0,3	0,2	0,2	0,2	0,2	0,2	0,2	0,2	0,2	0,2	0,2	0,2	0,2	0,2	0,2	0,2	0,2	0,1	0,1	0,1	0,1	0,1	0,1	0,1	0,1	0,1	0,1	0,1
	20	21	22	23	24	25	26	27	28	29	30	31	32	33	34	35	36	37	38	39	40	41	42	43	44	45	46	47	48	49	50

Länge „L"

Tab. 104: Altersabhängiges Auftreten verschiedener Rückenleiden

Lebensalter	Krankheitsbild des Rückens
1. Lebensdekade	muskulärer Schiefhals, Säuglingsskoliose, Klippel-Feil-Syndrom
2. Lebensdekade	M. Scheuermann, Adoleszentenskoliose
2.-4. Lebensdekade	Spondylitis ankylosans
3.-5. Lebensdekade	bandscheibenbedingte (sog. diskogene) Krankheitsbilder
5.-7. Lebensdekade	arthroligamentär bedingte Krankheitsbilder
6.-8. Lebensdekade	Osteoporose
7.-8. Lebensdekade	spinale Stenose.

Rückenmark(s)wurzeln

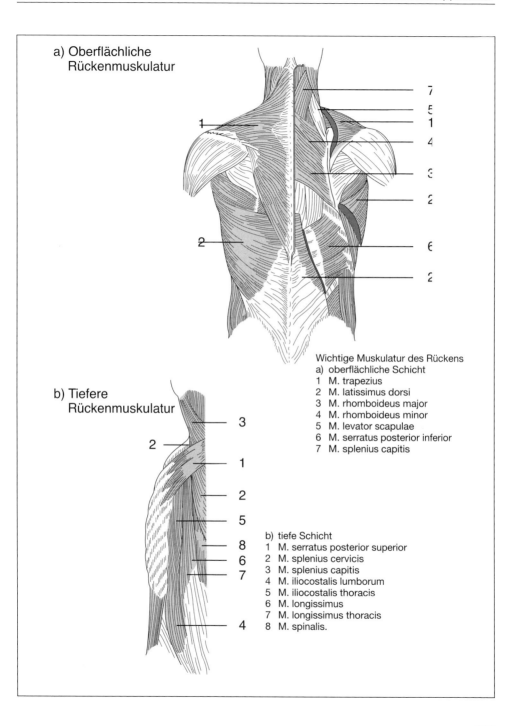

Rückenmuskulatur

Rückenmuskulatur: Anatomisch im Rückenbereich lokalisierte Muskelgruppen, gebildet aus den streng monosegmental innervierten → autochthonen „primären" (genuine R. mit medial kurzen und lateral langen Elementen) und den „sekundären" Anteilen. Zu letzteren gehören die → Mm. trapezius, latissimus dorsi, rhomboideus major et minor, levator scapulae, serratus posterior superior et inferior, intertransversarii laterales lumborum und transversus nuchae (s. *Abb. S. 389*) (s. *Tab. 105, 106, 107, 108*). engl.: dorsal musculature.

Tab. 105: Oberflächliche und tiefe Schicht der Rückenmuskulatur (sog. platte spinocostale Muskulatur mit anteiliger Wirkung auch auf den Schultergürtel)

M. trapezius - Kappenmuskel, Kapuzenmuskel
U.: Protuberantia occipitalis externa, Septum nuchae, HWK-Dornfortsätze, BWK-Dornfortsätze I-XI (XII)
A.: akromiales Drittel der Klavikula, Akromion, Spina scapulae
N.: N. accessorius, ventrale Äste des Plexus cervicalis
F.: Heben, Senken, Medianwärtsziehen und Drehen der Skapula, Kopfdrehung zur Gegenseite
M. latissimus dorsi
U.: BWK-Dornfortsätze VII-XII, LWK Dornfortsätze I-V, Facies dorsalis des os sacrum, Labium externum cristae iliacae, 10.-12. Rippe (unter dem Schulterblattwinkel)
A.: Christa tuberculi minoris humeri
N.: N. thoracodorsalis (aus dem Plexus brachialis)
F.: Abwärtsziehen des senkrecht erhobenen Armes, Adduktion des hängenden Armes, Innenrotation des Armes
M. rhomboideus major
U.: BWK-Dornfortsätze I-IV
A.: Margo medialis scapulae kaudal der Spina scapulae
N.: N. dorsalis scapulae (aus dem Plexus brachialis)
F.: Heben und Dorsalziehen des Schultergürtels, Rückführen der Klavikula, Rückschwenken des unteren Schulterblattwinkels, Fixation der Skapula am Rumpf
M. rhomboideus minor
U.: HWK-Dornfortsätze VI und VII, Ligamentum nuchae
A.: Margo medialis scapulae kranial der Spina scapulae
N.: N. dorsalis scapulae (aus dem Plexus brachialis)
F.: Heben und Dorsalziehen des Schultergürtels, Rückführen der Klavikula, Rückschwenken des unteren Schulterblattwinkels, Fixation der Skapula am Rumpf
M. levator scapulae
U.: Tubercula posteriora der HWK-Querfortsätze I-IV
A.: oberer Schulterblattwinkel und Anteile des medialen Schulterblattrandes
N.: N. dorsalis scapulae und Plexus cervicalis
F.: Heben und geringes Vorwärtsziehen der Skapula
M. serratus posterior superior
U.: HWK-Dornfortsatz VI und VII, BWK-Dornfortsatz I und II

Rückenmuskulatur

A.:	2. (3.) - 5. Rippe lateral der Anguli
N.:	Ventraläste aus C6-C8, Interkostalnerven 1-2
F.:	Heben des Brustkorbes (Inspiration)

M. serratus posterior inferior

U.:	BWK-Dornfortsatz XI und XII, LWK-Dornfortsatz I und II, Fascia thoracolumbalis
A.:	Unterränder der Rippen 9-12
N.:	Interkostalnerven (9)10-12, Ventraläste aus L1 und L2
F.:	Seit- und Rückziehen der 4 untersten Rippen (Inspiration) gegen den Einwärtszug des Diaphragmas.

Tab. 106: Autochthone Rückenmuskulatur

1. Transversospinales System	
M. semispinalis capitis	
U.:	3. HWK- bis 5. (6.) BWK-Querfortsatz (lateraler Abschnitt), Dornfortsätze der unteren HWK und oberen BWK (medialer schwächerer Abschnitt)
A.:	zwischen Linea nuchae superior und inferior
N.:	Rami dorsales der Nn. cervicales
F.:	Extension des Kopfes und der HWS, bei einseitiger Innervation Drehung des Kopfes zur kontralateralen Seite
M. semispinalis cervicis	
U.:	7. HWK-Querfortsatz
M. semispinalis thoracis	
U.:	1.-12. BWK-Querfortsatz
A.:	zusammen mit dem M. semispinalis cervicis zum 4.-7 HWK- und 1.-4. BWK-Dornforsatz
N.:	Rami dorsales der Nn. thoracici
F.:	Extension des Kopfes und der HWS, bei einseitiger Innervation Drehung des Kopfes zur kontralateralen Seite
M. multifidus	
U.:	Facies dorsalis des Os sacrum, Christa iliaca, Proc. mamillares der LWK-Querfortsätze der BWK, Gelenkfortsätze des 4.-7. HWK
A.:	HWK-, BWK- und LWK-Dornfortsätze
N.:	Rami dorsales der Nn. cervicales, thoracici et lumbales
F.:	Dorsalextension der HWS, BWS, und LWS; Seitwärtsneigung der Gesamtwirbelsäule
Mm. rotatores cervicis (breves et longi)	
U.:	HWK-Querfortsätze
A.:	Außenfläche der Bogenbasis des nächst höher gelegenen HWK (breves überspringen keinen, longi überspringen einen Dornfortsatz)
N.:	Rami dorsales der Nn. cervicales
F.:	Dorsalextension des Kopfes und der HWS, bei einseitiger Innervation Drehung des Kopfes und der HWS

Rückenmuskulatur

Mm. rotatores thoracis
U.: BWK-Querfortsätze
A.: Außenfläche der Bogenbasis des nächst höher gelegenen BWK
N.: Rami dorsales der nn. thoracici
F.: Dorsalextension der BWS, bei einseitiger Innervation Drehung der BWS
Mm. rotatores lumborum
U.: LWK-Querfortsätze
A.: Außenfläche der Bogenbasis des nächst höher gelegenen LWK
N.: Rami dorsales der Nn.lumborum
F.: Dorsalextension der LWS, bei einseitiger Innervation Drehung der LWS

2. Interspinales System
Mm. interspinales cervicis
U.: oberer Dornfortsatz der HWS
A.: unterer Dornfortsatz der HWS (jeweils ein Segment überbrückend)
N.: Rami dorsales der Nn. cervicales
F.: Reklination des Kopfes und der HWS (beids.), Seitneigung des Kopfes und der HWS (eins.)
Mm. interspinales thoracis
U.: oberer Dornfortsatz der BWS
A.: unterer Dornfortsatz der BWS (jeweils ein Segment überbrückend)
N.: Rami dorsales der Nn. thoracici
F.: Reklination der BWS, Seitwärtsneigung der BWS
Mm. interspinales lumborum
U.: oberer Dornfortsatz der LWK
A.: unterer Dornfortsatz der LWK (jeweils ein Segment überbrückend)
N.: Rami dorsales der Nn. lumbales
F.: Reklination der LWS, Seitwärtsneigung der LWS
M. spinalis capitis
U.: untere HWK-Dorfortsätze, obere BWK-Dornfortsätze
A.: zwischen der Linea nuchae superior und inferior
N.: Rami dorsales der Nn. cervicales
F.: Reklination des Kopfes und der HWS (beids.), Seitneigung des Kopfes und der HWS (eins.)
M. spinalis cervicis (inkonstant)
U.: 4.-7. HWK-Dornfortsatz
A.: 2.-3. HWK-Dornfortsatz
N.: Rami dorsales der Nn. cervicales
F.: Reklination des Kopfes und der HWS (beids.), Seitneigung des Kopfes und der HWS (eins.)

M. spinalis thoracis	
U.:	11.und 12. BWK
A.:	3.-9. BWK-Dornfortsatz
N.:	Rami dorsales der unteren Nn. thoracici
F.:	Reklination der BWS, Seitwärtsneigung der BWS

M. rectus capitis	
	s. unter Halsmuskulatur

3. Spinotransversales System

M. splenius capitis	
U.:	3. (4.) - 7. HWK-Dornfortsatz (vermittels des Lig. nuchae); 1.- 3. BWK-Dornfortsatz
A.:	laterale Hälfte der Linea nuchae superior (bis hin zum Proc.mastoideus)
N.:	dorsale Äste des 1.- 4. (5.) Zervikalnerven
F.:	Reklination des Kopfes (bds.), Seitdrehung des Kopfes (eins.)

M. splenius cervicis	
U.:	3. (4.) - 6 BWK-Dornfortsatz
A.:	Tubercula posteriora der HWK-Querfortsätze 1-3
N.:	dorsale Äste des 1. 4. (5.) Zervikalnerven
F.:	Reklination des Kopfes und Halses; Drehung der kranialen Halswirbel und des Kopfes nach einer Seite

M. obliquus inferior	
	s. unter Halsmuskulatur

4. Intertransversales System

Mm. intertransversarii anteriores cervicis	
U.:	Tubercula anteriora benachbarter Proc. transversi der HWS
A.:	Tubercula anteriora benachbarter Proc. transversi der HWS
N.:	Rami dorsales der Nn. cervicales
F.:	Seitneigung der HWS, Drehung der HWS

Mm. intertransversarii posteriores cervicis	
U.:	Tubercula posteriora benachbarter Proc. transversi der HWS
A.:	Tubercula posteriora benachbarter Proc. transversi der HWS
N.:	Rami dorsales der Nn. cervicales
F.:	Seitneigung der HWS, Drehung der HWS

Mm. intertransversarii thoracis	
U.:	zwischen benachbarten Proc. tranversi der BWS
A.:	zwischen benachbarten Proc. tranversi der BWS

Rückenmuskulatur

N.:	Rami dorsales der Nn. thoracici
F.:	Dorsalextension der BWS, Seitwärtsneigung und Drehung der BWS

Mm. intertransversarii mediales lumborum

U.:	zwischen Proc. accessorii und Proc. mamillares zweier benachbarter Wirbel
A.:	zwischen Proc. accessorii und Proc. mamillares zweier benachbarter Wirbel
N.:	Rami dorsales der Nn. lumbales
F.:	Dorsalextension der LWS, Seitwärtsneigung und Drehung der LWS

Mm. intertransversarii laterales lumborum

U.:	zwischen benachbarten Proc. costarii der LWS
A.:	zwischen benachbarten Proc. costarii der LWS
N.:	Rami dorsales der Nn. lumbales
F.:	Dorsalextension der LWS, Seitwärtsneigung und Drehung der LWS

Mm. obliquus capitis superior

s.unter Halsmuskulatur

5. Sakrospinales System

M. iliocostalis cervicis

U.:	Anguli der 3.- 6. Rippe
A.:	Proc. transversi des 4.-6. HWK-Querfortsatzes
N.:	Rami dorsales der Nn. cervicales
F.:	Streckung, aber auch Drehung und Seitwärtsneigung der Halswirbelsäule

M. iliocostalis thoracis

U.:	7.- 12 Rippe
A.:	Anguli der 1.- 6. Rippe, Querfortsatz des 7.HWK
N.:	Rami dorsales der Nn. thoracici
F.:	Streckung, aber auch Drehung und Seitwärtsneigung der Brustwirbelsäule

M. iliocostalis lumborum

U.:	Facies dorsalis des Os sacrum, Christa iliaca, Aponeurosis lumbalis
A.:	Anguli der 5.-12. Rippe
N.:	Rami dorsales der Nn. lumbales
F.:	Streckung, aber auch Drehung und Seitwärtsneigung der Lendenwirbelsäule

M. longissimus capitis

U.:	Quer- und Gelenkfortsätze der mittleren und unteren HWK, Querfortsätze der oberen BWK
A.:	hinterer Rand des Proc. mastoideus
N.:	Rami dorsales der Nn. cervicales
F.:	Streckung des Kopfes und der HWS, Drehung und Seitneigung des Kopfes und der HWS

Rückenmuskulatur

M. longissimus cervicis (inkonstant)	
U.:	Querfortsätze der kranialen BWK
A.:	Proc. transversi der oberen und mittleren HWK
N.:	Rami dorsales der Nn. cervicales
F.:	Streckung des Kopfes und der HWS, Drehung und Seitneigung des Kopfes und der HWS
M. longissimus thoracis	
U.:	Querfortsätze der unteren BWK, Dornfortsätze der LWK, Facies dorsalis des Os sacrum
A.:	mediale Reihe: Querfortsätze aller BWK, Proc. accessorii der oberen LWK laterale Reihe: Winkel der 2.-12. Rippe, Proc. costarii der oberen LWK
N.:	Rami dorsales der Nn. thoracici
F.:	Streckung der BWS, Drehung und Seitwärtsneigung der BWS
M. longissimus lumborum	
U.:	Christa iliaca, Christa sacralis lateralis
A.:	medialer Anteil: Proc. accessorii der LWK lateraler Anteil: Proc. costarii der LWK
N.:	Rami dorsales der Nn. lumborum
F.:	Streckung der LWS, Drehung und Seitwärtsneigung der LWS
Mm. levatores costarum (breves et longi)	
U.:	BWK-Querfortsätze
A.:	direkt darunter liegende Rippe (breves) bzw. eine Rippe überspringend (longi)
N.:	Nn. subcostales
F.:	Dorsalextension bzw. Seitwärtsneigung der BWS (keine Hebung der Rippen!)

Tab. 107: Endopelvine und Beckenbodenmuskulatur

M. iliopsoas	
M. iliacus	
U.:	Fossa iliaca, Spina iliaca anterior inferior, vordere Kapsel des Hüftgelenkes
A.:	Trochanter minor femoris, Labium mediale lineae asperae
N.:	direkte Äste des Plexus lumbalis
F.:	Beugung der Hüfte gegen den Rumpf, hebt in Rückenlage das Becken, Außenrotation des Hüftgelenkes, Seitwärtsneigung der LWS
M. psoas major	
U.:	kraniale und kaudale Ränder des 12. BWK und des 1. -4. LWK, proc. costarii des 1.-5. (4.) LWK einschließlich der Bandscheiben
A.:	Trochanter minor femoris
N.:	direkte Äste des Plexus lumbalis
F.:	Beugung der Hüfte gegen den Rumpf, hebt in Rückenlage das Becken, Außenrotation des Hüftgelenkes, Seitwärtsneigung der LWS

Rückenmuskulatur

M. psoas minor (inkonstant)	
U.:	Seitenflächen des 12. BWK und des 1. LWK
A.:	Fascia iliaca, Eminentia iliopectinea
N.:	direkte Äste des Plexus lumbalis
F.:	Seitwärtsneigung der LWS
M. quadratus lumborum	
U.:	Labium internum der Christa iliaca, Lig. iliolumbale
A.:	medialer Bereich der 12. Rippe, Proc. costarii des 1.-4. LWK
N.:	N. intercostalis XII, Rami musculares des Plexus lumbalis
F.:	Kaudalzug der 12. Rippe (Exspiration), Seitwärtneigung des Brustkorbes sowie der BWS und LWS
M. coccygeus	
U.:	Spina ischiadica
A.:	Seitenfläche des unteren Kreuz- und des Steißbeines
N.:	N.pudendus
F.:	Fixation des Steißbeines
M. levator ani	
U.:	Innenfläche des oberen Schambeinastes, Fascia obturatoria
A.:	Os sacrum, Os coccygis, M. sphincter ani externus
N.:	Äste des 3. und 4. Sakralnerven
F.:	Heben des Afters, Verschluß des Beckenbodens
Mm.sacrococcygeus ventralis et dorsalis	
rudimentäre Schwanzmuskeln ventral und dorsal zwischen dem Os sacrum und dem Os coccygis.	

Tab. 108: Phasische und tonische Muskulatur des Rückens

Posturale tonische Muskulatur	Phasische Muskulatur
M. iliopsoas	
M. piriformis	
gesamte autochthone Rückenstreckmuskulatur	gerade und schräge Bauchmuskulatur
M. quadratus lumborum	
M. pectoralis major (sternaler Anteil)	Mm. rhomboideus major et minor
	M. serratus anterior
oberer Trapeziusanteil	mittlerer und unterer Trapeziusanteil
M. levator scapulae	Mm. scaleni.

Rückenmuskulatur

Tab. 109: 10 Regeln der Rückenschule (nach KRÄMER, 1994)

1. Du sollst dich bewegen!
2. Halte deinen Rücken gerade!
3. Gehe beim Bücken in die Hocke!
4. Hebe keine schweren Gegenstände!
5. Verteile Lasten und halte sie beim Tragen möglichst dicht am Körper!
6. Halte im Sitzen den Rücken gerade und stütze den Oberkörper ab!
7. Stehe nicht mit geraden Beinen!
8. Ziehe beim Liegen die Beine an!
9. Treibe regelmäßig Sport! Günstig sind: Schwimmen, Fahrradfahren, Joggen
10. Trainiere täglich deine Rückenmuskulatur!

Tab. 110: 10 Rückenschulregeln im täglichen Leben für Patienten mit chronischem Zervikalsyndrom (nach KRÄMER, 1994)

1. Beim Lesen, Handarbeiten, Fernsehen, Autofahren u.ä. öfters eine Pause einlegen
2. Abrupte Drehbewegungen des Kopfes vermeiden, besser mit dem gesamten Körper drehen
3. Zugluft vermeiden, Tragen eines Schals oder Kragens
4. Beim Liegen Bauchlage vermeiden; Verwendung eines kleinen Kopfkissens
5. Beim Laufen: Kinn runter; beim Radfahren: Lenker hoch
6. Nicht über Kopfhöhe arbeiten, möglichst Leiter oder Stuhl benutzen
7. Im Theater oder Kino möglichst hinten und nicht in den ersten Reihen sitzen
8. Beim Trinken aus einer Büchse oder Flasche möglichst Strohhalm verwenden
9. Haarewaschen unter der Dusche, nicht im Waschbecken
10. Tägliches (isometrisches) Halsmuskeltraining.

Rückenprofil: Anatomische Ausformung des Rückens in der seitlichen Ansicht mit Erfassung der physiologischen Haltung bzw. eines → Haltungsfehlers. → Rundrücken, → Hohlrundrücken, → Flachrücken. engl.: dorsal profile.

Rückenschule: Haltungs- und Verhaltenstraining zur Vorbeugung von Rückenschäden bzw. zur Vermeidung von Beschwerdebildern und einer Progression bei bereits vorhandenen degenerativen Ausbrauchserscheinungen oder auch postoperativen Zustandsbildern (s. *Tab. 109* und *110*).

Rückgrat: Syn.: Wirbelsäule; *lat.:* Columna vertebralis. engl.: spinal column, vertebral column, spine.

rugger jersey: *engl.*; im Röntgenbild unterhalb der → Wirbelkörperabschlußplatten lokalisierte bandförmige Sklerosierungsstreifen im Falle eines → Hyperparathyreoidismus.

Rüttelschmerz: Klinischer Untersuchungstest für die Brust- und Lendenwirbelsäule: Der Patient befindet sich in bequemer Bauchlagerung; der Untersucher fixiert einen → Dornfortsatz mit zwei Fingern einer Hand und führt anschließend seitliche Rüttelbewegungen durch. Hierbei auftretende eng zu lokalisierende Schmerzen deuten auf einen entzündlichen Wirbelsäulenprozeß in gleicher Höhe hin.

Rütteltest: Syn.: → Iliosakralgelenks-Mobilisationstest.

Rumpf: Syn.: Truncus (*lat.*). Hauptteil, Stamm; beschreibt als anatomischer Begriff den Thorax, die Wirbelsäule sowie Kopf und Hals des menschlichen Körpers. engl.: trunk, torso.

Rumpfapparat: Syn.: → Korsett, Stützkorsett. engl.: (supporting orthopedic) corset, brace.

Rumpforthese: Starre oder dynamische → Orthese mit Abstützung am Becken und im Rumpfbereich; dient dazu, Funktionen des Bewegungsapparates zu ersetzen, Fehlstellungen zu korrigieren, die Wirbelsäule zu stabilisieren und auch vor der Einwirkung äußerer Kräfte zu schützen; z.B. zur Abflachung der Lendenlordose (→ Flexionsorthese) und damit Druckentlastung der Bandscheiben, Ausschaltung beschwerdeauslösender Bewegungsabläufe und Unterstützung der evtl. statisch überforderten Rumpfmuskulatur u.ä; unterschieden werden je nach Konstruktion: → Bandage, → Leibbinde, → Mieder, → Korsett. engl.: trunk orthosis, trunk brace.

Rumpf(wand)muskulatur: Gesamtheit der mehrsegmental innervierten autochthonen Muskulatur des Stammes, zu der im Rückenbereich der → M. erector trunci, im ventralen Bereich die Bauchdeckenmuskulatur gehören. *In-*

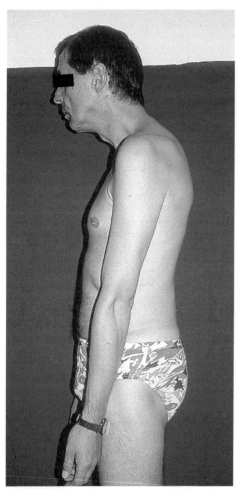

Haltungslabiler Rundrücken.

Rundrücken: Verstärkte Ausbildung der → Brustwirbelsäulenkyphose, die bis in die obere Lendenwirbelsäule reicht (→ Rückenindex >1,2); meist infolge einer muskulär bedingten → Haltungsschwäche mit dann kurzstreckiger Lendenlordose; mit schrittweise einsetzender muskulärer Kontraktur zunehmende Fixierung (→ Haltungsschaden). Nicht selten liegen aber auch knöcherne Aufbaustörungen wie eine → Scheuermannsche Erkrankung (sog. *juveniler R.* bzw. → Adoleszentenkyphose, Lehrlingsrundrücken) bzw. im höheren Lebensalter eine → Osteoporose (→ Witwenbuckel) zugrunde. engl.: humpback, juvenile kyphosis.

Rust-Krankheit: Syn.: Malum suboccipitale. Tuberkulös bedingte Destruktion im Bereich der oberen Halswirbelsäule und des Hinterhauptes im Kindes- und Jugendalter.

Rust-Syndrom: Lokale Knochendestruktion im Bereich des → Os occipitale im Kindes- und Jugendalter; klinisch einhergehend mit Nackensteife sowie Neuralgien im Bereich der Hirnnerven V und XII, evtl. auch einer Vaguslähmung. *Ursache*: entzündlich-rheumatische oder spondylitische Prozesse.

Rutschhaltetest: Klinischer Test zur Überprüfung der Flexibilität kyphotischer Fehlstellungen; der Patient wird hierbei aufgefordert, sich auf seine Knie zu hocken und sich dann anschließend mit möglichst langsam ausgestreckten Armen auf der fixierten Unterlage auszustrecken (s. *Abb.*), wobei der Untersucher das seitlich Rückenprofil beobachtet.

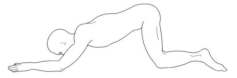

Schematische Darstellung des Rutschhaltetestes zur Überprüfung der Flexibilität kyphotischer Wirbelsäulenfehlhaltungen.

nervation über die → Rami dorsales bzw. ventrales der → Spinalnerven. engl.: musculature of trunk.

S

s: Abkürzung für → sakral.
S: Abkürzung für die miteinander verschmolzenen 5 → Sakralwirbel (S 1, S 2, S 3 usw.) bzw. für die 5 sakralen → Rückenmarkssegmente (S1, S2, S3 usw.).
Sa.: Abkürzung für Sarkom. engl: sarcoma..
Sabin, A.B.: geb. 1906; US-amerikanischer Virologe.
Sabin-Feldman-Test: Serologischer Farbtest zur Diagnostik der → Toxoplasmose (Anfärbung des *Zytoplasmas* der Toxoplasmen mit alkalischem Methylenblau). engl.: Sabin vaccine; live oral poliovirus vaccine.
Sabin-Impfung: Schluckimpfung gegen → Poliomyelitis mit lebenden, jedoch abgeschwächten Virusstämmen. engl.: Sabin's vaccination.
sacralis: *lat.;* → sakral. engl.: sacral.
sacrococcygealis, sacrococcygeus, sacrococcygicus: *lat.;* → sakrokokzygeal.
sacroiliacus: *lat.;* → sakroiliakal.
Sacroiliitis: *lat.;* Syn.: → Iliosakralarthritis, Sakroiliitis. S. circumscripta: *lat.;* entzündliche Erkrankung unbekannter Ätiologie mit zyklisch oder polyzyklisch begrenzter Verdichtungszone beiderseits im Röntgenbild des sakroiliakalen Gelenkspaltes mit erosiven Konturen und evt. kleinen Dissektionen. S. tuberculosa: *lat.;* tuberkulöse Mitbeteiligung des → Iliosakralgelenkes mit typischen klinischen Entzündungssymptomen frühestens 6 Monate nach hämatogener Streuung. Im *Röntgenbild* meist krümelige oder pastenartig ausgebreitete Kalkschatten innerhalb der befallenen Gelenkareale oder in den Beckenweichteilen. S. urica: *lat.;* seltener entzündlicher Befall der Kreuzdarmbeinfuge im Rahmen einer ' Gicht.
sacrolumbalis: *lat.;* → sakrolumbal. Syn.: lumbosakral. engl.: sacrolumbar.
sacrospinalis: *lat.;* → sakrospinal. engl.: sacrospinal.
Sacrum: *lat.;* → Os sacrum. engl.: sacrum. **S. acutum:** Syn.: Spitzsakrum. Haltungsstörung des → Os sacrum. Im Verhältnis zum 5. Lumbalwirbel übermäßig nach dorsal gekippt stehendes Kreuzbein mit resultierender nahezu rechtwinkliger Stellung zur unteren Lendenwirbelsäule und abgeflachtem → Lumbosakral-winkel. **S. arcuatum:** Syn.: → Bogensakrum. Formstörung des Kreuzbeines. Entweder die oberen beiden Drittel des → Os sacrum stehen in nahezu horizontal-gerader Richtung mit anschließendem relativ scharfem Abwärtsknick des distalen Drittel oder es besteht eine harmonische, wenngleich insgesamt übersteigerte dorsalkonvexe Wölbung mit nur wenig verkleinertem Winkel an der unteren LWS (→ Angulus sacrolumbalis) bei gleichzeitig tiefsitzender → Lendenlordose (s. *Abb.*).

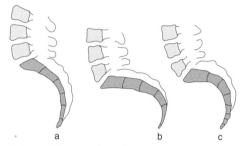

Sakrumstellungen mit resultierender Veränderung des Kreuzbeinbasiswinkels:
a) Physiologische Stellung
b) Sacrum acutum (Haltungsstörung)
c) Sacrum arcuatum (Formstörung).

Sägeblattzeichnung: Typischer Röntgenbefund des → Iliosakralgelenkes im Falle einer → Spondylitis ankylosans im Sinne einseitiger, z.B. nur am Os ilium auftretender hintereinandergereihter Erosionen. → Briefmarkenzähnelung.
Säuglingsskoliose: Wirbelsäulenfehlkrümmung in der → Frontalebene, die innerhalb des 1. Lebensjahres auftritt und sich in 80-90 % der Fälle wieder spontan weitgehend zurückbildet (resolving curve); im Gegensatz zu seitlichen Wirbelsäulenverbiegungen in späteren Lebensabschnitten in den allermeisten Fällen großbogig ohne Gegenkrümmung (C-förmig). Behandlung durch Lagerung und Krankengymnastik. → Skoliose. engl.: infantile scoliosis.
Säulen-Einteilung: Schematische Einteilung der Brust- und Lendenwirbelsäule zur Klassifikation akuter traumatischer knöcherner Verletzungen. HOLDSWORTH (1963) unterscheidet in seiner *2-Säulen-Einteilung* einen vorderen knö-

sagittal

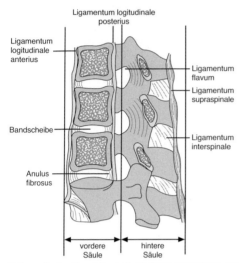

Schematische Darstellung der 2-Säuleneinteilung der Wirbelsäule nach HOLDSWORTH (1963).

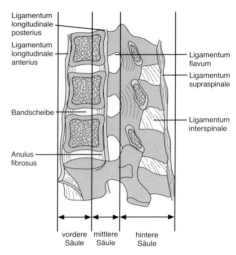

Schematische Darstellung der 3-Säuleneinteilung der Wirbelsäule nach DENIS (1982, 1983).

chernen und einen hinteren ligamentären Komplex (s. *Abb.*). Das modernere Schema nach DENIS *(1982, 1983)* differenziert in seiner *3-Säulen-Einteilung* einen vorderen Anteil mit den beiden ventralen Dritteln des → Anulus fibrosus und des Wirbelkörpers sowie dem vorderen Längsband, einen mittleren Anteil mit dem hinteren Drittel des Wirbelkörpers, dem Anulus fibrosus und dem hinteren Längsband sowie schließlich den hinteren Anteil, der aus dem posterioren Bänderkomplex besteht (s. *Abb.*). Im allgemeinen sind 1-Säulenbrüche stabil, 3-Säulenbrüche instabil; 2-Säulen-Frakturen können, je nach Schwere der Verletzung stabil oder instabil sein.

sagittal: *lat.* für pfeilartig, in pfeilartiger Richtung (von ventral nach dorsal oder umgekehrt). engl.: sagittal.

Sagittaldurchmesser: Durchmesser in der sagittalen Ebene; gemeint ist hier v.a. die lichte Weite des → Spinalkanals als röntgenologisches oder computertomographisches Kriterium einer → Spinalkanalstenose. engl.: sagittal diameter.

Sagittalebene: Syn.: Medianebene, Mediansagittalebene. Jede Raumebene des Körpers, die zur Mittellinie parallel verläuft (von dorsal nach ventral bzw. umgekehrt); steht senkrecht auf der → Frontalebene, teilt als mediane Sagittale den menschlichen Körper in zwei spiegelbildliche Hälften. engl.: sagittal plane, median plane.

Sagittallinie: Gedachte virtuelle Linie in einer → Sagittalebene des Körpers. engl.: sagittal line.

Sagittalspalte: Seltene angeborene → Wirbelkörpermißbildung mit Spaltbildung in der Medianlinie aufgrund des ausgebliebenen Verschmelzens der beiden Wirbelkörperhälften; es resultiert ein → Schmetterlingswirbel; häufig mit einer → Spina bifida kombiniert.

sakral: *lat.;* zum Kreuzbein gehörend; Abkürzung: s. engl.: sacral.

Sakralanästhesie: 1.) Syn.: → Sattelblock(anästhesie), Reithosenanästhesie, Kaudalanästehesie. **2.)** Unempfindlichkeit im sensiblen Ausbreitungsgebiet der Sakralnerven. engl.: saddleblock anesthesia.

Sakraldekubitus: Auftreten eines → Dekubitus im Sakralbereich. *Vorkommen* v.a. bei → Querschnittssymptomatik mit beeinträchtigter Sensorik. engl.: sacral decubitus.

Sakraldermoid: Im Bereich des Kreuz- und Steißbeines lokalisiertes Dermoid. → Pilonidalsinus. engl.: sacral dermoid.

Sakraldreieck: Syn.: → Trigonum sacrale *(lat.)*.

Sakraldreieck

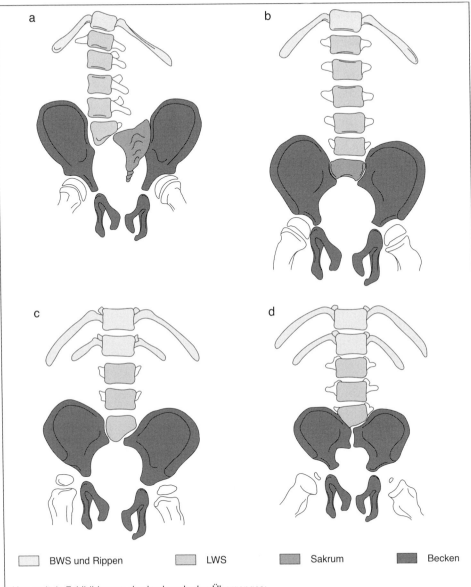

| | BWS und Rippen | | LWS | | Sakrum | | Becken |

Kongenitale Fehlbildungen des lumbosakralen Überganges:
a) Sakrumdysplasie mit Fehlstellung des lumbosakralen Überganges (häufig mit Myelomeningozele kombiniert)
b) völlige Sakrumaplasie (häufigste Form)
c) Aplasie der untersten Lendenwirbel und des Sakrums
d) Aplasie der untersten Lendenwirbel und des Sakrums mit Synostose der beiden Darmbeinflügel.

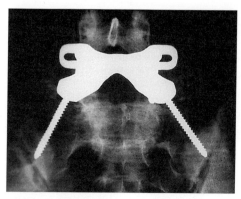

Röntgenbild der LWS im a.p.-Strahlengang nach Spondylodese L5-S1 mit Sakralplatte vom Schmetterlingstyp.

Sakralgie: Unspezifischer Sammelbegriff für ein Schmerzbild im Bereich der Kreuzbeingegend. Mögliche *Ursachen*: lumbosakrale → Übergangsstörungen, Affektionen der → Iliosakralgelenke (Entzündungen, Funktionsstörungen), Kompression der → Nn. clunium recurrentes in den → Foramina sacralia u.a.m. engl.: sacralgia.

Sakralinklination: Syn.: → Sakrumneigung. engl.: sacral inclination.

Sakralisation: Lumbosakrale Übergangsstörung (→ Assimilationsstörung) mit kompletter (d.h. *symmetrischer*) oder inkompletter (d.h. *asymmetrischer*) Einbindung des 5. Lendenwirbels in das Sakrum (es existieren nur 4 freie Lumbalwirbel). Bei symmetrischer Ausbildung meist klinisch stumm, bei asymmetrischer Störung nicht selten → skoliotische Verkrümmung; gleichzeitig ist in diesen Fällen das → Foramen intervertebrale zu einem Kanal umgeformt, der im Verhältnis zur Dicke des austretenden Nerven oft auffallend eng ist und daher zu einer radikulären Irritation von L5 Anlaß geben kann. engl.: sacralisation.

Sakralmark: Segmental dem Kreuzbein (→ Os sacrum) zugeordneter Teil des Rückenmarkes (pars sacralis). Die hier anatomisch situierten sakralen und oberen kokzygealen Abschnitte des parasympathischen Nervensystemes garantieren als sog. sakralautonomes Nervensystem auch bei einer höher gelegenen → Querschnittsläsion über die → Nn. pelvici und den → N. hypogastricus inferior die Autonomie der Beckenorgane. engl.: sacral region of the spinal cord.

Sakralplatte: Schmetterlingsförmige Osteosyntheseplatte zur dorsalen Stabilisierung des lumbosakralen Überganges (s. *Abb.*). engl.: sacral plate. S. nach Schöllner: Syn.: → Schöllner-Platte. engl.: (Schöllner's) sacral plate.

Sakralregion: *lat.:* → regio sacralis. Anatomische Körperregion, die sich kaudal an den → Rücken anschließt; kraniale Begrenzung durch die beiden → Cristae iliacae posteriores, kaudal durch die Steißbeinspitze. engl.: sacral region.

Sakralstab (nach Zielke): Dorsale Instrumentation des lumbosakralen Überganges mit der

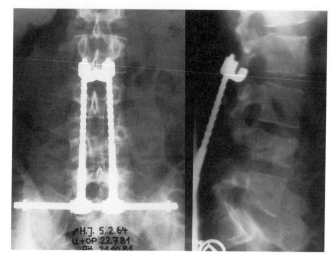

Distraktionsspondylo-dese der LWS bei traumatischer Wirbelfraktur L4 mit Sakralstab-Abstützung

Möglichkeit der Distraktion und Reposition (*s. Abb.*) mit anschließender posterolateraler interkorporaler → Spondylodese im Falle einer → Spondylolithesis L5/S1. engl.: (Zielke's) sacral rod.

Sakralteratom: Embryonaler Tumor (Teratom) im Sakralbereich. engl.: sacral teratoma.

Sakraltumor: Gut- oder bösartige Geschwulst des Kreuzbeines. → Wirbelsäulentumor. engl.: sacral tumor.

Sakralwinkel (zur Horizontalen): Syn.: → Sakrumneigung, Sakralinklination. engl.: sacral inclination.

Sakrodynie: Syn.: → Sakralgie. Schmerzlokalisation im Bereich des Kreuzbeines. engl.: sacralgia.

Sakroiliakagelenk: → Iliosakralgelenk. engl.: sacroiliac joint. *akzessorisches S.:* Spielart der Norm mit atypischer Ausbildung des → Sulcus paraglenoidalis (Ansatz der fibrösen vorderen Gelenkkapsel) nur am Os ilium und nicht ebenfalls am Os sacrum.

sakroiliakal: *lat.;* zum Kreuzbein und Darmbein gehörend. engl.: sacroiliacal.

Sakroiliakalankylose: Sekundäre spontane Versteifung der Kreuzdarmbeinfuge, meist als Spätfolge einer → Spondylitis ankylosans.

Sakroiliakalarthrose: Degenerativer Aufbrauch des → Iliosakralgelenkes. *Typische Röntgenbefunde:* Gelenkspaltverschmälerung, bandförmige Verdichtungen der subchondralen Spongiosa, Geröllsysten, marginale Osteophyten in Verlängerung der Gelenkflächen (spitze Randzacken im kaudalen Gelenkbereich).

Sakroiliitis: Syn.: → Iliosakralarthritis, → Sacroiliitis.

sakrokokzygeal: Zum Kreuzbein und Steißbein gehörend. engl.: sacrococcygeal.

Sakrokoxalgie: Schmerzlokalisation im Bereich des Kreuzbeines und der Hüfte (z.B. bei einer tuberkulösen Affektion der → Iliosakralgelenke). engl.: sacro-coxalgia, sacro-coccygodynia.

Sakrolisthese: Röntgenologisch faßbare Fehlstellung des → Iliosakragelenkes, bei der das → Os sacrum durch das Gewicht des Rumpfes in das Becken hineingedrückt wird mit Stufenbildung zwischen Darm- und Kreuzbein in Höhe der Linea arcuata. *Mögliche Ursachen:* kapsuläre Überlastungsschäden an der Iliosakralfuge, traumatische Zerreißungen oder bakteriell-bedingte entzündliche Destruktionen der iliosakralen Weichteile. engl.: sacrolisthesis.

sakrolumbal: *lat.;* zum Kreuzbein und der Lende(nwirbelsäule) gehörend. engl.: sacrolumbar.

sakrospinal: *lat.;* zum Kreuzbein und zur Wirbelsäule gehörend. engl.: sacrospinal.

Sakrum: *lat.;* Kurzbezeichnung für das → Os sacrum. engl.: sacrum.

Sakrumaplasie: Kongenitales Fehlen des → Os sacrum; *s. Abb.* engl.: sacral aplasia.

Sakrumdysplasie: Kongenitale Fehl- bzw. Mißbildung des → Os sacrum; *s. Abb.* engl.: sacral dysplasia.

Sakrumfraktur: Syn.: → Kreuzbeinfraktur. engl.: sacrum fracture, sacral fracture.

Sakrumneigung: Syn.: Sakralinklination, Sakralwinkel.
Neigungswinkel des gekrümmten → Os sacrum zur Vertikalen in der sagittalen Ebene, bestimmt im seitlichen Röntgenbild in stehender Position. *Normalwert:* 35-50°. Bedeutungsvoll bei der Klassifikation der lumbalen → Spondylolisthesis (nach WILTSE UND WINTER, 1983). → Sacrum arcuatum. engl.: sacral inclination.

Salicylsäure, Salizylsäure, Salizylate: → Azetylsalizylsäure; nichtsteroidale → Antirheumatika. engl.: salicylic acid, salicylate.

Salk, J.E.: geb. 1914; US-amerikanischer Bakteriologe.

Salk-Impfstoff: Impfstoff zur aktiven Immunisierung gegen Poliomyelitis. engl.: salk vaccine.

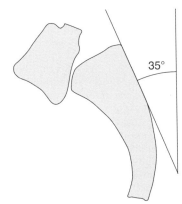

Sakruminklination (im seitlichen Röntgenbild im Stehen) im Falle einer Spondylolisthese L5/S1.

Salk-Impfung: Aktive Schutzimpfung (subkutane Injektion) gegen → Poliomyelitis mit Formalin-inaktivierten Virusstämmen. engl.: salk vaccination.

Sanduhrgeschwulst: Röntgenologischer Befund im Falle eines → Neurinoms der → Spinalnervenwurzel, das die Tendenz hat, durch das Zwischenwirbelloch hindurchzuwachsen und dieses druckbedingt zu erweitern. engl.: hourglass tumor.

Sanduhrphänomen: Anschauliche Beschreibung für die Einengung der Kontrastmittelsäule in einem (meist lumbalen) → Myelogramm als Ausdruck einer spinalen Enge (z.B. bei Vorliegen einer → Nukleusprotrusion oder einer → Spinalkanalstenose). engl.: hourglass phenomenon.

Sandwichwirbel: Pathognomonische röntgenologische Zeichnung eines Wirbelkörpers mit bandartiger (4-6 mm dicker) Sklerose der Grund- und Deckplatten im Falle einer → Osteopetrose. engl.: sandwich vertebra.

Sanfilippo, S. J.: US-amerikanischer Pädiater.

Sanfilippo Syndrom: Syn.: Oligophrenia polydystrophica. Autosomal-rezessiv vererbte → Mucopolysaccharidose (Typ III mit 4 Unterformen A-D), einhergehend mit Heparansulfatauscheidung im Harn. *Klinik:* ähnliche Veränderungen wie beim → v. Pfaundler-Hurler Syndrom, wobei die Skeletterscheinungen schwächer ausgebildet sind: tiefer Haaransatz; verlangsamtes Körperlängenwachstum; schnell fortschreitende Demenz. engl.: Sanfilippo's disease.

Sargdeckelform: Pathognomonische Abflachung der seitlichen Thoraxwand im Spätstadium einer → Scheuermannschen Erkrankung. engl.: coffinlid shaped.

Sarkoidose: Syn.: M. Boeck, Boecksche Krankheit, Besnier-Boeck-Schaumann Krankheit. Weltweit verbreitete chronisch verlaufende, entzündliche, primär generalisierte granulomatöse Systemerkrankung des retikulohistiozytären Gewebes. *Ätiologie* unbekannt, genetisch fixiert mit gelegentlicher familiärer Häufung; vermutet wird eine Immunantwort auf unterschiedliche Infektionen oder exogene Agentien. *Klinik:* Morbidität: 20 Fälle/100.000; Manifestation meist zwischen dem 20. und 40. Lebensjahr. Hauptlokalisation ist die Lunge (4 Stadien), nicht seltene Mitbeteiligung auch der inneren Organe sowie der Gelenke v.a. der unteren Extremitäten. *Im Bereich der Wirbelsäule* gelegentliche Rückenbeschwerden, Pannikulopathie der Haut im Bereich des Halses und des Rückens, sehr selten gröber deformierende → Spondylopathie bei chronischer Verlaufsform mit zystischen Osteolysen im Sinne eines → M. Perthes-Jüngling (Ostitis multiplex cystoides; Osteopathie bei chronischer Verlaufsform). Typische *röntgenologische Veränderungen:* neben multizentrischen Osteolysen mit Randsklerose (→ M. Perthes-Jüngling; Ostitis multiplex cystoides) Auftreten von Defektbildungen im Bereich der → Abschlußplatten, Höhenminderungen der →Zwischenwirbelräume, Wirbelkollaps, pathologische → Densfraktur, osteoplastische Wirbelherde sowie perivertebrale Weichteilschatten. engl.: sarcoidosis.

Sattelblock(anästhesie): Syn.: Sakralanästhesie, Reithosenanästhesie, Kaudalanästhesie. Tiefe → Spinalanästhesie zur Blockierung der Rückenmarkssegmente S(3)4-S5; führt zu einem Ausfall der Berührungsempfindung etwa in Reithosenform. Die Applikation des hyperbar gelösten → Lokalanästhetikums erfolgt in sitzender Position. engl.: saddle-block anesthesia.

Sayre, L. A.: 1820-1901; US-amerikanischer Chirurg aus New York.

Sayre-Korsett: Früher gebräuchliches anmodelliertes Gipskorsett zur Behandlung skoliotischer Thoraxdeformitäten. engl.: Sayre's jacket.

SB-Charité: Eigenname des dreiteiligen künstlichen funktionserhaltenden Bandscheibenersatzes (→ Bandscheibenendoprothese), die zementfrei über Metallzähnchen auf den Wirbelkörperabschlußplatten verankert wird; 1985 in der orthopädischen Universitätsklinik Charité in Berlin von → Zippel und → Büttner-Janz entwickelt.

scalenus: *lat.* für ungleichseitig-dreieckig. → M. scalenus.

Scalenus anticus-Syndrom: Syn.: → Halsrippensyndrom, Naffziger Syndrom. engl.: scalenus (anticus) syndrome.

Scalloping: *engl.;* röntgenologischer Begriff im Sinne einer dorsalen → Wirbelkörperexkavation im unteren Bereich der LWS; *lokalisiert* bei langsam wachsenden intraspinalen → Tumoren oder Zysten, → Syringomyelie, → Hydromyelie, extraduralen Gichttophi; *generalisiert* bei kommunizierendem Hydrozephalus, → Marfan-Syndrom, → Ehlers-Danlos Syndrom, → Achondroplasie, →

M. Morquio-Brailsford, → Hurler Syndrom, → Akromegalie.

Scapula: *lat.* für Schulterblatt. Dreieckförmiger (Angulus superior, inferior et lateralis) platter Knochen mit ventraler *Facies costalis* und dorsaler *Facies dorsalis*, die drei Ränder werden als *Margo superior, medialis* et *lateralis* bezeichnet; die ventrale Fläche ist vertieft (*Fossa subscapularis*); dorsal verläuft quer die *Spina scapulae* mit der kleineren *Fossa supraspinata* und der größeren *Fossa infraspinata*; lateral läuft sie in das *Akromion* (Schulterehöhe) aus mit der *Facies* articularis für die gelenkige Verbindung mit dem Schlüsselbein (*Clavicula*); im Bereich des *Angulus lateralis* liegen die abgerundete *Incisura* scapulae sowie der *Processus coracoideus*, weiterhin die wenig vertiefte *Cavitas glenoidalis* zur Aufnahme des Humeruskopfes (Schulterhauptgelenk) mit den *Tubercula supraglenoidale* et *infraglenoidale* als Ursprungspunkte des langen Bizeps- sowie des langen Trizepskopfes; das *Collum scapulae* liegt als rinnenartige Einschnürung jenseits der Ränder der Schultergelenkspfanne. Das Schulterblatt dient der gelenkigen Verbindung zwischen Rumpf/Thorax und der oberen Extremität und stellt einen wichtigen Ursprungsort für die Rücken- und Schultermuskulatur dar. *Topographisch-anatomisch* projeziert sich der untere S.rand im allgemeinen in Höhe des 7. BWK. engl.: shoulder blade, scapula. **S. alata:** *lat.;* flügelartiges Abstehen der S. im Falle einer Lähmung des → M. serratus anterior sowie - allerdings in geringerem Ausmaß - auch des → M. trapezius; kommt auch bei → Haltungsfehlern und muskulären Krankheitsbildern vor. engl.: winged scapula, winged shoulder. **S. elevata:** *lat.;* Syn.: → Sprengelsche Deformität.

sceleton: *griech.* für → Skelett. engl.: skeleton.
Schaltknochen: Im Vergleich zum Normalfall zusätzlich angelegter eigenständiger Knochen. *Ursache*: meist Ausbildung eines zusätzlichen Knochenkernes mit eigenständigem Ossifikationsmodus und persistierender → Apophyse (z.B. im Bereich der Gelenkfortsatzspitzen der Lendenwirbelkörper*)*. engl.: sesamoid bone.
Schaltwirbel: Störung der Vereinigung der mesenchymalen Wirbelkörperanlagen in der Embryonalzeit mit nur halbseitiger Ausbildung eine Wirbelkörpers, der dann keilförmig zwischen zwei regelrecht ausgeformte Wirbelkörperanlagen „eingeschaltet" ist (Folge einer sog. metameren → Segmentverschiebung). → Wirbelmißbildungen. engl.: intercalated vertebra.
Schanz, A.: 1868-1931; deutscher Orthopäde aus Dresden.
Schanzsche Schraube: Hinterdrehte Schraube aus rostfreiem Stahl; Verwendung als Knochenschraube im Rahmen der Osteosynthese mit einem → Fixateur externe oder interne. engl.: Schanz's screw.
Schanzscher Verband: Syn.: Schanzsche Halskrawatte. Stützender Halsverband, früher aus mehreren Binden und gepolsterten Wattelagen und zuletzt obenliegender Gipsbinde individuell angepaßt; heutzutage meist industriell vorgefertigt aus Schaumgummi oder Kunststoff. *Indikationen*: temporäre Entlastung und Ruhigstellung der Halswirbelsäule, z.B. nach einem Distorsionstrauma. engl.: Schanz' collar brace, Schanz' cravat bandage.
Schaufelarbeiterfraktur: Syn.: → Schipperkrankheit, Schipperfraktur, Schmitt-Syndrom. engl.: clay-shovellers fracture.
Schaufenster-Phänomen: Syn.: vaskulitische oder spinale → Claudicatio intermittens. engl.: intermittent claudication.
Schede, F.: 1882-1976; deutscher Orthopäde aus München, Leipzig und Oldenburg.
Schede-Liegebett, Schede-Liegebrett: Spezieller orthopädischer Apparat zur konservativen Behandlung von → Thorakolumbalskoliosen im Kindesalter; es handelte sich hierbei um ein Brett mit Löchern für einstellbare Pelotten und Holme mit Manschetten.
Scheitelwirbel: Röntgenologische Bezeichnung für den Wirbelkörper im a.p.-Bild der Brust- oder Lendenwirbelsäule im Zentrum einer Fehlkrümmung in der Frontalebene (→ Skoliose); seine obere und untere Fläche weisen die ausge-prägteste Neigung gegeneinander auf, der Wirbelkörper selbst die stärkste → Torsion. → Skoliosimetrie.
Schepelmann-Test: Klinischer Test zur Differenzierung von Thoraxschmerzen: Der Patient sitzt hierfür und neigt Wirbelsäule und Rumpf zur rechten und dann zur linken Seite; im konkavseitigen Anteil der Wirbelsäule auftretende Schmerzen weisen auf eine → Interkostalneuralgie, im konvexseitigen Bereich eher auf eine Pleuritis hin. Im Falle einer Rippenfraktur bestehen Schmerzen bei jeder Art der Bewegung. engl.: Schepelmann's test, lateroflection test.

Scherengang: Auffällige Gangstörung bei Vorliegen eines Adduktorenspasmus: es kommt aufgrund einer übersteigerten Adduktion beider Beine in den Hüftgelenken zu einem Überkreuzen in Oberschenkelhöhe, kurzen Schritten und einer Drehung des Oberkörpers um das Standbein; pathognomonisch bei einer → Diplegie, auch bei einer Little-Krankheit. engl.: scissors gait.

Scheuermann, H.W.: 1877-1960; dänischer Röntgenologe aus Kopenhagen.

Scheuermannsche Krankheit: Syn.: M. Scheuermann, → Adoleszentenkyphose, Lehrlingsrundrücken, Osteochondritis deformans juvenilis dorsi.

Ätiologie bisher ungeklärt; vermutet wird eine angeborene, überwiegend das männliche Geschlecht betreffende vertikale Wachstumstörung der Wirbelkörper, in erster Linie im Bereich der BWS und auch der (oberen) LWS mit Manifestation im 11.-13. Lebensalter; aufscheinendes Mißverhältnis des Strukturwiderstandes der Wirbelkörperabschlußplatten (verminderte Leistungsfähigkeit der Bindegewebs- und Knorpelzellen) zum Quellungsdruck der Bandscheiben unter möglicher Mitbeteiligung einer hormonellen Fehlsteuerung des Epiphysenschlusses während der Pubertät. *Pathomorphologisch* kommt es zu einer „knöchernen Aufweichung" der → Wirbelkörperabschlußplatten im Grenzbereich zu den Bandscheiben, was zu Verformungen der Wirbelkörper und auch Prolabierungen von Bandscheibengewebe in die Abschlußplatten (sog. intraossäre Bandscheibenhernie; →

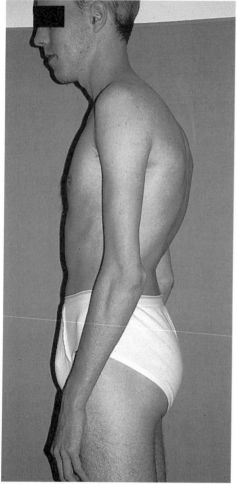

Klinisches Bild einer ausgeprägten thorakalen Kyphose (Rundrücken) bei M. Scheuermann.

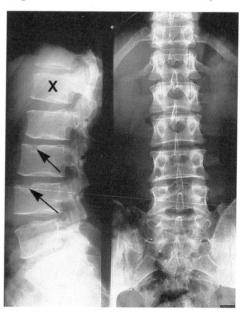

Schmorlsche Knötchen im Bereich der ventralen Deckplatten L3 und L4 (→) bei lumbaler Scheuermannscher Erkrankung, gleichzeitige leichte keilförmige Deformierung L1 (×).

Tab. 111: Klinische Stadieneinteilung der Scheuermannschen Erkrankung

Klinisches Stadium	Subjektives Beschwerdebild, objektiver Befund
Stadium I	vermehrte BWS-Kyphose; erhaltene Beweglichkeit, keine Schmerzen; schlechte Haltung
Stadium II	fixierte BWS-Kyphose, teilweise Schmerzen
Stadium III	Zunahme der Beschwerden infolge erheblicher muskulärer Insuffizienz mit konsekutivem Haltungsverfall.

Tab. 112: Radiologische Klassifikation der Scheuermannschen Erkrankung

Schweregrad	Röntgenologische Veränderungen
Grad I	diskrete Keilform an maximal drei Wirbelkörpern; nur leichte wellige Veränderungen der Grund- und Deckplatten
Grad II	bis zu drei deutlichen Keilwirbeln; wellige Grund- und Deckplatten mit Einbrüchen bis zu 5 mm
Grad III	drei und mehr sehr ausgeprägte Keilwirbel; verschmälerte Zwischenwirbelräume; größere Grund- und Deckplatteneinbrüche; Randkantenablösungen.

Schmorlsches Knötchen; s. Abb.) Anlaß geben kann; sekundäre → Keilwirbelbildung mit globaler Auswirkung auf die Gesamtwirbelsäule im Sinne einer übersteigerten, letztendlich fixierten Kyphose (sog. Scheuermannscher Rundrücken), evtl. auch reint oft nur geringer Skoliose (in 50% der Fälle). *Inzidenz*: 0,3-8,3 %. *Klinisches Bild*: Erkrankungsbeginn meist nach dem 11. Lebensjahr; in den allermeisten Fällen ohne auffälliges subjektives Schmerzbild. Im sog. *präklinischen Stadium* (meist 8.-12. Lebensjahr) nur uncharakteristische klinische Störungen bei unauffälligem Röntgenbild. Im *floriden Stadium* (meist 12.-16. Lebensjahr) z.T. globale, schlecht lokalisierbare Rückenschmerzen, Einschränkung der Wirbelsäulen-beweglichkeit mit Hartspann der lumbalen Rückenstrecker und Abflachung der Lendenlordose; Ausbildung von Triggerpunkten und Myotendopathien, Neigung zur Muskelverkürzung (v.a. des M. pectoralis); Haltungsverfall (s. *Tab. 102*). Verstärkte Schmerzbilder v.a. bei lumbaler Lokalisation. *Nach Wachstumsabschluß* aufgrund der meist fixierten statischen Fehlhaltung (s. Abb.) zunehmende Insuffizienz der Rückenstreckmuskulatur, Überlastung der benachbarten WS-Abschnitte (v.a. der LWS). *Klassische Röntgenzeichen*: leichte ventrale Keilform der Wirbelkörper in der seitlichen Ebene von mehr als 5°, v.a. im Hauptscheitelpunkt der Kyphose, auffällige Verschmälerung der Zwischenwirbelräume, unregelmäßige (leicht wellige), jedoch stets scharf begrenzte Konturierung der Grund- und Deckplatten, evtl. → Schmorlsche Knorpelknötchen, positives → Edgren-Zeichen (Schmorlsches Knötchen mit gegenüberliegendem Positiv), vorderes diskales → Vakuumphänomen; Zunahme des ventrodorsalen Wirbelkörperdurchmessers; thorakale Gesamthyperkyphose von mehr als 45°. *Röntgenologische* Stadien: s. *Tab. 112*. *Therapie*: symptomatische Analgesie und Antiphlogese im floriden Stadium; Haltungsturnen und Krankengymnastik, nur in schweren Fällen orthetische Versorgung durch dann möglichst aktive → Korsette bis zum Wachstumsabschluß erforderlich. Bei Winkelwerten der Kyphose von über 70° sowie persistierenden Schmerzbildern nach Wachstumsabschluß operative Korrektur durch ventrales → Release (Durchtrennung des → Lig. longitudinale anterius) mit ventraler oder dorsaler → Fusion. engl.: juvenile kyphosis; Scheuermann's disease.

Scheuthauer-Marie-Sainton Syndrom: Syn.: → Dysostosis cleidocranialis. engl.: Marie-Sainton syndrome.

Schichtaufnahme: Syn.: → Tomographie. engl.: tomography.

Schiebergang: Stampfendes Gangbild als Symptom einer → Lenden- oder → Hüft-Lendenstrecksteife.

Schiefhals: Syn.: → Torticollis. engl.: torticollis, wryneck. **atlanto-epistrophealer Sch.:** Syn.: → Grisel-Syndrom. **aurikulärer Sch.:** muskulär bedingter Sch. z.B. bei Otitis media infolge einer Irritation des M. sternocleidomastoideus. engl.: auricular torticollis. **knöcherner Sch.:** Syn.: → Klippel-Feil-Syndrom. **kutaner Sch.:** durch Hautnarbenzug bedingter Sch. (sog. zikatrizieller Sch.); v.a. nach Verbrennungen auftretend. **muskulärer Sch.:** Syn.: → Torticollis. **neurogener Sch.:** Syn.: → spastischer Sch. **okulärer Sch.:** Sch. aufgrund einer Visusstörung (z. B. Schielen). engl.: ocular torticollis. **psychogener Sch.:** Sch. ohne nachweisbare organische Ursache. **spastischer Sch.:** Syn.: neurogener Sch.; Kopffehlhaltung bei auf Nacken- und Halsmuskeln begrenzter → Torsionsdystonie (tonisch-klonischer Krampf, sog. Tic rotatoir); Vorkommen als extrapyramidale Hyperkinese im Zusammenhang mit einer Encephalitis epidemica. engl.: spastic torticollis, intermittent torticollis. **symptomatischer Sch.:** Schiefhaltung des Kopfes bei entzündlichen Veränderungen im Bereich der HWS. engl.: symptomatic torticollis, rheumatic torticollis. **zikatrizieller Sch.:** Syn.: → kutaner Sch.

Schiefwuchs: *umgangssprachlich* für → Skoliose. engl.: scoliosis.

Schienenphänomen: Typisches röntgenolgisches Spätzeichen einer → Spondylitis anylosans in der Wirbelsäulen-a.p.-Aufnahme; aufgrund der fortgeschrittenen Ossifikationen der rechts- und linksseitigen → Facettengelenke einerseits sowie der → Ligg. interspinalia andererseits imponiert eine „Dreigleisigkeit".

Schilder, P.F.: 1887-1960; österreichischer-US-amerikanischer Neurologe.

Schilder-Krankheit: Kongenitale, bereits im Jugendalter manifest werdende Sklerose der Hirnhemisphären und der Pyramidenbahn; führt zur Verblödung. engl.: Schilder's disease.

Schipperfraktur: Syn.: → Schipperkrankheit.

Schipperkrankheit: Syn.: Schipperfraktur, Schaufelarbeiterfraktur, Schmitt-Syndrom, Schmittsche Krankheit, maladie des terrassiers (*franz.*).
Auftreten ermüdungsbedingter Abrißfrakturen an den → Dorn- und Querfortsätzen der Hals- und Brustwirbelkörper (betroffen sind meist HWK 6 oder 7 und BWK 1) als Folge einer chronischen Überbeanspruchung der hier inserierenden Rückenmuskulatur (sog. Dauerfraktur; → Berufskrankheit), z.B. bei Erdarbeitern durch Schippen, auch bei Cricketspielern; stabiler Bruch, bei dem der hintere Bänderkomplex intakt bleibt. *Klinisch* typisch ist ein plötzlich auftretender Schmerz mit lokaler Krepitation nach tagelangen Vorbotenzeichen im Sinne „rheumaähnlicher" Beschwerden im Hals-Schulter-Bereich; keine neurologischen Störungen. *Behandlung* konservativ. engl.: clay-shovellers' fracture.

Schleudertrauma: Syn.: → Peitschenhieb-Syndrom, Peitschenschlag-Phänomen (der Halswirbelsäule).
Sog. kombinierte → Beschleunigungsverletzung der Halswirbelsäule in der Sagittalebene mit rascher Rotationsbewegung des Kopfes gegen den Rumpf. → Anteflexionstrauma, → Retroflexionstrauma, → Translationstrauma. engl.: whiplash injury.

Schlottergelenk: Abnorm bewegliches und instabiles Gelenk. Vorkommen u.a. als sog. neurogene → Arthropathie im Rahmen einer → Tabes dorsalis. engl.: flail joint.

Schluckimpfung: → Sabin-Impfung gegen → Poliomyelitis. engl.: oral vaccination.

Schluckstörung: Syn.: → Dysphagie. engl.: dysphagia.

Schmerzband: Typische monosegmentale hyperästhetische sensible Störung im Verlauf einer Extremität als Ausdruck einer mechanischen Reizung einer → Spinalnervenwurzel. → Generalstreifen, → Dermatom.

Schmerzskoliose: Syn.: → Ischiasskoliose. engl.: sciatic scoliosis.

Schmerzsyndrom, myofasziales: Global im Bereich einzelner Muskeln oder Muskelgruppen spontan oder bei Druck auf besondere → Triggerpunkte innerhalb eines → Hartspanns auftretende Schmerzbilder, die sich distal projizieren. Keine auffälligen morphologischen Veränderungen, unauffällige Laborbefunde. *Hauptlokalisation*: Nackenmuskulatur, Schulter- und Beckengürtel. *Ursache*: akute oder chronische Überbeanspruchung der Muskulatur, Traumata, Kälteeinfluß, degenerative und rheumatische Krankheitsbilder, psychischer Streß. *Therapie*: Palette der → physikalischen Therapie, Infiltration von → Lokalan-

Schobersches Zeichen

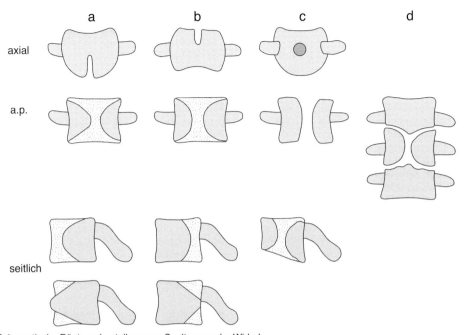

Schematische Röntgendarstellung von Spaltungen der Wirbel:
a) Sagittale Spalte mit ventralem Defekt (sog. Schmetterlingswirbel) bei Ventralspalte
b) Sagittale Spalte mit dorsalem Defekt (sog. Schmetterlingswirbel bei Dorsalspalte)
c) Persistierender Chordakanal
d) Schmetterlingswirbel mit Einbuchtung der benachbarten Wirbel.

ästhetika. → Fibromyalgie. engl.: myofascial pain syndrome.

Schmetterlingsplatte: Schmetterlingsförmige Osteosyntheseplatte zur ventralen Stabilisierung der Halswirbelsäule im Zuge einer interkorporalen → Spondylodese. → Caspar-Platte, → Sakralplatte. engl.: butterfly (osteosynthesis) plate.

Schmetterlingswirbel: Kongenitale Spaltbildung eines Wirbelkörpers in der Sagittalebene (→ Spaltwirbel) mit Ausbildung zweier medial höhengeminderter seitlicher Halbwirbel (sog. seitliche → Keilwirbel; s. Abb.) engl.: butterfly vertebra.

Schmidt-Fischer-Winkel: Syn.: → Atlanto-okzipital-Winkel.

Schmorl, C.G.: 1861-1932; deutscher Pathologe aus Dresden.

Schmorlsches (Knorpel-)Knötchen: Pathologische Prolabierung von Bandscheibengewebe durch eine angeborene oder erworbene lokale Erweichung der primär knorpelig angelegten Abschlußplatte eines Wirbelkörpers in dessen Spongiosa; spätere Verknorpelung und Verknöcherung mit dann typischem Nachweis im seitlichen Röntgenbild (v.a.der BWS). Vorkommen in erster Linie bei oder im Anschluß an eine → Scheuermannsche Krankheit. engl.: Schmorl's nodule.

Schnabelbecken: lat.: pelvis rostrata. Unregelmäßig verengtes Becken mit vorspringender Symphyse und nach vorne abgeknicktem → Os sacrum. Vorkommen körpergewichtsbedingt bei einer → Osteomalazie; stellt ein absolutes Geburtshindernis dar. engl.: beaked pelvis.

Schober, P.: 1865-1943; deutscher Arzt aus Wildbad und Stuttgart.

Schobersches Zeichen: Syn.: → Dornfortsatz-Entfaltungstest der LWS.
Maß für die anatomische Entfaltbarkeit und damit für die Beweglichkeit der Lendenwirbelsäule: Am stehenden Patienten wird in Höhe des 5 lum-

balen oder des 1. sakralen Dornfortsatzes eine Hautmarkierung aufgetragen, anschließend 10 cm kranial davon eine zweite; Messung des Hautabstandes zwischen diesen beiden Markierungspunkten in maximaler → Anteklination und maximaler → Reklination des Patienten. *Normalwert*: 15-16 cm/10 cm/8-9 cm. Degenerative, vor allem entzündliche Veränderungen der LWS (→ Spondylitis ankylosans) führen zu einer Entfaltungsstörung der Dornfortsatzreihe und damit einer Einschränkung des Schoberschen Zeichens. engl.: Schober's sign.

Schock, neurogener: Akut bis subakut einsetzendes generalisiertes Kreislaufversagen mit beeinträchtigter Mikrozirkulation aufgrund gestörter neuraler Kontrollmechanismen der Herz-Kreislaufregulation mit herabgesetztem venösen Rückfluß bei vermindertem bzw. normalem peripheren Gefäßwiderstand. *Vorkommen*: bei Hirnstamm- und Rückenmarktraumata (→ spinaler Schock), nach → Spinal- oder → Periduralanästhesie, nach medikamentöser Intoxikation z.B. mit Barbituraten u. a. engl.: neurogenic shock.

Schock, spinaler: → spinaler Schock.

Schöllner, D.: Zeitgenössischer deutscher Orthopäde aus Köln.

Schöllner-Platte: Spezielle Osteosyntheseplatte zur dorsalen Instrumentation der lumbalen Wirbelsäule, z.B. im Falle einer → Spondylolisthesis; über eine Platten-Zugschrauben-Kombination wird eine intraoperative Distraktion, sagittale Traktion und Lordosierung des Gleitwirbels ermöglicht. → Fixateur interne. engl.: Schöllner's plate.

Schonkyphose: Entlastende Körperhaltung mit Aufhebung der physiologischen → Lendenlordose als pathognomonisches Zeichen einer lumbalen → Spinalkanalstenose, auch bei radikulärer lumbaler Irritation im Falle eines → Bandscheibenvorfalles.

Schrägaufnahme: Besondere Einstelltechnik von → Röntgenaufnahmen v.a. der HWS und LWS

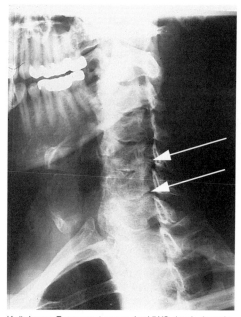

Knöcherne Foramenstenose der HWS durch dorsolaterale spondylophytäre Ausziehungen in Höhe C5/C6 und auch C6/C7 (→) in einer Röntgen-Schrägaufnahme.

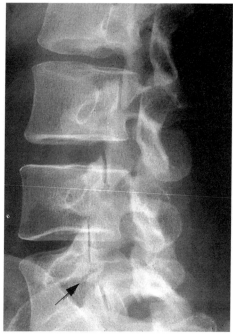

Isolierte Spondylolyse L5 im schrägen Röntgennativbild der LWS (Scotchterrier-Figur mit Halsband).

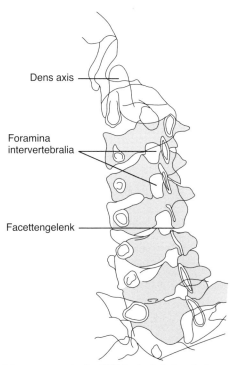

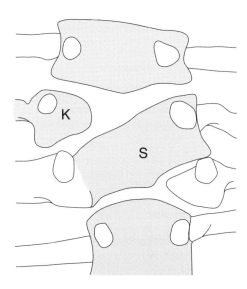

Schematische Darstellung des Röntgenbefundes der BWS in der Aufsicht im Falle eines Schrägwirbels (S) bei einseitigem Keilwirbel (K).

Röntgenanatomie der HWS in der Schrägaufnahme.

im 45° schrägen Strahlengang (→ links- bzw. → rechtsanliegend) zur genaueren Beurteilung der → Foramina intervertebralia (*kaudale* Begrenzung durch die Rinne des → Sulcus n. spinalis, *ventral* durch den → Processus uncinatus und *dorsal* durch den kranialen Gelenkfortsatz), der Wirbelbögen sowie der oberen und unteren Fortsätze der kleinen Wirbelgelenke (verbesserte Darstellung von Frakturen, Defektbildungen, degenerativen Veränderungen u. a.). Der Zentralstrahl zeigt im Bereich der HWS bei einer Kippung um 15-20° nach kopfwärts auf den 4. HWK, im Bereich der LWS auf die Mitte des 3. LWK (→ Scotchterrier-Figur). engl.: oblique x-ray.

Schrägwirbel: In der a.p. Ansicht schräg gestellter Wirbelkörper in direkter Nachbarschaft zu einem → Keilwirbel (s. *Abb.*). engl.: olbique vertebra.

Schubladenphänomen: Typisches pathologisches, reversibles abschlußplattenparalleles Ventralgleiten der Wirbelkörper im HWS- sowie im unteren Lumbalbereich, nachweisbar in → Funktionsaufnahmen (→ Retroflexion) im seitlichen Strahlengang; oft Ausdruck eines degenerativen → Bandscheibenschadens im höheren Lebensalter (sog. Gleitinstabilität). → Pseudospondylolisthese. engl.: drawer sign.

Schüller, A.: geb. 1874; österreichischer Neurologe. → Hand-Schüller-Christian Krankheit.

Schulkopfschmerz: Syn.: → Anteflexionskopfschmerz.

Schulter-Arm-Syndrom: Sonderform eines → Halswirbelsäulensyndroms. Sammelbegriff für von der Schultergegend bis in den Arm und die Hand ausstrahlende Schmerzbilder, evtl. kombiniert mit Ausfallserscheinungen aufgrund einer Reizung der zervikalen → Spinalnervenwurzeln. *Ätiologische Faktoren*: degenerativer → Bandscheibenschaden mit -protrusion oder -prolaps, spondylotische Zackenbildung, seltener eine → Spondylitis oder eine Wirbelmetastase. *Klinik*: segmentale Beschwerden und → Parästhesien, muskuläre Atrophien, akrale Durchblutungsstörungen; in Einzelfällen einseitige Mitbeteiligung des Zwerchfells. engl.: shoulder-arm syndrome.

Schulter-Arm-Syndrom

Tab. 113: Grad der Behinderung (GdB) im Rahmen des Schwerbehindertengesetzes bei Affektionen im Bereich der Wirbelsäule

Art der Störung Funktionalität der Wirbelsäule	GdB (in %)	Nachteils- ausgleich (Merkzeichen)
• Posttraumatische Wirbelsäulenveränderungen		
Fraktur der Dorn- bzw. Querfortsätze		
– stabil verheilt, nur unwesentliche Funktionsbehinderung		
– im 1. Jahr	10	-
– ab dem 2. Jahr	0	-
– mit Defekt verheilt, nur unwesentliche Funktionsbehinderung	10	-
– deutliche Funktionsbehinderung	10-20	-
Wirbelkörperfraktur		
– stabil verheilt keine wesentliche statische Deformität		
– im 1. Jahr	20-40	-
– ab dem 2. Jahr	10-20	-
– stabil verheilt deutliche statische Deformität	20-30	-
– verbliebene Instabilität keine neurologischen Defizite	30-40	-
– verbliebene Instabilität bleibende neurologische Defizite	40-50	evtl. G
Kreuzbeinfraktur	0	-
Steißbeinfraktur	0	-
• Degenerative Wirbelsäulenveränderungen		
– völlige Stabilität nur geringe Funktionsstörung keine neurologischen Defizite	10	-
– völlige Stabilität deutliche Funktionsstörung keine neurologischen Defizite	20	-
– völlige Stabilität deutliche Funktionsstörung bleibende neurologische Defizite	30	-
– segmentale Instabilität nur geringe Funktionsstörung keine neurologischen Defizite (auch Spondylolisthese)	20	-
– segmentale Instabilität deutliche Funktionsstörung keine neurologischen Defizite (auch Spondylolisthese)	30-40	-
– segmentale Instabilität deutliche Funktionsstörung bleibende neurologische Defizite (auch Spondylolisthese)	40-50	evtl. G

Art der Störung Funktionalität der Wirbelsäule	GdB (in %)	Nachteils- ausgleich (Merkzeichen)
• Entzündliche Wirbelsäulenerkrankungen (z.B. Spondylitis ankylosans)		
– inaktives oder wenig aktives Frühstadium ohne oder mit nur geringen Funktionseinschränkungen und Beschwerden	10-20	–
– strukturelle Funktionsbehinderungen mäßiggradigen Ausmaßes bei fortgeschrittener Erkrankung, kompensierte Wirbelsäulenfehlstatik	30-50	evtl. G
– deutliche strukturelle Funktionsbehinderung, dekompensierte Wirbelsäulenfehlstatik	60-100	G
• Skoliosen		
– Cobbwinkel < 30°	0-10	–
– Cobbwinkel 30-60°	10-30	–
– Cobbwinkel 61-90°	30-50	–
– Cobbwinkel > 90°	50-70	evtl. G
Milwaukee-Korsett getragen	50	–
Derotationsorthese getragen	30	–
Statische Dekompensation	50-80	G
Nach Spondylodese		
– Restkrümmung nach Cobb < 30°	10	–
– Restkrümmung nach Cobb 30-60°	20-30	–
– Restkrümmung nach Cobb 61-90°	30-50	–
– Restkrümmung nach Cobb > 90°	50-70	evtl. G
– reicht bis unterhalb L4	40	–
Vitalkapazität < 70%	30	–
Vitalkapazität < 50%	80	G
• Rückenmarkslähmungen		
– vollständige Halsmarkschädigung mit vollständiger Lähmung beider Beine und Arme und Störungen der Blasen- und Mastdarmfunktion	100	aG B H RF
– vollständige Brustmark-, Lendenmark- oder Kaudaschädigung mit vollständigen Lähmungen des Stammes und der Beine, mindestens von Segment L1 abwärts und Störungen der Blasen- und Mastdarmfunktion	100	aG evtl. B evtl. RF
– unvollständige leichte Halsmarkschädigung mit gewichtigen Teillähmungen beider Arme und Beine und Störungen der Blasen- und Mastdarmfunktion	80-100	aG evtl. B evtl. RF
– unvollständige leichte Halsmarkschädigung mit beidseits geringen motorischen und sensiblen Restausfällen ohne Störungen der Blasen- und Mastdarmfunktion	40-60	evtl. G
– unvollständige Brustmark-, Lendenmark- oder Kaudaschädigung mit Teillähmung beider Beine und Störungen der Blasen- und Mastdarmfunktion	60-80	G
– unvollständige Brustmark-, Lendenmark- oder Kaudaschädigung mit Teillähmung beider Beine ohne Störungen der Blasen- und Mastdarmfunktion	40-60	G

Schulterblatthochstand: Vorkommend als *kongenitale* Störung bei der → Sprengelschen Deformität, *erworben* im Falle einer → Armplexuslähmung. engl.: elevation of scapula.

Schultergürtel: *lat.:* cingulum membri superioris. *Anatomisch* gebildet vom → Schulterblatt (*lat.:* → scapula) sowie dem Schlüsselbein (*lat.:* clavicula), die jeweils gelenkig miteinander und dem Brustkorb verbunden sind. engl.: shoulder girdle, thoracic girdle.

Schulterkaudalisierungstest: Klinischer Untersuchungtest der HWS und des Hals-/Nackenbereiches zur Differenzierung muskulärer und radikulärer Beschwerdebilder: Der Untersucher steht hinter dem sitzenden Patienten, mit der einen Hand führt er eine Lateralflexion der HWS durch, mit der anderen drückt er die kontralaterale Schulter nach kaudal; das Auftreten einer radikulären Symptomatik deutet auf eine lokale Adhärenz des Duralsackes und/oder der Nervenwurzel hin, ein umschriebenes Schmerzbild auf der Seite der gedehnten Muskulatur auf einen erhöhten Tonus des → M. sternocleidomastoideus bzw. des → M. trapezius, eine Abnahme des Muskelschmerzes auf der nicht untersuchten Seite auf eine stattgehabte Zerrung bzw. eine Funktionsstörung durch eine Verkürzung der Muskulatur.

Schultze, M. J. S.: 1825-1874; deutscher Anatom aus Bonn.

Schultze-Bündel, Schultze-Komma: → Syn.: → Fasciculus semilunaris, Fasciculus interfascicularis (*lat.*). engl.: Schultze's bundle.

Schumm, O.: 1874-1958; deutscher Chemiker aus Hamburg. → Nonné-Apelt-Schumm Reaktion.

Schwannsche Zelle: Syn.: Neurolemmzelle. Platte Zelle des → Neurolemms, deren Plasmalemm ein- oder mehrschichtig einen Axonabschnitt röhrenförmig umhüllt und so die Markscheide bildet; flacher spindelförmiger Kern, dessen Zytoplasma der äußeren Oberfläche des Myelins nur anliegt. engl.: Schwann's cell.

Schwannsche Scheide: Syn.: → Neurolemm. engl.: Schwann's sheath.

schwarzes Loch: Syn.: Lochphänomen. Röntgenologischer Begriff im a.p.-Bild der Lendenwirbelsäule bei → Bandscheibendegeneration. → telescoping subluxation.

schwerbehindert: An einer → Schwerbehinderung leidend. engl.: severely handicapped.

Schwerbehinderung: Prozentuale Bewertung des Grades der Behinderung (GdB) durch das Versorgungsamt unter Berücksichtigung der Vorgaben des Schwerbehindertengesetzes, unabhängig vom Ausmaß der beruflichen Beanspruchung; im Hinblick auf nicht nur vorübergehend bestehende individuelle Beeinträchtigungen Zubilligung eines jeweiligen Einzelgrades der Behinderung, der sich an tabellarisch aufgelisteten Richtlinien (Anhaltspunkte herausgegeben vom Ministerium für Arbeit und Sozialordnung) orientiert (s. *Tab. 113*). Voraussetzung für die Inanspruchnahme besonderer Vergünstigungen (Kündigungsschutz, Einkommensteuerersparnis, KFZ-Steuernachlaß, evtl. unentgeltliche Beförderung im Personennahverkehr, Zusatzurlaub u.a.m.); liegt dann vor, wenn der GdB zumindest 50 % beträgt; ab 30 % besteht jedoch die Möglichkeit der Gleichstellung zur Sicherung des Arbeitsplatzes durch das Arbeitsamt, wenn infolge der Behinderung ohne diese Hilfe ein geeigneter Arbeitsplatz nicht mehr erlangt oder behalten werden kann. *Besondere Merkzeichen:* aG (außergewöhnliche Gehbehinderung), *G* (erhebliche Gehbehinderung), *B* (Notwendigkeit ständiger Begleitung), *H* (Hilflosigkeit) *RF* (Befreiung von der Rundfunk- und Fernsehgebühr) (*s. Tab. 75*). engl.: severe handicap.

Schwimmeraufnahme (der Halswirbelsäule): Spezielle röntgenologische Einstelltechnik der Halswirbelsäule zur bestmöglichen Beurteilung von HWK 7, BWK 1 und BWK 2 ohne Überlagerung durch die Schulterpartien (z.B. zum Frakturausschluß; *s. Abb.*): Der Patient liegt hierbei bäuchlings auf dem Untersuchungstisch

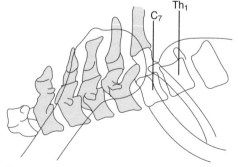

Schematische Darstellung der Röntgenanatomie in der Schwimmeraufnahme der Halswirbelsäule.

Score

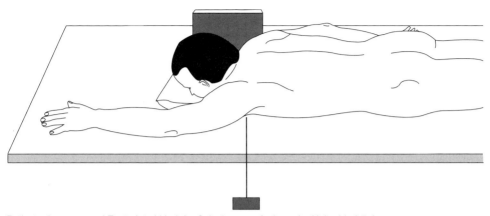

Patientenlagerung und Zentralstrahl bei der Schwimmeraufnahme der Halswirbelsäule.

und hält den linken Arm um 180° abduziert, den rechten Arm am Rumpf (wie beim Kraulschwimmen). Der Zentralstrahl zielt horizontal auf die linke Achselhöhle, die Filmkassette liegt der rechten Halsseite an *(s. Abb.)*.

Schwindel: Syn.: vertigo *(lat.)*. Gleichgewichtsstörung aufgrund einer Fehlverarbeitung der Informationen der Propriozeptoren, die die Orientierung im Raum vermitteln (otogener S., akute Vestibulopathie bei Neuronitis vestibularis, Endolymphhydrops beim M. Menière, Lagerungsschwindel bei Cupulothiasis). engl.: vertigo, dizziness, giddiness. **vertebragener S.:** Syn.: zervikogener S. Aufgrund des Beitrages der Propriozeptoren der Kopfgelenke bei der Vermittlung der Lageempfindung kann es bei hier lokalisierten Funktionsstörungen auch zu subjektiv empfundenen Schwindelsensationen kommen. *Ursachen*: eingeschränkte Funktionstüchtigkeit des Versorgungsgebietes der → A. vertebralis/A. basilaris; Blockierungen der Kopfgelenke bzw. von C2/C3. *Klinik*: begleitende Nacken- und Kopfschmerzen (v.a. im Bereich der Okzipitalregion); von der Kopfbewegung abhängiger Drehschwindel; Druckdolenz der muskulären Ansatzpunkte am Okziput. Diagnosesicherung durch Nystagmographie (fixierter Kopf, Rotation der HWS durch drehbaren Sitz). *Therapie*: Domäne der Chirotherapie. engl.: vertebral vertigo.

Scoliosis: *lat.;* → Skoliose. engl.: scoliosis.

Score: *engl.;* spezielle vorgegebene und allge-

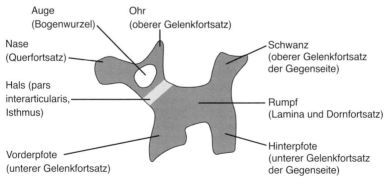

Vereinfachte schematische Darstellung der Scotch-Terrier-Figur im schrägen Röntgenbild der LWS mit Dokumentation der Interartikularportion; bei hier lokalisiertem knöchernen Defekt (Sponylolyse) trägt der Hund ein "Halsband".

mein anerkannte Skala zur Punktebewertung eines bestimmten Parameters wie z.B. Schmerzbild, Funktionszustand u.a.m.; auch global zusammengefaßt zur Beurteilung der Effizienz einer (konservativen oder operativen) Behandlungsmethode. → Wirbelsäulenscore.

Scotchterrier-Figur: Charakteristische Figur aus knöchernen Elementen zweier benachbarter Lendenwirbelkörper im schrägen Röntgenbild (Erstbeschreiber: LACHAPÈLE; *s. Abb. S. 415).* Trägt der Hund ein „Halsband", so liegt eine Defektbildung im Isthmusbereich (→ Spondylolyse) vor, trägt er ein → Bauchband eine retroisthmische Spalte (→ Spaltbildung der Wirbelkörper).

Sectio(n): Syn.: Sektion.
Lat. für einen natürlichen oder willkürlich festgelegten Abschnitt eines Teils eines Organs; *pl.*: sectiones. engl.: section. **S.es medullae spinalis:** *lat.* für die natürlichen Abschnitte des Rückenmarks.

Seepferdchen-Kreuzbein: Syn.: Sacrum en hippocampe *(franz.).*
Anschauliche röntgenologische Beschreibung für eine überlagerungsbedingte Fehlprojektion der seitlichen sakralen Regionen in der Profilaufnahme in Höhe des 2., evtl. auch des 1. Sakralwirbels; dorsal gelegene Aufhellungslinie, gegenüberliegende ventrale Seite leicht fleckig dargestellt (Projektion der Fossa cribrosa des → Os sacrum, z.B.im Rahmen einer lumbosakralen → Übergangsstörung).

Segment: *lat.* für Abschnitt; natürlicher oder willkürlich abgegrenzter Teil eines Organes oder Körperabschnittes. *Im Bereich des Rückenmarks* bezeichnet ein S. alle vom gleichen → Spinalnerven versorgten Strukturen. → Dermatom, → Myotom (s. *Tab.* 114 und 115). engl.: segment.

segmentär: Syn.: → segmental. engl.: segmental.

segmental: Syn.: segmentär.
Ein → Segment betreffend, auf ein Segment bezogen. *engl.*: segmental. **s.e Innervation:** Abschnittweise gegliederte (sog. dermatombezogene), nervale Versorgung des Körpers in Analogie an die embryonale Verknüpfung der Ursegmente der → Chorda dorsalis. engl.: segmental innervation.

Segmentationsstörung: Art der → Wirbelkörpermißbildung aufgrund einer einseitigen, bilateralen, dorsalen oder ventralen Störung der segmentalen Gliederung der → Sklerotome in der frühen Embryonalzeit; Folge einer einseitigen Störung ist eine → congenital bar, einer bilateralen Störung eine → Blockwirbelbildung. → Metamerie, → Wirbelmißbildung (s. *Tab. 116).* engl.: malsegmentation.

Segmentinstabilität: Pathologisches Bewegungsspiel innerhalb eines → Wirbelsäulensegmentes; *ursächlich* ist meist eine → Bandscheibendegeneration, eine Defektbildung der → Interartikularportion (→ Spondylolyse, → Spondylisthese), teilweise auch ein postraumatischer Defektzustand (instabile → Wirbelfraktur). *Therapie*: Tragen einer immobilisierenden → Orthese, operative Stabilsierung durch interkorporale → Spondylodese (z.B. mit → Fixateur interne). engl.: segmental instability.

Segmenttherapie: Konservative Behandlungsstrategie unter Ausnutzung kutisviszeraler → Reflexe; Reizsetzung in einem der segmentalen Innervation entsprechenden Hautbezirke zur Beeinflussung des jeweils zugeordneten Organes oder zur Unterbrechung eines krankhaften Reflexgeschehens. *Anwendungsformen*: Kälte- und Wärmereize, Segmentmassage, evtl. → Ultra-

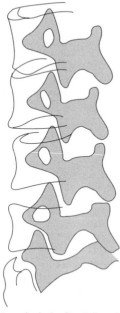

Typische röntgenologische Darstellung im Schrägbild der LWS mit Figur des Scotch-Terriers.

schall, reflexunterbrechend wirkende intrakutane → Injektionen, → Akupunktur. → Reflextherapie. engl.: cutaneo-visceral reflex therapy.

Segmentverschiebung: → Segmentationsstörung, → Metamerie *(s. Abb.)*.

Sehnenreflex: Monosynaptischer Eigenreflex, ausgelöst durch einen Schlag auf die jeweilige Sehne eines bestimmten Muskels, z.B. → ASR. → BSR, → PSR, → TSR u.a. engl.: deep tendon reflex.

Seitensäule: Lateraler Anteil des Rückenmarkes. engl.: lateral column.

Seitenstrang: Syn.: → Funiculus lateralis medullae spinalis *(lat.)*. engl.: lateral funiculus of spinal cord.

Seitnicktest: Klinischer Untersuchungstest zur Überprüfung der Funktion des → Atlanto-okzipitalgelenkes: Der Patient befindet sich in Rückenlage und führt mit dem Kopf eine Seitnickbewegung aus, wobei physiologischerweise eine Skoliosierung der Wirbelsäule zur gleichen Seite auftritt; unterbleibt diese, besteht der Verdacht auf eine → Atlasblockierung.

Sektion: Syn.: → Sectio(n). engl.: section.

Selbsthilfegruppe: Gruppe von Menschen, die alle ein gemeinsames Problem haben oder an der gleichen Erkrankung (z.B. → Spondylitis ankylosans, rheumatoide → Arthritis, → Fibromyalgiesyndrom,→ Multiple Sklerose u.a.m.) leiden. Ziel ist das gemeinsame Suchen nach Lösungsmöglichkeiten krankheitsspezifischer Probleme (praktische Lebenshilfen) sowie die gegenseitige psychoemotionelle Unterstützung. engl.: self help group.

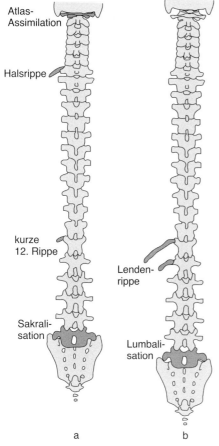

Segmentverschiebungen:
a) Kranialverschiebung mit Atlasassimilation, Halsrippe und Stummelrippe an BWK XII
b) Kaudalverschiebung mit Lendenrippe und Lumbalisation.

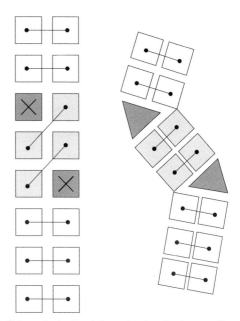

Schematische Darstellung einer hemimetameren Segmentverschiebung: Aus der Deformierung der Halbwirbel (x) resultiert eine Skoliose.

417

Tab. 114: Nervöse segmentale funktionelle Versorgung

Gelenk	Bewegungsmuster	Segmentale Versorgung	Nervöse Versorgung durch
Schultergelenk	Anteversion	C5, C6	Nn. thoracici anteriores
			N. circumflexus
	Retroversion	C5, C6	N. subscapularis
	Abduktion	C5, C6	N. circumflexus
Ellenbogengelenk	Flexion	C6, C7, C8	N. musculocutaneus
	Extension	C6, C7, C8	N. radialis
	Pronation	C6, C7, C8	N. medianus
	Supination	C5, C6, C7	N. musculocutaneus, N. radialis
Handgelenk	Flexion	C6, C7, C8	N. medianus, N. ulnaris
	Extension	C6, C7, C8	N. radialis
Fingergelenke (Handbinnenmuskulatur)	Fingerfeinmotorik	C8, Th1	N. medianus, N. ulnaris
Hüftgelenk	Flexion	L2, L3, L4	Nn. lumbales, N. femoralis
	Extension	L5, S1, S2	N. glutaeus inferior
	Abduktion	L4, L5, S1	N. glutaeus superior
	Adduktion	L2, L3, L4	N. obturatorius
	Rotation	L5, S1, S2	Nervenäste des Plexus lumbosacralis
Kniegelenk	Flexion	L4, L5, S1, S2	N. ischiadicus
	Extension	L4, L5, S1, S2	N. femoralis
Oberes Sprunggelenk	Flexion	L5, S1, S2	N. peronaeus, N. tibialis posterior
	Extension	L4, L5, S1	N. tibialis anterior
Fußgelenke	Supination	L4, L5	Nn. tibialis anterior et posterior
	Pronation	L5, S1	N. peronaeus superficialis

Tab. 115: Segmentale nervöse Versorgung der wichtigsten Muskeln

Muskel	Individuelle nervöse Versorgung
Kopf	
M. temporalis	V
M. masseter	V
M. frontalis	VII
M. orbicularis oculi	VII
Periorale Muskulatur	VII
Muskulatur des weichen Gaumens	X
M. sternocleidomastoideus	XI
M. trapezius	XI
Zungenmuskulatur	XII
Nacken- und Rumpfmuskulatur	
Nackenbeugemuskulatur	C1-C6
Nackenstreckmuskulatur	C1-Th1
Zwerchfell	C3, 4, (5)
Autochthone Rückenmuskulatur	Th1-Th12
M. rectus abdominis	Th6-Th12
Schräge Bauchmuskulatur	Th6-Th12
Obere Extremitäten	
Plexus brachialis	
M. levator scapulae	C3, 4, (5)
Mm. rhomboidei	C4, (5)
M. serratus anterior	C5, 6, (7)
M. supraspinatus	C(4), 5, (6)
M. infraspinatus	C(4), 5, (6)
M. pectoralis major	C5, 6, 7
M. supscapularis	C5, 6, 7
M. teres major	C(5), 6, (7)
M. latissimus dorsi	C6, 7, 8
M. deltoideus	C5, 6
M. biceps brachii	C5, 6
M. brachialis	C5, 6
N. ulnaris	
M. flexor carpi ulnaris	C7, 8, (Th1)
M. flexor digitorum prof. IV, V	C7, 8
M. palmaris brevis	C8, Th1
Mm. interossei	C8, Th1
M. adductor pollicis longus	C8, Th1
M. flexor pollicis brevis (Caput prof.)	C8, Th1
N. radialis	
M. triceps brachii	C(6), 7, 8
M. brachioradialis	C5, 6
M. ext. carpi rad. longus	C6, 7, (8)
M. ext. carpi rad. brevis	C6, 7, (8)
M. supinator	C5, 6, (7)
M. ext. digitorum communis	C(6), 7, 8
M. ext. digiti minimi	C7, 8
M. ext. carpi ulnaris	C7, 8
M. abd. pollicis longus	C7, 8
M. ext. pollicis longus	C7, 8
M. ext. pollicis brevis	C7, 8
M. ext. indicis	C7, 8
N. medianus	
M. pronator teres	C6, 7
M. flexor carpi radialis	C6, 7
M. palmaris logus	C7, 8, Th1
M. flexor digitorum superficialis	C7, 8
M. flex. digitorum prof. II, III	C7, 8
M. flex. pollicis longus	C7, 8
M. pronator quadratus	C7, 8
M. abductor pollicis brevis	C(7), 8, (Th1)
M. opponens pollicis	C(7), 8, (Th1)
M. flex. poll. brevis (Caput superfic.)	C8 (Th1)
Untere Extremitäten	
Plexus lumbosacralis	
M. iliopsoas	L(1), (2), 3, 4
Hüftadduktoren	L(2), 3, 4
Hüftabduktoren (M. glut. med.)	L(4), 5, (S1)
Hüftinnenrotatoren	L4, 5, S1
Hüftaußenrotatoren	L4, 5, S1, 2
M. glutaeus maximus	L5, S1, (2)

Muskel	Individuelle nervöse Versorgung
N. femoralis	
M. quadriceps femoris	L(2), 3, 4
M. sartorius	L(1), 2, 3, (4)
N. ischiadicus	
Innere Kniebeugemuskulatur	L(4), 5, (S1, 2)
M. biceps femoris (äußerer Kniebeuger)	L(5), S1, 2
N. peronaeus	
M. tibialis anterior	L4, (5)
M. ext. digitorum longus	L(4), 5, (S1)
M. ext. hallucis longus	L(4), 5, (S1)
Mm. peronaei	L(4), 5, (S1)
M. ext. digitorum brevis	L(4), 5, (S1)
N. tibialis	
M. gastrocnemius, M. soleus	L(5), S1, 2
M. tibialis posterior	L5, (S1)
Zehenbeugemuskulatur	L5, (S1, 2)
Fußsohlenmuskulatur	S1, S2

Tab. 116: Segmentationsstörungen der Wirbelsäule

1. Anteriore Störung

   a) vollständiges Fehlen der Bandscheibe (Blockwirbel)

   b) teilweises Fehlen der Bandscheibe (inkompletter Blockwirbel)

   c) unvollständige Entwicklung des Diskus (anterior bar)

2. Anterolaterale Störung

3. Laterale Störung

   unilateraler unsegmentierter lateraler bar, ventral und dorsal gelegen

4. Posterolaterale Störung
   posteriorer unilateraler unsegmentierter bar

5. Posteriore bilaterale Störung (Hyperlordose)

6. Totale Störung
   singulär oder in mehreren Segmenten (Wachstumsverlust)

Tab. 117: Höhendifferenz zwischen den Dornfortsatzspitzen und den Wirbelgelenken in den einzelnen Wirbelsäulenabschnitten nach SELL (sog. Korrespondenzpunkte)

Wirbelsäulenabschnitt	Abstand zwischen Dornfortsatz und Wirbelgelenk	
C2 - C7	1-1,5	Querfinger
Th1 - Th4	2	Querfinger
Th5 - Th9	3	Querfinger
Th10 - Th12	2	Querfinger
L1 - L5	1-1,5	Querfinger

Sell, K: 1907-1982; deutscher Orthopäde und manueller Mediziner aus Isny-Neutrauchburg.

Sell-Korrespondenzpunkte: Anatomische Punkte im dorsalen Hals- und im Rückenbereich, die den jeweiligen vertikalen Abstand zwischen der Dornfortsatzspitze und dem dazugehörigen, immer kranial davon lokalisierten kleinen Wirbelgelenk beschreiben (s. *Tab. 117*); typische segmentale Irritationspunkte bei → Funktionsstörungen der → Facettengelenke der Wirbelsäule.

Semiarticulatio: *lat.*; Syn.: → Amphiarthrose. engl.: semiarticulation.

semispinal: *lat.*; halb zum → Dornfortsatz gehörend. engl.: semispinal.

Senkungsabszeß: Primär im Knochen (v.a. in einem Wirbelkörper) entstandene Abszedierung; durch die Eigenschwere des Eiters kommt es sekundär zu seinem kaudalen Absinken im Verlauf präformierter Bahnen (wie z.B. Muskellogen) mit späterem Durchbrechen durch eine innere oder äußere Körperoberfläche. *Im Bereich der Wirbelsäule* unterschieden werden *unspezifische* (osteomyelische) und *spezifische* (meist tuberkulöse, sog. „kalte") Abszesse; hier ist der Senkungsweg immer prävertebral vor der Wirbelsäule entlang der Psoasfaszie (→ Psoasabszeß), evtl. bis in den Leistenbereich oder auch längs der → Mm. quadratus lumborum et piriformis. engl.: hypostatic abscess.

sensibel: *lat.* für empfindlich, empfindsam, die Empfindung (Reizaufnahme) betreffend, nervale Hautreize aufnehmend. engl.: sensitive, sensory.

Sensibilität: 1.) Syn.: Sensitivität. Feinfühligkeit, Empfindlichkeit. engl.: sensivity. **2.)** Fähigkeit des Organismus im allgemeinen und des Nervensystems im speziellen der Reizaufnahme, der qualitativen Interpretation (Berührung, Druck, Temperatur, Lage- und Vibrationsempfindung, Schmerz, u.ä.) sowie deren Weiterleitung über afferente Bahnen (→ Hinterstrang, → Tractus spinocervicalis lateralis u.a.) zur zentralen Verarbeitung. Differenziert werden die Oberflächen- von der → Tiefensensibilität (Gelenklage- und Bewegungssinn). Klinische Untersuchungsmethoden: s. *Tab. 116. engl.:* sensibility, (somato)sensory function.

Sensibilitätsstörung: Herabsetzung, völliger Ausfall oder Fehlleistung der → Sensibilität. *Formen: quantitative S.* (→ Anästhesie, → Analgesie, → Hypästhesie, → Hypopathie, → Hyperästhesie, → Hyperalgesie, → Hyperpathie); *qualitative S.* (→ Dysästhesie, → Allästhesie); *dissoziierte S.* (Störung der Schmerz- und Temperaturempfindung bei erhaltener → Tiefensensibilität und Berührungsempfindung im Falle einer Schädigung des → Tractus spinothalamicus, z.B. bei einem → Brown/Séquard-Syndrom). Weiter differenziert werden subjektive Mißempfingungen wie → Parästhesien. Im Falle einer Schädigung eines → Spinalnerven entspricht die Ausdehnung der S. dem betroffenen → Dermatom. engl.: sensory disturbance.

sensitiv: Empfindsam, empfindlich, feinfühlig. engl.: sensitive.
Sensitivität: Syn.: → Sensibilität. engl.: sensitivity.
Sensomobilität: Syn.: Sensomotilität. Koordination der sensiblen und motorische Nerven im Zuge der Steuerung willkürlicher Bewegungsabläufe. engl.: sensomobility.
Sensomotilität: Syn.: → Sensomobilität. engl.: sensomobility.
Sensomotorik: → Motorik als von der Aktivität sensibler und/oder sensorischer Rezeptoren abhängige Leistung, auch Zusammenspiel sensibler und motorischer Leistungen. engl.: sensomotor function.

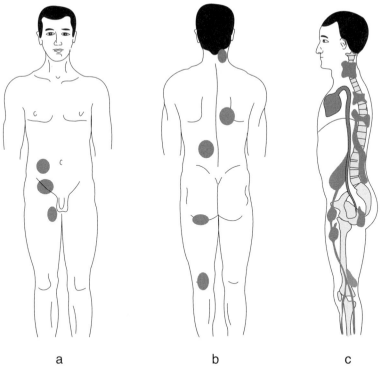

a b c

Häufigste ventrale (a) und dorsale (b) Austrittstellen der Senkungsabszesse bei der Spondylitis tuberculosa bzw. deren Wege (c).

Sensorik

Tab. 116: Prüfung der epikritischen und protopathischen Sensibilität

Empfindungsqualität	Untersuchungsmethode
Tastsinn	
Berührung	Bestreichen der Haut mit einem Wattebausch
Diskrimination (spitz-stumpf)	Applikation verschiedener Reize (z.B. mit dem spitzen oder stumpfen Ende einer Sicherheitsnadel)
Zahlenerkennen	Schreiben von Zahlen auf die Haut
Zweipunktdiskrimination	Aufsetzen eines Zirkels auf die Haut
Schmerz	Berührung der Haut mit einem spitzen Gegenstand (z.B. Nadel) oder Kneifen mit den Fingern
Temperatursinn	Aufsetzen von Kunststoff- oder Metallobjekten bzw. mit heißem Wasser oder auch mit Eiswasser gefüllten Reagenzgläsern auf die Haut
Lagesinn	
Positionsrezeption	passives Durchbewegen einer Extremität
Lokalisationsvermögen	seitenvergleichende Prüfung identischer Reize an verschiedenen Orten, simultan und sukzessiv
Stereognosie	Ertasten eines Gegenstandes
Vibrationsempfindung (Pallästhesie)	Aufsetzen einer schwingenden Stimmgabel.

Sensorik: Funktion des → sensorisches Systems. engl.: (somato)sensory function.
sensorisch: Die → Sensorik bzw. das → sensorische System betreffend. engl.: sensory, sensorial. **s.es System:** Syn.: Sensorium. Gesamtheit aller nervaler Strukturen für die Aufnahme, Weiterleitung und Verarbeitung äußerer Einflüsse und Reize auf den Organismus. engl.: neurosensory system.
Sensorium: 1.) Syn.: → sensorisches System. engl.: neurosensory system. **2.)** Bewußtsein. engl.: sensorium.
Sensualität: Empfindungsvermögen der Sinnesorgane. engl.: sensuality.
SEP: Abkürzung für saure → Phosphatase. engl.: acid phosphatase.
Septum: *lat.* für Verzäunung, Gehege, Scheidewand, Zwischenwand (die benachbarte Strukturen voneinander trennt). engl.: septum. **S. cervicale intermedium:** Feine scheidewandartige Verbindung zwischen der weichen Gefäßhaut und der → Arachnoidea des Rückenmarks im HWS-Bereich.
Sequester: *lat.* für Absonderung (von abgestorbenem Gewebe), vom umgebenden gesunden Gewebe durch Demarkation isolierter abgestorbener Teil eines Organes. *Im Bereich der Wirbelsäule* wird der Begriff auch für einen ausgestoßenen, in den Rückenmarkskanal prolabierten Bandscheibenvorfall bei Vorliegen eines rupturierten → Anulus fibrosus verwendet. → Tissuesequester. engl.: sequestrum, sequester.
Sequestratio(n), Sequestrierung: Syn.: Dissecatio.
Bildung eines → Sequesters. → Bandscheibensequester. engl.: sequestration.
sequestriert: *lat.* für ausgestoßen, abgesondert, als → Sequester ausgebildet. Syn.: disseziert. → Bandscheibensequester.
Serodiagnostik: Diagnostik von Krankheiten, insbesondere aus dem rheumatischen Formenkreis sowie von Infektionen durch allgemeine oder spezielle blutserologische Untersuchungsmethoden. engl.: serodiagnosis.
Serratus: Kurzbezeichnung für den → M. serratus anterior.
Serratuslähmung, Serratusparese: Syn.: Rucksacklähmung.
Motorischer Ausfall des → M. serratus anterior, meist aufgrund einer Druckschädigung des → N.

thoracicus longus. *Klinisch* resultiert eine Beeinträchtigung der Armhebung über die Horizontale sowie ein abstehendes Schulterblatt (→ scapula alata); keine Sensibilitätsstörung. engl.: serratus palsy, paralysis of the serratus muscle.
de Sèze Syndrom: Erkrankung der Bandscheiben mit Einlagerung von Kalksalzen in den Nucleus pulposus. → Chondrokalzinose. engl.: chondrocalcinosis.
Shiatsu: Japanische Form der Akupressur. → Massage.
Shift(ing): *engl.* für Wechsel, Abweichen, Verschiebung. → Lumbalshift.
shining corner: *engl.;* Syn.: glänzende Ecke. Röntgenologischer Begriff; zunehmende → Sklerosierung der kranialen Wirbelkörperrandleisten (BWS, LWS) noch ohne knöchernen Defekt im seitlichen Strahlengang als Vorläufer einer → Spondylitis anterior. Pathognomonisches Zeichen einer → Spondylitis ankylosans.
SIAI: Abkürzung für → Spina iliaca anterior inferior *(lat.)*.
SIAS: Abkürzung für → Spina iliaca anterior superior *(lat.)*.
Sicard, A.: geb. 1904; französischer Chirurg aus Paris. → Sicard Ostitis.
Sicard, J.B.: 1872-1929; französischer Neurologe aus Paris. → Sicard Syndrom.
Sicard-Lermoyez Syndrom: Syn.: → Sicard Syndrom.
Sicard Ostitis (pycnotica): Auftreten ätiologisch nicht eindeutig geklärter knöcherner Verdichtungen und Kapsel-Band-Verknöcherungen im Bereich des Hüftgelenkes und der unteren Lendenwirbelsäule; *klinisch* bisweilen ischialgieforme Symptomatik.
Sicard Syndrom: Syn.: Sicard-Lermoyez Syndrom. Kongenitaler knöcherner → Schiefhals bei einseitiger → Atlasassimilation.
Sichelzellanämie: Syn.: Sideroblastenanämie, sideroachrestische Anämie. Hypochrome mikrozytäre Anämie aufgrund einer gestörten Hämoglobinbildung. *Ätiologie*: heterogene, hereditäre, autosomal-dominant vererbte Erkrankung. *Klinik*: Vorkommen v.a. im Mittelmeerraum mit Schwellungen im Bereich der Hände und Füße, Hepatosplenomegalie u.a. Im *Röntgenbild der Wirbelsäule* typische Stanzdefekte, die nur die mittlere Zone der Wirbelbegrenzung betreffen (Einbruch aufgrund einer Ischämie der Endplatten), wobei der flache Boden des Einbruches deutlich verdickt erscheint und die Randzonen terassenähnlich zur Höhe der Grund- und Deckplatten übergehen (*s. Abb.*). engl.: sickle cell anemia, drepanocytemia.

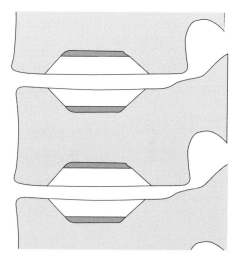

Schematische Darstellung von terassenförmigen Einbrüchen der Grund- und Deckplatten der Wirbelkörper im seitlichen Röntgenbild im Falle einer Sichelzellenanämie.

Siebener-Syndrom: 7 fakultative, i.a. nur passagere klinische Symptome der Hemmung der Skelettreifung beim Säugling: Schädelasymmetrie, Schiefhaltung des Kopfes, → Skoliose, thorakolumbale → Hyperkyphose, Hüftpfannendysplasie, Beckenasymmetrie und Fußfehlhaltung.
Signe du plateau: *franz.;* Syn.: Tablettzeichen. Klinischer Test zur Objektivierung eines → Skalenussyndroms: Der Patient führt eine aktive Abduktion des Armes mit nach oben gerichteten Handflächen und darauf liegendem Gewicht durch; kommt es hierbei zu einer Abschwächung des Radialispulses, gilt dies als Hinweis auf ein Kompressionssyndrom der → A. subclavia.
Silfverskiöld, N.: Schwedischer Orthopäde.
Silfverskiöld-Syndrom: Syn.: Osteochondropathia multiplex, Polyosteochondritis. Enchondrale → Dysostose auf dem Boden einer → Mukopolysaccharidose. Variante des → Mor-

quio-Brailsford Syndromes mit zusätzlicher Verkürzung der rumpfnahen Gliedmaßenabschnitte, Deformitäten im Bereich der Gelenke und der Wirbelsäule. engl.: polyosteochondritis.
Sinus: *lat.* für Bucht, Ausbuchtung, Hohlraum, Tasche. engl.: sinus. **S. dermalis congenitalis:** Syn.: Sinus pilonidalis, Pilonidalsinus. Angeborene, meist im Bereich des Kreuz- und Steißbeines in der Medianlinie gelegene, von der Haut in die Tiefe gehende epithelausgekleidete Fistel; *pathogenetische Ursache* ist eine ungenügende Trennung des neuralen vom epithelialen Ektoderm. In der Tiefe liegt nicht selten eine sog. Dermoidzyste (Sinusdermoid), meist als sog. Pilonidalsinus ausgebildet. → Steißbeinfistel, Steißbeinzyste. engl.: congenital dermal sinus.
SIPI: Abkürzung für → Spina iliaca posterior inferior *(lat.)*.
SIPS: Abkürzung für → Spina iliaca posterior superior *(lat.)*.
Sitzbuckel: Übersteigerte lumbodorsale Kyphose im Säuglings- und Kleinkindesalter, die v. a. in sitzender Körperhaltung auffällt. Der Kyphosescheitel liegt meist in Höhe der unteren Brust- sowie der oberen Lendenwirbelsäule; im weiteren Verlauf nicht selten zunehmende Fixierung der primär ausgleichbaren Fehlhaltung mit kompensatorischen Anforderungen an die benachbarten WS-abschnitte. Symptomatisches Vorkommen bei generalisierter Muskel- und Bindegewebsschwäche, bei → Rachitis, bei → Dysostosen. engl.: humpback, kyphosis.
Sitzhaltung: Rumpf- und Wirbelsäulenhaltung in sitzender Körperposition. Bei der *vorderen* S. mit antekliniertem Oberkörper ist der → intradiskale Druck mit 180 kp fast doppelt so hoch wie im Stehen; bei der *hinteren* S. mit rekliniertem, an der Stuhllehne abgestütztem Oberkörper sind idealerweise Bandscheiben sowie verspannende ligamentäre Strukturen und Muskeln der Wirbelsäule am wenigsten belastet (intradiskaler Druck im lumbalen Bereich: 130 kp; ab einem Neigungswinkel des Oberkörpers von 45°: 70-80 kp). In der *mittleren* S. wird der Oberkörper aufrecht gehalten, das Knie steht tiefer als die Hüften. engl.: sitting position.
Sitzhöhe: Längenmaß des menschlichen Körpers, gemessen in sitzender Position zwischen Scheitel und der Sitzfläche des Stuhles; bedeutsam zur Beurteilung der Rumpfgröße, z.B. im Falle einer → Skoliose. engl.: sitting height.
Sitzkyphose: Syn.: → Sitzbuckel. engl.: humpback, kyphosis.
Sitzriese: Patient mit dysproportionierter Wachstumsstörung, bei dem das Längenwachstum der langen Röhrenknochen (v.a.der unteren Extremitäten) quantitativ stärker betroffen ist als das des Rumpfes und damit der Wirbelsäule. Der Patient wirkt daher in sitzender Position größer als bei aufrechtem Stehen. *Vorkommen* z.B. bei → Achondroplasie, → Ellis-van Crefeld Syndrom, metaphysärer Chondrodysplasie Typ Jansen u.a.. → Kleinwuchs, → Minderwuchs, → Zwergwuchs.
Sitzring: Kreisrunde, in der Mitte ausgesparte Sitzauflage aus weichem Material (evtl. aufblasbar) zur Hohlbettung und damit Druckentlastung des Steiß- (→ Os coccygis) oder des unteren Kreuzbeines (→ Os sacrum). *Indikationen:* persistierende klinische Schmerzbilder nach Kreuz- und Steißbeinfrakturen, → Kokzygodynie u.a.
Sitzzwerg: Patient mit dysproportionierter Wachstumsstörung, bei dem das Längenwachstum des Rumpfes (meist aufgrund einer Erkrankung der → Apophysenfugen der → Wirbelkörperabschlußplatten) quantitativ stärker betroffen ist als das der langen Röhrenknochen. Der Patient wirkt daher in sitzender Position kleiner als beim aufrechten Stehen. *Vorkommen* z.B. bei spondyloepiphysären und spondylometaphysären Dysplasien, → Morquio-Brailsford Syndrom u.a. → Kleinwuchs, → Minderwuchs, → Zwergwuchs.
Siwe, S.: geb. 1897; schwedischer Pädiater. → Abt-Letterer-Siwe Syndrom.
Sjögren, H. S. C.: geb.1899; schwedischer Ophthalmologe.
Sjögren-Larsson Syndrom: Kongenitale, autosomal-rezessiv vererbte Störung mit ichthyosiformer Erythrodermie, pyramidaler Spastik bis hin zur → Diplegie, Oligophrenie, Hypogonadismus und → Minderwuchs. *Im Bereich der Wirbelsäule* finden sich → Basilarimpressionen, kortikale Hypertrophien der Wirbelkörper sowie eine Hyperkyphose. engl.: Sjögren-Larsson syndrome.
Skalenotomie: Offene operative Durchtrennung eines Skalenusmuskels, z.B. bei einem loka-

len Engpaßsyndrom. → Skalenus-Syndrom. engl.: scalenotomy.

Skalenus: Kurzbezeichnung für den → M. scalenus (anterior). engl.: scalenus (muscle).

Skalenuslücke: Dreieckförmige anatomische Gewebelücke zwischen den → Mm. scalenus anterior et medius sowie der 1. Rippe. Durchtrittsort der → A. subclavia und des → Plexus brachialis zur Achselhöhle. engl.: scalenus gap.

Skalenus-Syndrom: Krankheitsbild, verursacht durch eine Kompression des → Plexus brachialis und/oder der → A. subclavia im Bereich der → Skalenuslücke. *Klinik*: Auftreten neuralgisch-neurovaskulärer Schmerzbilder im Schulter-Arm-Bereich, ulnarer Hyp- oder Parästhesien der Hand, Pulsabschwächung der A. brachialis, evtl. Handödem aufgrund einer venösen Abflußbehinderung, später Lähmung und Atrophie der kleinen Hand- und Daumenmuskulatur. → Halsrippensyndrom (Naffziger Syndrom, Scalenus-anticus-Syndrom). engl.: scalenus syndrome. **echtes S.:** Syn.: Havens-Syndrom. S. infolge einer hypertrophen → Spondylarthrose der Halswirbelsäule (→ Zervikobrachialsyndrom) mit reflektotrischer Verengung der → Skalenuslücke und Einengung der → Zwischenwirbellöcher. **symptomatisches S.:** S. infolge einer externen Kompression, z.B. durch ein Neoplasma oder Lymphknotenschwellungen u.a. engl.: symptomatic scalenus syndrome.

Skapula: → Scapula (*lat.*), Schulterblatt. engl.: scapula.

Skapulokostales Syndrom: Syn.: interskapuläres Syndrom.
Nicht einheitlich definiertes, in erster Linie klinisch-funktionelles Schmerzbild mit Irritation der interskapulären Muskulatur. *Ursachen*: zervikales Wurzelreizsyndrom, viszerovertebrale Reflexmechanismen (Lunge), fokale Noxen, psychosomatische Überlagerung. *Klinik*: einseitiger Schmerz zwischen den Schulterblättern, der quadrantenorientiert in den Kopf-Nackenbereich, den ventralen Thorax, die Schulter sowie den homolateralen Arm ausstrahlt; druckdolente muskuläre → Maximalpunkte in Höhe der 3.- 5. Rippe etwa 7 cm paraspinal (s. *Abb. S. 426*). *Therapie*: Abklärung der auslösenden Primärstörung; therapeutische → Lokalanästhesie.

Skeleton: *griech.*; Syn.: → Skelett.

Skelet(t): *griech.* für gesamtes Knochengerüst des Körpers bzw. eines Körperteiles. engl.: skeleton.

Skelettsystem: Passiver Bewegungsapparat, zu dem neben dem (skelettären) Knochengerüst auch die Gelenke und Bänder gehören.

Skelettszintigraphie: → Szintigraphie.

SKH-Syndrom: Abkürzung für → Stylo-Kerato-Hyoidales Syndrom.

Sklerodermie: Syn.: progressive Systemsklerose, systemische Sklerose.
Chronische, progredient verlaufende Systemerkrankung des kollagenen Bindegewebes und der kleinen Gefäße mit bevorzugtem Befall der Haut und der inneren Organe. *Ätiologie*: bisher nicht völlig geklärt; pathologische Immunreaktion vermutet. *Klinik*: relativ selten (Inzidenz 4-10 Fälle/ 1 Million), nach dem systemischen Lupus erythematodes häufigste Kollagenose; Hauptmanifestationsalter in der 4. und 5. Lebensdekade, Frauen 3-4mal häufiger betroffen als Männer. Typische *Prodromalerscheinungen* mit Raynaud-Symptomatik bei Kälteexposition und Streß, uncharakteristisches allgemeines Krankheitsgefühl; beim *Vollbild* der Erkrankung stehen die Hautveränderungen (Ödembildung mit sekundärer Fibrosklerosierung) v.a. im Bereich der oberen Extremitäten im Vordergrund; in 50-60 % Gelenksymptomatik mit nächtlicher und frühmorgendlicher Schmerzhaftigkeit, arthritischen Reizzuständen und späteren periartikulär auftretenden Kalzifizierungen; häufige viszerale Begleitsymptomatik (Herz, Lunge, Niere, Gastrointestinaltrakt). *Im Bereich der Wirbelsäule* in etwa 50% der Fälle primäre Myopathie mit Schwäche und Ermüdbarkeit, spätere Atrophie. *Röntgenologisch* finden sich im Bereich der Rippen und der Wirbelsäule gelegentlich resorptiv-osteolytische Veränderungen. *Laborbefunde*: BSG-Erhöhung, im Spätstadium Leukopenie; spezifische Antikörper gegen nukleäres Antigen-Sci-70 in 40-50% der Fälle nachweisbar, Rheumafaktor in 25-40 % positiv. Biopsie zur Diagnosesicherung. *Therapie*: symptomatisch medikamentös und physiotherapeutisch, bei schweren Verläufen systemische Glukokortikoidgabe, evtl. auch von Zytostatika. 10-Jahres Letalität etwa 50 %. engl.: scleroderma.

Sklerose: Krankhafte Verhärtung eines Organes. **subchondrale S.:** Syn.: subchondrale → Sklerosierung. **systemische S.:** Syn.: → Sklerodermie. engl.: scleroderma. **tuberöse S.:** Syn.: Bourneville-Brissaud-Pringle Syndrom, neurokutanes Syn-

Sklerose

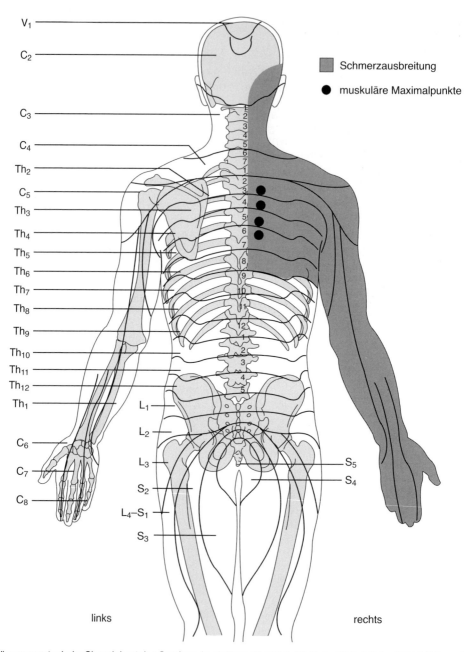

Störungsmuster beim Skapulokostalen Syndrom (nach EDER, TILSCHER: Klinik der Wirbelsäule, 1993. Mit freundlicher Genehmigung der Hippokrates-Verlags GmbH, Stuttgart).

Skoliose

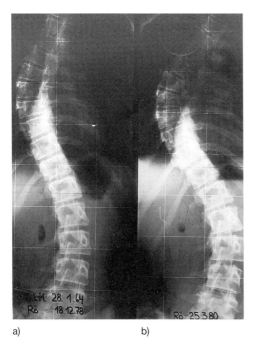

a)   b)

idiopathische juvenile Thorakolumbalskoliose in der a.p.-Ansicht (a) mit deutlicher Progredienz nach einem Jahr (b).

1. **Wirbelanlage.** Im frühen Entwicklungsstadium ist das S. durch die Intervertebralspalte (sog. **Sklerotomfissur**) in zwei Hälften (sog. **Skleromiten**) unterteilt. engl.: sclerotome.

Skoliometer: Meßgerät zur exakten klinischen Bestimmung der Rotationsdeformität einer → Thorakalskoliose in Winkelgraden und damit des Ausmaßes eines → Rippenbuckels.

Skoliose: Dauerhafte fixierte C- oder S-förmige Verkrümmung der Gesamtwirbelsäule oder eines Wirbelsäulenabschnittes in der → Frontalebene mit zusätzlicher Torsion der Wirbelkörper. Unterschiedliche *Ätiologie (s. Tab. 119). Klinik:* Neben der Seitausbiegung bestehen v.a. bei der idiopathisch-progredienten Form rotationsbedingte

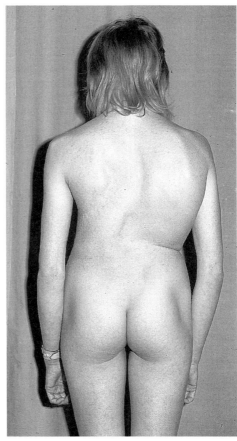

drom. Dominant vererbte, im Kindesalter beginnende progressive Hirn- und Hauterkrankung. Die Wirbelkörper zeigen im *Röntgenbild* häufig eine Verbreiterung der Spongiosazüge mit grobsträhniger Struktur, evtl. zentrale Tunnelierung der Spongiosabalken. engl.: diffuse sclerosis, tuberous sclerosis.

Sklerosierung: Gewebeverhärtung, Enstehung einer Sklerose. engl.: hardening, sclerosing. **subchondrale S.:** Vermehrte Einlagerung von Kalksalzen unterhalb einer Gelenkknorpelstruktur als Reaktion auf eine vermehrte Druckbelastung; typisches röntgenolgisches Zeichen einer beginnenden → Bandscheibendegeneration. engl.: subchondral sclerosing.

sklerotisch: Verhärtet, mit einer Gewebeverhärtung einhergehend. engl.: sclerotic.

Sklerotom: Begriff aus der Embryonalentwicklung der Wirbelsäule; anatomische Bezeichnung für die aus medialen und ventralen mesenchymbildenden Ursegmentbereichen entstehenden

Idiopathische juvenile Thorakolumbalskoliose.

Skoliosebecken

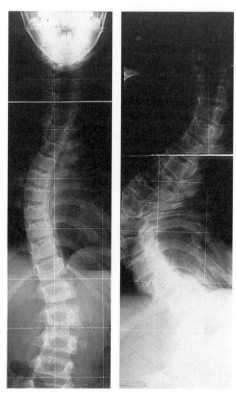

Progrediente idiopathische Thorakolumbalskoliose bei 6jährigem Mädchen im Verlauf von 6 Jahren (jeweils Röntgenbilder im a.p.-Strahlengang).

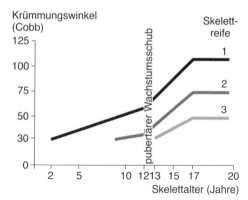

Progressionskurven der idiopathischen Skoliosetypen (nach STAGNARA, 1965):
1 infantile Thorakalskoliose
2 juvenile Thorakalskoliose
3 Adoleszentenskoliose.

Deformierungen in erster Linie des Thoraxbereiches (→ Rippenbuckel, → Rippental, → Thoraxbuckel, → Thoraxtal, → Ledenwulst, → Lendental); nachfolgende restriktive Ventilationsstörung. *Einteilung* der idiopathischen S. in Abhängigkeit von der Lokalisation des → Scheitelwirbels in thorakale, thorakolumbale, lumbale sowie doppelbogige, kombiniert thorakale und lumbale Formen (s. *Tab. 120);* Einteilung der idiopathischen rechtskonvexen Krümmungen nach der → King-Klassifikation (s. *Abb. S. 228). Klinik*: abhängig von der Lokalisation, Ausprägung sowie der Belastung; je kaudaler die S. auftritt, desto früher und intensiver ist das Beschwerdebild überwiegend pseudoradikulär mit Bevorzugung der Konkavseite. In vielen Fällen besteht über Jahre hin völlige Schmerzfreiheit.

Röntgenologische Messung des → Skoliosewinkels nach (LIPPMANN-) COBB (→ Cobb-Winkel; *s. Abb. S. 92.* → Skoliosimetrie) bzw. nach → FERGUSON-RISSER; Bestimmung des Rotationsausmaßes nach NASH und MOE (*s. Abb.),* nach PEDRIOLLE (*s. Abb.)* bzw. nach DRERUP (*s. Abb S. 118). Standardrichtlinien der Therapie*: bei einem Skoliosewinkel bis zu 15-20° genügt eine alleinige krankengymnastische Übungsbehandlung; ab einer Fehlkrümmung von 15° (bis etwa 40-45°) und noch bestehender Wachstumspotenz ist eine zusätzliche Wachstumslenkung durch → Elektrostimulation oder → Korsettversorgung erforderlich; eine Operationsindikation ergibt sich ab einem Sdkoliosewinkel von 45-50° bei noch bestehender Wachstumspotenz, wobei der korrigierende Eingriff (→ Spondylodese) bevorzugt gegen Ende der Skelettreifung vorgenommen werden sollte. engl.: scoliosis.

Skoliosebecken: Syn.: → Beckenskoliose. engl.: scoliotic pelvis.

Skoliosierung: Im Gegensatz zu einer „echten" → Skoliose ausgleichbare Verkrümmung der Gesamtwirbelsäule (meist allerdings nur im Bereich der LWS) in der → Frontalebene ohne schwerwiegende Rotationskomponente; z.B. als Folge und Kompensation einer Beinverkürzung (s. *Abb. S. 429;* → Idem- bzw. Kontra-Skoliose), bei Vorliegen einer → Ischiasreizung (sog. → Ischiasskoliose, antalgische Schonhaltung) oder viszeroreflektorisch bei Organerkrankungen.

Skoliosimetrie: Ausmessen des individuellen Skoliosewinkels im a.p.-Röntgenbild der Gesamtwirbelsäule, das möglichst im Stehen gefertigt werden sollte; bestimmt werden die Winkelgrade zwischen den → Neutralwirbeln der Hauptkrümmungen; Methoden nach → FERGUSON-RISSER (s. Ab. S. 145) sowie nach → (LIPPMANN-)COBB (s. Abb. S. 92). Bestimmung des Ausmaßes der Torsion (→ Rotationsmessung) nach NASH und MOE (s. Abb. 430), nach PEDRIOLLE (s. Abb. S. 430) bzw. nach DRERUP (s. Abb. S. 118). engl.: scoliosimetry.

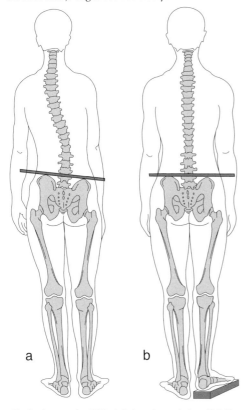

Skoliosierung der Wirbelsäule aufgrund einer Beinlängendifferenz (a); nach Kompensation des Beckenschiefstandes (durch Unterlage von Brettchen im Bereich des kürzeren Beines; (b) kommt es zur Ausgradung des Achsenorganes.

Slice-Fraktur: Typ C3.1 (→ Rotationsscherbruch) eines Wirbelkörpertorsionsbruches. → Wirbelbruch.

slipping disk: engl.; Syn.: → flipping disk, → bulging.

Sly-Syndrom: Syn.: → Mukopolysaccharidose Typ VII.

SOCON spinal system: engl.; spezielle dorsale Instrumentation der lumbalen Wirbelsäule (→ Fixateur interne) zur kurstreckigen Fusion.

Somatogramm: Tabellen (auch Kurven oder Skalen) mit eingetragenen Normalwerten und Standartabweichungen (Perzentilen) von Körperlänge und Körpergewicht für Säuglinge und Kinder bis zum Abschluß des Knochenwachstums zur Überprüfung und besseren Beurteilung einer normalen körperlichen Entwicklung. engl.: somatogram.

somatomotorisches System: Abschnitt des zentralen Nervensystems, das für die Haltungs- und Bewegungsmotorik verantwortlich ist. Hierzu gehören der motorische Kortex, das pyramidale und das extrapyramidale System sowie die → Motoneurone des Rückenmarks. → Sensomotorik, → Somatosensibilität. engl.: somatic motor system.

Somatosensibilität: Syn.: Tiefensensibiltät. Propriozeptive und kinästhetische → Sensibilität mit Vermittlung des Lage-und Bewegungsempfindens und der Gelenkstellung; afferente Leitung über die → Hinterstränge und die Kleinhirnseitenstränge des Rückenmarks. Gegensatz zur → Oberflächensensibilität. engl.: proprioceptive sensibility, som(at)esthesia.

Somit: lat. für Urwirbel(anlage); steht entwicklungsgeschichtlich in enger Beziehung zur segmentalen Topographie des Rückenmarks. engl.: somite.

Sonogramm: Bildlich festgehaltene Darstellung von Gewebestrukturen nach → Sonographie-Diagnostik. engl.: sonogram.

Sonographie: Syn.: Ultraschall. engl.: ultrasonography, sonography.

Sonographie-Diagnostik: Syn.: Ultraschalldiagnostik. Bildgebendes, nichtinvasives diagnostisches Verfahren unter Anwendung von Ultraschall (1-5 MHz), Messung nach dem Echographieprinzip. *Technik*: Gebündelte oder fokussierte, im Generator eines Schallkopfes erzeugte Impulse werden

Sonographie-Diagnostik

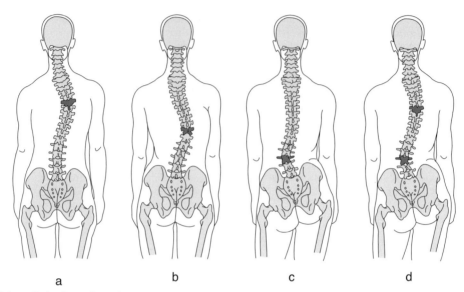

Schematische Darstellung der verschiedenen pathologisch-anatomischen Ausformungen der idiopathischen Skoliose in Abhängigkeit von der Lokalisation des Scheitelwirbels:
a) Thorakalskoliose: Scheitelwirbel zwischen Th 7 und Th 11 (Krümmung meist rechtskonvex)
b) Thorakolumbalskoliose: Scheitelwirbel bei Th 12 - L 1 (Krümmung meist rechtskonvex)
c) Lumbalskoliose: Scheitelwirbel bei L 2 (Krümmung meist linkskonvex)
d) doppelbogige kombinierte thorakale und lumbale Skoliose.

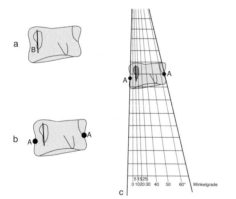

Rotationsmessung (Skoliosimetrie) nach PEDRIOLLE (1979):
a) Senkrechte Markierung des Bogenwurzelabganges
b) Markierung der Taillen des fehlorientierten Wirbelkörpers im Bereich der Gelenkkanten
c) Ablesen des Rotationausmaßes mit Hilfe einer Schablone.

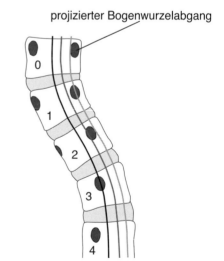

Rotationsmessung (Skoliosimetrie) nach NASH und MOE (1969; Grad I - IV) im a.p.-Röntgenbild.

über eine Kontaktkoppelung (sog. Wasservorlauf) als kurze Impulse auf die Körperoberfläche abgegeben, die dann im Bereich der Haut, Gewebe- und Organschichtgrenzen reflektiert, gestreut oder absorbiert werden; sie werden dann anschließend als Echo wieder im Schallkopf aufgenommen, in Elektronenstrahlen umgesetzt und auf einem Leuchtschirm durch Lichtpunkte sichtbar gemacht (Umwandlung mechanischer in elektrische Energie). Hohe Reflexionsquote der Schallwellen an Knochengrenzen und Luft, dahinterliegende Gewebeanteile werden nicht dargestellt. *Indikationen* (s. *Tab. 121*): Nachweis und Größenbeurteilung flüssigkeitgefüllter Hohlräume (im Bereich der Wirbelsäule z.B. zur Abklärung des Ausmaßes einer postoperativen Hämatom- oder Serombildung; Myelomeningozelendiagnostik); intrauterine Wirbelsäulenbeurteilung bei Feten ab der 15. Gestationswoche; Beurteilung der Wirbelsäule im Kleinkindesalter (solange die Wirbelbögen noch ausschließlich knorpelig angelegt sind); Weichteilabklärung (Sehnentextur, Muskulatur); bei Bandscheibenvorfällen mit sehr eingeschränkter Aussagekraft einsetzbar (Sensitivität 70-90 %; Spezifität 40-90%). engl.: ultrasonic diagnostics, ultrasound diagnostics.

Soto-Hall-Test: Unspezifischer klinischer Funktionstest der Halswirbelsäule: Der Patient liegt dabei flach auf dem Rücken, hebt zunächst den Kopf aktiv leicht an und versucht, das Kinn soweit wie möglich dem Brustbein zu nähern; hierbei auftretende ziehende Schmerzen beruhen in erster Linie auf einer verkürzten Nackenmuskulatur. In einem zweiten Schritt anklinkt der Untersucher nun passiv den Kopf des Patienten und übt gleichzeitig mit der freien Hand einen leichten Druck auf das Sternum aus; jetzt auftretende Nackenschmerzen lassen eine knöcherne oder ligamentäre Problematik der HWS vermuten.

Sottas, J.: geb. 1866; französischer Neurologe aus Paris.

Sottas-Déjerine Syndrom: Syn.: → Déjerine-Sottas Syndrom. engl.: Déjerine-Sottas syndrome.

Souques, A.: 1860-1944; französischer Neurologe.

Souques-Phänomen: Abspreizung der Langfinger eines gelähmten Armes; klinischer Hinweis auf → Pyramidenbahnläsion. engl.: Souques' sign, Souques' phenomenon.

Tab. 119: Ätiologie der Skoliose (Übersicht)

1. **Kongenital (osteopathisch)**
z.B. im Kindesalter bei Vorliegen eines Keil- oder Halbwirbels, dann meist kurzbogig; im späteren Lebensalter auch bei Spondylolyse mit nachfolgender Spondylolisthese

2. **Säuglingsform**
Auftreten innerhalb des 1. Lebensjahres mit spontaner Rückbildungstendenz in 80-90 % der Fälle

3. **Neuropathisch**
z.B. im Gefolge einer infantilen Zerebralparese, Poliomyelitis, Meningomyelozele, Syringomyelie, Querschnittslähmung, spinalen Muskelatrophie, eines Rückenmarkstumors, spinozerebellarer Störungen u.a.

4. **Myopathisch**
z.B. bei Muskeldystrophien, Arthrogrypois

5. **Mesenchymale Störungen**
z.B. beim Marfan Syndrom, Ehlers-Danlos Syndrom

6. **Erkrankungen des rheumatischen Formenkreises**
z.B. bei schweren Spondylarthitiden (selten)

7. **Neurofibromatose**
(M. v. Recklinghausen)

8. **Osteochondrodystrophien**
Mukopolysaccharidosen wie z.B. beim Morquio-Brailsford-Syndrom

9. **Posttraumatische Störungen**
z.B. nach einer fehlverheilten Wirbelfraktur, iatrogen nach einer Laminektomie u.a.

10. **Degenerative Störungen**
z.B. bei einer asymmetrischen Bandscheibendegeneration mit nachfolgenden ossären Umbaustörungen, bei Osteoporose

11. **Extraspinale Weichteilkontrakturen**
z.B. nach großflächigen Verbrennungen des Rückens oder bei Brustkorbverziehung nach Pleuraempyem

12. **Postinfektiöse Defektzustände**
z.B. nach einer spezifischen oder unspezifischen Spondylitis oder Osteomyelitis

13. **Metabolische Störungen**
z.B. bei Rachitis, Osteogenesis imperfecta, Homozystinurie u.a.

14. **Tumorerkrankungen**
im Bereich der knöchernen Wirbelsäule selbst oder des Rückenmarkes

15. **Idiopathische Störung (sog. Adoleszentenskoliose)**
Inzidenz in der Normalbevölkerung 2-4 %, positive Familienanmnese in etwa 20 %; macht mit 75-80 % den größten Anteil aller Skolioseformen aus; im Gegensatz zu ätiologisch differenzierbaren Typen (1–14) besteht sehr häufig eine Progredienz während der Wachstumsschübe mit Sistieren erst im Zuge der Skelettreife; typischerweise sind Mädchen 5-9 mal häufiger betroffen als Jungen.

Tab. 120: Einteilung der idiopathischen Skoliosen

Typ I	Thorakale Skoliose
Typ II	Lumbale Skoliose
Typ III	Thorakolumbalskoliose (lumbal betont)
Typ IV	kombinierte Skoliose

Tab. 121: Klinische Wertigkeit der Sonographie der Wirbelsäule (nach CASTRO und JEROSCH, 1996)

• Knochenstruktur	-
• Facettenarthrose	-
• Bandscheibenvorfall	(+)
• Symptomatische Bandscheibe ohne Vorfall	-
• Trauma	-
• Spondylitis	-
• Deformitäten	-
• Tumor	-
• Spinale Stenose (zentral)	-
• Laterale Stenose	-
- keine Aussagekraft (+) geringe Aussagekraft + mäßige Aussagekraft ++ hohe Aussagekraft +++ sehr hohe Aussagekraft	

SP: Abkürzung für saure → Phosphatase. engl.: acid phosphatase.

SPA: Abkürzung für single-photon-absorptiometry (*engl.*). → Photon-Absorptiometrie, → Osteodensitometrie.

Spätapophyse: Syn.: Nebenknochenkern.
Im Pubertätsalter entstehende kappenförmige Knochenkerne in den knorpeligen Spitzen der Bogenfortsätze im Bereich der Ansatzstellen von Sehnen und Bandstrukturen; verschmelzen mit Beendigung des Wirbelsäulenwachstums bis etwa zum 25. Lebensjahr mit den Wirbelbogenfortsätzen. → Apophyse.

Spaltbruch: Typ A2 einer Wirbelkompressionsfraktur bzw. Typ C1.2 einer Wirbeltorsionsfraktur. → Wirbelbruch. engl.: fissured fracture.
frontaler S.: Typ A2.2 einer Wirbelkompressionsfraktur. → Wirbelbruch. **sagittaler S.:** Typ A2.1 einer Wirbelkompressionsfraktur. → Wirbelbruch

Spaltenaufnahme: Syn.: Einblickaufnahme.
→ Kreuz-Darmbeingelenk-Einblickaufnahme.

Spaltwirbel: Kongenitale Wirbelkörpermißbildung mit frontaler oder sagittaler Spaltbildung im Korpus- oder Wirbelbogen-Dornfortsatzbereich (→ Spina bifida anterior bzw. posterior; *s. Abb.*), evtl. mit zusätzlicher Ausbildung einer → Meningozele oder auch einer → Myelomeningozele (→ Rhachischisis als längerstreckige Spaltwirbelbildung in einem Wirbelsäulenabschnitt). engl.: spondyloschisis.

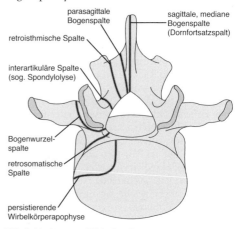

Möglichkeiten von Wirbelspalten.

spasmisch, spasmodisch: Syn. → spasmogen. engl.: spasmodic, spasmic.

Spasmodynia cruciata: Typische neurologische Ausfallssymptomatik bei einseitiger Verletzung des Rückenmarkes mit homolateralen Krampfzuständen und kontralateralen Schmerzempfindungen.

spasmogen: Syn.: spasmodisch, spasmisch; einen → Spasmus auslösend. engl.: spasmogenic.

Spasmus: *griech.* für Verkrampfung, im engeren Sinne Muskelkrampf, Steigerung des Muskeltonus mit federndem muskulären Widerstand (vor allem beim Beginn von Bewegungen); relativ langsame (tonische) und/oder sich wiederholende (klonische) muskuläre Kontraktionen. *engl.:* spasm. **klonischer S.:** → Klonus. engl.: clonic spasm. **S. lumborum:** Syn.: → Lumbago. **S. mobilis:** reaktiver muskulärer Hypertonus, z.B. bei vorliegender → Athetose, ausgelöst durch eine passive Dehnung eines Muskels. *engl.:* mobile spasm (after Foerster). **tonischer S.:** relativ langsame muskuläre Kontraktionen im Falle einer spastischen Lähmung. engl.: tonic spasm.

spasticus: *lat.;* Syn.: → spastisch. engl.: spastic.

Spastik: Klinisches Symptom einer zentral bedingten motorischen Störung. Primär regelhafte, bei Bewegungsbeschleunigung und unter Einwirkung sensibler Reize sich übermäßig steigernde muskuläre Anspannung; ursächlich ist ein Ausfall kortikospinaler Leitungssysteme, v.a. der → Pyramidenbahn und des extrapyramidal-motorischen Systems. Nach passiver Überdehnung kommt es evtl. zu einem völligen Zusammenbrechen der muskulär-hypertonen Symptomatik; immer besteht gleichzeitig eine übersteigerte Reflex- und Klonusbereitschaft. engl.: spastic.

Spastiker: Patient, der an einer → Spastik (spastischen Lähmung) leidet. Beim *Kind* liegt i.a. eine infantile → Zerebralparese, beim *Erwachsenen* eine Schädigung zentraler pyramidaler und/oder extrapyramidaler Leitungssysteme vor. Betroffen ist v.a. die Antischwerkraftmuskulatur (Beinstrecker, Armbeuger); erhebliche Beeinträchtigung der Willkürmotorik, Feinmotorik und Diadochokinese ebenfalls stark behindert, grobe Muskelkraft reduziert. engl.: spastic.

spastisch: *lat.:* spasticus. Mit Krämpfen behaftet, mit Krämpfen bzw. mit einer Erhöhung des Muskeltonus einhergehend, an → Spasmen leidend. → Spastik. engl.: spastic. **s.er Gang:** steifes Gangbild mit durchgestreckten Kniegelenken im Falle einer spastischen Lähmung der Beinmuskulatur. **s.e Spinalparalyse:** progrediente spastische Lähmung der unteren Extremitäten bei Erkrankungen der → Pyramidenbahnen.

Spastizität: Vorliegen eines verstärkten muskulären Widerstandes gegen passive Beguengsmu-

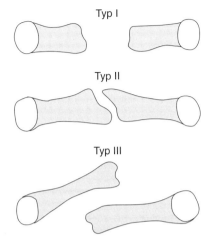

Klassifikation der Spina bifida occulta (Typen I - III) nach röntgenologischen Kriterien.

ster als Teilerscheinung einer spastischen Lähmung. → Spastik. engl.: spasticity.

Spatium: *lat.* für Raum, Zwischenraum, Weite, Lücke. **S. intercostale:** Abkürzung: ICR. Syn.: Interkostalraum, Zwischenrippenraum. Raum zwischen zwei benachbarten Rippen. engl.: intercostal space.

SPECT: Abkürzung für Single-Photon-Emissions-Computertomographie. → Computertomographie.

Sperrliquor: → Liquor cerebrospinalis unterhalb einer → Liquorblockade. → Nonne-Froin Syndrom. engl.: spinal block, below-block CSF.

Spica: *pl.:* spicae; *lat.* für Kornähre.

Spikaverband: Syn.: Kornährenverband. Verband in Form einer Kornähre, bei dem die einzelnen Lagen der Binden kreuzförmig (dachziegelartig) übereinander gelegt werden (die einzelnen Bindentouren überkreuzen sich spitzwinklig). engl.: spica (bandage).

Spina: *lat.* für Dorn, Stachel, Rückgrat. 1.) Dorn, Höcker, Stachel; spitzer oder stumpfer, in den meisten Fällen knöcherner Vorsprung oder knöcherne Leiste, die als Muskelansatz dient. engl.: spina. 2.) Rückgrat. engl.: spine. **Sp. bifida:** hintere Spaltbildung der Wirbelsäule infolge einer kongenitalen Fusionsstörung der Wirbelbögen. *Vorkommen* v.a. im Bereich der LWS und des *Os sacrum.* → Bogenschlußstörung, → Dysraphie → Meningozele, → Myelomeningozele, →

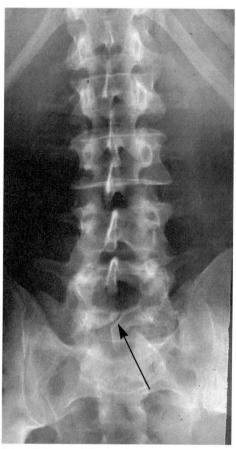

Spina bifida occulta (Bogenschlußstörung S1) im a.p.-Röntgenbild der LWS (→).

Rhachischisis. engl.: bifid spine, spina bifida, rachischisis. **Sp. bifida aperta:** Syn.: → Rhachischisis. Kongenitaler knöcherner Defekt eines Wirbelbogens, der zweigespalten imponiert, mit gleichzeitiger Fehlbildung des Rückenmarks im Sinne einer → Meningozele oder → Myelomeningozele; geht meist mit neurologischen Ausfallserscheinungen im Bereich der unteren Extremitäten einher. **Sp. bifida axis:** Seltene kongenitale Spaltbildung des → Axis. **Sp. bifida cystica:** kongenitale Darmbeinstachelspaltbildung im Bereich der Wirbelsäule mit nachfolgender Vorwölbung des Rückenmarks oder seiner Häute. **Sp. bifida occulta:** leichtere Form einer kongenitalen Spaltbildung eines Wirbelbogens, der von Weichteilen völlig überdeckt und von außen allenfalls an einem besonderen Behaarungtyp erkennbar ist; ohne sekundäre neurologische (s. Abb. S. 205) Ausfallserscheinungen, da das Rückenmark primär nicht betroffen ist. **Sp. iliaca anterior inferior:** Abkürzung: SIAI. Vorderer unterer Darmbeinstachel; stumpfer knöcherner Vorsprung an der Vorderseite des Darmbeines nahe der Hüftpfanne; Ursprungsort des M. rectus femoris sowie des Lig. iliofemorale. **Sp. iliaca anterior superior:** *Abk.* SIAP. Vorderer oberer Darmbeinstachel; vorderes vorspringendes Ende des Darmbeinkammes (→ Crista iliaca); Ursprungsort des M. sartorius und des Lig. inguinale. **Sp. iliaca posterior inferior:** Abkürzung: SIPI; hinterer unterer Darmbeinstachel; stumpfer knöcherner Vorsprung an der Rückseite des Darmbeines oberhalb der Incisura ischiadica major; Ursprungsort für die → Ligg. sacroiliaca. **Sp. iliaca posterior superior:** Abkürzung: SIPS; hinterer oberer Darmbeimstachel; vorspringendes hinteres Ende des Darmbeinkammes (→ Crista iliaca); Ursprungsort für die Ligg. sacroiliaca.

spinal(is): Syn.: spinosus; *lat.* für dornförmig. Zur Wirbelsäule bzw. zum Rückenmark gehörend, im Bereich der Wirbelsäule liegend. engl.: spinal. **sp.Halbseitenlähmung:** Syn.: → Brown/Séquart-Syndrom. **sp. Heredoataxie:** Syn.: → Friedreich-Ataxie. **sp. Kinderlähmung:** Syn.: → Poliomyelitis anterior acuta. **sp. progressive infantile Muskelatrophie:** Syn.: → Kugelberg-Welander Syndrom, → Werdnig-Hoffmann Syndrom. → Muskelatrophie. engl.: spinal progressive muscular dystrophy. **sp. Schock:** *1. klinische Phase* nach plötzlicher (traumatischer) Durchtrennung des Rückenmarkes oder im Rahmen einer → Apoplexia spinalis mit totalem Verlust aller Rückenmarksfunktionen: komplette schlaffe Parese distal der Schädigung, Verlust der muskulären → Eigenreflexe, Blasenatonie (sog. Schockblase oder atone Überlaufblase mit großer Harnretention), Darmentleerungsstörungen, querschnittsförmiger Ausfall aller sensiblen Qualitäten unterhalb und hyperalgische radikulärere Zone ein Dermatom oberhalb der Schädigung sowie Vasomotorenkollaps (Ausfall der Gefäß- und Wärmeregulation); zunächst keine Pyramidenbahnzeichen. Bei einer Schädigung oberhalb von Th 5

Tab. 122: Formen der Rückenmarksanästhesie

	Periduralanästhesie	Spinalanästhesie
Punktionsstelle	lumbal, sakral, thorakal, zervikal	lumbal
Injektionsort	Epiduralraum	Subarachnoidalraum
Technik	schwierig	einfach
Lokalanästhetikamenge	groß	gering
Wirkungseintritt	langsam	rasch
Wirkungsdauer	Stunden	1,5-2,5 Stunden
Ausbreitung nach Injektion	weniger gut steuerbar	besser steuerbar (hyper- oder hypobare Technik)
sensible Blockade	weniger gut	sehr gut
motorische Blockade	geringer ausgeprägt	stark ausgeprägt
toxische Reaktionen auf Lokalanästhetikum	möglich	nicht zu erwarten
postspinale Kopfschmerzen	keine	bei ca. 1-10% der Fälle

kann es durch zusätzlichen Ausfall auch der sympathischen Innervation des Herzens zu einer Bradykardie bis hin zum hämodynamischen Schock kommen. In der 2. *Phase*, einige Tage bis zu ca. 8 Wochen später, kommt es zu einer Erholung der spinalen Automatismen (→ Querschnittslähmung).
Spinalanästhesie: Syn.: Lumbalanästhesie. Periphrere Leitungsanästhesie durch Einspritzung eines Lokalanästhetikums in die Rückenmarksflüssigkeit des → Subarachnoidalraumes über eine paramediane → Lumbalpunktion, seltener als → Sakralanästhesie (s. Tab. 122). engl.: spinal anesthesia.
Spinalganglion: *lat.*: Ganglion spinale. Nervenknoten (→ Ganglion) an der hinteren Wurzel der → Rückenmarksnerven im Bereich der → Foramina intervertebralia gelegen; enthält vorwiegend somatosensible Nervenzellen, deren periphere (afferente Impulse leitende) Fortsätze über die Spinalnerven verlaufen. Das 1. Paar liegt zwischen Okziput und hinterem Atlasbogen unmittelbar der Dura an; es ist sehr klein oder kann ganz fehlen; das 2. Paar findet sich zwischen dem → Arcus posterior atlantis und dem → Axis, die darunterfolgenden dann jeweils in den → Canales intervertebrales; von L2 an rücken sie dann wieder nach medial, so daß das Ganglion von L5 in der inneren Mündung des Kanales zu liegen kommt; die kaudal von L5 folgenden Ganglienpaare liegen innerhalb des → Canalis sacralis (s. *Abb.*). engl.: spinal ganglion.

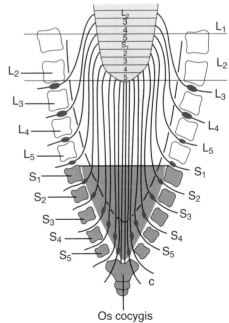

Topographie des Canalis sacralis mit den Spinalganglien.

Spinalgie: Syn.: Wirbelschmerz.
Klopf- oder Druckschmerzempfindlichkeit eines Dornfortsatzes. engl.: spinalgia.

Spinalkanal: Syn.: Wirbelkanal, Canalis spinalis (*lat.*), → Canalis vertebralis (*lat.*). engl.: spinal canal.

Spinalkanalerweiterung: 1.) Röntgenologischer Befund als möglicher Ausdruck einer Drukkusur, z.B. im Gefolge großer Tumoren (Gliome, gliomatöse → Syringomyelie des Halsmarks, → Neurinom der → Spinalnervenwurzeln und der → Cauda equina, Lipom der Rückenmarkshaut, hier v.a. am unteren Ende des Rückenmarks); Dilatation des Spinalkanales auch bei kongenitalen Defekten des Rückenmarks nachweisbar, z.B. im lumbalen Bereich als → Arachnoidal- bzw. einer teratoiden Zyste. 2.) Operative Erweiterung des Spinalkanales im Sinne einer → Dekompression bei → Spinalkanalstenose. engl.: decompression of (the) spinal canal.

Spinalkanalstenose: Syn.: Wirbelkanalstenose, Spinalstenose, Lumbalstenose, Claudicatio intermittens spinalis (*lat.*).
Beeinträchtigung der anatomisch lichten Weite des Spinalkanales (→ Canalis vertebralis; physiologischer Wert: 20-25 mm im sagittalen Durchmesser). Asymptomatisch, wenn die Stenose weniger als 50% beträgt (sog. *relative S.* mit sagittalem Durchmesser von 10-12,5 mm); *absolute S.* mit sensomotorischen Störungen bis hin zur → Querschnittssymptomatik ab einem Sagittaldurchmesser von <10 mm. *Klinisch* belastungsabhängige Schmerzen; pathognomonisch sind ein anteklinisiertes Gangbild und eine Sitzposition (zur Druckentlastung), eine Schmerzprovokation durch → Retroversion der Rumpfwirbelsäule sowie eine → (Pseudo)Claudicatio spinalis. Die Wirbelsäulenfunktion selbst ist häufig deutlich weniger eingeschränkt als im Falle einer → Bandscheibenprotrusion mit radikulärem Schmerzbild. Sicherung der Diagnose durch eine

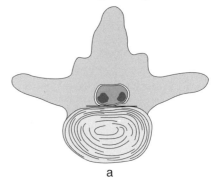

a

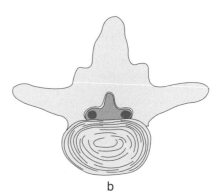

b

Schematische Darstellung einer Spinalkanalstenose mit Kompression der Spinalnervenwurzeln:
a) kongenitale Form mit konzentrischer Lumeneinengung
b) erworbene degenerative Form mit überwiegend lateraler Einengung.

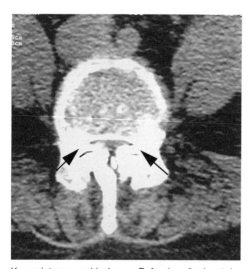

Kernspintomographischer Befund (horizontaler Schnitt) bei absoluter lumbaler Spinalkanalstenose, bedingt durch eine bilaterale hypertrophe Spondylarthrose (→).

Spinalkanalstenose

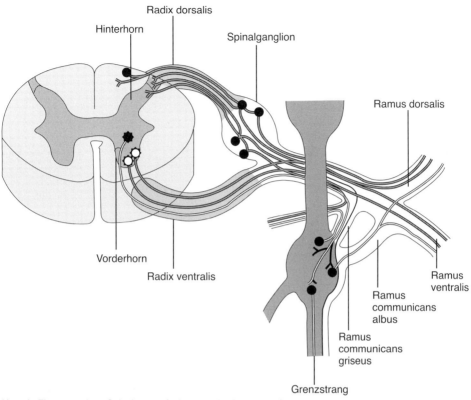

Neurale Elemente eines Spinalnerven (schematische Darstellung).

→ Myelographie oder axiale → Computertomographie. *Ätiologie*: kongenital (idiopathisch, → Achondroplasie) oder erworben (degenerativ bei hypertropher → Spondylarthrose, → Spondylolyse, → Spondylolisthese, posttraumatisch nach fehlverheilter Fraktur, iatrogen wie z.B. nach einer → Fusionsoperation u.ä.) (*s. Tab. 123*). *Formen*: zentral (dann meist kongenital) oder lateral (v.a. bei degenerativen Veränderungen der kleinen Wirbelgelenke; sog. → Rezessusstenose; *s. Abb.*). *Therapie*: konservativer Behandlungsversuch mit therapeutischer → Lokalanästhesie, Bindegewebsmassage. Im Falle persistierender neurologischer Störungen operative Erweiterung des Spinalkanales durch → Hemilaminektomie, Resektion spondylotisch veränderter Wirbelkörperfacetten, evtl. auch Teilabtragung der → Interartikularportion. engl.: stenosis of spinal canal.

Tab. 123: Ursachen lumbaler Spinalkanalstenosen

1. Kongenitale Ursachen
• Wirbelmißbildungen
• Spondylolyse, Spondylolisthese
• Hyperlordose-Wirbel
• Chondrodystrophie
• idiopathisch
2. Erworbene Ursachen
• postraumatische Genese
• degenerative Genese (bandscheibenbedingte Störung)
• iatrogene postoperative Genese
3. Mischformen
• Fluorose
• M.Paget.

Spinalnerv

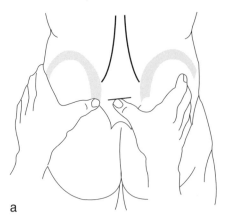
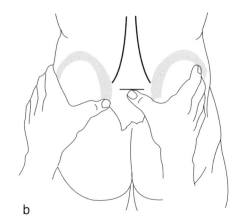

a   b

Schematische Darstellung des Spine-Testes:
a) Normalbefund bei Einbeinstand rechts und links; die palpierenden Daumen liegen auf gleicher Höhe
b) Klinisch auffälliger Befund bei funktionsgestörtem Kreuzdarmbeingelenk rechts (ipsilaterale Hüftbeugung bei Einbeinstand links) mit Höhertreten des palpierenden rechten Daumens.

Spinalnerv: Syn.: → N. spinalis (*lat.*). *engl.*: spinal nerve.

Spinalnervenwurzel: Syn.: → Radix dorsalis bzw. ventralis (*lat.*). *engl.*: root of the spinal nerve.

Spinalparalyse: Allgemeine Bezeichnung für klinisch-neurologische Ausfälle von Teilen des spinalmotorischen Systems. *engl.*: spinal paralysis. **spastische S.:** Syn.: Erb-Charcot Syndrom, v. Strümpell-Krankheit. Hereditäre, ganz überwiegend das männliche Geschlecht betreffende (in ca. 60% rezessive) Erkrankung des Rückenmarks mit Beginn im Kindes- oder jungem Erwachsenenalter. *Ursache*: systemische Degeneration der Ganglienzellen der motorischen Hirnrinde sowie der zugehörigen Fasern der → Pyramidenbahn (v.a. für die unteren Extremitäten). *Klinisch* resultiert eine langsam progrediente spastische (Bein)Lähmung mit allmählichem Übergang in Kontrakturen; später auch Auftreten von Armparesen, evtl. Pseudobulbärparalyse. *engl.*: spastic spinal paralysis.

Spinalpunktion: Syn.: → Lumbalpunktion. *engl.*: spinal puncture, spinal tap, lumbar punction.

Spinalsegment: Syn.: → Neuralsegment. Abschnitt des Rückenmarks mit dazugehörigen ventralen und dorsalen Wurzel- und → Spinalnervenpaaren. *engl.*: spinal segment.

Spinalstenose: Syn.: → Spinalkanalstenose. *engl.*: stenosis of spinal canal.

Spinalsyndrom: Syn.: → Wurzel(reiz)syndrom. *engl.*: spinal-radicular syndrome.

Spinalwurzel: Syn.: → Radix dorsalis bzw. ventralis (*lat.*). *engl.*: spinal nerve root.

Spinescop: *engl.*; spezielles → Endoskop zur gedeckten mikroinvasiven → Nukleotmie im lumbalen Bereich unter Bildwandlerkontrolle.

Spine System: Einheitliche Instrumentationen für dorsale → Fusionseingriffe der Wirbelsäule vom → Occiput bis zum → Os sacrum mit modularem Aufbau; bestehend aus einem speziellem Repositionssystem, → Pedikelschrauben, Wirbelbogenhaken, selbstsichernden Klammern für Wirbelbögen, → Pedikel und → Querfortsätze sowie Verbindungsstäben und Querstabilisatoren.

Spine System Evolution: technische Weiterentwicklung des → Spine Systems mit Verschlankung der Implantate ohne nachfolgenden Stabilitätsverlust.

Spine-Test: *engl.*; klinischer Untersuchungstest zur Überprüfung der Funktion des Kreuzdarmbeingelenkes: Der Untersucher steht hinter dem stehenden Patienten und belegt dessen beide dorsalen Beckenkammspinen und auf gleicher Höhe die → Crista sacralis mediana (Dornfortsätze der Kreuzbeinwirbel) mit seinen Daumen; der Patient

Spondylarthritis

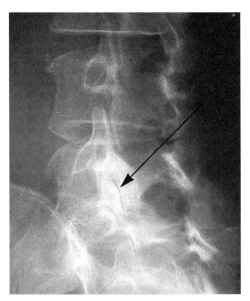

Röntgenschrägaufnahme der LWS mit typischem Befund einer abgelaufenen monosegmentalen Spondylarthritis mit Hypersklerose des kleinen Wirbelgelenkes L4/L5 (→).

Spondylarthritis: Entzündung der (kleinen) Wirbelgelenke. engl.: spondylarthritis. **S. ankylopoetica:** Syn.: → Spondylitis ankylosans. **S. hyperostotica pustulopsoriatica:** Syn.: pustulöse Arthroosteitis. Sterno-kosto-klavikuläre Hyperostose mit palmarer und plantarer psoriatischer Pustulose; bisweilen auch mit Wirbelsäulenbeteiligung im Sinne einer hyperostotischen → Spondylose. **seronegative S.:** Gruppe von Erkrankungen des rheumatischen Formenkreises (s. *Tab. 124*), bei denen typischerweise entzündliche Veränderungen der kleinen Wirbelgelenke auftreten, die kombiniert sind mit: Arthritis der → Iliosakralgelenke, olig- bzw. polyartikulärem Befall der peripheren Körpergelenke, extraartikulären Störungen wie Iritis, Iridozyklitis, Urethritis, Dermatitis u.ä.; weitere Gemeinsamkeit ist die sehr häufige Assoziation zum → HLA-B 27 sowie ein negativer → Rheumafaktor.

hebt anschließend das homolaterale Bein an und schiebt dabei sein Knie soweit wie möglich nach vorne. Im Normalfall (funktionsungestörtes ISG) sinkt dabei das Ileum auf der homolateralen Seite um etwa 0,5-2,0 cm nach kaudal ab, was im Falle einer Blockierungssymptomatik unterbleibt; oft bewegt sich im letzteren Fall die betroffene → Spina iliaca posterior superior infolge der resultierenden Beckenkippung sogar noch etwas nach kranial (sog. → Vorlaufphänomen).

Spinnengewebsgerinnsel: Netz aus vielen feinen verzweigten Fibrinfäden; bildet sich aus entzündlich verändertem → Liquor, z.B. bei einer tuberkulösen → Meningitis. engl.: spider web formation.

Spinnengewebshaut: Syn.: → Arachnoidea.
Spinolaminarlinie: Syn.: Bogenabschlußlinie. Senkrechte Kontur im seitlichen Röntgenbild der HWS im mittleren Bereich der Dornfortsätze.
spinös, spinosus: *lat.* für stachelig, dornig. → spinal. engl.: spinous, spinose.
Spitzbuckel: Syn.: → Gibbus. engl.: gibbus.
Spitzsakrum: Syn.: → Sacrum acutum (*lat.*). → Sacrum arcuatum (*lat.*).

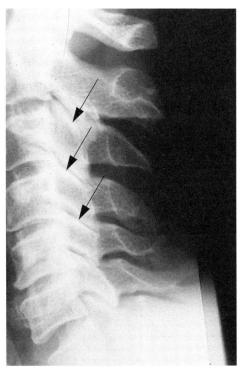

Mehrsegmentale Spondylarthrose (kleine Wirbelgelenke betroffen; →) im seitlichen Röntgenbild der HWS.

spondylarthritisch

Tab. 124: Seronegative Spondylarthritiden

- **Spondylitis ankylosans (M. Bechterew)**
- **Psoriasis-Spondylarthritis**
- **Spondylarthritis beim M. Reiter**
- **Postenteritische Spondylarthritiden**
  - M. Crohn
  - Colitis ulcerosa
  - M. Whipple
- **M. Behçet**
- **HLA-B 27-assoziierte Oligarthritis.**

spondylarthritisch: Die → Spondylarthritis betreffend. engl.: spondylarthritic.

Spondylarthropathia, Spondylarthropathie: Syn.: → Spondylarthrose, Facettenarthrose. engl.: spondylarthrosis. **S. deformans:** Chronische degenerative, mit Deformierungen einhergehende Wirbelsäulenerkrankung, bei der sowohl die Wirbelkörper selbst (→ Spondylosis deformans) als auch die kleinen Wirbelgelenke (→ Spondylarthrose) betroffen sind. engl.: spondylarthropathia.

Spondylarthrose: Syn.: Facettenarthrose. Auftreten chronisch degenerativer Veränderungen im Bereich der (kleinen) Wirbelgelenke mit *röntgenologisch* (am besten nachweisbar in einer → Schrägaufnahme) typischer Verschmälerung des Gelenkspaltes sowie subchondraler Sklerosierung der angrenzenden Gelenkflächen. Bei ausgeprägten knöchernen Veränderungen (spondylo-

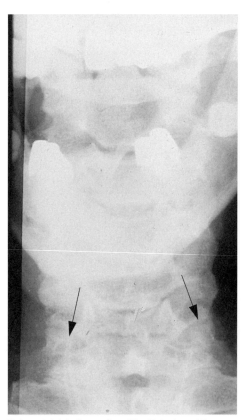

Unkovertebralarthrose (Luschka-Gelenke; →) im a.p.-Röntgenbild der HWS.

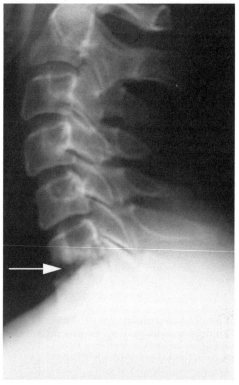

Unspezifische floride Spondylitis in Höhe C6/C7 (→) im seitlichen Röntgenbild der HWS (typische Unschärfezeichnung der angehenden Grund- und Deckplatte).

phytären Randwulstbildungen) kann eine → Spinalkanalstenose (sog. laterale → Rezessusstenose) resultieren. engl.: spondylarthrosis.

Spondylektomie: Syn.: → Vertebrektomie. engl.: vertebrectomy, spondylectomy.

Spondylitis: Syn.: Wirbelentzündung, Wirbelinfektion.

Meist im ventralen Zwischenwirbelabschnitt beginnende, bakteriell (spezifisch oder unspezifisch) oder abakteriell (rheumatisch), mykotisch oder (sehr selten) parasitär bedingte Entzündung eines Wirbels im Sinne einer → Ostitis oder → Osteomyelitis mit nachfolgender Osteonekrose, evtl. Zusammensintern des Wirbelkörpers mit → Keil- oder → Blockwirbelbildung, reaktiver → Osteosklerose und → Spondylose, → Abszedierung (→ Psoasabszeß, → Senkungsabszeß). *Klinik*: ursachenabhängig evtl. schweres Krankheitsbild mit Allgemeinsymptomen wie Fieber und Schwäche,

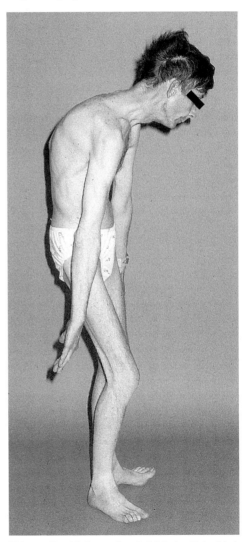

Lumbale Facettenarthrose L5/S1 (→) im a.p.-Röntgenbild der LWS.

Fixierter Rundrücken mit anteflektierter Halswirbelsäule bei Spondylitis ankylosans (sog. Pokerrücken).

Spondylitis

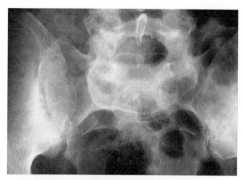

Sog. buntes Bild einer Sakroileitis bei Spondylitis ankylosans im a.p.-Röntgenbild.

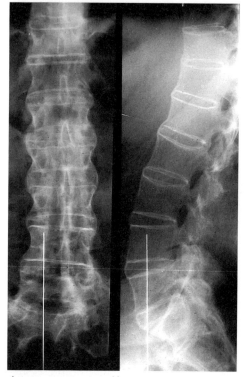

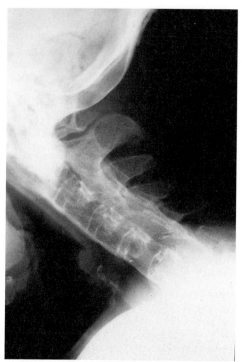

Seitliches Röntgenbild der HWS bei ausgebrannter Spondylitis ankylosans mit völliger Versteifung in Anteklinationshaltung des Kopfes.

a)   b)
Röntgenbild der LWS bei Spondylitis ankylosans:
a) a.p.-Strahlung
b) seitlicher Strahlengang.

heftiges lokales Schmerzbild mit deutlicher Funktionseinschränkung, evtl. spätere radikuläre → Ausfallssymptomatik (bei dorsaler Ausbreitung). *Therapie*: symptomatische Maßnahmen in Abhängigkeit von der klinischen Ausprägung, Erregernachweis erforderlich mit dann gezielter antibiotischer Abdeckung. Im Falle einer bakteriellen Genese operative Sanierung Methode der Wahl (vorderer Zugangsweg im Sinne einer → Thorakotomie bzw. → Lumbotomie). engl.: spondylitis. **S. ankylosans:** Syn.: S. ankylopoetica, M. Bechterew, Bechterew-Krankheit, M. Pierre-Marie-Strümpell-Bechterew, Pelvispondylitis ossificans. Zu den seronegativen → Spondylarthritiden gehörende Erkrankung des rheumatischen Formenkreises im Sinne einer chronisch-entzündlichen, teilweise destruierenden Systemerkrankung der → Iliosakralgelenke und der Wirbelsäule mit Neigung zur Ankylosierung bei häufiger Gelenkmitbeteiligung. *Ätiologie*: genetisch determinierte Disposition (autosomal-dominanter Erbgang mit 70%iger Penetranz bei Männern, 10%iger bei Frauen), familiäre Häufung in 10%, → HLA-B 27- Assoziation in 90-95 % der Fälle; bei über 20% aller klinisch gesunden HLA-B 27-Trägern finden sich röntgenologische Veränderungen der Iliosakralgelenke und der Wirbelsäule (hoher Anteil an sog. Abortivformen). *Auslösung der Krankheit* durch chronische unspezifische Entzündungen vermutet (mikrobielle Antigene) mit anschließender Induktion spezieller Reaktionsweisen des Bindegewebes; physikalische Umweltfaktoren (z.B. Kälteeinfluß) sind ohne auslösende Bedeutung. *Klinik*: Morbidität 0,2-0,3 %, mit Abortivformen 1,5-2,0 %; häufigste Form der seronegativen Spondylarthritiden, Männer häufiger betroffen als Frauen, leptosomer Konstitutionstyp bevorzugt; Gipfel des Manifestationsalters um das 25. Lebensjahr. Typischer schubweiser Verlauf mit wechselnder Prozeßaktivität, in 25 % unaufhaltsame Progression bis zum Vollbild; in 99 % von kaudal nach kranial sich ausbreitende Symptomatik. Einteilung in 4 Stadien: *Prodromal-, Initial-* oder *Verdachtsstadium* mit meist schleichendem Beginn, typischem tiefsitzenden, nächtlichen und frühmorgendlichen Kreuzschmerz in Ruhe, evtl. mit ischialgieformer Komponente, Steifigkeitsgefühl sowie Beschwerdebesserung bei Bewegung und unter Wärmeeinfluß; → Fersen(fall)schmerz aufgrund einer periostalen Reizung in 20-30% der Fälle charaktersitisches Frühsymptom. *Präspondylitisches* oder *Iliosakralstadium* mit gradueller Zunahme der subjektiven Beschwerden und jetzt konstant bestehendem tiefliegendem Kreuzschmerz auch tagsüber, Steiheitsgefühl v.a. im Bereich des thorakolumbalen Überganges mit schmerzhaften muskulären Verspannungen, aufgehobener Lendenlordose, typischem Stauchungs- und Kompresionsschmerz der Kreuzdarmbeingelenke in seitlicher Lagerung (→ Mennelsches Zeichen), häufige tendoperiostale Reizzustände. *Wirbelsäulenstadium* mit Ausdeh-

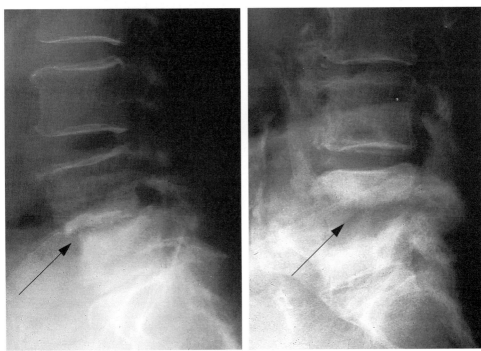

Unspezifische Spondylitis L4/L5 im seitlichen Röntgenbild der LWS (→) mit rasch progredientem destruktivem Verlauf.

nung des Krankheitsprozesses nach kranial von der LWS über die BWS bis hin zur HWS mit anfänglich noch reversiblen, dann jedoch zunehmend fixierten Funktionbeeinträchtigungen; zuletzt sind die Ante- und Reklination eingeschränkt; Restriktion der → Atembreite mit Thoraxschmerz beim tiefen Einatmen und Husten; schließlich brettharte Abflachung der Lendenlordose, zunehmende kyphotische Deformierung der BWS, Versteifung der HWS in anteflektierter Stellung (sog. → Pokerrücken, s. Abb. S. 424); Kopfgelenke nur selten mitbetroffen; → Kugelbauch infolge zunehmender Zwerchfellatmung, verändertes Gangbild aufgrund sekundärer Flexionskontrakturen der Hüft- und Kniegelenke. *Endstadium* mit schrittweisem Nachlassen und schließlich Verschwinden entzündungsbedingter Beschwerdebilder; irreversible Versteifung der BWS und LWS, HWS mit aufgehobener Retroflexion und auf den Boden gerichtetem Blick, deutliche Atrophie der Rückenmuskulatur, seltener Teil- oder völlige Einsteifung auch der großen Körpergelenke; mögliche viszerale Manifestationen *(Augen:* 30-50 % im Sinne einer Iritis oder Iridozyklitis bzw. Uveitis anterior; *Herz:* 5-10 % lokalisierte Myokarditis; *Lunge:* 1,5 % Oberlappenfibrose; *Intestinaltrakt:* 7-10 % Colitis ulcerosa bzw. M. Crohn; *Niere:* 1-2 % sekundäre Amyloidose). *Klinische Varianten*: unterschieden werden neben dem „Normalverlauf" der sog. *Beckentyp* mit schneller Versteifung der Hüft- und Iliosakralgelenke, die *Panarthritis ankylosans*, die zusätzlich verschiedene Gelenke miterfaßt (sog. nordische Form) sowie der *bipolare Typ* mit Iliosakralarthritis und → atlantoaxialer Dislokation. *Typische Röntgenbefunde*: 18% aller Fälle entzündlicher Wirbelsäulenveränderungen; in 99 % Sakroileitis als klassisches Frühzeichen, in 90 % doppelseitig zunächst mit Pseudoerweiterung des Gelenkspaltes und destruktiven Veränderungen, zystoiden Läsionen (sog. → perlschnurartige

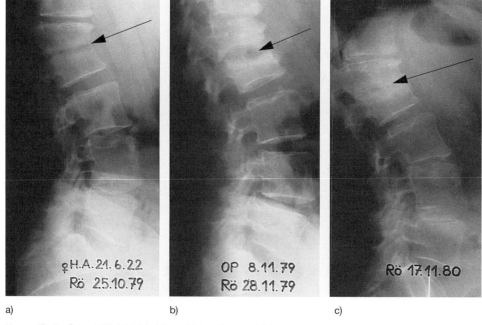

Unspezifische Spondylitis L1/L2 (→) im seitlichen Röntgenbild:
a) präoperative Ausgangssituation
b) 14 Tage nach ventraler Herdausräumung mit Defektüberbrückung durch autologen Beckenkammspan
c) knöchern feste Spondylodese ein Jahr postoperativ.

Spondylitis

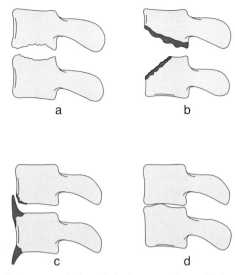

Pathognomonische Veränderungen im seitlichen Röntgenbild der Lendenwirbelsäule im Falle einer Spondylitis ankylosans:
a) entzündliche Spondylodiszitis
b) nicht entzündliche Anderson - Läsion
c) Syndesmophytenbildung
d) Kasten- bzw. Tonnenwirbelbildung.

Knochenresorption, → Briefmarkenzähnelung), schließlich sog. → buntes Bild mit Simultantrias: Destruktion, Sklerose, Ankylose. *Im Bereich der Wirbelsäule* in 70 % produktive → Syndesmophytenbildung, zunächst in Höhe des thorakolumbalen Überganges, Verknöcherung der äußeren Schichten des Anulus fibrosus (sog. anulärer Syndesmophyt), Verknöcherung der inneren kurzfaserigen Schichten v.a. des ventralen Längsbandes (ligamentärer Syndesmophyt), → Mixtaphyten (Kombination aus Syndesmophyt und Spondylophyt), → Parasyndesmophyten selten. In 20 % destruktiv-resorptive → Spondylitis anterior (sog. → Romanus-Läsion) mit Ausbildung eines vorderen marginalen Wirbelkörperkantendefektes (→ Spondylitis marginalis mit kortikaler Arosion der Grund- und Deckplatten in 7-8 %). Durch weiteres Voranschreiten der entzündlichen Veränderungen Ausbildung eines → Kasten- oder → Tonnenwirbels mit typischer konvexer vorderer Wirbelkörperkante (sog. Squarring-Phänomen), Sklerose der Randleisten (sog. → Shining corner als Vorläufer einer Spondylitis anterior).

Die Kastenwirbelbildung entsteht durch Begradigung der normalerweise konkaven Wirbelkörperkontur bzw. durch periostale Knochenneubildung im Bereich der Konkavität (sog. filling in); in späteren Stadien schließlich typische Wirbelkörperdestruktionen mit segmentalen Verschmälerungen der Zwsischenwirbelräume (→ Diszitis, → Sponylodiszitis), zunehmende Verknöcherung mit Ausbildung des typischen „dreigleisigen" → Schienenphänomenes mit der kyphotischen → Bambusstabdeformität der Wirbelsäule im Endstadium; *Verknöcherungsstadien*: s. *Tab. 125, 126*. In Höhe der HWS ist v.a. der kaudale Abschnitt befallen; bei entzündlich-destruktivem Prozeß im Bereich des → Lig. transversum atlantis mögliche resultierende Instabilität. *Szintigraphie* im Frühstadium der Erkrankung zum Nachweis initialer entzündlicher Veränderungen der Iliosakralgelenke oft hilfreich. *Laborbefunde*: Erhöhung der BSG und des CRP, v.a. im akuten Schub, leichte normochrome Anämie, zeitweilige Erhöhung der alkalischen Phosphatase bei normalem Kalzium- und Phosphatspiegel, polyklonale γ-Globulinerhöhung, Rheumafaktor i.a. negativ. *Standardisierte Kriterien zur Diagnosestellung*: nach BENNETT und BRUCH (s. *Tab. 127*). *Therapie*: Symptomatische Analgesie mit nichtsteroidalen → Antirheumatika, evtl. kurzfristige Glukokortikoidgabe bei hochaktiven Krankheitsverläufen mit anschließender Einstellung auf → Basistherapeutika (v.a. Sulfasalazin), Methotrexat nur bei viszeraler Mitbeteiligung indiziert. Intensive aktive und passive → Physiotherapie, evtl. niedrig dosierte Röntgenreizbestrahlung der Wirbelsäule. Bei erheblichen, subjektiv stark beeinträchtigenden Deformierungen korrigierende → Kolumnotomie im Sinne einer Aufrichtungsoperation im Bereich der LWS indiziert. *Prognose*: unheilbare Erkrankung; Verlauf umso ungünstiger, je frühzeitiger ihr Beginn und je ausgeprägter der periphere Gelenkbefall; Lebenserwartung i.a. nicht wesentlich eingeschränkt. engl.: spondylitis ankylosans. **S. anterior:** Syn.: Romanus-Läsion. Röntgenologischer Begriff für einen vorderen Wirbelkörperkantendefekt aufgrund einer entzündlich bedingten kortikalen Arosion der → Grund- und → Deckplatten eines Wirbelkörpers; Vorkommen typischerweise bei der → Spondylitis ankylosans. **Bang-S.:** → M. Bang. **S. brucellosa:** Wirbelsäulenbefall bei Maltafieber. Seltenes Krankheitsbild, etwa 100 Neuerkrankungen/Jahr in Deutschland; bevorzugte Lokalisation im Bereich der LWS (80%) und des Sakrums; Übertragung durch Rinder, Schweine, Ziegen, daher *Vorkommen* v.a. bei Landwirten, Metzgern, Tierärzten. *Klinik*: meist uncharakteristischer Beginn mit latentem Verlauf, lokale Schmerzen; Diagnosestellung durch serologische Abklärung. Im *Röntgenbild* typisch sind appositionelle Auflagerungen v.a. im Bereich der Wirbelkörpervorderkanten (periostale Verdickungen), die randzackenartig über den Wirbelkörper hinausragen können; meist ventrale Höhenzunahme des Zwischenwirbelraumes. **S. cervicalis**: Auftreten einer S. im Bereich der Halswirbelsäule,meist tuberkulöser Genese. engl.: cervical spondylitis. **S. fugax.**: flüchtige, immer spontan abklingende nicht bakteriell bedingte S. meist der Lumbalregion mit vorübergehender schmerzhafter Bewegungseinschränkung; Ätiologie nicht bekannt, hyperreagible Pathogenese vermutet. **S. marginalis**: röntgenologischer Begriff für einen beginnenden vorderen Kantendefekt im Bereich der → Grund- oder → Deckplatte eines Wirbelkörpers mit geringer Konturunschärfe aufgrund einer entzündlich bedingten Arosion; Vorkommen typischerweise bei der → Spondylitis ankylosans, hier Vorläufer der → Spondylitis anterior. **S. migrans**: seltener tuberkulöser oder unspezifischbakteriell bedingter entzündlicher Wirbelsäulenprozeß, meist ohne → Abszedierung aszendierend oder deszendierend unter dem vorderen → Längsband verlaufend, auch paravertebrale Ausbreitung. **S. osteomyelitica**: unspezifische S.; Genese meist aufgrund einer hämatogen bedingten Streuung des entzündlichen Herdes; Lokalisation v.a. im Bereich der Wirbelbögen und der Quer- und Dornfortsätze. **S. posterior**: Tiefergelegene → S. tuberculosa mit Eiteransammlung zwischen dem→ Lig. longitudinale posterius und dem betroffenen Wirbelkörper; aufgrund der pathologisch-anatomischen Situation nicht selten begleitende Kompressionsmyelitis. **S. psoriatica**: nichtbakterielle entzündliche Mitbeteiligung der Wirbelsäule im Falle einer → Psoriasisarthritis; nur selten ohne periphere Gelenkmanifestation auftretend; typische HLA-B 27-Assoziation. **S. purulenta**: unspezifische, hochentzündliche S., meist durch banale bakterielle Erreger verursacht, evtl. aber auch als spezifische Form nach Typhus abdominalis (→ S. typhosa), Paratyphus, Bruzellose und Gonorrhoe vorkommend; i.a. metastatische Genese, typischerweise sind zwei benachbarte Wirbelkörper einschließlich der zwischenliegenden Bandscheibe betroffen mit häufiger Ausbildung erheblicher knöcherner Destruktionen. engl.: purulent spondylitis. **S. superficialis**: relativ oberflächliche, abszedierende → S. tuberculosa, meist ausgehend von tuberkulösen Wirbelkörperabsiedlungen oder Periostitiden. **S. syphilitica**: selten auftretende gummöse, zur Einschmelzung neigende S. im Stadium III der luetischen Grunderkrankung; aufgrund häufiger Sequesterbildung und teilweise erheblicher Wirbelkörperdestruktion evtl. resultierende → Rückenmarkskompression. **S. tuberculosa**: Syn.: Wirbeltuberkulose. Häufigste Form einer entzündlichen Wirbelsäulenerkrankung (etwa 2-3 mal häufiger als eine unspezifische S.). Auftreten in etwa 50 % einer produktiven miliaren Tuberkulose, seltener nach urogenitaler Tbc; v.a. bei Kindern und Jugendlichen. In den meisten Fällen hämatogene, in Einzelfällen aber auch auf dem Lymphweg gestreute Keimabsiedlung. *Klinik*: Männer etwas häufiger betroffen als Frauen; in jedem Lebensalter etwa gleich häufig auftretend. Zunächst eng lokalisierte Rückenschmerzen, mit lokal begrenztem Klopf- und Druckschmerz sowie Rüttelschmerz über dem betreffenden Dornfortsatz (Patient hierbei in Bauchlage); Schmerzverstärkung v.a. beim Niesen, Husten und Betätigen der Bauchpresse; paralumbaler Muskelhartspann, zunehmende Funktionseinschränkung der Wirbelsäule, öfter auch mit Exazerbation in der Nacht. Langsame Krankheitsentwicklung mit zunächst oft nur Allgemeinsymptomen wie Mattigkeit, Inappetenz, subfebrilen Temperaturen und Nachtschweiß. Im weiteren Verlauf zunehmende Funktionsstörungen, evtl. Ausbildung eines sog. „kalten" Abszesses (im Bereich der BWS paravertebral, im Bereich der LWS retroperitoneal (→ Senkungsabszeß, → Psoasabszeß) mit Fistelbildung und evtl. Übergreifen auf benachbarte Organe; aufgrund eines perifokalen Ödemes und Zusammensintern des betroffenen Wirbelkörpers bisweilen → Kompressionssymptomatik von → Spinalwurzeln (→ Radikulitis) oder des Rückenmarkes (evtl. mit → Querschnittssymptomatik); seltene begleitende → Pachymeningitis externa oder tuberkulöse → Arachnitis. Pottsche Trias:

Gibbus, Abszeß, Lähmung. *Röntgenbefunde*: Bevorzugte Lokalisation im mittleren BWS- und im oberen LWS-Bereich; Beginn meist mit zahlreichen miliaren Herden (Hauptlokalisation ventral bzw. deckplattennah), mit charakterstischer spindeliger Verschattung (Spongiosastruktur unterhalb der Deckplatte betroffen) und dann frühzeitiger Verschmälerung der Zwischenwirbelscheiben; exsudative-verkäsende oder produktive Verlaufsform mit Verbreiterung des Paravertebralraumes sowie wolkiger Aufhellung im Wirbelkörperbereich mit dann zunehmender Verdichtung; im weiteren Verlauf oft erhebliche Wirbelkörperdestruktionen (typische Sequesterbildung mit reparativer Osteosklerose); Spätfolgen sind → Keil- oder → Blockwirbelbildungen, im Extremfall ein → Gibbus. Nicht selten ist die paraspinale kalte Abszedierung als sog. → Psoasschatten nachweisbar, in Einzelfällen infiltrative Veränderungen der Iliosakralgelenke mit progredienter einseitiger Destruktion. Im Nativbild hinken die Veränderungen der klinischen Symptomatik oft 2-3 Monate hinterher, daher im Verdachstfalle mit unscharfer Konturierung der Wirbelkörperabschlußplatten evtl. Durchführung einer → Tomographie. → Knochenszintigraphic zur Überprüfung der Prozeßaktivität hilfreich. *Laborbefunde*: im Blut oft nur mäßige Entzündungszeichen nachweisbar; typische Lymphozytose, evtl. leichte Anämie; BSG mittelstark beschleunigt, Gesamtalbumin vermindert, γ-Globulinwert erhöht; evtl. Erhöhung der alkalischen Phosphatase (bei Knochenbefall). Die Tuberkulin-Mantoux-Probe ist nur bei negativem Ausfall (Ausschluß einer tuberkulösen Entzündung) verwertbar; im Zweifelsfall Wirbelkörperpunktion umter Bildwandlerkontrolle zur Diagnosesicherung. *Therapie*: operative Herdausräumung über einen ventrolateralen Zugangsweg (→ Thorakotomie, → Thorakophrenolumbotomie, → Lumbotomie, transperitonealer Zugang zum lumbosakralen Übergang) mit anschließender autologer kortikospongiöser Spanauffüllung des Defektes Methode der Wahl, dann orthetische Lagerung der Wirbelsäule über 12 Monate, die Bildung eines → Blockwirbels gilt als echte Ausheilung; lange tuberkulostatische Abdeckung (i.a. 9-12 Monate; s. *Tab. 128*) erforderlich; konservative Behandlung mit mehrwöchiger Lagerung im Gipsbett heutzutage nicht mehr zeitgemäß. → S. posterior, → S. superficialis als besondere Lokalisationsformen. engl.: tuberculous spondylitis, Pott's disease. **S. typhosa**: selten auftretende, spezifische, hochentzündliche S. im Gefolge eines Typhus abdominalis mit meist erheblichen knöchernen Destruktionen, Neigung zur → Blockwirbelbildung. **unspezifische S.**: bakteriell bedingte S., meist hervorgerufen durch Staphylokokkus aureus (im Kindesalter hämatogen-metastatisch, im Erwachsenenalter häufiger auch iatrogen nach lumbaler Bandscheibenoperation), seltener durch gramnegative Keime (bei Primärinfektion im Urogenitalbereich). *Klinik*: Vorkommen meist im Erwachsenenalter. Auftreten starker, lokal umschriebener nächtlicher Rückenschmerzen, Fieber. *Röntgenbefunde*: im *Früh-stadium* unregelmäßige Konturierung der Wirbelkörperabschlußplatten (→ Tomographie), sekundäre Osteolysen mit deutlichen Destruktionen im *hochfloriden Stadium*, evtl. → Retrolisthesis mit → Gibbusbildung; im *Ausheilungsstadium* Glättung der Defekte, Auftreten einer perifokalen Spongiosasklerose mit Reparationsspondylophyten und → Blockwirbelbildung. Im Gegensatz zur → S. tuberculosa meist nur monosegmentaler Befall. *Laborbefunde*: BSG stark beschleunigt, Leukozytose. Im Zweifelsfall zur Diagnosesicherung Bandscheibenpunktion unter Bildwandlerkontrolle mit bakteriellem Erregernachweis indiziert. *Therapie*: hochdosierte gezielte antibiotische Abdeckung (bis zur Normalisierung der BSG), Bettruhe für 2-3 Wochen, anschließende Mobilisation im individuell gefertigten Stützkorsett möglich; bei ausgeprägtem Befund operative Sanierung sinnvoll.

Tab. 125: Typische röntgenmorphologische Zeichen einer atlanto-axialen Instabilität bei Spondylitis ankylosans

• Klaffen der atlantodentalen Distanz
• Rückversetzung der mittleren und unteren Halswirbelsäule unterhalb von HWK 2
• schmaler Durchmesser des Spinalkanales bei Profilbetrachtung
• Kippung des Atlas (bis zum Hochstand des hinteren Atlasbogens)
• Densusur (bis zur Zuspitzung)
• Spongiosaverdichtung (sog. „shining odontoid").

Spondylitis

Tab. 126: Klassifikation der unterschiedlichen Verknöcherungsstadien bei der Spondylitis ankylosans (nach HEHNE und ZIELKE, 1990)

Typ	Art der Verknöcherung	Morphologie der Syndesmophytose	Typ
I	dorsale Ossifikation	ausschließliche Ossifikation dorsaler Wirbelsäulenelemente; keine Syndesmophytose	spondylarthritischer Typ
IIa	inkomplette anuläre Ossifikation	zarte, dem Anulus fibrosus folgende ventrale und/oder laterale Syndesmophyten ohne Überbrückungen der Wirbelkörper (inkomplett)	Anulustyp
IIb	komplette anuläre Ossifikation	wie Typ IIa, jedoch die Bandscheiben überbrückende Syndesmophyten (komplett)	Anulustyp
IIIa	partielle ostotische Ossifikation	kräftige breite Syndesmophyten, meistens mit Kortikalis- und Spongiosastruktur; dem Bambustyp entsprechend, jedoch nicht in allen Segmenten vorhanden (partiell)	ligamentärer/subligamentärer Typ
IIIb	totale ostotische Ossifikation	wie Typ IIIa, jedoch sämtliche Segmente von BWS und LWS betroffen	Bambusstab.

Tab. 127: Klinische Diagnosesicherung bei Verdacht auf Spondylitis ankylosans (nach BENNETT und BRUCH, 1968)

Klinische Kriterien:	1. Beeinträchtigung der LWS-Funktion bezügl. Anteklination, Reklination und Lateralflexion
	2. Vormalig aufgetretener oder aktueller Schmerz im Bereich des thorakolumbalen Überganges oder im LWS-Bereich
	3. Beeinträchtigung der thorakalen Atemexkursionen auf höchstens 2,5 cm (gemessen in Höhe des 4. Interkostalraumes).
Verdacht auf Sponylitis ankylosans	1. Röntgenologische bilaterale Sakroileitis Grad 3-4 ohne erfülltes klinisches Kriterium.
Gesicherte Spondylitis ankylosans	1. Röntgenologisch bilaterale Sakroileitis Grad 3-4 mit zumindest einem erfülltem klinischen Kriterium
	2. Röntgenologisch unilaterale Sakroileitis Grad 3-4 oder bilaterale Sakroileitis Grad 2 mit erfülltem klinischen Kriterium 1.
	3. Röntgenologisch unilaterale Sakroileitis Grad 3-4 oder bilaterale Sakroileitis Grad 2 mit erfüllten klinischen Kriterien 2 und 3.

Tab. 128: Tuberkulostatische Abdeckung bei tuberkulöser Spondylitis

• Beginn 10-14 Tage präoperativ		
• 1.-3. postoperativer Monat	• 4.-6. postoperativer Monat	• 7.-9.(12.) postoperativer Monat
Isoniazid	Isoniazid	Isoniazid
Rifampicin	Rifampicin	Rifampicin
Pyrazinamid	Pyrazinamid	Pyrazinamid
Ethambutol (alternativ Streptomycin)	(Etambutol)	

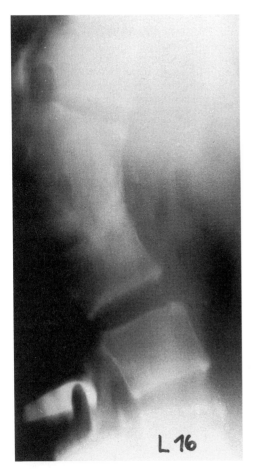

Seitliches Tomogramm der Lendenwirbelsäule nach dorsoventraler Spondylodese aufgrund einer instabilen Kompressionsfraktur L2 mit Dokumentation der stabilen knöchernen Ausheilung.

Spondylochondrose: Syn.: → Osteochondrosis intervertebralis. (*lat.*).
Auftreten degenerativer Veränderungen sowohl an einem Wirbelkörper mit z.B. knöchernen Verformungen oder Appositionen als auch an der zugehörigen Bandscheibe im Rahmen einer Verschleißerkrankung der Gesamtwirbelsäule. engl.: intervertebral osteochondrosis.

Spondylodese: Operative Versteifung der Wirbelsäule. *Langstreckige* S. z.B. im Falle einer progredienten → Skoliose, *kurzstreckig* (z.B. interkorporal) im Falle einer Instabilität (→ Spondylolisthese), einer → Wirbelfraktur, eines → Postnukleotomiesyndromes oder aber einer → Spondylitis. *Dorsales Vorgehen* durch intra- oder paraspinale → Knochenspananlagerung, → transpedikuläre Verschraubung (→ Fixateur interne) oder mehrsegmentale intrumentelle Stabilisierung (→ CD-Instrumentation, → Harrington-Operation, → Luque-Operation, → MPDS u.a.); *ventrales Vorgehen* kurzstreckig durch interkorporale Versteifung mittels autologem → Knochenspan (z.B. aus dem Beckenkamm), durch → Titan- oder → Knochenzementdübel (hier auch dorsale Plazierung möglich), mehrsegmental durch Instrumentation nach → Dwyer, → MADS, → VDS u.a. engl.: spondylodesis.

Spondylodiszitis: Entzündung eines oder auch mehrerer Wirbelkörper sowie des jeweils angrenzenden Bandscheibenraumes. *Ursachen:* unspezifische (meist Staphylokokken) oder tuberkulösspezifische Infektion, aber auch nicht-infektiös (z.B. im Rahmen einer → Spondylitis ankylosans). → Diszitis, → Spondylitis. engl.: spondylodiscitis.

Spondylolisthese, Spondylolisthesis: Syn.: Wirbelgleiten.
Ventrales Abgleiten eines Wirbelkörpers (meist LWK 5 und 4 betroffen) aufgrund einer kongenitalen oder erworbenen (traumatischen) Defektbildung (→ Spina bifida occulta) im Bereich der → Interartikularportion des Wirbelbogens (→ Spondylolyse); eine einseitige → Spaltbildung führt zu einer sog. → Rotationslisthese (Drehgleiten). *Gradeinteilung* nach → Meyerding (I-III; s. *Abb. S. 282*), bei einem völligen Abrutschen ohne verbliebene Kontaktfläche zwischen den beiden Wirbelkörpern spricht man von einer → Spondyloptose. Spätfolgen aufgrund des langsam progredienten Prozesses des Abgleitvorganges (in etwa 30% der Fälle gegeben) sind eine → Bandscheibendegeneration mit reaktiver → Osteochondrose der angrenzenden → Grund- und → Deckplatten, evtl. reaktive → Spondylose, lokale → Spondylarthrose aufgrund einer Überlastung der kleinen Wirbelgelenke. *Klassifikation und Einteilung:* s. *Tab. 129. Inzidenz:* 4-6 %. *Klinik:* Verstärkte Lendenlordose, evtl. bei stärkerer Ausbildung → Sprungschanzenphänomen (Hautdellenbildung oberhalb des Dornfortsatzes L5), wobei dieses → Dornfortsatzzeichen typischerweise oberhalb des Wirbelgleitens liegt (anders

als bei der meist degenerativ bedingten Pseudospondylolisthesis, bei der der ganze Wirbel nach ventral rutscht, gleitet bei der S. nur der Wirbelkörper selbst nach vorne). Tiefsitzender lokaler Kreuzschmerz, evtl. mit radikulärer Ausstrahlung, Fuktionseinschränkung der Wirbelsäule mit aufgehobener Kyphosierbarkeit, Stauchungs- und lokale Klopfschmerzhaftigkeit; bei Kindern evtl. spastisches Gangbild mit → Hüftlendenstreckseife. *Röntgenologischer Nachweis* einer Defektbildung der Interartikularportion in 45 Grad-Schrägaufnahmen, Nachweis einer → Instabilität durch → Funktionsaufnahmen im seitlichen Strahlengang. Im Falle einer Störung in Höhe L5/S1 kommt es zu einem gerad-verengten Becken (sog. → Rokitanski-Kilian-Prager Becken). Von einer → Pseudo(spondylo)listhese spricht man im Falle eines nur geringfügigen ventralen Wirbelkörperabgleitens aufgrund eines primär bestehenden degenerativen Bandscheibenschadens ohne Vorliegen eines Wirbelbogendefektes. *Therapie*: krankengymnastische Aufschulung der kompensatorisch geforderten Rückenstreckmuskulatur, evtl. vorüber-gehendes Tragen einer Orthese; im Falle einer progredienten Instabilität operative posterolaterale → Fusion, bei radikulären Störungen zusätzliche dorsale → Dekompression (*s. Tab. 130, 131, 132*). engl.: spondylolisthesis.

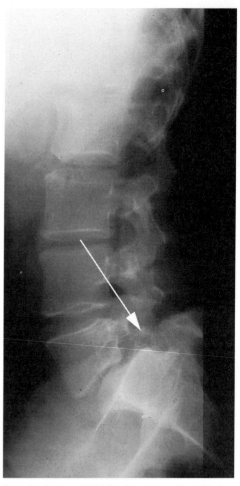

Spondylodiszitis L3/L4 (→) mit bereits deutlicher entzündlicher Arrosion der Deckplatte L4 im seitlichen Nativ-Röntgenbild der LWS.

Spondylolisthese L5/S1 Stadium Meyerding I-II bei erheblicher Defektbildung der Interartikularportion (→) im seitlichen Röntgen-Nativbild der LWS.

Spondylolisthese, Spondylolisthesis

Tab. 129: Einteilung der Spondylolisthesen (nach WILTSE und ROTHMAN, 1989)

• Typ I – kongenitaler (dysplastischer) Typ Schädigung der pars interarticularis, evt.kombiniert mit einer Spina bifida; sog. lytische Form (Spondylolyse); entwickelt sich zwischen dem 5.-10. Lebensjahr	
Subtyp A:	axiale Ausrichtung der dysplatischen Gelenkfortsätze
Subtyp B:	sagittale Ausrichtung der Gelenkfortsätze
• Typ II – isthmische Form Streß- oder Ermüdungsbruch bei kongenitaler Komponente	
Subtyp A:	Lyse im Bereich der pars interarticularis
Subtyp B:	sekundäre Elongation der pars interarticularis
• Typ III – degenerative Form z.B. im Gefolge eines degenerativen Bandscheibenschadens mit resultierender segmentaler Instabilität (Pseudospondylolisthesis)	
• Typ IV – pedunkuläre (traumatische) Form posttraumatisch nach Wirbelbogenfraktur	
• Typ V – pathologische Form Verminderung der Knochenfestigkeit durch lokale oder globale Knochenerkrankung wie Infektion, Tumor, Osteomalazie, Osteoporose, Ostegenesis imperfecta, Arthrogryposis, Marfan-Syndrom u.a.m.	
• Typ VI – postoperative Form z.B. nach Hemilaminektomie im Zuge einer Nukletomie, ausgedehnter Dekompresion u.a.	

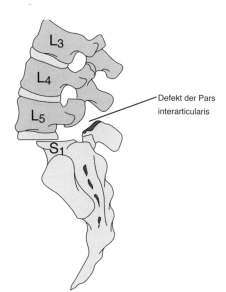

Schematische Darstellung einer „echten" Spondylolisthesis L5/S1 aufgrund einer Defektbildung der Interartikularportion L5. Dornfortsatzeichen oberhalb der Höhe des Wirbelgleitens.

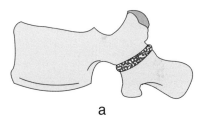

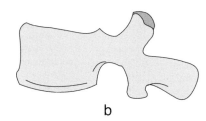

Ursachen einer Spondylolisthesis (schematische Darstellung):
a) Spondylolyse (knöcherner Defekt der Interartikularportion)
b) Elongation des Isthmus.

Spondylolisthese, Spondylolisthesis

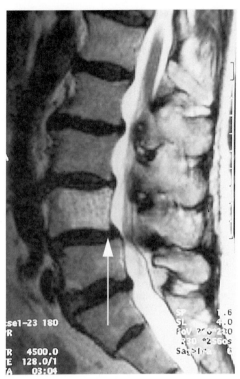

Spondylolisthese L4/L5 Stadium Meyerding I (→) im seitlichen lumbalen Myelo-CT-Bild.

Tab. 130: Differentialtherapie der isthmischen Spondylolisthese im Kindes- und Jugendalter

Abrutschen (%)	Symptome	Therapie
0-25	-	Kontrolle
0-25	+	• Konservativ • dorsolaterale Fusion („direct repair")
>25-50	+/-	dorsolaterale Fusion
>50	+/-	ventrale Fusion
>50+Kyphose	+/-	dorsoventrale Fusion
Spondyloptose	+/-	Dekompression, Reposition, instrumentierte dorsoventrale Fusion.

Tab. 131: Operationstechnisches Behandlungskonzept bei lumbaler Spondylolisthese

Grad I, II ohne neurologische Störungen

• Posterolaterale (Span-)Fusion (Fixateur interne)

Grad I, II mit neurologischen Defiziten

• Dorsale Dekompression mit posterolateraler (Span-)Fusion (Fixateur interne)
• Distrahierende ventrale interkorporale Spondylodese mit Beckenkammspan

Grad II, III, IV ohne neurologische Störungen

• Dorsale Reposition mit anschließender posterolateraler (Span-)Fusion (Fixateur interne)
• Kombinierte posterolaterale Fusion (Fixateur interne) mit ventraler interkorporaler Beckenkammspan-Spondylodese

Grad II, III, IV mit neurologischen Defiziten

• Dorsale Dekompression mit Reposition und Stabilisierung mit Fixateur interne (unter Sichtkontrolle der Spinalnervenwurzeln) mit anschließender posterolateraler (Span-)Fusion
• Dorsale Dekompression mit Repostion und Stabilisierung mit Fixateur interne unter Sichtkontrolle der Spinalnervenwurzeln) mit anschließender ventraler interkorporaler Beckenkammspan-Spondylodese.

Spondyloptose

• Schrittweise langsame Reposition mit Fixateur externe
• Wechsel auf Fixateur interne mit dorsaler Dekompression (unter Sichtkontrolle der Spinalnervenwurzeln) mit anschließender posterolateraler bzw. ventraler Beckenkammspanfusion
• Im Falle einer ungenügenden Reposition im Zuge des dorsalen Eingriffes erst ventrales Release mit gleichzeitiger interkorporaler Beckenkammspan-Spondylodese, dann erst dorsale Nachoperation mit Wechsel der externen auf eine interne Fixation mit posterolateraler Fusion; bei neurologischen Defiziten Dekompression unter Sichtkontrolle der Spinalnervenwurzeln.

Spondylophyt

Schematische Darstellung der Ursachen einer radikulären Symptomatik bei Spondylolisthesis L5/S1:
a) Randwulstbildung (→) des dorsalen Sakralplateaus (knöcherne Enge)
b) kaudaler Druck (→) des Wirbelbogens L4 (kranialer Druck des dorsalen Sakralplateaus)
c) Kompression der Wurzel L5 durch hypertrophe Bindegewebsstrukturen (→)
d) Kompression der Wurzel L5 durch lateralen, nach kranial sequestierten Nukleusprolaps (→).

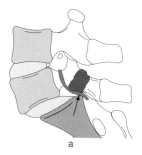
a

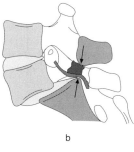
b

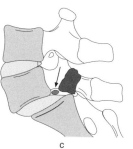
c

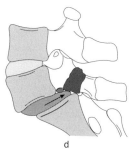
d

Tab. 132: Operationsindikation bei lumbaler Spondylolisthesis

- Erhebliche Schmerzen, chronische Lumbalgie
- Radikuläre neurologische Symptomatik
- Haltungs- und Gangstörung bei lumbaler Kyphose
- Röntgenologisch nachgewiesene Progredienz
- Ausmaß des Abgleitens > 50% (Stadium Meyerding III,IV).

Tab. 133: Sicherung einer traumatischen Spondylolyse (z.B. bei gutachterlichen Fragestellungen)

- Auftreten von klinischen Symptomen sofort nach dem Unfall
- Eindeutiger röntgenologischer Wirbelbogendefekt
- Vergleich mit früheren präakzidentellen Röntgenaufnahmen
- Kallusbildung an der verletzten Stelle.

Spondylolyse: Kongenitale oder auch traumatisch (s. *Tab. 133*) hervorgerufene Spaltbildung in der Interartikularportion des Wirbelbogens; kann zur lokalen Wirbelkörperinstabilität und schließlich zur → Spondylolisthese führen. engl.: spondylolysis.

Spondylomalazie: Syn.: → Spondylosis osteomalacica.
Spondylopathie infolge einer → Osteomalazie. engl.: spondylomalacia. **traumatische S.:** Syn.: → Kümmell-Verneuil Syndrom, spondylopathia traumatica.

Spondylomyelitis: → Spondylitis unter gleichzeitiger entzündlicher Mitbeteiligung des Rückenmarkes. engl.: spondylomyelitis, spondylitismyelitis.

Spondylopathia, Spondylopathie: Syn.: → Spondylose, Spondylosis.
Degenerative, nicht entzündliche Wirbelkörper- und Wirbelsäulenerkrankung. engl.: spondylopathy, spondylosis. **S. deformans:** Syn.: → Spondylosis deformans. **S. traumatica:** Syn.: → Kümmell-Verneuil Syndrom.

Spondylophyt: Osteophyt im Bereich der Wirbelsäule; umschriebene knöcherne Ausziehung in Höhe der Wirbelkörperabschlußplatten (ventral, dorsal und/oder seitlich) im Sinne einer reaktiven Knochenapposition. *Ursächlich* ist häufig ein degenerativer Bandscheibenschaden mit nachfolgender segmentaler Mikroinstabilität und hieraus

Spondylophyt

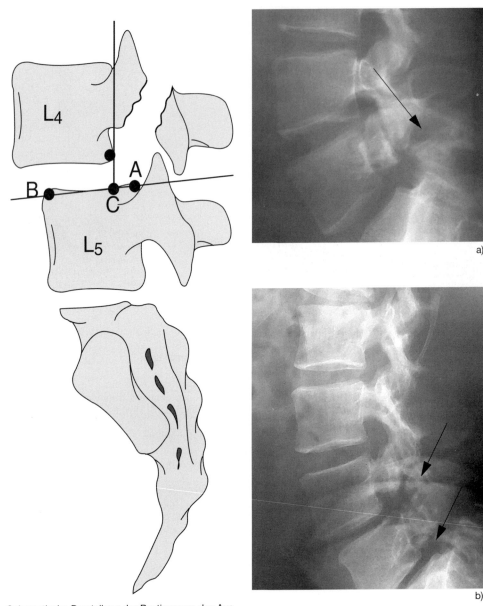

Schematische Darstellung der Bestimmung des Ausmaßes des lumbosakralen Gleitvorganges im Falle einer Spondylolisthesis im seitlichen Röntgenbild nach LAURENT und EINOLA (1961):
Abrutschen (%) = AC : AB x 100.

Lumbale Spondylolyse im seitlichen Röntgenbild der LWS (→) mit beginnender Spondylolisthese (Stadium Meyerding I):
a) L5/S1
b) L4/L5 und L5/S1.

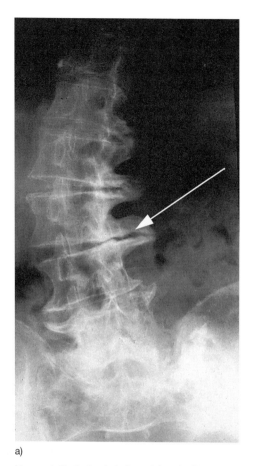 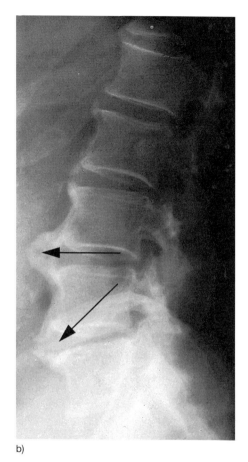

a) b)

Hyperostotische lumbale Spondylose im Röntgen-Nativbild der LWS:
a) a.p.-Ansicht mit umklammernder linksseitiger Spangenbildung (→) und einseitiger Osteochondrose mit nachfolgender fixierter rechtskonvexer skoliotischer Fehlhaltung
b) Seitansicht mit ventraler Spangenbildung L3/L4 und L4/L5 (→).

resultierenden vermehrten Zugbeanspruchungen der ligamentären Strukturen der Wirbelsäule (hier v.a. am → Lig. longitudinale anterius), die dann sekundär in ihrem Ansatzbereich im Einstrahlungsgebiet der Sharpeyschen Fasern in den Wirbelkörper verknöchern. *Mildeste Form*: spornartige, zunächst lediglich horizontale Ausziehung; *mittelschwere Form*: Knochenzacke mit beginnend vertikalem Verlauf; *schwere Form*: komplette Spangenbildung mit Überbrückung des Zwischenwirbelraumes. → Syndesmophyt, → Parasyndesmophyt, → Spondylosis hyperostotica. *Differentialdiagnose* unterschiedlicher röntgenologischer Veränderungen: s. *Tab. 134. engl.*: spondylophyte.

Spondyloptose: Meist auf einer kongenitalen Störung beruhende schwerste Form der → Spondylolistese mit völligem ventralen Abgleiten des 5. Lendenwirbelkörpers gegenüber dem → Os sacrum. Typisches röntgenologisches Zeichen ist der sog. umgekehrte → „Napoleonshut" im a.p.-Bild der LWS (*s. Abb. S. 305*). engl.: spondyloptosis.

Spondyloretrolisthese, Spondyloretrolisthesis

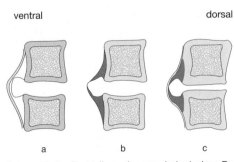

a b c

Schematische Darstellung der morphologischen Pathogenese von Spondylophyten (Seitansicht):
a) Nukleusprotrusion mit Dehnung des Lig. longitudinale anterius
b) horizontal ausgebildete knöcherne Ausziehungen im Bereich des Ansatzpunktes des Lig. longitudinale anterius
c) umklammernde Verknöcherung mit Zusammensinterung des Zwischenwirbelraumes.

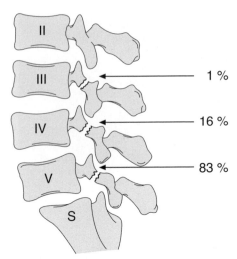

Prozentuale Häufigkeit einer lumbalen Spondylolysemanifestation.

Spondyloretrolisthese, Spondyloretrolisthesis: Syn.: → Retrolisthese, Retrolisthesis. Dorsalgleiten eines lumbalen Wirbelkörpers aufgrund eines degenerativ bedingten Massenverlustes der kaudal angrenzenden Bandscheibe mit Höhenminderung des → Zwischenwirbelraumes im seitlichen Röntgenbild. Der Abstand zwischen den Gelenkfortsatzspitzen des kaudalen und dem Bogen des kranialen Wirbels ist im Gegensatz zur Pseudoform (→ Pseudoretrolisthese) verringert (s. Abb.). → Retrolisthesis. engl.: spondyloretrolisthesis.

Spondylosclerosis hemisphaerica: lat.; typische Helmkugel- oder Helmform-Zeichnung des Wirbelkörpers v.a. in den vorderen Anteilen mit Abnahme der Höhe des → Zwischenwirbelraumes und Erosionen an der Sklerosebasis; → Reparationsspondylophyten u. a. (DIHLMANN) als Spätfolge einer → Bandscheibendegeneration (s. Abb.); keine konsekutive Achsabweichung. Prädilektionsstellen: in absteigender Häufigkeit L4, L5, L3, thorakolumbaler Übergang, mittlere Halswirbelsäule.

Spondylose, Spondylosis: Syn.: Spondyloparhia, Spondylopathie. Auftreten degenerativer, nicht entzündlicher Veränderungen im Bereich der Wirbelkörper im Rahmen chronischer Verschleißprozesse der Gesamtwirbelsäule. engl.: spondylosis. **S. cervicalis:** Syn.: cervicale Spondylose. Auftreten einer S. im Bereich

Tab. 134: Differentialdiagnose röntgenologischer spondylophytärer Wirbelkörperveränderungen

	Spondylophyten	Hyperostosen	Syndesmophyten	Parasyndesmophyten
Ätiologie	degenerativ	Spondylosis hyperostotica (DISH)	Spondylitis ankylosans	M. Reiter, Psoriasis-Spondylitis
Lokalisation	marginal, submarginal	Wirbelkörpervorderfläche	Abschlußplatten	lateral, z.T. isoliert
Form	hakenförmig	zuckergußartig	kommaförmig, zart	hornförmig, spangenartig
Wachstumsrichtung	horizontal	vertikal	vertikal	vertikal.

Spondylotherapie

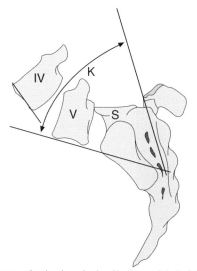

Messung des lumbosakralen Kyphosewinkels (K) bei Spondyloptose.

der Halswirbelsäule. engl.: cervical spondylosis; rhizomelic spondylosis. **S. deformans:** Syn.: Spondylopathia deformans. Röntgenmorphologisch typische sekundäre Randwulst-, Sporn- und schließlich Spangenbildungen im Bereich der → Deck- und Grundplatten sowie der → Randleisten benachbarter Wirbelkörper; primär ursächlich ist meist eine chronische Bandscheibendegeneration, die dann aufgrund lokaler Mikroinstabilitäten und hierdurch bedingter vermehrte Zug- und Scherbelastungen für die knöchernen Ansätze der ligamentären Strukturen auf die Wirbelkörper übergreift (sog. → Spondylochondrose). Bei mäßi-

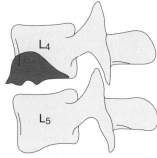

Schematische Darstellung einer Spondylosclerosis hemisphaerica im Bereich L4 im seitlichen Röntgenbild der LWS.

ger Ausprägung *klinisch* oft stumm, evtl. eingeschränkte Wirbelsäulenbeweglichkeit, Zwangshaltung des Rumpfes, selten → Radikulitis. engl.: spondylosis deformans, deforming spondylopathy. **S. hyperostotica:** Syn.: Forestier-Syndrom, Forestier-Krankheit, diffuse idiopathische Skeletthyperostose (Abkürzung: DISH), diffuse hyperostotische Enthesiopathie, ankylosierende vertebrale Hyperostose, Hyperostosis vertebralis senilis ankylosans (*lat.*). Chronische, degenerative, nicht entzündliche Erkrankung der Gesamtwirbelsäule im späten Erwachsenenalter (meist jenseits des 60. Lebensjahres), v. a. beim männlichen Geschlecht vorkommend; oft pyknischer Habitus mit konstitutionell und metabolisch verankerter Tendenz zu generalisierter hyperreaktiver Bindegewebsverknöcherung, in erster Linie im Bereich ligamentären Ansatzpunkte. *Ätiologie* bisher nicht geklärt, jedoch gehäuft auftretend bei Diabetes mellitus, Uratgicht sowie Störungen des Fettstoffwechsels. *Klinisch* nicht selten stumm, bisweilen bestehen uncharaktreristische schleichende Beschwerden. *Röntgenologisch* typisch sind breite und lange Spangenbildungen (hyperostotische → Spondylophyten, → Zuckergußwirbelsäule), bevorzugte Lokalisation im BWS-Bereich in Höhe Th4-Th6, evtl. auch im thorakolumbalen Übergang, überwiegend rechtsseitig, HWS und LWS deutlich seltener und dann weniger ausgeprägt betroffen. engl.: hyperostotic spondylosis. **S. lumbalis:** Syn.: lumbale Spondylose. Auftreten einer S. im lumbalen Bereich. engl.: lumbar spondylosis. **S. osteomalacica:** Auftreten degenerativer, nicht entzündlicher Veränderungen im Bereich der Wirbelkörper im Gefolge von Stoffwechselerkrankungen, z.B. bei einer Spätrachitis, bei Mangelernährung, im Klimakterium u.ä. *Klinisch* im Gegensatz zur → S. deformans oft mit heftigen lokalen Schmerzen verbunden; *röntgenmorphologisch* sehr häufig zusätzlich Deformierungen der Wirbelkörper, aber auch des Beckens und des Thorax. engl.: osteomalacic spondylosis, vertebral osteomalacia. **S. thoracalis:** Syn.: thorakale Spondylose. Auftreten einer S. im thorakalen Bereich. engl.: thoracal spondylosis, thoracic spondylosis. **S. uncovetrebralis:** Syn.: → Unkovertebralarthrose.

Spondylotherapie: Behandlung vertebragener Störungen durch chirotherapeutische Maßnahmen. → Chirotherapie. engl.: spinal therapeutics, spondylotherapy.

spondylotisch

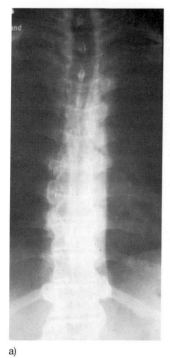
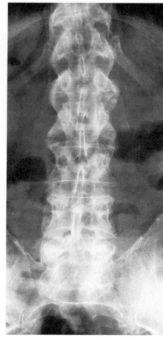

Spondylosis hyperostotica (Forestier):

a) a.p.-Röntgen-Nativbild der BWS
b) a.p.-Röntgen-Nativbild der LWS.

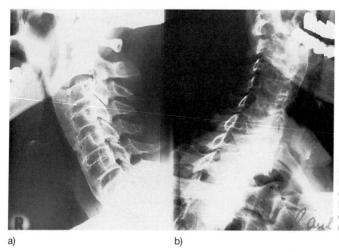

Schwerste hyperostotische Spondylose der Halswirbelsäule mit kompletter ventraler Spangenbildung zwischen C3 und C7 im seitlichen Röntgenbild (a) ohne jegliche dorsale Kantenappostitionen (unauffällige Schrägaufnahme; b)

spondylotisch: Auf einer degenerativen, nicht entzündlichen Erkrankung eines Wirbelkörpers oder der Wirbelsäule beruhend. engl.: spondylotic.

Spondylotomie: Syn.: → Vetrebrotomie. → Kolumnotomie. engl.: spondylotomy, vertebrotomy.

Spondylus: *griech.* für den runden Wirbelknochen, das Wirbelbein. Heutzutage nur noch selten verwandter Begriff für → vertebra, → Wirbel. engl.: vertebra.

Spongioblast: Syn.: → Glioblast. engl.: spongioblast.

Spongioblastom: Syn.: Gliomyxom. Primär gutartiger, jedoch häufig infiltrativ wachsender Tumor (sog. maligne Sonderform des Asterozytoms bei Kindern und Jugendlichen); Neigung zur regressiven Verschleimung. *Vorkommen:* Optikusgewebe, Großhirnhemisphären, Kleinhirn, aber auch im Bereich des Rückenmarkes (Stiftgliom; *s. Abb. S. 169*). engl.: spongioblastoma.

Spongiosasklerose: Syn.: Spongiosklerose. Substanzvermehrung und hierdurch bedingte Verhärtung der Knochenspongiosa im Sinne der → Osteosklerose. *Im Bereich der Wirbelsäule* röntgenologisch als Ausdruck einer → Bandscheibendegeneration subchondral im Bereich der → Deck- und → Grundplatten der Wirbelkörper nachweisbar. Subchondrale → Sklerosierung. engl.: spongiosclerosis.

Spongiosklerose: Syn.: → Spongiosasklerose. engl.: spongiosclerosis.

Spontanfraktur: Pathologische Fraktur eines Knochens ohne vorausgegangenes adäquates Trauma, z.B. bei Knochentumoren oder metastatischen Absiedlungen; *im Bereich der Wirbelsäule* häufiger auch im Falle einer → Osteomalazie oder → Osteoporose. engl.: spontaneous fracture, pathologic fracture.

Spontanverformung: Auftreten einer akuten → Spontanfraktur oder einer schleichenden Verformung eines Knochens ohne erkennbare äußere Verletzung; ursächlich sind meist endokrine oder neoplastische, aber auch alimentäre Störungen.

Spontanresorption (von Prolapsgewebe): Ohne äußere Einwirkungen erfolgende Rückbildung bzw. Rückverlagerung von protrudiertem bzw. prolabiertem Bandscheibengewebe; Dauer abhängig von der Masse und der Zusammensetzung der Gewebeanteile sowie von ihrer Lage im Wirbelkanal (*s. Tab. 135*). engl.: spontaneous resorption (of nucleus pulposus tissue).

Sportbelastung (der Wirbelsäule): Beanspruchung des Achsenorganes im Rahmen spezieller sportlicher Betätigungen durch statische Haltungskonstanz und besondere dynamische Bewegungsabläufe (*s. Tab. 136*).

Tab. 135: Prognose einer Spontanresorption eines lumbalen Bandscheibenvorfalles (nach KRÄMER, 1994)

gut	schlecht
wasserreiches Gewebe (Nucleus pulposus)	wasserarmes Gewebe (Anulus fibrosus, Knorpelanteile)
hohe Signalintensität (T2-Wichtung im CT)	geringe Signalintensität (T1-Wichtung im CT)
supra- oder infradiskale Sequesterlokalisation	diskale oder intraforaminale Sequesterlokalisation
< 1/3 des Sequesters im Wirbelkanal	> 1/3 des Sequesters im Wirbelkanal
weiter Spinalkanal	enger Spinalkanal

Tab. 136: Belastungen der Wirbelsäule durch Sport

extreme Belastung der Halswirbelsäule
– Kampfsportarten wie Ringen, Judo, Boxen
– Rennradfahren
– Ballsportarten
– Technische Disziplinen der Leichtathletik
– Brustschwimmen

extreme Belastung der Lendenwirbelsäule
– Kampfsportarten wie Ringen, Judo
– Sprungdisziplinen der Leichtathletik
– Turnen
– Trampolinspringen
– Turmspringen
– Gewichtheben
– Hockey und Eishockey
– Squash

starke Belastung der Lendenwirbelsäule
– Technische Disziplinen der Leichtathletik wie Hammer- und Diskuswerfen
– Rückschlagspiele wie Tennis, Tischtennis und Badminton
– Ballsportarten
– Rudern, Kanufahren
– Rennradfahren
– Skiabfahrtslauf
– Golf
– Segeln

sinnvolle Sportarten bei lumbalen Beschwerdebildern
– Waldlauf, Joggen
– Skilanglauf
– Rückenschwimmen
– Reiten
– Normales Radfahren
– Gymnastik
– Tanzen

Spreizdübelschraube

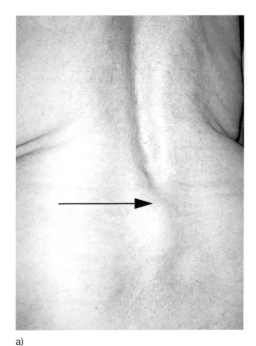 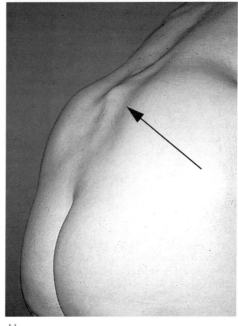

a)   b)

Sprungschanzenphänomen im Bereich des lumbosakralen Überganges (→) bei Spondylolisthesis:
a) Dorsalansicht
b) Seitansicht.

Spreizdübelschraube: Spezielle Osteosyntheseschraube für (längerstreckige winkelstabile) ventrale → Fusionsoperationen im Bereich der HWS; hierfür muß die dorsale Kortikalis des Halswirbelkörpers zum Erreichen eines sicheren Schraubensitzes nicht mehr perforiert werden. Nach Besetzen der Plattenlöcher durch Einbringung eines Kernes verklemmt die S. fest in der Wirbelkörperspongiosa.

Spreizzange: Spezialinstrument bei der → Harrington-Operation zur → Spondylodese einer → Thorakolumbalskoliose, mit dem die dosierte Aufdehnung des → Distraktionsstabes auf der Konkavseite der skoliotischen Fehlkrümmung erfolgt. engl.: spreading tongues.

Sprengel, O. K.: 1852-1915; deutscher Chirurg aus Dresden, später Braunschweig.

Sprengelsche Deformität: Kongenitale, familiär gehäuft auftretende Störung mit meist einseitigem Hochstand des (verkleinerten) Schulterblattes (Scapula elevata) im Sinne einer nach ventral umgebogenen Flügelstellung; die Skapula ist bisweilen mit der Halswirbelsäule (hier evtl. zusätzliche Anomalien) fest verbunden, teilweise liegt eine → Skoliose der BWS vor. *Klinisch* imponieren eine scheinbare Verkürzung des Halses, Kopfbeugehaltung sowie eine Innenrotation des betroffenen Armes mit Beeiträchtigung der Elevation. engl.: Sprengel's deformity.

Sprenggriff: Grifftechnik aus der → manuellen Medizin, bei der neben einer → Traktion auch eine Rotation auf das funktionsgestörte Bewegungssegment der Wirbelsäule ausgeübt wird. → Traktionsgriff.

Springing Test: Syn.: → Federtest.

Springtic: Besondere tanzende Körperbewegungen bei Vorliegen eines saltatorischen → Reflexkrampfes. engl.: saltatory spasm.

Sprungschanzenphänomen: Klassischer klinischer Befund im unteren Bereich der Lendenwirbelsäule bei deutlicher → Spondylolisthese mit dorsaler Stufenbildung der Dornfortsätze oberhalb des Wirbelgleitens (*s. Abb.*). → Dornfortsatzzeichen zur röntgenologischen Differenzierung einer → Pseudospondylolisthese.

Spurling Test: Klinischer Untersuchungstest der Halswirbelsäule zur differentialdiagnostischen Beurteilung eines Schmerzes der → Facettengelenke bzw. einer Irritation einer → Spinalnervenwurzel: Der Untersucher steht hinter dem sitzenden Patienten, dessen Kopf zur Seite geneigt und rotiert gehalten wird; eine Hand des Untersuchers ruht auf dem Kopf des Patienten, mit der anderen Hand wird durch Klopfen ein leichter axialer Druck auf den Kopf zur Stauchung der HWS ausgeübt; wird dieser Bewegungsablauf toleriert, wird der Test mit zusätzlicher dorsaler Reklnation der HWS wiederholt. Im Falle einer Facettenirritation Schmerzauslösung; aus der zusätzlichen Reklination resultiert eine Verengung der lichten Weite der → Foramina intervertebralia um 20-30 %, so daß bei einer bereits bestehenden radikulären Reizung eine weitere Schmerzverstärkung eintritt.

Squama: *lat.* für Schuppe. *engl.*: squama. **S. occipitalis:** *lat.*; Hauptteil des Hinterhauptbeins; platte dreieckförmige Knochenschuppe.

Squarring-Phänomen: Röntgenologischer Begriff. Ausbildung eines → Tonnenwirbels mit konvexer Zeichnung der normalerweise konkav eingebuchtet Wirbelvorderkante (BWS, LWS) im seitlichen Strahlengang. Pathognomonisches Zeichen einer → Spondylitis ankylosans. → filling in, → Kastenwirbel.

SSI: Abkürzung für segmental spinal instrumentation. Syn.: → Luque-Operation. *engl.*: Luque's spondylodesis.

stabil: *lat.*: fest, feststehend, bestehend, sich nicht verändernd (Gegensatz von: → instabil); *im Bereich der Wirbelsäule* z.B.im Falle eines → Wirbelkörperbruches mit stehender Hinterkante, einer axial belastbaren Osteosynthese (z.B. durch → Fixateur interne) u.a. *engl.*: stable.

Stabilisation: Maßnahme, um eine → instabile in eine → stabile Situation überzuführen; *im Bereich der Wirbelsäule* z.B. durch orthetische Versorgung im Falle einer Gefügeinstabilität oder durch → Osteosynthese bei Vorliegen eines → Wirbelbruches oder einer Defektbildung der → Interartikularportion (→ Spondylolisthese). *engl.*: stabilization.

stabilisieren: Von einem → instabilen in einen → stabilen Zustand überführen; *im Bereich der Wirbelsäule* z.B.im Falle eines → Wirbelbruches oder einer Defektbildung der → Interartikularportion mit → Spondylolisthese durch Osteosynthese mittels → Fixateur interne. *engl.*: to stabilize.

Stabilität: Situation eines → stabilen Zustandes (Gegensatz von: → Instabilität); *im Bereich der Wirbelsäule* im Falle des Fehlens eines pathologischen Bewegungsspieles oder einer Verschieblichkeit innerhalb der einzelnen → Bewegungssegmente. Bei Vorliegen einer traumatischen Schädigung besteht St., wenn die wichtigen Bandstrukturen und Kapselanteile der kleinen Wirbelgelenke erhalten geblieben sind, bei einem Wirbelbruch dann, wenn die Hinterkante unverletzt gebieben ist. *engl.*: stability.

Stagnara, P.: Zeitgenössischer französischer Orthopäde aus Lyon.

Stagnara-Korsett: Individuell gearbeitete Rumpforthese zur konservativen Behandlung und postoperativen Stabilisierung im Falle einer kongenitalen oder idiopathischen progredienten → Skoliose; bestehend aus einem sehr taillenbetonten Beckengürtel mit zwei Seitenflügeln, je einem dorsalen und ventralen abstützenden Stab sowie verschiedenen Pelotten, die im thorakalen Bereich Druck und im lumablen Bereich einen Gegendruck ausüben; eine ventral angebrachte Pelotte engt die Bauchatmung ein und fördert so die thorakalen Atemexkursionen. *Indikationen*: aufgrund der aufscheinenden rotatorischen Kräfte v.a. bei thorakalen und thorakolumbalen Wirbelsäulenverkrümmungen eingesetzt. *engl.*: Stagnara's brace, Stagnara's corset.

Standing flexion-Test: *engl.*; Syn.: → Vorlaufphänomen.

Stanger, J. und H.: geb. 1843 bzw. 1854; Gerbermeister aus Ulm.

Stangerbad: Hydroelektrisches Ganzkörper(voll)bad mit stabilen galvanischen Strömen; 9 verschiedene, teilweise bewegliche Elektroden in einer speziellen Wanne zur variablen Längs- und Querdurchströmung des Körpers; evtl. mit speziellen Badezusätzen (z.B. seinerzeit v.a. Gerbstoffe); Temperatur: 36-37° C. *Indikationen*: schlecht lokalisierbare großflächige Prozesse, z.B. → Lumboischialgien, Neuropathien und Neuralgien, Erkrankungen des rheumatischen Formenkreises (z.B. → Spondylitis ankylosans). Behandlungsdauer: 10-30 min. *Kontraindikationen*:

dekompensierte Herzinsuffizienz, arterielle Hypertonie, fieberhafte Allgemeinerkrankungen. engl.: hydroelectric bath.

Stativtyp: Syn.: kochtopfartige Schichtung („signe des casseroles entassées"; *franz.*); besondere pathologisch-anatomische Ausformung einer → Unkovertebralarthrose im Röntgenbild der Halswirbelsäule.

Statomotorik: Im Gegensatz zur dynamischen Willkürbewegung lediglich im Dienste der stabilen Körperhaltung und der Ausbalancierung des Gleichgewichtes agierende (tonische) Motorik; Funktion über Halte- und Stellreflexe abgestimmt. engl.: postural function.

Statotonus: Labyrinth- und kleinhirngesteuerter Tonus der Gliedmaßen-, Augen- und v.a. der Rumpfmuskulatur im Dienste der Gleichgewichtserhaltung beim Gehen und Stehen. engl.: postural tone.

Status: *lat.* für: **1.)** Stehen, Stand. engl.: upright position, standing. **2.)** Zustand, Verfassung, auch Stadium (einer Erkrankung). *engl.*: state, stadium, condition. **S. dysmyelinisatus:** Vor der Geburt einsetzender pathologischer Schwund des Myelins in den Markscheiden von Hirnnervenfasern.

Stauchungsbruch, Stauchungsfraktur: Syn.: → Kompressionsbruch, Kompressionsfraktur. engl.: compression fracture.

Stauchungsschmerz (der Wirbelsäule): Auftreten lokaler oder fortgeleiteter Schmerzen im Bereich der Wirbelsäule bei Ausübung einer axialen Belastung (Stauchung), z.B. durch Druck auf den Kopf bzw. die Schultern des sitzenden Patienten; Hinweis auf Vorliegen einer → Facettenstörung (lokaler Schmerz) oder einer → radikulären Reizung (segmentale Schmerzausbreitung).

Steal-Effekt, Steal-Syndrom: → Anzapfsyndrom.

Stealth-System: Spezielles CT-gesteuertes → Navigationssystem für minimalinvasive Eingriffe im Bereich der Wirbelsäule.

Stehhöhe: Syn.: Körperlänge, Körpergröße (jeweils in cm gemessen). engl.: height.

Steffee-Endoprothese: Alloplastik zum zervikalen und lumbalen Bandscheibenersatz; gefertigt aus 2 Titanplatten mit einem zwischenliegenden Polyolefin-Gummi. → Bandscheiben(endo) prothese. engl.: Steffee's (vertebral) endoprosthesis.

Steffee-Platte: Osteosyntheseplatte zur dorsalen Instrumentation der lumbalen Wirbelsäule (transpedikuläre Verschraubung; *s. Abb.*). engl.: Steffee's plate.

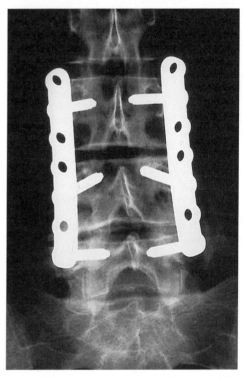

Röntgenbild der LWS im a.p.-Strahlengang nach bilateraler dorsaler transpedikulärer Instrumentation von L3-L5 mit Steffee-Platten.

Stehpult: Hilfsmittel aus der → Ergotherapie (s. *Abb.*), z.B. zur ergonomischen Ausrüstung des Arbeitsplatzes; ermöglicht einem Patienten mit chronischen Rückenproblemen (v.a. in der beruflichen Wiedereingliederung nach lumbaler → Bandscheibenoperation) die Vermeidung spezieller wirbelsäulenbelastender Körperhaltungen wie längeres Sitzen.

Steilstellung: Syn.: → Streckstellung. Röntgenologischer Begriff für eine verminderte oder aufgehobene → Lordose der Hals- bzw. der Lendenwirbelsäule; ursächlich ist meist eine muskuläre Irritation mit → Hartspann, z.B. im Rahmen eines akuten → Zervikal- oder → Lumbalsydromes (→ Lumbago).

Steißbein: Syn.: → Os coccygis. engl.: coccys.
Steißbeinaplasie: Kongenitale Mißbildung mit völligem Fehlen des → Os coccygis. engl.: coccygeal aplasia.
Steißbeindoppelung: Seltene kongenitale schwalbenschwanzartige Doppelanlage des → Os coccygis
Steißbeinfistel: Syn.: Steißbeinzyste, Pilonidalsinus, Sinus pilonidalis (*lat.*). Vorwiegend bei jungen, stark behaarten Männern auftretender subkutaner, über der Steißbeinspitze lokalisierter Epitheleinschluß mit Neigung zur Entzündung und Abszeßbildung. *Ätiologie*: kongenitale Hemmungsmißbildung des sekundären Neuroporus; Penetration von Haaren oder Oberflächenepithel in die Subkutis. engl.: sacrococcygeal fistula, pilonidal fistula.
Steißbeinfraktur: Meist unverschobene knöcherne Verletzung des → Os coccygis im Falle eines direkten (Sturz-)Traumas. *Klinik*: meist heftige lokale Schmerzen, v.a. beim Sitzen, lokale Druckdolenz. *Therapie*: konservativ durch mehrwöchige entlastende Hohlbettung beim Sitzen durch aufblasbaren Ring oder spezielles Sitzkissen. engl.: coccygeal fracture.
Steißbeingrübchen: Syn.: → Foveola coccygea (*lat.*).
Steißbeinresektion: Vollständige Entfernung oder tangentiale Teilabtragung des → Os coccygis als ultima ratio im Falle einer chronischen, konservativ therapieresistenten → Kokzygodynie mit → Hypermobilität des Steißbeines. engl.: coccygeal resection.
Steißbeinschmerz: Syn.: → Kokzygodynie. engl.: coccygodynia.
Steißbeinschrägstellung: Zu den kongenitalen Mißbildungen gerechnete Fehlstellung des → Os coccygis in der seitlichen, seltener auch in der sagittalen Ebene.
Steißbeinteratom: Syn.: → Kokzygealteratom. engl.: coccygeal teratoma.
Steißbeinzyste: Syn.: → Steißbeinfistel, Pilonidalsinus, Sinus pilonidalis (*lat.*). engl.: sacrococcygeal fistula, pilonidal fistula.
Stellatum: *lat.*; Kurzbezeichnung für das → Ganglion cervicothoracicum (stellatum). engl.: stellate ganglion.
Stellatumblockade: Isolierte therapeutische Ausschaltung des → Ganglion cervicothoracicum (stellatum), v.a. durch gezielte Injektion von Lokalanästhetika (z.B. 0,5-1,0 % Novocain). Ziel ist die Unterbrechung der vegetativen Leitungsbahnen zu den Spinalnervenwurzeln C6-Th1 (Ausschaltung des Kopfanteiles des Sympathikus); Folgen sind u.a. ein Horner-Syndrom sowie eine Überwärmung und Rötung der Haut im Gesichts- und Armbereich infolge Vasomotorenausschaltung. *Indikationen*: → Migraine cervicale, halbseitiger Kopfschmerz, postkommotionelle Beschwerden, → Osteochondrose und → Unkovertebralarthrose der HWS mit entsprechenden klinischen Reizzuständen, → Brachialgia nocturna u.a. *Komplikationen*: Pneumothorax (stechender Schmerz, Atemnot, Hustenreiz). engl.: blockade of the stellate ganglion, stellate block.
stellatus: *lat.* für sternförmig.
Stemmführung: Syn.: → Brunkow-Stemmführung.
Stenose: *griech.* für (angeborene oder erworbene) Verengung eines Lumens; *im Bereich der*

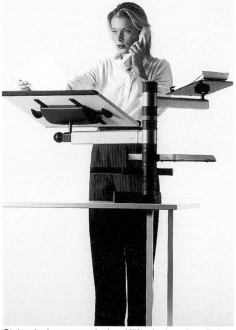

Stehpult als ergonomisches Hilfsmittel zur beruflichen Wiedereingliederung bei chronischen lumbalen Beschwerdebildern bzw. nach lumbaler Bandscheibenoperation. (Fa. Office-Plus, Rottweil. Mit freundlicher Genehmigung.)

Wirbelsäule v.a. den → Spinalkanal (→ Spinalkanalstenose) betreffend. *engl.*: stenosis.
stenosierend: Einengend, sich verengend, zu einer → Stenose führend. *engl.*: stenosing.
stenotisch: Die → Stenose betreffend, verengt. *engl.*: stenotic.
Steppergang: Syn.: Hahnentritt. Typischer Gangablauf bei Vorliegen einer → Peroneuslähmung mit Störung der Fußaußenrandhebung. Um ein Schleifen der Spitze des betroffenen Fußes auf dem Boden zu verhindern, wird ein abnorm hohes Anheben des gelähmten Schwungbeines durchgeführt, der Fuß anschließend in leichter Innenrotation mit der Fußspitze zuerst aufgesetzt, dann erst mit der Ferse. *engl.*: peroneal gait.
Sternzeichen: Typischer Röntgenbefund im Bereich des → Iliosakralgelenkes im Falle einer → Spondylitis ankylosans mit sehr dicker streifiger Zeichnung unterhalb der Linea terminalis aufgrund einer vorderen und hinteren Kapsel-Band-Ossifikation.
Steroidosteoporose: Hemmung des Knochenmatrixaufbaues sowie verminderte Mineralsalzeinlagerung des Knochens aufgrund einer Überproduktion (sog. Cushing Syndrom) bzw. einer oralen Langzeitmedikation von → Glukokortikoiden. *Hauptmanifestation* im Bereich der thorakalen und lumbalen Wirbelsäule. → Osteoporose. *engl.*: steroid (induced) osteoporosis.
Stierhorntyp: Bildliche Beschreibung eines → Parasyndesmophyten im a.p.-Röntgenbild der BWS oder LWS. → Psoriasisspondylitis.
Stiftgliom: Syn.: → Spongioblastom des Rückenmarkes. *engl.*: spongioblastoma.
Stiftgliose: Syn.: → Gliastift.
Stiller, B.: 1837-1922; ungarischer Internist aus Budapest.
Stiller Syndrom: Syn.: Habitus phthisicus (*lat.*). Kongenitale Konstitutionsanomalie im Sinne einer allgemeinen Asthenie aufgrund einer Schwäche der Gewebe mesenchymalen Ursprungs. *Klinik*: generelle muskuläre Hypotonie, Überstreckbarkeit der Gelenke, grazieler Hochwuchs mit langem schlanken Hals sowie schmalem Thorax mit konfluierender 10. Rippe (sog. Kostalstigma, Stillersches Zeichen); Enteroptose. *engl.*: constitutional visceroptosis and vasomotor weakness.

Stiller Zeichen: Syn.: → Kostalstigma.
→ Stiller Syndrom. *engl.*: Stiller's sign.
Strahlenmyelopathie: Durch ionisiernde Strahlung verursachte Rückenmarksschädigung (z.B. iatrogen im Rahmen einer → Strahlentherapie insbesondere im Hals- und Mediastinalbereich). *Klinik*: unvollständige → Querschnittssymptomatik mit Sensibilitätsstörungen, evtl. auch progrediente → Para- oder → Tetraplegie. *engl.*: radiation myelopathy.
Strahlentherapie: 1.) Einsatz ionisierender Strahlung (→ γ-Strahlung, → Röntgenstrahlung, Elektronenstrahlung) zu kurativen oder palliativen Behandlungszwecken, z.B. bei malignen Neoplasien (isoliert oder kombiniert mit operativen oder chemotherapeutischen Maßnahmen). *Ziel*: maximale Schädigung des Tumorgewebes bei bestmöglicher Schonung des umgebenden gesunden Gewebes, was z.B. durch eine besondere Bestrahlungsgeometrie (selektive Bestrahlung, Bewegungs- oder Pendelbestrahlung) sowie durch eine sinnvolle zeitliche, sog. fraktionierte Dosisverteilung erreicht wird. Die *Photonenstrahlung* (harte Röntgenstrahlung, γ-Strahlung) ermöglicht eine hohe relative Tiefendosis bei verminderter Hautbelastung und nur geringer Streustrahlung außerhalb des Nutzstrahlenbündels (Maximalenergie bei 20 MeV); die *Elektronenstrahlung* bietet den Vorteil einer mit steigender Energie regelbaren Eindringtiefe und eines steilen Dosisabfalles hinter der praktischen Reichtiefe (Maximalenergie bei 50 MeV). *engl.*: radiotherapy. 2.) Im weitesten Sinne jede Anwendung elektromagnetischer Wellen zu therapeutischen Zwecken (→ Bestrahlung; → Mikrowellentherapie, u.a.). *engl.*: electrotherapy.
Streckbandage: Aus Kunststoff gefertigter Gürtel mit seitlich angebrachten verstellbaren Griffhalterungen, der, individuell gefertigt, am Becken des Patienten abstützt und mit dem dieser durch Stemmen selbständig eine aktive Extension auf seine untere Lendenwirbelsäule ausüben kann; hierdurch reduzieren sich im Falle einer nur leichteren Bandscheibenprotrusion ischialgieforme Beschwerdebilder, außerdem wird die Anteklinationsbewegung des Rumpfes erleichtert. *engl.*: extension bandage.
Streckbehandlung: Syn.: → Extension(sbehandlung). *engl.*: extension, traction.

Streckhaltung: Meist reflektorisch auftretende Bewegungssperre im LWS-Bereich beim Versuch einer kyphosierenden → Anteklination, evtl. mit zusätzlichem → Lumbalshift als Ausdruck einer schmerzhaften Irritation der lumbalen Facettengelenke (z.B. bei einer → Lumbago, → Blockierung), aber auch als Ausdruck einer radikulären Kompressionssymptomatik. → Lendenstrecksteife. engl.: extended position.

Streckstellung: Syn.: → Steilstellung. Typische Haltung der Hals- oder Lendenwirbelsäule im seitlichen Röntgenbild im Sinne einer Abflachung der physiologischen lordotischen Schwingung als pathognomonisches Zeichen eines akuten zervikalen oder lumbalen Syndromes. → Güntzsches Zeichen. engl.: extended position.

Streckung: Syn.: → Extension (*lat.*). engl.: extension.

Strech-Test: Klinischer Untersuchungstest der Halswirbelsäule (nach WHITE und PANJABI, 1978): Vergleich der segmental-neurologischen Befunde sowie der röntgenologischen Stellung der HWS im seitlichen Strahlengang vor und während der → Glisson-Extension der HWS mit 1/3 des Körpergewichtes. engl.: strech test.

v. Strümpell, A.: 1853-1925; deutscher Internist. → Spondylitis ankylosans, spastische → Spinalparalyse.

Strümpell-Bechterew-Marie Krankheit: Syn.: → Spondylitis ankylosans, Spondylarthritis ankylopoetica.

Strümpell-Zeichen: Syn.: Tibialisphänomen, Tibialiszeichen.
Pathologischer → Reflex mit Durchführung einer Supination des Fußes bei passiver Beugung des homolateralen Kniegelenkes gegen Widerstand. → Pyramidenbahnzeichen. engl.: tibialis sign.

Stützkorsett: → Korsett. engl.: brace, (supporting orthopedic) corset.

Stufenbett(lagerung): Die Lumbalregion entlastende, entlordosierende Rückenlagerung eines Patienten mit hochschmerzhafter → Lumbago oder → Lumboischialgie mit 60-90° angebeugten Hüftgelenken sowie hochgelagerten Unterschenkeln in 70-80° Knieflexion. → Entlastungslagerung (*s. Tab. 137*).

Stufenleiterphänomen: Typischer Röntgenbefund im seitlichen Bild der HWS im Falle einer rheumatoiden → Arthritis mit leichtem Abrutschen der Wirbelkörper nach vorne in den verschiedenen Etagen in jeweils unterschiedlichem Ausmaß.

Stummelrippe: Syn.: → Lendenrippe. engl.: lumbar rib.

Stylo-Kerato-Hyoidales Syndrom: Abkürzung: SKH-Syndrom. Mißbildungssyndrom mit einseitiger partieller oder totaler Verknöcherung der Zungenbeinkette von der Schädelbasis bis zum Schildknorpel. *Klinik:* Schluckbeschwerden, Globusgefühl, Schwindelanfälle, Ohrensausen, Schweißausbrüche, Bewußtseinsstörungen bei bestimmmten Halsbewegungen, Heiserkeit, Schmerzen vom Hals bis zum Ohr oder zur Mundhöhle (Folgen der Kompression von Halsgefäßen und Ästen der Hirnnerven V, VII, IX und X).

subarachnoidal: Unter der Spinngewebshaut des Rückenmarkes (→ Arachnoidea) gelegen. engl.: subarachnoid.

Subarachnoidalblutung: Blutung in den → Subarachnoidalraum; spontanes Auftreten z.B. bei atraumatischem Einriß eines arteriellen Aneurysmas (sog. Meningealapoplexie) bzw. als Diapedeseblutung (sog. Hämatorrhachis), weiterhin posttraumatisch. engl.: subarachnoidal hemorrhage.

Subarachnoidalflüssigkeit: Syn.: → Liquor cerebrospinalis. engl.: subarachnoid fluid.

Subarachnoidalhöhle: Syn.: → Subarachnoidalraum, Cavitas subarachnoidalis (*lat.*). engl.: subarachnoid space.

Subarachnoidalraum: Syn.: → Cavitas subarachnoidalis (*lat.*); Subarachnoidalhöhle. Raum zwischen der → Pia mater und der → Arachnoidea des Gehirns und des Rückenmarks,

Tab. 137: Effekte einer entlastenden Stufenbettlagerung im Falle einer Lumboischialgie

• Entspannung des N.ischiadicus bzw. der Spinalnervenwurzeln
• Erweiterung der Foramina intervertebralia
• Erweiterung des Spinalkanales
• Verminderung des intradiskalen Druckes
• Entspannung der Kapseln der kleinen Wirbelgelenke
• Abflachung der dorsalen Bandscheibenprotrusion
• Entlastung der reaktiv meist schmerzhaft funktionsgestörten Iliosakralgelenke.

subchondral

angefüllt mit → Liquor (cerebrospinalis). engl.: subarachnoid space.

subchondral: Unter dem Knorpel liegend.

Subchondralsklerose: Syn.: subchondrale → Sklerosierung. Verstärkte Kalksalzeinlagerung in die unterhalb des Gelenkknorpels liegende kortikale Knochenstruktur als Reaktion auf eine längere Zeit bestehende lokale Druckbelastung; *im Bereich der Wirbelsäule* Hinweis auf einen degenerativen Bandscheibenschaden. engl.: subchondral sclerosis.

subcostalis: *lat.;* → subkostal. engl.: subcostal.

subdural: *lat.* für unter der harten Hirnhaut (→ Dura mater) gelegen. engl.: subdural.

Subduralraum: Syn.: → Cavitas subdurale (*lat.*). engl.: subdural space.

Subduralblutung: In den meisten Fällen posttraumatische venöse Blutung in den Raum zwischen der harten Hirnhaut (→ Dura mater) und der → Arachnoidea mit *klinisch* langsam einsetzender Hirndrucksymptomatik und zunehmenden neurologischen Ausfällen. engl.: subdural hemorrhage.

subkostal: Syn.: subcostalis; *lat.* für unter einer Rippe gelegen. engl.: subcostal.

subligamentär: *lat.* für unterhalb des Bandes gelegen; gemeint ist im Falle eines paramedianen lumbalen → Bandscheibenvorfalles das → Lig. longitudinale posterius. engl.: subligamental.

Subluxatio(n): Unvollständige Verrenkung zweier gelenkig miteinander verbundenen Knochen; die betroffenen Gelenkflächen (*im Bereich der Wirbelsäule*: die beiden benachbarten Wirbelkörper) stehen noch teilweise miteinander in Kontakt. Reitende → Luxation. engl.: subluxation, incomplete dislocation.

submembranös: *lat.* für unterhalb der Membran gelegen; gemeint ist im Falle eines paramedianen lumbalen → Bandscheibenvorfalles die → Epiduralmembran. engl.: submembranous.

submeningeal: Unter der Hirnhaut gelegen, unter der Hirnhaut auftretend. engl.: submeningeal.

suboccipitalis, subokzipital: *lat.* für unter dem Hinterhauptbein gelegen. engl.: suboccipital.

Subokzipitaldreieck: Tiefer gelegene anatomische Körperregion, die mit Fett- und Bindegewebe angefüllt ist; medial begrenzt vom → M. rectus capitis posterior major, oben und lateral vom → M. obliquus capitis inferior; durch das S. verläuft der → N. suboccipitalis. engl.: suboccipital triangle.

Substantia, Substanz: *lat.* für Stoff, Material. engl.: substance. **S. alba:** *lat.;* weiße Substanz des Nervensystems aus dicht nebeneinander gelagerten Nervenfaserbündeln; Leitungsfunktion nervöser Impulse in Rückenmark und Gehirn. **S. alba medullae spinalis:** *lat.;* weiße Substanz der → Rückenmarksstränge. **S. gelatinosa medullae spinalis (Rolando):** *lat.;* gallertartige Substanz im Hinterhorn des Rückenmarkes. **S. gelatinosa substantiae griseae:** *lat.;* gallertartige Substanz im Inneren der grauen Substanz des Rückenmarkes. **S. grisea:** *lat.;* graue Substanz des Nervensystems, bestehend aus Nervenzellen und einigen Nervenfasern sowie zahlreichen ernährenden Blutgefäßen. **S. grisea medullae spinalis:** *lat.;* im Inneren des Rückenmarkes gelegene graue Substanz, umgeben von der → Substantia alba. **S. intermedia centralis:** *lat.;* schmales Band der grauen Substanz des Rückenmarkes, das den → Zentralkanal umgibt und nach beiden Seiten bis zur → Substantia intermedia lateralis reicht. **S. intermedia lateralis:** *lat.;* graue Substanz des Rückenmarkes zwischen vorderer und hinterer Säule.

Subtraktionsangiographie, digitale: Abkürzung: DSA. Methode der digitalen Radiographie mit Fertigung von Röntgen- bzw. Videobildern von Gefäßabschnitten, zunächst vor, anschließend nach Applikation eines → Kontrastmittels. Nach Subtraktion der anatomischen Umgebungsstrukturen durch Zurdeckungbringen der beiden Röntgenaufnahmen (sog. totaler Kontrastausgleich) kommt es zur Auslöschung des gemeinsamen Informationsgehaltes und somit lediglich zur Darstellung des abweichenden Befundes; photographische Fixierung auf Blattfilm oder digitale elektronische Verarbeitung auf Videomonitor. *Im Bereich der Wirbelsäule* zur Diagnostik der Durchströmungsverhältnisse der → A. vertebralis eingesetzt. engl.: digital subtraction angiography (DSA).

Sulcus: *lat.* für Rinne, Furche, Rille. engl.: sulcus, groove, furrow, fissure. **S.arteriae vertebralis:** *lat.;* Furche auf der Oberseite des hinteren → Atlasbogens, in der die → A. vertebralis ein kurzes Stück vor dem Entritt in den Schädel waagerecht verläuft. **S. costae:** *lat.;* Längsfurche an der Unterkante der Rippen, in der die Interkostalgefäße (Arterie und Vene) sowie der → Interkostalnerv verlaufen. S. intermedius posterior medullae spinalis: *lat.*; Zwischenfurche des zervikalen Rückenmarks; liegt zwischen der dorsalen und der hinteren Seitenfurche. S. lateralis anterior medullae spinalis: *lat.*; vordere Seitenfurche des Rückenmarks, durch die die einzelnen Nervenwurzeln austreten. S. medianus posterior medullae spinalis: *lat.*; flache Furche an der Dorsalseite des Rückenmarkes. S. nervi spinalis: *lat.*; knöcherne Furche auf der Oberseite der beiden Halswirbelquerfortsätze, in der die beiden ventralen Äste eines Halsnerven verlaufen. S. paraglenoidalis: *lat.*; kleine röntgenologisch nachweisbare Furche im a.p. Bild des → Os sacrum, die die A. glutea superior teilweise oder vollständig umschließt und an der die tieferen Züge der → Ligg. sacroiliaca ansetzen.

Summationsaufnahme: Syn.: → Röntgennativaufnahme, Leeraufnahme, Übersichtsaufnahme, Topogramm. engl.: scout film, scout view.

superior: *lat.* für oberhalb (gelegen). engl.: superior.

supradiskal: *lat.* für oberhalb der Bandscheibenebene liegend. engl.: supradiscal.

suprapedikulär: *lat.* für oberhalb der → Pedikelebene liegend. engl.: suprapedicular.

supraspinal(is): *lat.* für über den Dornfortsätzen der Wirbelsäule gelegen. engl.: supraspinal, supraspinosus.

SW: Abkürzung für → Sakralwirbel.

Swayback-Syndrom: Arthrotisch bedingte Verschiebung (Absacken) der Gelenkfortsätze zweier benachbarter (meist lumbaler) Wirbelkörper in kraniokaudaler Richtung gegeneinander ohne Affektion der Bandscheibe; hierbei bettet sich der untere Gelenkfortsatz des oberen Wirbelkörpers in eine gletschertopfähnliche Mulde der Isthmusregion des unteren Wirbelkörpers. *Vorkommen*: im Falle einer Hyperlordose der LWS in Kombination mit einem → Baastrup-Phänomen. engl.: swayback syndrome.

SXA: Abkürzung für single X-ray Absorptiometrie. → Osteodensitometrie.

Sydenham, T.: 1624-1689; englischer Arzt aus London; prägte den Begriff der → Lumbalgie; Therapie durch Erbrechen, Schwitzen und Purgieren.

Symmetrie: Dem Ebenmaß bzw. dem Spiegelbild entsprechender Aufbau; *im Bereich der Wirbelsäule* v.a. zur Beurteilung des Lotaufbaues verwendet. engl.: symmetry.

Sympathektomie: Operative teilweise oder vollständige Entfernung oder Durchtrennung des Sympathikus-Grenzstranges mit dem Ziel der Ausschaltung krankhafter Einflüsse des vegetativen Nervensystemes (z.B. bei vasospastischen Syndromen mit sakraler Ischämie, Schmerzen u.ä.); *zervikale* und *thorakale* S. (z.B. Kux-Operation in Höhe Th2-Th3; auch thorakoskopisch durchgeführt) bei Durchblutungsstörungen der oberen Extremitäten, *lumbale* S. (in Höhe L3-L5) bei Krankheitsbildern im Bereich der unteren Extremitäten. engl.: sympathectomy. **pharmakologische** S.: Ausschaltung des sympathischen Grenzstranges durch Sympatholytika oder Leitungsanästhesie (Grenzstrangblockade). engl.: pharmacological sympathectomy.

Sympathikusblockade: Temporäre Ausschaltung von Teilen des sympathischen Nervensystemes; *periphere* S. durch Sympatholytika, Adrenolytika oder Ganglienblocker; *örtliche* S. von Teilstrukturen (z.B. → Ganglion stellatum, Grenzstrang, periarteriell). engl.: sympathetic blockade.

Sympathikussyndrom: Obergriff für die klinische Symptomatik im Falle einer Irritation bestimmter Abschnitte des Halssympathikus, hervorgerufen meist durch degenerative spondylogene Veränderungen der Halswirbelsäule. → Barré-Liéou-Syndrom, → Schulter-Arm-Syndrom mit Globusgefühl, → Petit-Syndrom. engl.: cervical sympathetic syndrome.

Symphyse, Symphysis: *griech.* für Verwachsung, Zusammenwachsen. engl.: symphysis. S. intervertebralis: Bandscheibe einschließlich der anhängenden vorderen und hinteren Längsbandstrukturen.

Synästhesie: Mißempfindung in einem anderen Sinnesorgan oder Körperabschnitt bei Reizung eines anderen. engl.: synesthesia.

Synalgie: Mitempfindung von Schmerzen in einem primär nicht erkrankten Körperteil fern vom eigentlichen Krankheitsherd. → referred pain. engl.: synalgia, referred pain.

Synapse, Synapsis: Organ für die Umschaltung im Rahmen der diskontinuierlichen nervalen Erregungsausbreitung von einem Neuron auf ein anderes bzw. auf das Erfolgsorgan; biochemischer Prozeß unter Einsatz eines Neurotransmitters (Azetylcholin). engl.: synapsis.

Synarthrose: *griech.* für Fuge, Haft. Im Gegensatz zum beweglichen Gelenk (arthros) ununterbrochene unbewegliche Verbindung zweier Knochen ohne eigentliche Gelenkhöhle. Differenziert werden *Synchondrosen* und *Symphysen* mit einer Knorpelfuge von *Syndesmosen* (Bandverbindung) und letztendlich *Synostosen* mit knöcherner Verbindung zweier Skelettanteile (z.B. → Os sacrum). engl.: synarthrosis.

Syndesmophyt: Systemische Bandverknöcherung im Bereich von (Halb-)Gelenken. *Im Bereich der Wirbelsäule* im Gegensatz zu den von den Randleisten ausgehenden → Spondylophyten zarter angelegt. Lokalisation v.a. im Verlauf der Längsbandstrukturen, den Zwischenwirbelraum vollständig überbrückend (*s. Abb.*). Vorkommen: → Spondylitis ankylosans (symmetrisch), Spondylarthritis beim → M. Reiter (asymmetrisch). engl.: syndesmophyte.

Syndrom der costae fluctuantes: Syn.: → Becken-Rippen-Kontaktsyndrom.

Syndrom der 1. Rippe: Sonderform eines → Thoracic outlet-Syndromes mit Irritation bzw. anatomischer Engpaßsymptomatik des → Plexus brachialis aufgrund einer Fehlstellung der 1. Rippe. engl.: 1st rib syndrome.

Synostose, Synostosis: Knöcherne Verschmelzung zweier anatomisch benachbarter Knochen, *physiologisch* z.B. im Bereich der Schädelnähte bzw. beim → Os sacrum, *krankhaft* als kongenitale Störung (z.B. beim → Klippel-Feil Syndrom), aber auch *posttraumatisch* (z.B. beim Brückenkallus) oder *postentzündlich* (z.B. nach einer → Spondylitis). → Ankylose. → Synarthrose. engl.: synostosis. **S. cleidocranialis:** Syn.: → Klippel-Feil Syndrom.

Syphilis: Syn.: Lues.
Spezifische venerische Erkrankung aufgrund einer Infektion mit Treponema pallidum. Die *Wir-*

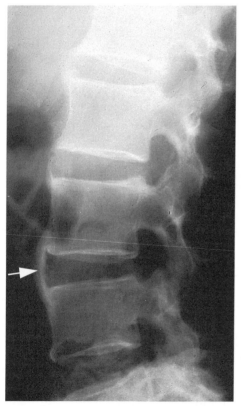

Ventral überbrückender lumbaler Syndyesmophyt L3/L4 (→) im seitlichen Röntgen-Nativbild der LWS.

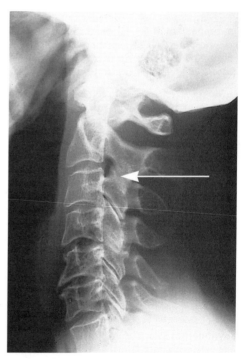

Kongenitale Synostose der Wirbelbogengelenke C2/C3 (→) im seitlichen Röntgenbild der HWS.

belsäule ist lediglich im Tertiärstadium (→ Spondylitis syphilitica) und im Quartärstadium primär unzureichend behandelter Fälle betroffen (sog. Spätform, Neurolues) im Sinne einer → Tabes dorsalis. engl.: syphilis, lues.

Syringomyelie: *Ätiologie:* kongenitales Leiden aufgrund einer dysraphischen mesenchymalen Fehlbildung des Neuralrohres mit sekundärer Rückenmarksschädigung; seltener erworben nach traumatischer RM-Läsion, nach basilärer Arachnitis oder bei Tumoren. *Feingeweblich* kommt es zu fibrösen Gliawucherungen in der grauen Rückenmarkssubstanz mit sekundären Spalt-, Höhlen- und auch Röhrenbildungen (sog. → Hydromelie), v.a. im Bereich der → Hinterhörner und der → Comissura anterior mit Beeinträchtigung der Liquorzirkulation; späteres Übergreifen auf die Seiten- und Vorderhörner. *Hauptlokalisationen* sind das Hals- und das obere Thorakalmark, nur selten der Hirnstamm oder der Lumbosakralbereich. *Klinik:* Beginn meist im mittleren Lebensalter um das 30. Lebensjahr mit dann schrittweiser Progredienz, evtl. aber auch jahrelanger Stillstand; Männer häufiger betroffen als Frauen. Pathognomonische symmetrische dissoziierte Empfindungsstörung v.a. im Bereich der oberen Extremitäten mit Aufhebung von Schmerz- und Temperaturempfindung bei weitgehend erhaltener Tast- und Tiefensensibilität; oft zahlreiche unbemerkte Verbrennungen; schlaffe Lähmungen (→ Parese) und segmentale muskuläre Atrophien (speziell der kleinen Handmuskeln), Faszikulationen und Fibrillationen; Störungen der vegetativen Innervation der Weichteile und der Gewebetrophik. Im *Spätstadium* evtl. spastische Paresen mit → Pyramidenbahnzeichen der unteren Extremitäten, kurze plumpe Finger, kurzer Hals. Als *Nebenbefunde* bisweilen → Spina bifida, basiläre → Impressionen, öfters auch erhebliche → Skoliose und → Spondylopathien, → Klippel-Feil Syndrom, neurogene → Arthropathien v.a. im Bereich der oberen Extremitäten. *Röntgenbefunde:* im Bereich der Körpergelenke oft bizarre Deformierungen und Luxationen, Weichteilverkalkungen; im Bereich dsr HWS ausgeprägte → Spondylosis deformans, oft auch mit Erweiterung des sagittalen Halswirbeldurchmessers. engl.: syringomyelia.

System: *allgem.:* zweckmäßig geordnetes Ganzes von Dingen und Vorgängen; *anatom.:* funktionelle Einheit von Organen oder Strukturelementen. engl.: system. **extrapyramidales S.:** Bezeichnung für alle motorischen Kerngebiete in den kortikalen und subkortikalen Bereichen des Gehirns mit den dazugehörenden Bahnen, die nicht der → Pyramidenbahn angehören; absteigender Verlauf der Bahnen im → Vorderseitenstrang des Rückenmarks mit Umschaltung in den motorischen → Vorderhornzellen. *Funktion:* Regulierung des Muskeltonus sowie der unwillkürlich ablaufenden Koordinationsbewegungen, der Körperhaltung, der Ausdrucks- und Abwehrbewegungen und des Gleichgewichts. engl.: extrapyramidal system.

Systemerkrankung: Krankheitsbild, dessen Geschehen auf ein bestimmtes Organsystem (z.B. Wirbelsäule, Rückenmark u.a.) oder Stoffwechselsystem (z.B. Enzymdefekt) ausgedehnt bzw. beschränkt ist. engl.: system disease. **S. des Rückenmarks:** auf bestimmte Fasersysteme oder einen Abschnitt der → Substantia grisea des Rückenmarks beschränkte degenerative Veränderung des Nervengewebes bisher meist ungeklärter Ätiologie (hereditäre Störungen vermutet). *Krankheitsbilder:* amyotrophische → Lateralsklerose, spinale → Muskelatrophie (jeweils auf die → Vorderhörner des RM beschränkt); → Friedreich-Ataxie (auf die → Hinterstränge des RM beschränkt), spastische → Spinalparalyse (auf die → Pyramidenbahn des RM beschränkt). engl.: system diseases of the spinal cord. **S. des rheumatischen Formenkreises:** symptomatologischer Gruppenbegriff (ohne jegliche diagnostische Wertigkeit) für schmerzhafte und funktionsbeeinträchtigende Krankheitsbilder der Haltungs- und Bewegungsorgane unter Mitbeteiligung des Binde- und Muskelgewebes sowie evtl. auch der Gelenke und inneren Organe meist entzündlicher, aber auch infektiöser, allergischer und degenerativer Genese. *Krankheitsbilder:* rheumatoide → Arthritis, → Spondylarthritiden, → Kollagenosen, Infektarthritis, Begleitarthritiden, degenerative Gelenkerkrankungen u.a.m.. engl.: rheumatism.

systemisch: Ein ganzes Organsystem (z.B. das ZNS oder die Muskulatur) betreffend. Verwendung des Begriffes auch im Sinne von „generalisiert". engl.: systemic.

Szintigramm: Syn.: Scan. Aktivitäts-Verteilungsbild, das im Rahmen einer → Szintigraphie gewonnen wird. engl.: scinti-

gram, scintiscan, radioisotope scan, scintillation scan.
Szintigraphie: Syn.: Scanning *(engl.)*.
Zweidimensionale Messung des intensitätsproportionalen Verteilungsmusters eines mit einem Radioisotopen (γ-Strahler) markierten (im Falle des Skelettsystems osteotropen) Pharmakons (z.B. Tc-Phosphat-Verbindung, Gallium u.a.). Die Abbildung erfolgt durch einen sich zeilenförmig über der untersuchten Region bewegenden Szintillationszähler (Szintiscanner) mit Auslösung einer Strichmarkierung, die in ihrer Intensität der Aktivitätsverteilung der applizierten Substanz im untersuchten Gewebe entspricht. Die Anreicherung erfolgt typischeweise in Zonen vermehrter Osteoblastentätigkeit (z.B. bei Entzündungen, Tumoren). Bezugspunkte der → ROI (regions of interest) werden mit entsprechenden Regionen der kontralateralen Seite verglichen; dynamische Untersuchungen durch *Serien-* und *Mehrphasenszintigraphie* möglich (Anflutung, Poolphase). 40-50% der Radioaktivität werden innerhalb der ersten Stunde über den Urin wieder ausgeschieden. Strahlenexposition bei Erwachsenen: 4 mGy/370 MBq: bei Kindern: 1,4 mGy/37 MBq. *Vorteil* der hohen Sensitivität (viel empfindlicher als eine Röntgennativaufnahme), *Nachteil* der nur geringen Spezifität ohne sichere Differenzierungsmöglichkeit entzündlicher, degenerativer und tumoröser Prozesse (keine Vermittlung morphologischer Kriterien). Bei Veränderungen, die primär vom Markraum ausgehen, kann der Knochenstoffwechsel allerdings erst relativ spät beeinträchtigt sein. Indikationen im Bereich der *Wirbelsäule* (s. *Tab. 138):* Frühnachweis und Verlaufskontrolle bakteriell bedingter oder rheumatischer entzündlicher Veränderungen (→ Spondylitis, → Spondylarthritiden, → ISG-Arthritiden; → Leukozytenszintigraphie), tumoröse Destruktionen (Aussagen über die Dignität sind über die → Quotientenberechnung nach der → ROI-Methode möglich), präoperative Responserkontrolle maligner Knochentumoren unter Chemotherapie, Metastasenverdacht (Suchmethode, da hohe Sensitivität); Suchmethode bei ungeklärten lokalen Schmerzzuständen. engl.: scintigraphy, scintiscanning, radioisotope scanning.

Tab. 138: Klinische Wertigkeit der Szintigraphie der Wirbelsäule (nach CASTRO und JEROSCH, 1996)

• Knochenstruktur	-
• Facettenarthrose, Kreuzdarmbeingelenk-Arthrose	++
• Bandscheibenvorfall	-
• Symptomatische Bandscheibe ohne Vorfall	-
• Trauma	++
• Spondylitis, Osteomyelitis, Kreuzdarmbeingelenk-Arthritiden	+++
• Deformitäten	-
• Tumor	+++
• Spinale Stenose (zentral)	-
• Laterale Stenose	-

-	keine Aussagekraft
(+)	geringe Aussagekraft
+	mäßige Aussagekraft
++	hohe Aussagekraft
+++	sehr hohe Aussagekraft

T

Tabes: *lat.* für Schwindsucht, Auszehrung. engl.: tabes. **T. dorsalis:** Entzündung der Rückenmarkshinterwurzeln mit sekundärer, aber auch primärer zentripetaler Degeneration der → Hinterstränge (zunächst ist der → Goll-, später dann auch der → Burdach-Strang betroffen); *ursächlich* ist eine Infektion mit Treponema pallidum als quartäres Stadium einer → Syphilis 4-30 Jahre nach der Erstinfektion, aber auch als Spätstadium einer konnatalen Lues. Beginn der Erkrankung in den allermeisten Fällen lumbal, selten zervikal oder throrakal. *Frühsymptome*: lanzinierende Schmerzen, Kältehyperpathie, positiver Romberg-Test, Verlust der → Eigenreflexe mit Muskelhypotonie, Störungen der Tiefensensibilität und des Vibrationsempfindens, spinaler Ataxie. *Spätsymptome*: reflektorische Pupillenstarre, Augenmuskellähmungen, Optikusatrophie, Sensibilitätsstörungen, Blasenstörungen, → Malum perforans, tabische → Arthropathien bis hin zum → Charcot-Gelenk, Spondylopathien. engl.: tabes dorsalis, locomotor ataxia.
Tabiker: Tabeskranker, an → Tabes dorsalis erkrankter Patient.
tabisch: Tabeskrank, die → Tabes dorsalis betreffend. engl.: tabetic, tabic.

Tablettzeichen: Syn.: → signe du plateau (*franz.*).
Taboparalyse: Rückenmarksschwindsucht verbunden mit einer progressiven → Paralyse. engl.: taboparesis, taboparalysis.
Tabophobie: Krankhafte Furcht, an → Tabes dorsalis zu erkranken oder bereits erkrankt zu sein. engl.: tabophobia, taboparalysis.
Taillendreieck: Beschreibende Körperregion eines stehenden Menschen mit hängenden Armen und Aspekt von dorsal: von der Thorax- und Beckenkontur eingeschlossenes seitliches Dreieck; im Falle einer → Skoliose typischerweise verstärkt auf deren Konkavseite, verstrichen bzw. abgeflacht auf deren Konvexseite.
Takata-Klassifikation: Computertomographische Einteilung von → Hinterkantenfrakturen von Wirbelkörpern (Typen I–III; *s. Abb.*). → Wirbelfraktur. engl.: Takata's classification (of vertebral spine fractures).
Tannenbaumeffekt: Typische Zeichnung des Rückenhautreliefs im Falle einer schweren → Osteoporose: durch die gleichzeitig bestehende → Hyperkyphose sowie die Atrophie der Rückenmuskulatur treten die Rippen verstärkt unter der Haut unter Ausbildung einer „Tannenbaumzeichnung" hervor (*s. Abb.* S. 472).
Taxie: Geordneter Ablauf willkürlicher Bewegungen (Gegensatz zur → Ataxie). engl.: motor coordiantion.
Tb, Tbc: Abkürzung für → Tuberkulose.
TBI: Abkürzung für → Texas Back Institute.

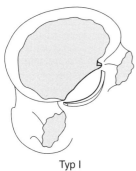 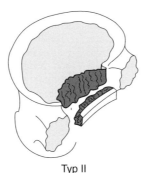 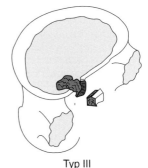

Typ I
geringfügige Stauchung

Typ II
Abbruch der Unterkante mit Zerreißung von Anteilen des Anulus fibrosus

Typ III
Knöcherner Ausbruch mit rundem Defekt der Hinterkante

Computertomographische Klassifikation von Hinterkantenfrakturen von Wirbelkörpern nach TAKATA (1988).

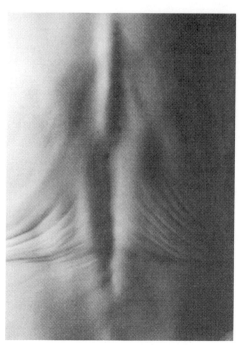

Klinisches Bild eines Tannenbaumeffektes des Rückens im Falle einer fortgeschrittenen Osteoporose.

Aus: W. Pollähne: In: Präv.-Rehab. 10 (1998), 126.
Mit freundlicher Genehmigung des Dustri-Verlags, München-Deisenhofen.

Tc: Chemisches Zeichen für → Technetium.
TCS: Abkürzung für → tethered-cord-Syndrom.
teardrop-fracture: *engl.;* Syn.: Tränen(tropfen)Fraktur. Schwerste und instabilste aller Halswirbelsäulenverletzungen mit Verlagerung des „tränenförmigen" vorderen Unterrandes des Wirbelkörpers nach ventral und Subluxation des hinteren Unterrandes des betroffenen Wirbelkörpers nach dorsal in den Spinalkanal; meist gleichzeitige Zerreißung des vorderen Längsbandes, der → Ligg. flava und des Rückenmarkes in gleicher Höhe. Typischer biomechanischer *Unfallmechanismus* des → Peitschenschlagphänomenes (dorsale Impulsgebung mit maximaler ungebremster Reklination und dann Anteklination der Halswirbelsäule). *Klinisches Bild* eines akuten → Spinalis anterior-Syndromes mit sofortig einsetzender → Tetraplegie (→ Vorderhornläsion mit Ausfall der Schmerz- und Temperaturwahrnehmung mit Erhalt des Lage-, Vibrations- und Bewegungsempfindens). *(s. Abb. S. 473).*
Technetium: *Chem. Zeichen:* Tc; 43. Element im Periodensystem; künstlich hergestelltes, in der Natur nicht vorkommendes radioaktives Element; *Atomgewicht:* 99. Medizinisch-diagnostische Anwendung in der → Skelettszinti-graphie.
Telecurietherapie: Syn.: Telegammatherapie. Fernbestrahlung des menschlichen Körpers mit radioaktiven Substanzen (z.B. bei tumorösen Prozessen). engl.: telecurietherapy.
Telegammatherapie: Syn.: → Telecurietherapie. engl.: telecurietherapy.
teleskoping subluxation (der lumbalen Wirbelkörper): *engl.;* röntgenologischer Hinweis auf Einfluß der → Bandscheibendegeneration auf die Stellung der → Gelenkfortsätze der Wirbelkörper im selben Segment. In den a. p.-Übersichtsaufnahmen kommt es aufgrund des Hochrutschens der Gelenkfortsätze zur Bildung eines Aufhellungsovales im Sinne sog. ein- oder doppelseitiger „schwarzer Löcher"; (→ Lochphänomen).
Tenalgie: Syn.: Sehnenschmerz. engl.: tanalgia.
tendineus: Syn.: → tendinosus. engl.: tendinous.
Tendinitis: Primär entzündliche Erkrankung der Sehnen, v.a. aber der Sehnenansätze (sog. Insertionstendinitis). *Vorkommen* als typisches klinisches Zeichen (Begleitsymptomatik) bei manifesten Erkrankungen des rheumatischen Formenkreises (hier insbesondere bei der → Spondylitis ankylosans, beim → M. Reiter sowie bei der → Psoriasis-Spondylitis). engl.: tendinitis.
Tendinopathie: Syn.: → Tendopathie. engl.: tendopathy.
Tendinose: Degenerative, schmerzhafte, primär nicht entzündliche Veränderung der Sehnen und Sehnenansätze (sog. Insertionstendinose); häufiges klinisches Begleitsymptom bei der → Spondylosis hyperostotica. Sekundäre Störung nach akuter oder chronischer, tonischer oder kinetischer Über- oder Fehlbelastung der betroffenen Muskulatur und Sehnen.
tendinosus, tendinös: Syn.: tendineus; *lat.* für eine Sehne betreffend, sehnig. engl.: tendinous.
Tendodynie: Syn.: Sehnenschmerz. engl.: tenalgia.
Tendomyopathie, generalisierte (polytope): Syn.: → Fibromyalgie, Fibromyalgiesyndrom. engl.: fibromyalgia.

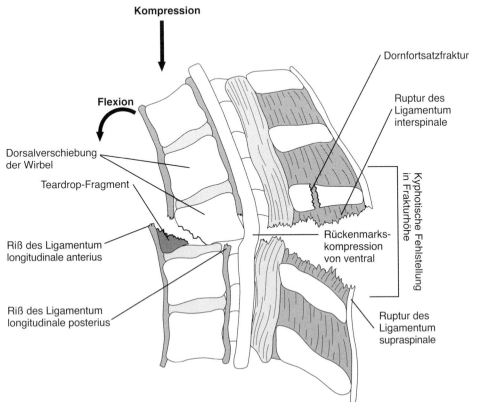

Schematische Darstellung einer teardrop fracture der Halswirbelsäule im Sagittalschnitt.

Tendomyose: Schmerzhafte reflektorische Veränderung einer Sehne einschließlich ihres muskulären Anteiles. engl.: tendomyosis.

Tendopathie: Syn.: Tendinopathie.
Primär degenerative, nicht entzündliche Irritation einer Sehne und ihres Ansatzes (Insertionstendopathie). *Pathogenetische Faktoren* sind tonische und/oder kinetische Über- oder Fehlbelastungen, aber auch metabolische Störungen. Auch als Oberbegriff für alle Sehnenerkrankungen bzw. als Symptom einer generalisierten Störung (→ Fibromyalgie) verwendet. engl.: tendopathy.

Tendoperiostose: Schmerzhafte degenerative Erkrankung einer Sehne einschließlich ihres lokalen Periostanteiles (Sehneneinstrahlungsgebiet in den Knochen). engl.: tendoperiostosis.

TENS: Abkürzung für transkutane elektrische Nervenstimulation; spezielle Form der → Elektrotherapie; häufig angewandt mit Anbringen der Kathode im Schmerzgebiet bzw. im Bereich der → Headschen Zonen (z.B. bei persistierenden Schmerzbildern im Rahmen eines → Postnukleotomiesyndromes u.a.).

terminal: *lat.* zum Ende gehörend, an einer Grenze verlaufend. engl.: terminal.

Teschendorf-Aufnahme: Spezielle → Röntgenaufnahme der LWS (a.p. geneigt mit nach hinten gekipptem Becken) zur besseren Darstellung des lumbosakralen Übergangs.

tetherd-cord-Syndrom: Abkürzung: TCS.
Ätiologie: anatomische Abnormität bei der Entwicklung des Rückenmarkes; dysraphische Störung, resultierend aus einem Tiefstand des → Conus medullaris, der durch ein kurzes und verdicktes → Filum terminale oder durch Adhäsionen zwischen dem Rückenmark und der Wir-

belsäule bzw. durch intradurale Lipome kaudal von L2 fixiert ist. Im Laufe des Lebens kommt es aufgrund von Differenzen im Wachstum zu mechanischen Irritationen. *Klinik*: drei Altersgipfel (1.-2., 5.-25. sowie 50. Lebensjahr); Beschwerden im Bereich der tiefen Lumbalabschnitte sowie der Sakral- und Perianalregion mit Ausstrahlung in die Beine (wie Elektrisieren), v.a. bei forcierter Rumpfflexion und bei Traumen, Schmerzprovokation durch lokalen Druck; rasche Progredienz der Symptomatik; bei Erwachsenen evtl. neurogene → Claudicatio intermittens. *Therapie*: neurochirurgische → Konusentfesselung (vorbestehende Blasenstörungen verbleiben in etwa 50 % der Fälle). engl.: tetherd cord syndrome.

Tetralgie: Übergreifen einer → Kausalgie auf alle vier (oberen und unteren) Extremitäten. engl.: tetralgia.

Tetraparese: Nicht immer vollständig ausgebildete Lähmung aller vier (oberen und unteren) Extremitäten. *Ursache* hierfür ist meist eine hohe zervikale → Querschnittsläsion des Rückenmarkes. engl.: quadriparesis, tetraparesis.

Tetraplegie: Komplette Lähmung aller vier (oberen und unteren) Extremitäten. *Ursache* hierfür ist in den allermeisten Fällen eine hohe zervikale → Querschnittsläsion des Rückenmarkes. Klassifikation der neurologischen Ausfallsymptomatik nach FRANKEL et al. (s. *Tab. 148*). engl.: quadriplegia, tetraplegia.

Tetraplegiker: Mensch mit Lähmungen an allen vier (oberen und unteren) Extremitäten. → Tetraplegie.

Tetrazepam: Benzodiazepinderivat; Myotonolytikum, zentral wirkendes → Muskelrelaxans.

Teutschländer, O.: 1874-1950; deutscher Pathologe aus Heidelberg.

Teutschländer Syndrom: Syn.: M. Teutschländer, Lipo(id)kalzinogranulomatose, Lipoidkalkgicht, Kalkgicht, Calcinosis universalis interstitialis, Lipoidcalcinosis progrediens, Lipocalcinosis granulomatosa.
Ätiologisch bisher nicht eindeutig geklärtes, familiär gehäuft auftretendes Leiden (autosomalrezessiver Erbgang); pathologische Cholesterinspeicherung in der gelenknahen Muskulatur, Schleimbeuteln, Sehnen und Sehnenscheiden sowie im Periost (*Stadium I*); spätere Kalksalzeinlagerung in Muskelfasern (*Stadium II*) und dann Auftreten von Gewebenekrosen mit Bildung reaktiver Fremdkörperriesenzellgranulome, die Kalkkristalle und Cholesterin enthalten können (*Stadium III*). *Klinisch* typisch ist ein schubweiser Verlauf bei meist jüngeren Patienten mit schmerzhaften gelenknahen Gewebeschwellungen oder diffusen plattenförmigen Verkalkungen; bevorzugte Lokalisation sind die Extremitätengelenke, aber auch der Rumpf. *Charakteristischer Wirbelsäulenbefund* ist eine hyperostotische → Spondylose, wobei die Zwischenwirbelräume nur wenig verändert sind (*s. Abb.*). engl.: Teutschländer's syndrome.

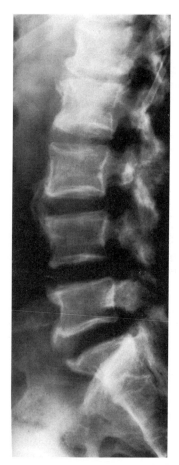

Typische Röntgenmorphologie im seitlichen Röntgenbild der Lendenwirbelsäule beim M. Teutschländer.

Texas Back Institute: *engl.;* Abkürzung: TBI. Bekanntes Zentrum für Wirbelsäulenchirurgie in Fort Worth/Texas in privater Hand; angegliedert ist eine Research Foundation (Non-profit Center for Spine Research & Education). Leiter: S. Hochschuler, M.D.
Th: Abkürzung für die 12 → Brustwirbel (Th 1, Th 2, Th 3 usw.) bzw. für die thorakalen → Rückenmarkssegmente (Th1, Th2, Th3 usw.).
Thalassaemia, Thalassämie: Hypochrome, eisenrefraktäre, hämolytische Anämie aufgrund verminderter Synthese einer strukturell normalen Polypeptidkette am Globin (quantitativer Hämoglobinsynthesedefekt mit vermehrter Bildung von Tetrameren anderer Polypeptidketten). Hereditäre, autosomal-rezessiv vererbte Erkrankung. *Vorkommen* vor allem im Mittelmeerraum; unterschieden werden eine α-, β- und eine γ-Form. engl.: thalassemia. **T. major:** Syn.: Cooley-Anämie; homozygote schwere β-Thalasämie mit erheblich eingeschränkter Lebenserwartung. Es kommt zu sekundären Skelettdeformierungen (Osteopathie) mit Reifungsstörungen aufgrund des verdrängenden Wachstums des hyperplastischen blutbildenden Knochenmarkes: *röntgenologisch* typisch sind ischämische Knochennekrosen mit Markraumerweiterung und Kortikalisausdünnung (Wabenmuster, Rarefizierung der Spongiosa-Trabekel mit strähniger Zeichnung) sowie knöcherne Deformierungen und Verkürzungen der periphreren Röhrenknochen; *im Bereich der Wirbelsäule* sind osteoporotische Frakturen nicht selten. engl.: Cooley's anemia.
T. minor: Heterozygote leichte β-Thalassämie mit meist weitgehend kompensierbaren Blutbildveränderungen; nur sehr selten bestehen gröbere Veränderungen des Knochenskeletts. **T. minima:** Syn.: Sichelzellen-Thalassämie; klinisch stumm, keine Anämie, lediglich mäßige Aniso- und Poikilozytose.
Thermanästhesie: Völliger Verlust der Temperaturempfindlichkeit; *Vorkommen* z.B. bei der → Syringomyelie und der → Tabes dorsalis. engl.: thermanesthesia.
Therme: Heilquelle zur Durchführung von Bädern und Trinkkuren mit einer konstanten Wassertemperatur von mindestens 20 °C und einer definierten Menge gelöster anorganischer Substanzen. → Balneotherapie. engl.: thermal spring.

Thermographie: Kontaktlose Bestimmung der Wärmeverteilung der Körperoberflächentemperatur durch Messung der im Zuge einer entzündlichen (oder tumorösen) Gewebeveränderung auftretenden lokalen Hyperämie mit Hilfe einer speziellen Infrarotkamera. Wiedergabe eines „Wärmebildes" der Haut als Thermogramm (isotherme Felder) auf einem Monitor oder einem Film, wobei Temperaturunterschiede von 0,2 °C erfaßt werden können; Referenz ist die gesunde Körperseite oder eine neutrale Körperregion. Wichtig sind standartisierte Untersuchungsbedingungen (konstante Raumtemperatur von 18-20 °C, Luftfeuchtigkeit von 50-60 %). Aufwendiges Verfahren, das nur bei relativ oberflächlichen Prozessen (z.B. Weichteile des Rückens), nicht jedoch bei tiefergelegenen Störungen aussagekräftig ist; teilweise eingesetzt zur Früherkennung sowie Verlaufsbeobachtung einer → Spondylitis ankylosans. engl.: thermography.
Thermotherapie: Konservative physikalische Behandlung unter Einsatz von Wärme. → Wärmetherapie. engl.: thermotherapy.
Thomas, H.O.: 1843-1891; englischer „bonesetter" und Arzt.
Thomas-Handgriff: Klinischer Test zur Überprüfung der (Über)Streckbarkeit des Beines im Hüftgelenk: Der Patient befindet sich in Rückenlage; das nicht betroffene Bein wird im Hüftgelenk passiv soweit angebeugt, bis die eine Hüftbeugekontraktur kompensierende → Hyperlordose der Lendenwirbelsäule aufgehoben ist (in dieser Stellung ist das Becken in Neutralstellung fixiert, was durch eine unter die LWS untergeschobene Hand objektiviert werden kann). Bleibt das kontralaterale Bein auf der Untersuchungsliege (d.h., wird das kontralaterale Bein im Hüftgelenk hierbei nicht angebeugt), ist die Extensionsbewegung (physiologische Überstreckung) nicht eingeschränkt. engl.: Thomas' test.
Thomsen, W.: 1901-1974; deutscher Orthopäde aus Bad Homburg und Frankfurt/Main.
Thomsen-Zeichen: Klinischer Test zur Überprüfung auf Vorliegen einer lumbalen Nervenwurzelreizung: Der Patient befindet sich in Bauchlage, der Untersucher beugt das homolaterale Knie um etwa 90-120° bei gleichzeitig dorsalextendiertem oberen Sprunggelenk; läßt sich hierbei der → N. ischiadicus oberhalb oder in der Kniekehle schmerzhaft tasten oder kommt es zu

einem elektrisierenden Beinschmerz bis zur Ischiaswurzel bei „Anzupfen" des Nerven, so spricht dies für eine bandscheibenvorfall- oder tumorbedingte Irritation einer lumbalen Nervenwurzel. engl.: Thomsen's sciatic pain sign.
thoracalis: *lat.;* → thorakal. engl.: thoracic, thoracal.
Thoracic-outlet-Syndrom: Abkürzung: TOS. Oberbegriff für ein neurovaskuläres (d.h. neurologisches, arterielles und/oder venöses) Kompressions- bzw. Engpaßsyndrom im Bereich der oberen Thoraxapertur. *Kongenitale anatomische Ursachen*: → Halsrippe (→ Halsrippensyndrom), Hoch- bzw. Steilstellung der 1. Rippe (→ Syndrom der 1. Rippe), atypischer Bandverlauf, Vorliegen eines M. scalenus minimus. *Erworbene Störungen*: hypertrophe Kallusbildung oder retrosternale Fragmentverlagerung nach Klavikulafraktur (sog. → Kostoklavikular-Syndrom, → Hyperabduktionssyndrom, Korakopektoral-Syn-drom), Exostosenbildung im Bereich der 1. Rippe, Fibrosierungen oder Hypertrophie der Mm. scaleni (→ Skalenussyndrom) (*s. Tab. 139*). *Typische klinische Zeichen*: Schmerzen, Parästhesien, muskuläre Atrophien, Raynaud-Syndrom, Ischämiezeichen, → Claudicatio, in sehr schweren Fällen distale Gewebsnekrosen im Bereich der Fingerspitzen, periphere Embolien, akute Thrombosen u.a.m. engl.: thoracic outlet syndrome.
thoracicus: *lat.* für zum Brustkorb gehörend, thorakal. engl.: thoracic, thoracal.
thoracodorsalis: *lat.;* → thorakodorsal. engl.: thoracodorsal.
thorakal: *griech.* für zum Brustkorb gehörend. engl.: thoracal, thoracic.
Thorakalmark: Syn.: Brustmark. Thorakaler Teil des Rückenmarks.
Thorakalsegment: Dorsal- oder Brustwirbelsäulensegment des Rückenmarkes. *Anatomisch* handelt es sich um die 12 Spinalnervenpaare ThI-ThXII mit den dazugehörenden → Headschen und → MacKenzie-Zonen. engl.: thoracic segment.
Thorakalsyndrom: Syn.: → Brustwirbelsäulensyndrom, BWS-Syndrom, Dorsalsyndrom, Dorsovertebralsyndrom. engl.: thoracic syndrome.
Thorakalwirbel: *lat.:* vertebra thoracica. Syn.: → Brustwirbel(körper). engl.: thoracic vertebra.
thorakodorsal: *lat.;* im Bereich des Thorax und des Rückens verlaufend oder sich ausbreitend. engl.: thoracodorsal.
thorakolumbal: *lat.;* Syn.: dorsolumbal; den Brustkorb- und den Lendenbereich betreffend, die Brust- und die Lendenwirbelsäule betreffend. engl.: thoracolumbar, dorsolumbar. **t.er Übergang:** Bereich des Rückens und speziell der → Dornfortsätze der Wirbelsäule im Übergangsbereich von der Brust- zur Lendenwirbelsäule.

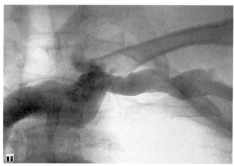

Thoracic outlet-Syndrom bei Halsrippe (Arteriographie der A. subclavia).

Tab. 139: Klinische Differentialdiagnostik beim Thoracic-outlet-Syndrom

Ort der Kompression	Klinisches Krankheitsbild	Neurovaskulärer klinischer Provokationstest
Hintere Skalenuslücke	• Halsrippensyndrom • Syndrom der 1. Rippe • Scalenus-anterior-Syndrom	Adson-Test: Der sitzende Patient neigt den Kopf nach hinten und zur erkrankten Seite bei gleicheitig tiefer Inspiration.
Kostoklavikularspalt	• Kostoklavikularsyndrom	Am stehenden Patienten werden Schulter und gestreckter Arm passiv nach hinten bewegt („Military exercise").
Korakopektoralraum	• Hyperabduktionssyndrom	Adduktion des über den Kopf gehobenen Armes gegen Widerstand ; Faustschlußprobe bei über dem Kopf angehobenem Arm.

Thorakolumbalsyndrom: Syn.: Dorsolumbalsyndrom, Lumbodorsalsyndrom. Allgemeiner unspezifischer Oberbegriff für das Auftreten von Schmerzbildern sowohl im Bereich der Brust- als auch der Lendenwirbelsäule (→ Brustwirbelsäulensyndrom, → Lendenwirbelsäulensyndrom). Ursächlich ist meist eine globale Fehlstatik der Wirbelsäule (z.B. → Hohlrundrücken, → Rundrücken, → Skoliose) mit reaktiven muskulären Dysfunktionen. engl.: thoracolumbar syndrome, dorsolumbar syndrome.

Thorakophrenolumbotomie: Operativer → Zugangsweg in Seitlagerung des Patienten zur ventralen Darstellung des thorakolumbalen Überganges mit Eröffnung des Brustkorbes, Durchtrennung des Zwerchfelles sowie retroperitonealem Eingehen; indiziert z.B. zur operativen Skoliosekorrektur (→ Dwyer-Operation), evtl. zur Ausräumung einer → Spondylitis. engl.: thoracophrenolumbotomy.

Thorakoskop: → Endoskop zur diagnostischen Befundabklärung der Brustfellhöhle und auch des vorderen Anteiles der Brustwirbelsäule, evtl. auch zur sog. → minimalinvasiven therapeutischen ventralen Intervention an der BWS. engl.: thoracoscope.

Thorakoskopie: Endoskopische Untersuchung der Brustfellhöhle und damit auch des ventralen Brustwirbelsäulenanteiles, evtl. mit gleichzeitigem mikroinvasivem Vorgehen (im Bereich der BWS (z.B. Durchführung einer monosegmentalen interkorporalen → Spondylodese oder eines ventrales → Releases, Sanierung einer lokalen → Spondylitis u.a.). engl.: thoracoscopy.

thorakospinal: *lat.;* den Rückenmarksbereich der Brustwirbelsäule betreffend. engl.: thoracospinal.

Thorakotomie: Syn.: Brustschnitt; operative Eröffnung des Brustkorbes in Seitlagerung des Patienten, z.B. zur ventrolateralen Darstellung der → Brustwirbelsäule (im Falle einer → Spondylitis, einer → Metastasenresektion oder auch einer → Skoliosekorrektur). engl.: thoracotomy.

thorakotomieren: Operatives Eröffnen des Brustkorbes, u.a. auch zur Darstellung des ventrolateralen Bereiches der Brustwirbelsäule. engl.: to perform a thoracotomy.

Thorax: *griech.* für Brust, Brustkorb, Brustharnisch. Oberkörper zwischen Hals und Zwerchfell; *anatomisch* zusammengesetzt aus den 12 Rippenpaaren, dem Brustbein sowie den 12 → Brustwirbeln (nebst den verbindenden Bändern, Gelenken und interkostalen Muskelgruppen). engl.: thorax, chest.

Thoraxbuckel: Einseitige ventrale knöcherne Vorwölbung von Rippenanteilen, hervorgerufen durch eine Torsion der Brustwirbelkörper im Falle einer → Thorakalskoliose; ventrales Pendant zum dorsalen → Rippental, kontralateral vom → Thoraxtal liegend. → Rippenbuckel. engl.: thoracic hump.

Thoraxdeformität: Allgemeiner Begriff für eine angeborene oder erworbene Fehlform des → Thorax, z.B. auch im Gefolge einer → Thorakalskoliose (→ Rippenbuckel, → Rippental, → Thoraxbuckel, → Thoraxtal). engl.: thoracic deformity.

Thoraxdiadem(gips), Thorax-Hals-Gipsverband: Syn.: → Diademgips(verband). engl.: thorax-neck plaster.

Thoraxsyndrom: Syn.: → Brustwirbelsäulensyndrom, BWS-Syndrom, Thorakalsyndrom.

Thoraxtal: Einseitige Einsenkung des ventralen knöchernen Thorax, hervorgerufen durch eine Torsion der Brustwirbelkörper im Falle einer → Thorakalskoliose; ventrales Pendant zum dorsalen → Rippenbuckel, kontralateral zum → Thoraxbuckel liegend.

Thoraxüberhang: Seitlicher Überhang des Thorax zur Konvexseite im Falle einer thorakalen oder thorakolumbalen → Skoliose (*s. Abb.*).

Thoraxwirbel: Syn.: → Thorakalwirbel, → Brustwirbel(körper). engl.: thoracic vertebra.

Thrombangitis obliterans: Syn.: → Endangitis obliterans, Endarteriitis obliterans, von Winiwarter-Buerger Krankheit. engl.: intimitis, endangitis.

Tibialislähmung: Lähmung der Waden- und Fußmuskulatur infolge einer Schädigung des N. tibialis mit eingeschränkter Plantarflexion und Kniebeugung sowie Sensibilitätsstörungen im Bereich des lateralen Unterschenkels und der Fußsohle. *Vorkommen* u.a. im Rahmen einer → Wurzelkompression in Höhe L 5. engl.: tibial nerve palsy.

Tibialisphänomen: Syn.: Tibialiszeichen, → Strümpell-Zeichen. engl.: tibialis sign.

Tibialis-posterior-Reflex: Abkürzung: TPR. → Muskeleigenreflex. Durchführung einer Supination des Fußes bei Schlag unter den Malleolus

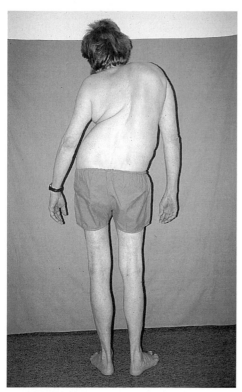

Thoraxüberhang nach rechts bei schwerer kongenitaler Mißbildungsskoliose

medialis; schwellennah, daher nicht immer auslösbar. Bei seitendifferenter Abschwächung Hinweis auf Irritation der → Spinalnervenwurzel L5.

Tibialiszeichen: Syn.: Tibialisphänomen, → Strümpell-Zeichen. engl.: tibialis sign.

Tidal-Drainage: Geschlossenes System zur Ökunomisierung der Blasenentleerung im Falle einer rückenmarksbedingten → Querschnittslähmung; automatisierte Steuerung über einen Foley-Dauerekatheter mit Zystometrie im Zuge der langsamen Blasenfüllung und anschließender Freigabe des Harnabflusses (Beschleunigung der reflektorischen Miktion zur Reduktion der Infektionsquote). engl.: tidal drainage.

Tiefensensibilität: Syn.: Propriozeption. Wahrnehmung der Stellung und der Bewegung des Körpers im Raum, vermittelt durch spezifische Propriozeptoren, die Muskelspannung und -länge sowie Gelenkstellung und -bewegung koordinieren; zentrale Verarbeitung auf Rückenmarksebene (über sog. propriozeptive Reflexe) sowie auch auf zentraler Ebene (Kleinhirn, Gyrus postcentralis). engl.: proprioceptive sensibility.

tilt-table: *engl.;* selbsttätig elektrohydraulisch stufenweise steuerbarer Kipptisch zur Durchführung eines Stehtrainings querschnittsgelähmter Patienten bzw. zum schrittweisen Kreislauftraining nach mehrwöchiger Immobilisation im → Wirbelbett (z.B. nach konservativer Frakturbehandlung im Bereich der Wirbelsäule, auch postoperativ nach wirbelsäulenstabilisierenden Eingriffen im Sinne einer langstreckigen → Spondylodese bei → Thorakalskoliose).

Tinnitus (aurium): *lat.* für Ohrensausen. Subjektiv als sehr störend empfundene geräusch- bzw. tonartige Schallwahrnehmungsstörung; ohrnah auftretende Vibrationen bzw. rein subjektive Mißempfindung (Klingeln, Pfeifen, Brummen u.ä.) infolge einer inadäqaten Rezeptorreizung. *Ursachen*: gestörte Schalleitung bei Veränderungen der Gehörgänge (Cerumen, Otosklerose u.ä.) oder des Innenohres bzw. der Hörzentren, Blutdruckstörungen, aber auch Durchblutungsstörungen der → A. vertebralis infolge intravasaler oder kompressionsbedinger Stenose (z.B. im Falle einer → Unkovertebralarthrose), dann in den meisten Fällen anfallsweise einseitig auftretend, ausgelöst durch bestimmte Kopfhaltungen. engl.: tinnitus.

Tissuesequester: Syn.: Gewebesequester. Im → Diskogramm dargestellter, von Kontrastmittel umflossener Gewebeabschnitt, der sich selbst nicht mit Kontrastmittel auffüllt und an der dorsalen Begrenzung des → Anulus fibrosus liegt oder über diesen hinausragt. → Bandscheibenvorfall.

Titancage: Syn.: → Titankorb. engl.: titanium cage.

Titankorb: Syn.: Titan-cage. Zylindrisches Maschengeflecht aus Reintitan zur Aufnahme von autologer Spongiosa; verwendet in erster Linie als Dauerimplantat beim Wirbelkörperersatz in der Metastasenchirurgie. engl.: titanium cage.

TLA: Abkürzung für therapeutische → Lokalanästhesie. → Injektionsbehandlung.

TLAS: Abkürzung für therapeutische lokale Anästhesie mit gleichzeitiger Applikation von Steroiden. → Injektionsbehandlung.

TLI: Abkürzung für therapeutische lokale Injektion. → Injektionsbehandlung.
TLIF: Abkürzung für transforaminal lumbal interbody fusion (*engl.*). Spezielle Technik der dorsalen → Fusionsoperation im Bereich der Lendenwirbelsäule. → ALIF, → PLIF.
TLS: Abkürzung für thearpeutische lokale Steroidinjektionsbehandlung. → Injektionsbehandlung.
TLSO: Abkürzung für thoracic lumbal sacral orthosis (*engl.*). → Orthese.
Tomographie: Syn.: Röntgentomographie, Röntgenschichtuntersuchung, Schicht(aufnahme)verfahren. Überlagerungsfreie scharfe Darstellung lediglich einer Schicht des Skelettsystems; hierdurch eindeutige und genaue Identifikation kleinerer Strukturen und Veränderungen des Knochens möglich, welche sonst bei einer konventionellen Röntgen-Summationsaufnahme überlagerungsbedingt von größeren Strukturen verdeckt und somit übersehen werden könnten (vor allem im Bereich spongiöser Knochen). *Technik*: Röntgenröhre und Film bewegen sich kontinuierlich während der gesamten Belichtungsdauer in jeweils gegenläufigen Richtungen; so entsteht nur eine im Drehpunkt der Bewegungsachse (interessierende Schicht) eine scharfe Abbildung der hier gelegenen schattengebenden Strukturen. Durch entsprechende Lageveränderung des zu untersuchenden Areals kann nun Schicht für Schicht (normalerweise in Abständen von 5mm) einzeln abgebildet werden, hierbei kommt es zu einer Verwischung der Strukturen ober- und unterhalb der jeweils untersuchten Region (außerhalb des Drehpunktes des Strahlenkegels), dadurch frei von störenden Schatten. Die Beurteilung sollte möglichst immer zusammen mit den Röntgenübersichtsaufnahmen erfolgen. *Indikationen im Bereich der Wirbelsäule*: Früherfassung entzündlicher Veränderungen sonst nur schwer darstellbarer anatomischer Regionen (obere HWS, Iliosakralgelenk); Bestimmung von Ausmaß und Ausdehnung destruktiver Veränderungen im Rahmen unspezifischer und spezifischer → Spondylodiszitiden und → Spondylitiden; Beurteilung von Schärfe bzw. Unschärfe von Randkonturen gutartiger und bösartiger Knochentumoren, v.a. im Bereich der Wirbelbögen; Darstellung des Nidus beim → Osteoidosteom (Wirbelbogen); Differentialdiagnostik Osteomyelitis und → M. Paget; Erfassung angeborener Wirbelmißbildungen (v.a. im unteren Bereich der HWS und im oberen Bereich der BWS; → Klippel-Feil Syndrom); exakte Darstellung von Frakturlinien (→ Dens axis) und Deckplatteneinbrüchen, wobei hier zur Beurteilung der spongiösen Strukturen *frontale* Schnitte, zur Beurteilung kortikaler Strukturen *seitliche* Schnitte sinnvoll sind. *Vorteil*: im frontalen und sagittalen Untersuchungsgang aufschlußreicher als eine CT-Untersuchung. *Nachteile*: Im Hinblick auf die Prägnanz der Darstellung der CT-Untersuchung unterlegen; im *axialen* Strahlengang ist eine CT-Untersuchung aufschlußreicher. → Zonographie. engl.: tomography.
Tomometrie: Syn.: → Computertomographie. engl.: computerized tomography (CT).
Tonnenform: Syn.: → Hagebuttenform. Bildliche Beschreibung für röntgenologische Veränderungen der Wirbelkörper im Frühstadium einer → Scheuermannschen Erkrankung.
Tonnenwirbel: Röntgenologischer Begriff für eine pathologische Wirbelkörperform mit ventral konvexer (d.h. nicht mehr konkav eingebuchteter) Vorderkontur im seitlichen Strahlengang, was dem Wirbel eine Tonnenform verleiht. Ursächlich für dieses → „filling in" ist eine periostale Knochenneubildung im BWS- und LWS-Bereich im Zuge einer → Spondylitis ankylosans. → Kastenwirbel.
tonisch: Den → Tonus (der Muskulatur) betreffend. engl.: tonic.
Tonus: Ausmaß der Anspannung z.B. eines Muskels. engl.: tone, tonus, tonicity.
Topogramm: Syn.: → Röntgennativaufnahme, Leeraufnahme, Übersichtsaufnahme, Summationsaufnahme. engl.: scout film, scout view.
v. Torklus, D.: Zeitgenössischer deutscher Orthopäde aus Hamburg.
Torklus-Flexionskorsett: → Flexionskorsett.
Torsio(n): *lat.* für Drehung, Verdrehung, Achsdrehung, Verwindung (eines Organes) meist um die Längsachse. *Im Bereich der Wirbelsäule* im Sinne einer Längsachsenverdrehung der Wirbelkörper als obligate pathologisch-anatomische Komponente einer → Skoliose. engl.: torsion.
Torsionsdystonie: Syn.: Oppenheim-Ziehen-Syndrom, Torsionsspasmus. Ausführen drehender Zwangsbewegungen von Kopf, Hals, Armen und Rumpf mit gleichzeitiger Überstreckung der Wirbelsäule. Neurologische

Torsionsfraktur

Störung bei verschiedenen extrapyramidalen Erkrankungen, v.a. des Putamens und Pallidums. engl.: torsion dystonia.
Torsionsfraktur: Typ C eines → Wirbelbruches. engl.: torsion fracture.
Torsionsspasmus: Syn.: → Torsionsdystonie. engl.: torsion dystonia.
Torsionswinkel: Ausmaß einer physiologischen Rotation oder einer Fehlrotation im Falle einer Verdrehung um die Längsachse (*im Bereich der Wirbelsäule* z.B. im Falle einer → Skoliose), gemessen in Winkelgraden. engl.: torsion angle.
Torsostretch-Orthese: Eigenname für dynamische Reklinationsorthese der Wirbelsäule (sog. Steuerungsbandage für aktiven Muskeleinsatz). *Indikationen*: → Haltungsschwächen im Bereich der BWS, Osteoporose (ohne Frakturgefahr oder Instabilität).
Torticollis, Tortikollis: *lat.* für → Schiefhals; Syn.: caput obstipum (*lat.*), cou tortue (*franz.*). Angeborene oder erworbene Schräghaltung mit Fehlrotation des Kopfes, evtl. begleitet von einer Gesichts- oder Schädelasymmetrie (→ Gesichtsskoliose). Bei der *konnatalen Form* liegt eine knöcherne Störung (→ Klippel-Feil Syndrom) oder aber eine einseitige Verkürzung des M. sternocleidomastoideus, evtl. auch ein geburtstraumatischer Muskelriß mit hämatombedingter Kopfnickergeschwulst zugrunde (sog. *muskulärer Sch.*); letztere ist die dritthäufigste angeborene Mißbildung (*Inzidenz:* 50/100.000) mit ausgeglichener Geschlechtsverteilung, in 15% rechts häufiger als links; *klinisch* typisch ist die Kopfneigung zur kranken und die Kopfrotation (Kinneigung) zur gesunden Seite (*s. Abb.*). *Therapeutisch* erfolgt beim Neugeborenen die Lagerung in Überkorrektur, bei Persistenz operatives Vorgehen durch offene biterminale (d.h. sternale, claviculäre und mastoidale) Tenotomie des M. sternocleidomastoideus mit postoperativer Immobilisation für etwa 6 Wochen im → Diademgips in Überkorrektur sowie anschließender Krankengymnastik über 3-6 Monate. *Spätfolgen* bei mangelhafter Korrektur sind → Skoliose der HWS und Gesichtsasymmetrien. Bei der *erworbenen Störung* handelt es sich um ein akutes lokales → Zervikalsyndrom (→ Halsschuß, → Nackenschuß), z.B. als Ausdruck einer zervikalen → Bandscheibenprotrusion. *Vorkommen* in erster Linie bei Kindern und Jugendlichen als Ausdruck einer Frühform einer diskogenen Erkrankung der HWS. engl.: wry neck, torticollis, acute cervical spine syndrome. **T. atlanto-epistrophealis:** Syn.: → Grisel-Syndrom.
TOS: Abkürzung für → Thoracic-outlet-Syndrom.
TPR: Abkürzung für → Tibialis-posterior-Reflex.
traction spur: *engl.*; Bezeichnung für eine kleine ventrale knöcherne Ausziehung eines (Lenden-)Wirbelkörpers im seitlichen Röntgenbild; Lokalisation meist einige Millimeter unterhalb der Deckplatte (im Gegensatz zu den von den Grund- und Deckplattenrändern ausgehenden → Spondylophyten); i.a. Ausdruck einer lokalen segmentalen → Instabilität mit vermehrter Zugbelastung des vorderen Längsbandes.

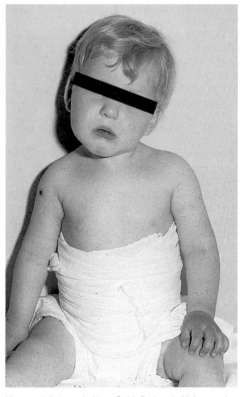

Kongentialer muskulärer Schiefhals mit Neigung des Kopfes zur betroffenen und Rotation des Kopfes zur gesunden Seite.

Tractus: *lat.* für 1.) Syn.: → Leitungsbahn, Nervenbahn, Zug oder Bündel von Nervenfasern des ZNS. engl.: tract. 2.) langstreckigen Faserstrang vor allem aus Muskelfasern. **T. corticospinalis anterior (medullae spinalis):** *lat.*; Syn.: → T. pyramidalis anterior (medullae spinalis). **T. corticospinalis lateralis (medullae spinalis):** *lat.*; Syn.: → T. pyramidalis lateralis (medullae spinalis). **T. dorsolateralis (funiculi lateralis medullae spinalis):** *lat.*; Nervenfaserbündel im hinteren Teil des Seitenstranges des Rückenmarks. **T. longitudinalis medialis:** *lat.*; Syn.: → Fasciculus longitudinalis medialis. **T. pyramidalis:** *lat.*; sog. → Pyramidenbahn; Bündel von Nervenfasern, die von der Hirnrinde zu den Vorderhornzellen des Rückenmarks ziehen. **T. pyramidalis anterior (medullae spinalis):** *lat.*; der im Vorderstrang des Rückenmarks verlaufende Teil der → Pyramidenbahn. **T. pyramidalis lateralis (medullae spinalis):** *lat.*; der im Seitenstrang des Rückenmarks verlaufende Teil der → Pyramidenbahn. **T. reticulospinalis:** *lat.*; Bündel von Nervenfasern, die vom Netz des Hirnstammes in den Seitenstrang des Rückenmarks ziehen. **T. rubrospinalis:** *lat.*; Bündel von Nervenfasern, die vom roten Kern des Mittelhirns in den Seitenstrang des Rückenmarks ziehen. **T. spinalis nervi trigemini:** *lat.*; Bündel von Fasern des V. Hirnnerven in der Medulla oblongata und den oberen Halssegmenten des Rückenmarks. **T. spinocerebellaris anterior:** *lat.*; vorderes Bündel von Nervenfasern, die vom Seitenstrang des Rückenmarks zum Kleinhirn führen. **T. spinocerebellaris posterior:** *lat.*; Syn.: Flechsig Bündel. Hinteres Bündel von Nervenfasern, die vom Seitenstrang des Rückenmarks zum Kleinhirn führen. **T. spinotectalis:** *lat.*; Bündel von Nervenfasern, die aus dem Seitenstrang des Rückenmarks zum Vierhügelgebiet ziehen. **T. spinothalamicus anterior:** *lat.*; Bündel von Nervenfasern, die aus dem Vorderstrang des Rückenmarks zum Thalamus ziehen. **T. spinothalamicus lateralis:** *lat.*; Bündel von Nervenfasern, die aus dem Seitenstrang des Rückenmarks zum Thalamus ziehen. **T. tectospinalis:** *lat.*; Bündel von Nervenfasern, die vom Vierhügelgebiet in den Seitenstrang des Rückenmarks ziehen. **T. tegmentalis centralis:** *lat.*; zentrale Haubenbahn; Faserbündel mit Ursprung hauptsächlich im N. ruber und den Nuclei tegmenti, die die efferenten Impulse höhergelegener extrapyramidaler Zentren auf die motorischen Wurzelzellen der Gehirn- und Rückenmarksnerven übertragen. **T. vestibulospinalis:** *lat.*; Bündel von Nervenfasern, die von Kernen der Medulla oblongata in den Vorder- und Seitenstrang des Rückenmarkes ziehen.

Trambahnschiene, zweispurige: Bildliche Beschreibung des Befundes im seitlichen Röntgenbild der LWS im Falle einer → Spondylitis ankylosans mit ausgedehnter Verknöcherung der → Wirbelbogengelenke und der → Ligg. flava. → Schienenphänomen.

Tränen(tropfen)fraktur: Syn.: → teardrop fracture *(engl.)*.

Trainingstherapie, medizinische: Abkürzung: MTT. Spezielles krankengymnastisches Behandlungsprogramm mit ausschließlich aktiven, repetitiv durchgeführten Übungen zum Gelenktraining (Automobilisation, Autostabilisation) und Koorrdination sowie zum muskulären Kraft- und Ausdauertraining; die Behandlung erfolgt aus verschiedenen Körperstellungen heraus (Stehen, Sitzen, Liegen) unter Einsatz besonderer Geräte (im Falle einer *Wirbelsäulentherapie*: Schrägbrett, Petziball, Rollenzug, Mobilisationsbank; s. *Abb. S. 482*).

Traktion: Syn.: passiv durchgeführte → Extension (Streckung). Therapeutischer Ansatz bei bandscheibenbedingten Beschwerdebildern in erster Linie im Bereich der Halswirbelsäule, v.a. bei Höhenminderungen mit Einengung der → Foramina intervertebralia; führt über die Erweiterung der Zwischenwirbelabschnitte und Zwischenwirbellöcher zu einer Druckreduzierung im Bandscheibeninnenraum (evtl. Zurechtrücken intradiskaler → Massenverschiebungen) und der → Spinalnervenwurzel, außerdem zu einer Dehnung verspannter paravertebraler Muskeln und Bänder, Volumenzunahme der Bandscheibe und evtl. Reposition schmerzhafter Wirbelgelenkfehlstellungen. → Glisson-Extension. engl.: traction.

Traktionshandgriff: Grifftechnik aus der → manuellen Medizin, bei der ausschließlich eine Extension auf das funktionsgestörte Bewegungssegment der Wirbelsäule ausgeübt wird (beinhaltet im Gegensatz zum → Sprenggriff keine Rotationskomponente). engl.: traction maneuver, traction manipulation.

Traktus: → Tractus.

Translation

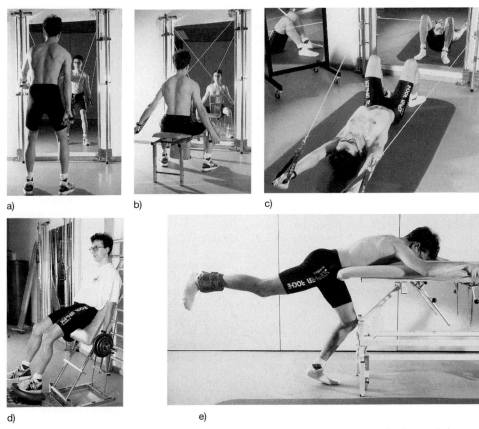

Medizinische Trainingstherapie (MTT) zur Stabilisierung und Kräftigung der Rumpf- und Rückenmuskulatur:
a) Seilzugübung im Stehen
b) Seilzugübung im Sitzen
c) Seilzugübung im Liegen
d) Kreuzstemme mit Gewichten
e) isometrische Übungen bei freiem Hang der unteren Extremitäten.

Translation: *lat.* für Verschieblichkeit. Im Sinne der manuellen Medizin: Parallelverschieblichkeit von Gelenkflächen (sog. translatorisches Gleiten). **dynamische T.:** anterior-posteriore Verschieblichkeit der Wirbelkörper in den seitlichen Funktionsaufnahmen der Lendenwirbelsäule (Flexion/Extension); ein Wert von mehr als 3 mm bzw. um 8 % und mehr der Wirbelkörperbreite spricht für eine segmentale → Instabilität. *Normalwerte* (nach BODEN und WIESEL, 1990; s. Tab. 140).

Tab. 140: Übersicht über die Normalwerte für die sagittale Translation im Lendenwirbelsäulenbereich (nach BODEN und WIESEL 1990)

Betroffenes Lumbalsegment	Dynamische sagittale Translation in mm
L1/L2	1,4 mm
L2/L3	1,3 mm
L3/L4	1,2 mm
L4/L5	1,2 mm
L5/S1	1,0 mm

Translationstrauma: Horizontale Translationsbewegung des Kopfes initial nach einem Frontalaufprall des Kopfes, die später in einer Hyperextension des kraniozervikalen Überganges und der mittleren Halswirbelsäule führt; im Zuge eines Heckaufpralles kommt es initial zu einer Dorsaltranslation des Kopfes mit sekundärer Hyperflexion der oberen und mittleren Halswirbelsäule. → Anteflexionstrauma, → Retroflexionstrauma, → Beschleunigungsverletzung. engl.: translation trauma.

transpedikulär: *lat.* für durch die → Pedikel der Wirbelkörper führend. Anatomisch korrekte Positionierung der sog. → Pedikelschrauben bei der operativen dorsalen mono- oder mehrsegmentalen Stabilisierung im Bereich von Brust- und Lendenwirbelsäule unter Verwendung eines → Fixateur interne. engl.: transpedicular. t. e

Tumorbiopsie: Gewinnung von röntgenologisch auffälligem Knochengewebe aus einem Wirbelköper über den dorsalen (transpedikulären) Zugang (s. *Abb.*) zur feingeweblichen Abklärung. engl.: transpedicular (tumor) biopsy.

Tranversalebene: Syn.: → Horizontalebene. engl.: transverse plane.

Transversalhaken: Spezieller metallischer Haken zur dorsalen Instrumentation v.a. der Brustwirbelsäule, der in einen → Processus transversus „eingehangen" wird (z.B. bei einer → Skoliosekorrektur nach → Harrington, beim → MPDS u.a.). engl.: transversal hook.

Transversotomie: Operative Eröffnung des → Foramen processus transversi mit Darstellung der → A. vertebralis im Rahmen einer zervikalen → Dekompression. → Jung-Operation. engl.: transversotomy.

Trapezoidform: Bildliche Beschreibung für röntgenologische Veränderungen der Wirbelkörper im Spätstadium einer → Scheuermannschen Erkrankung mit typischer Abflachung im Bereich der Vorderkante. engl.: trapezoid shape, trapeziform shape.

Trapezplatte: Syn.: → Caspar-Platte. engl.: Caspar's plate.

Travell-Simons-Test: Klinischer Test zur Objektivierung eines → Thoracic-outlet-Syndromes (→ Skalenussyndrom): Im Zuge der Kopfdrehung und -neigung mit Plazierung des Kinns in der gleichseitigen supraklavikulären Grube kommt es zu einer Verstärkung der klinischen Armbeschwerden; bei einer anschließenden Armabduktion mit Plazierung der Hand auf dem Kopf und gleichzeitiger Aufhebung der Kopfneigung tritt eine subjektive Beschwerdelinderung ein.

traversierend: *lat.* für überquerend, kreuzend. engl.: transversing.

Tremor: Bewegungsstörung (→ Dyskinesie) mit rhythmischen Zuckungen von Muskelgruppen aufgrund alternierender Innervation von Agonisten und Antagonisten, die willkürlich nicht oder nur unvollständig unterdrückt werden können; *ursächlich* sind meist fehlende inhibitorische Impulse des extrapyramidalen motorischen Systems, seltener Intoxikationen; physiologisch bei Kälteeinfluß (sog. Kältezittern). engl.: tremor.

Trendelenburg, F.: 1844-1924; deutscher Chirurg aus Rostock, später Bonn und Leipzig.

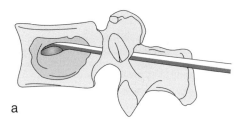

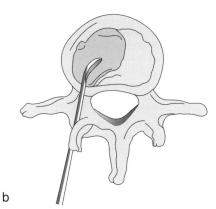

Schematische Darstellung der transpedikulären Tumorbiopsie:
a) seitliche Ansicht
b) Aufsicht.

Trendelenburg-Zeichen: Klinisches Zeichen zur Beurteilung der Funktionstüchtigkeit der pelvitrochanteren Muskulatur (Mm. gluteus medius et minimus): Überprüft wird die Beckenhorizontale des stehenden Patienten im Einbeinstand rechts und links: wird das Becken bei einer insuffizient arbeitenden hüftumspannenden Muskulatur unzureichend stabilisiert, sinkt es auf der Seite des angebeugten Beines (kontralateraler Einbeinstand) ab (s. Abb.). engl.: Trendelenburg's sign.

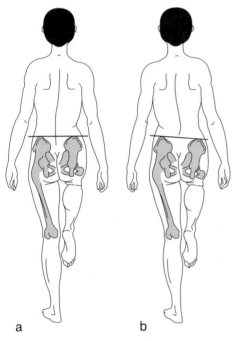

Schematische Darstellung des Trendelenburgschen Zeichens:
a) negativ bei funktionstüchtiger Glutealmuskulatur
b) positiv bei insuffizienter Glutealmuskulatur links mit Beckenabsenkung rechts.

Treppenabsatz-Phänomen: Typischer röntgenologischer Befund eines Wirbelkörpers im Kindesalter im seitlichen Strahlengang mit ventralem kleinem Absatz im Bereich der noch knorpelig angelegten → Randleiste, v.a. im lumbalen Bereich. Zu einem späteren Zeitpunkt kommt es dann im Rahmen einer überschießenden Knochenneubildung nicht selten zu einer → Randleistenverkalkung.

Treppenphänomen: Leichte (physiologische) Stufenbildung in der Fluchtlinie der Wirbelkörperhinterkantenkonturen in einer seitlichen Röntgenfunktionsaufnahme der HWS; übersteigert als Hinweis auf eine → Gefügelockerung.

Trigger: *engl.* für Auslöser.

Triggerpunkt: Syn.: muskulärer Maximalpunkt.
Schmerzhafter, anatomisch eng umschriebener Palpationspunkt, evtl. als verhärtete Stelle in der Muskulatur oder im Unterhautgewebe. *Pathophysiologisch* sind T.e das Ergebnis der (chronifizierten) muskulären Reizbeantwortung; ihre Entstehung kann von unterschiedlichen, segmental zugehörigen gestörten Strukturen (Gelenke, Bänder, Muskelgruppen, auch organreflektorisch) angeregt werden. *Eigenschaften*: s. Tab. 141. → Fibromyalgie. engl.: trigger point.

Tab. 141: Klinische Eigenschaften von Triggerpunkten

- Bevorzugung tonischer Muskelgruppen
- deutliche Druckempfindlichkeit
- variable Sensitivität
- umgebende vegetative Begleitsymptome (Verquellung des Bindegewebes, positiver Dermographismus)
- Reduktion der Kontraktionskraft des betroffenen Muskels
- Streckhemmung des betroffenen Muskels (Schmerzverminderung durch Stretching, Schmerzverstärkung durch Aktivierung gegen Widerstand)
- Schmerzaktivierung bei Überlastung, Ermüdung oder Unterkühlung der betroffenen Muskulatur sowie reflektorisch (viszerogen, arthrogen, Streß)
- Schmerzerleichterung bei Ruhigstellung, Wärmeeinfluß oder leichter passiver Dehnung der betroffenen Muskulatur.

Triggerzone: Anatomisch umschriebener Hautbezirk im Bereich des sensiblen Innervationsgebietes eines Nerven, von dem aus sich durch Druck oder gar Berührung eine schmerzhafte (neuralgische) Reaktion auslösen läßt. engl.: trigger zone.

Trigonum: *griech.* für dreieckige oder dreieckförmige Körperregion. engl.: trigone. **T. lumbale:**

→ Lendendreieck; kleine, dreieckige, individuell mehr oder weniger deutlich ausgebildete, mit Fettgewebe ausgefüllte Körperregion zwischen Darmbeinkamm und der Rückenmuskulatur. → Grynfelt-Dreieck, → Petit-Dreieck. **T. lumbocostale:** Syn.: Bochdalek-Dreieck. Dreieckige, spaltförmige Lücke beiderseits zwischen den von den Rippen und von der Wirbelsäule ausgehenden Teilen des Zwerchfells. **T. sacrale:** Syn.: Sakraldreieck; anatomische Region der Hautoberfläche; die Spitze des T.s. liegt im Bereich der Gesäßfurche, seine Basis in Höhe der beiden → Cristae iliacae posteriores. engl.: sacral triangle.

Triplegie: Lähmung von drei Gliedmaßen. engl.: triplegia.

Trisomie: Kongenitale Störung mit Vorhandensein überzähliger Chromosomen in den menschlichen Zellkernen (sog. numerische Chromosomenaberration) infolge einer Non-disjunction während der Meiose; hohe intrauterine Letalwirkung. **T.-14-Syndrom:** → komplexe Mißbildungen, vor allem im Bereich des Gesichtes, → Minderwuchs. *Im Bereich der Wirbelsäule* treten häufig Synostosierungen der LWS und → Spaltbildungen auf. **T.-21-Syndrom:** Syn.: → Down-Syndrom, Mongolismus. engl.: Down's syndrome.

Trizeps(sehnen)reflex: Abkürzung: TSR. Propriozeptiver Muskeldehnungsreflex, über den N. radialis laufend (physiologischer → Eigenreflex); nach Beklopfen der Sehne des M. triceps brachii knapp oberhalb des Olekranons kommt es zu einer reflektorischen Streckung des Unterarmes. Gesteigert bei → Pyramidenbahnläsion, abgeschwächt bis aufgehoben bei Störungen im peripheren Neuron (z.B. bei → radikulären Störungen in Höhe C6, C7 und evtl. auch noch C8). engl.: triceps (tendon) reflex.

Trömner, E.L.O.: geb. 1868; deutscher Neurologe.

Trömner-Fingerzeichen, Trömner-Reflex: Syn.: Rossolimo-Reflex, Kino-Reflex. Reflektorische Beugung der homolateralen 1.-4. Finger nach Beklopfen der Unterseite der Fingerkuppen bzw. isoliert des Mittelfinger-Endgliedes. *Vorkommen* bei vegetativer Übererregbarkeit; gilt in sehr starker, insbesondere auch einseitiger Form als → Pyramidenbahnzeichen. engl.: Trömner's reflex.

Troicart, Trokar: In einer Röhre steckende, dolchartige starke Nadel mit Griff und scharfer dreikantiger Spitze, die nach dem Einstechen in die Haut unter Zurücklassung der Röhre (die der Aufnahme eines optischen Instrumentes dient) wieder zurückgezogen wird. Instrument zur Durchführung einer → Laparaskopie bzw. einer → Thorakoskopie u.a. engl.: trocar.

Truncus: *lat.* für Stamm, Hauptteil; *pl.*: trunci. **1.)** anatomische Bezeichnung für den → Rumpf des menschlichen Körpers einschließlich Kopf und Hals. engl.: trunk, torso. **2.)** anatomische Bezeichnung für einen (meist nur kurzen) Hauptteil eines Blutgefäßes, Lymphgefäßes, Nerven oder auch Organes. engl.: trunk, truncus. **T. costocervicalis:** *lat.;* kurzer Ast der Schlüsselbeinarterie mit späterer Aufteilung in die tiefe Nackenarterie und die obere Rippenarterie. **Trunci lumbales (dexter et sinister):** *lat.;* Lymphgefäße, zu denen die Abflüsse der Lymphknoten des Lendengebietes aufsteigen. **T. lumbosacralis:** *lat.;* dicker Nervenstamm, anatomisch zusammengesetzt aus dem ventralen Ast des 5. und Teilen des ventralen Astes des 4. Lendennerven; bildet im Bereich des Beckens mit weiteren Nervenästen das sog. Kreuzbeingeflecht (→ Plexus sacralis). **T. sympathicus:** *lat.;* Grenzstrang oder Stammstrang des sympathischen Anteiles des autonomen Nervensystemes; *anatomisch* strukturiert aus zwei Reihen von → Ganglien beiderseits der Wirbelsäule, die durch Längs- und Querstränge untereinander und mit den Nerven der Wirbelsäule verbunden sind; sendet Äste in alle Körperregionen.

TSI: Abkürzung für Titanium Interbody Spacer. Implantat zum alloplatischen Ersatz einer → Bandscheibe; aufgebaut aus einem Rahmen aus

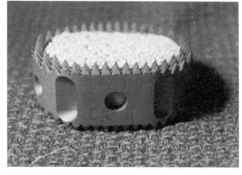

TSI (Titanium Interbody Spacer) zum alloplastischen Ersatz einer Bandscheibe

Reintitan mit gezackter Ober- und Unterseite, der einen Kern aus korallinem Hydroxylapatit umschließt (s. *Abb. S. 469).*
TSR: Abkürzung für → Trizeps(sehnen)reflex.
TTA: Abkürzung für transthorcal access bzw. transthoracal approach. Operativer transthorakaler → Zugangsweg zur Brustwirbelsäule.
Tuberculum: *lat.* für Höcker(chen), Buckel, kleine Geschwulst. Syn.: Tuberkel. engl.: tubercle. **1.)** Knötchen, knötchenförmige Geschwulst, bis zu linsengroßes Granulom; Begriff verwendet insbesondere für ein → Tuberkuloseknötchen. **2.)** Höckerchen. **T. anterius (atlantis):** *lat.;* kleiner Höcker an der Frontseite des vorderen → Atlasbogens. **T. anterius (vertebrarum cervicalium):** *lat.;* Muskelansatzhöcker an der Vorderseite der beiden → Querfortsätze des 3.-5. und des 7. Halswirbels. **T. costae:** *lat.;* kleiner Höcker an der Rückseite der Rippen zwischen Rippenhals und Rippenkörper mit einer Gelenkfläche für die → Articulatio costotransversaria (gelenkige Verbindung zum → Querfortsatz des zugehörigen Brustwirbelkörpers). engl.: tubercle of rib. **T. caroticum:** *lat.;* Eigenname des → T. anterius des 6. HWK. **T. posterius (atlantis):** *lat.;* kleiner Höcker an der Rückseite des hinteren → Atlasbogens. **T. posterius (vertebrarum cervicalium):** *lat.;* kleiner Höcker am äußeren Ende der beiden → Querfortsätze des 3.-7. Halswirbels; dient als Muskelansatzpunkt.
Tuberculosis: *lat.;* → Tuberkulose.
Tuberkel: Syn.: → Tuberculum.
Tuberkulose: Spezifische infektiöse Allgemeinerkrankung, hervorgerufen durch das aerob lebende Mycobacterium tuberculosis (90-95%) oder bovis (5-10%); meist primärer Lungenbefall (90%), seltener des Magendarmkanales; sekundäre Generalisation vor allem in immunologisch ungünstigen Phasen der Hypererige. Skelettbeteiligung selten (1-2%), jedoch häufigste extrapulmonale Krankheitsmanifestation: hier ist in 50% der Fälle die Wirbelsäule betroffen (→ Spondylitis tuberculosa). engl.: tuberculosis.

Tuberkulostatikum: Bakteriostatisches Chemotherapeutikum, eingesetzt zur medikamentösen Behandlung der → Tuberkulose; meist werden verschiedene Präparate in Kombination appliziert *(Tab. 128).*
Tuberositas: *lat.* für höckrige, rauhe Stelle an der Außenhaut eines Knochens (als Ansatzpunkt für Muskeln und Sehnen). **T. iliaca:** *lat.;* rauhe Knochenoberfläche am Darmbein hinter und über der Berührungsfläche mit dem Kreuzbein; Ansatzpunkt für ligamentäre Strukturen, die zum Kreuzbein ziehen. **T. sacralis:** *lat.;* rauhe Fläche an der oberen Rückseite des Kreuzbeines als Ansatzpunkt für zum Darmbein ziehende ligamentäre Strukturen.
Tumor: *lat.;* Syn.: Geschwulst, Neoplasma. Krankhafte, örtlich umschriebene Gewebeneubildung. → Rückenmarktumor, → Wirbelsäulentumor. engl.: tumor.
Tumorbiopsie: Probeentnahme von Gewebe zur histologischen Abklärung. → transpedikuläre T. engl.: tumor biopsy.
Tuohy-Kanüle: Spezielle Periduralkanüle mit leicht gebogener Spitze; durch die Kanüle läßt sich ein Katheter aus Kunststoff zur kontinuierlichen → Periduralanästhesie einführen. engl.: Tuochy's needle.
Turner, H. H.: geb. 1933; US-amerikanischer Endokrinologe. → Ulrich-Turner Syndrom.
Turner, J. W.: US-amerikanischer Arzt aus Oklahoma. → Turner-Kieser Syndrom, → Osteo-Onychodysplasie.
Turner-Kieser Syndrom: Syn.: → Osteo-Onychodysplasie, Nagel-Patella-Syndrom. engl.: osteoonychodysplasia.
Turner Syndrom: Syn.: → Ullrich(-Turner) Syndrom. engl.: Turner's syndrome.
Turyn-Zeichen: Erhebliche Zunahme des → Ischiasschmerzes durch passive Dorsalextension der Großzehe als Hinweis auf schwerwiegende Irritation einer unteren lumbalen → Nervenwurzel. engl.: Turyn's sign.

U

Überbrückungsmieder: Syn.: → Hohmann-Mieder. engl.: bridging orthosis.
Übergang: Körperregion, gelegen zwischen zwei definierten anatomischen Abschnitten. *Im Bereich der Wirbelsäule* werden unterschieden: *okzipitozervikaler, zervikodorsaler, thorakolumbaler* sowie *lumbosakraler* Ü. engl.: junction.
Übergangsstörung: Syn.: → Assimilationsstörung. → Assimilationswirbel, → Lumbalisation, → Sakralisation.
Übergangswirbel: Syn.: → Assimilationswirbel, Grenzwirbel. engl.: assimilated vertebra, transitional vertebra.
Überlastungsenthesiopathie: Syn.: → Überlastungstendopathie. engl.: overuse tendopathy.
Überlastungsinsertionstendopathie: Syn.: → Überlastungstendopathie. engl.: overuse tendopathy.
Überlastungsschaden: Schädigung des Halte- und Bewegungsapparates durch langjährige physische Überlastung oder Mikrotraumatisierung. *Im Bereich der Wirbelsäule* berufbedingte Einflüsse im Hinblick auf die Entwicklung eines degenerativen Bandscheibenschadens in Einzelfällen als richtunggebend anerkannt (→ Berufskrankheitenverordnung). → Dauerfraktur, → Insertionstendopathie, → Überlastungstendopathie. engl.: overuse injury.
Überlastungstendopathie: Syn.: Überlastungsenthesiopathie, Überlastungsinsertionstendopathie.
Sekundär auftretende entzündliche und/oder degenerative Veränderungen im Bereich von Sehnen- und Bandstrukturen, v.a. im Bereich ihrer knöchernen Ansatzpunkte aufgrund persistierender mechanischer oder wiederholter akuter Überlastungen. *Klinisch* bestehen eng zu lokalisierende Schmerzbilder mit resultierender Funktionsbeeinträchtigung. Ein multilokuläres, sog. polytopes Auftreten spricht häufig für eine psychosomatische Störung (→ Fibromyalgie). engl.: overuse tendopathy.
Übersichtsaufnahme: Syn.: → Röntgennativaufnahme, Leeraufnahme, Summationsaufnahme, Topogramm. engl.: scout film, scout view.
Uehlinger, E.: 1899-1990; Schweizer Pathologe aus Zürich.
Uehlinger-Syndrom: Syn.: → Jaffé-Lichtenstein(-Uehlinger) Syndrom. engl.: fibrous dysplasia of Jaffé-Lichtenstein.
Ullrich, O.: 1894-1957; deutscher Pädiater aus Bonn.
Ullrich-Syndrom: 1.) Syn.: Ullrich-Turner Syndrom, XO-Syndrom. Chromosomenaberration mit nachfolgender Gonadendysgenesie mit weiblichem Phänotypus. *Klinik*: Dysgenesie des äußeren und inneren Genitale, Ovaraplasie, Unterentwicklung der sekundären Geschlechtsmerkmale. *Symptomatik im Bereich des Stammes und der Wirbelsäule*: → Kleinwuchs mit gedrungener Gestalt, → Pterygium colli, tiefer Nackenhaaransatz, schildförmiger Brustkorb; → Skoliose, Wirbelkörperdeformierungen im Sinne einer → Scheuermannschen Krankheit, Bildung von → Blockwirbeln, → Osteoporose. engl.: Turner's syndrome, monosomy X. **2.)** Syn.: → Bonnevie-Ullrich Syndrom. engl.: Bonnevie-Ullrich syndrome. **3.)** Syn.: Ullrich-Fremerey/Dohna Syndrom: Kombinationsmißbildung ekto-mesodermaler Gewebe mit → Minderwuchs, Dyszephalie (sog. Vogelgesicht), Augenfehlbildungen sowie atrophisch-sklerotischen Hautveränderungen. engl.: François dyscephalic syndrome. **4.)** Syn.: Ullrich-Nielsen Syndrom. Kombinierte Mißbildung aus einem → Klippel-Feil Syndrom und einem → Bonnevie-Ullrich Syndrom mit beiderseitigem → Pterygium colli. engl.: Ullrich-Nielsen syndrome.
Ultrakurzwellen: Elektromagnetische Wellen zur → Hochfrequenztherapie (Wärmewirkung). → Elektrotherapie. engl.: ultrashort waves.
Ultraphonophorese: Kombination einer → Ultraschalltherapie mit gleichzeitiger lokaler Applikation von Externa (z.B. Salben, Gele). engl.: ultraphonophoresis.
Ultraschall: Syn.: → Sonographie. → Ultraschalldiagnostik, → Ultraschalltherapie. engl.: ultrasound.
Ultraschalldiagnostik: Syn.: Ultrasonographie, → Sonographie.
Nicht-invasives bildgebendes Verfahren zur Diagnostik von Weichteilprozessen mit Hilfe von → Ultraschall. engl.: ultrasound diagnostics.
Ultraschalltherapie: Wärmeerzeugung durch mechanische Longitudinalschwingungen, die

durch Einwirkung von → Hochfrequenzströmen auf einen Kristall entstehen (sog. Reibungseffekt durch hochfrequente „Vibrationsmassage" von Schallwellen mit kegelförmiger Ausbreitung); ein Luftspalt wird nicht überwunden, daher ist ein direkter Hautkontakt des Schallkopfes (evtl. mit Wasser, Ölen oder Gelen als Ankopplungsmedium) erforderlich. *Schallfrequenzen*: 800-840 kHz. Wirkung vor allem im Bereich von Grenzflächen unterschiedlicher Dichte (z.B. am Übergang von Weichteilen zum Knochengewebe, wo eine Schallreflexion erfolgt). *Eindringtiefe*: 3-6 cm, je homogener das Gewebe, desto größer. *Statische* Anwendung mit ruhendem, *dynamische* Anwendung mit bewegtem Schallkopf (hier reduzierte Verbrennungsgefahr. *Dosierung*: Beginn mit 0,05-0,3 W/cm², Steigerung bis auf 2,0 W/cm², maximal 3,0 W/cm² möglich. *Effekt*: Steigerung der Permeabilität und damit der Diffusion, Stoffwechselerhöhung, Analgesie, Muskelrelaxation, Lösung von Verklebungen, Verbesserung der Gewebetrophik. *Indikationen*: chronisch schmerzhafte, überlastungsbedingte lokalisierte Weichteilreizungen, → Insertionstendopathien, Verwachsungen. *Kontraindikationen*: hohe Entzündungsaktivität, lokalisierte Infektionen, arterielle Durchblutungsstörungen, Phlebothrombosen, Gerinnungsstörungen, einliegende Metallimplantate. engl.: ultrasound therapy.

Ultrasonographie: Syn.: → Sonographie, → Ultraschalldiagnostik.

Ultraviolettstrahlung: Abkürzung: UV-Strahlung. Spektralbereich elektromagnetischer Wellen jenseits des blau-violetten Anteils des sichtbaren Lichts. *UV-A-Strahlung:* Wellenlänge 315-400 nm als Bräunungsstrahlung, *UV-B-Strahlung:* Wellenlänge 280–315 nm als DORNO-Strahlung (erythemerzeugend; bedwirkt Photosynthese der Calciferole; therapeutisch eingesetzt zur Behandlung der kindlichen → Rachitis). engl.: ultraviolet radiation.

Umkrümmungsaufnahme: Syn.: → Bending-Aufnahme.

Umkrümmungsgips: Syn.: → Risser-Gips. engl.: turnbucklecast.

unciformis: *lat.* für hakenförmig.

uncinatus: *lat.* für hakenfömig.

Uncus: *lat.* für Haken, Widerhaken.

Unfallschaden (der Wirbelsäule): Durch schädigende äußere Einflüsse eingetretener bleibender Schaden (sog. Dauerschaden) im Bereich der Wirbelsäule (→ Wirbelfraktur, → Bandscheibenruptur, u.a.). Im Gegensatz zur *gesetzlichen* werden bei der *privaten Unfallversicherung* auch durch ungewöhnliche Krafteinwirkungen des Versicherten hervorgerufene Verrenkungen, Zerrungen und Zerreißungen im Bereich der Wirbelsäulenweichteile mit entschädigt; sog. arbeitsübliche, bewußt gesteuerte Bewegungsabläufe ohne plötzliches, von außen einwirkendes Ereignis werden durch den Unfallbegriff nicht erfaßt (z.B. sog. → „Verhebetrauma"). Im Falle eines traumatischen → Bandscheibenschadens im Sinne der *richtunggebenden Verschlimmerung* müssen zur Anerkennung als unfallbedingt besondere Voraussetzungen erfüllt sein (s. *Tab. 16*). Bei einer *vorübergehenden Verschlimmerung eines anlagebedingten Vorschadens* spielt zur Abschätzung der Dauer einer gewährten Entschädigung die Schwere des angeschuldigten Traumas mit typischen postakzidentellen Symptomen eine wesentliche Rolle (z.B. Stadieneinteilung der Distorsionverletzungen der HWS nach → ERDMANN bzw. → KRÄMER; s. *Tab. 32, 33 und 67*).

Unkarthrose: Syn.: → Unkovertebralarthrose, Spondylosis uncovertebralis.

→ Spondylarthrose eines → Unkovertebralgelenkes. engl.: uncarthrosis.

Unkoforaminektomie, Unkoforaminotomie: Operatives Vorgehen im Bereich der Halswirbel-

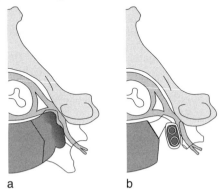

Unkoforaminektomie der Halswirbelsäule vom ventralen Zugang bei spondylophytärer Irritation des Gefäß-Nervenbereiches mit nachfolgender (Zerviko-) Brachialgie
a) präoperative Situation
b) postoperative Situation.

säule vom ventralen Zugang mit Abtragen des → Processus uncinatus und Teilen des HWK-Querfortsatzes zur lokalen Dekompression im Falle eines → A. vertebralis-Syndromes bzw. einer zervikalen Spinalnervenwurzelirritation.; ventrales Vorgehen günstiger als der hintere Zugang nach → Frykholm. → Jung-Operation. engl.: uncoforaminectomy.

unkovertebral: *lat.* für das → Unkovertebralgelenk (der → Halswirbelsäule) betreffend. engl.: uncovertebral.

Unkovertebralarthrose: Syn.: → Unkarthrose, Spondylosis uncovertebralis.
Degenerativer Aufbrauchsschaden eines → Unkovertebralgelenkes der → Halswirbelsäule, teilweise einhergehend mit sekundärer, durch Osteophyten bedingter Einengung der → Zwischenwirbellöcher mit nachfolgender klinischer → Radikulitis, z.B. im Sinne eines → Schulter-Arm-Syndromes bzw. eines → zerviko-enzephalen Syndromes; auch sympathische vasomotorische Irritationen bzw. Stenosierungen der → A. vertebralis (s. *Abb.*) möglich. Typische pathologisch-anatomische Darstellung im *Röntgenbild*: → Stativtyp mit kochtopfartiger Schichtung knöcherner Ausziehungen („signe des casseroles entassées"; *franz.*), „tellerartige" Schichtung („signe des assiettes empilées"; *franz.*). engl.: uncarthrosis, spondylosis uncovertebralis.

Unkovertebralgelenk: Syn.: Unkovertebralspalt, Horizontalspalte.
Halbgelenk im Bereich der → Halswirbelsäule zwischen dem → Processus uncinatus der → Deckplatte und dem korrespondierenden Fortsatz der → Abschlußplatten zweier benachbarter → Halswirbelkörper. Physiologische horizontale laterale Spaltbildung einer Bandscheibe (sog. sekundäre Rißbildung, verursacht durch rezidivierend aufscheinende Scherkräfte); Entstehung im Kindesalter, Tendenz zur medialen Ausweitung, die mehr oder weniger tief in den → Anulus fibrosus eindringt; scharfe laterale und unscharfe mediale Begrenzung (sog. Hemiarthrosis lateralis nach → Luschka); kein Degenerationszeichen sondern vielmehr Ausdruck der Anpassung an die besondere Funktion der HWS im Sinne der Erhöhung der Beweglichkeit; bedeutet für die HWS im zeitlichen Längsschnitt ein locus minoris resistentiae, kann Ursache für eine spätere Lockerung des → Bewegungssegmentes sein. engl.: uncovertebral joint.

Unkus: → Uncus.

Unkusektomie: Operative Abtragung des vorderen Teiles des → Processus uncinatus im Rahmen einer zervikalen → Dekompression. → Jung-Operation. engl.: uncectomy.

Unterwasser(druckstrahl)massage: Spielart der → physikalischen Therapie. Massage im Vollbad; Ausnutzung der reflektorischen muskulären Entspannung durch den Auftrieb und die Wärme des Wassers; appliziert manuell oder apparativ mit geführtem, druckdosiertem Wasserstrahl (100-200 kPa). → Massage. engl.: underwater massage.

Urist, M.R.: Zeitgenössischer US-amerikanischer Orthopäde aus Los Angeles/Kalifornien. → Mason/Urist-Operation.

Uroflowmetrie: Apparative Messung des Harnflusses (z.B. bei inkompletten → Querschnittssyndromen). engl.: uroflowmetry.

Ursegmente: Würfelförmige Zellansammlungen im embryonalen paraaxialen Mesoderm, die sich ab dem 20. Tag der Embryonalentwicklung paarig um das → Neuralrohr lagern; anschließende Differenzierung in → Sklerotome (pluripotentes Bindegewebe, sog. Mesenchym) mit Weiterentwicklung zu den → Dermatomen (Anlagen

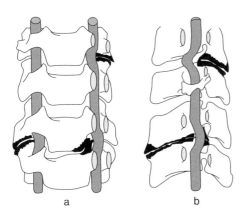

Schematische Darstellung einer knöchernen Kompression der A. vertebralis im Bereich der HWS in der Aufsicht (a) bzw. der Seitansicht (b) mit nachfolgend geschlängeltem Verlauf des Gefäßes:
oben: hintere Enge zwischen Processus transversus und Processus uncinatus
unten: seitliche Enge bei Unkovertebralarthrose.

von Korium und Unterhautgewebe), zu den → Myotomen (Anlagen der segmentalen Rumpfmuskulatur) und zur Wirbelsäule. engl.: somites.
Urwirbel: *lat.:* → Somit.
USIS: Syn.: USS. Abkürzung für universal spine instrumentation system (*engl.*). Spezielle dorsale Instrumentation nach ZIELKE (→ Fixateur interne) zur kurzstreckigen Fusion im lumbalen und thorakalen Wirbelsäulenbereich (*s. Abb.*).
USS: Syn.: → USIS. Abkürzung für universal spine system (*engl.*).
UV-Strahlung: → Ultraviolettstrahlung. engl.: ultraviolet radiation.

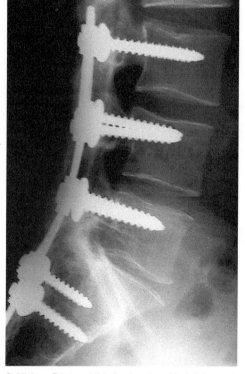

Seitliches Röntgenbild der Lendenwirbelsäule nach dorsaler Instrumentation L3-S1 mit dem USIS nach ZIELKE bei mehrsegmentaler Instabilität.

V

V.: Abkürzung für → Vena.

Vakuum-Phänomen: Verstärkte Kontrastgebung im seitlichen Röntgenbild der (Lenden-)Wirbelsäule im Sinne einer Aufhellung in Höhe eines Zwischenwirbelraumes (sog. → Luftsichel infolge einer Gasansammlung) bzw. im koronaren Schnittbild eines Computertomogramms der LWS als pathognomonisches Zeichen einer (lumbalen) Bandscheibendegeneration mit morphologischer Gewebeauflockerung. engl.: vacuum phenomenon.

Valleix, F.L.I.: 1807-1855; französischer Pädiater aus Paris. Erstbeschreiber der → Ischiasdruckpunkte (1852), die aber bereits 1847 von → Bretschneider erkannt worden waren.

Valleixsche (Druck-)Punkte: Spezielle auf lokalen Druck schmerzhafte Hautpunkte eines Nerven, v.a. des → N. ischiadicus an den Stellen, an denen der Nerv relativ oberflächlich zur Oberhaut verläuft: Lumbalpunkte L4 und L5, Iliosakralpunkt, oberer und unterer Glutealpunkt, Poplitealpunkt, Peronealpunkt sowie Malleolar-

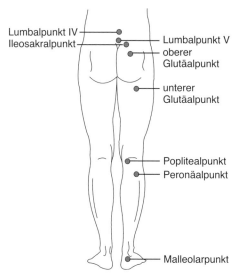

Valleix-Druckpunkte

punkt (s. *Abb.*); positiv bei neuralgischen Affektionen. engl.: Valleix's points.

Valsalva-Test: Klinischer Untersuchungstest der Halswirbelsäule: Der sitzende Patient versucht, seinen im Mund befindlichen Daumen durch kraftvolles Aufblasen der Wangen aus dem Mund zu pressen, was auch zu einer Erhöhung des intraspinalen Druckes führt. Bei Vorliegen eines raumfordernden Prozesses (→ Bandscheibenvorfall, intraspinaler → Tumor, Spinalkanaleinengung durch einen → Spondylophyten u.a.) kommt es dabei zur Auslösung einer streng dermatombezogenen radikulären Schmerzsymptomatik. engl.: Valsalva's sign.

Vanzetti, T.: 1809-1888; italienischer Chirurg.

Vanzetti-Zeichen: Typisches, nach vorne gebeugtes Gangbild eines Patienten mit einer schmerzhaften → Ischialgie zur Entlastung und Schmerzlinderung. engl.: Vanzetti's sign.

Vaporisation: *lat.* für Verdampfung. Im Rahmen der Bandscheibenchirurgie spezielle Methode der Reduktion von prolabiertem Gewebe durch Einsatz einer hochfrequenten bipolaren → Elektrode (→ PBD) bzw. eines → Lasers (→ Laservaporisation). engl.: vaporisation.

Varialgie: Tageszeitlich wechselndes, z.T. witterungsabhängiges Schmerzbild. engl.: varialgia.

Variation: Schwankung der Gesamtzahl der Wirbelkörper, auch Schwankung in der Zuordnung der Wirbelkörper von einzelnen Abschnitten der Wirbelsäule. *Inzidenz*: 15-30% der Gesamtbevölkerung. → Assimilationsstörung, → Assimilationswirbel, → Lumbalisation, → Sakralisation, → Übergangsstörung.

Varicosis: Syn.: Varikose. engl.: varicosis. Allgemeine Bezeichnung für ein Krampfaderleiden. **V. spinalis:** Krampfaderartige Ausbildung der Duralvenen des Rückenmarks. engl.: spinal varicosis, Foix-Alajouanine syndrome.

varikös: Krampfaderartig. engl.: varicose.

Varikose: Syn.: → Varicosis. engl.: varicosis.

Vaskulitis: Syn.: Gefäßentzündung. Meist als Oberbegriff für systemische Erkrankungen des rheumatischen Formenkreises verwandt, die neben einer Mitbeteiligung des Bindegewebes (→ Kollagenosen) v.a. diffus-entzündliche Veränderungen der Gefäßwände zeigen; häufiger Mitbeteiligung peripherer Körpergelenke, bisweilen auch der Wirbelsäule (→ Wegenersche Granulomatose, → Behçet-Syndrom u.a.). engl.: vasculitis.

VBR: Abkürzung für vertebral body replacement (*engl.*). Variable modulare Instrumentierung aus Titan zum Wirbelkörperersatz, v.a. bei tumorösen Destruktionen.

VDS-Instrumentaion: Abkürzung für ventrale Distraktions-Spondylodese. Von → ZIELKE entwickeltes und von → HARMS modifiziertes Operationsverfahren zur ventralen Korrektur und Stabilisierung einer progredienten → Thorakolumbalskoliose, Weiterentwicklung der Technik nach → DWYER. *Operationstechnik*: Je nach Lokalisation der Fehlkrümmung erfolgt ein transthorakaler, thorakolumbaler oder lumbal-retroperitonealer Zugang mit ventralem Freilegen der betroffenen Wirbelsäulenabschnitte, anschließende Resektion der Bandscheiben; auf der Konvexseite der Skoliose werden von lateral her Schrauben eingebracht, deren Köpfe mit Löchern versehen sind; durch diese wird ein Gewindestab eingedreht und zur Kompression der Wirbelsäule und damit zur Korrektur der skoliotischen, kyphotischen und Rotationsfehlhaltung der Wirbelsäule zunehmend verspannt, wozu ein spezieller, nach dem Dreipunkteprinzip arbeitender Derotator eingesetzt wird; postoperative Ruhigstellung in einer → Rumpforthese über 4-6 Monate. *Indikationen*: thorakale, thorakolumbale und lumbale Skoliosen, auch mit kyphotischer Komponente, v.a. bei Defekten der dorsalen Wirbelelemente (z.B.im Falle einer → Myelomeningozele), anlage-

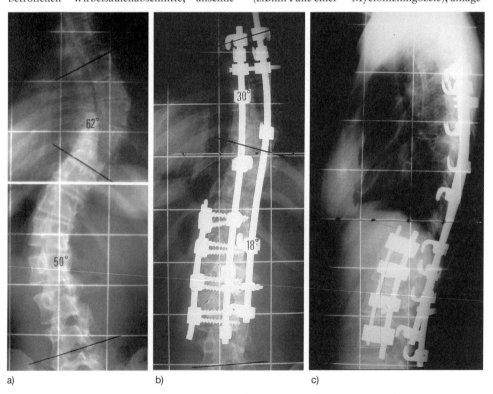

a) b) c)

VDS- und CD-Instrumentation im Röntgenbild der BWS und LWS bei S-förmiger idiopathischer Thorakolumbalskoliose:
a) präoperativer Ausgangsbefund (Fehlkrümmungen 62° thorakal, 58° lumbal)
b) postoperative Korrektur im a.p.-Strahlengang (30° thorakal nach CD-Instrumentation, 18° lumbal nach VDS-Instrumentation)
c) postoperative Korrektur im seitlichen Strahlengang.

bedingte und rigide Fehlkrümmungen mit erheblichen knöchernen Deformierungen (z.B. bei → Halb- oder → Keilwirbelbildung), Lähmungsskoliosen u.a. engl.: VDS-spondylodesis.
Veitstanz: Syn.: → Chorea. engl.: chorea.
Vena: Abkürzung: V.; *pl.*: venae (Abkürzung: Vv.). *Lat.* für Blutader. Allgemeine Bezeichnung für alle Blutgefäße, die (mit Ausnahme der 4 Lungenvenen) im Gegensatz zu den → Arterien sauerstoffarmes Blut aus der Körperperipherie zum Herzen zurückleiten. → Gefäßversorgung. engl.: vein, vena. **V. azygos:** entstammt aus der → V. lumbalis ascendens dextra, verläuft auf der rechten Seite vor der Wirbelsäule und nimmt u.a. die → Vv.intercostales posteriores IV-XI sowie die → V. intercostalis suprema auf; venöser Abfluß u.a. aus der Wirbelsäule, dem Wirbelkanal mit Inhalt und Teilen der hinteren Leibeswand; mündet in die V. cava superior. **Vv. basivertebrales:** *lat.;* venöse Blutleiter im spongiösen Wirbelkörperbereich, durch die das Venengeflecht des Wirbelkanales mit demjenigen vor der Wirbelsäule in Verbindung steht. **V. cervicalis profunda:** *lat.;* Gefäß, das vom Hinterhaupt durch die tiefe Nackenmuskulatur abwärts zieht und sich vor seiner Einmündung in die V. brachiocephalica meist mit der schwächeren → V. vertebralis vereinigt. **V. emissaria occipitalis:** *lat.;* Verbindungsvene, die vom Confluens sinuum durch eine Öffnung des → Os occipitale zur → V.occipitalis führt. **V. hemiazygos:** entstammt der → V. lumbalis ascendens sinistra; Verlauf links neben den Brustwirbelkörpern, liegt in Höhe des 7.-10. BWK hinter der Aorta thoracica; nimmt u.a. die → Vv. intercostales posteriores und die → V. subcostalis auf; venöser Abfluß u.a. aus dem Wirbelkanal und Teilen der hinteren Leibeswand. **V. hemiazygos accessoria:** enstammt der → V. hemiazygos; verläuft links neben den Brsutwirbelkörpern nach kranial; venöser Abfluß der linken oberen Interkostalräume. **V. iliolumbalis:** *lat.;* Gefäß mit Einzugsgebiet im Hüft- und Lendenbereich; mündet in die innere oder gemeinsame Hüftvene. **Vv. intercostales anteriores:** *lat.;* 12 paarige Gefäße aus den → Zwischenrippenräumen, verlaufen nach ventral und münden in die Vv. thoracicae internae. **Vv. intercostales posteriores:** *lat.;* paarige Gefäße aus den → Zwischenrippenräumen 4-11, verlaufen nach dorsal zur Wirbelsäule; münden auf der rechten Seite in die → V. azygos, auf der linken Seite in die → V. hemiazygos. **V. intercostalis superior dextra:** *lat.;* Gefäß, gebildet aus dem Zusammenfluß der rechten 2. und 3. Interkostalvene; verläuft nach dorsal zur Wirbelsäule und mündet in die → V. azygos. **V. intercostalis superior sinistra:** *lat.;* Gefäß, gebildet aus dem Zusammenfluß der linken 2. und 3. Interkostalvene; verläuft nach dorsal zur Wirbelsäule und mündet in die linke V. brachiocephalica. **V. intercostalis suprema:** *lat.;* paarige oberste, im 1. → Interkostalraum oberhalb der Lungenspitzen nach dorsal zur Wirbelsäule verlaufende Vene; mündet meist in die rechte bzw. linke V. brachiocephalica, linksseitig seltener in die → V. azygos. **V. intervertebralis:** *lat.;* Gefäß, das durch das → Zwischenwirbelloch aus der Wirbelsäule austritt; Verbindung zwischen dem Venengeflecht des Rückenmarks zu den örtlichen Venen. **Vv. lumbales:** *lat.;* Lendenvenen; von den seitlichen Lendenpartien nach hinten zur LWS verlaufende Gefäße; die beiden paarigen oberen Venen münden in die aufsteigende Lendenvene, die beiden unteren in die V. cava inferior. **V. lumbalis ascendens:** *lat.;* aufsteigende Lendenvene, die an der Innenwand des Rumpfes neben der Wirbelsäule aufsteigt; besitzt Querverbindungen zur V. cava inferior; mündet rechtsseitig in die → V. azygos, linksseitig in die → V. hemiazygos. **V. occipitalis:** *lat.;* Hinterhauptsvene, die aus der Kopfhaut des → Occiputs zum Venengeflecht an der Unterseite des Os occipitale führt. **Vv. sacrales laterales:** *lat.;* seitliche Kreuzbeinvenen, die vom sakralen Venengeflecht beiderseits der Körpermitte aufwärts zur inneren Hüftvene führen. **V. sacralis mediana:** *lat.:* mittlere Kreuzbeinvene, die vom sakralen Bereich annähernd in Körpermitte aufwärts verläuft und in die linke gemeinsame Hüftvene mündet. **Vv. spinales (anteriores et posteriores):** *lat.;* Netzwerk kleiner Gefäße, die vom Rückenmark zum inneren Venengeflecht des Wirbelkanales verlaufen. **V. subcostalis:** *lat.;* paariges Gefäß, das unter der 12. Rippe nach hinten zur Wirbelsäule verläuft und dort in die → V. lumbalis ascendens einmündet. **Vv. transversae colli:** *lat.;* Gefäße, die vom Nacken seitwärts zur äußeren Halsvene führen.**V. vertebralis:** *lat.;* die → A. vertebralis begleitendes Gefäß, das vom → Os occipitale und hier liegenden Venenplexus durch die → Foramina transversaria der HWS-Querfortsätze in die rechte bzw. linke V. brachiocephalica verläuft. V.

vertebralis accessoria: *lat.;* fakultativ angelegte V., die aus dem Venenplexus um die → A. vertebralis herum entspringt, durch das → Foramen transversarium des 7. HWK führt und in die V. brachiocephalica einmündet. **V. vertebralis anterior:** *lat.;* kleines Gefäß, das aus dem Venenplexus der oberen HWS-Querfortsätze entspringt und in den unteren Teil der → V. vertebralis einmündet.
Vene: → Vena *(lat.).* engl.: vein, vena.
ventral (is): *lat.;* zum Bauch bzw. zur Vorderseite gehörend, am Bauch bzw. auf der Vorderseite liegend, zum Bauch bzw. zur Vorderseite hin. *Gegensatz zu* → dorsal. engl.: ventral.

Ventriculus, Ventrikel: *lat.* für kleiner Bauch, Magen, bauchartige Verdickung, taschenförmige Ausstülpung; im speziellen Bezeichnung für die Gehirn- oder auch Herzkammern. engl.: ventricle, ventriculus. **V. terminalis (medullae spinalis):** *lat.;* erweiterter Endabschnitt des → Zentralkanales des Rückenmarks in seinem spitz zulaufenden Ende.
Venusgrübchen: Syn.: → Kreuzbeingrübchen. → Michaelis-Raute.
Verblockung: Operative → Fusionierung zweier primär getrennter Knochenareale mit einem autologen → Knochenspan oder aber einem → Titan- oder → Knochenzementdübel; *im Bereich*

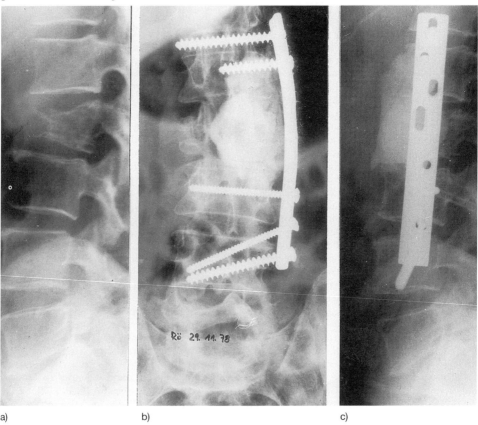

a)   b)   c)

Verbundosteosynthese der Lendenwirbelsäule mit Knochenzementplombe und lateraler Plattenfixation bei tumoröser Destruktion L2:
a) präoperative Ausgangssituation im seitlichen Röntgen-Nativbild
b) u. c) postoperative Situation nach inkompletter Vertebrektomie im a.p.- bzw. seitlichem Röntgenbild.

der Wirbelsäule meist im Sinne einer monosegmentalen interkorporalen → Spondylodese. engl.: bone-chip blocking.

Verbundosteosynthese: Operatives Verfahren zur Stabilisierung von meist durch eine tumoröse Destruktion destabilisierten Knochenbezirken; *im Bereich der Wirbelsäule* v.a. bei metastatischer Absiedlung indiziert, sowohl vom ventralen als auch vom dorsalen Zugang; nach möglichst radikaler Ausräumung des Tumors und → Dekompression der bedrängten Rückenmarkstrukturen erfolgt Defektauffüllung mit → Knochenzement, anschließende zusätzliche Stabilisierung durch ventrale Plattenosteosynthese (*s. Abb.*) oder dorsale Distraktionsspondylodese.

Vergrößerungsaufnahme: Spezielle Röntgenaufnahme zur verbesserten Detaildarstellung von Knochenstrukturen durch Objektannäherung an die Röntgenröhre (Vergrößerung des Objekt-Film-Abstandes) mit Fertigung sog. geometrischer Vergrößerungen, wobei die Unschärfe allerdings zunimmt; aus diesem Grunde sind Röntgenröhren mit kleiner Brennfleckgröße von 0,1-0,3 mm Kantenlänge und auch Verstärkerfolien (2-6 fach) erforderlich. Einsatz zur Darstellung von Frühveränderungen (Erosionen) bei Erkrankungen des rheumatischen Formenkreises oder von kleinen Tumorgefäßen im → Angiogramm. engl.: magnification roentgenogram, magnification radiograph.

Verhebetrauma (der Wirbelsäule): Bzgl. des Unfallherganges unter versicherungsrechtlichen Gesichtspunkten inadäquates Trauma im Hinblick auf die Auslösung einer bandscheibenbedingten Erkrankung der Wirbelsäule, da es sich hierbei um einen sog. arbeitsüblichen Vorgang handelt. → Unfallschaden (der Wirbelsäule).

Verkalkung: 1.) Physiologische Mineralisation oder Kalzifizierung des Knochens im Rahmen der → Ossifikation; gestört z.B. im Falle einer → Osteomalazie oder einer → Rachitis, übersteigert bei einer → Osteosklerose. engl.: calcification. **2.)** Dystope Ablagerung von Kalksalzen (→ Calcinosis). engl.: calcinosis.

Verknöcherung: *lat.:* → Ossifikation. engl.: ossification.

Verneuil, A.A.: 1823-1895; französischer Chirurg. → Kümmell-Verneuil Krankheit.

Verrenkung: Syn.: → Luxatio(n). engl.: dislocation.

Verriegelung(sstellung): Begriff aus der manuellen Medizin für eine spezielle Funktionsstellung eines Wirbelsäulengelenkes, in der aufgrund der anatomischen Situation das → joint play völlig aufgehoben ist. Im Bereich der HWS besteht eine V. der mittleren und unteren Facettengelenke unterhalb von C2 in maximaler Anteklination, wenn nur noch Rotationsbewegungen der → Kopfgelenke möglich sind. *Gegenteil:* → Entriegelung (in maximaler Extension der HWS). → Kopfrotationstest.

Versteifung: 1.) Einsteifung (z.B. eines Gelenkes oder auch eines Wirbelsäulenabschnittes). engl.: stiffening, stiff joint. **2.)** Operativ durchgeführte Steiflegung eines Gelenkes (Arthrodese) oder eines Wirbelsäulenabschnittes → Fusion, → Spondylodese). engl.: fusion, spondylodesis.

Vertebra: *lat.* für → Wirbel, Bezeichnung für die einzelnen Knochen (33-34) der Wirbelsäule; *pl.:* vertebrae. engl.: vertebra. **V.ae cervicales:** *lat.;* die sieben → Hals- oder Nackenwirbel; Abkürzung: C 1, C 2, C 3 usw. **V. coccygeae:** *lat.;* die meist vier (seltener fünf) Steißbeinwirbel, von denen die letzten 3 synostosiert sind. **V.ae falsae:** *lat.;* Syn.: → V.ae spuriae. **V. larga:** *lat.;* Bezeichnung für einen anormalen, erheblich verbreiterten und in seiner Höhe dafür verminderten Wirbelkörper. **V.ae lumbales:** *lat.;* die fünf → Lenden- oder Bauchwirbel; Abkürzung: L 1, L 2, L 3 usw. **V. plana:** *lat.* für Plattwirbel. → Platyspondylie. **V. plana Calvé:** → Calvé-Syndrom. **V. prominens:** *lat.;* spezielle Bezeichnung für den 7. → Halswirbel (aufgrund seines deutlich vorspringenden, nahezu horizontal verlaufenden → Dornfortsatzes). **V.ae sacrales:** *lat.;* die fünf miteinander synostosierten → Kreuzbeinwirbel, die in ihrer Gesamtheit das → Os sacrum bilden; Abkürzung: S 1, S 2, S 3 usw. **V.ae spuriae:** *lat.;* Syn.: V.ae falsae; besondere Bezeichnung für die synostosierten → Kreuz- und rudimentären → Steißbeinwirbel. **V.ae thoracicae:** *lat.;* die zwölf → Brust-, Thorax- oder Rückenwirbel; Abkürzung: Th 1, Th 2, Th 3 usw. **V.ae. verae:** *lat.;* besondere Bezeichnung für die oberen 24 beweglichen „echten" Wirbel der HWS, BWS und LWS.

vertebragen: *lat.* für von der Wirbelsäule bzw. von einem einzelnen Wirbel ausgehend. engl.: vertebrogenic.

vertebral(is): *lat.* für zu einem oder mehreren Wirbeln gehörend, einen Wirbel betreffend, aus Wirbeln bestehend. engl.: vertebral.

Vertebralsyndrom

Tab. 142: Vertebralsyndrome (statistische Angaben nach KRÄMER, 1994)

Geschlechts-verteilung	HWS-Syndrom	LWS-Syndrom
Männer	47 %	51 %
Frauen	53 %	49 %
Lokalisation		
Zervikalsyndrom	36,1 %	
Thorakalsyndrom	2,0 %	
Lumbalsyndrom	61,9 %	

Vertebralsyndrom: Syn.: → Wirbelsäulensyndrom; Abkürzung: WS-Syndrom.
Unspezifischer zusammenfassender Oberbegriff für akute, meist bandscheibenbedingte oder chronische, meist auf degenerativen Veränderungen beruhende Erkrankungen der Gesamtwirbelsäule (z.B. bei einer → Osteoporose, → Osteomalazie, aber auch bei einer statischen Aufbaustörung wie einer → Skoliose oder einem → Hohlrundrücken) oder eines speziellen Abschnittes (z. B. bei einer → Spondylose, → Spondylarthrose oder einer → Spondylitis). Je nach *Lokalisation* werden unterschieden: → Zervikalsyndrom, → Zervikothorakalsyndrom, → Thorakalsyndrom, → Thorakolumbalsyndrom, → Lumbalsyndrom, → Wurzelreizsyndrom (s. Tab. 142). *Klinische Zeichen*: lokaler Klopf- oder Druckschmerz (meist des → Dornfortsatzes), Irritationen der → Rückenstreckmuskulatur, radikuläre Schmerzbilder (evtl. verstärkt durch intraabdominelle Drucksteigerung) mit sensiblen und/oder motorischen Ausfallserscheinungen. engl.: (segmental) spino-vertebral syndrome.

Vertebrat(a): Wirbeltier; zoologischer Vetreter des Stammes der Vertebraten, zu dessen höchstentwickelten Vetretern auch der Mensch gehört. engl.: vertebrate.

Vertebrektomie: Syn.: → Spondylektomie, → Korporektomie.
Operative Entfernung eines gesamten Wirbelkörpers, z.B. im Falle einer metastatischen Absiedlung oder einer hochgradigen entzündlichen Destruktion bei drohendem Stabilitätsverlust. Ersatz durch autologen → Knochenspan (vom Beckenkamm) oder – bei nicht-entzündlichen Prozessen – durch → Titan-cage bzw.→ Fixateur interne mit autologer Knochenplastik. engl.: vertebrectomy.

Vertebrologie: Lehre vom anatomischen Aufbau und den Erkrankungen der Wirbelsäule. engl.: vertebrology.

Vertebroplastik: operativer Eingriff zur Stabilisierung eines knöchern geschwächten Wirbelkörpers (etwa im Falle einer Osteoporose), z.B. durch offene oder perkutane (→ PROFI) Auffüllung mit → PMMA-Knochenzement (s. Abb.).

Vertebrotomie: Syn.: Spondylotomie.
Operative Eröffnung eines Wirbelkörpers über einen ventralen oder einen dorsolateralen Zugang (nach Resektion der → Querfortsätze), z.B. zur Ausräumung eines Tumors oder eines spondylitischen Herdes. engl.: vertebrotomy.

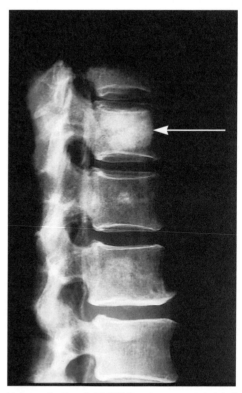

Verteproplastik mit PMMA-Knochenzement (→) bei Osteoporose der Wirbelsäule (PROFI-Technik).

vestibulospinalis: *lat.* für zum Vorhof des Labyrinthes (mit dem hier liegenden Gleichgewichtsorgan) und zum Rückenmark gehörend. engl.: vestibilospinal.

Vertigo: *lat.*; Syn.: → Schwindel. engl.: vertigo.

Videorasterstereogramm: Rasterabbildung einer Körperoberflächenstruktur mit Hilfe der → Videorasterstereographie.

Videorasterstereographie: Spezielles Verfahren der Stereophotogrammetrie zur dreidimensionalen Oberflächenmessung von Rumpf- und Thoraxdeformitäten ohne jegliche Strahlenbelastung; eingesetzt zur Verlaufsbeobachtung von Skoliose- und Kyphosepatienten (u.a. zur Reduktion häufiger röntgenologischer Kontrollen). *Technik*: auf die zu untersuchende Oberflächenstruktur des Patienten wird über ein Diapostiv ein Raster mit horizontalen Linien projiziert; diese werden, entsprechend der dreidimensionalen Form der Oberflächenstruktur, mehr oder weniger stark deformiert; das veränderte Raster wird von einer Videokamera registriert; über eine mathematische Formanalyse des angeschlossenen Rechners entsteht ein dreidimensionales Bild der Deformität (s. *Abb.*).

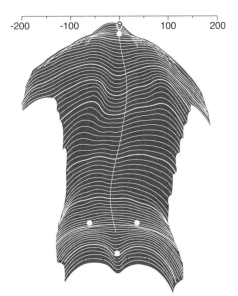

Videorasterstereogramm einer rechtskonvexen Thorakalskoliose (aus: CASTRO und JEROSCH, 1996).

Viererzeichen: Syn.: → Patrick-(Kubis-)Test.

Virus: Kleinstlebewesen (20-300 nm in Länge oder Durchmesser) ohne eigenen Stoffwechsel, daher auf Wirtszelle angewiesen, in die die genetische Information zur Vermehrung (Adsorption, Penetration, Replikation, Maturation, Liberation) eingeschleust wird. *Einteilung* aufgrund besonderer morphologischer Strukturmerkmale. → Virusmeningitis. engl.: virus.

Virusmeningitis: Durch virale Infektion hervorgerufene Hirnhautentzündung (→ Meningitis). *Ätiologisch* kommen als menschenpathogene Erreger infrage: Coxsackie-Viren, ECHO-Viren, Poliomyelitis-Viren, Mumps-Virus, Enteroviren, Adenoviren, LCM-Virus. *Klinik*: Allgemeinsymptome wie Fieber, Kopfschmerz, Unwohlsein, Krankheitsgefühl, meningeale Reizsymptome u.a. *Diagnose* durch → Lumbalpunktion. Symp-tomatische *Therapie*. engl.: viral meningitis.

Vitamin: Organische Verbindung (meist Biokatalysator oder Bestandteil von Enzymen oder Coenzymen), die vom menschlichen Organismus nicht synthetisiert werden kann und somit für den Stoffwechsel essentiell zugeführt werden muß. Für den Knochenstoffwechsel bedeutungsvoll sind die → *Calciferole* (*Vitamin D*); an neurotropen, für den Stoffwechsel der Nervenzellen wesentlich sind: Thiamin (*Vitamin B 1*), Riboflavin (*Vitamin B 2*), Nicotinsäure, Pyridoxin (*Vitamin B 6*), Pantothensäure, Biotin, Folsäure sowie Cobalamin (*Vitamin B 12*). engl.: vitamin.

Voglersche Periostzone: → Reflexzone im Bereich des Periostes.

Vorbeugetest (der LWS): Durchführung der Anteklination beim stehenden Patienten zur Überprüfung des Rückenreliefs mit exakter Erfassung eines → Rippenbuckels im Bereich der BWS sowie eines → Lendenwulstes im Bereich der LWS im Falle einer → Thorakolumbalskoliose, weiterhin zur Dokumentation des → Ottschen und des → Schoberschen Zeichens sowie des minimalen → Fingerbodenabstandes. → Gürteltest. engl.: lumbar anteclination test.

Vorderhorn: *lat.:* → Cornu anterius, Cornu ventralis. engl.: anterior horn (of the spinal cord), ventricornu.

Vorderhornzelle: Anteil der grauen Substanz des Rückenmarks im Bereich des → Vorderhorns (→ Cornu anterius) mit dem Ursprungsgebiet der vorderen Wurzeln des sog. 2. motorischen → → Neurons. engl.: anterior horn cell.

Vorderhornsyndrom: Charakteristische klinisch-neurologische Ausfallssymptomatik im Falle einer isolierten Läsion der motorischen → Vorderhornzellen des Rückenmarks bzw. der → Motoneurone. *Klinik:* schlaffe periphere → Parese mit Abschwächung der muskulären → Eigenreflexe, Atrophie der betroffenen Muskukatur, Entartungsreaktion, evtl. Auftreten faszikulärer Muskelzuckungen. *Vorkommen*: u.a. bei amyotrophischer → Lateralsklerose, → Friedreich-Ataxie, spinaler → Muskelatrophie. engl.: anterior horn syndrome.

Vorderkante: Ventraler knöcherner Anteil eines Wirbelkörpers; *Gegensatz* zu → Hinterkante. engl.: ventral border, ventral margin, anterior border, anterior margin.

Vorderkantenabbruch: Mildeste → Wirbelkörperkompressionsfraktur; stabiler Bruch mit stehender, unverletzter Hinterkante, allenfalls geringfügiger Eindellung der Deckplatte und lediglich Abscheren eines Teiles der Vorderkante ohne wesentlichen Höhenverlust des Wirbelkörpers /s. *Abb.*). *Ätiologie*: meist Hyperflexionstrauma der Wirbelsäule. *Hauptlokalisation*: thorakolumbaler Übergang. *Therapie*: konservativ frühfunktionell.

Vorderkantenhöhe: Höhe der → Vorderkante eines Wirbelkörpers im seitlichen Röntgenbild in Millimetern; es erfolgt grundsätzlich der Vergleich mit der jeweiligen → Hinterkantenhöhe des gleichen Wirbelkörpers; beide sind im LWS-Bereich identisch, im BWS-Bereich kann die Höhe der Vorderkante physiologischerweise bis zu 1,0 mm weniger betragen. → Keilindex.

Vorderkantenisolierung: Syn.: → Kantenisolierung.

Vordersäule: Syn.: → Columna anterior (*lat.*). engl.: anterior column.

Vorderseitenstrang: Syn.: → Funiculus anterolateralis (*lat.*). engl.: anterolateral column, anterolateral funicle.

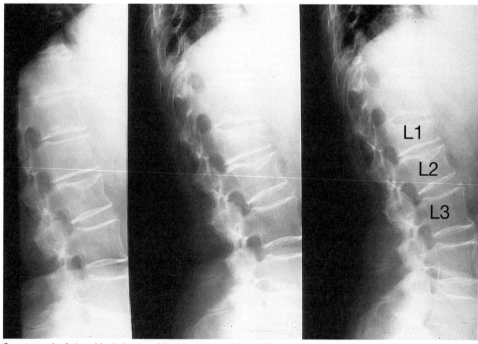

Spontanverlauf eines Vorderkantenabbruches L1 mit leichter Zusammensinterung des Wirbelkörpers innerhalb von 3 Monaten nach frühfunktioneller Behandlung.

Vorlaufphänomen

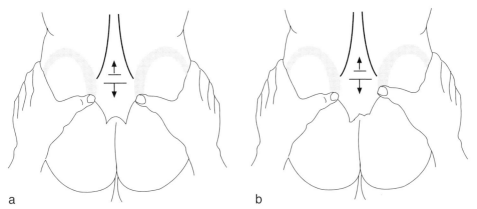

Schematische Darstellung der Prüfung des Vorlaufphänomenes in stehender Position des Patienten: die Daumen palpieren die Spina iliaca dorsalis superior in aufrechter Haltung (a); im Zuge der Anteklination wandert der Daumen in Höhe des funktionsgestörten rechten Gelenkes nach kranial (b).

Vorderseitenstrangbahn: Gesamtheit der von afferenten und efferenten Bahnen gebildeten → Funiculi ventralis et lateralis des Rückenmarkes mit den darin verlaufenden sensiblen Bahnen, insbesondere die medial der → Tractus spinocerebellaris anterior et posterior gelegenen, von Fasern der großen Hinterhornzellen gebildeten Afferenzen zum Thalamus, zur Formatio reticularis des Rauten- und Mittelhirns sowie zum Mittelhirndach (Lamina tecti) für die Vermitlung von Druck-, Berührungs-, Temperatur- und Schmerzempfindungen (sog. protopathische Sensibilität), die zum größten Teil in der vorderen weißen Kommissur zur Gegenseite kreuzen. Im Falle einer isolierten Unterbrechung resultiert eine sog. dissoziierte → Empfindungsstörung. engl.: anterolateral tract, anterior spinothalamic tract.

Vorderseitenstrangdurchschneidung, Vorderseitenstrangdurchtrennung: Syn.: → Chordotomie. engl.: chordotomy.

Vorderstrang: Syn.: → Funiculus ventralis (medullae spinalis) (*lat.*). engl.: ventral funicle.

Vorderwurzel: Syn.: → Radix ventralis (nervorum spinalium), Radix anterior (*lat.*). engl.: anterior root.

Vorfall: Syn.: → Prolaps. → Bandscheibenvorfall. engl.: prolapse.

Vorhaltetest (nach Matthiaß): Syn.: → Haltungstest.

Vorlaufphänomen: Klinischer Untersuchungstest zur Überprüfung der Funktion des Kreuzdarmbeingelenkes: Der Untersucher sitzt hinter dem stehenden Patienten und palpiert mit seinen beiden Daumenspitzen gleichzeitig dessen → Spinae iliacae posteriores superiores; anschließend antekliniert der Patient seinen Oberkörper lang-

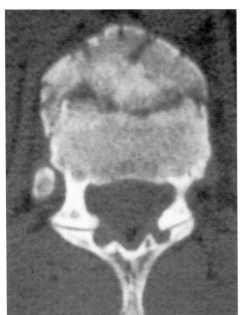

Vorderkantenberstungsbruch von L1 bei Osteoporose im horizontalen CT-Schnittbild.

sam, wobei beide Kniegeleke durchgedrückt gehalten werden. Hierbei zeigen die Daumen des Untersuchers die Bewegung der hinteren Darmbeinstachel und damit die Rotation des → Os sacrum gegenüber den Darmbeinen um eine horizontale Achse (sog. Nutation) an. Im Normalfall bei freier Funktion beider ISG stehen die Darmbeinstacheln auch am Ende der Rumpfbeuge ebenso wie zu Beginn auf gleicher Höhe; im Falle einer einseitigen Blockierung wird der homolaterale Darmbeinstachel im Vergleich zur Gegenseite nach kranial gezogen (sog. Vorlaufen). Ein doppelseitiges V. kann durch eine beidseits verkürzte Ischiokruralmuskulatur vorgetäuscht werden. Vor dieser Untersuchung müssen eine Beckenasymmetrie ausgeschlossen sowie ein einseitiger Beckentiefstand durch Unterlegen von Brettchen unter das kürzere Bein ausgeglichen werden. engl.: standing flexion test. **V. im Liegen:** Syn.: → Derbolowsky-Zeichen.

Vrolik, W.: 1801-1863; niederländischer Anatom aus Groningen.

Vrolik-Krankheit: Syn.: → Osteogenesis imperfecta congenita Typ Vrolik. engl.: Vrolik's disease.

VSP: Abkürzung für ventral spine plating (*engl.*). Spezielle Instrumentation zur kurzstreckigen ventralen Fusion im thorakolumbalen und lumbalen Bereich.

Vulpian, E.F.A.: 1826-1887; französischer Physiologe und Neurologe aus Paris.

Vulpian-Atrophie: Spezielle Form der progressiven spinalen → Muskelatrophie (sog. skapulohumeraler oder Bernhard-Typ); beginnt im Erwachsenenalter im Bereich des Schultergürtels und der Oberarmmuskulatur. engl.: Vulpian's atrophy.

Vv.: Abkürzung für Venae (*lat.; pl.* für Venen). engl.: veins.

Wachstumsstörung: Pathologische Abweichung des Körperwachstums von der physiologischen Norm, z.B. durch endokrine Störungen oder aufgrund hereditärer → Osteochondrodysplasien. Unterschieden werden der → Minder-, → Klein- oder → Zwergwuchs vom → Hoch-, Groß- und → Riesenwuchs. → Mikrosomie, → Makrosomie. engl.: disturbance of growth.

Wärmetherapie: Syn.: Thermotherapie.
Äußerer Einsatz von Wärme (Leitung, Konvektion, Strahlung, Verdunstung) als konservative Behandlungsmaßnahme. *Wirkung:* Eine gezielte Temperaturerhöhung führt zur Vasodilatation der kapillaren Endstrombahn und damit zur Steigerung der Durchblutung und des Stoffwechsels, Stimulation der Phagozytose, vermehrten Flüssigkeitstranssudation (Ödemneigung), Herabsetzung des Muskeltonus, Verbesserung der Gewebedehnbarkeit (damit analgetischer Effekt als Bewegungsstarter); Wirkung abhängig von den Reizparametern des Wärmeträgers (Intensität, Dauer, Dynamik, Größe der Reizfläche). *Anwendungsformen: Ganzkörpertherapie (*Vollbäder, Dampfdusche); *trockene Wärme* als Heißluft, Infrarotbestrahlung, Heizkissen, Wärmflasche, lokale Wickel, trockener heißer Sand, → Elektrotherapie mit hochfrequenten Strömen; *feuchte Wärme* als organische oder anorganische → Peloide, → Paraffin-Packungen, heiße Handtücher, Teilbäder. *Indikationen im Bereich der Wirbelsäule*: chronische degenerative Krankheitsbilder mit muskulären Irritationen und Dysfunktionen. *Kontraindikationen*: akute entzündliche Prozesse, Infektionskrankheiten, frische Blutungen, lokale Ödeme, neurogen gestörte Temperaturempfindung (Verbrennungsgefahr), Herzinsuffizienz. engl.: thermotherapy.

Wäscheklammerzeichen: Anschauliche Beschreibung für eine zentrale → Spinalkanalstenose im a.p. Nativ-Röntgenbild der Lendenwirbelsäule.

Wahlebenenaufnahme: Schräge Spezialröntgenaufnahme einer skoliotischen Wirbelsäule im Stehen (nach → Stagnara) zur bestmöglichen Ausschaltung der Rotationskomponente und damit exakteren Erfassung der seitlichen Fehlkrümmung; die Röntgenkassette liegt hierbei parallel zum medianen Aspekt des → Rippenbuckels (s. Abb.). → Skoliose.

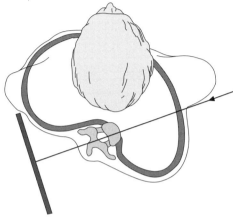

Röntgenologische Wahlebene zur exakten Erfassung einer skoliotisch verkrümmten Wirbelsäule.

Walker, A. E.: geb. 1907; zeitgenössischer US-amerikanischer Chirurg. → Dandy-Walker-Krankheit.

Wartenberg, R.: 1887-1956; US-amerikanischer Neurologe aus San Francisco.

Wartenberg-Reflex: Syn.: Daumenzeichen, Wartenberg-Zeichen.
Reflektorische Mitbewegung des Daumens (hohlhandwärtige Beugung) bei der aktiven oder passiven Beugung des 2.-5. Fingers gegen Widerstand (Einhaken der Hand des Untersuchers); klinisches Zeichen für eine Hemiplegie bzw. für eine → Pyramidenbahnschädigung. → Pyramidenbahnzeichen. engl.: Wartenberg's reflex.

Wartenberg-Syndrom: 1.) Syn.: idiopathische Akroparästhesie, nächtliche → Brachialgie.
Auftretende Schmerzen und sensible Mißempfindungen im ellenseitigen Handbereich, die nach Durchführung von Armbewegungen wieder verschwinden; *Vorkommen* v.a. bei älteren Frauen einige Stunden nach dem Einschlafen. engl.: paresthetic nocturnal brachialgias, Wartenberg's disease. 2.) Syn.: (Poly-)Neuritis migrans. Wandernde, vorübergehende Schmerzen in unterschiedlichen Körperregionen; Ätiologie bisher nicht bekannt. engl.: migratory polyneuropathy.

Wartenberg-Zeichen: Syn.: → Wartenberg-Reflex, Daumenzeichen. engl.: Wartenberg's reflex.

Waschbrettmuster: Anschauliche Darstellung für die leichten, im mittleren und höheren Lebensalter als physiologisch anzusehenden wellenartigen Vorwölbungen (→ Pelottierungen) der dorsalen Bandscheibenkontur in den → Spinalkanal sowohl in der seitlichen → Myelographie als auch im → Computer- bzw. → Kernspintomogramm.

Wasserstrahlskalpell: Syn.: → HydroJet (*engl.*).

Watson-Jones, Sir R.: geb. 1902; britischer Orthopäde aus Liverpool bzw. London.

Watson-Jones Krankheit: Syn.: → Grisel-Syndrom.

Watts, H.G.: US-amerikanischer Orthopäde; Inaugurator des → Boston-brace zur konservativen Behandlung der → Thorakolumbal- und → Lumbalskoliose.

Waugh-Haken: Spezieller stumpfer → Lamina(distraktions)haken zur dorsalen Instrumentation der Wirbelsäule. → Harrington-Operation. engl.: Waugh hook.

Weens-Silverman-Syndrom: Bandscheibenverkalkung; betroffen ist hier meist nur der → Anulus fibrosus im Bereich der → Halswirbelsäule; Auftreten ausschließlich im Kindesalter. engl.: Weens-Silverman syndrome.

Wegener, F.: 1907-1990; deutscher Pathologe aus Berlin, Breslau und Lübeck.

Wegener(sche)-Granulomatose: Syn.: Wegener-Syndrom, granulomatöse Vaskulitis, Wegener-Klinger-Churg-Syndrom.
Primär auf den Respirationstrakt beschränkte, aber auch in generalisierter Form auftretende → Vaskulitis mit Ausbildung fibrinoider Nekrosen der kleinen Arterien und Venen im Bereich vieler Organe. *Ätiologie*: bisher ungeklärt, zellvermittelte hypergische Immunantwort der Gefäßwände auf Virus- und Mykoplasmeninfektionen vermutet. *Klinik*: realtiv selten, Frauen etwas häufiger betroffen als Männer, Beginn meist akut um das 40.Lebensjahr mit bunten Allgemeinsymptomen und multipler Organmitbeteiligung. In 50 % der Fälle Arthralgien, meist im Sinne einer Monarthritis. *Symptomatik im Bereich der Wirbelsäule*: Mitbeteiligung in etwa 9 % im Sinne einer destruierenden → Sakroileitis. *Laborbefunde*: BSG immer deutlich erhöht; pathognomonische zytoplasmatische Antikörper (ACPA, ANCA) häufig nachweisbar. *Prognose* günstg, Remission in 90 %. engl.: Wegener's granulomatosis.

Wegener-Syndrom: Syn.: → Wegenersche-Granulomatose. engl.: Wegener's granulomatosis.

Wehrdienstuntauglichkeit: Der Gemusterte ist aufgrund geistiger oder körperlicher Gebrechen nicht in der Lage, die Wehrdienstpflichtdienstzeit zu absolvieren; bei bandscheiben- und wirbelsäulenbedingten Erkrankungen dann gegeben, wenn es infolge von Verlagerungen von Bandscheibengewebe zu wiederholten akuten Zervikal- und Lumbalsyndromen kommt: → Tortikollis, → Hüft-Lenden-Streckstiefe, → Wurzelreizsyndrome, schwere → Skoliosen über 50°, schwere → Kyphosen, ausgeprägte → Spondylolisthesen, verbliebenen deutlichen Deformitäten nach → Wirbelfrakturen und → Spondylitiden; nicht gegeben bei leichteren oder mittleren → Haltungsfehlern oder -schäden. engl.: incability of doing military service.

Weichbrodt, R.: geb. 1886; deutscher Neurologe.

Weichbrodt-Reaktion: Chemische Flokkungsreaktion des Liquors mit Sublimat als Nachweis von Globulinen. engl.: Weichbrodt's (liquor) test.

Weichteilrheumatismus: Syn.: → Fibromyalgie(-Syndrom), generalisierte Tendomyopathie. engl.: soft tissue rheumatism, fibromyalgia.

Weill, J. A.: Französischer Neurologe aus Paris. → Léri-Layani-Weill-Syndrom.

Werdnig, G.: 1844-1919; österreichischer Neurologe aus Graz.

Werdnig-Hoffmann-Syndrom: Infantile Form der progressiven spinalen → Muskelatrophie mit hereditärer Degeneration der motorischen → Vorderhornzellen des Rückenmarkes. *Klinik*: autosomal-rezessiver Erbgang; perinatal beginnende, meist symmetrische schlaffe Lähmungen der Oberschenkel-, Becken- und Lendenmuskulatur, die dann allmählich auch auf die übrige Skelettmuskulatur (mit Ausnahme der des Gesichtes) übergreift; Komplikationen durch Bulbärsymptomatik. Es bestehen keinerlei Sensibilitätsstörungen. *Prognose* ungünstig, immer letaler Ausgang noch im Kindes- oder Jugendalter. engl.: Werdnig-Hoffmann syndrome.

Weyers-Thier Syndrom: Syn.: → okulovertebrales Syndrom. engl.: oculovertebral dysplasia, Weyers-Thier syndrome.

whiplash-syndrome: *engl.* für Peitschenschnur-Syndrom, → Peitschenschlag-Syndrom. → Schleudertrauma der HWS.

Whipple, G. H.: 1878-1976; US-amerikanischer Pathologe; Nobelpreis für Medizin 1943. → M. Whipple.

Wickel: Form der → physikalischen Therapie; → Hydrotherapie als Ganz- oder Teilwickel mit heißen, warmen oder kalten naß-feuchten Tüchern, die mit einem Zwischen- und einem Wolltuch umhüllt werden, evtl. mit Zusatz von Kräutern (z.B. Heublume, Kamille), Essig, Peloiden oder Alkohol; je nach Zusatz kühlender, wärmender oder schweißtreibender Effekt. *Indikationen:* u.a. degenerative Wirbelsäulensyndrome mit Myogelosen. → Pakkung. engl.: pack.

Wiedemann-Spranger Syndrom: Syn.: → Dysplasia spondyloepiphysaria congenita (*lat.*).

Williams-Einstelltechnik: Spezial-Röntgenaufnahme der BWS zur übersichtlichen Projektion der (meisten) → Kostotransversalgelenke (z.B. zur besseren Beurteilung des Arthrosebefalls): Der Patient befindet sich in Rückenlage; der Strahlengang erfolgt in Abhängigkeit von der Stärke der Brustwirbelsäulenkyphose um 20-40 Grad kopfwärts geneigt mit Zielstrahl auf den 6. BWK (Eintrittsstelle etwa in Höhe des Xiphoid-Fortsatzes des Sternums.

Wiltse-Klassifikation: Einteilung der → Spondylolisthesen (*s. Tab. 129*). engl.: Wiltse's classification (of spondylolisthesis).

Wiltse-Zugang: Paraspinaler dorsaler → Zugangsweg zum lumbosakralen Übergang. engl.: Wiltse's approach.

Windschutzscheiben-Syndrom: Sonderform eines → Mediansyndromes nach traumatischem Aufprall des Schädels auf die Frontscheibe eines PKWs. engl.: wind-screen syndrome.

von Winiwarter, A.: 1848-1917; belgischer Chirurg aus Lüttich.

von Winiwarter-Buerger-Krankheit: Syn.: → Endangiitis obliterans, Endarteriitis obliterans, Thrombangiitis obliterans. engl.: intimitis, endangitis.

Wirbel: Syn.: → vertebra (*lat.*). Einzelnes Strukturelement der Wirbelsäule. engl.: vertebra.

Wirbelabplattung: Syn.: → Platyspondylie. *engl.:* platyspondylia, flatness of vertebra.

Wirbelangiographie: Sekundäre röntgenologische Kontrastdarstellung des Venensystemes der Wirbelsäule nach Injektion eines → Kontrastmittels in einen Wirbelkörper. engl.: vertebral angiography.

Wirbelankylose: Krankheitsbedingt aufgetretene Versteifung zweier benachbarter Wirbelkörper, meist aufgrund eines entzündlichen Prozesses (v.a. im Rahmen einer → Spondylitis ankylosans) mit Aufhebung der Beweglichkeit. engl.: ankylosis of vertebra.

Wirbelanlagestörung: Art der kongenitalen → Wirbelkörpermißbildung in der frühen Embryonalzeit aufgrund einer fehlerhaften Anlage der → Sklerotome bzw. des Ausbleibens der Auswanderung der Sklerotome in Richtung auf die Mittellinie. Folgen sind → Keilwirbel (partielle einseitige Störung) oder → Halbwirbel (vollständige einseitige Störung). → Wirbelbildungsstörung. engl.: malformation of vertebra.

Wirbelanomalien: Oberbegriff für alle kongenitalen Fehlbildungen im Bereich der Wirbelkörper, -bögen und -fortsätze (→ Randleistenstörungen, → Blockwirbel, → Halbwirbel, → Keilwirbel, → Plattwirbel, → Schmetterlingswirbel, → Spaltwirbel, → Wirbelmißbildung, u.a.), auch für numerische Aberrationen (z.B. völliges Fehlen eines Wirbelkörpers im Sinne der → Aplasie oder → Asomie) und → Übergangsstörungen (→ Atlassimilation, → Lumbalisation, → Sakralisation u.a.) sowie Persistenz des → Chordakanales → Halsrippe, → Lendenrippe. engl.: vertebral anomalies.

Wirbelasoma: Mißbildung im Bereich der Wirbelsäule mit völligem Fehlen eines Wirbelkörpers bei möglicherweise angelegten Wirbelbögen sowie Quer- und Dornfortsätzen. engl.: asoma of vertebra.

Wirbelbett: Spezielles Krankenhausbett zur konservativen Behandlung einer instabilen → Wirbelfraktur (der BWS und/oder LWS) mit konsequenter mehrwöchiger Flachlagerung des Patienten.

Wirbelbildungsstörung: Fehlbildung einzelner Wirbelkörper aufgrund von Wachstumsstörungen in der frühen Embryonalzeit; häufig vergesellschaftet mit systemischen Anomalien im Bereich des Herzens und des Urogenitalsystems. → Segmentationsstörung, → Wirbelanlagestö-

Wirbelbildungsstörung

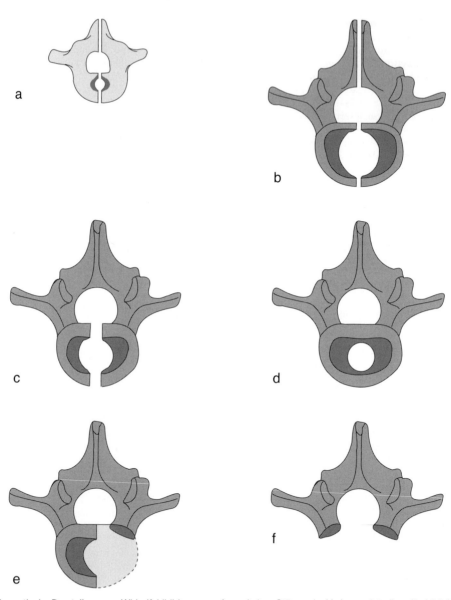

Schematische Darstellung von Wirbelfehlbildungen aufgrund einer Störung im Vorknorpelstadium (Aufsicht):
a) Vorknorpelstadium
b) komplette Sagittalspalte
c) sagittale Wirbelkörperspalte
d) persistierender Chordakanal
e) seitlicher Halbwirbel
f) Wirbelkörperaplasie.

Tab. 143: Wirbelkörperbildungsstörungen

1. Vorderer Defekt a) teilweises Fehlen des Wirbelkörpers (dorsaler Halbwirbel) b) vollständiges Fehlen eines Wirbelkörpers c) Fehlen von mehr als einem Wirbelkörper
2. Anterolateraler Defekt (anterolateraler Halbwirbel) Fehlen der vorderen Hälfte des Wirbelkörpers einer Seite und vollständiges Fehlen der anderen Seite

3. Lateraler Defekt (Halbwirbel)
a) einzelner Halbwirbel
b) multiple Halbwirbelbildung
  - einseitig, aufeinander folgend
  - einseitig, nicht aufeinander folgend
  - balanciert, benachbart
  - balanciert, nicht benachbart
c) Kombination mit einer kontralateralen Störung der Segmentation
d) Kombination mit einer Myelomeningozele.

Tab. 144: Entwicklungsstörungen im okzipitozervikalen Bereich

Manifestation des Wirbels	Entwicklungsstörung
basiläre Impression	Fehlbildungen des Os Occipitale
kondyläre Hypoplasie	
Atlasassimilation	
Atlasbogenaplasie	Fehlbildungen des Atlas
Atlasbogenspalte	
Atlasringstenose	
atlantoaxiale Fusion	
irreguläre atlantoaxiale Segmentation	
Ossiculum terminale persistens	Fehlbildungen des Axis
Os odontoideum	
Dysplasie, Hypoplasie und Aplasie des Dens axis	
Persistenz der subdentalen Synchondrose	
Spina bifida axis	
C2/C3-Fusion	

rung (s. Tab. 143, 144; s. Abb. S. 504). engl.: malformation of vertebra.

Wirbelblock(ierung): Funktionelle Störung (sog. Bewegungssperre) eines kleinen → Wirbelgelenkes mit aufgehobenem → joint play und nachfolgenden lokalen oder fortgeleiteten klinischen Beschwerdebildern. Ursächlich ist meist eine minimale Subluxationsstellung im Bereich eines kleinen Wirbelgelenkes, evtl. auch eine verletzungsbedingte Zotteneinklemmung der Gelenkkapsel eines kleinen Wirbelgelenkes mit nachfolgender schmerzhafter muskulärer Verkrampfung und hierdurch bedingter Fixation des betroffenen Gelenkes in einer Extremstellung; sekundäre Irritation des lokalen → Spinalnerven möglich. → Vertebralsyndrom. *Therapeutische Beeinflussung* durch → Chirotherapie. engl.: vertebral block.

Wirbelbogen: Syn.: → arcus vertebrae (*lat.*), arcus vertebralis (*lat.*). Bogenteil eines Wirbelkörpers. engl.: vertebral arch.

Wirbelbogenbruch, Wirbelbogenfraktur: Meist traumatische knöcherne Verletzung eines Wirbelbogens (→ arcus vertebrae), nur selten mit einer → Kompressionssymptomatik der Weichteile des → Spinalkanales mit nachfolgender neurologischer Ausfallssymptomatik einhergehend. *Vorkommen* v.a. im Bereich der Halswirbelsäule. engl.: fracture of the vertebral arch.

Wirbelbogendysplasie: Syn.: → Interartikulardysplasie. → Spondylolyse, → Spondylolisthese.

Wirbelbogengelenk: Syn.: → Articulatio vertebralis (*lat.*). Sog. jeweils doppelt angelegtes „kleines" Wirbelgelenk im Bereich der → Wirbelbögen; seine anatomische Stellung bestimmt das segmentale Funktionsspiel der Wirbelsäule (s. Abb. S. 506). → Wirbelgelenk. engl.: vertebral joint.

Wirbelbogenmißbildung: Kongenitale Entwicklungsstörung der frühen Embryonalzeit mit unvollständiger Vereinigung der primär paarig angelegten → Wirbelbögen (meist im Bereich der → Dornfortsätze, seltener der → Interartikularportionen oder der → Bogenwurzeln, s. Abb. S. 506) mit persistierendem knöchernen Defekt im Bereich der Mittellinie. Folgen sind → Dysraphien wie z.B. → Spina bifida, → Meningozele, → Myelomeningozele. *Häufigkeit:* 14-24 %; die relativ oft anzutreffenden einfachen Fugenbildungen sind klinisch

Wirbelbogenresektion

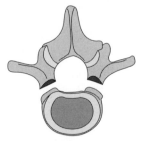

Bogenwurzelfuge

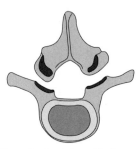

Spaltung in der Interartikularportion

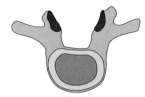

hinterer Wirbelbogendefekt

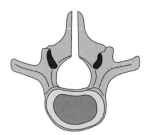

Spina bifida

Spalten und Defekte im Wirbelbogen und in seinen Fortsätzen.

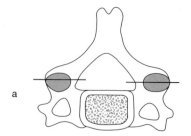
a

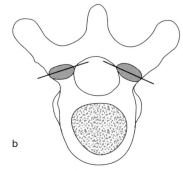
b

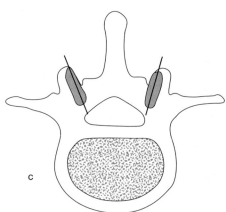
c

Schematische Darstellung der Wirbelbogengelenke mit Stellung der Gelenkflächen im Bereich der
a) HWS
b) BWS
c) LWS.

meist völlig bedeutungslos. engl.: malformation of vertebral arch, spondyloschisis.

Wirbelbogenresektion: Teilweises (→ Hemilaminektomie) oder vollständiges (→ Laminekto-

mie) operatives Abtragen eines → Wirbelbogens, z.B. im Falle einer lumbalen → Bandscheibenoperation, einer → Spinalkanalstenose oder einer traumatischen Verletzung mit sekundären neurologischen Störungen. engl.: laminectomy, resection of the vertebral arch.
Wirbelbogenspalte: Kongenitale Wirbelanomalie, z.B. im Sinne einer → Spondylolyse oder einer → Spina bifida (Rhachischisis posterior). engl.: spondyloschisis, vertebral arch defect..
Wirbelbruch: Syn.: Wirbelfraktur.
Allgemeiner Oberbegriff für eine knöcherne (spontane und traumatische) Verletzung im Bereich der Wirbelsäule mit Fraktur eines Wirbelkörpers, -bogens oder -fortsatzes mit oft nachfolgender Deformierung (Einteilung s. *Tab. 145*). 3-6 % aller Skelettverletzungen, Häufigkeitsgipfel 20.-50. Lebensjahr; in 80 % Männer betroffen. Hauptlokalisation für traumatische Verletzungen ist der thorakolumbale Übergang. *Klassifikation*: *obere Halswirbelsäule* (nach AEBI und NAZARIAN; s. *Tab. 159a); untere Halswirbelsäule* (nach AEBI und NAZARIAN, 1985; (s. *Tab. 159b*); nach ALLEN et. al.. *Tab. 146)*, wobei beim Typ A der vordere, beim Typ B der hintere und beim Typ C vorderer und hinterer Anteil betroffen sind s. a. *Tab. 157*; *Brust- und Lendenwirbelsäule (*nach DENIS, *Tab. 139*, WOLTER, MCAFEE, 1983; MAGERL und ENGELHARDT, 1994; *(Tab. 158, 159c)* bzw. modifiziert nach HARMS, 1987; s. *Tab. 147 und 149)*, wobei hier unter Typ A Kompressionsfrakturen, unter Typ B Distraktionsverletzungen der vorderen und/oder hinteren Säule sowie unter Typ C Rotationsverletzungen der vorderen und der hinteren Säule zusammengefaßt werden. Meist handelt es sich um eine sog. osteoligamentäre Verletzung (Mitbeteiligung der Band- und Bandscheibenstrukturen); nicht seltene neurologische Begleitsymptomatik aufgrund einer Kompression der Weichteile des → Spinalkanales durch Knochenfragmente oder Hämatom (→ Querschnittssymptomatik, s. *Tab. 148). Behandlung*: konservativ (→ Lagerung im → Wirbelbett, → Wirbelkörperaufrichtung, → Durchhang, →

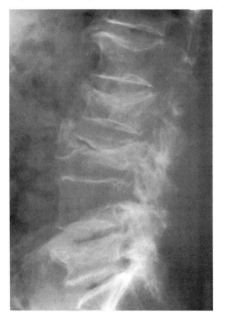
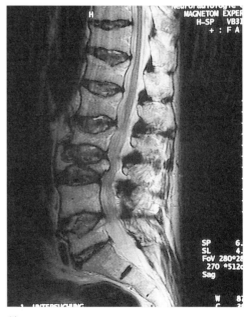

a) b)

Multiple osteoporotische Wirbelfrakturen im lumbalen Bereich
a) seitliches Röntgenbild der LWS
b) korrespondierende Schicht im seitlichen Kernspintomogramm der LWS.

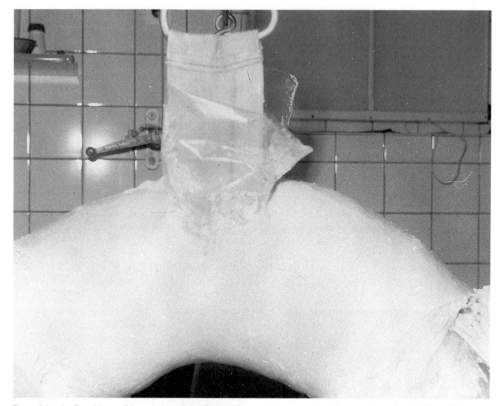

Rumpfgips im Durchhang (Hyperlordose) zur Reposition und konservativen Behandlung stabiler Wirbelfrakturen im Bereich des thorakolumbalen Überganges.

Gipsbett u.a.) oder operativ, v.a. im Falle einer → Instabilität im Bereich der Wirbelkörperhinterkante (→ Fixateur interne u.a.m. s. *Tab. 145*). engl.: vertebral fracture.

Wirbelentzündung: Syn.: → Spondylitis. engl.: spondylitis.

Wirbelformationsstörung: Kongenitale Mißbildung eines oder mehrerer Wirbelkörper mit Ausbildung eines → Halb-, → Keil- oder → Schmetterlingswirbels. → Wirbelanlagestörung.

Wirbelfraktur: Syn.: → Wirbelbruch. engl.: vertebral fracture.

Wirbelgelenke: Syn.: → Articulationes vertebrales (*lat.*).
Bezeichnung für die Gesamtheit aller gelenkigen Verbindungen im Bereich der Wirbelsäule. Im engeren Sinne gemeint sind v. a. die sog. „kleinen" W. im Bereich der Wirbelbögen. engl.: vertebral joints, articulations of vertebral column.

Wirbelgleiten: Syn.: → Spondylolisthese. engl.: slipping of a vertebra, spondylolisthesis.

Wirbelhämangiom: Syn.: → Hämangiomwirbel. → Wirbelsäulentumor. engl.: vertebral haemangioma.

Wirbelkanal: Syn.: Spinalkanal, Canalis spinalis (*lat.*), → Canalis vertebralis (*lat.*). engl.: vertebral canal, spinal canal.

Wirbelkanalstenose: Syn.: → Spinalkanalstenose. engl.: spinal stenosis, stenosis of spinal canal.

Wirbelkaries: „Knochenkaries" der Wirbelsäule im Sinne der tuberkulösen → Spondylitis. engl.: spinal caries, tuberculous spondylitis, Pott's disease.

Tab. 145: Versorgungskonzept zervikaler Wirbelfrakturen (nach MAGERL und ENGELHART, 1994)

Lokalisation	Verletzungstyp	Versorgungskonzept
C 0-C 1	atlanto-okzipitale Luxation	okzipito-zervikale Fusion von dorsal
C 1	Typ A 1.1 dorsaler Bogenbruch	konservativ mit Extension/Halo
	Typ A 1.2 ventraler Bogenbruch	konservativ mit Extension/Halo
	Typ A 2 Jefferson-Fraktur	konservativ mit Extension/Halo
C 1-C 2	atlanto-axiale Luxation nach ventral	transartikuläre atlanto-axiale Fusion
	atlanto-axiale Rotationssubluxation	konservativ mit Extension
C 2	Densfraktur Typ B 2.1 Typ *Anderson I*	konservativ
	Densfraktur Typ B 2.3 Typ *Anderson II*	transdentale Verschraubung
	Densfraktur Typ B 2.2 Typ *Anderson III*	transdentale Verschraubung
	Denspseudarthrose	transartikuläre atlanto-axiale Fusion
	Isthmusfraktur Typ B 1.1/B 1.2 i.e. Typ *Effendi I* und *II*	translaminäre Verschraubung von C 2
	Isthmusfraktur Typ B 1.3 i.e. Typ *Effendi III* i.e. *hangman's* fracture	ventrale Fusion C 2/3 nach *Robinson* mit/ohne dorsale translaminäre Verschraubung
C 2-C 7	Typ A 1	konservativ
	Typ A 2 und A 3	ventrale Spondylodese
	Typ B 1	konservativ
	Typ B 2 und B 3	offene Reposition und dorsale Spondylodese
	Typ C	kombinierte ventrale/dorsale Spondylodese.

Tab. 146: Radiologische Klassifikation von Frakturen und Luxationen der unteren Halswirbelsäule (nach ALLEN et al., 1982)

Frakturtyp	Kurzbezeichnung	Verletzungstyp
1	CF	Kompressions-Flexionsfrakturen (Stage 1-5)
2	VC	Vertikale Kompressionsfrakturen (Stage 1-3)
3	DF	Distraktions-Flexionsfrakturen (Stage 1-4)
4	CE	Kompressions-Extensionsfrakturen (Stage 1-5)
5	DE	Distraktions-Extensionsfrakturen.
6	LF	Laterale Flexionsfrakturen.

Tab. 147: Radiologische Klassifikation thorakolumbaler Wirbelfrakturen (nach DENIS, 1982, 1983)

Frakturtyp	Mechanismus, typische morphologische Veränderungen
Typ A	Stauchungsfraktur mit Verletzung der Grund und Deckplatte (meist im Bereich der unteren LWS)
Typ B	axiale Stauchung mit Hyperflexion; Berstungsfraktur mit Verletzung der Deckplatte (meist thorakolumbaler Übergang)
Typ C	axiale Stauchung mit Hyperflexion; Verletzung der Grundplatte (selten)
Typ D	Rotationsberstungsfraktur mit Beteiligung der Hinterkante (meist mittlere LWS)
Typ E	axiale Stauchung und Lateralflexion mit lateraler Berstungs- oder Kompressionfraktur.

Tab. 148: Klassifikation neurologischer Ausfälle nach Verletzungen im Bereich der Wirbelsäule (nach FRANKEL et al., 1979)

Grad	Symptomatik
A - komplett	vollständiger sensibler und motorischer Ausfall unterhalb des verletzten Segmentes
B - nur sensorisch	vollständiger motorischer Ausfall unterhalb des verletzten Segments, einige sensible Empfindungen erhalten
C - motorisch ohne Effizienz	einige motorische Aktivitäten unterhalb des verletzten Segmentes erhalten, jedoch ohne praktische Effizienz
D - motorisch mit Effizienz	unterhalb des verletzten Segmentes besteht eine sinnvoll einsetzbare Motorik; der Patient kann den Unterschenkel bewegen, evtl. sogar mit oder ohne Hilfe gehen
E.- vollständig erholt	keine neurologischen Ausfälle verblieben, allenfalls noch pathologische Reflexmuster.

Tab. 149: Klassifikation der BWS-und LWS-Frakturen (nach HARMS, 1987)

Typ A: Flexions-Kompressionsverletzung	
	Berstungsbruch, alle drei Säulen sind durch Kompression geschädigt; Reststabilität erhalten; evtl. Rückenmarksschädigung durch Knochenfragmente
Typ B: Flexions-Distraktionsverletzung	
Typ C: seitliche Flexions-Distraktionsverletzung	
	vordere Säule im Sinne der Kompression, mittlere und hintere Säule im Sinne der Distraktion geschädigt; potentielle Instabilität mit Gefahr der Abscherung des Rückenmarkes durch Translationsbewegung 1. **Chance-Fraktur:** isolierte ossäre Verletzung; Fraktur nur gegen weitere Flexion instabil 2. **kranialer Typ:** Bruchlinie durch den oberen Anteil des Bogens mit Ausriß des Gelenkfortsatzes 3. **kaudaler Typ:** traumatische Spondylolyse (Bruchlinienverlauf durch die Interartikularportion) 4. **kaudaler Luxationstyp:** Bruch der Grundplatte des Wirbelkörpers mit Luxation der kleinen Wirbelgelenke; mittlere und hintere Säule unverletzt
Typ D: Rotationsverletzung	
Typ E: Hyperextensions-Verletzung	
Typ F: Luxation	
	Translationsverletzungen; die Achse des Spinalkanales ist entweder im seitlichen oder im a.p.-Strahlengang winkelig unterbrochen
Typ G: Querfortsatzbruch	
Typ H: Dornfortsatzbruch	
Typ I: offene Verletzung.	

Tab. 150: Anatomische Besonderheiten der Wirbelkörper

Anatomie	7 Halswirbel*	12 Brustwirbel	5 Lendenwirbel	Kreuzbein aus 5 Wirbeln (Synostose)
Endflächen der Wirbelkörper	rechteckig, klein	dreieckig	bohnenförmig, groß	verschmolzen (Synostose)
Wirbelloch	groß, dreieckig	rund	klein, dreieckig	runder Sakralkanal
Gelenkfortsätze	schräg nach dorsal abdachend	frontal gestellt	sagittal gestellt	Crista sacralis intermedia
Querfortsätze	schlanke Processus transversi	keulenförmig mit Foveae costales transversales	kräftige Processus mamillares et accessorii	Crista sacralis lateralis
Dornfortsätze	schlank, horizontal, kurz, zweigeteilt	kräftig; steil kaudalwärts gerichtet	massiv, horizontal, seitlich abgeplattet	Crista sacralis mediana
Rippenrudimente	ventraler Teil des Processus transversus und Tuberculum dorsale	keine, da die Rippen ausgebildet sind	Processus costarii	Partes laterales
Pathognomonisches Merkmal	Foramen transversarium	Foveae costales superior et inferior	Processus mamillares et accessorii	Synostose der Wirbel

* Die ersten beiden Halswirbel (Atlas und Axis) sind keine „typischen" Halswirbel, sie weisen besondere Baumerkmale auf.

Wirbelkörper: Syn.: → Corpus vertebrae (*lat.*) (*anatomische Besonderheiten: s. Tab. 150*). engl.: vertebral body.

Wirbelkörperaplasie: Kongenitales Fehlen eines Wirbelkörpers bei angelegtem Wirbelbogen und Wirbelbogenquer- und -dornfortsätzen. (*s. Abb.*). engl.: aplasia of vertebral body.

Wirbelkörperaufrichtung: Aktive *konservative* Reposition frischer infrakturierter Wirbelkörper ohne primäre neurologische Ausfallssymptomatik durch dorsalen oder ventralen → Durchhang mit anschließender Retention in einem → Gipskorsett (*s. Abb. S. 508*); Begriff auch im Sinne einer *operativen* Korrektur (z.B. durch → Fixateur interne) verwendbar. Ziel ist jeweils die Vermeidung der Frakturheilung unter Ausbildung eines → Gibbus. engl.: vertebral redressement.

Wirbelkörperbildungsstörung: Syn.: → Wirbelbildungsstörung. engl.: malformation of vertebra.

Wirbelkörperbruch, Wirbelkörperfraktur: Syn.: → Wirbelbruch. Wirbelfraktur. engl.: vertebral fracture.

Wirbelkörperersatz: Operativer Ersatz eines (meist tumorös) destruierten Wirbelkörpers durch ein autologes kortikospongiöses Knochentransplantat, durch eine → Knochenzementplombe oder durch allogenes Material (z.B. durch einen → Titankorb). engl.: replacement of vertebra.

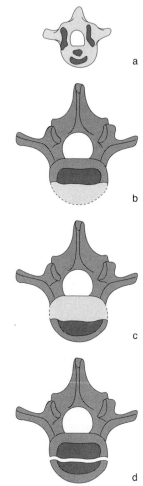

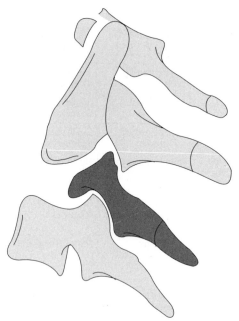

Typischer Röntgenbefund im seitlichen Bild bei Wirbelkörperaplasie C3.

Schematische Darstellung von Wirbelfehlbildungen aufgrund einer Störung beim Einsetzen der Verkalkung (Aufsicht):
a) beginnende Verkalkung (physiologisch)
b) dorsaler Halswirbel
c) ventraler Halswirbel
d) frontale Wirbelkörperspalte.

Wirbelkörperexkavation: 1.) W., dorsale: Syn.: → scalloping (*engl.*). 2.) W., ventrale: Röntgenologisch nachweisbare Vertiefung der Konkavität der Wirbelkörpervorderkante im unteren LWS-Bereich. Vorkommen: bei → Wirbeltumoren, Aneurysma, Infektion.
Wirbelkörperimpaktion: Typ A 1.3 einer Wirbelkörperkompressionsfraktur. → Wirbelbruch.
Wirbelkörperkompressionsfraktur: → Wirbelkörperfraktur infolge Längsstauchung und → Hyperflexion (seltener → Hyperextension). Bei Mitbeteiligung der Hinterkante spricht man von von einer *instabilen,* bei stehender Hinterkante von einer *stabilen* Fraktur. → Wirbelbruch, → Vorderkantenabbruch. engl.: crush fracture of vertebra.

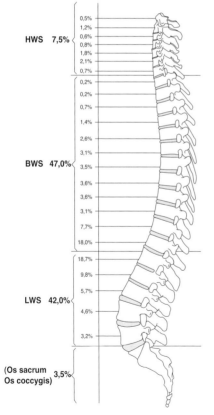

Häufigkeitsverteilung von Wirbelkörperfrakturen im Bereich der einzelnen Wirbelsäulenabschnitte (nach REHN, 1968).

Wirbelkörpermetastase: Sekundäre tumoröse Absiedelung eines malignen Tumors im Bereich eines Wirbelkörpers, z.B. im Gefolge eines Bronchial-Ca, Prostata-Ca bzw. Mamma-Ca (meist osteoblastisch) sowie eines Hypernephroms, Schilddrüsen-Ca, seltener eines Colon-Ca, Rektum-Ca, Uterus-Ca oder Blasen-Ca (meist osteolytisch) mit oft resultierender spontaner Frakturgefahr; Mamma-Ca bisweilen mit gemischtem osteoblastisch-osteolytischem Aspekt (*s. Abb. S. 515*). Im Falle einer Wirbelsäulenmetastasierung im *Kleinkindesalter* liegt meist ein Neuroblastom vor.
Die Wirbelsäule ist die häufigste Lokalisation von Skelettmetastasen, etwa 60-70 % aller Knochenmetastasen betreffen das Achsenskelett. *Lokalisation* in 80 % thorakal und lumbal (hier v.a. L2-L4), meist epidural-ossär. *Klinik*: lokalisationsabhängig; Knochenschmerz, der aus der Periostreizung und dem erhöhten intraossären Druck resultiert; typische nächtliche Exazerbation der Beschwerden; nicht selten zunehmende Rückenmarkskompression durch perimetastatisches Ödem bzw. durch Tumormasse. *Röntgenologisches Frühzeichen* ist oft eine unscharfe Darstellung des Wirbelbogenabganges (sog. Zeichen nach → Jacobson). Im *fortgeschrittenen Stadium* meist umschriebene Osteolysen mit oder ohne sklerotischem Randsaum, teilweise auch als schattendichter Herd; im *Spätstadium* Zusammensintern des Wirbelkörpers. *Laborbefunde*: BSG meist deutlich erhöht, pathologische → Eiweißelektrophorese, Erhöhung der alkalischen → Phosphatase. *Diagnosesicherung* durch → Tomographie, → Computertomographie, evtl. → Kernspintomographie und auch → Knochenszintigraphie. *Therapie*: abhängig von der Art des Primärtumors, der Lokalisation sowie dem Ausmaß der neurologischen Ausfallserscheinungen (operative → Dekompression durch → Laminektomie, dorsale oder ventrale Stabilisierung, evtl. → Verbundosteosynthese mit Knochenzement bzw. → Vertebrektomie und Wirbelkörperersatz mit → Titankorb oder autologem → Knochenspan). Lokale Bestrahlung zur Schmerzreduktion (in 80-90 % erfolgreich), primäre Bestrahlung bei malignen Lymphomen, kleinzelligem Bronchial-Ca, Mamma-Ca, Prostata-Ca. → Wirbelsäulentumor. engl.: vertebral metastasis.

Wirbelkörpermetastase

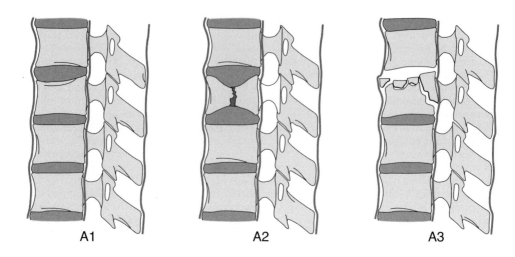

Schematische Darstellung thorakaler und lumbaler Wirbelfrakturen (nach MAGERL und ENGELHARDT, 1994).

Typ A1: Keine Beeinträchtigung des Spinalkanales
Typ A2: Sagittale oder horizontale Frakturlinie
Typ A3: Berstungsbruch.

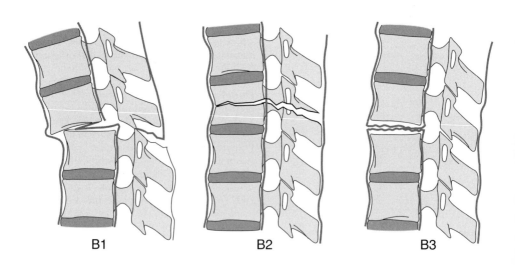

Typ B1: Flexions - Distraktionsverletzung mit überwiegend ligamentärer Beteiligung
Typ B2: Flexions - Distraktionsverletzung mit überwiegend ossärer Beteiligung
Typ B3: Hyperextensionsverletzung mit Distraktion der vorderen Säule.

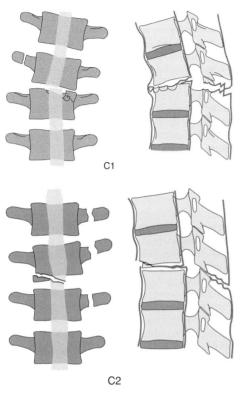

Typ C1: Typ A mit Rotationskomponente
Typ C2: Typ B mit Rotationskomponente
Typ C3: Rotationsabscherverletzungen.

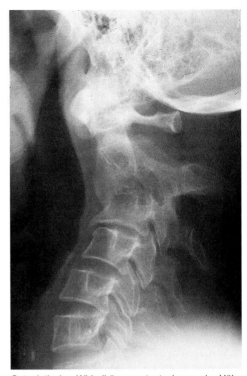

Osteolytische Wirbelkörpermetastasierung in Höhe C2/C3 mit Subluxation und kyphotischer Abknickung im seitlichen Röntgenbild der HWS bei primärem Mammakarzinom.

Wirbelkörpermißbildung: → Wirbelbildungsstörung. engl.: malformation of vertebra.

Wirbelkörpernekrose: Aseptischer, entzündlicher oder traumatisch bedingter „Gewebetod" innerhalb eines Wirbelkörpers. *Vorkommen* im Rahmen einer tuberkulösen → Spondylitis, einer unspezifischen → Osteomyelitis, aber auch als → vertebra plana Calvé bzw. als → Kümmel-Verneuil Syndrom. engl.: vertebral necrosis.

Wirbelkörperossifikation: Röntgenmorphologisches Korrelat einer Verknöcherung im Bereich einer Wirbelkörperkante degenerativer oder entzündlicher Genese. → Spondylophyt, → Syndesmophyt, → Parasyndesmophyt. engl.: ossification of vertebra.

Wirbelkörperpunktion: Syn.: Probepunktion. Gedeckter Eingriff über den posterolateralen Zugang mit Gewinnung von Gewebematerial zur histologischen Aufarbeitung bzw. mikrobiologischen Untersuchung. engl.: punction of vertebra.

Wirbelkörperspalte

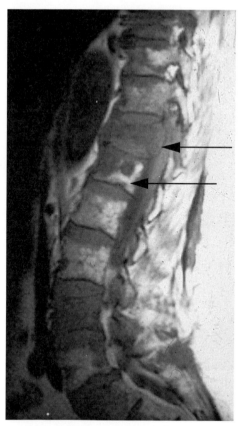

Multiple im LWS-Bereich metastasiertes Mammakarzinom mit typischem Befund (→) in der seitlichen kernspintomographischen Schicht.

Wirbelkörperspalte: Kongenitale → Wirbelmißbildung (Störung im Vorknorpelstadium bzw. beim Einsetzen der Verkalkung; (s, *Abb. S. 230 u. S. 506*) mit frontalem oder sagittalem Defekt. *Frontale W.* finden sich meist am Übergang vom mittleren zum hinteren Drittel. *Vorkommen* v.a. im lumbalen Bereich (zeitliche Hemmung der normalen Entwicklung, keine eigentliche Mißbildung!). → Spaltwirbel, → Schmetterlingswirbel, → Rhachischisis, → Spina bifida u. a. engl.: anterior r(h)achischisis.

Wirbelloch: Syn.: → Foramen vertebrale *(lat.)*. engl.: vertebral foramen.

Wirbelluxation: Traumatisch bedingte Verlagerung eines Wirbels aus seiner normalen anatomischen Position aufgrund erheblicher direkter oder indirekter Gewalteinwirkung; gleichzeitig kommt es immer auch zu einem Zerreißen der → Zwischenwirbelgelenke, Zerstörung zwischenliegender Bandscheibenstrukturen sowie deren Verbindungen zu den Wirbelkörpern selbst und zum hinteren → Längsband; im BWS- und LWS-Bereich oft mit Frakturierung der Wirbelkörper selbst einhergehend, im Bereich der HWS auch als reine Luxation ohne knöcherne Beteiligung auftretend. engl.: vertebral dislocation.

Wirbelmetastase: → Wirbelkörpermetastase.

Wirbelmißbildung: Oberbegriff für alle → Wirbelkörper- und → Wirbelbogenentwicklungsstörungen in der frühen Embryonalzeit (s. *Abb. S. 520*). → Wirbelanlagestörung, → Wirbel-anomalien, → Segmentationsstörung, → Blockwirbel, → Halbwirbel, → Keilwirbel, → Schmetterlingswirbel. engl.: vertebral malformation.

Wirbelmyxom: Seltener, benigner → Wirbel(säulen)tumor des mesenchymalen Gewebes (mit Bildung von muzinhaltigem Schleim); anfänglich im Röntgenbild meist nur klein-zystische zentrale Aufhellung; kann zu einer schweren Zerstörung mit Zusammensintern des gesamten Wirbelkörpers führen. → Myxom(a). engl.: myxoma of vertebra.

Wirbelossifikation: Verknöcherung der primär knorpelig angelegten Wirbelsäule während der frühen Embryogenese; Beginn im Bereich der Wirbelkörper in Höhe der unteren LWS, im Bogenbereich in Höhe der oberen HWS. engl.: ossification of vertebra.

Wirbelquerfortsatz: Syn.: → Processus transversus *(lat.)*. engl.: tranverse process (of vertebra).

Wirbel-Rippen-Gelenk: Syn.: Kostotransversalgelenk, → Articulatio costotransversalis. Gelenkverbindung zwischen dem → Querfortsatz eines Wirbels und der korrespondierenden Rippe. engl.: costotransverse joint.

Wirbelsäule: Syn.: → Columna vertebralis *(lat.)*. Gesamtheit der knöchernen Anteile des menschlichen Achsenorganes. engl.: vertebral column, spinal column.

Wirbelsäulenaffektion: Allgemeine Bezeichnung für eine Erkrankung oder Schädigung der Wirbelsäule. Am häufigsten sind altersbedingte degenerative Veränderungen, die im 5. Lebensjahrzehnt bei etwa 60 % der Frauen und 80 % der Männer nachweisbar sind. Differentialdiagnostik

durch bildgebende Verfahren: s. *Tab. 151, 152, 153, 154.* engl.: spondylopathy, r(h)achiopathy.
Wirbelsäulenaufnahme: Allgemeine Bezeichnung für eine → Röntgenaufnahme der Wirbelsäule; unterschieden werden → Nativaufnahmen (im Stehen oder im Liegen), → Funktionsaufnahmen (immer im Stehen), weiterhin Ganzaufnahmen (im Stehen) sowie Teilaufnahmen der HWS, BWS und LWS (*s. Tab.97, 99).* engl.: spinogram.
Wirbelsäulenbelastung: Beanspruchung des Achsenorganes durch axiale statische oder rotatorisch einwirkende dynamische Kräfte im täglichen Leben. → Berufsbelastung, → Sportbelastung. engl.: spine stress, spine loading.
Wirbelsäulendeformität: Allgemeine Bezeichnung für eine Fehlform der Wirbelsäule aufgrund einer kongenitalen → Wirbelanomalie oder -mißbildung oder einer erworbenen Störung wie → Haltungsfehler im Sinne eines → Flach- oder → Rundrückens bzw. Fehlkrümmungen wie eine → Kyphose, → Lordose, → Skoliose oder ein → Gibbus. *Klinisch* bestehen aufgrund der Asymmetrie meist statokinetische Beschwerdebilder, teilweise aber auch neurologische Symptomatiken. → Vetebralsyndrom. engl.: spinal deformity.
Wirbelsäulendistorsion: Verdrehungs- oder Verbiegungstrauma der Wirbelsäule mit Zerrung und Dehnung der intervertebralen Bandverbindungen und Wirbelgelenkskapseln ohne Kontinuitätsdurchtrennung von Weichteilstrukturen. *Ursächlich* sind meist Bewegungsausschläge, die über das physiologische Maß hinausgehen. *Vorkommen* v.a. im Bereich der HWS, in den übrigen Wirbelsäulenabschnitten seltener, da diese durch Brustkorb und Rumpfmuskulatur besser äußerlich geschützt sind. *Klinisch* besteht oft eine schmerzhafte Bewegungseinschränkung infolge reflektorischer Anspannung der Muskulatur (sog. Hartspann), weiterhin ein umschriebener Klopf- und Druckschmerz am betroffenen → Dornfortsatz; evtl. schmerzbedingte Fehlhaltung. Nach Resorption des traumatisch bedingten

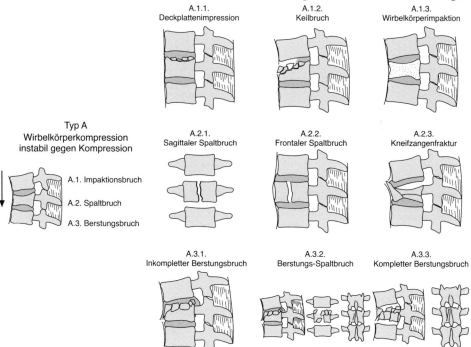

Klassifikation von Wirbelsäulenverletzungen nach HARMS (1987), MAGERL (1987), GERTZBEIN, AEBI und NAZARIAN (1987), Typen A, B und C.

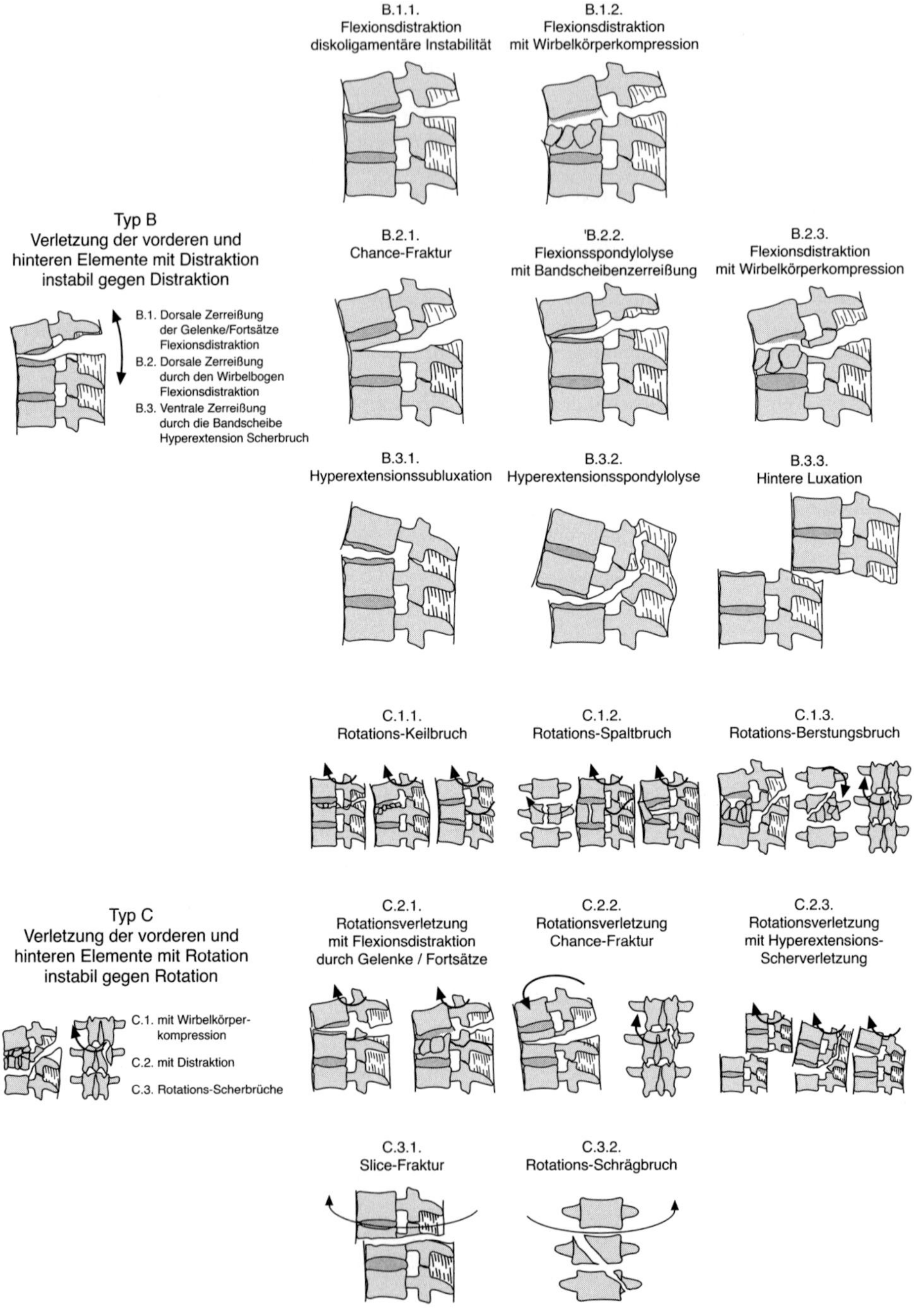

Wirbelsäulendistorsion

B.1.1.
Flexionsdistraktion
diskoligamentäre Instabilität

B.1.2.
Flexionsdistraktion
mit Wirbelkörperkompression

Typ B
Verletzung der vorderen und
hinteren Elemente mit Distraktion
instabil gegen Distraktion

B.1. Dorsale Zerreißung
der Gelenke/Fortsätze
Flexionsdistraktion
B.2. Dorsale Zerreißung
durch den Wirbelbogen
Flexionsdistraktion
B.3. Ventrale Zerreißung
durch die Bandscheibe
Hyperextension Scherbruch

B.2.1.
Chance-Fraktur

B.2.2.
Flexionsspondylolyse
mit Bandscheibenzerreißung

B.2.3.
Flexionsdistraktion
mit Wirbelkörperkompression

B.3.1.
Hyperextensionssubluxation

B.3.2.
Hyperextensionsspondylolyse

B.3.3.
Hintere Luxation

C.1.1.
Rotations-Keilbruch

C.1.2.
Rotations-Spaltbruch

C.1.3.
Rotations-Berstungsbruch

Typ C
Verletzung der vorderen und
hinteren Elemente mit Rotation
instabil gegen Rotation

C.1. mit Wirbelkörper-
kompression
C.2. mit Distraktion
C.3. Rotations-Scherbrüche

C.2.1.
Rotationsverletzung
mit Flexionsdistraktion
durch Gelenke / Fortsätze

C.2.2.
Rotationsverletzung
Chance-Fraktur

C.2.3.
Rotationsverletzung
mit Hyperextensions-
Scherverletzung

C.3.1.
Slice-Fraktur

C.3.2.
Rotations-Schrägbruch

Wirbelsäulendistorsion

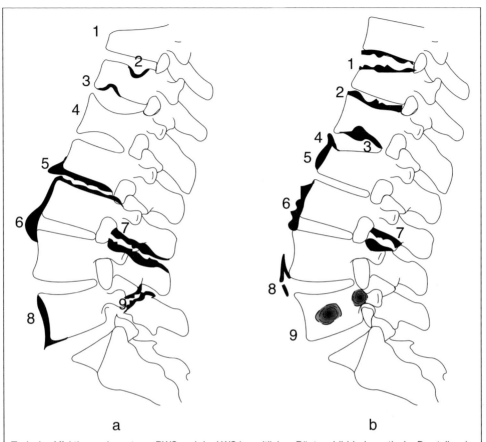

a b

Typische Affektionen der unteren BWS und der LWS im seitlichen Röntgenbild (schematische Darstellung):

a) Degenerative Veränderungen

1 strukturelle ventrale Erniedrigung bei Scheuermannscher Krankheit
2 persistierender Chordakanal mit scharf begrenztem Defekt der Deckplatte im hinteren Anteil
3 Schmorlsches Knötchen (M. Scheuermann)
4 Fischwirbel bei Osteoporose
5 Osteochondrose
6 hypertrophe Spondylose (komplette Spange)
7 M. Baastrup (Nearthrose der Dornfortsätze) mit Spondylarthrose
8 Spondylolisthese
9 Spondylolyse.

b) Entzündliche Veränderungen

1 destruierende Spondylitis (z.B. bei Tbc)
2 Spondylodiszitis
3 Spondylitis (z.B. bei Spondylitis ankylosans)
4 inkompletter Syndesmophyt (bei Spondylitis ankylosans)
5 Periostose mit „filling in" (bei Spondylitis ankylosans)
6 ankylosierender Syndesmophyt (bei Spondylitis ankylosans)
7 Spondylarthritis
8 Parasyndesmophyt (z.B. beim M. Reiter)
9 tumoröse Destruktion (Myelom, Osteolyse).

Wirbelsäulenerkrankung

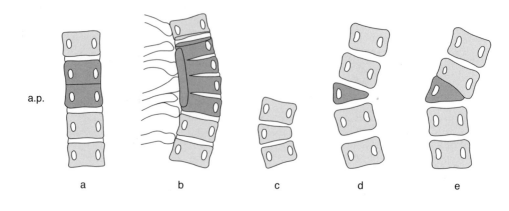

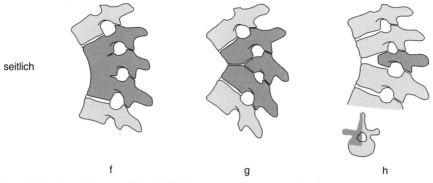

Schematische Darstellung von Wirbelmißbildungen:
a) bilaterale Segmentationsstörung (Blockwirbel)
b) einseitige laterale Segmentationsstörung (sog. unilateraler segmental bar)
c) segmentierter seitlicher Keilwirbel
d) segmentierter seitlicher Halbwirbel
e) nichtsegmentierter seitlicher Halbwirbel
f) anteriore (ventrale) Segmentationsstörung
g) anteriore (ventrale) Störung der Wirbelkörperbildung (dorsaler Halbwirbel)
h) anterolaterale Störung der Wirbelkörperbildung (anterolateraler Halbwirbel).

Ödems bildet sich das Beschwerdebild in der Regel innerhalb weniger Tage wieder zurück. *Therapie*: Ruhigstellung der HWS (→ Halskrawatte), antiphlogistische Medikation, lokale → Physiotherapie; chirotherapeutische Manipulationen kontraindiziert. engl.: spine distorsion.

Wirbelsäulenerkrankung: Syn.: → Wirbelsäulenaffektion. engl.: spondylopathy, r(h)achiopathy.

Wirbelsäulenfunktion: Physiologisches Bewegungsspiel der Wirbelsäule; standartisierte Erfassung nach der Neutral-Null-Methode möglichst bei fixiertem Becken (z.B. in sitzender Körperposition). *Normalwerte*: s. *Tab. 155*.
Bei eingeschränkter Reklination der *HWS* sollte eine erneute Prüfung mit geöffnetem Mund zum Entspannen der vorderen Halsmuskulatur erfolgen; die Bestimmung der Rotation wird im Bereich der HWS sowohl bei verriegelten (in Anteklination, bei der nur noch eine Drehung im Bereich des → Atlantoaxialgelenkes C1/C2 zuge-

Tab. 151: Vergleich der Aussagekraft der einzelnen bildgebenden Verfahren bei Affektionen im Bereich der Wirbelsäule (nach CASTRO und JEROSCH, 1996)

Wirbelsäulenaffektion	Röntgennativ-untersuchung	Myelographie	Computertomographie	Kernspintomographie	Diskographie	Szintigraphie
Knochenstruktur	++	-	+++	++	-	-
Facettenarthrose	+++	-	+++	++	-	++
Bandscheibenvorfall	-	++	+++	+++	++	-
Symptomatische Bandscheibe (ohne Vorfall)	-	-	-	(+)	+++	-
Trauma	+++	+	+++	++	-	++
Spondylitis	++	-	++	+++	-	+++
Deformitäten	+++	-	-	-	-	-
Tumor	+++	+	+++	+++	-	+++
zentrale Spinalkanalstenose	+	+++	+++	+++	-	-
laterale Spinalkanalstenose	(+)	-	+++	+++	-	-

- keine Aussagekraft
(+) geringe Aussagekraft
+ mäßige Aussagekraft
++ hohe Aussagekraft
+++ sehr hohe Aussagekraft

Tab. 152: Differenzierung organischer und psychosomatischer Wirbelsäulenbeschwerden

organische Ursache	psychosomatische Ursachen
positionsabhängig	nicht positionsabhängig
meist exakt lokalisierbar	ungenau lokalisiert
plausible Kausalität in Abhängigkeit von exogenen Faktoren	anhaltend, von äußeren Faktoren unabhängig
wechselhafter, auf Behandlung nachlassender Schmerz	unerträgliches Schmerzbild, das auch auf physikalische und medikamentöse Behandlung kaum anspricht
Abmilderung bei Ablenkung	verschwinden bei Ablenkung
wacht nachts schmerzbedingt auf (in Abhängigkeit von der Körperposition)	kein schmerzbedingtes Aufwachen.

Wirbelsäulenfunktion

Tab. 153: Röntgenmorphologische Befunde von Wirbelveränderungen bei Systemerkrankungen des Knochenskeletts (nach Brocher und Willert, 1980)

	1	2	3	4	5			
Wirbelkörper-höhe (seitliches Bild)	normal	vermindert „Platyspondylie"	vermehrt	Keilwirbel ventral	Keilwirbel dorsal			
	6	7	8	9	10	11		
Wirbeldurch-messer (seitliches und a.p.-Bild)	sagittal normal	sagittal verkürzt	sagittal verlängert	frontal normal	frontal verschmälert	frontal verbreitert		
	12	13	14	15	16	17	18	19
Deckplatten der Wirbel-körper (seitliches Bild)	normal	Rautenwirbel	bi-konvex	bi-konkav „Fischwirbel"	unregelmäßig	dorsaler Höcker „Birnenform"	Kerbe	sklerosiert
	20	21	22	23	24	25		
Vorder- und Hinterseite der Wirbel-körper (seitliches Bild)	normal	dorsal konkav	ventral konkav	Hakenform	Zungenform	kranzförmige Spalte		
	26	27	28					
Randleisten der Wirbel-körper (seitliches Bild)	normal	Defekt vordere Unter-kante	Defekt vordere Ober-kante					

Wirbelsäulenfunktion

Wirbelbögen (seitliches Bild)	29 normal	30 verkürzt							
Interpedunku- lardistanz der Wirbel- körper (a.p.- Bild)	31 normal	32 zunehmend verkürzt	33 zunehmend verbreitert						
Wirbelbinnen- und Rahmenstruktur (seitliches Bild)	34 normal	35 rarefiziert	36 strähnig	37 geflockt	38 diffus sklerosiert	39 Sandwichwirbel	40 rahmenbetont	41 Jahresringe	
Denshypo- plasie	a.-p.	seitlich							
Wirbelsäulen- verbiegungen	Skoliose	Kyphose	Hyperlordose						

523

Wirbelsäulenfunktion

Tabelle 149: Röntgenologische Differentialdiagnose von Wirbelveränderungen bei Systemerkrankungen des Knochenskeletts (nach BROCHER und WILLERT, 1980)

		Zwergwuchs mit kurzem Rumpf	Zwergwuchs mit kurzen Gliedmaßen	Kyphose	Skoliose	Hyperlordose	Wirbelkörperhöhe	Keilwirbel
Achondrogenesis Typ I	S K E	X	XXX					
Achondrogenesis Typ II	S K E	XX	XXX					
thanatophorer Zwergwuchs	S K E		XXX				XXX [2]	
Achondroplasie	S K E		XX XXX XXX	XX thorakolumbal				XX [4] thorakolumbal
metatropischer Zwergwuchs	S K E	XX XXX	XX X	(X) (XX) (XXX)	(X) (XX) (XXX)		XX XX [2]	XX XX [4]
Chondrodysplasia punctata dominanter Typ	S K E		X XX XX	(X) (X)	(X) (X)		X [2]	
Chondrodysplasia punctata rezessiver Typ	S K E			(XX)	(XX)			
diastrophischer Zwergwuchs	S K E	XX XX	XX X	X XX XXX zervikal thorakolumbal	X XX XXX zervikal thorakolumbal			
Dysplasia spondyloepiphysarea congenita	S K E	XX XXX	XX	X XX XX	X XX XX	XX XXX	XX XX XX [2]	X XX XX [5]

Wirbelsäulenfunktion

Wirbelkörper-durchmesser	Ossifikations-störung: Grund- und Deckplatte	Ossifikations-störung: Randleisten	Deformierung der Vorder- und Hinterseite	Bogenlänge und Bogen-wurzelabstand	Wirbelbinnen-struktur	Wirbelrahmen-struktur	Denshypoplasie	Besonderheiten
								fehlende oder unterentwickelte Wirbelkörper und Sakrum
								fehlende oder unterentwickelte Wirbelkörper und Sakrum
	XX							immature Wirbelkörper S.
			XX XX	XX XXX XXX L1-L5				Einengung des Spinalkanals, Sakrum akutum
XX XX thorakolumbal							(X) (X)	Vergrößerung der Zwischen-wirbelräume bei S + K
					XX XX Wirbelkörper und Anhangsge-bilde			unregelmäßige Wirbelkörper-form und ver-minderte Höhe bei S + K
					XX XX Wirbelkörper und Anhangsge-bilde		X	getrennte Ossi-fikationszentren der Wirbelkörper dorsal und ventral
				X X L1-L5			(XX) (XX)	unregelmäßig deformierte Wirbelkörper
		XX X	XX				XX XX	verschmälerter Intervertebral-raum bei E.

Wirbelsäulenfunktion

		Zwergwuchs mit kurzem Rumpf	Zwergwuchs mit kurzen Gliedmaßen	Kyphose	Skoliose	Hyperlordose	Wirbelkörper-höhe	Keilwirbel
Kniest-Syndrom	S		XX	X	(X)		XX	
	K	XX	X	XX	(XX)	XX	XX	
	E	XXX		XX	(XX)	XXX	XX	
				thorakolumbal	thorakal		thorakolumbal (2)	
parastremmatischer Zwerg-wuchs	S			XX	XX		XXX	
	K	XX	X	XXX	XXX		XXX	
	E	XXX	XX	XXX	XXX		XXX (2)	
kamptomeler Zwergwuchs	S	X	XX	X	X			
	K	X	XX	X	X			
	E				zervikal			
Hypochondro-plasie	S		X					
	K		XX					
	E		XX					
metaphysäre Chondrodysplasie Typ Jansen	S							
	K		XX		(XX)			
	E		XXX		(XX)			
metaphysäre Chondrodysplasie Typ McKusick	S		X					
	K		XX			X		
	E		XX				(2)	
metaphysäre Chondrodysplasie mit Malabsorption und Neutropenie	S		X					
	K		X					XX
	E							(5)
metaphysäre Chondrodysplasie Typ Peña	S				X			
	K				XX		XX	
	E				XX		(2)	
					zervikal			
multiple epiphysäre Dysplasie	S			XX			X bis XXX	
	K		X	XX			X bis XXX	
	E		X				(2)	
				thorakal				
hereditäre Arthro-ophthalmopathie	S						X	
	K						(2)	
	E							
Pseudoachondro-plasie	S				X	X		
	K		XX		X	XX	XX	
	E		XXX		X	XX	X (2)	

526

Wirbelsäulenfunktion

Wirbelkörper-durchmesser	Ossifikations-störung: Grund- und Deckplatte	Ossifikations-störung: Randleisten	Deformierung der Vorder- und Hinterseite	Bogenlänge und Bogen-wurzelabstand	Wirbelbinnen-struktur	Wirbelrahmen-struktur	Denshypoplasie	Besonderheiten
							(X) (X)	Kranzförmige Spalten der Lendenwirbel-körper bei E.
	XX XX XX 16				XXX XX 35 X 37			Kurzer Hals
			X 23		X X 35			Hypoplasie der Wirbelkörper und mangelnde Ossifikation
			XX XX 21	X X 30 X + L1- L5 32				geringe Einen-gung des Spinalkanals
XX 3	XX 14							hohe Wirbel-körper bei E.
	X X 16 zervikal							
	X X 16							
	X 16							
	XXX XX 14 X + 16		XXX XX X 24					

527

Wirbelsäulenfunktion

		Zwergwuchs mit kurzem Rumpf	Zwergwuchs mit kurzen Gliedmaßen	Kyphose	Skoliose	Hyperlordose	Wirbelkörperhöhe	Keilwirbel
Dysplasia spondyloepiphysarea tarda	S K E	XX XX					X XX	
Dysplasia spondylometaphysarea Typ Kozlowski	S K E	X XX		X X thorakolumbal	X X		XX XX XX bei E. thorakolumbal stärker	XX XX XX
Dyggve-Melchior-Clausen-Syndrom	S K E	XX XXX	X XX			XX XX XX	XX XX (XX)	
Osteogenesis imperfecta	S K E	X bis XX X bis XX		X bis XXX X bis XXX	X bis XXX X bis XXX		X bis XXX X bis XXX	(XX) (XX)
juvenile idiopathische Osteoporose	S K E	(X)						XX
Osteopetrose (früh- und spätmanifest)	S K E	X X	X X					
Pyknodysostose	S K E		X XX XX	(X) (X)	(X) (X)			
Melorheostose	S K E							
endostale Hyperostose (van Buchem)	S K E							
Osteodysplastie (Melnick-Needles)	S K E			(XX) (XXX)	(XX) (XXX)	XX XX	X X	

Wirbelsäulenfunktion

Wirbelkörper-durchmesser	Ossifikations-störung: Grund- und Deckplatte	Ossifikations-störung: Randleisten	Deformierung der Vorder- und Hinterseite	Bogenlänge und Bogen-wurzelabstand	Wirbelbinnen-struktur	Wirbelrahmen-struktur	Denshypoplasie	Besonderheiten
	X XX 17 XX (S+K: LWS) 18 (E)	XX XX 24						schmale Zwischenwirbel-räume bei E.
	X XX XX 16						(X) (X)	
	XX 18							
	(XX) (XX) 15				XX XX 35	X X 40 betont		
	(XX) 15				X XXX 35	XX 40		
			X 18 X			XXX XXX 39		
			X XX 21/22					Segmentations-störung obere HWS, untere LWS persistierende Hahnsche Spalte
					(XX) (XX) tropfenförmige Skleroseherde			
								Verdickung und Sklerosierung der Wirbelfort-sätze
			XX XX 22					

Wirbelsäulenfunktion

		Zwergwuchs mit kurzem Rumpf	Zwergwuchs mit kurzen Gliedmaßen	Kyphose	Skoliose	Hyperlordose	Wirbelkörper- höhe	Keilwirbel
Pachydermoperio- stose	S K E							
Osteoektasie mit Hyperphosphatasie	S K E	XX XX	XX XX		(XX) (XX)		XX XX ⌐2⌐	
Dysosteoklerose	S K E	X X	X X				X X ⌐2⌐	XX XX ⌐5⌐
Sklerosteose	S K E							
otopalato-digitales Syndrom	S K E							
Cornelia-de-Lange- Syndrom	S K E	X XX	X XX	(XX) (XX)	(XX) (XX)		(XX) (XX) ⌐2⌐	
Russel-Silver-Syn- drom	S K E	XX XX	XX XX		XX XX XX	XX XX XX		
Cockayne- Syndrom	S K E	XX XXX		X X	XX XX		XX XX ⌐2⌐	
Bloom-Syndrom	S K E	X XX XXX	X XX XXX					
Geroderma osteodysplastica hereditaria	S K E	(XX) (XX)	(XX) (XX)				XX XX ⌐2⌐	
Larsen-Syndrom	S K E			XX XX zervikal	XX XX	XX XX zervikal und thorakolumbal		

Wirbelsäulenfunktion

Wirbelkörper-durchmesser	Ossifikations-störung: Grund- und Deckplatte	Ossifikations-störung: Randleisten	Deformierung der Vorder- und Hinterseite	Bogenlänge und Bogen-wurzelabstand	Wirbelbinnen-struktur	Wirbelrahmen-struktur	Denshypoplasie	Besonderheiten
					XX XXX 35 + 36			
	X X 15				XX XX 35			
	X X 14				X XX XX 38			
					XX XX 38			
				X XX XX XX XX Lumbal ver-kürzt 33 30				Bogenschluß-störung, dorsal frontaler Wirbeldurch-messer vergrößert
	(XX) (XX) 16							(Spina bifida)
								partielle Sakralisation Halbwirbel
	XX XX 14				XX XX 35			
					XX XX 35			Kuboide infantile Wirbelformen
	XX XX 15				XX XX 35 41			bandartige Verdichtung parallel zu Grund- und Deckplatten
								abnorme Seg-mentation, HWS und BWS, Bogen- schluß-störungen

Wirbelsäulenfunktion

		Zwergwuchs mit kurzem Rumpf	Zwergwuchs mit kurzen Gliedmaßen	Kyphose	Skoliose	Hyperlordose	Wirbelkörper-höhe	Keilwirbel
Mongolismus 21-22-Trisomie-Syndrom	S K E						XX XX [3]	
Turner-Syndrom XO-Syndrom	S K E			(XX) (XX)	(XX) (XX)			
idiopathische Hyperkalzämie	S K E							
Mukopolysaccharidose I (Hurler)	S K E	XX XX	XX XX	XXX XXX thorakolumbal				X X [5] thorakolumbal
Mukopolysaccharidose I (Scheie)	S K E	(X) (X)	(X) (X)					
Mukopolysaccharidose II	S K E	X X		(XX) (XX)				
Mukopolysaccharidose III	S K E							
Mukopolysaccharidose IV (Morquio)	S K E	XX XXX					XX XXX [2]	
Mukopolysaccharidose VI	S K E	XX (XXX)	XX (XX)	(XX)				X X [5]
Mukolipidose I	S K E	X X						X X [5]

Wirbelsäulenfunktion

Wirbelkörper-durchmesser	Ossifikations-störung: Grund- und Deckplatte	Ossifikations-störung: Randleisten	Deformierung der Vorder- und Hinterseite	Bogenlänge und Bogen-wurzelabstand	Wirbelbinnen-struktur	Wirbelrahmen-struktur	Denshypoplasie	Besonderheiten
X X 7	(XX) 14		XX XX 22					C1-C2 Disloka-tion konvexe Vorder- und Hinterseite bei S.
	X XX 16				XX XXX 35	XX XXX 40	(XX) (XX)	Schmorlsche Knötchen Anomalie C1-C2
					X X 38	XX XX 39		
	XXX XX X 14	XXX XX X 28 thorakolumbal			X X 35			
	(X) (X) 16							
		X X 28 untere BWS untere LWS						
	X 14							
	XX 14		X X 24		XX XX 35 + 36	X X 40 unregelmäßig	XX XX	
	X (X) Abb.14 thorakolumbal		X bis XXX X bis XXX 24 t horakolumbal		XX XX 35 + 36			
	XX XX 14							

Wirbelsäulenfunktion

		Zwergwuchs mit kurzem Rumpf	Zwergwuchs mit kurzen Gliedmaßen	Kyphose	Skoliose	Hyperlordose	Wirbelkörper-höhe	Keilwirbel
Mukolipidose II	S							
	K	XX	X					
	E	XX	X					
Mukolipidose III	S							
	K	XX						
	E	XX						
generalisierte Gangliosidose	S							
	K							
	E							
Hypothyreoidismus	S							
	K			XX				X
	E			XX				X
				thorakolumbal				

Legende: S - Säugling   ( ) = nicht immer vorhanden
K - Kind   X = geringgradig ausgeprägt
E - Erwachsener   XX = mittelgradig ausgeprägt
XXX = hochgradig ausgeprägt

Wirbelsäulenfunktion

Wirbelkörper-durchmesser	Ossifikations-störung: Grund- und Deckplatte	Ossifikations-störung: Randleisten	Deformierung der Vorder- und Hinterseite	Bogenlänge und Bogen-wurzelabstand	Wirbelbinnen-struktur	Wirbelrahmen-struktur	Denshypoplasie	Besonderheiten
XX Abb.7	XX 14	X X 28 thorakolumbal	XX 22 + 23 thorakolumbal					
	XX XX 16 + 19		XX XX 23 lumbal					sklerosiert, ver-engte Inter-vertebralräume bei Jugendlichen und E.
XX 7	X 14		XX 23 thorakolumbal		XX Osteoporose			
	XX XX 14	XX XX 28 thorakolumbal						

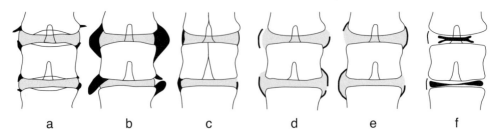

a   b   c   d   e   f

Typische röntgenologische Wirbelkörperossifikationen bei degenerativem und entzündlichem Wirbelsäulenbefall (modifiziert nach MÜLLER und SCHILLING,1982):
a) Spondylosis deformans mit schnabel- bzw. spangenartigen Sondylophyten (reparative Verknöcherungen), die direkt von der Wirbelkörperkante ausgehen; zunächst mehr horizontal, später vertikal parallel der Wirbelsäule angeordnet.
b) Spondylosis hyperostotica (M. Forestier; bei Diabetes mellitus, Fluorose u.a.) mit ausgeprägten spangenartigen Überbrückungen der Zwischenwirbelräume (vor allem im Bereich der BWS).
c) Spondylitis ankylosans (M. Bechterew) mit senkrecht verlaufenden, die Zwischenwirbelräume vollständig überbrückenden Syndesmophyten im Bereich des Randleistenanulus.
d) Spondylitis bei Psoriasisarthritis mit paraspinalen Ossifikationen (Parasyndesmophyten) parallel dem Wirbelbogen verlaufend und teilweise mit ihm verschmolzen; keine vollständige Überbrückung der Zwischenwirbelräume, mit dem benachbarten Wirbelkörper nicht verbunden.
e) Spondylitis beim M. Reiter mit solitären paraspinalen Ossifikationen (Parasyndesmophyten); ähnliche Morphologie wie bei der Psoriasis-Spondylitis; Zwischenwirbelräume bisweilen vollständig überbrückende, asymmetrische Syndesmophyten.
f) Ossifikationen der Zwischenwirbelräume mit körnig-flächiger Verdichtung des Anulus fibrosus und des Nucleus pulposus bei Chondrokalzinose.

lassen wird) als auch bei entriegelten Facettengelenken (in Reklination) durchgeführt; die Überpüfung der Flexion und Extension im → Atlantookzipitalgelenk (C0/C1) erfolgt aus einer maximal rotierten Stellung der HWS heraus, bei der das gleichartige Bewegungsspiel der mittleren und unteren HWS-Abschnitte stark eingeschränkt wird. Die BWS ist aufgrund der anatomischen Einbindung in den Thorax der am geringsten mobile Wirbelsäulenabschnitt, außerdem ist hier die → Reklination durch die dachziegelartige Anordnung der Gelenkfortsätze deutlich eingeschränkt. Im Bereich der LWS ist die Rotation infolge der sagittal gestellten → Facettengelenke begrenzt. engl.: spine function.

Wirbelsäulenfunktionsdiagnostik: Klinische Bestimmung der Funktionalität der einzelnen Abschnitte der Wirbelsäule durch standartisierte klinische Untersuchung (→ Flèche, → Schobersches Zeichen, → Ottsches Zeichen, minimaler → Finger-Boden-Abstand u.a.m.; → Neutral-Null-Methode, s. Tab. 155) sowie durch sog. → Röntgen-Funktionsaufnahmen.

Wirbelsäulen(funktions)-Fragebogen: → FFBH (Abkürzung).
Wirbelsäulenganzaufnahme: Röntgenaufnahme der Wirbelsäule von der oberen HWS bis zum → Os sacrum im Stehen und im a.p.-Strahlengang zur exakten Erfassung einer Verkrümmung in der → Frontalebene (→ Skoliose), aber auch zur genauen Identifikation einer numerischen Wirbelkörpervariante (→ Übergangswirbel). engl.: roentgenogram of the whole spine.
Wirbelsäulenglobalsyndrom: → Globalsyndrom (der Wirbelsäule). engl.: global vertebral syndrome.
Wirbelsäuleninfektion: Bakteriell bedingte Entzündung im Bereich der Wirbelsäule, meist aufgrund einer Streuung aus einem Primärherd. Je nach Erreger spricht man von einer *spezifischen* (Tuberkulose, Typhus, Paratyphus, Bruzellose) oder einer *unspezifischen* (meist Staphylokokken oder Streptokokken) Infektion. Röntgenologische Einteilung in 3 Befundkomplexe: → Spondylitis infectiosa, → Osteomyelitis vertebrae und → Spondylitis migrans. → Spondylitis, → Spondylodiszitis. engl.: spondylitis.

Wirbelsäuleninsuffizienz: Allgemeine Bezeichnung für eine strukturelle oder funktionelle Schwäche der Wirbelsäule einschließlich ihrer muskulären und ligamentären Strukturen; führt klinisch meist zu einer sog. → Haltungsschwäche mit Begünstigung der Entwicklung von → Vertebralsyndromen, → Haltungsfehlern bzw. eines → Haltungsverfalls. engl.: weakness of spinal column, weakness of vertebral column.
Wirbelsäulenkontusion: Heftiges, direktes, von dorsal her einwirkendes Trauma auf die Wirbelsäule. → Wirbelsäulenprellung engl.: contusion of the spine.
Wirbelsäulenkrümmung: Allgemeine Bezeichnung für die physiologischen Schwingungen der Wirbelsäule in der sagittalen Ebene (→ Lordose der HWS und LWS, → Kyphose der BWS). engl.: spinal curvature.
Wirbelsäulenmetastase → Wirbelkörpermetastase. engl.: metastasis of the vertebral column.
Wirbelsäulenneoplasma: Syn.: → Wirbelsäulentumor. engl.: spine tumor, tumor of the vertebral column.
Wirbelsäulenossifikation: Allgemeiner Oberbegriff für Auftreten unterschiedlicher entzündlich oder degenerativ bedingter Verknöcherungen im Bereich der Wirbelsäule, die teilweise für die jeweilige Grunderkrankung pathognomonisch sein können (s. *Abb. S. 536*). engl.: spine ossification, ossification of the vertebral column.
Wirbelsäulenprellung: Leichteres, direktes, von dorsal her einwirkendes Trauma auf die Wirbelsäule. → Wirbelsäulenkontusion. engl.: contusion of the spine.
Wirbelsäulenschmerz: Unspezifischer Begriff für das Auftreten von Schmerzen im Bereich der Wirbeläule; häufigste *Ursache* dieser lokalisierten, nicht ausstrahlenden Knochenschmerzen ist die präsenile Involutionsosteoporose (→ Osteoporose). engl.: vertebral pain, spinal pain.
Wirbelsäulenscore: Errechnete Punktziffer zur Beurteilung der Effizienz einer konservativen oder operative Behandlungsmethode im Bereich der Wirbelsäule; vorgegeben sind wichtige einzelne Parameter (z.B. subjektives Schmerzbild, Funktionszustand, Röntgenbefund u.a.m.), die auf einer allgemein anerkannten Bewertungsskala abgestuft eingeschätzt werden. Der Gesamtpunktwert gibt Aufschluß über das erzielte Behandlungsergebnis. (*Tab. 156*). engl.: spine score.

Wirbelsäulenspaltbildung, Wirbelsäulenspalte: Syn.: → Rhachischisis. engl.: r(h)achischisis.
Wirbelsäulenstauchung: Direktes, axial einwirkendes Trauma auf die Wirbelsäule, meist mit zusätzlicher Flexions- oder Extensionskomponente. engl.: spine compression trauma.
Wirbelsäulensyndrom: Abkürzung: WS-Syndrom; Syn.: → Vertebralsyndrom. engl.: vertebral syndrome, spinal syndrome.
Wirbelsäulentuberkulose: Syn.: → Spondylitis tuberculosa. engl.: tuberculous spondylitis.
Wirbelsäulentumor: Syn.: Wirbelsäulenneoplasma.
Auftreten einer gutartigen oder bösartigen Geschwulst im Bereich der Wirbelsäule. Anteil an tumorösen *metastatischen Absiedlungen* im Bereich der Wirbelsäule (→ Wirbelkörpermetastase) im Verhältnis zu *primären Knochentumoren*: etwa 7:3. Primäre Knochentumoren sind in etwa 10 % der Fälle im Bereich der Wirbelsäule lokalisiert, etwa 85 % sind benigne, 15 % maligne. Bezüglich der *Lokalisation* werden *intradural-intramedulläre* (→ Ependymom), *intradural-extramedulläre* (→ Meningeom, → Neurinom) sowie *extradurale intraspinale* und *vertebrale* Tumoren (z.B. Metastasen) differenziert. *Dignität: benigne* (→ Osteom, → Chordom, → Hämangiomwirbel), → Osteoidosteom, eosinophiles → Granulom, aneurysmatische → Knochenzyste), *semimaligne* (→ Riesenzelltumor) und *maligne W*. (→ Osteosarkom, → Chondrosarkom, → Ewing-Sarkom, → Lymphosarkom, → Fibrosarkom des Rückenmarkes, → Metastasen, vom Knochenmark ausgehendes → Plasmozytom u.a.). Abklärung evtl. durch Biopsie, wenn durch nicht-invasive Verfahren unmöglich. *Klinik*: abhängig von der Höhe der Lokalisation; im Bereich der *HWS* segmentale radikuläre Ausfälle bis hin zum → Brown/Séquard Syndrom, → Brachialgien; im Bereich der *BWS* Auftreten sensibler und/oder motorischer Ausfälle am Rumpf und an den Extremitäten, evtl. Paraspastik, gesteigerte Eigenreflexe, Blasen-/Mastdarmstörungen; im Bereich der *LWS* und des *Sakrums* Auftreten peripherer schlaffer Paresen bis hin zur inkompletten oder kompletten → Querschnittssymptomatik → Reithosensymptomatik. *Verlauf* in drei Phasen unterteilt (initiale Schmerzphase, radikuläre Zwischenphase, paraplegische Finalphase). *Röntgenologisch*

Wirbelsäulentumor

Tab. 155: Normalwerte der einzelnen Wirbelsäulenfunktionen (gemessen nach der Neutral-Null-Methode)

Wirbelsäulenabschnitt	Bewegungsart	Bewegungsausschlag (in Winkelgraden)
Halswirbelsäule	Anteklination/Reklination	50-0-70
	Rechts-/Linksseitneigung	45-0-45
	Rotation (in Neutralstellung)	80-0-80
	Rotation (in Anteklination)	45-0-45
	Rotation (in Reklination)	60-0-60
Brustwirbelsäule/ Lendenwirbelsäule	Anteklination/Reklination	125-0-25
	Rechts-/Linksseitneigung	40-0-40
	Rechts-/Linksrotation	30-0-30

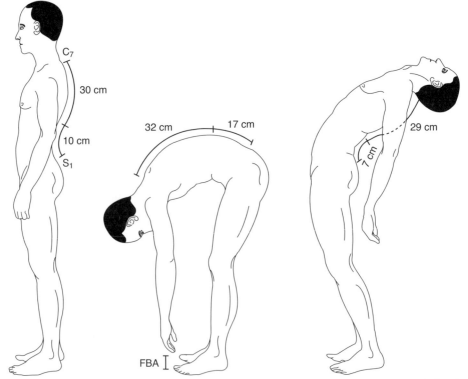

Globale klinische Tests zur Erfassung der Funktion von BWS und LWS (Ottsches Zeichen der BWS, Schobersches Zeichen der LWS, minimaler Fingerbogenabstand):
a) Ausgangsstellung
b) maximale Anteklination des Oberkörpers bei durchgestreckten Kniegelenken
c) maximale Reklination des Oberkörpers.

Tab. 156: Wirbelsäulenscores

I. Rückenschmerzen

Autor	Beurteilung	Untersuchte Parameter	Aussagekraft	Besonderheiten
Clark et al. (1988)	Rücken-schmerzen	• subjektive Angaben 25 % • klinischer Befund 55 % • radiologischer Befund 10% • EMG-Befund 10 %	25 % subjektiv 75 % objektiv	sehr aufwendige klinische Untersuchung erforderlich
Fairbank et al. (1980) Oswestry-Questionaire	Rücken-schmerzen	Schmerzintensität, Körperpflege, Gewichtheben, Gehen, Sitzen, Stehen, Schlafen, Sexualleben, Mobilität, Sozialleben jeweils 10 %	100 % subjektiv	vor allem tägliches Leben und ADL berücksichtigt (0-50 Punkte)
Greenough u. Fraser (1992) „Low Back Outcome Scale"	Rücken-schmerzen	• Schmerzintensität, Arbeitsfähigkeit, Hausarbeit, sportliche Aktivität jeweils 12 % • Erholungsphasen, Schmerzmittelbedarf, Behandlungsbedürftigkeit, Sexualleben jeweils 8 % • Schlafen, Gehen, Sitzen, Anziehen, Mobilität jeweils 4 %	100 % subjektiv	tägliches Leben und ADL berücksichtigt (0-75 Punkte)
Korbon et al. (1987)	Rücken-schmerzen	• Sensibilität, Motorik, Druckdolenz jeweils 28,6 % • Lasègue 14,3 %	100 % objektiv	Überprüfung der Sensomotorik (7 einzelne Qualitäten berücksichtigt) (0-21 Punkte)
Lawlis et al. (1982)	Rücken-schmerzen	Schmerzmittelbedarf, Schmerzbild, funktioneller Befund, psychologische Bewertung, Zielerreichung jeweils 20 %	100 % subjektiv	Abschätzung des Erfolges eines Rehaprogrammes (5-25 Punkte)
Lehmann et al. (1982) IOWA low back rating scale	Rücken-schmerzen	• ADL 28,5 % • Rumpfkraft 23,8 % • Beweglichkeit 14,3 % • objektive Behinderungen 9,5 % • Schmerz subjektiv, Schmerz objektiv, Behandlungsbedürftigkeit subjektiv, Schmerz-mittelbedarf, Psychopharmakaeinnahme jeweils 4,8 %	62 % subjektiv 38 % objektiv	vor allem notwendiger Schmerzmittel-bedarf berücksichtigt (0-105 Punkte)
Moskowitz et al. (1980)	Rücken-schmerzen	• Frequenz der Beschwerden, • Beeinträchtigung durch die Beschwerden	100 % subjektiv	Gradeinteilung I - V
Roland u. Morris (1983)	Rücken-schmerzen	• Fragebogen (24 Fragen) (Rating jeweils 1-6)	100 % subjektiv	24-144 Punkte

Wirbelsäulentumor

Autor	Beurteilung	Untersuchte Parameter	Aussagekraft	Besonderheiten
Suzuki et al. (1980)	Rückenschmerzen (Instabilität)	Schmerzmittelbedarf, Schmerzbild, ADL, Arbeitsfähigkeit, Gesamtbewertung jeweils 20 %	100 % subjektiv	Belastbarkeit, ADL, Schmerzmittelbedarf berücksichtigt
Waddell u. Main (1984)	Rückenschmerzen	• anamnestische Angaben (Frakturen, Operationen) • subjektives Beschwerdebild • objektiver Befund	53 % subjektiv 47 % objektiv	0-30 Punkte.

II. Bandscheibenvorfall

Autor	Beurteilung	Untersuchte Parameter	Aussagekraft	Besonderheiten
Andrews u. Lavyne (1990)	Mikrochirurgischer Standard der Diskektomie	• Schmerzbild 37,5 % • Wirbelsäulenfunktion 37,5 % • Dauer der stationären Behandlung 12,5 % • Arbeitsunfähigkeit 12,5 %	75 % subjektiv 25 % objektiv	0-8 Punkte: • 7-8 Punkte exzellent • 5-6 Punkte gut • 3-4 Punkte ausreichend • 1-2 Punkte schlecht
Herron u. Turner (1979)	Kriterien der Indikationsstellung zur lumbalen Bandscheibenoperation	• neurologische Defizite 25 % • Nervendehnungszeichen 25 % • Myelographie /CT 25 % • psychologische Bewertung 25 %	100 % objektiv	0-100 Punkte
Herron u. Phesant (1983)	subjektive Angaben zum Operationserfolg nach lumbaler Bandscheibenoperation	• Rückenschmerzen • Beinschmerz • Arbeitsfähigkeit • Schmerzmittelbedarf • ADL jeweils 20%	100 % subjektiv	3 Kategorien: • gut: (Verbesserung 75 %) • ausreichend (Verbesserung 25-75 %) • schlecht (Verbesserung unter 25 %)
Inoue et al. (1984) japanische orthopädische Gesellschaft (1983)	Bandscheibenprolaps	• ADL 54,5 % • Rückenschmerz, Beinschmerz, Gangbild, jeweils 9,1 % • Lasègue, Sensibilität, Muskeltest jeweils 6,1 %	82 % subjektiv 18 % objektiv	Schmerz, ADL, Sensomotorik berücksichtigt (0-33 Punkte)
Mc Nab (1971)	subjektive Angaben zum Operationserfolg nach lumbaler Bandscheibenoperation	• Schmerzbild • ADL	100 % subjektiv	4 Kategorien: sehr gut, gut, ausreichend, schlecht

Autor	Beurteilung	Untersuchte Parameter	Aussagekraft	Besonderheiten
De Orio u. Bianco (1982)	subjektive Angaben zum Operationserfolg nach lumbaler Bandscheibenoperation	• Schmerzbild • ADL	100 % subjektiv	3 Kategorien: sehr gut, gut, schlecht
Spengler u. Freeman (1979)	Kriterien der Indikationsstellung zur Bandscheibenoperation	• neurologische Zeichen 25 % • Nervendehnungszeichen 25 % • persönliche Faktoren 25 % • Myelographie / CT 25 %	100 % objektiv	0-100 Punkte; häufiger verwendet
Suezawa u. Schreiber (1987)	Bandscheibenprolaps, enger Spinalkanal	Schmerz, Wirbelsäulenfunktion, neurologische Ausfälle, Wirbelsäulenbelastbarkeit, berufliche Wiedereingliederung jeweils 20 %	40 % subjektiv 60 % objektiv	0-10 Punkte
Tria et al. (1987)	Bandscheibenprolaps (postoperativ)	• klinischer Befund, ADL, Schmerzbild jeweils 30 % • radiologischer Befund 10 %	60 % subjektiv 40 % objektiv	maximal 100 Punkte möglich.

III. Spondylolyse / Spondylolisthese

Autor	Beurteilung	Untersuchte Parameter	Aussage-kraft	Besonderheiten
Frennered et al. (1991)	Bewertung des Erfolges nach Fusionsoperation	ADL sportliche Aktivitäten, Schmerzmittelbedarf, Bettlägerigkeit	100 % subjektiv	4 Kategorien: sehr gut, gut, ausreichend, schlecht
Hambly et al. (1989)	Spondylolyse, Spondylolisthese	Schmerzmittelbedarf, Schmerzintensität, ADL jeweils 33,3 %	100 % subjektiv	0-75 Punkte
Henderson (1966)	Bewertung des Erfolges nach Fusionsoperation	Schmerzbild, Arbeitsfähigkeit, Korsettversorgung, sportliche Aktivitäten	100 % subjektiv	4 Kategorien: sehr gut, gut, ausreichend, schlecht
Kaneda et al. (1986)	degenerative Spondylolisthesis	Claudicatio spinalis, Rückenschmerzen, Beinschmerzen, Schmerzmittelbedarf, ADL, Arbeitsfähigkeit jeweils 16,6 %	100 % subjektiv	0-12 Punkte.

IV. Spondylitis

Autor	Beurteilung	Untersuchte Parameter	Aussage-kraft	Besonderheiten
Finsterbush et al. (1988)	Spondylitis	• Gangbild 40 % • Funktion / ADL 40 % • Schmerzbild 20 %	100 % subjektiv	0-100 Punkte.

V. Zervikale Myelopathie

Autor	Beurteilung	Untersuchte Parameter	Aussage-kraft	Besonderheiten
Tomita et al. (1988); japanische orthopädische Gesellschaft	Zervikale Myelopathie (nach postoperativer Dekompression)	• Motorik obere Extremität 23,5 % • Motorik untere Extremität 23,5 % • Sensorik obere Extremität 11,8 % • Sensorik untere Extremität 11,8 % • Sensorik Rumpf 11,8 % • Blasenfunktion 17,8 %	50 % subjektiv 50 % objektiv	0-17 Punkte.

VI. Wirbelsäulentumor

Autor	Beurteilung	Untersuchte Parameter	Aussagekraft	Besonderheiten
Tokuhashi et al. (1990)	Entscheidungshilfe bei der Frage palliative/kurative Operation	• Allgemeinzustand • extraspinale Metastasen • Wirbelkörper-metastasen • Metastasen innerer Organe • Primärtumor • Lähmung bei Rückenmarkskompression jeweils 16,6 %	100 % objektiv	0-12 Punkte möglich: kurative Operation wenn > 9 Punkte palliative Operation wenn > 5 Punkte.

VII. Facettensyndrom

Autor	Beurteilung	Untersuchte Parameter	Aussagekraft	Besonderheiten
Helbig u. Lee (1988)	Rückenschmerzen bei Facettensyndrom	• Rückenschmerz 30 % • Bewegungsschmerz 30 % • lokale Druckdolenz 20 % • Röntgenbefund 20 %	60 % subjektiv 40 % objektiv	0-100 Punkte.

VIII. Verletzungen der Halswirbelsäule

Autor	Beurteilung	Untersuchte Parameter	Aussagekraft	Besonderheiten
Korres et al. (1989)	Risiko einer Pseudarthroseentstehung nach Densfraktur	• Frakturlinie 37,5 % • Verschiebung der Fraktur 18,7 % • Behandlungsbeginn 12,5% • Begleitverletzungen 12,5% • Extensionswirkung 12,5% • Lebensalter 6,2 % • Stabilität 6,2 %	100 % objektiv	0-16 Punkte: (ab einem Wert von > 10 Punkten ist mit einem erhöhten Pseudarthroserisiko zu rechnen)
Nazarian u. Louis (1991)	postoperatives Ergebnis nach Fusionsoperation im Bereich der HWS	• Instabilität 47 % • Höhe der Läsion 17,6 % • HWS-Achse 6,8 % • Beweglichkeit der HWS 6,8 % • neurologische Ausfälle 6,8 % • Spinalkanalstenose 6,8 %	100 % objektiv	0-34 Punkte.

IX. WS-Fusion allgemein

Autor	Beurteilung	Untersuchte Parameter	Aussagekraft	Besonderheiten
Stauffer u. Coventry (1972)	Bewertung des Operationserfolges einer posterolateralen Fusion im LWS-Bereich	• Rückenschmerzen • Beinschmerzen • Arbeitsfähigkeit • ADL • Schmerzmittelbedarf jeweils 20%	100 % subjektiv	3 Kategorien: gut, ausreichend, schlecht.

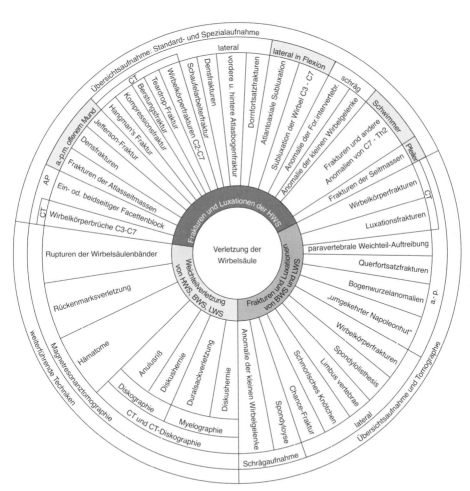

Schematische Darstellung des Spektrums radiologischer Verfahren zur Beurteilung von Wirbelsäulenverletzungen (nach GREENSPAN: Skelettradiologie. Orthopädie, Traumatologie, Rheumatologie, Onkologie. 2. Auflage 1993. Mit freundlicher Genehmigung des Georg Thieme Verlags, Stuttgart).

sind benigne Läsionen eher regelmäßig und scharf begrenzt, maligne Tumoren imponieren hingegen eher als unscharf begrenzte Veränderungen ohne sklerotischen Randsaum. *Therapie*: Operationsindikation bei drohendem Stabilitätsverlust und bei (zunehmenden) neurologischen Ausfällen; radikale Tumorresektion mit → Dekompression und sekundärer → Stabilisierung. *Übersicht: s. Tab. 65 und 66. engl.*: spine tumor, tumor of the vertebral column.

Wirbelsäulenvariation: → Wirbelvariation.

Wirbelsäulenverkrümmung: Allgemeine Bezeichnung für eine unphysiologische Krümmung der Wirbelsäule in der Frontalebene. → Skoliose. engl.: r(h)achioscoliosis, scoliosis.

Wirbelsäulenverletzung: Traumatische Schädigung der Wirbelsäule. Unterschieden werden: *Ligamentäre* und *Bandscheibenverletzungen* (→ Bandscheibenschaden), → Schleudertrauma), → *Wirbelkörperfrakturen*, → *Wirbelbogen-* und *Gelenkfortsatzfrakturen*, → *Quer-* und → *Dornfortsatzfrakturen*, → *Wirbelluxationen* (selten; fast ausschließlich im HWS-Bereich vorkommend) sowie kombinierte Verletzungen wie z.B. *Luxationsfrakturen* (*s. Tab. 157, 158, 159a-c*). Weitere Einteilung v.a. im Hinblick auf die einzuschlagende (konservative oder operative) Behandlung in *stabile* (unversehrte Wirbelkörperhinterkante) und *instabile* (Wirbelkörperhinterkante mit betroffen) Verletzungen. *Abklärung* der einzelnen Verletzungen durch die unterschiedlichen bildgebenden Verfahren: s. *Tab. 151. engl.*: spinal cord injury.

Wirbelsäulenversteifung: 1.) Bewegungsverlust der Wirbelsäule, z.B. aufgrund einer → Ankylose der kleinen Wirbelgelenke, Verknöcherung des Bandapparates (wie im Falle einer → Spondylitis ankylosans) oder als Defektheilung einer → Spondylitis tuberculosa). engl.: poker spine, spinal fusion. 2.) Operative Maßnahme. Syn.: → Spondylodese, → Fusion. engl.: spondylodesis, spinal fusion.

Wirbelsäulenvorschaden: Begriff aus der privaten Unfallversicherung, die bei einer eingetretenen traumatischen Schädigung der Wirbelsäule eine evtl. vorbestehende schädigungsunabhängige Gesundheitsstörung degenerativer oder ebenfalls traumatischer Genese im Sinne der bleibenden Invalidität nicht mit vergütet; der Vorschaden kann den Heilverlauf der frischen Schädigung verzögern, vorübergehend oder auf Dauer verschlimmern. Eine *richtunggebende*, d.h. *meßbare Verschlimmerung* eines degenerativen Vorschadens besteht dann, wenn durch das äußere Ereignis eine

Tab. 157: Einteilung der HWS-Verletzungen nach Verletzungsmechanismus und Stabilität

Verletzungstyp	Stabilität
Flexionsverletzungen	
Subluxation	stabil
Facettengelenkluxation	
• einseitig	stabil
• beidseitig	instabil
Densfrakturen	
• Typ I	stabil
• Typ II	instabil
• Typ III	stabil
Keilfraktur	stabil
Schaufelarbeiterfraktur	stabil
teardrop-Fraktur	instabil
Berstungsfraktur	stabil oder instabil
Extensionsverletzungen	
hintere Atlasbogenfraktur	stabil
Hangman's-Fraktur	instabil
Extensions-teardrop-Fraktur	stabil
Hyperextensions-Luxations-Fraktur	instabil
Kompressionsverletzungen	
Jefferson-Fraktur	instabil
Berstungsfraktur	stabil oder instabil
Wirbelbogenfraktur	stabil
Kompressionsfraktur	stabil
Scherverletzungen	
seitliche Wirbelkompression	stabil
laterale Luxation	instabil
Fraktur des Proc. costotransversarius	stabil
Fraktur der Massa lateralis	stabil
Rotationsverletzungen	
Luxationsfraktur	instabil
Facetten- und Pfeilerfraktur	stabil oder instabil
Fraktur des Processus costotransversarius	stabil
Distraktionsverletzungen	
Hangman's-Fraktur	instabil
atlantoaxiale Subluxation	stabil oder instabil

bleibende Deformierung eingetreten ist, die z.B. die Symptomatik eines Bandscheibenvorfalles verstärken kann. engl.: preexisting changes of the spine.
Wirbelsegmentationsstörung: → Segmentationsstörung. → Blockwirbel, → Bar-Bildung. engl.: disturbance of vertebral segmentation.
Wirbelspalte: Syn.: → Rhachischisis. → Spaltwirbel. engl.: vertebral cleft.
Wirbelsubluxation: In erster Linie traumatisch hervorgerufene unvollständige Verrenkung zweier benachbarter Wirbelkörper, meist infolge einer → Wirbelbogenfraktur; als minimale Fehlstellung auch als auslösende Ursache einer → Wirbel(gelenks)blockierung. engl.: vertebral subluxation..
Wirbelsynchondrose: Syn.: → Discus intervertebralis (lat.). engl.: intervertebral disk, intervertebral fibrocartilage.
Wirbelsyphilis: Syn.: → Spondylitis syphilitica. engl.: syphylitic spondylitis.
Wirbeltorsionsbruch: Typ C eines → Wirbelbruches. engl.: torsion fracture of vertebra.
Wirbeltuberkulose: Syn.: → Spondylitis tuberculosa. engl.: spinal tuberculosis.
Wirbeltumor: → Wirbelsäulentumor. engl.: vertebral tumor.
Wirbelvariation: Sehr häufig vorkommende, kaum störende Art einer → Wirbelmißbildung; Lokalisation meist im Bereich der Übergangszonen der einzelnen Wirbelsäulenabschnitte (→ Übergangswirbel, → Lumbalisation, → Sakralisation). *Ursächlich* ist eine pathogenetische Entwicklungsstörung in der frühen Embryonalzeit.
Wirbelvenen: → Vena (lat.), → Gefäßversorgung.
Wirbelverbindung: Bewegliche Verbindung zweier benachbarter Wirbelkörper über das sog. große → Wirbelgelenk mit zwischenliegender → Bandscheibe sowie über die sog. „kleinen" Wirbel(bogen)gelenke. engl.: vertebral joint.
Wirbelwachstumspotential: Fähigkeit der Wirbelkörper zum Größenwachstum im Kinds- und Jugendalter; im Bereich der lumbalen Wirbelsäule nahezu doppelt so groß wie in den thorakalen Abschnitten.
Wisconsin-System: Spezielles Kompressionssystem zur dorsalen Instrumenation der Wirbelsäule im Bereich der Konvexität einer → Thorakalskoliose. → Harrington-Operation. engl.: Wisconsin compression system.
Witwenbuckel: *umgangssprachlich* für osteoporotisch bedingte Hyperkyphose der Brustwirbelsäule der betagten Frau (s. *Abb.*). → Alterskyphose. engl.: senile (osteoporotic) kyphosis.
WK: Abkürzung für → Wirbelkörper.
Wolter-Klassifikation: Röntgenologische. Einteilung von Wirbelsäulenverletzungen in Anlehnung an DENIS (1983) und McAFFEE (1983) unter Berücksichtigung knöcherner Defekte (A–D) sowie der Einengung des → Spinalkanales (0–3). (s. *Abb.*). engl.: Wolter's classification (of vertebral fractures).

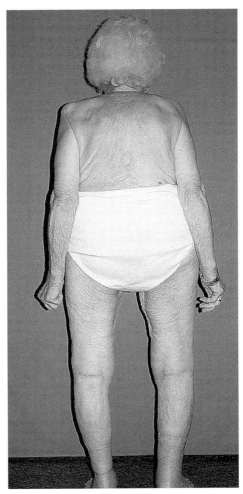

Witwenbuckel mit gestaucht imponierendem Oberkörper bei Alterosteoporose mit multiplen Wirbelfrakturen.

Wolter-Klassifikation

Tab. 158: Radiologische Klassifikation einer Wirbelsäulenverletzung (nach McAfee, 1983)

Einwirkende Kräfte
1 - axiale Kompression
2 - axiale Distraktion
3 - seitliche Translation

Verletzungstypen

Typ	Art der Verletzung	Morphologische Veränderungen
1	Kompressionsfraktur	ventrale Keilwirbelbildung
2	stabile Berstungsfraktur	Hinterkante unverletzt
3	instabile Berstungsfraktur	Hinterkante mitverletzt
4	Chance-Fraktur	horizontaler Frakturverlauf
5	Flexions-Distraktions-Fraktur (Flexionsursache hinter der vorderen Längsbandstruktur gelegen)	mögliche Mitverletzung der Facettengelenke meist instabil
6	Translations-Fraktur	3-Säulen-Verletzung, instabil, Spinalkanalstrukturen geschädigt

Tab. 159a: Klassifikation der Verletzungen der oberen Halswirbelsäule (nach Aebi und Nazarian, 1987)

A = Frakturen des Atlas		
A1 ein Atlasbogen gebrochen **A1.1** hinterer Atlasbogen gebrochen **A1.2** vorderer Atlasbogen gebrochen [1] einfach [2] mit freiem Fragment	**A2** beide Atlasbögen gebrochen **A2.1** hinterer + vorderer Bogen gebrochen (Trennung der Gelenkmassive zur Seite ohne Ruptur des Lig. transversum) (< 7 mm laterale Dislokation) [1] einfache Bruchlinie [2] mehrfragmentär	**A3** Massae laterales gebrochen **A3.1** unilaterale Trümmerfraktur [1] mit Bogenfraktur kombiniert

B = Frakturen der Axis		
B1 Isthmusfrakturen **B1.1** ohne oder mit wenig Dislokation (Listhesis von C2 < 3,5 mm nach vorne, Knickung C2/3 < 11°) (Effendi I) **B1.2** mit mäßiger Dislokation (Knickung C2/3 > 11°, Listhesis > 3,5 mm, < 50 % des Wirbelkörpers) (Effendi II) **B1.3** mit massiver Dislokation in Flexion (> 50% des Wirbelkörpers) Gelenk C2/3 disloziert (Effendi III)	**B2** Densfrakturen **B2.1** Fraktur der Densspitze = Avulsion **B2.2** Fraktur in der Densbasis, bzw. im Körper **B2.3** Fraktur im Denshals [1] Dislokation nach vorne (< 11 mm) [2] Dislokation nach hinten (< 11 mm) [3] Dislokation nach der Seite oder Rotation (chapeau en gendarme)	**B3** komplexe Axisverletzungen **B3.1** Isthmusfraktur + Denbasis- und -körperfraktur **B3.2** Isthmusfraktur + Denshalsfraktur **B3.3** Densfraktur mit Einstauchung + Trümmerung im C2-Körper B3.1 + B3.2: [1] kombiniert mit B1.1 [2] kombiniert mit B1.2 [3] kombiniert mit B1.3

C = Kombination C1-/C2-Verletzungen		
C1 vorwiegend ossäre Läsion **C1.1** Atlasbogenfraktur hinten + Isthmusfraktur von C2 **C1.2** Atlasbogenfraktur hinten + Basis-/Körperfraktur vom Dens **C1.3** Atlasbogenfraktur hinten + Denshalsfraktur Verletzung C1.1: [1] kombiniert mit B1.1 [2] kombiniert mit B1.2 [3] kombiniert mit B1.3	**C2** osteoligamentäre Läsion **C2.1** Densbasisfraktur + C1-/C2-Luxation (größer als Densbreite = 11 mm) **C2.2** Denshalsfraktur + C1-/C2-Luxation (größer als Densbreite = 11 mm) **C2.3** Atlasfraktur mit Separation der Massae laterales > 7 mm nach lateral (Jefferson-Fraktur)	**C3** vorwiegend ligamentäre Läsion **C3.1** schwere Verstauchung: C1-/C2-Luxation nach vorne zwischen 4-11 mm > 11 mm **C3.2** rotatorische Subluxation (4 Typen nach Fielding) **C3.3** hintere komplette Luxation C1/C2

Wolter-Klassifikation

Tab. 159b: Klassifikation der Verletzungen der unteren Halswirbelsäule (nach AEBI und NAZARIAN, 1987)

A = Vorderer Anteil der Wirbelsäule betroffen

A1 reine oder vorwiegend ossäre Läsion
A1.1 gleichmäßige Kompression
A1.2 Kantenabbruch ohne sichtbare ligamentäre Läsion
[1] vorne
[2] lateral
A1.3 Keilfraktur ohne sichtbare ligamentäre Läsion (Knickung < 11°)
[1] vorne
[2] lateral

A2 osteoligamentäre Läsion
A2.1 Wirbelkörperfraktur, mehrfragmentär, eine Deckplatte betroffen (1 Bandscheibe verletzt)
A2.2 Wirbelkörperfraktur, mehrfragmentär, 2 Deckplatten betroffen (2 Bandscheiben verletzt)
A2.3 Trümmerfraktur, Hinterwand < 3 mm disloziert, hintere Elemente nicht sichtbar verletzt

A3 reine oder vorwiegend ligamentäre Läsion
A3.1 Zerreißung des vorderen Längsbandes und der Bandscheibe (Entstehungsmechanismus: Hyperextension)
A3.2 traumatische Diskushernie

B = Hinterer Anteil der Wirbelsäule betroffen

B1 reine oder vorwiegend ossäre Läsion
B1.1 isolierte Fraktur der hinteren Elemente
[1] Dornfortsatz
[2] Bogen
[3] beides
B1.2 Fraktur der kleinen Wirbelgelenke ohne Dislokation (Kompression oder Längsfraktur)
[1] unilateral
[2] bilateral
B1.3 Kombinationsfraktur der kleinen Wirbelgelenke und Fraktur der hinteren Elemente ohne Dislokation
[1] Dornfortsatz
[2] Bogen
[3] beides

B2 osteoligamentäre Läsion
B2.1 Fraktur der hinteren Elemente mit Subluxation
[1] Dornfortsatz
[2] Bogen
[3] beides
B2.2 Facettenfraktur (Abscherung) + Subluxation der Nachbarfacetten
[1] unilateral
[2] bilateral
B2.3 Ausbruch der Massa articularis (Bruch durch Pedikel und Bogen)
[1] unilateral
[2] bilateral
F.S.M.A = fracture-séparation massif articulaire)

B3 reine oder vorwiegend ligamentäre Läsion
B3.1 Ruptur hinterer Ligamentkomplexe mit den Subluxation in den Wirbelgelenken (bilateral)
B3.2 Ruptur hinterer Ligamentkomplex mit asymmetrischer Subluxation in den Wirbelgelenken (unilateral)

C = Vorderer und hinterer Anteil der Wirbelsäule betroffen

C1 reine oder vorwiegend ossäre Läsion
C1.1 Berstungsfraktur des Wirbelkörpers in Kombination mit Berstungsfraktur der hinteren Elemente (Bogen, Dornfortsatz)
C1.2 horizontale Fraktur durch den Wirbelkörper mit Berstung der hinteren Elemente (Bogen, Dornfortsatz)

C2 osteoligamentäre Läsion
C2.1 vollständige Luxationsfraktur mit Fraktur in den hinteren Elementen
[1] Bogen und/od. Proc. spinosus
[2] Facettenfraktur
[3] [1]+[2] kombiniert
C2.2 Keilfraktur des Wirbels (> - 11°) + Zerreißung des hinteren Ligamentkomplexes
[1] osteoligamentär
[2] rein ligamentär
C2.3 Wirbelkörperfraktur (Spaltung im vorderen oberen Anteil + hinteres Fragment mit Dislokation > 3mm in den Spinalkanal) [= echte „tear drop fracture"]
[1] osteoligamentär
[2] rein ligamentär

C3 reine oder vorwiegend ligamentäre Läsion
C3.1 reine Luxation unilateral verhakt (Diskus und hinterer Ligamentkomplex zerrissen)
C3.2 reine Luxation bilateral verhakt (Diskus und hinterer Ligamentkomplex zerrissen)
C3.3 Zerreißung des Diskus und Luxation nach dorsal mit Zerreißung des hinteren Ligamentkomplexes

Tab. 159c: Klassifikation thorakolumbaler Frakturen (nach MAGERL und ENGELHARDT 1994)

Typ-A-Verletzungen: Wirbelkörperkompression (Kompressionsverletzungen)				
A1	Impaktionsbrüche		A3	Berstungsbrüche
	A1.1	Deckplattenimpression		A3.1 inkompletter Berstungsbruch
	A1.2	Keilbruch		A3.1.1 kranialer inkompletter Berstungsbruch
		A1.2.1 kranieller Keilbruch		A3.1.2 seitlicher inkompletter Berstungsbruch
		A1.2.2 seitlicher Keilbruch		A3.1.3 kaudaler inkompletter Berstungsbruch
		A1.2.3 kaudaler Keilbruch		A3.2 Berstungsspaltbruch
	A1.3	Wirbelkörperimpaktion		A3.2.1 kranialer Berstungsspaltbruch
A2	Spaltbrüche			A3.2.2 seitlicher Berstungsspaltbruch
	A2.1	sagittaler Spaltbruch		A3.2.3 kaudaler Berstungsspaltbruch
	A2.2	frontaler Spaltbruch		A3.3 kompletter Berstungsbruch
	A2.3	Kneifzangenfraktur		A3.3.1 Kneifzangenberstungsbruch
				A3.3.2 kompletter Flexionsberstungsbruch
				A3.3.3 kompletter axialer Berstungsbruch

Typ-B-Verletzungen: Verletzungen der vorderen und der hinteren Wirbelelemente mit Distraktion - Distraktionsverletzungen				
B1	dorsale Zerreißung durch die Intervertebralgelenke (Flexionsdistraktion)		B2	dorsale Zerreißung durch den Wirbelbogen (Flexionsdistraktion)
	B1.1	mit Zerreißung der Bandscheibe		B2.1 horizontale Zerreißung des Wirbels
		B1.1.1 Flexionssubluxation		B2.2 Flexionsspondylolyse mit Zerreißung der Bandscheibe
		B1.1.2 vordere Luxation		B2.3 Flexionsspondylolyse mit Wirbelkörperfraktur
		B1.1.3 Flexionssubluxation oder vordere Luxation mit Fraktur der Gelenkfortsätze	B3	ventrale Zerreißung durch die Bandscheibe (Hyperextensionsscherverletzung)
	B1.2	mit Fraktur des Wirbelkörpers vom Typ A		B3.1 Hyperextensionssubluxation
		B1.2.1 Flexionssubluxation mit Wirbelkörperfraktur		B3.1.1 ohne Gelenkfortsatzfraktur
		B1.2.2 vordere Luxation mit Wirbelkörperfraktur		B3.1.2 mit Gelenkfortsatzfraktur oder Fraktur der Bogenwurzeln
		B1.2.3 Flexionssubluxation mit Fraktur der Gelenkfortsätze und Wirbelkörperfraktur		B3.2 Hyperextensionsspondylolyse
				B3.3 hintere Luxation

Typ-C-Verletzungen: Verletzungen der vorderen und der hinteren Wirbelelemente mit Rotation - Rotationsverletzungen

C1	Typ A mit Rotation		C2.1.5	Rotationsflexions-subluxation ohne/mit Gelenkfortsatzfraktur mit Wirbelkörperbruch
	C1.1	Rotationskeilbruch	C2.1.6	einseitige Luxation mit Wirbelkörperbruch
	C1.2	Rotationsspaltbruch	C2.1.7	vordere Rotationsluxation ohne/mit Gelenkfortsatz-fraktur mit Wirbelkörper-bruch
		C1.2.1 sagittaler Rotationsspaltbruch	C2.2	Typ B2 mit Rotation
		C1.2.2 frontaler Rotationsspaltbruch	C2.2.1	horizontale Zerreißung des Wirbelkörpers mit Rotation
		C1.2.3 Rotationskneifzangenfraktur	C2.2.2	Rotationsflexionsspondylolyse mit Zerreißung der Bandscheibe
		C1.2.4 Wirbelkörperseparation	C2.2.3	Rotationsflexionsspondylolyse mit Wirbelkörperfraktur
	C1.3	Rotationsberstungsbruch	C2.3	Typ B3 mit Rotation
		C1.3.1 inkompletter Rotationsberstungsbruch	C2.3.1	einseitige Hyperextensionssubluxation ohne/mit Gelenkfortsatz- oder Bogenwurzelfraktur
		C1.3.2 Rotationsberstungsspaltbruch	C2.3.2	einseitige Hyperextensionsspondylolyse
		C1.3.3 kompletter Rotationsberstungsbruch	C2.3.3	hintere Rotationsluxation
C2	Typ B mit Rotation		C3	Rotationsscherbrüche
	C2.1	Typ B1 mit Rotation	C3.1	Slicefraktur (Holdsworth)
		C2.1.1 Rotationsflexions-subluxation	C3.2	Rotationsschrägbruch
		C2.1.2 Rotationsflexions-subluxation mit Gelenkfortsatzfraktur		
		C2.1.3 einseitige Luxation		
		C2.1.4 vordere Rotationsluxation ohne/mit Gelenkfortsatzfraktur		

Wright-Test: Syn.: → Hyperabduktionstest.
WS: Abkürzung für → Wirbelsäule.
Wullstein, A.L.K.: 1864-1930; deutscher Chirurg aus Bochum und Essen.
Wullstein-Apparat: Zwischenzeitlich veralteter orthopädischer Apparat zur konservativen Korrektur (Redression) idiopathischer → Thorakolumbalskoliosen; aufgebaut aus einem Metallrahmen mit → Glisson-Schlinge, Schulterzügen, Brustgurt sowie Druckpelotten. engl.: Wullstein's apparatus.
Wurzelabbruch: Abrupt einsetzende Kontrastmittelaussparung in der lumbalen → Myelographie in Höhe der → Wurzeltasche als Ausdruck

Wurzelachsel

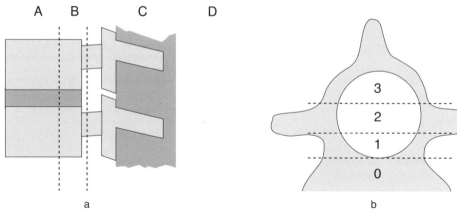

Radiologische Klassifikation von Wirbelsäulenverletzungen nach Wolter (1985)

Knöcherne Wirbelsäule (a)
A: Ventrale Säule
B: Mittlere Säule mit Wirbelkörperhinterkante und Bogenwurzel
C: Hintere Säule (Wirbelbögen und Fortsätze)
D: Disko- ligamentäre Stukturen

Einengung des Spinalkanals (b)
0: Keine Einengung
1: Einengung bis maximal 1/3
2: Einengung bis maximal 2/3
3: Einengung um mehr als 2/3 bis zu völliger Einengung.

einer raumfordernden Kompression im → Spinalkanal, z.B. bei einer → Bandscheibenprotrusion.

Wurzelachsel: Anatomisch kaudaler Bereich einer → Spinalnervenwurzel in Höhe ihres Abganges aus dem → Duralsack; bei hier liegenden → Nukleusprotrusionen oder -prolapsen ist ein Ausweichen der Nervenwurzel nur ganz begrenzt möglich, der Kompressionseffekt wird daher umso hartnäckiger.

Wurzelamputation: Völliges Fehlen einer Wurzeltaschendarstellung in der lumbalen → Myelographie (s. Abb. S. 551) als Ausdruck einer erheblichen raumfordernden Kompression im → Spinalkanal, z.B. bei einem → Bandscheibenprolaps.

Wurzeldekompression: Operative Beseitigung einer druckbedingten Schädigung einer spinalen → Nervenwurzel mit entsprechendem klinischen Beschwerdebild, z. B. im Sinne einer → Bandscheibenoperation oder einer Erweiterung des knöchernen → Spinalkanales im Falle einer knöchernen Stenose. engl.: root decompression.

Wurzeldurchschneidung: Syn.: → Rhizotomie, Radikulotomie. engl.: rhizotomy, radiculotomy.

Wurzelfaden: Einzelne nervale Struktur einer → Spinalnervenwurzel. engl.: root filament.

Wurzelirritation(ssyndrom): Klinisches Schmerzbild aufgrund einer Reizung einer → Spinalnervenwurzel. Im *zervikalen* und *lumbalen* Bereich meist hervorgerufen durch eine → Bandscheibenprotrusion oder einen -vorfall, im *thorakalen* Bereich durch einen → Rückenmarkstumor. *Häufigkeit* in Abhängigkeit von der Lokalisation: s. *Tab. 156.* Typische *Klinik* mit segmentalen Schmerzen, → Par- und → Hypästhesien, Abschwächung der muskulären → Eigenreflexe sowie motorischen Schwächen oder gar Ausfällen. → Zervikalsyndrom, → Zervikobrachialsyndrom, → Ischiassyndrom, → Wirbelsäulensyndrom. engl.: root irritation (syndrome).

Wurzelkanal: Knöcherner Kanal des Zwischenwirbelabschnittes im Bereich der → Foramina intervertebralia, in dem die Spinalnervenwurzel liegt. engl.: root canal.

Wurzelkompression: Mechanische Druckschädigung einer spinalen → Nervenwurzel, z.B. durch eine → Bandscheibenprotrusion bzw. einen -prolaps, einen spinalen Tumor oder eine → Hämatomyelie, aber auch durch eine knöcherne Enge im Falle einer → Spinalkanalstenose mit *klinisch* typischer radikulärer Störung und evtl.

neurologischer Ausfallssymptomatik. → Wurzelirritation(ssyndrom). engl.: radicular compression, root compression. **lumbales W.:** → Lendenwirbelsäulensyndrom. engl.: lumbar radicular compression, lumbar root compression. **zervikales W.:** → Halswirbelsäulensyndrom. engl.: cervical radicular compression, cervical root compression.
Wurzelkompressionssyndrom: → Bandscheibensyndrom. → Wurzelirritation(ssyndrom). engl.: radicular compression syndrome.
Wurzelneuralgie: Nicht-entzündliche Irritation im Bereich einer → Spinalnervenwurzel. engl.: radiculagia, radicular neuralgia.

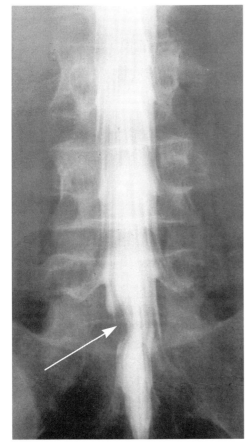

Wurzeltaschenamputation S1 rechts (→) im Myelogramm als Hinweis auf medialen Bandscheibenvorfall.

Wurzelneurinom: Gutartiger neuraler → Tumor im Bereich einer → Spinalnervenwurzel. *Klinisch* bestehen typische hartnäckige segmentale Störungen; im *Röntgenbild* pathognomonisches → Sanduhrphänomen mit Erweiterung des betroffenen → Foramen intervertebrale. engl.: root neurinoma.
Wurzelneuritis: Syn.: Radikuloneuritis. Entzündlicher Prozeß im Bereich einer → Spinalnervenwurzel mit nachfolgenden segmentbezogenen sensiblen und/oder motorischen Störungen und Reflexausfällen. → Guillain-Barré Syndrom. engl.: radiculoneuritis.
Wurzelreizung: Allgemeiner Begriff für eine meist mechanisch ausgelöste Irritation (z.B. durch einen → Bandscheibenvorfall oder eine → Radikultis) im Bereich einer → Spinalnervenwurzel mit nachfolgenden typischen segmentbezogenen sensiblen und/oder motorischen Störungen (s. *Tab. 160*) → Halswirbelsäulensyndrom → Lendenwirbelsäulensyndrom, → Vertebralsyndrom. engl.: root irritation.

Tab. 160: Relative Häufigkeit monoradikulärer zervikaler und lumbaler Wurzelreizsyndrome (nach KRÄMER, 1994)

Betroffene Nervenwurzel	Relative Häufigkeit
zervikal	
C5	4,1 %
C6	36,1 %
C7	34,6 %
C8	25,2 %
lumbal	
L2	0,5 %
L3	0,5 %
L4	1,0 %
L5	43,8 %
S1	54,2 %

Wurzelscheide: Duralsackhülle im Bereich der → Spinalnervenwurzel. engl.: dural sheath.
Wurzelschwellung: Typischer morphologischer Reizzustand einer → Spinalnervenwurzel mit Ausbildung eines Wurzelödems mit nachfolgender relativer räumlicher Enge in der Umgebung des → Wurzelkanales und weiterer Intensivierung der subjektiven Beschwerden. engl.: root edema.

Wurzelsymptom: Charakteristisches klinisches Korrelat einer mechanischen oder entzündlichen → Wurzelreizung, z.B. im Sinne einer segmentbezogenen → Dysästhesie, motorischen Schwäche oder → Reflexstörung. engl.: radicular symptom.

Wurzelsyndrom: Krankheitsbild einer → Spinalnervenwurzelreizung mit Auftreten charakteristischer klinischer → Wurzelsymptome, z.B. im Sinne eines → Halswirbelsäulensyndromes, eines → Zervikobrachialsyndromes, eines → Lendenwirbelsäulensyndromes, eines → Kaudasyndromes. → Wurzelirritationssyndrom, → Wurzelkompressionssyndrom. engl.: radiculopathy, radicular syndrome.

Wurzeltasche: Anatomischer Bereich der → Spinalnervenwurzel in Höhe ihres Abganges aus dem → Duralsack.

Wurzeltod: Völliger Funktionsverlust einer Nervenwurzel durch irreversible Druckschädigung (z.B. durch einen → Bandscheibenprolaps).

Wurzelzyste: Sackförmige Auftreibung der Durahülle (Wurzelscheide) im Bereich der Spinalnervenwurzel. engl.: root cyst.

Xeroradiographie, Xeroröntgenographie: Elektrostatisches Röntgenverfahren (Selenschichtabsorption auf starrer leitfähiger Unterlage mit anschließender Fixation durch elektrisch aufgeladenes Bildpulver auf Spezialpapier) zur verbesserten knöchernen Konturdarstellung (höheres Auflösungsvermögen); großflächige Unterschiede in der Strahlendurchlässigkeit werden unterdrückt (höhere Strahlenbelastung); erlaubt eine Beurteilung einer Weichteilmitbeteiligung von Knochentumoren sowie eine Feinbeurteilung knöcherner Erosionen (z.B. bei entzündlichen Prozessen). *Im Bereich der Wirbelsäule* nur in Ausnahmefällen eingesetzt. engl.: xeroradiography.

Xerosalgie: Bei → Kausalgie auftretende brennende Schmerzen, hervorgerufen durch Berührung der Haut mit trockenen oder rauhen Gegenständen oder bei Austrocknen der Haut. engl.: xerosalgia.

XO-Syndrom: Syn.: → Ullrich(-Turner)-Syndrom. engl.: Turner's syndrome, monosomy X.

X-Strahlen: Im internationalen Schrifttum übliche Bezeichnung für → Röntgenstrahlen. engl.: X-rays.

Y

Yeoman-Test: Klinischer Untersuchungstest zur Beurteilung unklarer Beschwerdebilder im Bereich des Kreuzdarmbeingelenkes: Der Patient befindet sich auf einer Untersuchungsliege in Bauchlage, der am Fußende der Liege stehende Untersucher hebt dessen im Kniegelenk um etwa 90° gebeugtes Bein von der Unterlage ab und bringt das homolaterale Hüftgelenk damit in eine Überstreckung, wobei zunächst die posterioren, anschließend die anterioren Bandstrukturen des ISG belastet werden mit dann Provokation typischer lokaler Schmerzen.

Yersinia: Kurze gramnegative Stäbchenbakterien (gehören zu den Enterobakterien). → Yersiniose. engl.: yersinia.

Yersiniose: Oral-alimentäre Infektion mit Yersinia pseudotuberculosis bzw. enterocolitica; nicht seltene, meist HLA-B 27 assoziierte postenteritische reaktive → Arthritiden. *Symptomatik im Bereich der Wirbelsäule:* in etwa 30% der Fälle Mitbeteiligung der → Iliosakralgelenke mit tiefsitzenden → Kreuzschmerzen; *röntgenologisch* teilweise flüchtige Verwaschung der Kreuzdarmbeingelenke; Osteodestruktionen sind eine seltene Ausnahme. engl.: yersiniosis.

YESS-System: Abkürzung für Yeung Endoscopic Spine Surgery (*engl.*). Mikroinvasives endoskopisches Verfahren zur perkutanen lumbalen → Diskektomie. engl.: YESS system.

Yeung, A.: Zeitgenössischer US-amerikanischer Wirbelsäulenchirurg aus Phoenix/Arizona; Entwickler des → YESS-Systems.

Yoga: Syn.: Joga. Indische Erlösungslehre, als sog. mystische Psychotechnik praktiziert mit dem Ziel, durch eine völlige Beherrschung des Körpers einschließlich seiner vegetativen Reaktionen zu einem höheren Bewußtheitszustand zu gelangen. Medizinischer Einsatz (Alternativmethode) im Rahmen der konservativen Entspannungstherapie (ähnlich dem autogenen Training), z.B. bei chronischen Wirbelsäulensyndromen, insbesondere im Falle einer psychosomatischen Überlagerung. engl.: yoga.

Yvin Syndrom: Osteopoikilie des Femur, kombiniert mit einer → Platyspondylie. engl.: Yvin's syndrome.

Z

Zahnfortsatz: Syn.: → Dens axis (*lat.*).

Zehengang-Test: Klinischer Untersuchungstest zur Beurteilung und Differenzierung eines lumbalen Nervenwurzelschadens. Eine Behinderung des Zehenganges und/oder -standes (Beeinträchtigung der Plantarflexion der Groß- und Langzehen) gilt als Hinweis auf eine Läsion der Wurzel S1. → Fersengang-Test.

Zehenreflexe: Oberbegriff für alle als krankhaft zu wertenden Reflexe mit Zehenbeugung: → Babinski-Reflex, → Gordon-Zehenzeichen, → Oppenheim-Zeichen u.a.m.; gelten als → Pyramidenbahnzeichen. engl.: Babinski's sign and variants.

Zellenbad: Extremitätenteilbad mit Anwendung von stabilem Gleichstrom in einer wassergefüllten Arm- oder Fußwanne (→ Elektrotherapie). Die Zellen sind aus nicht-leitenden Materialien gefertigt; absteigender Strom mit dämpfender, aufsteigender Strom mit mukeltonussteigernder Wirkung. *Behandlungsdauer:* 10-15 min. *Indikationen:* sensible Reizerscheinungen, z.B. im Gefolge einer Iritation einer spinalen → Nervenwurzel, aber auch bei peripheren Durchblutungsstörungen.

Zement: → Kochenzement. engl.: bone cement.

zentral: *lat.* für in der Mitte gelegen, den Mittelpunkt bildend, zu einem Zentrum gehörend. engl.: central.

Zentralisationsphänomen: Von → McKenzie geprägter Begriff für die schrittweise Rückentwicklung einer ischialgieformen Beschwerdesymptomatik zum rein lokal begrenzten Kreuzschmerz (s. *Abb.*). engl.: centralization phenomenon.

Zentralkanal: Syn.: → Canalis centralis (*lat.*). engl.: central canal of the myelon, central canal of the spinal cord.

Zentralnervensystem: Abkürzung ZNS.; *lat.:* systema nervosum centrale. Nervensystem, bestehend aus dem Gehirn und dem Rückenmark. engl.: central nervous system (CNS).

zentralnervös: Das → Zentralnervensystem (ZNS) betreffend, vom Zentralnervensystem ausgehend. engl.: central nervous.

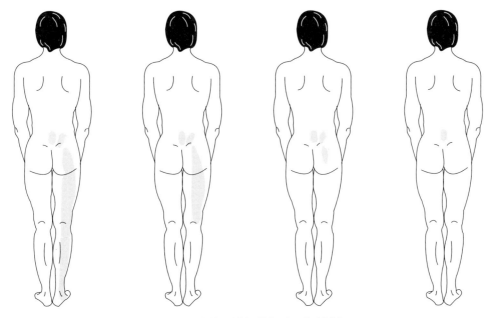

Klinisches Zentralisationsphänomen (nach McKenzie) im Falle einer Ischialgie.

Zephalgie: Syn.: (vertebragener) Kopfschmerz, → Cephalgie.
Häufigste Manifestation zervikal ausgelöster Beschwerdebilder. *Ursache*: in erster Linie handelt es sich um Folgen von Funktionssstörungen des → Atlantooccipital- sowie des → Facettengelenkes C2/C3, aber auch → atlanto-axialer Hypermobilitäten bzw. Instabilitäten. *Klinik*: meist einseitig auftretender Hinterhauptsschmerz (variable Stärke, schmerzfreie Intervalle), Ausstrahlung in die Parietal-, Temporal- und evtl. Frontalregion; häufig kombiniert mit Nacken-, Rücken- und/oder Kreuzschmerzen, vegetativen Beschwerden (Übelkeit, evtl. Sehstörungen, Konzentrationsschwäche, Schwindelzustände); auffällige feinmanuelle Befunde. *Röntgenbild* ohne wesentliche Aussage. *Therapie*: Chirotherapie, topische Infiltrationen (→ Hackett-Punkte A, B, und C am Okziput), stabilisierende krankengymnastische Übungen. engl.: cephalgia, headache.
psychogene Z.: im Gegensatz zur Z. nur begleitende → Funktionsstörungen der Facettengelenke der HWS bei Panalgesie (herabgesetzte Schmerzschwelle) mit multilokulärer Manifestation am Bewegungsapparat (→ Fibromyalgiesyndrom); häufig im Gefolge einer depressiven Verstimmung. engl.: psychogenic cephalgia.
Zephalozele: Syn.: → Cephalocele, Kephalozele. engl.: cephalocele.
zerebellospinal: *lat.* für das Kleinhirn (Cerebellum) und das → Rückenmark (→ Medulla spinalis) betreffend. engl.: cerebellospinal.
zerebrospinal: *lat.* für das Gehirn (Cerebrum) und das → Rückenmark (→ Medulla spinalis) betreffend. engl.: cerebrospinal.
zervikal: *lat.*: cervicalis; den Hals bzw. den Halsteil eines Organes betreffend. engl.: cervical.
Zervikale: 1.) Spitze des 7. → HWK-Dornfortsatzes als somatometrischer Punkt. **2.)** → Halswirbelsäulensegment des → Rückenmarkes (C1-C7).
Zervikalganglien: Ganglien des zervikalen Anteiles des → Grenzstranges (→ Ganglion cervicale superius, → Ganglion cervicale medius, → Ganglion cervicothoracicum bzw. stellatum). engl.: cervical ganglia.
Zervikalnystagmus: Abkürzung: CN. Pathognomonisches dignostisches Kriterium bei zervikal bedingten Gleichgewichtsstörungen. Bei feststehendem Kopf (d.h. bei unbewegten Labyrinthen) wird alleinig durch Drehen des Halses ein Nystagmus hervorgerufen. Der klinische Test erfolgt im abgedunkelten Raum, der Untersucher hält den Kopf des Patienten konstant mit beiden Händen, während ein zweiter Untersucher den Pendelstuhl mit dem Patienten nach jeder Seite um etwa 60° dreht. Unterschieden werden ein sofort auftretender sog. *propriozeptiver Z.* von einem mit einer Latenzzeit von bis zu 50 sek. verzögert einsetzenden *vaskulären Z.* engl.: cervical nystagmus, cervical nystaxis.
Zervikalsegment: Halswirbelsäulensegment des Rückenmarkes; *anatomisch* handelt es sich um die 8 Spinalnervenpaare CI-CVIII mit den dazugehörenden → Headschen und → MacKenzie-Zonen. engl.: cervical segment.
Zervikalspondylose: Syn.: zervikale → Spondylopathie, → Spondylosis uncovertebralis. Allgemeiner Begriff für degenenrative knöcherne Veränderungen im Bereich der Halswirbelsäule. *Typische klinische Bilder:* → Zervikalsyndrom, → Zervikobrachialsyndrom, → Zervikozephalsyndrom. engl.: cervical spondylosis.
Zervikalstütze: Industriell vorgefertigte, dann individuell anmodellierte Halswirbelsäulenorthese aus Kunststoff (s. Abb. S. 557) zur weitgehenden Immobilisierung, z.B. in der konservativen Frakturbehandlung. → Halskrawatte, → Philadelphia-Stütze. engl.: cervical collar.

Tab. 161: Pathognomonisches Beschwerdebild beim Zervikalsyndrom

- akutes Auftreten
- Abhängigkeit von der Kopfstellung
- Verschlimmerung über Nacht (schmerzbedingtes Aufwachen bei extremer Kopfposition)
- häufige vegetative Begleitsymptomatik
- bisweilen Globusgefühl, Schluckbeschwerden
- evtl. psychische Überlagerung

Zervikalsyndrom: Syn.: → Halswirbelsäulen-Syndrom, HWS-Syndrom; (s. Tab. 162). engl.: cervical syndrome. **rheumatisches Z.:** HWS-Syndrom aufgrund einer Perispondylitis der (oberen) HWS. *Ursächlich* ist meist eine entzündliche Mitbeteiligung der Kopfgelenke mit Instabilität.

Zervikalsyndrom

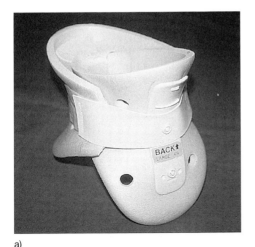
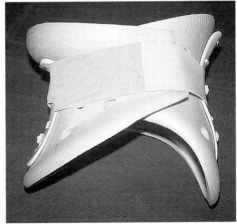

Zervikalstütze aus stabilem Kunststoff (sog. Philadelphia-Stütze) zur weitgehenden Immobilisation der HWS
a) Ansicht von vorne
b) Seitansicht.

engl.: rheumatoid spondylopathic cervical syndrome. **posttraumatisches Z.**: klinischer Symptomenkomplex nach traumatischer Weichteilschädigung der HWS (→ Distorsion, → Peitschenschlagphänomen); ursächlich ist immer eine Nicht-Kontakt-Verletzung (non-contact injury) ohne Aufprall des Kopfes. engl.: posttraumatic cervical syndrome. **sympathisches hinteres Z.**: Syn.: Barré-Liéou Syndrom. engl.: Barré-Liéou syndrome.

Tab. 162: Differentialdiagnose: Zervikalsyndrom vs. sog. Periarthopathia humeroscapularis

Zervikalsyndrom	Periarthropathia humeroscapularis
1. Neuralgisches Schmerzbild; den Wurzelsegmenten folgende Nacken-Schulter-Arm-Schmerzen; Ruheschmerzen, die auch bei Beanspruchung kaum zunehmen. Bei HWS-Extension Abnahme des Schmerzes (Glissonscher Test)	1. Isolierter Schulterschmerz; in Ruhe nur geringe Beschwerden; starke, auf das Schultergelenk und den Oberarm beschränkte Schmerzen bei unkontrollierten Bewegungen, selten Ausstrahlungen bis in die Hand oder Finger
2. Schlafstörende nächtliche Schmerzattacken	2. Keine tageszeitlichen Schmerzschwankungen (nachts nur Schmerzen, wenn der Patient auf der kranken Schulter liegt)
3. Periphere segmentäre Symptomatik (Hyp- und Parästhesien, Abschwächung von Sehnenreflexen, seltener motorische Schwächen)	3. Fehlende neurologische Begleitsymptomatik
4. Evtl. erhebliche Einschränkung der passiven und aktiven Schultergelenksbeweglichkeit	4. Abduktionsphänomen (schmerzhafte Abduktion und Innenrotation); wesentlich geringere Beschwerden bei Abduktion und Außenrotation; passive Beweglichkeit günstiger als aktive (positives Impingementzeichen)
5. Druckdolenz des zum Segment gehörenden Dornfortsatzes und der Nackenmuskeln der kranken Seite (Myogelosen)	5. Druckdolenz im Schulterbereich (Tuberculum majus oder minus, Sulcus intertubercularis, Zentrum des M. deltoideus)
6. Nicht selten auffällige psychische und vegetative Labilität des Gesamtorganismus.	6. Keine auffälligen psychischen und vegetativen Störungen.

Tab. 163: Differentialdiagnose der Zerviko-Brachialgie

	Weiche Diskusprotrusion	Unkovertebralarthrose
Lebensalter	30-45 Jahre	50-65 Jahre
Beginn	akut einsetzend	chronisch schleichend
klinische Symptomatik	Fehlhaltung der HWS, dermatombezogene Beschwerden (verstärkt durch Husten und Niesen); evtl. muskuläre Artrophien	unscharf begrenzter, heller Schulter-Armschmerz, positionsabhängig (v.a. zur Nacht)
Röntgenbild	Streckhaltung	unkovertebrale Osteophyten
Verlauf	akut	chronisch
therapeutische Ansprechbarkeit durch konservative Maßnahmen	gut	oft schlecht

Zervikalsynostose: Typischer röntgenologischer Spätbefund im Falle einer juvenilen rheumatoiden → Arthritis bei eingetretener Verknöcherung der Wirbelbogengelenke oft über mehrere Abschnitte; da die Veränderungen im Wachstumsalter beginnen, resultiert oft eine retrosomatische Wirbelbogendysplasie mit sekundärer Aufweitung der → Foramina imtervertebralia und Vergrößerung des sagittalen Wirbelkanaldurchmessers. engl.: cervical synostosis.
Zervikobrachialsyndrom: Syn.: Neuralgia brachialis, Schulter-Arm-Syndrom, zervikales Vertebralsyndrom, R. ventralis-Syndrom. Sonderform eines Zervikalsyndromes (vegetativvaskuläres → Halswirbelsäulensyndrom). Aufgrund einer Irritation oder einer Schädigung des → Plexus cervicalis/brachialis, der hier liegenden Blutgefäße und der sie umgebenden sympathischen Nervengeflechte kommt es zu mehr oder weniger klar segmental ausgeprägten (irritiert ist der → R. ventralis eines → Spinalnerven), in den Arm fortgeleiteten neuralgieformen Beschwerdebildern (typische → Hyperästhesie) und Durchblutungsstörungen (pathognomonische Spannung und Schwellung in der Hand), im Extremfall auch zu (seltenen) motorischen Ausfallserscheinungen; Schweißsekretion im Vergleich zu Läsionen peripherer Nerven meist ungestört. Mögliche *Ursachen*: Weiche → Bandscheibenprotrusion, → Unkovertebralarthrose (s. *Tab. 163*) u.a. Lokalisationsabhängig werden differenziert: → Grisel-Syndrom, zervikale → Migräne → Schulter-Arm-Syndrom, Pseudoangina pectoris, → Naffziger-Syndrom, → Skalenus-Syndrom,, → Kostoklavikular-Syndrom, → Hyperabduktionssyndrom, → Duplay-Krankheit, → Schultergürtel-Syndrom, → Horner-Syndrom u.a.m. engl.: cervicobrachial syndrome.
zervikodorsal: Syn.: zervikothorakal. *Lat.* für sowohl die Hals- als auch die Brustwirbelsäule betreffend. engl.: cervicodorsal.
Zervikodorsalsyndrom: Syn.: Zervikothorakalsyndrom. Globalbezeichnung für ein Schmerzbild der Wirbelsäule mit Manifestation sowohl im Bereich der HWS als auch der BWS. → Halswirbelsäulensyndrom, → Brustwirbelsäulensyndrom. engl.: cervicodorsal syndrome.
Zervikomedullarsyndrom: → Halswirbelsäulensyndrom, ausgehend von degenerativen Veränderungen der Bewegungssegmente (→ Bandscheibenprotrusion oder - prolaps, → Spinalkanalstenose) mit zusätzlichen Zeichen einer zervikalen → Myelopathie wie pathologischen Reflexen (→ Pyramidenbahnzeichen), evtl. dissoziierten → Empfindungsstörungen (→ Querschnittssymptomatik); häufige spastische → Hemi- oder →Paraparese, → Ataxie. *Verlauf* in den allermeisten Fällen chronisch schleichend. engl.: cervicomedul-lary syndrome.
zervikothorakal: *lat.;* Syn.: → zervikodorsal. engl.: cervicodorsal.
Zervikothorakalsyndrom: Syn.: → Zervikodorsalsyndrom. engl.: cervicodorsal syndrome.
Zervikozephalsyndrom: Syn.: Nackenmigräne. → Halswirbelsäulensyndrom, das *klinisch* typischerweise mit anfallartig auftretenden, meist einseitigen Kopfschmerzen (Stirn- oder Nackenbe-

Tab. 164: Differentialdiagnose: zervikozephales Syndrom vs. M. Menière

Morbus Menière (vaskular ausgelöste Migraine)	Zervikozephales Syndrom mit Schwindelerscheinungen, Gehörstörungen und Nystagmus (Migraine cervicale)
spontanes Auftreten	Auslösung durch bestimmte Kopfhaltungen
durch Haltungsänderungen nicht beeinflußbar	durch Haltungsänderungen beeinflußbar
stundenlange Beschwerden, Persistenz der Übelkeit	meist nur kurzfristige Dauer (Positionsabhängigkeit)
Übelkeit, Erbrechen	keine Übelkeit oder Erbrechen
HWS frei beweglich	Bewegungseinschränkungen der HWS, Verspannungen der Nackenmuskeln
Beschwerdebesserung durch Infusion einer 20%igen Glukoselösung und Verabreichung Furosemid sowie durch Mutterkornalkaloide	Beschwerdebesserung durch HWS-Extension, Halskrawatte.

reich), Schwindelattacken (ausgelöst durch Hyperextension und/oder Rotation der HWS), evtl. auch mit Sehstörungen (z.B. Flimmerskotome), Hörstörungen (z.B. Ohrensausen) und Schluckstörungen einhergeht; typisches positionsabhängiges Beschwerdebild (s. Tab. 164). *Behandlung* mit temporärer Ruhigstellung in einer Halskrawatte, Extension und physikalischen Maßnahmen. → Bärtschi/Rochaix Syndrom, → Barré-Liéou Syndrom. engl.: cervicocephal syndrome.
Zielaufnahme: → Röntgenzielaufnahme. engl.: spotfilm.
Zielke, K.: Zeitgenössischer deutscher Orthopäde aus Bad Wildungen. Mit-Inaugurator der sog. → VDS-Instrumentation zur operativen Korrektur der → Skoliose. → Sakralstab (nach Zielke) im Falle einer → Spondylolisthese.
Zippel, H.: Zeitgenössischer deutscher Orthopäde aus Berlin; Inaugurator der lumbalen → Bandscheibenendoprothese.
Zisterna: → Cisterna *(lat.)*. engl.: cistern.
ZNS: Abkürzung für → Zentralnervensystem.
Zonästhesie: Syn.: → Gürtelgefühl. engl.: zonesthesia.
Zone: Im Rahmen der anatomischen Lokalisationsbeschreibung Region in der Frontalebene z.B. eines → Computer- oder → Kernspintomogramms; Aufteilung in medial, paramedial und lateral (s. *Abb. S. 58*). engl.: zone.
Zonographie: Spezielle Form der → Tomographie; durch Verwendung moderner Geräte mit hypozykloidaler (multidirektionaler, mehrfach spiralförmiger) Bewegung auf einer Kreisbahn mit vorgegebenem Auslenkwinkel kommt es zu einer Verlängerung der Verwischungsstrecke, wodurch streifenförmige Störschatten entfallen, die bei einer ausschließlich linearen (gradlinigen) Bewegung von Röntgenröhre und Kassette gegeneinander entstehen können. Mit Hilfe dieser Technik ist eine stärkere Variation der Röntgenstrahlprojektion unter der Belichtung und somit eine noch schärfere Objektabbildung möglich. engl.: zonography.
Zoster: *griech.* für Gürtel, Band. Syn.: Herpes zoster, Gürtelrose.
Neurotrope Viruserkrankung durch Reaktivierung des in den Gliazellen der → Spinalganglien persistierenden Varicella-Zoster-Viren bei Vorliegen einer Resistenzminderung im Organismus. *Klinik*: Altersgipfel 6.-7-Lebensdekade. *Prodromalstadium* mit Abgeschlagenheit, evtl. leichtem Fieber; *akutes* Auftreten eines meist halbseitigen,

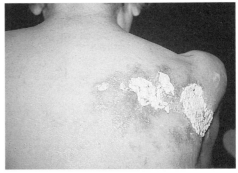

Typische Hautveränderungen im Bereich des Rückens bei Herpes Zoster-Infektion in Höhe Th5 rechts.

bandförmigen makulo-papulösen, später dann vesikulär-pustulösen Exanthems (s. *Abb.*) im Innervationsgebiet eines sensorischen → Spinalganglions (selten sind mehrere Spinalganglien oder Bereiche des Kopfes betroffen); begleitende, den Hautveränderungen oft vorauseilende und diese auch überdauernde heftige lokale und neuralgische Schmerzen; Mitbeteiligung der regionalen Lymphknoten. In 50 % der Fälle sind thorakale Segmente betroffen (sog. *Z. intercostalis*). *Therapie*: analgetische und desinfizierende Lokalbehandluung, Gabe von Virostatika, evtl. paravertebrale → Lokalanästhesie. engl.: shingles.

Zuckergußwirbelsäule: Typischer Röntgenbefund der Wirbelsäule bei hyperostotischer ankylosierender → Spondylose und auch → Alkaptonurie mit Auftreten von → Längsbandverkalkungen der BWS und LWS im Bereich der Vorder- und Seitenflächen der Wirbelkörper über die meist nahezu unveränderten Zwischenwirbelräume hinweg. engl.: sugar-icing spine.

Zugangsweg: Lokalisations- und diagnoseabhängige Wahl der Hautschnittführung zur Darstellung der geschädigten Strukturen im Rahmen eines operativen Eingriffes. Z. zur HWS, BWS und LWS: s. *Tab. 165. engl.*: surgical approach.

Tab. 165: Operative Zugangswege zur Wirbelsäule

I. Ventrale Zugangswege

Wirbelsäulen-abschnitt	Zugangsweg	Hauptindikationen	Besonderheiten
C1-C2 (C3)	trans-oropharyngeal	• Densfrakturen • Denspseudarthrose • Tumoren • Os odontoideum • Spondylitis	Operation im keimbesiedelten Gebiet, daher gründliche Munddesinfektion erforderlich; Gefahr der Verletzung der A. vertebralis
C3-Th2	vorderer Zugang	• degenerative Veränderungen • traumatische Verletzungen, vor allem bei Instabilität • Tumoren (Korporektomie) • Spondylitis	von beiden Seiten her möglich, linksseitig wegen des höher verlaufenden N. laryngeus recurrens zu bevorzugen. C3/C4: Inzision 2 QF kaudal der Mandibula in Höhe des Zungenbeines; C4/C5: Inzision in Höhe des Schildknorpels; C5/C6: Inzision in Höhe des Ringknorpels; C6/Th1: Inzision 2 QF kranial der Klavikula; die A. thyreoidea inferior muß unterbunden werden.
C4-Th3	vorderer Zugang nach Chauchoix, Binet und Evarard	• Osteosynthese von Luxationsfrakturen • Tumoren • Spondylitis	Rückenlage; linksseitiger Zugang mit medianer Sternotomie; die V. brachiocephalica muß unterbunden werden.
Th1-Th4	hohe Thorakotomie	• Spondylitis tuberculosa • Tumoren	Rückenlagerung, rechts- und linksseitige Schnittführung möglich.
Th3-Th11	vorderer transpleuraler Zugang nach Louis	• Wirbelfrakturen • Tumoren • Spondylitis	Rückenlagerung, rechtsseitiger Zugangsweg; Osteotomie von zumindest zwei Rippen erforderlich: II.+III. Rippe: -> Th3/Th9 III.+IV. Rippe: -> Th4/Th10 IV.-V. Rippe: -> Th6/Th11

Wirbelsäulen-abschnitt	Zugangsweg	Hauptindikationen	Besonderheiten
Th4-Th11	transthorakaler Zugang (Thorakotomie)	• Kyphosekorrektur • Skoliosekorrektur • Wirbelfrakturen • Tumoren • Spondylitiden	beiderseitiger Zugang möglich, rechtsseitiges Vorgehen aufgrund des Gefäßsitus unproblematischer (bei Skoliosekorrektur von der Seite der Konvexität angehen!)
			Eingehen meist 2 Rippen höher als es dem Zentrum der Läsion entspricht; Osteotomie zumindest einer Rippe erforderlich: V. Rippe: -> Th5/Th11 VI. Rippe: -> Th6/Th12 VII. Rippe: -> Th7/L1
Th4-L5	thorakolumbaler Wirbelsäulenzugang mit zweifacher Thorakotomie nach Bauer	• langstreckige Skoliosen	rechts- und linksseitiger Zugangsweg (hierfür Links- oder Rechtsseitlagerung erforderlich); Konvexseite der Skoliose maßgeblich.
Th9-L5	thorakolumbaler transpleural-retroperitonealer Zugang nach Hodgson	• Skoliosekorrektur • Kyphosekorrektur • Wirbelfraktur • Tumoren • Spondylitis	rechts- und linksseitiger Zugangsweg möglich, linksseitig jedoch günstiger, da hier die Zwerchfellkuppel niedriger steht und keine Störung durch die Leber gegeben ist. Resektion einer Rippe erforderlich: VIII. Rippe -> Th9/L5 X. Rippe -> Th10/L5
Th11-L2	postero-laterale Thorakotomie von links	• Wirbelfrakturen • Tumoren • Spondylitis	Rechtsseitlage mit linksseitigem Zugangsweg; Thorakotomie unterhalb der 10. Rippe
Th11-L5	thorakolumbaler Zugang retroperitoneal-extrapleural nach Mirbaha	• Kyphosekorrektur • Tumoren • Spondylitis	zu bevorzugen, wenn im thorakolumbalen Übergangsbereich lediglich 1-2 Wirbelsäulensegmente erreicht werden müssen; rechts- und linksseitiger Zugangsweg möglich, linksseitig jedoch günstiger.
L2-L4/(L5)	linksseitige Lumbotomie (pararektal-retroperitoneal)	• Tumoren • Spondylitis	Rechtsseitlage mit linksseitigem Zugangsweg; Zugang auch von der rechten Seite möglich, technisch jedoch schwieriger.
L3-S3	pararektal-retroperitonealer Zugang	• Tumoren • Spondylitis	Rückenlagerung mit Hüft- und Kniebeugung; anterolaterale Exposition der LWS.
(L4) L5-S1	ventrale transabdominelle mediane Unterbauch-Laparatomie	• Spondylolisthese-Korrektur • Wirbelfrakturen • Tumoren • Spondylodizitis	Rückenlage in Hyperlordose, Absenken der Beine.

Zweinadeltechnik

II. Dorsale Zugangswege

Wirbelsäulen-abschnitt	Zugangsweg	Hauptindikationen	Besonderheiten
Okzipito-zervikaler Übergang	dorsaler Zugang	• okzipito-zervikale Instabilität • degenerative Veränderungen • traumatische Störungen • Tumoren	Hautschnitt senkrecht median etwa 2 QF oberhalb der Protuberantia occipitalis externa bis zur Spitze des Vertebra prominens.
C3-Th1	dorsaler Zugang	• disko-ligamentäre Instabilität ab C3 • Fusion nach Laminektomie • zusätzliche Sicherung einer ventralen Fusion (z.B. bei Spondylitis ankylosans, Tumoren, Pseudarthrosen)	Osteosynthese mit Hakenplatte oder Zuggurtung; zusätzliche kortikospongiöse Spananlagerung im Bereich der Dornfortsätze
Th3-Th10	dorsaler Zugang (Kostotransversektomie nach Kastert)	• retropleurale Abszeßeröffnung bei Spondylitis • Probeexision • Tumoren • Wirbelkörperfraktur	Bauch- oder Halbseitenlage; beiderseitiger Zugangsweg möglich; Hautschnitt paramedian etwa 3 QF neben den Dornfortsätzen T-förmig; Resektion von 2-3 Rippen. Situsüberblick ungünstiger als bei Thorakotomie.
Th2-L5	dorsaler Zugang	• Skoliosekorrektur mit Instrumentation • Kyphosekorrektur mit Instrumentation • Dekompression des Spinalkanales (mit kompletter Laminektomie, z. B. nach Trauma, Tumor). • Fusionsoperation mit Fixateur interne	Bauchlagerung (Kissen unter der Brust und unter beiden Beckenkämmen); mediane Hautinzision.
lumbal monosegmental	dorsaler Zugang	• Diskusprolaps • Spinalkanalstenose • monosegmentale transpedikuläre Fusion (Fixateur interne bei Instabilität) • transpedikuläre Tumorbiopsie	Mekkalagerung (Kyposierung der LWS); mediane kurze Schnittführung (evtl. nach vorausgegangener Markierung unter Bildwandlerkontrolle)
lumbosakraler Übergang	paraspinaler dorsaler Zugang nach Wiltse	• Spondylolisthese	Bauchlage; mediane Längsinzision.

Zweinadeltechnik: Besondere Injektionstechnik, die in erster Linie zur → epiduralen Applikation eingesetzt wird; mit einer Einführungsnadel (sog. Introducer) wird über den interlaminaren Zugang bis zum → Lig flavum vorgegangen; anschließend wird eine 27er mandrinhaltige Kanüle durch die erste Kanüle bis zum epidural-perineuralen Applikationsort vorgeschoben.

Zwergwuchs: Syn.: Nanosomie. Körperlicher → Minderwuchs mit Unterschreiten des regelrechten chronologischen Alters um 40% und mehr (vgl. → Kleinwuchs). *Proportionierte*